Procedimentos em Dermatologia

Volume II - *Laser* e Cirurgia Cosmética

Thieme Revinter

Procedimentos em Dermatologia

Volume II - *Laser* e Cirurgia Cosmética

Yoon-Soo Cindy Bae, MD
Mohs Micrographic Surgeon and Dermatologic Oncologist
Cosmetic and Laser Surgeon
Laser & Skin Surgery Center New York;
Clinical Assistant Professor of Dermatology
New York University Grossman Scholl of Medicine
The Ronald O. Perelman Department of Dermatology
New York, New York, USA

David H. Ciocon, MD
Director of Procedural Dermatology and Dermatologic Surgery
Associate Professor of Medicine
Director of Clinical Operations
Division of Dermatology
Montefiore Medical Center
Albert Einstein College of Medicine
Bronx, New York, USA

353 Ilustrações

Thieme
Rio de Janeiro • Stuttgart • New York • Delhi

Dados Internacionais de Catalogação na Publicação (CIP)
(eDOC BRASIL, Belo Horizonte/MG)

B139l

Bae, Yoon-Soo Cindy.
VLaser e Cirurgia Cosmética/Yoon-Soo Cindy Bae, David H. Ciocon. – Rio de Janeiro, RJ: Thieme Revinter, 2024.

21 x 28 cm – (Procedimentos em Dermatologia; v. 2)
Inclui bibliografia
Título original: *Laser and Cosmetic Surgery*
ISBN 978-65-5572-255-0
eISBN 978-65-5572-256-7

1. Cirurgia plástica. 2. Lasers em cirurgia. I. Ciocon, David H. II. Título.

CDD: 617.95

Elaborado por Maurício Amormino Júnior – CRB6/2422

Tradução:
LUCIANO SITNIEVSKI JÚNIOR (Cap. 1 ao 18)
Tradutor

Revisão Técnica:
ANTONIO JULIANO TRUFINO
Membro Titular da Sociedade Brasileira de Cirurgia Plástica (SBCP)
Membro da American Society of Plastic Surgeons (ASPS)
Mestre em Medicina pela Universidade do Porto, Portugal
Graduado em Medicina pela Universidade Estadual de Londrina (UEL)
Residência Médica em Cirurgia Geral pela Universidade Estadual de Londrina (UEL)
Residência Médica em Cirurgia Plástica pelo Hospital Fluminense - Serviço do Prof. Ronaldo Pontes (MEC e SBCP)
Diretor da Clínica Trufino, SP
Cirurgião Plástico do Hospital Fluminense - Serviço do Prof. Ronaldo Pontes, RJ

Thieme Revinter Publicações Ltda.
Rua do Matoso, 170
Rio de Janeiro, RJ
CEP 20270-135, Brasil
http://www.ThiemeRevinter.com.br

Thieme USA
http://www.thieme.com

Design de Capa: © Thieme
Créditos Imagem da Capa: © YummyBuum/stock.adobe.com
Typesetting by TNQ Technologies, India

Impresso no Brasil por Hawaii Gráfica e Editora Ltda.
5 4 3 2 1
ISBN 978-65-5572-255-0

Também disponível como eBook:
eISBN 978-65-5572-256-7

Nota: O conhecimento médico está em constante evolução. À medida que a pesquisa e a experiência clínica ampliam o nosso saber, pode ser necessário alterar os métodos de tratamento e medicação. Os autores e editores deste material consultaram fontes tidas como confiáveis, a fim de fornecer informações completas e de acordo com os padrões aceitos no momento da publicação. No entanto, em vista da possibilidade de erro humano por parte dos autores, dos editores ou da casa editorial que traz à luz este trabalho, ou ainda de alterações no conhecimento médico, nem os autores, nem os editores, nem a casa editorial, nem qualquer outra parte que se tenha envolvido na elaboração deste material garantem que as informações aqui contidas sejam totalmente precisas ou completas; tampouco se responsabilizam por quaisquer erros ou omissões ou pelos resultados obtidos em consequência do uso de tais informações. É aconselhável que os leitores confirmem em outras fontes as informações aqui contidas. Sugere-se, por exemplo, que verifiquem a bula de cada medicamento que pretendam administrar, a fim de certificar-se de que as informações contidas nesta publicação são precisas e de que não houve mudanças na dose recomendada ou nas contraindicações. Esta recomendação é especialmente importante no caso de medicamentos novos ou pouco utilizados. Alguns dos nomes de produtos, patentes e design a que nos referimos neste livro são, na verdade, marcas registradas ou nomes protegidos pela legislação referente à propriedade intelectual, ainda que nem sempre o texto faça menção específica a esse fato. Portanto, a ocorrência de um nome sem a designação de sua propriedade não deve ser interpretada como uma indicação, por parte da editora, de que ele se encontra em domínio público.

Sumário

Prefácio

Este volume representa a sabedoria e a experiência coletiva de *experts* do nosso campo que foram pioneiros na maior parte dos tratamentos cosméticos e a *laser* disponíveis atualmente. Muitos deles fazem parte de uma nova geração de pensamento de vanguarda e inovação que continuam a romper os limites das possibilidades de tratamento e de resultados obtidos. O propósito deste compêndio é abordar quaisquer lacunas de conhecimento no ramo da dermatologia cosmética entre aqueles que tenham recém-concluído seu treinamento e careçam de experiência e *expertise*, sobretudo a respeito dos últimos desenvolvimentos na tecnologia cosmética. Esperamos que o presente compêndio enriqueça suas habilidades existentes e sirva como uma inspiração para o desenvolvimento de técnicas adicionais que melhor atendam nossos pacientes.

Nossas reuniões anuais de dermatologia deixaram evidente que o nosso campo continua evoluindo à medida que ouvimos falar de novos produtos e aparelhos. Alguns perduram, enquanto outros deixam de ser mencionados. Como os melhores médicos continuam estudando pela vida toda, minha esperança ao produzir este livro é plantar uma semente da qual conhecimentos futuros possam crescer e se expandir continuamente, ainda mais com a evolução constante da tecnologia.

Este volume discute os mais modernos desenvolvimentos na dermatologia cosmética, incluindo tópicos como preenchimento de tecidos moles e toxina botulínica, tratamento a *laser* de lesões vasculares e pigmentadas, *resurfacing* ablativos e não ablativos, contorno corporal, tonificação de tecidos, lipoaspiração e abordagens cirúrgicas para rejuvenescimento cosmético, para citar alguns. Nossos autores adotam uma abordagem centrada no paciente e adaptada às suas necessidades, preocupações, anatomia, tipo de pele e estado funcional nativos. O conhecimento que compartilhamos não existe no vácuo e deve muito aos luminares, tanto do passado quanto do presente. Somos gratos aos autores colaboradores pelo seu tempo e trabalho, sem os quais este livro não seria possível.

Yoon-Soo Cindy Bae, MD

Colaboradores

GEE YOUNG BAE, MD
Clinical Professor
Department of Dermatology
Asan Medical Center
Seoul, South Korea

YOON-SOO CINDY BAE, MD
Mohs Micrographic Surgeon and Dermatologic Oncologist
Cosmetic and Laser Surgeon
Laser & Skin Surgery Center New York;
Clinical Assistant Professor of Dermatology
New York University Grossman School of Medicine
The Ronald O. Perelman Department of Dermatology
New York, New York, USA

LEONARD J. BERNSTEIN, MD, FAAD
Assistant Clinical Professor
Department of Dermatology
Weill Cornell Medical College – New York Presbyterian Hospital
New York, New York, USA

ANDREAS BOKER, MD
Assistant Clinical Professor
Department of Dermatology
NYU School of Medicine
New York, New York, USA

JORDAN BORASH, MD
Acne Research Fellow
Department of Dermatology
Dermatology Institute of Boston
Boston, Massachusetts, USA

RAWN BOSLEY, MD
Chesnut MD Cosmetic Surgery Fellowship
Clinic5C
Spokane,Washington, USA

JEREMY A. BRAUER, MD
Clinical Associate Professor
The Ronald O. Perelman Department of Dermatology
New York University Grossman School of Medicine
New York, New York, USA

WILFRED BROWN, MD, FACS
Plastic and Reconstructive Surgeon
Private Practice
Middlebury, Connecticut, USA

DANIEL CALLAGHAN, MD
Mohs Surgeon
Advanced Dermatology and Cosmetic Surgery
Denver, Colorado, USA

CAMERON CHESNUT, MD, FAAD, FACMS, FASDS
Dermatologic Surgeon
American Academy of Facial Plastic and Reconstructive Surgery;
Clinical Assistant Professor
University ofWashington School of Medicine
Seattle,Washington, USA

MITALEE P. CHRISTMAN, MD
Dermatologist
SkinCare Physicians
Chestnut Hill, Massachusetts, USA

MARESSA C. CRISCITO, MD, FAAD
Assistant Professor
Mohs Micrographic Surgery and Dermatologic Oncology
The Ronald O. Perelman Department of Dermatology
New York University Grossman School of Medicine
New York, New York, USA

TRINA G. EBERSOLE, MD
Resident Physician
Division of Plastic and Reconstructive Surgery
St. Louis School of Medicine
Washington University
St. Louis, Missouri, USA

JASON EMER, MD, PC
Emerage Medical
West Hollywood, California, USA

SABRINA GUILLEN FABI, MD
Goldman, Butterwick, Fitzpatrick, Groff and Fabi
Cosmetic Laser Dermatology
San Diego, California, USA

AMANDA FAZZALARI, MD
Chief Resident
Department of General Surgery
Stanley J. Dudrick Department of Surgery
Saint Mary's Hospital - Trinity Health of New England
Waterbury, Connecticut, USA

ADAM FRIEDMAN, MD, FAAD
Professor and Chair of Dermatology;
Associate Residency Program Director;
Director of Translational Research;
Director of Supportive Oncodermatology
Department of Dermatology
GeorgeWashington School of Medicine and Health Sciences
Washington, DC, USA

DANIEL P. FRIEDMANN, MD, FAAD
Board-Certified Dermatologist
Westlake Dermatology & Cosmetic Surgery;
Clinical Research Director
Westlake Dermatology Clinical Research Center;
Diplomate of the American Board of Venous and Lymphatic Medicine
Austin, Texas, USA

ROY G. GERONEMUS, MD
Director
Laser & Skin Surgery Center of New York;
Clinical Professor of Dermatology
New York University Medical Center
New York, New York, USA

DAVID J. GOLDBERG, MD, JD
Medical Director
Skin Laser & Surgery Specialists;
Director
Cosmetic Dermatology and Clinical Research
Schweiger Dermatology Group;
Clinical Professor of Dermatology;
Past Director
Mohs Surgery and Laser Research
Icahn School of Medicine at Mount Sinai
New York City, New York, USA

SAMANTHA GORDON, MD
Dermatologist
Department of Dermatology
Dermatology & Aesthetics
Chicago, Illinois, USA

EMMY M. GRABER, MD, MBA
President
Department of Dermatology
The Dermatology Institute of Boston
Boston, Massachusetts, USA

EZRA HAZAN, MD
Clinical Instructor
Department of Dermatology
Icahn School of Medicine at Mount Sinai
New York, New York, USA

RHETT A. KENT, MD
Department of Forefront Dermatology
Arlington, Virginia, USA

HOOMAN KHORASANI, MD
Associate Professor
Department of Dermatology
Icahn School of Medicine at Mount Sinai
New York, New York, USA

MARGO H. LEDERHANDLER, MD
Mohs Micrographic and Reconstructive Surgeon and Dermatologist
Department of Dermatology
Weill Cornell Medicine
New York, New York, USA

AUSTIN LEE, BS
Research and Medical Assistant
New York Cosmetic, Laser, and Skin Surgery Center
New York City, New York, USA

MONICA K. LI, MD, FRCPC, FAAD
Department of Dermatology and Skin Science
University of British Columbia
Vancouver, British Columbia, Canada

RICHARD L. LIN, MD, PHD
Dermatologist
New York University
New York, New York, USA

MICHAEL B. LIPP, DO, FAAD
SKINAESTHETICA
Redlands, California, USA

JENNIFER L. MACGREGOR, MD
Clinical Professor
Department of Dermatology
Columbia University Medical Center
New York, New York, USA

MARGARET MANN, MD
Associate Clinical Professor
Department of Dermatology
CaseWestern Reserve University
Cleveland, Ohio, USA

JOSEPH N. MEHRABI, MD
Resident
Maimonides Medical Center
Brooklyn, New York, USA

VINEET MISHRA, MD
Associate Professor of Dermatology
Department of Dermatology
University of California San Diego
San Diego, California, USA

TERI N. MOAK, MS, MD
Resident Physician
Department of Surgery
Division of Plastic and Reconstructive Surgery
Washington University, Barnes Jewish Hospital
St. Louis, Missouri, USA

LAUREL M. MORTON, MD
Physician
SkinCare Physicians
Chestnut Hill, Massachusetts, USA

ROBERT D. MURGIA, DO, MA, FAAD
Dermatology and Skin Health
Peabody, Massachusetts, USA

EMILY C. MURPHY, MD
Resident
Department of Dermatology
GeorgeWashington School of Medicine and Health Sciences
Washington, DC, USA

BENJAMIN CURMAN PAUL, MD
Facial Plastic Surgeon
Otolaryngology – Head and Neck Surgery
Lenox Hill Hospital
New York, New York, USA

DEANNE MRAZ ROBINSON, MD, FAAD
Assistant Clinical Professor
Department of Dermatology
Yale New Haven Hospital
New Haven, Connecticut, USA

CAMERON ROKHSAR, MD, FAAD, FAACS
Founder and Medical Director
New York Cosmetic, Laser, and Skin Surgery Center
New York City, New York, USA

NAZANIN SAEDI, MD
Dermatology Associates of Plymouth Meeting
Plymouth Meeting, Pennsylvania, USA

JEFFREY F. SCOTT, MD
Assistant Professor
Department of Dermatology
Johns Hopkins School of Medicine
Baltimore, Maryland, USA

SACHIN M. SHRIDHARANI, MD, FACS
Director
Department of Aesthetic Plastic Surgery
LUXURGERY
New York, New York, USA

SEAVER L. SOON, MD
Courtesy Staff Physician
Department of Dermatology
Scripps Green Hospital
La Jolla, California, USA

ROBERT BLAKE STEELE, MD
Fellow
Department of Facial Cosmetic and Mohs Micrographic Surgery
Chesnut Institute of Cosmetic and Reconstructive Surgery
Spokane,Washington, USA

ALEXA B. STEUER, MD, MPH
Dermatology Resident Physician
The Ronald O. Perelman Department of Dermatology
New York University Grossman School of Medicine
New York, New York, USA

NINA LUCIA TAMASHUNAS, BS
Medical Student
School of Medicine
CaseWestern Reserve University
Cleveland, Ohio, USA

ANDREA TAN, MD
Resident
Department of Dermatology
Stony Brook University Hospital
Stony Brook, New York, USA

GRACE M. TISCH
LUXURGERY
New York, New York, USA

JORDAN V.WANG, MD, MBE, MBA
Medical Research Director
Laser & Skin Surgery Center of New York
New York, New York, USA

ROBERTWEISS, MD
Former Associate Professor
Department of Dermatology
Johns Hopkins University School of Medicine
Baltimore, Maryland, USA

LINDSEY YEH, MD
B.TOX.BAR
Los Gatos, California, USA

MICHAEL ZUMWALT, MD
Dermatologist/Mohs Surgeon
Skin Cancer and Dermatology Institute
Reno, Nevada, USA

1 Rejuvenescimento Não Ablativo

Daniel Callaghan ▪ Laurel M. Morton

Resumo

O rejuvenescimento não ablativo pode ser alcançado com o uso de diferentes equipamentos e é usado com sucesso no tratamento de vários componentes do processo de envelhecimento, incluindo irregularidade de texturas e de pigmentação e flacidez de tecidos. Como o nome sugere, isso é feito sem a ablação da epiderme, o que proporciona menor chance de efeitos colaterais e menor tempo de inatividade em comparação com *lasers* ablativos. Os aparelhos utilizados para o rejuvenescimento não ablativo são diversos e incluem luz intensa pulsada, *laser* no espectro de luz visível e infravermelho médio, microagulhamento, radiofrequência e terapia fotodinâmica. Este capítulo explora essas intervenções em detalhes e oferece ao clínico um guia para que possa escolher o tratamento mais apropriado para o paciente específico.

Palavras-chave: rejuvenescimento não ablativo, *laser*, IPL, microagulhamento, radiofrequência, PDT

1.1 Introdução

"Rejuvenescimento" é um termo amplo que descreve o processo de fazer a pele parecer mais jovem. O processo de envelhecimento, seja ele intrínseco, aquele programado pela genética, ou extrínseco, aquele causado por fatores como a exposição ao sol, é composto por uma série de características básicas que incluem as seguintes: perda de volume, irregularidade de textura incluindo rugas leves ou profundas e cicatrizes de acne, e irregularidades de pigmentação, como telangiectasias, lentigos ou melasma. Hoje, dermatologistas têm uma vasta gama de opções de tratamentos disponíveis para ajudar a rejuvenescer a pele de seus pacientes. Ainda que isso seja, sem dúvida, benéfico para os pacientes, já que cada um envelhece de forma diferente, também pode tornar complicado e desafiador para o médico determinar qual tratamento é mais adequado para cada paciente.

Apesar do vasto número de opções de tratamento disponíveis, todos eles servem ao mesmo fim, isto é, aplicar energia direcionada ou provocar trauma na pele para destruir uma lesão como um lentigo, ou para estimular a remodelação de colágeno e a neocolagênese. Os métodos em nosso arsenal de rejuvenescimento incluem luz intensa pulsada (IPL), *lasers*, terapia fotodinâmica (PDT), microagulhamento e radiofrequência (RF). Equipamentos de IPL operam produzindo luz não colimada de diversos comprimentos de onda para aplicar energia ao tecido, enquanto *lasers* usam comprimentos de onda específicos para atingir cromóforos nos tecidos, como melanina, hemoglobina ou água. Os métodos PDT combinam um fotossensibilizador, como o ácido 5-aminolevulínico (5-ALA), com luz para atingir queratoses actínicas. O microagulhamento emprega trauma físico, enquanto equipamentos RF produzem calor através de impedância elétrica. Além disso, existem equipamentos que combinam as técnicas mencionadas, como microagulhamento e RF. Há uma grande variedade de opções de tratamentos disponíveis que utilizam equipamentos de diversas empresas com parâmetros de tratamento diferentes.

Tecnologias ablativas como as de *laser* de dióxido de carbono, tanto completamente como parcialmente ablativos, produzem resultados impressionantes e podem ser consideradas por alguns como o "padrão ouro" de rejuvenescimento. No entanto, esses equipamentos estão associados a uma série de efeitos adversos e com um tempo de recuperação prolongado, o que faz com que essa deixe de ser uma opção realista para muitos pacientes. Por isso, tratamentos de rejuvenescimento não ablativos têm se tornado cada vez mais populares ao longo dos anos e são o foco deste capítulo.

1.2 Modalidades Disponíveis

1.2.1 Luz Intensa Pulsada

As fontes de IPL não são *lasers*, mas dispositivos com uma lâmpada *flash* que produzem feixes de luz não colimados e com multicomprimento de ondas que variam entre 400 e 1.200 nm. Clínicos podem utilizar filtros que bloqueiam ondas de comprimento menor do que o filtro selecionado, emitindo apenas ondas mais longas que podem penetrar a pele mais profundamente. Outros fatores que podem ser ajustados no IPL incluem a fluência (ou densidade de energia), a duração e a frequência dos pulsos administrados. Estas são selecionadas de acordo com o tipo de pele, alvo e severidade do tecido-alvo. O IPL proporciona o benefício de um tempo de inatividade reduzido. Para minimizar o risco de efeitos colaterais, tipos de pele mais escuras devem ser tratadas com filtros que empreguem comprimentos de onda mais longos, pulsos de duração mais longa e fluências moderadas, enquanto peles mais claras podem ser tratadas com uma amplitude maior de comprimentos de onda, durações de pulso mais curtas e fluências mais altas. O desfecho clínico para IPL frequentemente é descrito como uma leve quantidade de eritema e escurecimento de efélides ou lentigos, que se desenvolvem dentro de minutos após um pulso.

Uma revisão sistemática feita por Wat *et al.* verificou que o IPL era forte ou moderadamente indicada para o tratamento de lentigo, melasma, rosácea, malformações capilares e telangiectasias.[1] Em um estudo *split-face* comparando o IPL com o *Q-switched* (QS) Alexandrite de nanossegundo, com comprimento de onda de 755 nm, foi demonstrado que o IPL era equivalente ao QS Alexandrite de nanossegundo para o tratamento de lentigo solar, mas que o QS Alexandrite de nanossegundo era mais efetivo para o tratamento de efélides.[2] Wang *et al.* também avaliou o desempenho do IPL no tratamento de melasmas e constatou que o grupo do IPL experienciou melhora de 39,8% em comparação com o grupo controle, que havia sido tratado com hidroquinona e protetor solar e teve melhora mais modesta (11,6%)[3]. Infelizmente, da mesma forma que em estudos anteriores sobre o tratamento de melasmas, os resultados não se provaram consistentemente sustentáveis. Em um teste cego, *split-face*, randomizado, o IPL foi considerado equivalente ao *laser* de corante pulsado (PDL) para o tratamento de telangiectasias.[4] Além disso, Goldberg e Cutler demonstraram que o IPL tem algum efeito positivo no tratamento de rugas faciais.[5]

Vários estudos avaliaram o desempenho do IPL no "rejuvenescimento" em geral, incluindo o tratamento geral de rugas, asperezas na pele, coloração irregular, tamanho de poros e telangiectasias. Um estudo em particular selecionou 49 indivíduos para uma série de quatro ou mais tratamentos faciais completos em intervalos de 3 semanas e verificou que 100% dos indivíduos relataram algum grau de satisfação e 96% deles recomendariam o tratamento.[6]

1.2.2 *Laser* KTP 532 nm e PDL 595 nm

Baseando-se na teoria da fototermólise seletiva, existem vários equipamentos que usam comprimento de onda único para atingir um defeito pigmentar específico, geralmente marrom ou vermelho. A oxiemoglobina, que é o cromóforo-alvo dos *lasers* vasculares, tem picos de absorção de 542 e 577 nm. A absorção da energia do *laser* aquece a oxiemoglobina e leva a danos nas paredes vasculares. Junto do IPL, os outros dispositivos baseados em energia mais usados no tratamento de telangiectasias e vermelhidão no rosto incluem o PDL 595 nm (e, raramente, o 585 nm) e o *laser* de fosfato de titanil potássio (KTP) 532 nm. Pacientes podem, em geral, esperar melhora de pelo menos 50 a 90% após uma série de um a três tratamentos com esses dispositivos[7] (▸ Fig. 1.1).

Ao tratar telangiectasias ou eritemas faciais, o PDL pode ser usado com fluência e duração acima ou abaixo do limiar da púrpura. Em um estudo *split-face* comparando passagens purpúricas e subpurpúricas, Iyer e Fitzpatrick encontraram uma redução de 43,4% na área de superfície coberta por telangiectasias com uma única passagem purpúrica, comparado a 35,9% no lado tratado com quatro passagens subpurpúricas. Eles também reportaram que as configurações purpúricas podem ser necessárias no tratamento de vasos de calibre maior.[8] Ainda que possa ser um pouco menos eficiente, os pacientes geralmente preferem configurações subpurpúricas com múltiplas passagens devido à menor quantidade de efeitos colaterais e menor tempo de inatividade.[9]

Um estudo *split-face* randomizado avaliando 20 indivíduos com fototipos de pele na escala Fitzpatrick de I a III verificaram que ao comparar o PDL ao IPL, com o PDL houve maior remoção de vasinhos, mas não houve diferença significativa entre os efeitos em coloração irregular ou textura da pele. Eles não verificaram qualquer redução de rugas com nenhum dos dois aparelhos.[10]

Além de tratar telangiectasias e eritemas faciais como o PDL, o KTP 532 nm pode ser usado para tratar lesões pigmentadas. Em um estudo *split-face* que avaliou pacientes que têm a pele do rosto com fotodanificação relativa à pigmentação e que foram tratados com KTP 532 nm sozinho ou combinado com o *laser* granada de ítrio e alumínio dopada com neodímio (Nd:YAG) 1,064 nm, verificou-se que o KTP sozinho é eficiente e seguro, mas que a adição do Nd:YAG 1,064 nm não apresentou qualquer diferença clínica apreciável.[11] No que se refere ao tratamento de eritemas, em um estudo retrospectivo envolvendo 647 pacientes, foram tratadas com KTP diversas lesões vasculares superficiais, incluindo, mas não se limitando à telangiectasia, angioma de aranha e mancha de vinho do porto, e verificou-se que 77,6% dos pacientes na sexta semana tiveram suas marcas avaliadas como "removidas" ou como tendo "melhora expressiva".[12]

Comparando o PLD 595 nm ao KTP 532 nm no tratamento de telangiectasias faciais em um estudo *split-face*, demonstrou-se que ambos os dispositivos foram altamente eficazes. Os autores verificaram que o *laser* KTP 532 aparentou ser mais efetivo, mas causou mais inchaço e eritema. Maior quantidade de eritema também foi observada com a nova geração de aparelhos KTP de alta potência com pulsos sem pico.[13] Como o KTP 532 nm tem maior absorção de melanina e penetra a pele mais superficialmente, o PDL 595 nm é uma opção mais segura para peles mais escuras, mas, ainda assim, é preciso ter cautela ao utilizar frequências mais agressivas.

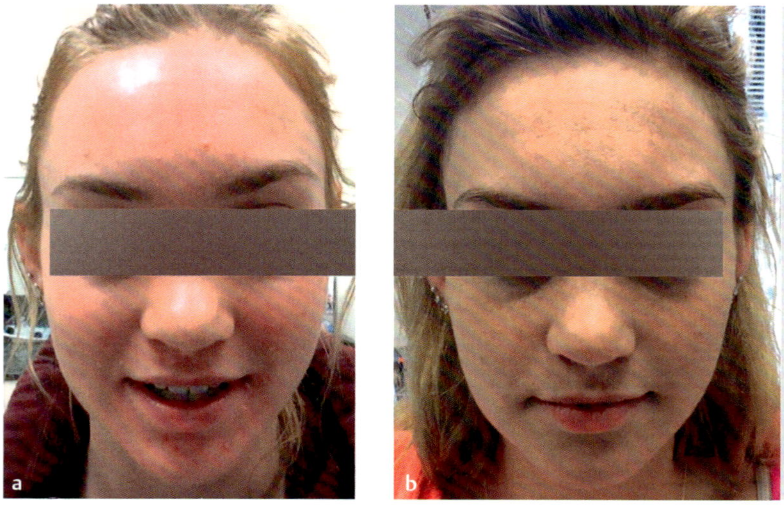

Fig. 1.1 (a) Eritema pós-inflamatório (PIE) decorrente da acne. **(b)** Melhora do PIE depois de três sessões de *laser* de corante pulsado em intervalos de um mês usando os seguintes parâmetros: 10 mm, 7,5 J/cm², 6 milissegundos. (Estas imagens foram cedidas pelo Dr. Yoon-Soo Cindy Bae.)

1.2.3 *Laser* Ruby 694 nm

Distúrbios de pigmentação são uma preocupação importante dos pacientes e um dos sinais mais precoces e óbvios do fotoenvelhecimento. Existe uma variedade de equipamentos que se valem da teoria da fototermólise seletiva, tendo como alvo melanossomos e melanócitos incluindo o KTP 532 nm, como discutido anteriormente; o QS Ruby 694 nm, o QS Alexandrite 755 nm ou o QS Nd:YAG 1.064 nm. Por conta da maior absorção do comprimento de onda do 532 nm pela hemoglobina, o tratamento de lesões pigmentadas com o comprimento de onda de 532 nm pode resultar em maior quantidade de púrpura no caso de frequências mais baixas, em comparação ao tratamento com comprimentos de onda mais longos. Um estudo avaliando o QS Ruby em 91 pacientes iranianos com lentigos e tipos de pele II a IV na escala Fitzpatrick verificou que 59,3% dos pacientes tiveram eliminação completa das lesões após o tratamento, enquanto os restantes obtiveram a eliminação completa após o segundo tratamento.[14] Como muitos outros *lasers*, o *laser* Ruby 694 nm também foi desenvolvido como um *laser* fracionado e foi apontado como seguro e efetivo no tratamento de círculos escuros infraorbitais (olheiras), assim como melasmas.

1.2.4 *Laser* Alexandrite 755 nm

O *laser* Alexandrite 755 nm também tem como alvo preferencial a melanina e é um dos *lasers* mais populares para tratar lesões pigmentadas. Os *lasers* QS Alexandrite que são usados no rejuvenescimento têm, geralmente, pulsos com duração de nanossegundos e, mais recentemente, picossegundos. Melanossomas têm um tempo de relaxamento térmico entre 10 a 100 nanossegundos e, como os *lasers* de nanossegundo têm pulsos dentro desta faixa, eles têm o potencial de aquecer o entorno do tecido com um grande risco de efeitos adversos. *Lasers* de picossegundo têm duração de pulso muito menores, o que reduz esse risco.[17]

O QS Alexandrite de nanossegundo é usado há muito tempo para o tratamento de distúrbios de pigmentação, ainda que seu uso mais comum seja para tratar lesões discretas em vez de uma área inteira (▸ Fig. 1.2a, b). Jang *et al.* estudaram o tratamento de sardas em 197 casos de pele asiática com o QS Alexandrite de nanossegundo e verificaram que mais de 76% das sardas foram removidas com uma média de 1,5 sessões de tratamento, sem nenhum efeito adverso.[18] Outro estudo comparou o QS Alexandrite de nanossegundo com o QS Nd:YAG de nanossegundo para o tratamento de nevos melanocíticos benignos e verificou que ambos resultaram em uma melhora significante no nevo, mas o QS Alexandrite de nanossegundo produziu resultados ligeiramente melhores.[19]

Em anos recentes, os *lasers* QS Alexandrite têm sido desenvolvidos para emitir pulsos com duração na casa dos picossegundos. Um estudo simples-cego randomizado avaliou um *laser* QS Alexandrite 755 nm de picossegundo comparado com um *laser* não ablativo fracionado Thulium 1.927 nm no tratamento de fotopigmentação facial e envelhecimento em 20 mulheres. Os pesquisadores verificaram que mesmo ambos os *lasers* tendo melhorado a fotopigmentação facial, o QS Alexandrite 755 nm de picossegundo, estatisticamente, teve resultados significativamente melhores nas avaliações dos pesquisadores quanto a fotoenvelhecimento/qualidade da pele e satisfação dos pacientes.[20] Lee *et al.* compararam o QS Alexandrite 755 nm de picossegundo com o QS Nd:YAG 1.064 nm de nanossegundo para o tratamento de melasma em 12 pacientes asiáticos de forma *split-face* e verificaram que o *laser* Alexandrite 755 nm de picossegundo teve uma taxa de remoção superior e mais rápida.[21]

Uma inovação mais recente é a aplicação de um conjunto de lentes difrativas (DLA) ao *laser* Alexandrite 755 nm de picossegundo. O propósito do conjunto de lentes difrativas é emitir a energia em vértices de regiões de alta fluência, o que o torna, essencialmente, um *laser* fracionado que redistribui energia e permite que múltiplas passagens possam ser feitas sobre uma mesma área de forma segura.[22] Um *laser* Alexandrite 755 nm de picossegundo com um conjunto de lentes difrativas demonstrou-se, em vários estudos, como seguro e eficaz na melhora de rugas e pigmentação faciais.[17,23] Ele também demonstrou eficácia no tratamento de cicatrizes de acne e é considerado mais seguro para pacientes com pele de pigmentação mais escura em comparação ao tradicional *resurfacing* fracionado com *lasers* não ablativos que têm como alvo a água[22,24] (▸ Fig. 1.3a, b).

1.2.5 *Laser* 1.064 nm Nd:YAG

O *laser* 1.064 nm Nd:YAG é muito é usado no *resurfacing* não ablativo e foi um dos primeiros aparelhos empregados com esse propósito. Seus comprimentos de onda são absorvidos pela água, melanina e hemoglobina, entretanto, sua afinidade com a melanina e a hemoglobina é menor do que a de *lasers* de comprimento de onda mais curtos.

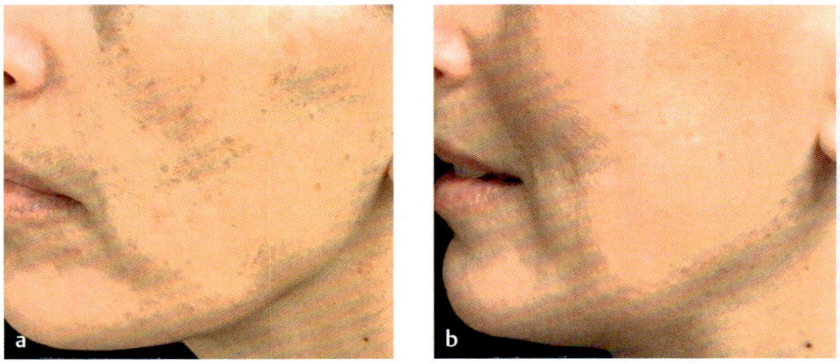

Fig. 1.2 (a) Lentigos difusos na bochecha. **(b)** Melhora nos lentigos após tratamento com o *laser Q-switched* Alexandrite 755 nm.

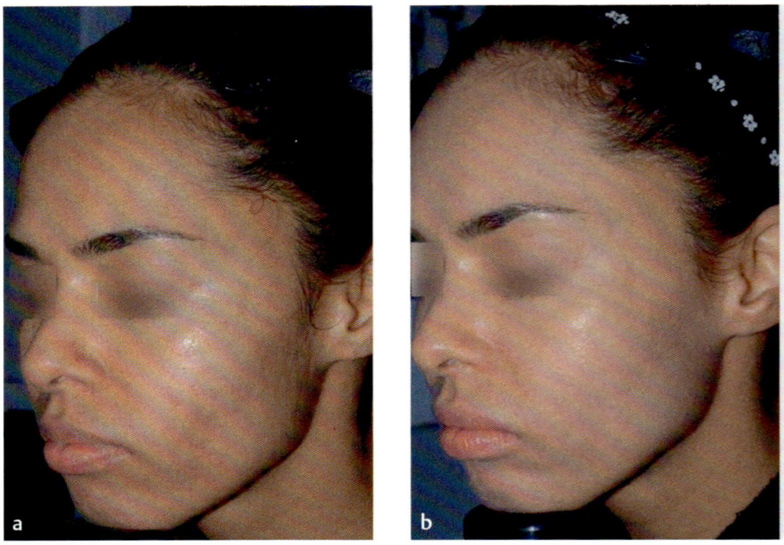

Fig. 1.3 (a) Cicatrizes de acne e discromia leve. **(b)** Melhora nas cicatrizes de acne e descoloração após quatro tratamentos com um *laser* Alexandrite 755 nm de picossegundo com conjunto de lentes difrativas. (Estas imagens foram cedidas por Cynosure e Emil Tanghetti, MD.)

Com penetração mais profunda e absorção menor da melanina, ele pode ser usado com maior segurança em pacientes de pele mais escura. Para *resurfacing* não ablativos, ele é comumente utilizado em modo QS no domínio de nanossegundo a fim de aproveitar-se da teoria da fototermólise seletiva, tendo como alvo estruturas pigmentadas enquanto evita danificar o tecido normal adjacente. O QS Nd:YAG de nanossegundo é usado com frequência no tratamento de tatuagens pigmentadas, mas também demonstrou-se efetivo no tratamento de rugas. Um estudo-piloto feito por Goldberg e Whitworth verificou que 9 entre 11 pacientes tratados de rítides na região perioral ou periorbital com QS Nd:YAG de nanossegundo demonstraram melhora.[25] Assim como outros *lasers* que melhoram rugas, a teoria é que uma lesão térmica da derme leve à retração do colágeno – remodelamento e formação – o que foi demonstrado pela histologia.[26] Um estudo comparando QS Nd:YAG de nanossegundo ao IPL verificou que o QS Nd:YAG de nanossegundo tem eficácia equivalente para rugas faciais, mas gera menos efeitos colaterais.[27] Entretanto, um posterior estudo *split-face* comparando o IPL ao QS Nd:YAG de nanossegundo atestou que ambos são igualmente efetivos no tratamento de textura da pele, tamanho dos poros e secreção de sebo, mas o IPL foi mais efetivo no tratamento da tonalidade da pele além do primeiro tratamento.[28] Em um estudo envolvendo pacientes asiáticos com fototipo do tipo III a V, verificou-se que o QS Nd:YAG de nanossegundo melhorou o tamanho dos poros, a textura da pele oleosa e a tonalidade da pele.[29]

O Nd:YAG 1.064 nm de pulso longo no domínio de milissegundo também tem função no rejuvenescimento. Veias reticulares periorbitais podem tornar a aparência significativamente mais velha e são uma reclamação frequente dos pacientes. Um estudo incluindo 17 pacientes com telangiectasias e veias reticulares periorbitais demonstrou que houve melhora superior a 75% em 97% das áreas tratadas. Notoriamente, dos 8 tratamentos de veias reticulares periorbitais, todos eles apresentaram uma resolução de praticamente 100%.[30]

Mais recentemente, o QS Nd:YAG de nanossegundo também tem sido desenvolvido como um dispositivo fracionado e tem-se mostrado seguro, indolor e modestamente eficiente no tratamento de rugas no rosto e pescoço, com melhora de 11,3% em relação à linha de base após duas sessões de tratamento em intervalos de 2 a 4 semanas.[31]

1.2.6 *Lasers* Infravermelhos de Comprimento de Onda Médio

Mesmo que hoje existam vários equipamentos fracionados, incluindo o Alexandrite 755 nm e o Nd:YAG 1.064 nm, os *lasers* para *resurfacing* fracionados não ablativos foram desenvolvidos originalmente no comprimento de onda infravermelho médio, incluindo o *laser* de fibra dopada com Érbio 1.550 nm, o Erbium Glass 1.540 nm, o Nd:YAG 1.40 nm e o *Laser* de Fibra 1.565 nm. Estes *lasers* de comprimento de onda infravermelho médio usam água como cromóforo, o que leva à desnaturação dérmica e à coagulação sem ablação de tecidos. As zonas de tratamento microscópicas (MTZs) coagulativas criadas por esses *lasers* são rodeadas por tecido normal viável dos quais novas células são recrutadas, permitindo uma reepitelização mais rápida e efeitos colaterais mínimos em relação ao *resurfacing* ablativo.[32]

Lasers não ablativos fracionados no comprimento de onda infravermelho médio geralmente são usados no tratamento de rugas leves a moderadas e despigmentação, assim como cicatrizes, incluindo as de acne (▸ Fig. 1.4a, b). Os pacientes costumam precisar de uma série de cinco a seis tratamentos, mas, devido ao tempo de recuperação ser muito mais curto do que com *lasers* fracionados ablativos, esses tratamentos são normalmente mais tolerados e trazem menos efeitos colaterais. Uma vantagem dos *lasers* não ablativos é a sua versatilidade para ser usado em outras partes além do rosto, diferente de alguns *lasers* ablativos (▸ Fig. 1.5a, b). Isso se dá por conta de os *lasers* ablativos representarem um risco mais significativo de efeitos colaterais nas áreas do rosto devido à escassez de estruturas anexiais das quais o tecido regenerativo geralmente se origina.

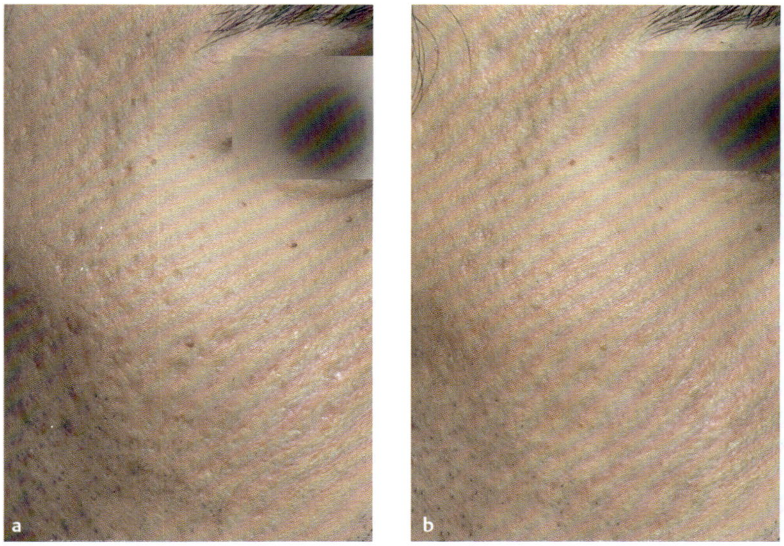

Fig. 1.4 (a) Cicatrizes de acne *boxcar* na bochecha. **(b)** Melhora visível das cicatrizes de acne *boxcar* após cinco sessões com o *laser* FRAXEL 1.550 nm. Essa fotografia foi tirada três meses após o último tratamento. (As imagens protegidas por direitos autorais, cedidas por Solta Medical Aesthetic Center, e a marca registrada FRAXEL® são propriedade de Solta Medical ou de seus afiliados e foram usadas com permissão.)

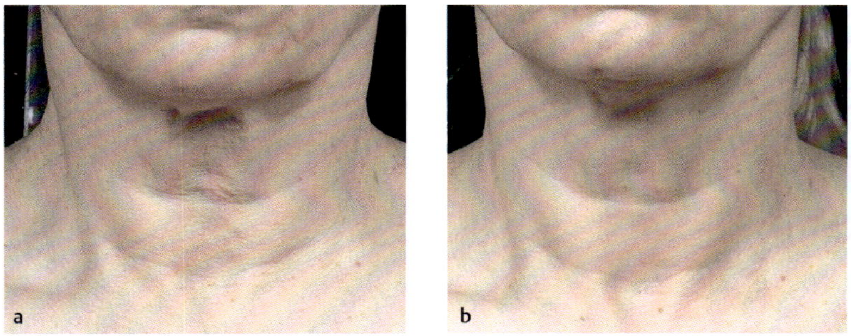

Fig. 1.5 (a) Texturas irregulares na pele do pescoço. **(b)** Os dispositivos fracionados não ablativos podem ser usados com segurança fora do rosto, como demonstrado pela melhora da textura da pele do pescoço após dois tratamentos com o *laser* FRAXEL 1.550 nm. (As imagens protegidas por direitos autorais, cedidas por Solta Medical Aesthetic Center, e a marca registrada FRAXEL® são propriedade de Solta Medical ou de seus afiliados e foram usadas com permissão.)

O *laser* de fibra dopada com Érbio 1.550 nm fracionado demonstrou melhoras de pelo menos 51 a 75% em fotodanos em 73% dos pacientes após três tratamentos sucessivos administrados em intervalos de três a quatro semanas.[33] Ainda que as evidências clínicas sugiram que esses *lasers* não ablativos fracionados de infravermelho médio tenham efeito positivo na firmeza da pele, ainda faltam evidências histológicas definitivas.[34]

De forma similar, um estudo envolvendo 22 indivíduos com linhas finas periorbitais e periorais leves a moderadas revelaram melhora clínica e histológica gradual em todos os pacientes depois de três tratamentos com um *laser* Erbium Glass 540 nm com efeitos colaterais mínimos.[35] O *laser* de fibra dopada com Érbio 1.565 nm não ablativo fracionado também levou, estatisticamente, a uma diminuição significante de fotodanos e rítides em 16 pacientes mulheres recebendo três tratamentos em intervalos de quatro a cinco semanas.[36] *Lasers* nesses comprimentos de onda se mostraram seguros e eficazes para o rejuvenescimento em pacientes com pele escura.[37]

Lasers no espectro infravermelho médio demonstraram eficácia para rejuvenescimento não ablativo e é razoável crer que eles tenham eficácia similar. Uma diferença entre esses infravermelhos médios é a forma como eles aplicam a energia: alguns são rolados sobre a pele, fazendo uma varredura, outros são usados de forma pontual, como um carimbo, e há ainda os que utilizam uma tecnologia de escaneamento não sequencial que permite que a aplicação seja feita em uma única passagem, de forma pontual.

Lasers fracionados não ablativos em um comprimento de onda ligeiramente maior, como o *laser* Thulium 1.927 nm, alcançam uma profundidade menor e são destinados ao tratamento de discromia e rugas mais superficiais (▸ Fig. 1.6a, b). Um estudo feito por Brauer *et al.* avaliando o uso do *laser* Thulium 1,927 nm verificou que dois tratamentos para fotopigmentação facial resultaram em melhora moderada ou notória na aparência geral e na pigmentação com alto grau de satisfação dos pacientes.[38] Também observou-se sua eficácia no tratamento de melasma.[39] Esse aparelho é provavelmente seguro e eficaz no tratamento de fotodanos e pigmentação em geral fora do rosto: no pescoço, tórax, braços e mãos[40] (▸ Fig. 1.7a, b).

1.2.7 Terapia Fotodinâmica

O PDT é mais comumente usado no tratamento de queratoses actínicas e cânceres de pele não melanoma superficiais. No entanto, a ideia de "fotorrejuvenescimento fotodinâmico" foi introduzida pelo menos em 2002.[41]

Usando um dos dois fotossensibilizadores disponíveis, 5-ALA ou um metiléster de 5-ALA (MAL), e uma fonte de luz como um diodo emissor de luz (LEDs) vermelha ou azul, IPL ou PDL, os pacientes podem esperar melhoras significativas

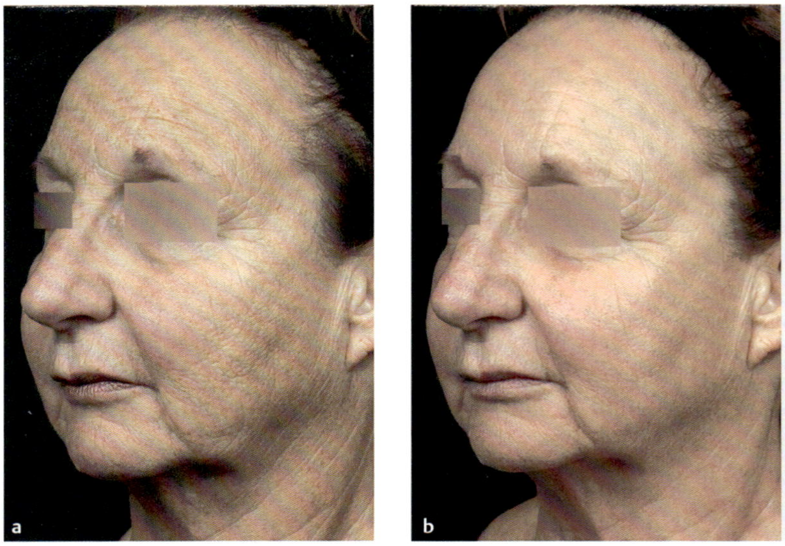

Fig. 1.6 (a) Textura facial e irregularidades de cor causadas pelo fotoenvelhecimento. **(b)** Melhora visível tanto na textura quanto na cor 1 mês após duas sessões de tratamento com o *laser* Thulium FRAXEL 1.927 nm. (As imagens protegidas por direitos autorais, cedidas por Solta Medical Aesthetic Center, e a marca registrada FRAXEL® são propriedade de Solta Medical ou de seus afiliados e foram usadas com permissão.)

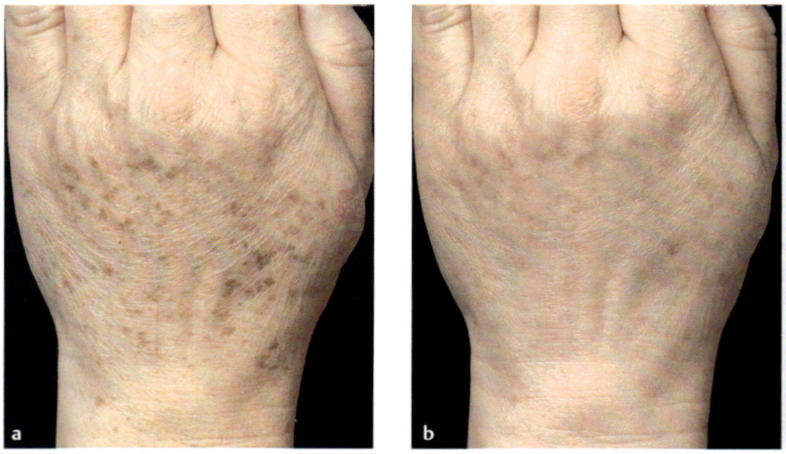

Fig. 1.7 (a) Lentigos no dorso da mão. **(b)** Melhora expressiva dos lentigos no dorso da mão. Situação após três tratamentos com o *laser* Thulium FRAXEL 1.927 nm. (As imagens Dorsal hand lentigines, dramatically improved, cedidas por Solta Medical Aesthetic Center, e a marca registrada FRAXEL® são propriedade de Solta Medical ou de seus afiliados e foram usadas com permissão.)

em queratoses actínicas e lesões pigmentadas (50 a 90%) e melhoras na tonalidade, textura e aspereza da pele com melhoria cosmética geral chegando a 50 ou até 80%.[42] Estimou-se que uma sessão de rejuvenescimento com "PDT-IPL" pode equivaler a três seções do IPL sozinho.[43] Para pacientes com predominância de queratose actínica, recomenda-se LED vermelho ou azul. Porém, se o paciente tem menos queratose actínica, mas mais lentigos e telangiectasias, o IPL pode ser mais apropriado.

1.2.8 Radiofrequência

Aparelhos de RF aproveitam as diferenças de condutividade de cada tipo de tecido para produzir calor através de impedância elétrica. Da mesma forma que os *lasers* para *resurfacing*, os dispositivos de RF podem ser subdivididos em categorias fracionadas ou não fracionadas. Classificações adicionais incluem se o aparelho é ou não mono, bi ou multipolar, o que é determinado pelo número de eletrodos usados para criar a corrente elétrica. Dispositivos de RF geralmente são associados ao tempo de inatividade mínimo, um excelente perfil de segurança e desconforto mínimo. Eles são muito usados, tradicionalmente, pelo seu efeito na firmeza da pele. No entanto, dispositivos de RF novos também são usados para melhorar rugas, cicatrizes ou lesões epidérmicas.

Dispositivos de RF monopolares são baseados no princípio do aquecimento volumétrico, disparando uma quantidade uniforme de calor em profundidades controladas da derme profunda e camadas subdérmicas, o que leva à contração do colágeno e remodelagem em quatro a seis meses. O objetivo desse tratamento é aumentar a firmeza da pele. O resfriamento de contato com *spray* criogênico na ponta de tratamento protege a epiderme. Um estudo multicêntrico envolvendo 66 pacientes em três clínicas diferentes demonstrou que no sexto mês 92% dos pacientes tiveram melhoras mensuráveis na flacidez da pele.[44]

Mais recentemente, o *resurfacing* fracionado de pele tem sido aplicado aos aparelhos de RF. Estes são frequentemente compostos de um conjunto de agulhas inseridas na pele para servirem de eletrodos, com pouco ou nenhum impacto na epiderme e um efeito centralizado ao redor da derme. Os dispositivos podem empregar pinos estacionários que emitem a energia pelas suas pontas ou combiná-las com microagulhamento. Em um estudo observando o tratamento de 12 mulheres saudáveis com graus variados de rugas, hiperpigmentação ou vermelhidão da acne, um dispositivo de RF fracionado com pinos estacionários demonstrou melhorar tanto a textura da pele quanto a pigmentação.[45] Um estudo retrospectivo de um aparelho similar com pinos estacionários verificou que os pacientes tratados de rugas, hiperpigmentação ou eritema associados à acne vulgar ficaram altamente satisfeitos três meses após o tratamento.[46] Em um estudo com 27 pacientes chineses com fotoenvelhecimento facial moderado, um sistema de RF fracionário com microagulhamento demonstrou melhora significativa em peles fotoenvelhecidas após três tratamentos, que foram mantidos até a marca de seis meses com dor de leve à moderada e sem efeitos adversos.[47]

Vale destacar que dispositivos de RF fracionado também podem ter pinos revestidos para proteger ainda mais a epiderme e demonstram ser seguros para a melhora da textura da pele, rugas e cicatrizes de acne em paciente de tipo de pele VI.[48] Há pouco risco de hiperpigmentação, já que o aquecimento por RF não é preferencialmente absorvido pela melanina.

1.2.9 Microagulhamento

O microagulhamento, também conhecido como indução percutânea de colágeno por agulhas, é um procedimento minimamente invasivo que visa atingir o mesmo objetivo do rejuvenescimento via *laser* fracionado não ablativo usando agulhas para criar microcanais em vez de energia à base de luz. Este método tem sido usado para rejuvenescimento da pele, para tratar cicatrizes de acne ou outras cicatrizes cirúrgicas, poros dilatados, rugas e discromia. Os dispositivos de microagulhamento são rolados pela pele e usam múltiplas agulhas finas para penetrar a pele, o que leva à formação de colágeno e elastina e liberação de fatores de crescimento.[49] Um estudo com 10 pacientes femininas tratadas com duas sessões de microagulhamento em rugas no lábio superior mostrou uma redução de 2,3 vezes na gravidade das rugas usando a *Wrinkle Severity Rating Scale* após 30 semanas.[50] Os pacientes geralmente passam por uma série de três a seis sessões em intervalos bissemanais ou mensais para obter máximo aproveitamento.[51]

1.3 Recomendações

Não é muito prático revisar o motivo, especificamente, para recomendar cada dispositivo no mercado. Em vez disso, é mais útil definir os componentes específicos do envelhecimento e analisar quais opções de tratamento são as melhores para cada um deles. Ainda que muitos desses dispositivos tenham sido testados e indicados para vários aspectos do rejuvenescimento, fato é que alguns deles claramente se destacam para objetivos específicos do tratamento.

- Distúrbios de pigmentação:
  - Eritema e telangiectasias:
    - PDL 595 nm e KTP e IPL 532 nm.
  - Veias reticulares faciais:
    - Nd:YAG 1.064 nm de pulso longo.
  - Hiperpigmentação, incluindo lentigos, melasma e hiperpigmentação pós-inflamatória (PIH):
    - Lesões hiperpigmentadas discretas: KTP 532 nm, QS Ruby 694 nm, QS Alexandrite 755 nm de nanossegundo, QS Alexandrite 755 nm de picossegundo ou o QS Nd:YAG 1,064 nm de nanossegundo.
    - Hiperpigmentação difusa: *laser* Thulium 1.927 nm, IPL e Alexandrite 755 nm de picossegundo com conjunto de lentes difrativas.
- Problemas de textura, incluindo linhas finas, rugas, textura da pele e cicatrizes:
  - Dispositivos de infravermelho médio no comprimento de onda de 1.440 a 1.565 nm (ainda que técnicas ablativas provavelmente sejam o "padrão ouro").
  - Microagulhamento para queixas leves quanto à textura.
  - Alexandrite 755 nm de picossegundo com conjunto de lentes difrativas, QS Nd:YAG 1,064 nm fracionado e IPL.
- Flacidez da pele:
  - Dispositivos de RF geralmente proporcionam bons resultados em termos de firmeza da pele (ultrassom microfocado, não discutido neste capítulo, também pode ser utilizado).
- Queratose actínica:
  - PDT com LEDs, IPL ou PDL (estes também podem ser usados para eritema ou hiperpigmentação).
  - Dispositivos de *resurfacing* fracionado não ablativo no espectro infravermelho médio, particularmente o aparelho Thulium 1.927 nm.
- Questões combinadas de pigmentação e textura:
  - IPL, os *lasers* de *resurfacing* fracionados não ablativos de infravermelho médio, incluindo os aparelhos 1.927 nm, o Alexandrite 755 nm de picossegundo com conjunto de lentes difrativas e combinação de aparelhos de RF com microagulhamento.

1.4 Seleção de Pacientes, Contraindicações e Procedimentos Pré-Operatórios

1.4.1 Seleção de Pacientes

A seleção de pacientes apropriada é essencial para obter os melhores resultados em procedimentos de rejuvenescimento não ablativos. Um plano de tratamento deve ser unicamente pensado para o indivíduo, levando em conta os objetivos e expectativas do paciente, tempo de inatividade, o risco aceitável para ele, os resultados esperados do tratamento e o tipo de pele.

Como foi discutido, o rejuvenescimento pode melhorar a descoloração da pele, linhas finas, rugas, textura e tonalidade. Durante a consulta o médico deve perguntar ao paciente qual é o problema que o está incomodando.

Se a descoloração for a principal preocupação, é importante fazer um diagnóstico da sua causa. Lentigos e fotodanos costumam responder bem aos *lasers* fracionados como o *laser* Thulium 1.927 nm ou de picossegundo de matriz fracionada, assim como luzes não fracionados e *lasers* incluindo IPL e *lasers* QS 755 e 1.064 nm. Por outro lado, se a descoloração for decorrente do PIH, deve-se explicar ao paciente que ainda que os mesmos métodos possam ser empregados, essa condição pode ser mais difícil de tratar utilizando apenas eles e intervenções adjuvantes, como fotoproteção rigorosa e produtos de branqueamento ou clareamento também podem ser úteis. Os médicos sempre devem avaliar seus pacientes quanto ao melasma. Esta é uma condição particularmente difícil de ser controlada, pois muitas vezes ela é agravada por *lasers* e tratamentos de luz e tende a se repetir. Muitos *experts* dispensam todos os *lasers* ou dispositivos de luz quando tratam dessa condição e optam por cremes branqueadores ou clareadores. Caso *lasers* sejam empregados, vale a pena considerar um QS de baixa fluência ou *laser* de picossegundo. Ambos já demonstraram eficácia no caso de melasma e apresentam um perfil de efeitos colaterais mais baixo.[21,52-54] Fazer uso de agentes clareadores, como cremes de combinação tripla, incluindo hidroquinona, tretinoína e corticosteroide, antes e/ou depois do tratamento também pode trazer resultados melhores.[55]

Se a principal preocupação do paciente for quanto a linhas finas, textura ou cicatrizes de acne, *lasers* que induzem mais remodelagem colagênica são preferíveis. Especificamente, dispositivos infravermelhos que operam com comprimentos de onda incluindo, mas não se limitando a 1.550 e 1.540 nm demonstraram melhora na textura da pele com uma série de tratamentos.[56-58] Mais recentemente, *lasers* de espectro visível de picossegundo fracionados com comprimentos de onda de 532, 755 e 1.064 nm também demonstraram melhora nas cicatrizes de acne.[24,59]

Também é importante alinhar as expectativas com o paciente. Durante a consulta ele deve ser informado que, frequentemente, precisa-se de múltiplas sessões para o resultado ideal e é provável que seja necessário fazer manutenções de tempos em tempos visto que continuamos a envelhecer e a sermos expostos à luz do sol, resultando em fotodanos.

Compreender a tolerância do paciente no que diz respeito ao desconforto dos procedimentos e ao tempo de recuperação é um fator relevante no momento de escolher a modalidade do tratamento. Por exemplo, os dispositivos não ablativos infravermelhos fracionados, ainda que rendam bons resultados, podem ser mais desconfortáveis e causar eritemas, edemas e descamação da pele consideráveis por até uma semana. Isso pode não ser uma opção para pacientes com significativas obrigações de trabalho ou sociais. Esses pacientes podem estar dispostos a passar por procedimentos menos agressivos com uma frequência maior. Outra consideração é que cada *laser* traz consigo riscos como infecção, hiperpigmentação ou hipopigmentação. Alguns pacientes se sentem confortáveis com esses riscos, outros não. Explicar o perfil de efeitos colaterais e de riscos de cada tratamento é essencial para que o paciente fique bem informado antes de escolher seu plano de tratamento.

É importante selecionar pessoas que você espera que irão responder bem. Por exemplo, lentigos escuros discretos melhoram significativamente com tratamento comparado com lesões claras porque a fototermoanálise seletiva depende da diferença de pigmento entre a pele normal e a lesionada. Condições com deposição de melanina dérmica, como certos tipos de PIH e melasma, podem não responder tão bem à monoterapia com um aparelho. Além disso, pacientes que apresentam rugas profundas e perda de volume significativa podem não perceber as melhorias provocadas pela remodelagem colagênica não ablativa. Para esses pacientes, vale ser encorajada a busca por intervenções mais agressivas, como o *resurfacing* ablativo junto de procedimentos adjuvantes incluindo neurotoxinas e preenchimento de tecidos moles.

Identificar o tipo de pele é extremamente importante quando da recomendação do tratamento. Pacientes com tipos de pele mais claras (I e II) podem ser submetidos com segurança à maioria dos procedimentos rejuvenescedores. Quanto mais escuro o tipo de pele, mais provável o risco de que os dispositivos que têm como alvo a melanina causem PIH ou mesmo hipopigmentação, queimaduras e cicatrizes. Isso é ainda mais provável de ocorrer com aparelhos QS de alta energia. Quanto mais escuro o tipo de pele, também são maiores os riscos de efeitos colaterais em procedimentos com IPL,[60] ainda que alguns equipamentos IPL provavelmente sejam mais seguros nos tipos de pele asiática IV.[61] Aparelhos do espectro infravermelho, com menos especificidade de pigmento, têm sido usados em todos os tipos de pele, mas têm maior tendência de causar hiperpigmentação em peles mais escuras[62,63] (▶ Fig. 1.8 a, b). Intervenções rejuvenescedoras que não empregam luz ou energia *laser*, como as de RF e dispositivo de microagulhamento isolado, são mais seguras na maioria dos tipos de pele.

1.4.2 Contraindicações

Os pacientes devem ser avaliados quanto às contraindicações tanto na fase da consulta quanto do tratamento. Os dispositivos QS e IPL não devem ser usados em pele bronzeada devido ao risco de queimaduras, cicatrizes e hipopigmentação, que podem ser permanentes. Em caso de sinais de ruptura da pele e infecções ativas, sejam elas bacterianas (*i. e.*, impetigo, celulite ou abscesso), virais (*i. e.*, vírus do herpes simples [HSV] ou pelo vírus varicela-zóster [VZV]) ou fúngicas (*i. e.*, candidíase cutânea), esses tratamentos também são contraindicados. Outra contraindicação menos frequente para *lasers* com especificidade de pigmento é o histórico de terapia oral com ouro. *Lasers* QS, em particular, podem causar crisíase iatrogênica, normalmente uma descoloração acinzentada da pele no local de tratamento do *laser*, naqueles com histórico de terapia sistêmica com ouro. Essa condição pode ser difícil de erradicar.

Uma contraindicação relativa é a dermatite ativa e acne moderada ou severa, particularmente quando a acne for um efeito colateral provável, como é o caso da não ablação fracionada. Melasmas ou histórico de melasma também devem ser considerados uma contraindicação relativa para o uso de alguns dispositivos, uma vez que a aplicação de diversos dispositivos de alta energia pode agravar essa condição.

Historicamente, o uso de isotretinoína foi considerado uma contraindicação para cirurgias a *laser* e é recomendado aguardar um período de 6 a 12 meses após o uso de isotretinoína. No entanto, é provável que não haja evidências suficientes para embasar essa orientação.[64] Em um estudo *split-face* mais recente, pacientes fazendo uso de 10 mg de isotretinoína ao dia tiveram um lado do rosto tratado com *laser* não ablativo fracionado 1.550 nm.

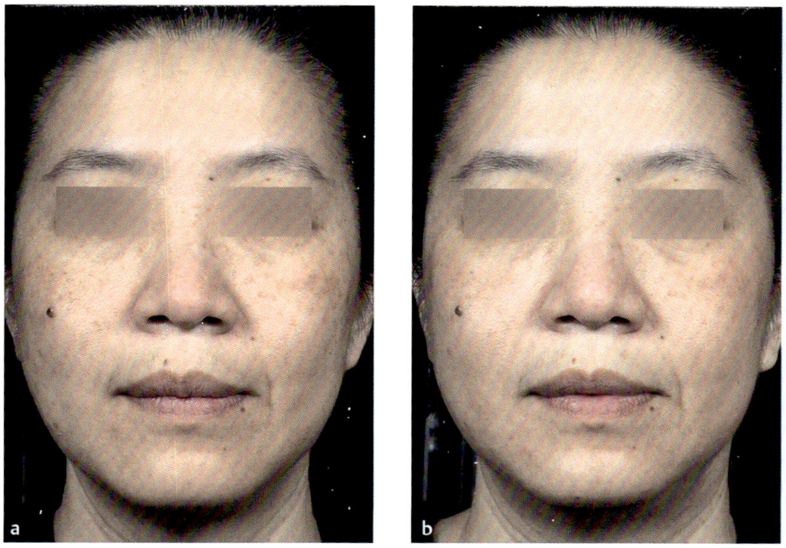

Fig. 1.8 (a) Hiperpigmentação facial visível em pele asiática. **(b)** Melhora na hiperpigmentação após um tratamento com o *laser* Thulium FRAXEL 1.927 nm sem evidência de hiperpigmentação pós-inflamatória. (As imagens protegidas por direitos autorais, cedidas por Solta Medical Aesthetic Center, e a marca registrada FRAXEL ® são propriedade de Solta Medical ou de seus afiliados e foram usadas com permissão.)

O lado tratado teve melhora significativa na quantidade de comedões e cicatrizes de acne comparado ao lado não tratado com o *laser*, sem efeitos adversos relevantes.[65] Em outro estudo de 2017, com 10 pacientes, metade do rosto recebeu três tratamentos mensais com *laser* fracionado não ablativo 1.550 nm um mês após o uso de isotretinoína. A cicatrização das feridas foi normal e não foram notados queloides ou cicatrizes hipertróficas no lado tratado.[66] Deve-se ter cautela ao tratar pacientes que fizeram uso recente de isotretinoína, mas talvez não seja preciso aguardar seis meses.

1.4.3 Procedimentos Pré-Operatórios

Antes de cada procedimento o paciente deve ser avaliado uma última vez quanto às contraindicações. Ele deve consentir novamente todas as vezes e os riscos, alternativas e expectativas devem ser novamente avaliados. Para cada procedimento, o rosto deve ser higienizado para remover quaisquer produtos estéticos, como maquiagem, protetor solar e hidratante. Também devem ser tiradas as fotos do antes do procedimento e completada a documentação. O paciente pode receber anestesia tópica com efeito de 15 a 60 minutos de duração dependendo da modalidade de tratamento. Adotar uma *checklist* do *laser*, deixando-a junto de cada aparelho, é outra maneira de assegurar-se de que todas as contraindicações foram verificadas, que as configurações adequadas do *laser* estão selecionadas e a proteção ocular necessária está sendo usada por todos os participantes.[67]

Protocolos de preparativos adicionais podem variar entre profissionais. Mesmo assim, várias práticas devem ser consideradas. Pacientes com histórico de herpes simples podem-se beneficiar da profilaxia com aciclovir e valaciclovir. Isso é mais importante durante procedimentos fracionados não ablativos, mas um surto de HSV pode ocorrer depois de qualquer tipo de tratamento. Profilaxias bacterianas geralmente não são necessárias antes de procedimentos com *laser* não ablativo. Às vezes, preparações tópicas são feitas antes da aplicação do *laser*. Como mencionado anteriormente, fazer uso de cremes de combinação tripla por várias semanas pode aumentar a eficiência do tratamento, particularmente quando o objetivo é melhorar o melasma.[55] Hidroquinona pura também pode ser usada. Determinar se a hidroquinona de fato afeta positivamente o resultado é um ponto levemente controverso, já que ao menos um estudo de 2018 com 40 pacientes (com tipos de pele III a V) sugeriu que o pré-tratamento com hidroquinona 2% não alterou os resultados dos pacientes tratados de fotoenvelhecimento e melasma com o dispositivo não ablativo fracionado 1.927 nm.[68] Não é preciso cortar o uso de produtos com retinoides antes de procedimentos a *laser*, mas alguns pacientes podem sentir sua pele menos irritada após o tratamento se o retinoide for descontinuado uma ou duas semanas antes do tratamento.

1.5 Técnicas

Técnicas apropriadas durante a cirurgia a *laser* são essenciais para atingir melhores resultados e prevenir eventos adversos. Os detalhes a considerar incluem organização da sala de tratamento, a mecânica de aplicação apropriada e a compreensão dos desfechos adequados.

Uma sala de tratamento deve ser organizada de modo que médico, assistentes e paciente fiquem confortáveis e possam cumprir suas tarefas. O *laser* deve ser colocado a uma proximidade apropriada da mesa de exames para que o braço do *laser* possa alcançar o paciente sem esticar forçosamente os fios do equipamento, o que pode danificar o *laser*, e também para que o médico fique em uma posição ergonômica. É importante manter os óculos de proteção para *laser* com comprimento de onda específico perto do dispositivo para que tanto o profissional quanto o paciente fiquem protegidos. Se múltiplos *lasers* estiverem alocados em uma mesma sala, os óculos devem ser etiquetados com atenção.

Na maioria dos casos, *lasers* são projetados para trabalhar melhor quando as manoplas de tratamento são mantidas perpendiculares à superfície da pele e a uma distância específica. Como a superfície do rosto não é plana, é importante que o profissional confira constantemente se está segurando o *laser* de forma apropriada. Se a pele apresentar algum declive ou irregularidade ou estiver usando um espaçador, tenha certeza de manter a distância recomendada da superfície da pele. Posicionar o *laser* muito perto ou muito longe pode resultar em uma queimadura ou na redução da eficiência. O posicionamento também é importante se o aparelho requer o uso de resfriamento. Resfriamento dinâmico talvez não funcione apropriadamente se a manopla não for mantida perpendicular e o resfriamento de contato deve, por definição, estar em contato com a pele.

Uma boa técnica também inclui disparar os pulsos em intervalos apropriados. Isso varia entre os aparelhos e o profissional deve ser instruído sobre qualquer aparelho que venha a usar. Às vezes, sobrepor disparos uma ou mais vezes pode ser apropriado e, em outras situações, como no uso de *lasers* QS, os pulsos nunca devem ser repetidos sobre o mesmo local. Aparelhos de escaneamento devem ser utilizados com uma velocidade uniforme e de forma consistente para que toda a superfície da pele seja tratada com uma energia homogênea e os resultados sejam mais confiáveis e uniformes.

O conhecimento dos desfechos esperados para o tratamento e da aparência inicial do tecido logo após a aplicação é importante para atingir os melhores efeitos e para prevenir eventos adversos. Os desfechos variam entre os dispositivos. Os *lasers* QS causam um branqueamento leve e temporário dos lentigos atingidos. Ao usar uma fluência baixa, como no caso de melasmas, geralmente esse branqueamento não ocorre. *Lasers* de pulso longo não causam branqueamento. Comprimentos de onda de 532 e 1.064 nm, quando usados em lentigos, podem causar púrpura ou petéquia isolada devido à absorção concomitante pela hemoglobina. O IPL causa eritema leve a moderado e escurecimento das lesões, que pode ser percebido em minutos ou levar horas para aparecer. *Lasers* fracionados não ablativos geralmente causam eritemas leves e edemas dentro de minutos. Pontos brancos isolados podem ou não aparecer.[69] Petéquia é muito menos comum e, caso ocorra, devem-se revisar cuidadosamente as configurações.

1.6 Recomendações Pós-Operatórias

Os pacientes são os grandes responsáveis pelos cuidados pós-operatórios e é importante passar cuidadosamente as instruções que descrevem os melhores comportamentos e práticas para a recuperação e resultados ideais. O cuidado adequado minimiza o risco de eventos adversos e acelera a melhora dos efeitos colaterais esperados. Dito isso, um benefício importante do rejuvenescimento não ablativo é que o período pós-operatório geralmente é de curta duração e os efeitos colaterais leves. Estes incluem os seguintes: edema, eritema, escurecimento temporário esperado das lesões tratadas e, ocasionalmente, descamação leve.

Os cuidados no pós-operatório imediatos são simples para procedimentos não ablativos e devem incluir aplicação de gelo por vários minutos, o que aumenta o conforto do paciente e reduz os edemas. Isso pode ser repetido a cada uma ou duas horas por até vários dias depois do tratamento. As medidas mais importantes são evitar o sol e usar protetor solar. Na maioria dos casos é seguro aplicar cosméticos 12 a 24 horas após o procedimento e é importante escolher hidratantes que sejam não comedogênicos para evitar um surto de acne após procedimentos fracionados.

Em alguns casos, medicações perioperatórias podem ser indicadas. Completar um período de uso de antivirais profiláticos durante tratamentos fracionados não ablativos é recomendável para pacientes com histórico de HSV. Antibióticos pós-cirúrgicos podem diminuir o risco de acne em pacientes de risco após procedimento não ablativo fracionado.[62] O uso tópico de agentes clareadores para melasma também podem ser considerados conforme a preferência do profissional. Em nossa prática, verificamos que a aplicação tópica de um *serum* antioxidante pós-procedimento e o uso de máscara facial hidratante também melhoram a experiência do paciente.

1.7 Potenciais Complicações e Abordagens

Falando de forma geral, o risco de complicações sérias após tratamento a *laser* não ablativo é baixo e essa é uma das razões da sua popularidade. No entanto, eventos adversos podem ocorrer e incluem os seguintes: erupções acneiformes, descoloração (eritema prolongado, hipopigmentação, hiperpigmentação, agravamento do melasma), infecção e cicatrizes. É importante salientar que o perfil de segurança dos tipos de *lasers* não ablativos varia.

Sobre os tratamentos fracionados não ablativos, Graber *et al.* expuseram que 961 tratamentos usando o *laser* de fibra dopada com Érbio 1.550 nm em peles do tipo I a V mostraram um risco de 7,6% de complicação.[62] A complicação mais comum foram erupções acneiformes (1,87%) e surtos de HSV (1,77%). Outro evento adverso notável foi PIH, com incidência de 0,26% em tipos de pele I e II, incidências de 2,6% em peles do tipo III, 11,6% em peles do tipo IV e 33% em peles do tipo V.[62] Mahmoud *et al.* também demonstraram que a incidência de PIH em peles do tipo IV a VI é significativa.[63] O estudo de Graber *et al.* também relatou eritema prolongado, edema prolongado, dermatite, impetigo e púrpura.[62] Quando consideramos apenas tipos de pele mais escuras (III a IV), outra revisão retrospectiva de 856 tratamentos evidenciou risco similar de complicação (5%), mas eritema prolongado (1,8%), PIH (1,1%) e piora do melasma (0,9%) foram mais comuns que surtos de HSV (0,6%) e de erupções acneiformes (0,2%).[70] Os pacientes com histórico de HSV receberam profilaxias neste último estudo.

Erupções acneiformes, mais comuns em seguida a tratamentos fracionados,[71] e surtos de HSV, mais comuns após tratamentos da área perioral,[71] podem ser tratados com antibióticos tópicos ou orais e antivirais, respectivamente. Essas condições também irão se resolver naturalmente. O PIH melhora por si só, mas pode levar muitos meses (o tempo médio para resolução é de cerca de 50 dias[62]). O uso tópico de cremes clareadores, vendidos com ou sem receita médica (*i. e.*, hidroquinona, ácido kójico e ácido tranexâmico), podem acelerar a melhora.

O PIH pode ser um efeito adverso significativo para os pacientes. É possível que os *lasers* de picossegundo representem risco menor. Khetarpal *et al.* reportaram que não houve qualquer incidência de PIH em 16 pacientes com tipos de pele I a III que completaram um protocolo de tratamento de rejuvenescimento fracionado de picossegundo.[17] Outro estudo com pacientes de tipo de pele III e IV não constatou qualquer incidente de PIH após 107 tratamentos com uma intervenção similar.[72] Até mesmo peles de tipo IV a VI provavelmente podem passar por procedimentos de rejuvenescimento de picossegundo com segurança, mesmo que PIH ainda seja mais provável de ocorrer nos pacientes desse grupo. Haimovic *et al.* trataram 56 pacientes com tipos de pele de IV a VI. Seis pacientes desenvolveram PIH transitória por menos de duas semanas e dois pacientes desenvolveram PIH que levou vários meses para ser resolvida (em tratamentos fora da área do rosto).[73]

Descoloração pode ser um risco significativo ao usar *lasers* QS e IPL devido à sua especificidade de melanina. Tipos de pele mais escuro não costumam tolerar certos comprimentos de onda como o 532 e o 755 nm. Em alguns casos, o 1.064 nm pode ser usado em peles mais escuras devido à sua penetração mais profunda. A análise cuidadosa das recomendações do fabricante e a comunicação com outros especialistas familiarizados com seu dispositivo é a melhor maneira de determinar os parâmetros de tratamento mais seguros e eficazes.

A hiperpigmentação é menos comum do que PIH, mas pode ocorrer ao usar *lasers* QS. Às vezes isso pode ser uma hipopigmentação "relativa" após o tratamento de lentigos.[71] Essa situação também pode ocorrer após o uso de *laser* QS 1.064 nm de baixa fluência para o rejuvenescimento e tratamento de melasma em pacientes asiáticos.[74,75] As causas dessa condição são desconhecidas, mas autores teorizam que os responsáveis possam ser fluências excessivas e fototoxicidade aos melanócitos.[74] Essa hipopigmentação é difícil de tratar.

Ainda que infecção bacteriana após uso de *laser* não ablativo não seja algo frequente, Xu *et al.* reportaram uma série de cinco pacientes que, dentro de uma semana, receberam tratamento com o *laser* fracionado 1.550 e 1.927 nm e desenvolveram infecções de *Staphylococcus aureus* sensível à meticilina, sendo que pelo menos uma delas deixou sequelas sistêmicas.[76] Sinais de infecção bacteriana podem incluir eritema persistente, erosões, drenagem serosa, pápulas inflamatórias e pústulas. Dor, febres e calafrios podem ocorrer em casos mais sérios.[76] Se houver suspeita de infecção, devem ser iniciadas culturas e terapia empírica com antibióticos. Dada a raridade de ocorrências de infecção, antibióticos profiláticos provavelmente são desnecessários e podem aumentar o risco de resistência a antibióticos.

Felizmente, cicatrizes também são raras. Entretanto, sua ocorrência é potencial com qualquer dispositivo de energia. Fatores de risco incluem alta fluência, resfriamento inadequado (quando indicado), sobreposição de pulsos inapropriada, taxa de repetição alta e infecção.[71]

1.8 Pérolas e Armadilhas

1.8.1 Pérolas

- A seleção apropriada dos pacientes é essencial para melhor resultado. Escolher a modalidade que levará a maior sucesso e menor risco de complicações para um paciente em particular criará uma relação médico-paciente positiva. É importante definir expectativas realistas para que os pacientes fiquem satisfeitos com o tempo de recuperação e com o resultado.
- A terapia combinada é útil na maioria dos pacientes. Em pacientes que busquem por melhorias de cor e textura, é comum observar rugas ou dobras ativas precoces e perda de volume que são mais bem tratados com toxina botulínica e preenchimento de tecidos moles. Apontar com delicadeza o que pode ser mais bem tratado com terapia a *laser* e o que pode ter melhora mais evidente com outras modalidades leva a melhores resultados para o paciente.
- Comportamentos pós-operatórios de longo prazo podem ser tão importantes quanto os de curto prazo para melhores resultados. Lembrar os pacientes de se protegerem do sol em longo prazo e a implementação de várias preparações tópicas à escolha, como retinoides, antioxidantes e ácidos glicólicos podem levar a resultados mais duradouros e pacientes mais felizes.
- É importante dizer que maior densidade em vez de maior fluência é, provavelmente, um fator de risco maior de PIH em tratamentos não ablativos fracionados.[77]

1.8.2 Armadilhas

- Melasma é um problema que se apresenta aos pacientes com frequência. Pode ser óbvio e sabido pelo paciente ou pode requerer diagnóstico profissional. O melasma pode-se comportar de forma imprevisível e pode ser agravado por tratamentos não ablativos de alta energia. Avaliar cada paciente com cuidado quanto a essa condição e, em caso de suspeita, considerar começar com branqueadores tópicos e cremes clareadores no lugar de dispositivos de energia.
- Cuidado com pacientes bronzeados. Isso pode ser um problema, especialmente em climas mais quentes, quando o bronzeamento ocorre o ano todo, ou após feriados e férias escolares, quando as pessoas estiveram viajando. Com frequência os pacientes não percebem que estão bronzeados. Portanto, confie no seu instinto. Compare a pele do rosto (ou de outra parte a ser tratada) com a pele que não fica exposta para determinar se há presença de bronzeamento. Em muitos cenários, particularmente com o uso de *lasers* IPL e QS, não se deve tratar peles bronzeadas.

Referências

[1] Wat H, Wu DC, Rao J, Goldman MP. Application of intense pulsed light in the treatment of dermatologic disease: a systematic review. Dermatol Surg. 2014; 40(4):359-377

[2] Wang CC, Sue YM, Yang CH, Chen CK. A comparison of Q-switched alexandrite laser and intense pulsed light for the treatment of freckles and lentigines in Asian persons: a randomized, physicianblinded, split-face comparative trial. J Am Acad Dermatol. 2006; 54 (5):804-810

[3] Wang CC, Hui CY, Sue YM, Wong WR, Hong HS. Intense pulsed light for the treatment of refractory melasma in Asian persons. Dermatol Surg. 2004; 30(9):1196-1200

[4] Tanghetti EA. Split-face randomized treatment of facial telangiectasia comparing pulsed dye laser and an intense pulsed light handpiece. Lasers Surg Med. 2012; 44(2):97-102

[5] Goldberg DJ, Cutler KB. Nonablative treatment of rhytids with intense pulsed light. Lasers Surg Med. 2000; 26(2):196-200

[6] Bitter PH. Noninvasive rejuvenation of photodamaged skin using serial, full-face intense pulsed light treatments. Dermatol Surg. 2000; 26(9):835-842, discussion 843

[7] Adamic M, Troilius A, Adatto M, Drosner M, Dahmane R. Vascular lasers and IPLS: guidelines for care from the European

Society for Laser Dermatology (ESLD). J Cosmet Laser Ther. 2007;9(2):113-124

[8] Iyer S, Fitzpatrick RE. Long-pulsed dye laser treatment for facial telangiectasias and erythema: evaluation of a single purpuric pass versus multiple subpurpuric passes. Dermatol Surg. 2005;31(8, Pt 1):898-903

[9] Woo SH, Ahn HH, Kim SN, Kye YC. Treatment of vascular skin lesions with the variable-pulse 595nm pulsed dye laser. Dermatol Surg. 2006;32(1):41-48

[10] Jørgensen GF, Hedelund L, Haedersdal M. Long-pulsed dye laser versus intense pulsed light for photodamaged skin: a randomized split-face trial with blinded response evaluation. Lasers Surg Med. 2008;40(5):293-299

[11] Negishi K, Tanaka S, Tobita S. Prospective, randomized, evaiuatorblinded study of the long pulse 532-nm KTP laser alone or in combination with the long pulse 1064-nm Nd: YAG laser on facial rejuvenation in Asian skin. Lasers Surg Med. 2016;48(9):844-851

[12] Becher GL, Cameron H, Moseley H. Treatment of superficial vascular lesions with the KTP 532-nm laser: experience with 647 patients. Lasers Med Sci. 2014;29(1):267-271

[13] Uebelhoer NS, Bogle MA, Stewart B, Arndt KA, Dover JS. A split-face comparison study of pulsed 532-nm KTP laser and 595-nm pulsed dye laser in the treatment of facial telangiectasias and diffuse telangiectatic facial erythema. Derrnatol Surg. 2007;33(4):441-448

[14] Sadighha A, Saatee S, Muhaghegh-Zahed G. Efficacy and adverse effects of Q-switched ruby laser on solar lentigines: a prospective study of 91 patients with Fitzpatrick skin type II, III, and IV. Dermatol Surg. 2008;34(11):1465-1468

[15] Xu TH, Li YH, Chen JZ, Gao XH, Chen HD. Treatment of infraorbital dark circles using 694-nm fractional Q-switched ruby laser. Lasers Med Sci. 2016;31(9):1783-1787

[16] Jang WS, Lee CK, Kim BJ, Kim MN. Efficacy of 694-nm Q-switched ruby fractional laser treatment of melasma in female Korean patients. Dermatol Surg. 2011;37(8):1133-1140

[17] Khetarpal S, Desai S, Kruter L, et al. Picosecond laser with specialized optic for facial rejuvenation using a compressed treatment interval. Lasers Surg Med. 2016;48(8):723-726

[18] Jang KA, Chung EC, Choi JH, Sung KJ, Moon KC, Koh JK. Successful removal of freckles in Asian skin with a Q-switched alexandrite laser. Dermatol Surg. 2000;26(3):231-234

[19] Rosenbach A, Williams CM, Alster TS. Comparison of the Q-switched alexandrite (755 nm) and Q-switched Nd:YAG (1064 nm) lasers in the treatment of benign melanocytic nevi. Dermatol Surg. 1997;23(4):239-244, discussion 244-245

[20] Serra M, Bohnert K, Sadick N. A randomized, single-blind, study evaluating a 755-nm picosecond pulsed Alexandrite laser vs. a nonablative 1927-nm fractionated thulium laser for the treatment of facial photopigmentation and aging. J Cosmet Laser Ther. 2018;20(6):335-340

[21] Lee MC, Lin YF, Hu S, et al. A split-face study: comparison of picosecond alexandrite laser and Q-switched Nd:YAG laser in the treatment of melasma in Asians. Lasers Med Sci. 2018;33(8):1733-1738

[22] Tanghetti EA. The histology of skin treated with a picosecond alexandrite laser and a fractional lens array. Lasers Surg Med. 2016;48(7):646-652

[23] Weiss RA, McDaniel DH, Weiss MA, Mahoney AM, Beasley KL, Halvorson CR. Safety and efficacy of a novel diffractive lens array using a picosecond 755nm alexandrite laser for treatment of wrinkles. Lasers Surg Med. 2017;49(1):40-44

[24] Brauer JA, Kazlouskaya V, Alabdulrazzaq H, et al. Use of a picosecond pulse duration laser with specialized optic for treatment of facial acne scarring. JAMA Dermatol. 2015;151(3):278–284

[25] Goldberg DJ, Whitworth J. Laser skin resurfacing with the Qswitched Nd:YAG laser. Dermatol Surg. 1997;23(10):903-906,discussion 906-907

[26] Goldberg DJ, Silapunt S, DJ G. Histologic evaluation of a Q-switched Nd:YAG laser in the nonablative treatment of wrinkles. Dermatol Surg. 2001;27(8):744-746

[27] Goldberg DJ, Samady JA. Intense pulsed light and Nd:YAG laser nonablative treatment of facial rhytids. Lasers Surg Med. 2001;28(2):141-144

[28] Huo MH, Wang YQ, Yang X. Split-face comparison of intense pulsed light and nonablative 1,064-nm Q-switched laser in skin rejuvenation. Dermatol Surg. 2011;37(1):52-57

[29] Lee MC, Hu S, Chen MC, Shih YC, Huang YL, Lee SH, MC L. Skin rejuvenation with 1,064-nm Q-switched Nd:YAG laser in Asian patients. Dermatol Surg. 2009;35(6):929-932

[30] Eremia S, Li CY. Treatment of face veins with a cryogen spray variable pulse width 1064nm Nd:YAG Laser: a prospective study of 17 patients. Dermatol Surg. 2002;28(3):244-247

[31] Luebberding S, Alexiades-Armenakas MR. Fractional, nonablative Q-switched 1,064-nm neodymium YAG laser to rejuvenate photoaged skin: a pilot case series. J Drugs Dermatol. 2012;11(11):1300-1304

[32] Manstein D, Herron GS, Sink RK, Tanner H, Anderson RR. Fractional photothermolysis: a new concept for cutaneous remodeling using microscopic patterns of thermal injury. Lasers Surg Med. 2004;34(5):426-438

[33] Wanner M, Tanzi EL, Alster TS. Fractional photothermolysis: treatment of facial and nonfacial cutaneous photodamage with a 1,550-nm erbium-doped fiber laser. Dermatol Surg. 2007;33(1):23-28

[34] Kauvar AN. Fractional nonablative laser resurfacing: is there a skin tightening effect? Dermatol Surg. 2014;40 Suppl 12:S157-S163

[35] Lupton JR, Williams CM, Alster TS. Nonablative laser skin resurfacing using a 1540nm erbium glass laser: a clinical and histologic analysis. Dermatol Surg. 2002;28(9):833-835

[36] Friedmann DP, Tzu JE, Kauvar AN, Goldman MP. Treatment of facial photodamage and rhytides using a novel 1,565nm non-ablative fractional erbium-doped fiber laser. Lasers Surg Med. 2016;48(2):174-180

[37] Kaushik SB, Alexis AF. Nonablative fractional laser resurfacing in skin of color: evidence-based review. J Clin Aesthet Dermatol. 2017;10(6):51-67

[38] Brauer JA, McDaniel DH, Bloom BS, Reddy KK, Bernstein LJ, Geronemus RG. Nonablative 1927nm fractional resurfacing for the treatment of facial photopigmentation. J Drugs Dermatol. 2014;13(11):1317-1322

[39] Polder KD, Bruce S. Treatment of melasma using a novel 1,927-nm fractional thulium fiber laser: a pilot study. Dermatol Surg. 2012;38(2):199-206

[40] Polder KD, Harrison A, Eubanks LE, Bruce S. 1,927-nm fractional thulium fiber laser for the treatment of nonfacial photodamage: a pilot study. Dermatol Surg. 2011;37(3):342-348

[41] Ruiz-Rodriguez R, Sanz-Sánchez T, Córdoba S. Photodynamic photorejuvenation. Dermatol Surg. 2002;28(8):742-744, discussion 744

[42] Le Pillouer-Prost A, Cartier H. Photodynamic photorejuvenation: a review. Dermatol Surg. 2016;42(1):21-30

[43] Goldman MP, Atkin D, Kincad S. PDT/ALA in the treatment of actinic damage: real world experience. J Lasers Med Surg. 2002;14:S:24

[44] Bogle MA, Ubelhoer N, Weiss RA, Mayoral F, Kaminer MS. Evaluation of the multiple pass, low fluence algorithm for radiofrequency tightening of the lower face. Lasers Surg Med. 2007;39(3):210-217

[45] Hongcharu W, Gold M. Expanding the clinical application of fractional radiofrequency treatment: findings on rhytides, hyperpigmentation, rosacea, and acne redness. J Drugs Dermatol. 2015;14(11):1298-1304

[46] Ray M, Gold M. A retrospective study of patient satisfaction following a trial of nano-fractional RF treatment. J Drugs Dermatol. 2015;14 (11):1268-1271

[47] Zhang M, Fang J, Wu Q, Lin T. A prospective study of the safety and efficacy of a microneedle fractional radiofrequency system for global facial photoaging in Chinese patients. Dermatol Surg. 2018;44(7): 964-970
[48] Battle F, Battle S. Clinical evaluation of safety and efficacy of fractional radiofrequency facial treatment of skin type VI patients. J Drugs Dermatol. 2018;17(11):1169-1172
[49] Doddaballapur S. Microneedling with dermaroller. J Cutan Aesthet Surg. 2009;2(2):110-111
[50] Fabbrocini G, De Vita V, Pastore F, et al. Collagen induction therapy for the treatment of upper lip wrinkles. J Dermatolog Treat. 2012;23(2):144-152
[51] Alster TS, Graham PM. Microneedling: a review and practical guide. Dermatol Surg. 2018;44(3):397-404
[52] Kauvar AN. Successful treatment of melasma using a combination of microdermabrasion and Q-switched Nd:YAG lasers. Lasers Surg Med. 2012;44(2):117-124
[53] Hofbauer Parra CA, Careta MF, Valente NY, de Sanches Osório NE, Torezan LA. Clinical and histopathologic assessment of facial melasma after low-fluence q-switched neodymium-doped yttrium aluminium garnet laser. Dermatol Surg. 2016;42(4):507-512
[54] Chalermchai T, Rummaneethorn P. Effects of a fractional picosecond 1,064nm laser for the treatment of dermal and mixed type melasma. J Cosmet Laser Ther. 2018;20(3):134-139
[55] Jeong SY, Shin JB, Yeo UC, Kim WS, Kim IH. Low-fluence Q-switched neodymium-doped yttrium aluminum garnet laser for melasma with pre- or post-treatment triple combination cream. Dermatol Surg. 2010;36(6):909-918
[56] Geronemus RG. Fractional photothermolysis: current and future applications. Lasers Surg Med. 2006;38(3):169-176
[57] Alster TS, Tanzi EL, Lazarus M. The use of fractional laser photothermolysis for the treatment of atrophic scars. Dermatol Surg. 2007; 33(3):295-299
[58] Hedelund L, Moreau KE, Beyer DM, Nymann P, Haedersdal M. Fractional nonablative 1,540-nm laser resurfacing of atrophic acne scars. A randomized controlled trial with blinded response evaluation. Lasers Med Sci. 2010;25(5):749-754
[59] Bernstein EF, Schomacker KT, Basilavecchio LD, Plugis JM, Bhawalkar JD. Treatment of acne scarring with a novel fractionated, dualwavelength, picosecond-domain laser incorporating a novel holographic beam-splitter. Lasers Surg Med. 2017;49(9):796-802
[60] Thaysen-Petersen D, Lin JY, Nash J, et al. The role of natural and UVinduced skin pigmentation on low-fluence IPL-induced side effects: a randomized controlled trial. Lasers Surg Med. 2014;46(2):104-111
[61] Negishi K, Tezuka Y, Kushikata N, Wakamatsu S. Photorejuvenation for Asian skin by intense pulsed light. Dermatol Surg. 2001;27(7):627-631, discussion 632
[62] Graber EM, Tanzi EL, Alster TS. Side effects and complications of fractional laser photothermolysis: experience with 961 treatments. Dermatol Surg. 2008;34(3):301-305, discussion 305-307
[63] Mahmoud BH, Srivastava D, Janiga JJ, Yang JJ, Lim HW, Ozog DM. Safety and efficacy of erbium-doped yttrium aluminum garnet fractionated laser for treatment of acne scars in type IV to VI skin. Dermatol Surg. 2010; 36(5):602-609
[64] Mysore V, Mahadevappa OH, Barua S, et al. Standard guidelines of care: performing procedures in patients on or recently administered with isotretinoin. J Cutan Aesthet Surg. 2017;10(4):186-194
[65] Xia J, Hu G, Hu D, Geng S, Zeng W. Concomitant use of 1,550-nm nonablative fractional laser with low-dose isotretinoin for the treatment of acne vulgaris in Asian patients: a randomized split-face controlled study. Dermatol Surg. 2018;44(9):1201-1208
[66] Saluja SS, Walker ML, Summers EM, Tristani-Firouzi P, Smart DR. Safety of non-ablative fractional laser for acne scars within 1 month after treatment with oral isotretinoin: a randomized split-face controlled trial. Lasers Surg Med. 2017;49(10):886-890
[67] Hamilton HK, Dover JS. Using checklists to minimize complications from laser/light procedures. Dermatol Surg. 2014;40(11):1173-1174
[68] Vanaman Wilson MJ, Jones IT, Bolton J, Larsen L, Fabi SG. The safety and efficacy of treatment with a 1,927-nm diode laser with and without topical hydroquinone for facial hyperpigmentation and melasma in darker skin types. Dermatol Surg. 2018;44(10):1304-1310
[69] Wanner M, Sakamoto FH, Avram MM, et al. Immediate skin responses to laser and light treatments: therapeutic endpoints—how to obtain efficacy. J Am Acad Dermatol. 2016;74(5):821-833, quiz 834, 833
[70] Lee SM, Kim MS, Kim YJ, et al. Adverse events of non-ablative fractional laser photothermolysis: a retrospective study of 856 treatments in 362 patients. J Dermatolog Treat. 2014;25(4):304-307
[71] Al-Niaimi F. Laser and energy-based devices' complications in dermatology. J Cosmet Laser Ther. 2016;18(1):25-30
[72] Wat H, Yee-Nam Shek S, Yeung CK, Chan HH. Efficacy and safety of picosecond 755-nm alexandrite laser with diffractive lens array for non-ablative rejuvenation in Chinese skin. Lasers Surg Med. 2019;51(1):8-13
[73] Haimovic A, Brauer JA, Cindy Bae YS, Geronemus RG. Safety of a picosecond laser with diffractive lens array (DLA) in the treatment of Fitzpatrick skin types IV to VI: a retrospective review. J Am Acad Dermatol. 2016;74(5):931-936
[74] Chan NP, Ho SG, Shek SY, Yeung CK, Chan HH. A case series of facial depigmentation associated with low fluence Q-switched 1,064nm Nd:YAG laser for skin rejuvenation and melasma. Lasers Surg Med. 2010;42(8):712-719
[75] Tian B. The Asian problem of frequent laser toning for melasma. J Clin Aesthet Dermatol. 2017; 10(7):40-42
[76] Xu LY, Kilmer SL, Ross EV, Avram MM. Bacterial infections following non-ablative fractional laser treatment: a case series and discussion. Lasers Surg Med. 2015; 47(2):128-132
[77] Kono T, Chan HH, Groff WF, et al. Prospective direct comparison study of fractional resurfacing using different fluences and densities for skin rejuvenation in Asians. Lasers Surg Med. 2007;39(4):311-314

2 Rejuvenescimento Ablativo

Mitalee P. Christman ▪ Roy G. Geronemus

Resumo

O rejuvenescimento ablativo ainda é considerado o padrão ouro para o tratamento não cirúrgico do fotoenvelhecimento. Opções de tratamento incluem tanto os *lasers* ablativos de campo total tradicionais quanto os *lasers* ablativos fracionados de dióxido de carbono e érbio: granada de ítrio alumínio. O candidato ideal para esse tipo de procedimento apresenta rugas estáticas finas e têm expectativas adequadas quanto à recuperação e aos resultados. É realizada uma consulta pré-operatória completa e o paciente recebe profilaxia antiviral e antibacteriana. Uma estratégia anestésica multifacetada geralmente é necessária para o controle ideal da dor. Durante o tratamento, uma atenção cuidadosa é dada ao desfecho clínico do apagamento visível das rugas e à energia total aplicada na área de tratamento. Administrar medicamentos como ácido poli-L-láctico, sérum de peptídeos pós-procedimento e fotomodulação assistidos por *laser* podem melhorar os resultados e a satisfação do paciente. É necessário um acompanhamento clínico rigoroso para monitorar as complicações infecciosas. O reconhecimento de sintomas e sinais de outras possíveis complicações, incluindo eritema, despigmentação e cicatrizes, é fundamental para que sejam feitas intervenções o quanto antes. Com cuidados pré-, intra e pós-operatórios, o rejuvenescimento ablativo pode ser um procedimento muito satisfatório e bem-sucedido.

Palavras-chave: resurfacing ablativo, rejuvenescimento ablativo, *lasers* ablativos, *resurfacing*, dióxido de carbono, *Erbium Yag*

2.1 Introdução

O *resurfacing* a *laser* ablativo ainda é considerado o padrão ouro para o rejuvenescimento não cirúrgico de rugas finas e fotoenvelhecimento. O espectro de procedimentos ablativos de rejuvenescimento abrange desde o *resurfacing* tradicional ablativo de campo total até o *resurfacing* ablativo fracionado com *lasers* de dióxido de carbono (CO_2) e érbio: granada de ítrio alumínio (Er:YAG). A partir da consideração cuidadosa dos objetivos e do estilo de vida de cada paciente – além do seu tipo de pele, gravidade do fotoenvelhecimento, profundidade das rugas e cicatrizes – define-se o tratamento ideal para esse paciente. Uma vez que um dispositivo é selecionado, a atenção à avaliação pré-operatória, técnica intraoperatória e cuidados pós-operatórios produzirá resultados clínicos confiáveis e limitará o risco de complicações.

Entender o mecanismo e a história dos *lasers* ablativos requer uma compreensão da teoria da fototermólise seletiva. Resumidamente, para um *laser* tratar seu alvo, o comprimento de onda do *laser* deve ser absorvido significativamente pelo cromóforo desejado, a duração do pulso deve ser mais curta que o tempo de relaxamento térmico do tecido para permitir o confinamento do calor e a fluência deve ser suficiente para efeito terapêutico ao mesmo tempo em que minimiza o dano colateral.[1,2] Aplicando os princípios dessa teoria para o *resurfacing* da epiderme, os comprimentos de onda ideais têm como alvo a água (o cromóforo da epiderme); a duração ideal do pulso é inferior a 1 milissegundo e a fluência é de pelo menos 5 J/cm^2 – uma fluência menor produzirá aquecimento difuso sem vaporizar a epiderme.[2] Com fluência ou energia suficiente, ocorrerá a vaporização da epiderme, o que produz uma zona de dano térmico residual que desnatura o colágeno, desencadeando a neocolagênese. O tamanho dessa zona de dano térmico residual é uma função da energia do feixe do *laser* e do tempo de permanência ou duração de seu pulso – quanto maior o pulso, maior o dano térmico.

O *resurfacing* ablativo surgiu na década de 1980 com os *lasers* de dióxido de carbono (CO_2) de onda contínua (CW). O *laser* de CO_2 infravermelho de 10.600 nm é absorvido pela água, vaporizando a epiderme e formando resíduos coagulados, desnaturando o colágeno e cauterizando pequenos vasos sanguíneos na derme. Ao mesmo tempo em que essas características destrutivas e hemostáticas dos primeiros *lasers* CO_2 tenham lhes tornado inestimáveis para a remoção de neoplasias epiteliais, bem como para cirurgia incisional, essas mesmas capacidades produziram excesso de lesão térmica e um risco inaceitavelmente alto de cicatrizes e alterações de pigmentação devido aos tempos de permanência do *laser* sobre o tecido serem muito maiores do que o tempo de relaxamento térmico da epiderme.

A década de 1990 viu a introdução de tecnologias com durações de pulso mais curtas e alta potência e tecnologia de CW de varredura rápida, que eram relativamente mais seguras, mas ainda com tempo prolongado de recuperação. Os dispositivos iniciais de alta potência "superpulsados" produziam pulsos curtos de alta frequência – 200 a 1.000 pulsos por segundo – ou interrompiam o feixe contínuo para criar uma explosão de energia de 0,1 a 1 segundo. Dispositivos subsequentes produziam um pulso de alta energia de 1 milissegundo ou menos – CO_2 ultrapulsado – ou faziam uma varredura rápida com um feixe de *laser* CW, de modo que o tempo de permanência sobre o tecido em qualquer local individual fosse inferior a 1 milissegundo – CO_2 de varredura rápida. Ambas as abordagens aplicavam alta energia que permitia a penetração do *laser* até uma profundidade de 20 a 30 μm na pele em uma única passagem, e os pulsos ultracurtos garantiam que a exposição fosse mais curta que o tempo de relaxamento térmico da epiderme, limitando o dano térmico colateral. Passagens adicionais com o *laser* de CO_2 produziam dano térmico residual mais profundo, que se estendia cerca de 100 a 150 μm na derme, estimulando a contração do colágeno e a melhora na firmeza da pele, o que se traduz, clinicamente, a melhoria do fotoenvelhecimento, rugas e cicatrizes.[3]

O milênio trouxe a introdução do *laser* Erbium YAG (2.940 nm). Este *laser* tem um coeficiente de absorção para a água 16 vezes maior que o do *laser* de CO_2. Isso se traduz em uma menor profundidade de penetração – cerca de 5 a 15 μm – uma zona de dano térmico residual mais estreita – cerca de

10 a 40 μm –, levando a um tempo de recuperação mais curto, embora ao custo de menor eficácia na provocação de neocolagênese.

Por fim, o *laser* de érbio: granada de ítrio, escândio e gálio (Er:YSGG) de comprimento de onda próprio de 2.790 nm foi introduzido no final dos anos 2000. Com um coeficiente de absorção para a água cerca de cinco vezes maior que o do *laser* de CO_2, foi considerado uma combinação entre CO_2 e Er:YAG em termos da sua relação entre penetração e dano térmico residual.[4]

Os períodos de inatividade e as taxas de complicações do *resurfacing* ablativo inspiraram o desenvolvimento do *resurfacing* não ablativo e, em 2004, do *resurfacing* fracionado, buscando minimizar os riscos e melhorar o tempo de recuperação. O *resurfacing* não ablativo (Capítulo 1) melhora as rugas e o fotoenvelhecimento, produzindo lesões térmicas dérmicas enquanto preserva a epiderme. No entanto, são necessários vários tratamentos e, em geral, essa modalidade é considerada menos eficaz do que o *resurfacing* ablativo.[5] O *resurfacing* fracionado faz a ablação térmica de colunas microscópicas da epiderme e da derme em trechos regularmente espaçados.[6,7] O tecido ao redor é preservado e atua como um reservatório para uma reepitelização mais rápida e que acelera a recuperação.[6] Essa abordagem intermediária aumenta a eficácia em comparação com o *resurfacing* não ablativo, mas com menor tempo de inatividade e riscos em comparação com o *resurfacing* ablativo.[8] Embora ainda faltem ensaios comparativos de qualidade, considera-se que múltiplas passagens do *resurfacing* ablativo fracionado cheguem perto da cobertura do *resurfacing* de campo total tradicional, de modo que o *resurfacing* ablativo fracionado tem substituído amplamente o *resurfacing* de campo total ablativo no arsenal terapêutico para fotoenvelhecimento.[9]

2.2 Modalidades/Opções de Tratamentos Disponíveis

Para o médico que deseja escolher um dispositivo para o rejuvenescimento ablativo, a seleção de uma modalidade baseada em evidências é comprometida pela qualidade dos dados disponíveis provenientes de estudos não controlados e de alguns pequenos ensaios clínicos randomizados controlados. Além disso, há uma grande variedade de critérios usados para avaliar as respostas clínicas entre os ensaios. Com efeito, a seleção de uma modalidade é conduzida pela disponibilidade do laser, experiência clínica e fatores específicos do paciente. As diferenças nos comprimentos de onda disponíveis para o rejuvenescimento ablativo são detalhadas no ▶ Quadro 2.1 e dispositivos selecionados disponíveis atualmente são comparados no ▶ Quadro 2.2. Os dispositivos variam no comprimento de onda, aplicação por varredura ou de forma pontual, profundidade da ablação e extensão do dano térmico produzido.

2.3 Recomendações

O *resurfacing* ablativo trata, efetivamente, muitos componentes da pele fotoenvelhecida, incluindo rugas, discromias, elastose e danos actínicos. Rugas finas nas áreas periorbitais, das bochechas e periorais podem ser completamente apagadas com *lasers* ablativos.[5] Além do fotoenvelhecimento, o *resurfacing* ablativo também é recomendado para queilite actínica, cicatrizes, rinofima, nevos epidérmicos, angiofibromas, hiperplasia sebácea, queratoses seborreicas, tumores anexiais, carcinoma espinocelular *in situ* e carcinoma basocelular superficial.

2.4 Seleção de Pacientes, Contraindicações e Procedimentos Pré-Operatórios

Durante a visita de consulta, além do perfil de fotoenvelhecimento, os objetivos do paciente, as suas expectativas em relação ao procedimento, ao processo de recuperação e aos resultados, as contraindicações (▶ Quadro 2.3), as considerações pré-operatórias (▶ Quadro 2.4) e a sua tolerância a complicações devem ser avaliados cuidadosamente.

Quadro 2.1 Comprimentos de onda para rejuvenescimento ablativo

Laser	Comprimento de onda	Durações de pulsos	Limiar de ablação	Dano térmico	Comentários	Período de recuperação
CO_2	10.600 nm	< 1 ms	5 J/cm² (geralmente 4–10 J/cm²)	50 a 80 μm 100 μm	▪ Tem o maior efeito na remodelação do colágeno dérmico → melhoria da flacidez leve da pele ▪ Risco relativamente maior de cicatrizes, discromias e eritema prolongado em comparação com o Er:YAG. O CO_2 fracionado atenua esse risco	10 a 14 dias até a reepitelização (5 a 10 dias, se fracionado), seguido de semanas a meses de eritema
Erbium: YAG	2.940 nm	100 a 500 μs	0,5 J/cm²	20 μm	▪ Requer mais passagens para ablação com profundidade similar ao CO_2 ▪ Menor dano térmico → menor efeito de melhoria da flacidez ▪ Menor risco de cicatrizes	3 a 8 dias até reepitelização
Erbium: YSGG	2.790 nm	200 a 800 μs	2 a 3,5 J/cm²	10 μm com 3 passagens	▪ Comprimento de onda próprio ▪ Limitados dados comparativos disponíveis	Cerca de 4 dias

Abreviaturas: YAG: granada de ítrio e alumínio; YSGG: granada de ítrio, escândio e gálio.

Quadro 2.2 Especificações de vários dispositivos selecionados disponíveis para rejuvenescimento ablativo

Nome	Fabricante	Comprimento de onda (nm)	*Laser*	Potência máxima do *laser* (W) ou energia aplicada	Duração do pulso	Tamanho do ponto	Manopla para incisão	Densidades
Fraxel re:pair	Solta	10.600	CO_2 fracionado	Até 70 mJ/MTZ (correspondendo a uma profundidade de 1,58 mm)	Superpulsado, 0,15 a 3 ms	135-600 μm	Sim, 0,2 e 2 mm	Manopla de 135 μm: 3 a 70% de densidade
Active Fx Ultrapulse Lumenis	Lumenis	10.600	CO_2 fracionado	25-225 mJ (correspondendo a profundidades de ablação de 10-300 μm)	Ultrapulsado, 10 μs a 0,9 ms	1,3 mm	Sim, 0,2 e 1 mm	As densidades variam de 55 a 100%
Deep Fx Ultrapulse	Lumenis	10.600	CO_2 fracionado	2,5 a 150 mJ (correspondendo a profundidades de ablação de 75 μm a 3,5 mm)	Ultrapulsado, 10 μs a 0,9 ms	120 μm	Sim, 0,2 e 1 mm	As densidades variam de 1 a 25%
Mixto SX	Lasering	10.600	CO_2 fracionado	30 W, 1 a 480 mJ/ponto	Onda contínua, 2,5 a 16 ms/ponto	180 e 300 μm	Sim, 0,3 mm	As densidades variam de 5 a 40%
CO_2RE	Candela	10.600	CO_2 fracionado	1 a 257 mJ	20 μs a 3 ms	150 e 120 μm	Sim	Modos leves (30 a 50%), médios (20 a 40%), profundos (1 a 5%) abrangendo profundidades de 20 a 700 μm. Também um modo de fusão (médio + profundo)
eCO_2	Lutronic	10.600	CO_2 fracionado	2–240 mJ	Superpulsado (1 a 5 ms), ultrapulsado (40 μs a 1 ms) ou onda contínua	120 e 300 μm	Sim, manopla ajustável de 0,2 a 1 mm	Ponta de 120 μm: 1 a 17% de cobertura; ponta de 300 μm: 5 a 58% de densidade
Smartskin	Cynosure	10.600	CO_2 fracionado	1-60 mJ/ponto	Superpulsado, 200-2.000 μs	N/A	Sim	Intervalo de 0 a 2.000 μm entre pontos de escaneamento
ProFractional XC on Joule platform Contour TRL on Joule Plataorm	Sciton	2.940	Er:YAG Fracionado	Até 400 J/cm^2	Variável	430 μm		Profundidade de ablação de 25 a 100 μm e densidade de tratamento de 5,5, 11 ou 22% com ou sem coagulação específica de profundidade Até 800 μm de profundidade, coagulação de até 130 μm

(Continua)

Quadro 2.2 (Continuação) Especificações de vários dispositivos selecionados disponíveis para rejuvenescimento ablativo

Nome	Fabricante	Comprimento de onda (nm)	*Laser*	Potência máxima do *laser* (W) ou energia aplicada	Duração do pulso	Tamanho do ponto	Manopla para incisão	Densidades
Burane II	Alma	2.940	Er:YAG, totalmente ablativo com manopla padrão, manopla fracionada	1 a 22 J/cm^2 (energia máxima de pulso: 2,5 J)	350 µs	1 a 6 mm	Não	A manopla fracionada é de 7 × 7 pixels
Manopla fracionada Pearl na plataforma xeo	Cutera	2.790	Er:YSGG	< 400 mJ/microponto	≤ 1 ms	300 µm	Não	Densidades de 4, 8, 12, 16 e 32% de MTZ
Manopla Pearl (totalmente ablativa) na plataforma xeo	Cutera	2.790	Er:YSGG	1,5-3,5 J/cm^2	≤ 1 ms	6 mm	Não	Tamanho de varredura de 30 × 30 mm, densidades de 10, 15 e 20%

Abreviaturas: YAG: granada de ítrio e alumínio; YSGG: granada de ítrio, escândio e gálio.
Fonte: Baseado em Avram MR, Avram MM, Friedman PM. Ablative resurfacing. Em: *Laser* and Light Source Treatments for the Skin. London: JP Medical Ltd.; 2014:82-85. Dados verificados com as empresas.

O candidato ideal para o *resurfacing* ablativo é um paciente com tipos de pele de I a III, com rugas estáticas finas, leve ou nenhuma flacidez e expectativas adequadas em relação à recuperação e aos resultados. O perfil de fotoenvelhecimento de muitos pacientes merece uma abordagem multifacetada: rugas dinâmicas são mais bem tratadas com neuromoduladores (Capítulo 15), telangiectasias são mais bem tratadas com *lasers* vasculares, e flacidez de moderada a grave é mais bem tratada com cirurgias plásticas. Pacientes que enfatizam insatisfação com esses aspectos devem ser direcionados a essas outras modalidades em combinação com o *resurfacing* ablativo.

Como esse procedimento requer um planejamento logístico considerável, recomendamos o desenvolvimento de um *checklist* pré-operatório específico para a prática (▶ Quadro 2.5). É fundamental mostrar aos pacientes fotografias da recuperação e dos resultados esperados (▶ Fig. 2.1a-h) para que estes possam fornecer seu consentimento compreendendo bem a situação e tenham maior satisfação. Diversos regimes de pré-tratamento com ácido glicólico, tretinoína e hidroquinona falharam em reduzir as alterações pigmentares pós-operatórias, portanto, não os recomendamos em nossa prática.[11,12] Profilaxia antiviral é fornecida a todos os pacientes independentemente de histórico de infecções pelo vírus do herpes simples.[13,14] Embora as evidências para a profilaxia antibacteriana variem,[15,16] os autores prescrevem antibióticos para pacientes submetidos ao *resurfacing* ablativo de campo total, pois a superinfecção bacteriana pode ser devastadora nesse cenário. Na prática dos autores, todos os pacientes submetidos ao *resurfacing* a *laser* recebem profilaxia antiviral com valaciclovir 500 mg 2 vezes ao dia, iniciando no dia anterior ao procedimento e continuando até que a reepitelização esteja completa. Todos os pacientes também recebem profilaxia antibacteriana com dicloxacilina 500 mg 2 vezes ao dia, por 7 dias, a partir do dia do procedimento. Se um paciente estiver fazendo uso de algum anticoagulante por indicações médicas, o medicamento deve ser mantido, pois os riscos de

Quadro 2.3 Contraindicações para *resurfacing* ablativo

Contraindicação	Motivo
História de queloides ou cicatrização anormal	Maior risco de formação de cicatrizes
História de radioterapia Doenças do tecido conjuntivo, como esclerodermia ou morfeia	Redução das estruturas anexiais → ausência de células-tronco no bulbo → redução da capacidade de reepitelização
Terapia com isotretinoína, em andamento ou nos últimos 6 meses	Risco de cicatrizes atípicas ou cicatrização lenta → evitar *lasers* totalmente ablativos Evidências para adiar *lasers* ablativos fracionados durante esse período são insuficientes[10]
História de *lifting* facial ou blefaroplastia nos últimos 6 meses	Circulação sanguínea alterada na pele descolada → maior risco de necrose e formação de cicatrizes
Presença de infecção cutânea na área a ser tratada (bacteriana ou viral)	Potencial para disseminação local e/ou hematogênica

Quadro 2.4 Considerações pré-operatórias para *resurfacing* ablativo

Consideração pré-operatória	Ação
Fototipo de pele mais escura (IV ou superior)	▪ Atenção a alterações pigmentares pós-inflamatórias ▪ Evitar *resurfacing* CO_2 totalmente ablativo em favor do Er:YAG ou CO_2 fracionado ▪ Considerar uma área de teste ▪ Considerar múltiplos tratamentos com *laser* fracionado não ablativo usando configurações conservadoras em vez de *lasers* ablativos
Gravidez/amamentação	Adiar esse procedimento eletivo devido à falta de dados sobre segurança e limitações no tratamento de qualquer complicação
Psoríase, vitiligo, líquen plano	Potencial para fenômeno de Koebner → contraindicação relativa Perguntar sobre história familiar
Locais fora do rosto, como pescoço, mãos, tórax	Alto risco de formação de cicatrizes → evitar *resurfacing* CO_2 de campo total, cuidado com *lasers* ablativos fracionados e Er:YAG
Presença de ectrópio	O aumento da firmeza da pele no pós-operatório pode exacerbar ou induzir o ectrópio
Dermatografismo	Considerar pré-tratamento com anti-histamínicos
Tabagismo	Cicatrização lenta; evitar fumar antes do procedimento e durante o período pós-operatório
Acne	Considerar antibióticos empíricos se houver histórico recente de lesões inflamatórias
Histórico de vírus do herpes simples	Enfatizar a importância do cumprimento da profilaxia antiviral, que deve ser oferecida a todos os pacientes
Rosácea	Considerar a combinação com *laser* vascular; aconselhar o paciente a estar preparado para uma piora após o procedimento

Quadro 2.5 *Checklist* pré-operatório

Presença de rugas finas estáticas e/ou ligeira flacidez

Revisão da história médica anterior, medicamentos e alergias para avaliar a ausência de contraindicações ou contraindicações relativas detalhadas nos ▶ Quadros 2.3 e 2.4

Revisão de fotografias do processo típico de cicatrização e resultados típicos

Prescrição de profilaxia antiviral e antibacteriana:

- Valaciclovir 500 mg 2 vezes ao dia a ser iniciado no dia anterior ao procedimento e continuado por pelo menos 7 dias ou até a reepitelização ser completada
- Dicloxacilina 500 mg 2 vezes ao dia por 7 dias a partir do dia do procedimento

Organização e documentação da avaliação médica de risco para sedação intravenosa

Consentimento informado do paciente

Fotografia clínica

Organização do transporte pós-operatório para casa. Pacientes submetidos à sedação intravenosa (IV) precisarão de um acompanhante

Organização de artigos de *skincare* para uso doméstico, incluindo fornecimento de produtos tópicos

Agendamento do procedimento e visitas clínicas de acompanhamento

Fornecimento de instruções pós-operatórias

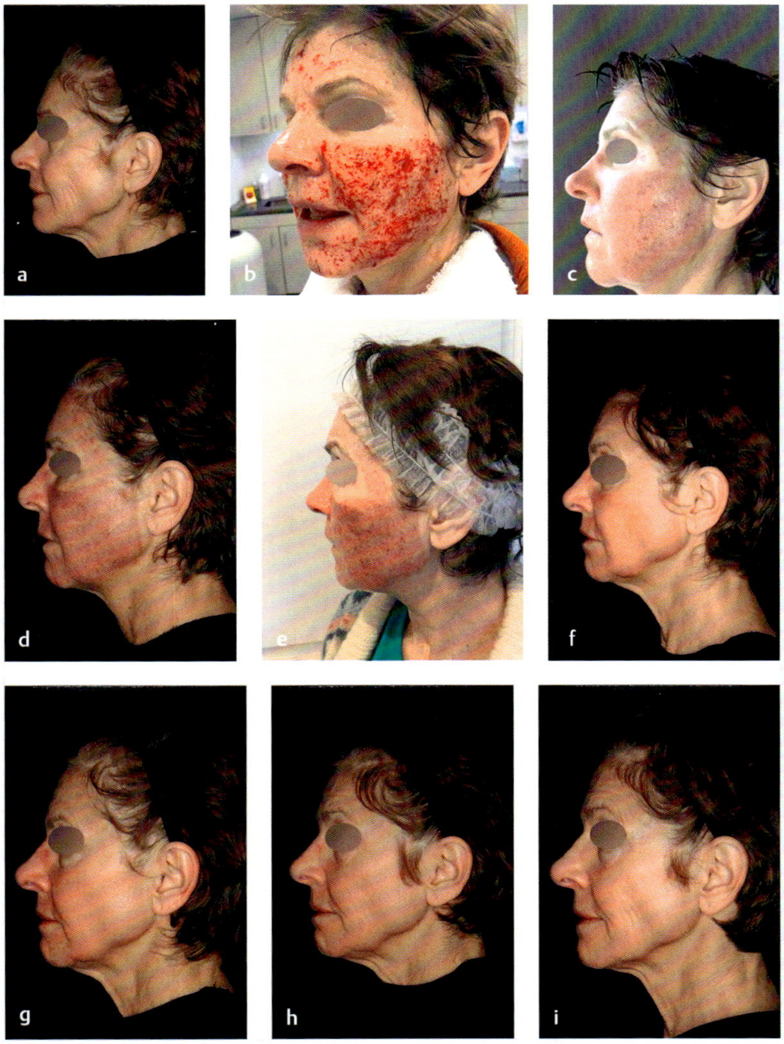

Fig. 2.1 Linha do tempo de tratamento e recuperação após *resurfacing* fracionado ablativo. **(a)** Linha de base. **(b)** Aparência trinta minutos após o procedimento. **(c)** Dia 1 do pós-operatório. **(d)** Dia 3 do pós-operatório. **(e)** Dia 5 do pós-operatório. **(f)** Dia 7 do pós-operatório. **(g)** Dia 14 do pós-operatório. **(h)** Acompanhamento após um mês. **(i)** Acompanhamento após três meses.

tromboembolismo superam os riscos de sangramento, que podem ser controlados durante o procedimento.[17]

2.5 Técnica

2.5.1 Anestesia e Gerenciamento da Dor

O desconforto associado a procedimentos ablativos é considerável e uma estratégia anestésica multifacetada é imprescindível para o conforto do paciente, especialmente em procedimentos em todo o rosto. Para o tratamento de unidades cosméticas isoladas, a anestesia local geralmente é suficiente. Para procedimentos ablativos muito superficiais, a anestesia tópica pode bastar. Para procedimentos em todo o rosto, a maioria dos médicos e pacientes prefere a sedação intravenosa (sedação consciente) com um anestesiologista presente para monitoramento intraoperatório e equipamentos de emergência. Em combinação com a sedação intravenosa, os autores utilizam uma combinação de anestesia tópica com creme EMLA (lidocaína e prilocaína) por 1 hora, seguida de bloqueio nervoso sensitivo com lidocaína a 1% com epinefrina 1:100.000 e $NaHCO_3$ 1:10 a 8,4%.[18] Nas áreas onde o bloqueio nervoso não é efetivo, utiliza-se uma agulha de múltiplas injeções com uma mistura de lidocaína a 1% com epinefrina, solução salina normal, e $NaHCO_3$ em uma proporção de 5:4:1. O HCO_3 neutraliza o pH da mistura e reduz a sensação de queimação durante a injeção. Nos casos em que os pacientes optam contra a sedação intravenosa, a inalação de óxido nitroso a 50%/oxigênio a 50%[19] é utilizada para aliviar a dor das injeções.

2.5.2 Segurança Intraoperatória

O médico e os assistentes cirúrgicos devem usar proteção adequada, contando com óculos de segurança para *laser*, máscara e luvas. Ao paciente também deve ser fornecida proteção ocular. Se o tratamento for realizado nas bordas orbitais, devem ser inseridos escudos oculares de metal lubrificados após a administração de colírios anestésicos. Se aplicável, o dispositivo de óxido nitroso deve ser removido do ambiente antes de ligar o *laser* para limitar o risco de ignição. O campo operatório deve ser mantido livre de materiais inflamáveis, incluindo álcool e cloreto de alumínio.

2.5.3 Técnica Operatória

Muitos aspectos do tratamento variam conforme o aparelho utilizado, entretanto, alguns princípios de tratamento universais se aplicam. O creme anestésico tópico é removido e a pele é completamente seca. O cabelo é envolto com uma faixa e o paciente é posicionado em decúbito dorsal (▶ Fig. 2.2). Anestesia intravenosa ou local é administrada. A pele é preparada com clorexidina e completamente seca. Cílios e sobrancelhas são protegidos com gel lubrificante estéril ou um abaixador de língua.

Os autores usam um *laser* CO_2 fracionado (Fraxel re:pair, Solta Medical Ltd., Hayward, Califórnia, Estados Unidos) que cria zonas de tratamento microscópicas com profundidade de penetração determinada pela energia do pulso. Para pacientes com rugas profundas, normalmente usamos uma energia de 70 mJ (correspondente a uma profundidade de 1.580 μm), densidade de 50% com 6 passagens (▶ Quadro 2.6). Contudo, é importante destacar que o número real de passagens por subunidade cosmética é determinado pelas metas de aplicação de energia para cada subunidade. A ponta de 135 μm e 15 mm é usada para realizar uma "primeira passagem" sem sobreposição sobre a área de tratamento. Os detritos são gentilmente limpos com uma gaze embebida em água destilada. Em seguida, a região é seca para revelar uma derme parcialmente desnaturada de cor rosa.

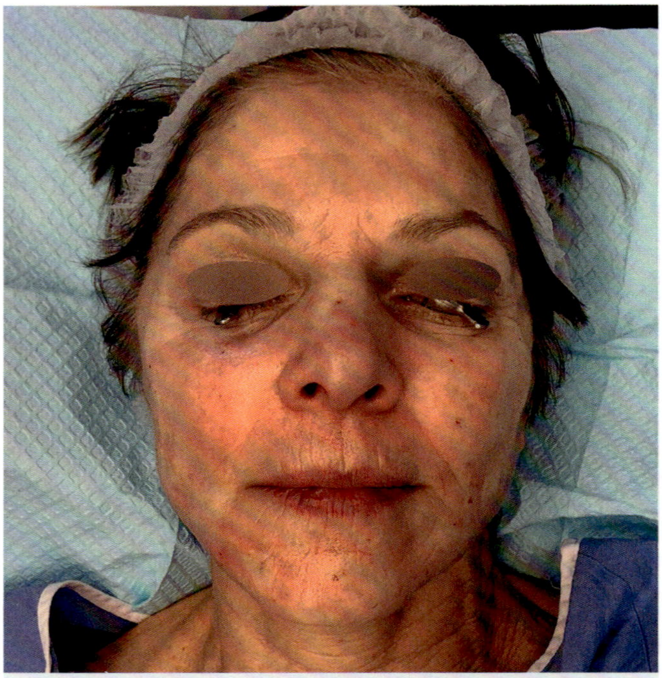

Fig. 2.2 Posicionamento pré-operatório com o paciente em decúbito dorsal, faixa na cabeça e escudos metálicos intraoculares colocados.

Quadro 2.6 Exemplo de configuração para *resurfacing* ablativo fracionado com *laser* CO_2 Fraxel repair

	Rugas profundas	Fotodanos leves seguidos por camada de PLLA
Restante do rosto	70 mJ, 50%, 6 passagens[a]	70 mJ, 15%, 4 passagens[a]
Periorbital e perioral	40 mJ, 30%, 4 passagens[a] Considere usar ponteira menor para um tratamento mais preciso em áreas de difícil acesso	O mesmo que acima (sem aplicação de PLLA na área periorbital)

Abreviaturas: PLLA, ácido poli-L-lático.
[a]O número real de passagens depende das metas de energia no ▶ Quadro 2.7.

Rugas mais profundas são esticadas com a mão não dominante para garantir uma cobertura completa. Passagens subsequentes são realizadas com atenção cuidadosa à energia total e ao desfecho clínico de apagamento visível de rugas e

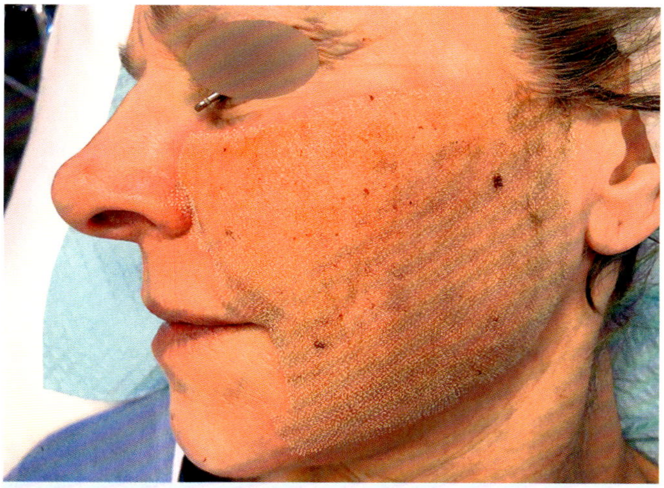

Fig. 2.3 O desfecho clínico é o apagamento visível das rugas.

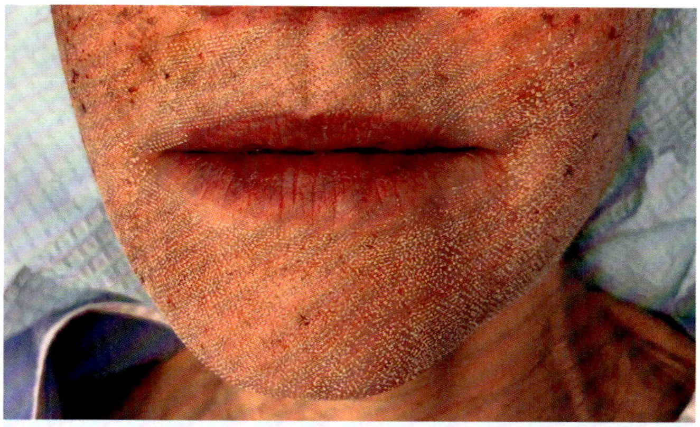

Fig. 2.4 A pele perioral é tratada sobre a borda do vermelhão.

sangramento pontual, indicando que a derme papilar foi alcançada (▶ Fig. 2.3). Cor amarela ou marrom presente após a limpeza indica lesão térmica e carbonização, portanto, nenhuma outra passagem deve ser realizada. As peles periorais e periorbitais são tratadas com a ponta menor de 135 μm e 7 mm para maior precisão na aplicação da energia, usando configurações mais baixas (40 mJ, correspondente a uma profundidade de 1.061 μm, 30% de cobertura com quatro passagens). A pele perioral é tratada sobre a borda do vermelhão (▶ Fig. 2.4). A transição da mandíbula para o pescoço também é suavizada com essas configurações mais baixas para evitar uma linha de demarcação nítida. O tecido parcialmente dessecado da passagem final não é limpo para servir como curativo. Novamente, a atenção à energia total aplicada a cada subunidade é crítica (▶ Quadro 2.7) e locais não faciais, como as mãos, pescoço e tórax, especialmente, requerem energias e densidades mais baixas devido ao tempo de cicatrização prolongado e risco de cicatriz. Para pacientes com fotodano menos grave, frequentemente combinamos uma abordagem de *resurfacing* mais superficial com uma camada de ácido poli-L-láctico (PLLA) (▶ Quadro 2.6). Imediatamente após o procedimento de *resurfacing* facial completo, os autores aplicam cerca de 3 mL de uma mistura de PLLA pré-hidratada com 8 mL de diluente 24 horas antes como administração de medicamento assistida por *laser* e para uma neocolagênese aprimorada.[20] Embora essa abordagem tenha sido descrita com tratamentos fracionados ablativos de baixa densidade, também obtivemos sucesso aplicando PLLA após a ablação com as configurações de alta densidade descritas anteriormente. Por fim, uma gaze estéril embebida em água destilada é aplicada sobre a área tratada por 10 a 20 minutos para hemostasia e redução da formação de crostas (▶ Fig. 2.5). Um sérum de peptídeos pós-procedimento é aplicado[21] e os pacientes recebem uma máscara facial pós-procedimento não aderente. Os sinais vitais são documentados. Uma vez orientados e em estado ambulatorial, os pacientes são liberados para voltar para casa auxiliados por seu acompanhante.

Quadro 2.7 Metas de energia dos autores para o *resurfacing* ablativo fracionado com CO_2 Fraxel repair

Localização	Metas de energia para rugas mais profundas (kJ)	Metas de energia para fotodano mais leve seguido de sobreposição de PLLA (kJ)
Cada bochecha	2 a 2,5	0,45
Nariz e glabela	0,25 a 0,35	0,1
Lábio cutâneo superior	0,3	0,1 a 0,25
Lábio cutâneo inferior/queixo	0,35 a 0,5	0,2
Testa e têmporas	0,8 a 1	0,4
Cada pálpebra inferior	0,1 a 0,2	0,05 (sem PLLA na pálpebra)
Cada pálpebra superior	0,1 a 0,2	0,05 (sem PLLA na pálpebra)
Pescoço	1 a 1,8	0,25 kJ

Abreviaturas: PLLA, ácido poli-L-lático.

2.6 Instruções Pós-Operatórias

Na prática dos autores, os pacientes recebem uma folha de orientações pós-operatórias (▶ Quadro 2.8) detalhando as expectativas de recuperação e instruções de cuidados domiciliares. Os pacientes frequentemente passam por inchaço significativo e por exsudação serosa durante os primeiros 1 a 3 dias após a cirurgia (▶ Fig. 2.1c). O edema geralmente é mais intenso nos dias 2 e 3 após a cirurgia e pode ser controlado com compressas de gelo, elevação da cabeça e, se necessário, corticosteroides orais (prednisona 40 mg por 3 dias).

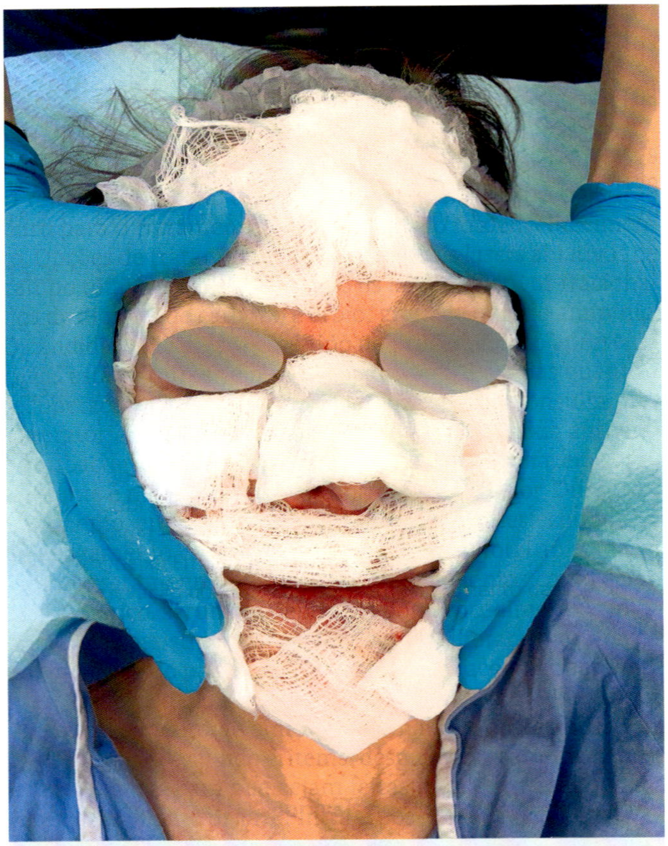

Fig. 2.5 Imediatamente após o tratamento, são aplicadas compressas frias feitas com água destilada na área tratada por 10 a 20 minutos para reduzir a formação de crostas.

Compressas úmidas de água destilada fria são usadas para desbridamento úmido ao longo da primeira semana – e devem ser reaplicadas frequentemente para manter a pele úmida. Em seguida é feita a aplicação de pomada pós-procedimento, vaselina ou outra pomada cicatrizante. Alguns médicos recomendam o uso de curativos nos primeiros 1 a 3 dias,[5,22,23] mas os autores preferem que a área fique descoberta. A reepitelização ocorre ao longo de 3 a 14 dias, dependendo do *laser* utilizado e do número de passagens. Antibióticos tópicos não são prescritos rotineiramente devido à alta incidência de dermatite de contato alérgica associada ao seu uso. Antibióticos orais profiláticos contra bactérias Gram-positivas são administrados por no mínimo 5 dias e antivirais orais são administrados até que a reepitelização esteja completa. O acetaminofeno pode ser usado para qualquer desconforto. Durante as primeiras semanas após o procedimento, os pacientes costumam reclamar de prurido, que geralmente é autolimitado e controlado com anti-histamínicos e corticosteroides tópicos suaves. Os autores fornecem aos pacientes produtos tópicos com peptídeos patenteados[21] para usar no período pós-operatório, mas hidratantes neutros também podem ser utilizados. São agendadas três visitas de acompanhamento com o médico durante a primeira semana pós-operatória para monitorar a cicatrização, avaliar complicações e gerenciar expectativas. Nessas visitas, os pacientes podem receber rápido tratamento com diodos emissores de luz pulsada intermitentes de baixo nível para fotomodulação da inflamação e da dor.[24,25] Os pacientes também podem passar por três tratamentos faciais com um esteticista para remover crostas de forma não traumática e melhorar sua satisfação nesta primeira visita pós-operatória.

Quadro 2.8 Exemplo de recomendações pós-operatórias

Dúvida do paciente	Exemplo de resposta
O que devo esperar após meu tratamento a *laser*?	▪ A área tratada pode ficar muito vermelha e inchada ▪ O inchaço pode durar 7 dias ou mais ▪ Alguns pacientes podem apresentar vermelhidão por um mês ou mais ▪ Você pode ter secreções, desconforto, algum sangramento, equimoses e formação de crostas na área tratada ▪ Você também pode sentir descamação da pele nos dias 3 a 5 ▪ A cicatrização pós-operatória varia de paciente para paciente
Como devo cuidar da área tratada?	▪ Por favor, use apenas água destilada até que a pele esteja curada. Você pode umedecer a área com água destilada 4 vezes ao dia. Você pode tomar banho, lavar o cabelo e começar a usar um sabonete suave e hidratante 24 horas após o procedimento ▪ Se surgir alguma crosta ou houver sangramento, limpe gentilmente a área com uma gaze úmida, seque delicadamente e aplique um hidratante neutro ▪ Mantenha a hidratação da área tratada o tempo todo – isso garante uma cicatrização adequada ▪ Durma com a cabeça elevada – isso reduz o inchaço ▪ Você pode tomar acetaminofeno conforme necessário para reduzir o desconforto
O que devo evitar?	▪ Cutucar a pele ▪ Usar protetor solar ou maquiagem até receber a aprovação do médico ▪ Usar produtos abrasivos ou fazer esfoliação por pelo menos 4 semanas ▪ Contato direto com animais de estimação até que sua pele esteja curada ▪ Exposição direta ou prolongada ao sol

2.7 Potenciais Complicações e Abordagens

O reconhecimento e o gerenciamento precoces de possíveis complicações (▶ Quadro 2.9) são fundamentais. O acompanhamento clínico próximo durante o processo de reepitelização é imperativo para esse propósito.

Quadro 2.9 Potenciais complicações e abordagens

Complicação	Origem	Controle de expectativas do paciente	Abordagem médica ou medidas protetivas
Eritema	Resposta inflamatória ao *laser* → aumento do fluxo sanguíneo → eritema	Duração média de 1 a 4 meses 1 mês para o *laser* Er:YAG 2 meses para o *laser* CO_2 Pode durar até 12 meses após o tratamento Pode ocorrer vermelhidão por esforço ou estresse por 12 meses após o tratamento	Conduta expectante Maquiagem com tonalidade verde *Laser* de corante pulsado
Despigmentação	Lesão térmica na derme papilar → eritema intenso → resolução com hiperpigmentação pós-inflamatória, principalmente em fototipos III-VI (incidência de cerca de 36%)[26] Hipopigmentação relativa nas áreas tratadas em relação às áreas fotoenvelhecidas circundantes Lesão térmica mais profunda que a derme papilar → hipopigmentação pós-inflamatória tardia 6 a 12 meses após o procedimento (incidência de cerca de 16%)	Normalmente observado 1 mês após o tratamento Pode durar vários meses mesmo com proteção solar, portanto, deve ser iniciado um tratamento Difícil tratamento	Agentes clareadores, como hidroquinona, proteção solar Pode ser evitado tratando-se toda a subunidade estética e suavizando-se a transição para as áreas circundantes Menos comum com *lasers* ablativos fracionados
Erupções acneiformes	Hidratantes oclusivos. Reepitelização folicular	Normalmente desenvolve nas primeiras semanas após o procedimento	Tratamentos-padrão para acne Extração manual de *milium*
Dermatite eczematosa	Barreira cutânea comprometida na pele onde foi feito o *resurfacing* → aumento da sensibilização a alérgenos e irritantes em indivíduos predispostos Dermatite perioral	Normalmente desenvolvida nas primeiras semanas após o procedimento. Aumenta as chances de eritema e hiperpigmentação pós-inflamatória Possível em indivíduos predispostos após *resurfacing* da pele perioral	Emolientes Corticosteroides tópicos de média potência Doxiciclina
Infecções	Remoção da barreira cutânea durante o *resurfacing* (epiderme e parte da derme) Apresenta-se como dor persistente ou como uma dor de início recente (50%), queimação ou coceira após 2 ou 3 dias (33%), exsudato amarelo excessivo ou formação de crostas (impetiginização), eritema intenso em áreas irregulares, vesículas, pápulas, pústulas ou áreas de "reversão da cicatrização" com novas erosões em áreas que já estavam cicatrizadas[15, 16]	Acompanhamento clínico próximo durante a reepitelização é fundamental para monitorar complicações infecciosas	Quanto maior a área submetida à ablação maior o risco O risco pode ser minimizado com antibióticos profiláticos e cuidados adequados formando barreira com uso de tópicos A profilaxia antiviral deve ser fornecida a todos os pacientes, independentemente do histórico, devido à prevalência de ativação em pacientes sem histórico conhecido de herpes simples Limiar baixo para obter culturas bacterianas, virais e de fungos; iniciar cobertura antibiótica ampla enquanto aguarda os resultados Considerar candidíase em áreas intensamente eritematosas e pruriginosas
Cicatrizes	Mais comum quando há muitas passagens ou fluência excessivamente alta → dano térmico excessivo Um sinal de alerta é a sensibilidade focal e/ou induração	É fundamental o início precoce do tratamento	Corticosteroides tópicos e intralesionais, folhas de gel de silicone, *laser* de corante pulsado Para minimizar o risco, considere múltiplos tratamentos em vez de um tratamento inicial excessivamente agressivo

2.8 Pérolas e Armadilhas

As pérolas clínicas e armadilhas comuns dos autores são as seguintes:

2.8.1 Pérolas

- A chave para um paciente satisfeito é estabelecer expectativas adequadas.
- O paciente ideal apresenta apenas uma leve flacidez, ou nenhuma.
- Controle o desconforto com uma abordagem multimodal, incluindo anestesia tópica, bloqueios nervosos locais, sedação intravenosa e/ou inalação de óxido nitroso.
- Durante o tratamento, a atenção a dois fatores é crucial: o desfecho clínico de apagamento visível das rugas e a energia total aplicada sobre cada subunidade estética.
- Os locais fora do rosto, caso tratados, o devem ser de forma muito conservadora, com baixa energia total. Os autores preferem *lasers* fracionados não ablativos para o tórax, braços e dorso das mãos.
- Acompanhamento clínico próximo durante o período de reepitelização é fundamental.
- Melhore os resultados e a satisfação do paciente com "algo a mais", como administração de medicamento assistida por *laser* com ácido poli-L-láctico, soros peptídicos pós-procedimento, fotomodulação e *skincare*.
- Considere aumentar os resultados com neuromoduladores e preenchimentos dérmicos após a cicatrização.
- Não é uma questão de tudo ou nada – considere combinar ablação de campo total periorbital e perioral com ablação fracionada no restante do rosto e *resurfacing* não ablativo no pescoço e tórax.
- Esta é uma habilidade excelente de se aprender e praticar, portanto, conheça bem seu aparelho.

2.8.2 Armadilhas

- Deixar de mostrar ao paciente fotografias do processo de recuperação pós-operatório e dos resultados esperados levará a um paciente insatisfeito.
- Tentar tratar flacidez moderada ou grave – que é mais bem tratada com blefaroplastia ou cirurgia plástica (*lifting*) – levará a um paciente insatisfeito.
- "Se doer, eles não voltam."
- Seguir cegamente as configurações predefinidas da empresa sem avaliar o desfecho clínico e a energia total aplicada pode levar a um tratamento excessivo e a complicações.
- Tratar agressivamente áreas fora do rosto pode levar a cicatrizes hipertróficas.
- A falta de acompanhamento pode levar a perdas de oportunidades de diagnóstico de complicações infecciosas e de tratar cicatrizes precocemente.
- Os pacientes não devem se sentir abandonados durante o processo de recuperação, que pode ser bastante significativo dependendo da profundidade da ablação.
- Confiar em apenas uma modalidade de tratamento não produzirá o mesmo resultado que uma abordagem multimodal.
- Fazer a ablação de uma área muito extensa da superfície corporal em um único tratamento é um fator de risco para complicações infecciosas.
- Não deixe que seus pacientes percam esta oportunidade de tratamento porque você tem medo de oferecê-la.

Referências

[1] Anderson RR, Parrish JA. Selective photothermolysis: precise microsurgery by selective absorption of pulsed radiation. Science. 1983; 220(4596):524–527

[2] Walsh JT, Jr, Deutsch TF. Pulsed CO2 laser tissue ablation: measurement of the ablation rate. Lasers Surg Med. 1988; 8(3):264– 275

[3] Brightman LA, Brauer JA, Anolik R, et al. Ablative and fractional ablative lasers. Dermatol Clin. 2009; 27(4):479–489, vi–vii

[4] Ross EV, Swann M, Soon S, Izadpanah A, Barnette D, Davenport S. Full-face treatments with the 2790-nm erbium:YSGG laser system. J Drugs Dermatol. 2009; 8(3):248–252

[5] Alexiades-Armenakas MR, Dover JS, Arndt KA. The spectrum of laser skin resurfacing: nonablative, fractional, and ablative laser resurfacing. J Am Acad Dermatol. 2008; 58(5):719–737, quiz 738–740

[6] Hantash BM, Mahmood MB. Fractional photothermolysis: a novel aesthetic laser surgery modality. Dermatol Surg. 2007; 33(5):525– 534

[7] Manstein D, Herron GS, Sink RK, Tanner H, Anderson RR. Fractional photothermolysis: a new concept for cutaneous remodeling using microscopic patterns of thermal injury. Lasers Surg Med. 2004; 34 (5):426–438

[8] Campbell TM, Goldman MP. Adverse events of fractionated carbon dioxide laser: review of 373 treatments. Dermatol Surg. 2010; 36(11):1645–1650

[9] Tierney EP, Eisen RF, Hanke CW. Fractionated CO2 laser skin rejuvenation. Dermatol Ther (Heidelb). 2011; 24(1):41–53

[10] Spring LK, Krakowski AC, Alam M, et al. Isotretinoin and timing of procedural interventions: a systematic review with consensus recommendations. JAMA Dermatol. 2017; 153(8):802–809

[11] Orringer JS, Kang S, Johnson TM, et al. Tretinoin treatment before carbon-dioxide laser resurfacing: a clinical and biochemical analysis. J Am Acad Dermatol. 2004; 51(6):940–946

[12] West TB, Alster TS. Effect of pretreatment on the incidence of hyperpigmentation following cutaneous CO2 laser resurfacing. Dermatol Surg. 1999; 25(1):15–17

[13] Nestor MS. Prophylaxis for and treatment of uncomplicated skin and skin structure infections in laser and cosmetic surgery. J Drugs Dermatol. 2005; 4(6) Suppl:s20–s25

[14] Metelitsa AI, Alster TS. Fractionated laser skin resurfacing treatment complications: a review. Dermatol Surg. 2010; 36(3):299–306

[15] Walia S, Alster TS. Cutaneous CO2 laser resurfacing infection rate with and without prophylactic antibiotics. Dermatol Surg. 1999; 25(11):857–861

[16] Robertsiii T, Lettieri J, Ellis L. CO2 laser resurfacing: recognizing and minimizing complications. Aesthet Surg J. 1996; 16(2):142–148

[17] Palamaras I, Semkova K. Perioperative management of and recommendations for antithrombotic medications in dermatological surgery. Br J Dermatol. 2015; 172(3):597–605

[18] Eaton JS, Grekin RC. Regional anesthesia of the face. Dermatol Surg. 2001; 27(12):1006–1009

[19] Brotzman EA, Sandoval LF, Crane J. Use of nitrous oxide in dermatology: a systematic review. Dermatol Surg. 2018; 44(5):661– 669

[20] Ibrahim O, Ionta S, Depina J, Petrell K, Arndt KA, Dover JS. Safety of laser-assisted delivery of topical poly-l-lactic acid in the treatment of upper lip rhytides: a prospective, rater-blinded study. Dermatol Surg. 2019; 45(7):968–974

[21] Vanaman Wilson MJ, Bolton J, Fabi SG. A randomized, single-blinded trial of a tripeptide/hexapeptide healing regimen following laser resurfacing of the face. J Cosmet Dermatol. 2017; 16(2):217–222

[22] Batra RS, Ort RJ, Jacob C, Hobbs L, Arndt KA, Dover JS. Evaluation of a silicone occlusive dressing after laser skin resurfacing. Arch Dermatol. 2001; 137(10):1317–1321

[23] Alster TS, Lupton JR. Erbium:YAG cutaneous laser resurfacing. Dermatol Clin. 2001; 19(3):453–466

[24] Avci P, Gupta A, Sadasivam M, et al. Low-level laser (light) therapy (LLLT) in skin: stimulating, healing, restoring. Semin Cutan Med Surg. 2013; 32(1):41–52

[25] Alster TS,Wanitphakdeedecha R. Improvement of postfractional laser erythema with light-emitting diode photomodulation. Dermatol Surg. 2009; 35(5):813–815

[26] Ho C, Nguyen Q, Lowe NJ, Griffin ME, Lask G. Laser resurfacing in pigmented skin. Dermatol Surg. 1995; 21(12):1035–1037

3 Contorno Corporal

Jennifer L. MacGregor ▪ *Amanda Fazzalari*

Resumo
Este capítulo destaca as modalidades de tratamento não invasivas para contorno corporal disponíveis hoje no mercado. O campo do contorno corporal não invasivo ganhou uma popularidade significativa e se desenvolveu rapidamente ao longo da última década, ao passo que houve uma diminuição na procura de redução de gordura cirúrgica. Avaliamos a história, a evidência clínica, a técnica e as metodologias de excelência para várias tecnologias de redução de gordura não invasivas, incluindo criolipólise, radiofrequência, ultrassom focado, *laser* de diodo, terapia a *laser* de baixa intensidade e outras novas modalidades. É importante destacar que a seleção adequada dos pacientes e a orientação quanto às expectativas são fundamentais para proporcionar a satisfação do paciente.

Palavras-chave: contorno corporal não invasivo, redução de gordura, criolipólise, radiofrequência, ultrassom, *laser*, terapia eletromagnética

3.1 Introdução

O contorno corporal não invasivo é um dos campos mais populares e com maiores avanços na dermatologia. Uma pesquisa recente da Sociedade Americana de Cirurgia Dermatológica (ASDS) relatou que o contorno corporal não invasivo representa 57% dos procedimentos estéticos feitos em 2018, em comparação com 35% em 2014 e 50% em 2016.[1] Além disso, quando questionados sobre o que os incomodava em relação à sua aparência, os pacientes classificaram o excesso de gordura em primeiro lugar pelo sexto ano consecutivo. Por outro lado, os procedimentos de lipoaspiração diminuíram 30% em 2017 em comparação ao ano 2000, de acordo com o Relatório de Estatísticas de Cirurgia Plástica da Sociedade Americana de Cirurgiões Plásticos (ASPS).[2] A mudança no tratamento da gordura indesejada em direção a medidas não invasivas, em vez das opções tradicionais de remoção cirúrgica de gordura, é impulsionada, em grande parte, pelo desejo dos pacientes de evitar hospitalização, anestesia geral, dor, inchaço, cicatrizes e uma recuperação demorada. Esta demanda levou ao desenvolvimento de novas tecnologias e dispositivos que podem servir como boa alternativa às terapias cirúrgicas tradicionais em pacientes adequadamente selecionados.

O contorno corporal não invasivo pode ser realizado por meio de várias modalidades diferentes, cada uma com efeitos biológicos distintos. Em geral, estes dispositivos não invasivos aplicam energia externamente ao corpo, seletivamente induzindo a mudanças nos adipócitos subjacentes. Esses dispositivos podem ser categorizados com base no tipo de energia utilizada. Todas as opções de tratamento disponíveis trabalham para alcançar o mesmo objetivo final de apoptose e/ou necrose de adipócitos, ou células de gordura. Este capítulo fornecerá uma visão geral e explorará as evidências por trás dos dispositivos de contorno corporal não invasivos mais comuns, incluindo criolipólise, radiofrequência (RF), ultrassom (US), *laser* de diodo e terapia a *laser* de baixo nível (LLLT), bem como alguns avanços tecnológicos novos.

3.2 Modalidades e Opções Disponíveis de Tratamento

3.2.1 Criolipólise

Introdução

Criolipólise é um método de remoção seletiva de gordura baseado no conceito de que as células de gordura são mais sensíveis a temperaturas frias do que os tecidos circundantes. O conceito de criolipólise se originou da observação de "paniculite do picolé", uma condição em que baixas temperaturas danificam seletivamente a gordura subcutânea nas bochechas de crianças pequenas, enquanto a pele permanece intacta.[3,4] Manstein *et al.* partiram dessa observação e a avaliaram para a aplicação clínica de redução de áreas de gordura indesejada.[5] Em um estudo pré-clínico em animais com porcos Yucatan, determinaram as temperaturas e exposições específicas necessárias para desencadear a apoptose dos adipócitos.[5] Este estudo pré-clínico avaliou o efeito da exposição a temperaturas frias selecionadas de +20 a -7°C por 10 minutos, com análises histológicas e de níveis séricos de lipídios feitas em diferentes pontos do tempo em um período de três meses e meio. A análise histológica deste estudo demonstrou uma redução de aproximadamente 80% na camada superior de gordura da pele e 40% da espessura total da camada de gordura em 3,5 meses após o tratamento.[5] A histologia demonstrou que o resfriamento seletivo leva a uma resposta inflamatória, que declina 90 dias após o tratamento.[5] Este estudo inicial sugeriu que o resfriamento localizado controlado leva a uma perda de gordura gradual biologicamente seletiva por meio de apoptose sem danificar a pele superior.[5]

Da mesma forma, um estudo pré-clínico feito por Zelickson *et al.* relatou os efeitos de uma única sessão de criolipólise em três porcos Yucatan. A histologia mostrou uma resposta inflamatória gradual, ou paniculite lobular, desencadeada pela apoptose induzida pelo frio, que levou a uma redução geral no número de células de gordura ao longo de 90 dias.[6] A macropatologia revelou uma redução da camada de gordura superficial em 1 cm ou 50% em 90 dias. A avaliação por ultrassom demonstrou uma diminuição na espessura da camada de gordura subcutânea de 0,6 cm ou 21% em um período de 90 dias. A avaliação dos níveis lipídicos não mostrou alterações.[6]

Um estudo clínico multicêntrico, prospectivo e não randomizado com 32 pacientes tratados com criolipólise nos flancos ou costas demonstrou redução média de 22,4% na camada de gordura, medida por ultrassom, 4 meses após o tratamento. Nenhum evento adverso relacionado com o uso do dispositivo foi relatado.[7] De forma semelhante, um pequeno estudo clínico com 10 pacientes que se submeteram a um único tratamento de criolipólise por 30 a 60 minutos nos flancos demonstrou uma redução de 20,4% na espessura da gordura medida por ultrassom em 2 meses e 25,5% em 6 meses.[8]

Avaliações neurológicas semanais mostraram que a criolipólise pode resultar em redução transitória da sensação, que ocorreu em seis dos nove pacientes. As alterações na sensação foram resolvidas em uma média de 3,6 semanas após o tratamento. Biópsias não mostraram alterações em longo prazo nos nervos.[8]

Estes resultados pré-clínicos e clínicos eventualmente levaram ao desenvolvimento do dispositivo atual de criolipólise no mercado, que foi aprovado pela primeira vez pela Food and Drug Administration (FDA) dos EUA em 2010 para o tratamento dos flancos e subsequentemente foi aprovado para o abdome, coxas, parte superior dos braços, gordura do sutiã, gordura das costas, "bananinha" (abaixo das nádegas) e submento. Desde a sua aprovação inicial, diversos estudos têm demonstrado a segurança e eficácia da criolipólise e novos aplicadores de diferentes formas e tamanhos permitiram o tratamento de várias outras áreas do corpo.

Um grande estudo subsequente retrospectivo da Europa com 518 pacientes e 891 áreas de tratamento, incluindo flancos, abdome, costas, coxas, joelhos e nádegas, demonstrou uma redução média de 23% na espessura da camada de gordura em 3 meses com base em medições com paquímetro (▸ Fig. 3.1).[9] Garibyan *et al.* procuraram quantificar a redução volumétrica de gordura na área tratada usando tecnologia de imagem tridimensional (3D) e correlacioná-la com medições de paquímetro. Eles avaliaram prospectivamente 11 pacientes tratados com um único ciclo de criolipólise em um flanco aleatório e tiraram fotografias em 3D antes e após 2 meses. Eles verificaram uma perda média de gordura de 56,2 mL no local de tratamento em comparação com 16,6 mL no local de controle, com uma diferença absoluta média de 39,5 mL por ciclo. Isso se correlacionou com medições calibradas, que mostraram uma redução média do flanco tratado de 45,6 para 38,6 mm, resultando em aproximadamente 15% de redução na perda de gordura em 2 meses.[10] No geral, 82% dos pacientes ficaram satisfeitos com os resultados do tratamento.[10] Esses dados sugerem que um único tratamento de criolipólise pode resultar em cerca de 40 mL de perda de volume de gordura ou 15% de redução no flanco em 2 meses, que é moderada em comparação aos resultados da lipoaspiração, mas ainda garante uma satisfação significativa do paciente.[10] Vale ressaltar que é provável que mais gordura seja perdida entre 2 e 4 meses após o tratamento, mas isso não foi medido neste estudo.

O efeito de múltiplos tratamentos também foi avaliado. Um estudo que analisou pacientes chineses divididos em dois grupos – o grupo A recebendo uma sessão de tratamento no abdome e o grupo B recebendo duas sessões de tratamento no abdome e no flanco com uma média de 3 meses de intervalo – demonstrou uma perda média de 14,7% na camada de gordura após 2 meses de tratamento, medido por paquímetro.[11] Além disso, foi observado que aumentar o número de sessões de tratamento melhorou os resultados, com uma redução de 7,2% na camada de gordura no abdome e 4,3% no flanco, 2 meses após a última sessão de tratamento.[11]

O uso da criolipólise para áreas além do abdome e flanco também foi estudado e recebeu a aprovação da FDA. Um estudo piloto com 11 participantes utilizando um aplicador plano a vácuo para tratamento da parte interna da coxa, tendo a coxa contralateral como controle, demonstrou uma média de 20% de redução de gordura, correspondendo a uma redução de 3,3 mm, após 16 semanas, de acordo com imagens de ultrassom.[12] As pesquisas com os pacientes mostraram satisfação de 91%.[12] De forma semelhante, Zelickson *et al.* também demonstraram a eficácia da criolipólise utilizando o novo aplicador plano para tratar a gordura da parte interna da coxa. Eles avaliaram 45 pacientes que passaram por uma única sessão de tratamento de 60 minutos nas duas coxas e encontraram uma média de redução de 2,8 mm na camada de gordura por ultrassom e uma redução média de 0,9 cm na circunferência da gordura da parte interna da coxa após 16 semanas.[13]

Noventa e três por cento dos participantes relataram estar satisfeitos.[13] O aplicador plano também tem sido utilizado com sucesso para o tratamento dos braços.[14] Um aplicador de placa adaptável a superfícies mostrou-se eficaz para o tratamento da gordura da parte externa da coxa.[15] Um estudo prospectivo, não randomizado, multicêntrico com 40 pacientes demonstrou uma redução média de 2,6 mm na espessura da gordura da coxa com base em dados de ultrassom, com 86% de satisfação dos pacientes.[15] A gordura submental também foi tratada com sucesso com a criolipólise e obteve a aprovação da FDA.[16] Um estudo aberto multicêntrico prospectivo avaliou 60 participantes tratados com um protótipo de aplicador a vácuo de pequeno volume (aplicador CoolMini, Sistema CoolSculpting, ZELTIQ Aesthetics) na área submental com uma única sessão de 60 minutos e uma segunda sessão opcional após 6 semanas do tratamento inicial (▸ Fig. 3.2). As imagens de ultrassom mostraram uma redução média de 2 mm na camada de gordura, correspondendo a 20% de redução, e 83% de satisfação dos pacientes.[16]

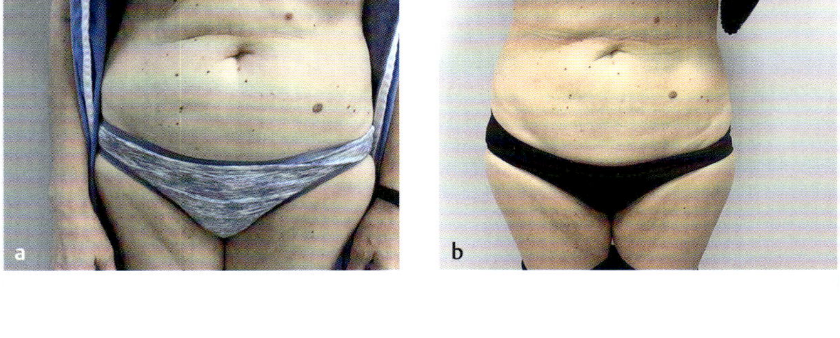

Fig. 3.1 Fotografia da parte inferior do abdome tratado com um ciclo de criolipólise, mostrando redução visível e significativa na camada de gordura com melhora no contorno **(a)** linha de base **(b)** fotografia do flanco tratado com um ciclo de criolipólise após 1 mês de acompanhamento. (Procedimento e fotos cortesia do Dr. Yoon-Soo Cindy Bae no Laser & Skin Surgery Center em Nova York.)

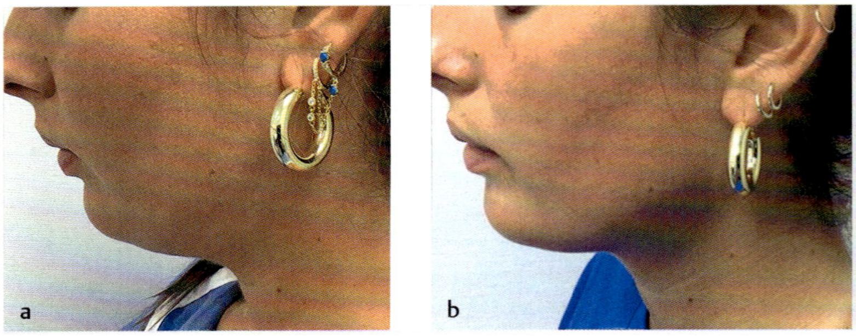

Fig. 3.2 (a, b) Fotografia da linha de base e 1 mês após o tratamento com um ciclo de criolipólise na região submental com o aplicador CoolMini. Sem alteração de peso. (Procedimento e fotos cortesia do Dr. Yoon-Soo Cindy Bae no Laser & Skin Surgery Center em Nova York.)

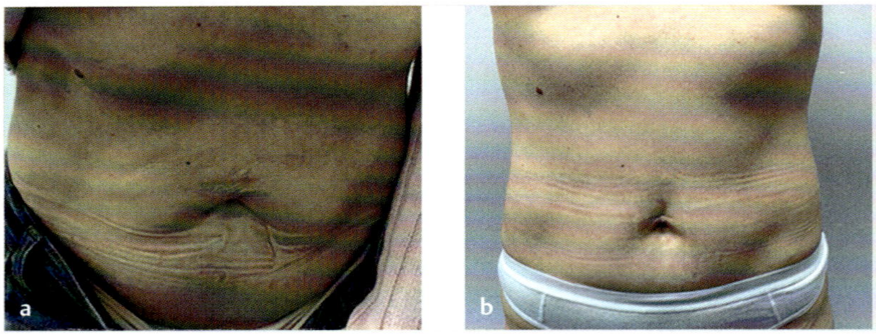

Fig. 3.3 (a, b) Fotografia de linha de base e após 1 mês de acompanhamento demonstram visível aumento na firmeza da pele e redução de gordura com um ciclo de criolipólise na parte superior do abdome. (Procedimento e fotos cortesia do Dr. Yoon-Soo Cindy Bae no Laser & Skin Surgery Center em Nova York.)

Um estudo subsequente avaliou a segurança e eficácia de tratamentos sobrepostos bilateralmente na área submental em 14 pacientes, com uma sobreposição de aproximadamente 20% no centro e uma duração de tratamento mais curta de 45 minutos para tratar toda a área submental.[17] O estudo mostrou uma redução significativa na camada de gordura, com medições de paquímetro mostrando uma média de redução de 2,3 mm na camada de gordura e imagens 3D mostrando uma média de redução de volume de gordura de 4,82 cm^3 e uma espessura de gordura de 3,77 mm. Noventa e três por cento dos pacientes relataram estar satisfeitos com o tratamento.[17]

O dispositivo de criolipólise moderno agora possui novos aplicadores que oferecem tempos de tratamento mais curtos, ao mesmo tempo em que preservam a segurança e eficácia.[18] Os dispositivos mais antigos tinham aplicadores de sucção a vácuo que tratam a pele entre duas placas de resfriamento paralelas por cerca de 60 minutos a uma temperatura de -10°C. Novos aplicadores foram redesenhados para contornar a superfície do aplicador em forma de copo para aumentar o contato do tecido com a superfície de resfriamento, com menor tensão da pele, permitindo tempos de tratamento reduzidos de 35 minutos a uma temperatura mais baixa de -11°C.[18] Os novos aplicadores têm demonstrado eficácia equivalente com tempos de tratamento 40% mais curtos e maior satisfação do paciente devido ao maior conforto e duração reduzida do tratamento.[18]

Vale ressaltar que a aplicação de massagem manual imediatamente após o tratamento tem mostrado melhorar os resultados clínicos com a criolipólise.[19] Um estudo de Boey e Wasilenchuk comparou pacientes que receberam 2 minutos de massagem pós-tratamento com um grupo controle que recebeu apenas o tratamento padrão de criolipólise. Dois meses após o tratamento, a redução média da camada de gordura foi 68% maior no grupo da massagem e, aos 4 meses, 21% maior.[19] O estudo utilizou massagem manual imediata após o tratamento por 1 minuto, aplicando um movimento de amassamento vigoroso, seguido de 1 minuto de massagem circular com as digitais dos dedos.[12,19] A massagem manual após o tratamento é uma prática comum atualmente.

A criolipólise tem demonstrado efeitos clínicos duráveis.[20] Dois relatórios de casos com dados de acompanhamento a longo prazo mostraram melhora contínua do lado tratado após 6 e 9 anos.[20]

Além da redução da gordura subcutânea, observou-se que a criolipólise é eficaz na melhoria da firmeza da pele.[21,22] Uma análise retrospectiva de Carruthers *et al.*, com 464 tratamentos de criolipólise, revelou aumento notável da firmeza da pele das áreas tratadas através da análise de fotografias clínicas (▶ Fig. 3.3). As áreas de tratamento deste estudo incluíram parte externa da coxa, abdome, braços e costas. Para quantificar as mudanças na flacidez da pele, os pesquisadores e 14 pacientes selecionados aleatoriamente foram convidados a preencher questionários. Pesquisadores e pacientes relataram melhora moderada a significativa na textura e flacidez da pele em uma média de 2,2 meses após o tratamento.[22] Stevens também relatou dados de mais de 8.000 tratamentos de criolipólise e apresentou dois pacientes com aumento da firmeza da pele no abdome e do abdome/flanco quatro meses após o tratamento com criolipólise.[21] O mecanismo que aumenta a firmeza da pele ainda não foi claramente elucidado, mas possivelmente é devido ao espessamento dérmico e ao estímulo de colágeno.[21]

Em resumo, a criolipólise para contorno corporal não invasivo é segura e eficaz para o tratamento de gordura indesejada em várias partes do corpo, sendo que a maioria dos estudos mostra uma redução de aproximadamente 20% na espessura da camada de gordura aos três meses após o tratamento. Estudos sugerem que múltiplas sessões de tratamento podem melhorar os resultados desejados e que os efeitos podem ser duradouros. Dados robustos e resultados consistentes e reproduzíveis tornaram essa tecnologia extremamente popular entre os profissionais da comunidade médica.

3.2.2 Radiofrequência

Introdução

Dispositivos de RF com e sem contato foram desenvolvidos para tratar a gordura indesejada usando energia eletromagnética para gerar calor nos tecidos. As células de gordura contêm dipolos elétricos, incluindo cargas positivas e negativas. Campos eletromagnéticos alternados causam oscilação dos dipolos elétricos, gerando calor pelo atrito do movimento dos átomos e moléculas e pela colisão de cargas de condução com átomos e moléculas do tecido.[23,24] Ondas de RF de baixa frequência (a 10^6 Hz) permitem uma penetração mais profunda do campo elétrico e uma maior distribuição de calor nos tecidos do que energias de frequência mais alta, já que os comprimentos de onda são mais longos.[23] Assim, dispositivos de RF oferecem a oportunidade de aquecimento seletivo não invasivo de volumes relativamente grandes de tecido subcutâneo.

Dispositivos de Radiofrequência de Contato

Franco *et al.* publicaram um estudo em 2010 avaliando um dispositivo de RF monopolar de contato não invasivo (Trusculpt, Cutera, Inc., Brisbane, Califórnia, Estados Unidos) para induzir danos térmicos à gordura criando um campo elétrico controlado que aquece preferencialmente a gordura.[25] O dispositivo de RF operava a 1 MHz, uma frequência em que a gordura possui muito menos atenuação do campo elétrico do que a pele, e assim, o calor resultante é muito maior.[25] O aplicador do dispositivo de RF consistia em uma série multidimensional de anéis concêntricos espaçados uniformemente que eram energizados em frequências operacionais variáveis e permitiam o aquecimento uniforme em toda a superfície.[25] O aplicador de RF também utilizava pressão a vácuo e resfriamento contínuo para garantir contato uniforme com a pele e proteger ainda mais suas camadas mais externas.[25] O estudo avaliou a viabilidade celular de culturas de adipócitos *in vitro* com exposição a diversas temperaturas, variando de 45 a 65°C por um, dois e três minutos. Eles também avaliaram a resposta imediata e tardia do tecido, medindo a temperatura clínica *in vivo* e a histologia de pacientes submetidos a abdominoplastia tratados antes ou durante a cirurgia por 3 e 22 minutos.[25] O estudo constatou que a taxa de morte celular após exposição ao calor *in vitro* é exponencial e dependente tanto da temperatura quanto do tempo de exposição. Foi descoberto que a exposição a 45 °C por um e dois minutos resultou em 11 e 60% de morte celular, respectivamente, enquanto a exposição a 50°C por um e dois minutos resultou em 80 e 84% de redução, respectivamente.[25] *In vivo*, a temperatura do tecido subcutâneo a uma profundidade de 7 a 12 mm da superfície aumentou de 45 para 50°C, enquanto a temperatura no nível cutâneo foi inferior a 30°C durante toda a exposição de RF. Estudos histológicos imediatos e posteriores mostraram tecidos epidérmicos e dérmicos normais em todas as biópsias. Ao mesmo tempo, os tecidos subcutâneos estavam normais logo após o tratamento, mudanças vasculares começaram no dia 4 e a necrose de gordura a uma profundidade de 4,5 a 10 mm foi observada a partir do dia 9. Além disso, histiócitos espumosos e infiltrado granulomatoso estavam presentes no tecido adiposo no dia 10, sugerindo o mecanismo de redução de gordura como uma remoção fagocitária gradual dos adipócitos. Vale ressaltar que o limite de temperatura mais baixo para danos na pele foi de 55,6°C, o que resultou na formação de bolhas. Temperaturas acima de 60°C foram associadas à necrose transepidermal, queimadura profunda e perda de colágeno.[25] Portanto, como a sensibilidade da gordura ao calor é menor do que a da pele, o aquecimento seletivo pode fornecer exposições térmicas letais às células de gordura, preservando a pele sobrejacente. O limiar de dor pelo calor, ou a menor intensidade de calor que é detectada como dolorosa pelos pacientes, foi identificado como cerca de 43°C. Franco *et al.* descobriram que, embora o tratamento de adipócitos a 50 °C seja seguro para a pele sobrejacente, este calor pode ser muito doloroso para os pacientes, e, portanto, tratar a temperaturas mais baixas por tempos de tratamento mais longos seria mais aplicável clinicamente.[25] Eles sugeriram tratar a aproximadamente 45°C por 5 minutos, com temperaturas superficiais da pele em cerca de 43°C devido ao sistema de resfriamento de contato.[25]

Posteriormente, estudos descobriram que os aplicadores de RF de 2 MHz produzem aquecimento térmico mais eficiente, resultando em um aumento de +3°C na temperatura subdérmica em comparação com os aplicadores de RF de 1 MHz usando configurações equivalentes de 45°C e tempos de aquecimento equivalentes. Um pequeno estudo clínico com sete pacientes realizado pelo Dr. Bhatia *et al.* e pela Cutera demonstrou uma redução média de 11% na espessura da gordura, com redução de até 24% observada após um único tratamento com o dispositivo de RF monopolar de 2 MHz.[26] Um dispositivo mais novo obteve aprovação da FDA para a lipólise com um dispositivo de RF monopolar de mãos livres (TruSculpt iD), usando até seis ponteiras de mãos livres de 40 cm² simultaneamente em uma frequência de 2 MHz, cobrindo uma área de tratamento de até 300 cm² no abdome e flancos em um total de 15 minutos. Resultados clínicos de estudos utilizando este dispositivo demonstraram uma redução média de gordura de 24% após uma única sessão, com melhorias observadas de 6 a 12 semanas após o tratamento. Os dados pré-clínicos e clínicos são excelentes, mas são necessários mais dados robustos de um número maior de tratamentos clínicos para garantir que esses resultados sejam duradouros em prazos de acompanhamento mais longos. Além disso, o profissional deve permanecer na sala com o paciente (mesmo ao usar um dispositivo de mãos livres) para ajustar a temperatura de acordo com o conforto dele e garantir a segurança.

Dispositivos de Radiofrequência sem Contato

Dispositivos multipolares de RF sem contato também estão disponíveis para a redução não invasiva de gordura. O dispositivo atual (BLT Vanquish ME, BTL Industries Inc., Boston,

Massachusetts, Estados Unidos) é um sistema de campo RF seletivo independente do operador que aquece a gordura sem tocar o paciente, posicionado a cerca de 1 cm de distância dele. A produção de calor induzida por correntes eletromagnéticas rapidamente alternadas que causam a oscilação dos dipolos na gordura é chamada de "diatermia". O dispositivo de RF multipolar sem contato utiliza diatermia de onda curta e alta frequência (27,12 MHz) adaptada de dispositivos utilizados em fisioterapia para aquecimento profundo dos tecidos.[24] O sistema patenteado de Controle de Fluxo de Energia (EFC) ajusta automaticamente o dispositivo para entregar energia de forma seletiva ao tecido adiposo, minimizando o risco para a pele, músculos ou órgãos internos.[24] O aplicador multipolar de amplo campo molda o campo eletromagnético ao redor da área-alvo para otimizar a penetração na camada de gordura e maximizar a área de tratamento. As placas grandes deste dispositivo são úteis para atingir áreas maiores, incluindo o abdome, as nádegas e a parte posterior das coxas.

O uso deste dispositivo de RF sem contato de alta frequência tendo como alvo os adipócitos é baseado em um estudo *in vivo* utilizando porcos.[24] O estudo demonstrou que foram necessários 5 minutos para elevar a temperatura do tecido adiposo para 42°C e foi possível aquecer o tecido adiposo a aproximadamente 45 a 46°C em 10 minutos, mantendo a temperatura da pele em 42°C. Quatro tratamentos resultaram em 70% de redução da camada de gordura abdominal e redução média da espessura da camada de gordura verificada por ultrassonografia de 6,9 mm.[24] Estudos histológicos demonstraram infiltração inicial de macrófagos espumosos e granulócitos neutrófilos com interrupção adiposa após o segundo e quarto tratamentos, enquanto as estruturas epidérmicas, dérmicas e anexiais permaneceram intactas.[24] O método de marcação de "nicks" por dUTP e deoxinucleotidil terminal transferase (TUNEL) para detecção de fragmentação de DNA demonstrou um aumento no índice apoptótico (de 13/100 antes do tratamento inicial para 52/100 após o último tratamento), sugerindo que a redução de gordura foi provavelmente causada por um fenômeno apoptótico.[24]

O primeiro estudo humano do dispositivo de RF multipolar sem contato realizado por Fajkošová *et al.* foi um estudo clínico prospectivo e não randomizado que avaliou 35 indivíduos com gordura abdominal.[27] Os indivíduos foram tratados com quatro tratamentos semanais de 30 minutos com Vanquish e apresentaram uma redução média na circunferência abdominal de 4,93 cm, variando de 1 a 13 cm.[27] Cinco indivíduos mostraram redução menor ou igual a 1 cm, 14 indivíduos de 1 a 4 cm, 9 indivíduos de 4 a 7 cm, 3 indivíduos de 7 a 10 cm e 4 indivíduos mostraram redução superior a 10 cm.[27] Os melhores resultados foram associados a indivíduos com índice de massa corporal (BMI) mais elevado. Neste estudo inicial, o tratamento com o dispositivo de RF Vanquish não conferiu benefício documentado e reproduzível, mas foram observadas variações significativas na resposta. No entanto, o tratamento foi bem tolerado e seguro.[27]

Estudos adicionais têm corroborado a segurança e eficácia de dispositivos de campo de RF sem contato para o tratamento de gordura indesejada. McDaniel e Samková publicaram um estudo com 30 mulheres que foram submetidas a quatro tratamentos semanais de 30 minutos nas partes interna e externa das coxas (tempo total de tratamento de 1 hora) com um dispositivo de campo de RF sem contato (BTL Vanquish Flex Applicator, BTL Industries Inc.). Após 1 mês de acompanhamento houve uma redução estatisticamente significativa na circunferência das coxas, com uma redução circunferencial média de 3,86 cm em ambos os lados[28] sem alterações significativas no peso. Na mesma linha, Fritz *et al.* realizaram um estudo com 40 mulheres tratadas com quatro sessões semanais na parte interna e externa das coxas com o mesmo dispositivo de campo de RF sem contato (BTL Vanquish Flex Applicator, BTL Industries Inc.) e verificaram uma redução estatisticamente significativa de 2,43 cm na circunferência das coxas após 2 semanas de acompanhamento. O tratamento não gerou dor, desconforto ou eventos adversos.[29]

Moradi e Palm avaliaram um protocolo de tratamento estendido, realizando quatro tratamentos semanais de 45 minutos com o BTL Vanquish no abdome e nos flancos em 24 participantes. O estudo demonstrou uma redução circunferencial estatisticamente significativa de 4,22 cm na consulta de acompanhamento realizada três meses depois. Os testes laboratoriais, incluindo lipídios e testes de função hepática (LFTs), feitos em quatro participantes não apresentaram alterações nas visitas de acompanhamento de até três meses, e nenhum evento adverso relacionado ao estudo foi relatado.[30] Downie e Kaspar utilizaram imagens de ressonância magnética (MRI) em 5 participantes para demonstrar os resultados do contorno corporal usando o dispositivo de RF sem contato (BTL Vanquish ME, BTL Industries Inc.). O estudo encontrou uma redução média de 5,36 mm na espessura de gordura na MRI após 1 mês de acompanhamento, traduzindo-se em uma redução circunferencial significativa.[31]

Um acompanhamento em longo prazo realizado por Fritz e Salavastru coletou dados de 13 participantes tratados com RF sem contato quatro anos após o último tratamento. A redução média da circunferência da cintura após o estudo original foi de 5,88 cm, e após 4 anos, os mesmos participantes tiveram uma redução média de 4,42 cm em comparação com a medição inicial. A redução da circunferência da cintura foi considerada estatisticamente independente da mudança de peso. Assim, o estudo concluiu que os pacientes preservaram, em média, 75,2% do efeito original do contorno corporal após 4 anos com base na circunferência da cintura.[32]

Em conclusão, os tratamentos de RF com e sem contato têm mostrado resultados seguros e eficazes para o contorno corporal. Os tratamentos de RF sem contato estão associados a resultados mais variáveis e dados mais recentes sugerem que o resultado favorável do tratamento depende do BMI inicial e de um protocolo de tratamento mais longo. É importante ressaltar que esse dispositivo fornece energia de RF sem contato e independente do operador para a área de tratamento, mas os profissionais permanecem no ambiente com o paciente o tempo todo para garantir que o aquecimento seja uniforme e sem pontos quentes na superfície que possam comprometer a segurança.

3.2.3 Ultrassom

Introdução

Diferentes formas de US têm sido utilizadas há anos para atingir a gordura indesejada e podem ser categorizadas, grosso modo, em duas categorias: ultrassom focalizado de baixa intensidade e baixa frequência e ultrassom focalizado de alta intensidade (HIFU).[33] Em contraste com dispositivos de RF ou de micro-ondas que penetram profundamente no tecido, mas não são focalizados facilmente, o US pode penetrar a uma profundidade selecionada com base na frequência e ser focado com precisão usando um transdutor externo.

Ultrassom Focalizado de Baixa Intensidade Não Térmico

O US focalizado de baixa intensidade resulta em redução mecânica e não térmica da gordura. Funciona emitindo ondas pulsadas de US para aplicar energia concentrada em uma profundidade precisa abaixo da superfície da pele, atingindo o tecido subcutâneo. O dispositivo causa o rompimento mecânico da membrana celular e a cavitação dos adipócitos sem elevação significativa de temperatura (menos de 0,5°C de aumento), levando à lise das células de gordura com preservação dos vasos sanguíneos e nervos adjacentes.[33]

O Sistema Ultrashape Contour I é um dispositivo não invasivo de US focalizado de baixa intensidade e baixa frequência atualmente disponível no mercado para redução de gordura. Foi o primeiro sistema de US focalizado lançado comercialmente. O dispositivo inclui um transdutor de US, um console e um sistema de navegação externo com rastreamento de vídeo em tempo real para direcionar um feixe focalizado de US. O sistema emite ondas acústicas de energia de US em baixa frequência, aproximadamente ± 200 kHz, e baixa intensidade de 17,5 W/cm², que convergem para um volume focal confinado de até 15 mm abaixo da superfície da pele, atingindo a gordura subcutânea em uma profundidade controlada.[34-36] O sistema de rastreamento de vídeo e navegação garante que o tratamento seja homogêneo em toda a área tratada. Em estudos pré-clínicos, em tecidos de pele/gordura animal (porco) *ex vivo* e em amostras de excisão de abdominoplastia humana, o sistema Ultrashape demonstrou a segurança e eficácia na lise de células de gordura.[33]

Estudos clínicos com seres humanos contribuíram ainda mais para a segurança e eficácia do US focalizado para a redução de gordura. Tietalbaum *et al.* demonstraram em um ensaio clínico controlado multicêntrico que um único tratamento com o dispositivo Ultrashape Contour I resultou em uma redução média de aproximadamente 2,9 mm na espessura da gordura da pele medida aos 28 dias e uma redução média de aproximadamente 2 cm na circunferência da área tratada após 12 semanas de tratamento do abdome, coxas ou flancos.[35] Foi verificado que a maioria das mudanças foi alcançada dentro de 2 semanas e manteve-se após 12 semanas de acompanhamento.[35]

O aumento no número de sessões de tratamento levou a resultados superiores.[36] Em um estudo de Moreno-Moraga *et al.*, 30 indivíduos saudáveis receberam 3 tratamentos em intervalos de um mês em áreas incluindo o abdome, parte interna e externa das coxas, flancos, parte interna dos joelhos e tórax (apenas em homens). Este estudo mostrou uma redução significativa na espessura da gordura, com uma redução média de 2,28 ± 0,8 cm, e na circunferência, com uma redução média de 3,95 ± 1,99 cm após os três tratamentos.[36]

Outro estudo descobriu que intervalos de tratamento mais curtos, com três sessões de tratamento a cada 2 semanas, tiveram resultados semelhantes.[34] Os tratamentos foram realizados na região abdominal e demonstraram uma redução média da circunferência da linha mediana de 2,47 cm no dia 14 após o primeiro tratamento com o Contour I, 3,51 cm no dia 56 (4 semanas após o terceiro tratamento) e 3,58 cm no dia 112 (12 semanas após o terceiro tratamento). A redução máxima da circunferência da linha mediana foi de 3,12 cm no dia 112. A maioria dos pacientes (63%) relatou uma mudança positiva no contorno corporal.[34]

Em um estudo clínico multicêntrico controlado de grande porte, 150 indivíduos com excesso de depósitos subcutâneos de gordura na região abdominal foram divididos aleatoriamente em dois grupos. O Grupo 1 passou por uma fase de controle de 4 semanas antes de realizar três tratamentos de redução de gordura abdominal em intervalos de 2 semanas, enquanto o Grupo 2 realizou o tratamento imediatamente, totalizando três sessões de tratamento. Os resultados do estudo mostraram uma redução média na circunferência da linha mediana na semana 22 de 2,5 ± 2,1 cm no Grupo 1 (12 semanas após o terceiro tratamento) e 3,5 ± 2,7 cm no Grupo 2 (18 semanas após o terceiro tratamento). Além disso, o efeito de múltiplos tratamentos foi cumulativo, demonstrando uma diminuição contínua e estável na circunferência abdominal após tratamentos sucessivos e durante o acompanhamento até a semana 22.[37] Esses resultados são consistentes com o estudo anterior de Ascher, que relatou uma redução média de 3,5 cm na circunferência após três tratamentos em intervalos de 2 semanas, com uma diminuição contínua na circunferência no dia 112 do acompanhamento.[34]

Em outro estudo, 46 indivíduos saudáveis foram tratados em um dos flancos, escolhido aleatoriamente, com US focalizado usando o transdutor pequeno de 12 g no sistema Ultrashape Contour I V3.1 para redução de gordura. Comparando o flanco tratado com o outro lado, notou-se uma redução média na espessura de gordura de 2,2 mm nas medições com US feitas após 16 semanas de acompanhamento.[38] O tratamento foi associado a pouco ou nenhum desconforto.[38]

Além disso, um tratamento combinado de US focalizado e RF pode ser eficaz e seguro para a redução de gordura. Um estudo baseado em Hong Kong avaliou o uso de um dispositivo de US não térmico focalizado de segunda geração com uma manopla de RF integrada em 17 indivíduos submetidos a três tratamentos bissemanais.[39] O estudo constatou uma melhora estatisticamente significativa na circunferência abdominal e nas medições com calibrador duas semanas após o segundo tratamento e nas visitas de acompanhamento.[39]

Outro estudo com 32 pacientes asiáticos que se submeteram a três tratamentos consecutivos com US focalizado combinado com RF em intervalos de duas semanas resultou em uma redução estatisticamente significativa da circunferência média do abdome de 3,91 cm e uma redução da espessura de gordura de 21,4% e 25% nas partes superior e inferior do abdome, respectivamente, com base em medições de ressonância magnética.[40] Um estudo de acompanhamento a longo prazo com o mesmo grupo de tratamento não encontrou mudanças estatisticamente significativas na circunferência média do abdome durante o período de 1 ano de acompanhamento.[41] Estes estudos sugerem que a adição do tratamento com RF antes e depois do US focalizado pode preparar o tecido-alvo e aprimorar os resultados desejados.[40]

Existem poucos estudos comparativos entre dispositivos não invasivos de contorno corporal. Um estudo buscou comparar os efeitos do US focalizado e da criolipólise na gordura abdominal localizada.[42] Neste estudo, 60 indivíduos com BMI superior a 30 kg/m² foram divididos aleatoriamente em três grupos, utilizando US focalizado e dieta, criolipólise e dieta, e apenas dieta. O dispositivo de US usado foi o Proslimelt (Promoitalia, Nápoles, Itália), 30 a 70 kHz, transdutor de 45 mm, 3 W/cm², com sessões de tratamento de 30 minutos a cada duas semanas por dois meses, enquanto o dispositivo de criolipólise Zeltiq (Zeltiq Aesthetics, Pleasanton, Califórnia, Estados Unidos) Cooling Intensity Factor (CIF) 42 foi utilizado em sessões de 30 minutos a cada duas semanas por dois meses.[42] O estudo constatou que os três grupos apresentaram melhorias significativas na circunferência da cintura e na dobra de pele suprailíaca após 2 meses, e os grupos de tratamento com US e criolipólise apresentaram melhoria superior após o tratamento em comparação ao grupo que fez apenas dieta.[42] Não houve diferenças estatisticamente significativas na circunferência da cintura ou na dobra de pele suprailíaca entre os grupos de US e criolipólise.[42] O grupo de US focalizado apresentou uma redução da circunferência da cintura de 7,3 cm e uma redução da dobra de pele de 5,58 mm, enquanto o grupo de criolipólise apresentou uma redução da cintura de 6,75 cm e uma redução da dobra de pele de 5,3 mm após dois meses.[42] Com maior diferença, o grupo que apenas fez dieta teve uma redução da cintura de 3,2 cm e uma redução da dobra de pele de 2,47 mm. Vale frisar que este estudo comparativo apresentou limitações significativas. Primeiro, as medidas de resultado foram simplificadas, uma vez que as medições da circunferência da cintura podem conter erros. Segundo, o dispositivo de ultrassom focalizado utilizado no estudo é diferente dos dispositivos disponíveis nos Estados Unidos e os protocolos de tratamento utilizados foram diferentes dos recomendados pelo fabricante. Além disso, o período de acompanhamento foi de apenas dois meses após o último tratamento, sendo que já foi demonstrado que melhorias podem ser observadas em até 3 a 4 meses após a criolipólise, subestimando, assim, os benefícios da criolipólise.

Em conclusão, o US focalizado de baixa intensidade é um método seguro e eficaz de redução de gordura, com a maioria dos estudos demonstrando consistentemente uma redução de aproximadamente 3 a 4 cm na circunferência da cintura após 3 meses de uma série de 3 tratamentos.

Ultrassom Focalizado de Alta Intensidade

Em contraste com a redução não térmica de gordura, o HIFU utiliza US focalizado de alta energia e alta frequência para induzir altas temperaturas e, consequentemente, provocar a redução de gordura termicamente, através de necrose coagulativa e morte celular. Em frequências altas (superiores a 2 MHz), a energia do US é convergente, resultando em danos focalizados dos tecidos.[43] O HIFU aplica feixes focalizados de US de alta potência para ablacionar o tecido-alvo e modificar termicamente o colágeno por meio do assim chamado processo termomecânico. A energia do US produz vibrações microscópicas e aquecimento por fricção em um ponto focal.[43,44] O rápido aquecimento, elevando a temperatura para mais de 56°C em 1 a 2 segundos resulta em necrose coagulativa térmica instantânea, causando morte celular no tecido-alvo sem afetar a pele ou os tecidos circundantes.[45] Devido à alta precisão e reprodutibilidade da ablação de tecidos, o HIFU tem sido estudado para diversas aplicações clínicas, incluindo oncologia, neurocirurgia, urologia, ginecologia e oftalmologia.[45]

Um dispositivo que utiliza a tecnologia HIFU (LipoSonix; Medicis Technologies Corporation, Bothell, Washington, Estados Unidos) demonstrou ser seguro e eficaz na redução não invasiva do tecido adiposo para o contorno corporal.[46] A quantidade de energia empregada neste dispositivo HIFU pode ser ajustada variando a potência de pico e a duração da energia emitida. Para esculpir o corpo, o dispositivo HIFU térmico utiliza um transdutor externo em vez de uma sonda transcutânea e usa ondas ultrassônicas com frequência de 2 MHz com intensidade superior a 1.000 W/cm² no ponto focal do transdutor.[47]

Estudos pré-clínicos iniciais em um porco demonstraram que a aplicação de energia HIFU com níveis de energia de 166 a 372 J/cm² gerou temperaturas teciduais próximas a 70°C por 1 a 2 segundos em uma profundidade focal de 15 mm, o que foi suficiente para produzir a necrose coagulativa do tecido adiposo subcutâneo.[48] O tecido adjacente e a pele superficial tiveram mudança mínima de temperatura. A análise histológica demonstrou ruptura do tecido adiposo com bordas bem delimitadas, consistente com a ruptura termomecânica feita pela energia do US, e não foram observadas lesões nos nervos ou arteríolas na trajetória do feixe de HIFU.[48] Além disso, o colágeno dentro da zona focal também apresentou evidências de contração e espessamento.[48] Espécimes patológicos demonstraram leve resposta inflamatória local com reabsorção gradual do tecido adiposo por macrófagos através de vasos linfáticos.[48] Após o tratamento, não foram observadas anormalidades em órgãos sólidos ou parâmetros sanguíneos, incluindo lipídios plasmáticos e testes de função hepática efetuados no porco. Portanto, os modelos pré-clínicos demonstraram uma ruptura segura e eficaz da gordura e espessamento do colágeno, consistentes com as propriedades termomecânicas do US focalizado.

Posteriormente, foram realizados três estudos piloto com um total de 152 indivíduos que se submeteram a uma abdominoplastia e receberam doses totais de energia do HIFU variando de 47 a 331 J/cm² para avaliar a segurança do dispositivo protótipo de HIFU.[44] Esses estudos demonstraram que os efeitos do HIFU foram limitados ao tecido adiposo subcutâneo. Os espécimes histológicos revelaram ruptura bem delimitada dos adipócitos na região-alvo na profundidade esperada, com fagocitose dos lipídios liberados e detritos celulares por macrófagos ocorrendo após 14 a 28 dias. Vale ressaltar que a remoção dos lipídios e detritos celulares ocorreu gradualmente ao longo de semanas e a cicatrização estava 95% completa em 8 a 14 semanas. Também foi observado um espessamento do colágeno consistente com os efeitos térmicos do HIFU.[44] As mudanças não se estenderam para a pele ou a fáscia.[44] Não houve mudanças significativas nos parâmetros laboratoriais clínicos, incluindo níveis de lipídios. Os eventos adversos incluíram desconforto temporário no tratamento, edema, eritema, disestesia e equimoses.[44]

Uma revisão retrospectiva de prontuários de 85 indivíduos que se submeteram a um único tratamento de HIFU com o sistema LipoSonix, utilizando um nível médio de energia de 134,8 J/cm² e uma profundidade focal de 1,1 a 1,6 cm, demonstrou uma média de redução de 4,6 cm na circunferência da cintura após 3 meses.[49]

Um estudo maior, controlado por placebo, avaliou 180 pacientes com gordura abdominal subcutânea maior ou igual a 2,5 cm de espessura que receberam tratamento HIFU na parte anterior e nas laterais do abdome em três níveis de energia diferentes, com um total de três passagens, incluindo 47 J/cm (total de 141 J/cm), 59 J/cm (total de 177 J/cm) ou 0 J/cm (grupo-controle simulado).[46] O estudo encontrou uma redução estatisticamente significativa da circunferência da cintura em 12 semanas no grupo de tratamento ativo de 59 J/cm, com uma média de redução de 2,44 cm.[46] Os efeitos colaterais temporários incluíram desconforto leve a moderado, equimose e edema.[46] Dados de segurança a longo prazo não mostraram relatos de cicatrizes, queimaduras ou alterações clinicamente significativas nos níveis de lipídios, marcadores inflamatórios ou função renal e hepática.[47]

Um estudo randomizado, simples-cego, pós-comercialização, conduzido no Canadá, avaliou 45 indivíduos que receberam um único tratamento com três passagens de HIFU em níveis de energia de 47 J/cm² (total de 141 J/cm²), 52 J/cm² (total de 156 J/cm²) ou 59 J/cm² (total de 177 J/cm²) na parte anterior do abdome em profundidades de pele variadas por passagem (1,6, 1,3 e 1,1 cm).[50] Este estudo constatou que o tratamento HIFU em todos os três níveis de energia e em várias profundidades de tecido reduziu significativamente a circunferência da cintura e, geralmente, foi bem tolerado.[50] A redução média na circunferência da cintura em todas as pessoas tratadas foi de 2,51 cm na semana 12, sem diferença estatisticamente significativa entre os três níveis de energia. Houve melhora contínua nas três visitas de acompanhamento até a semana 12.[50] No Escore Global de Melhoria Estética (GAIS) os resultados foram classificados como melhor ou muito melhor em 69% a 86% pelos pacientes e 73 a 79% pelos pesquisadores na semana 12. A média de classificação da pior dor experimentada durante o tratamento foi leve.[50]

Outros dois estudos multicêntricos, randomizados e não cegos pós-comercialização avaliaram um único tratamento de HIFU (sistema LipoSonix) no abdome ou abdome e flancos usando cinco protocolos de tratamento diferentes com doses totais de energia variando entre 150 e 180 J/cm², com 30 ou 60 J/cm² aplicados por passagem e com duas técnicas de tratamento fixas, *grid repeat* (GR) e *site repeat* (SR).[51] No método GR, cada local de tratamento foi tratado com uma fração da dose total do tratamento por uma única passagem do transdutor (ou seja, 60 de 180 J/cm²) e passado sequencialmente por todos os locais de tratamento antes de repetir a sequência. Diferentemente, o método SR envolveu tratar um único local com várias passagens antes de passar para o próximo local. Neste estudo, 118 indivíduos foram tratados com um dos cinco protocolos de tratamento e demonstraram uma redução média estatisticamente significativa de 2,3 cm na circunferência da cintura em 12 semanas para todos os indivíduos.[51] A redução média na circunferência da cintura foi estatisticamente significativa para todos os grupos de tratamento individuais, variando de 1,9 a 3,1 cm de redução na semana 12, sem diferenças estatisticamente significativas entre os grupos de tratamento no desfecho primário. As reduções na circunferência da cintura foram observadas a partir da semana 4. Os pacientes nos protocolos de tratamento com 30 J/cm² por passagem experienciaram, significativamente, menos dor que nos protocolos de tratamento com 60 J/cm². Esse estudo destacou que tanto os tratamentos HIFU de baixa fluência (30 J/cm² por passagem) quanto os de alta fluência (60 J/cm² por passagem) aplicados em método GR ou SR resultam em redução significativa da gordura abdominal de mais de 2 cm, similar a estudos anteriores, com grupos de tratamento de baixa fluência apresentando melhor tolerabilidade ao tratamento e grupos de alta fluência apresentando tendência de maiores melhorias (sem significância estatística).[51]

Um estudo com 12 pacientes chineses com espessura adiposa de pelo menos 2,5 cm tratados com uma sessão de HIFU no abdome com fluência total de 150 a 165 J/cm² e fluência total média de 161 J/cm² verificou uma melhora estatisticamente significativa na circunferência da cintura nas semanas 4, 8 e 12 após o tratamento. A diminuição média da circunferência da cintura foi de 1 cm na consulta de acompanhamento da semana 12.[52] O estudo constatou que quanto maior a fluência total aplicada, maior a redução da circunferência da cintura.[52] Em conclusão, todos os estudos sobre o HIFU até o momento têm consistentemente demonstrado redução da circunferência abdominal de mais de 2 cm após um único tratamento de HIFU. Não está claro se um número maior de tratamentos proporcionaria benefícios mais significativos na redução de gordura.

Em resumo, o HIFU é uma tecnologia segura e eficaz para redução do tecido adiposo sem efeitos significativos nos tecidos circundantes ou nos níveis de lipídios sanguíneos. A maioria dos estudos sobre a aplicação clínica do HIFU para contorno corporal demonstra uma redução de aproximadamente 1 a 3 cm na circunferência da cintura. No entanto, o HIFU tornou-se menos popular recentemente com o advento do tratamento de US não térmico de baixa intensidade, que tende a ser menos doloroso com benefícios clínicos semelhantes ou superiores.

3.2.4 *Laser* de Diodo

Com base em estudos publicados sobre o espectro de absorção de tecidos biológicos, o pico de absorção de gordura ocorre em torno de 900 a 1.064 nm.[53,54] O comprimento de onda de 1.060 a 1.064 nm é eficiente na entrega de energia a *laser* ao tecido subcutâneo, com baixa afinidade pela melanina, tornando-o seguro para tratar todos os tipos de pele.[55] Esse comprimento de onda também pode penetrar em uma profundidade adequada para atingir os adipócitos, ao mesmo tempo em que é seguro para tratar peles mais escuras.[53,56] O conceito de direcionar o tecido adiposo diretamente por meio de *lasers*, também conhecido como laserlipólise, foi inaugurado por Apfelberg em 1992, quando a laserlipólise era usada como um complemento à lipoaspiração cirúrgica tradicional.[57]

A investigação preliminar usando fibra ótica de granada de ítrio alumínio (YAG) dentro da cânula de lipoaspiração não demonstrou benefícios claros e, portanto, não foi aprovada pela FDA.[57] Estudos subsequentes demonstraram que a lipoaspiração assistida por *laser* com contato direto de energia a *laser* de 1.064 nm usando uma fibra óptica com tecido adiposo resulta na lise dos adipócitos por danos térmicos.[54, 55, 58, 59, 60] A FDA dos EUA aprovou o *laser* granada de ítrio e alumínio dopada com neodímio (Nd: YAG) de 1.064 nm em outubro de 2006 para incisão cirúrgica, excisão, vaporização, ablação e coagulação de todos os tecidos moles para uso na lipólise assistida por *laser*.[61] A lipoaspiração assistida por *laser* levou a uma redução de gordura superior, menor perda de sangue e equimoses, além da melhora na firmeza da pele em comparação com a lipoaspiração apenas.[54,59,60] Devido ao sucesso da lipólise assistida por *laser*, os pesquisadores avaliaram a perda de gordura usando a laserlipólise com o Nd: YAG 1.064 nm sozinho com uma fibra de 300 µm, sem lipoaspiração adjuvante.[61]

Para a aplicação clínica da laserlipólise para a redução não invasiva de gordura, é necessário um dispositivo externo. Uma vez que a lesão térmica é o mecanismo de ação da laserlipólise, é importante minimizar o risco de superaquecimento da pele sobrejacente.[62] Com evidências respaldadas por estudos *in vivo* e clínicos, um *laser* de diodo de 1.060 nm com resfriamento por contato a 15°C (SculpSure, Cynosure, Inc., Westford, Massachusetts, Estados Unidos) foi o primeiro e único *laser* hipertérmico aprovado pela FDA em 2015 para contorno corporal não invasivo do abdome, flancos e coxas, com indicação expandida para a área submental em 2017.[63] O atual dispositivo de *laser* de diodo de 1.060 nm tem quatro cabeças aplicadoras unidas para criar uma zona retangular de radiação térmica de aproximadamente 140 ou 35 cm² por aplicador. Cada aplicador contém uma janela de safira resfriada por água que aplica resfriamento por contato direto a 15°C durante todo o tratamento. O tempo de tratamento é de 25 minutos com densidade de potência de 0,9 a 1,4 W/cm².[56,64]

O *laser* de diodo de 1.060 nm leva à lesão dos adipócitos pelo aquecimento direto do tecido.[63,64] Decorato *et al.* foram os primeiros a investigar os efeitos histológicos e clínicos do *laser* hipertérmico de diodo nos adipócitos da região abdominal. O estudo *in vivo* em pacientes submetidos à abdominoplastia demonstrou que o dispositivo a *laser* de 1.060 nm com resfriamento de superfície atingiu e manteve a temperatura hipertérmica de 42 a 47°C no nível de tecido adiposo subcutâneo.[64] Nessa temperatura hipertérmica, a bicamada lipídica das membranas celulares dos adipócitos perde sua integridade estrutural, levando à morte celular tardia. Adipócitos danificados hipertermicamente são removidos pelos mecanismos naturais do corpo. Estudos histológicos demonstram inflamação, seguida de infiltração de macrófagos cerca de duas semanas após o tratamento, com remoção dos detritos celulares concluída e deposição de novo colágeno observada em 6 meses.[72] Resultados clínicos em 6 indivíduos demonstraram redução média de gordura de 14, 18 e 18% em 2, 3 e 6 meses, respectivamente.[62] Imagens de ressonância magnética demonstraram redução média de volume de gordura de 24 e 21% em 3 a 6 meses, respectivamente. A avaliação fotográfica cega mostrou melhoria a partir de 1 mês após o tratamento, mantida em 6 meses.[64] Cabe destacar que tempos de tratamento superiores a 30 minutos estavam associados ao risco de desenvolvimento de nódulos palpáveis na gordura subcutânea, enquanto tempos de tratamento inferiores a 20 minutos tiveram efeito mínimo.[64] O tempo de tratamento ideal encontrado foi de 25 minutos, e a potência padrão usada para este dispositivo é de 1,1 W/cm², podendo ser ajustada de acordo com o *feedback* do paciente.[56,64] Os estudos clínicos iniciais de Decorato demonstraram resultados comparáveis entre a laserlipólise hipertérmica e a criolipólise em quatro pacientes, tratados em cada flanco com o *laser* de 1.060 nm levando a uma redução de 24% no volume de gordura e a criolipólise levando a uma redução de 22%, medidas por US e MRI.[64]

Em um estudo controlado prospectivo multicêntrico, 49 indivíduos tratados com um único tratamento a *laser* em um flanco demonstraram redução média de gordura estatisticamente significativa de 9% em 6 semanas e 14% em 12 semanas após o tratamento com base em medições de US.[56] A redução média de gordura foi calculada em 2,6 mm pelas imagens de US, e 96% dos pacientes ficaram satisfeitos com o tratamento na semana 12. O tratamento geralmente foi bem tolerado, sendo o desconforto durante o tratamento o evento adverso mais comum. Outros efeitos colaterais incluíram edema e eritema transitórios, resolvendo-se dentro de 4 a 6 dias, e sensibilidade, resolvida dentro de 1 a 2 semanas.[56]

De forma similar, um estudo prospectivo com 35 indivíduos submetidos a tratamento com *laser* de 1.060 nm no abdome demonstrou redução média na espessura da camada de gordura de 16% (2,65 mm) em 12 semanas após o tratamento, com efeitos colaterais de edema, sensibilidade e induração leve a moderada, resolvendo-se dentro de uma a três semanas após o tratamento.[65]

Outro estudo encontrou que a redução de gordura foi mantida em 6 meses de acompanhamento, com redução média de gordura de 4,31 e 2,72 mm nos flancos e abdome, respectivamente.[66] Os pacientes podem passar por várias sessões de tratamento, espaçadas em pelo menos 4 semanas, para obter resultados adicionais.[67] Dado que essa tecnologia é relativamente nova, são necessários estudos adicionais para determinar os efeitos a longo prazo do tratamento a laser, a eficácia de múltiplos tratamentos e os efeitos comparativos a outros dispositivos de contorno corporal não invasivos.

3.2.5 Terapia com *Laser* de Baixa Intensidade

A terapia com *laser* de baixa intensidade (LLLT) é definida como a aplicação de luz de *laser* de baixa irradiância (1-5 W/cm²) para obter resultados terapêuticos sem efeitos térmicos. A LLLT tem sido amplamente utilizada em diversos campos médicos para a redução da dor, inflamação tecidual, danos teciduais e promoção da cicatrização de feridas.[68] A LLLT foi utilizada inicialmente como um complemento à lipoaspiração em 2000.[69] O estudo pré-clínico inicial de Neira *et al.* usou um *laser* de diodo de 635 nm e 10 mW usando uma dose que não causou aumento detectável de temperatura no tecido.[69] A LLLT produz poros transitórios na membrana celular, liberando o conteúdo de gordura armazenada nos adipócitos e resultando na deflação ou "liquefação" das células adiposas.[69]

A LLLT recebeu aprovação da FDA em 2010. Existem atualmente diversos dispositivos de LLLT disponíveis no mercado.[68] O Lipolaser Zerona (Erchonia Medical, Inc.) opera com um comprimento de onda de 635 nm e possui quatro braços ajustáveis, cada um emitindo 17 mW. O LipoLaser (Mimari, Polônia) tem seis painéis medindo 8 × 16 cm, contendo diodos de 100 mW com um comprimento de onda de 650 nm,[70] enquanto o Meridian LAPEX 2000 LipoLaser System (Meridian Medical Inc., Anyang, Coréia) é um dispositivo LLLT de 635 a 680 nm.[71] O tratamento pode necessitar de seis a oito sessões, com duração aproximada de 20 a 30 minutos por sessão.[71, 72] Estudos clínicos sobre LLLT para redução de gordura têm apresentado resultados conflitantes.[70, 71, 72]

Um ensaio clínico multicêntrico, randomizado e controlado por placebo, com 67 indivíduos com sobrepeso e BMI entre 25 e 30 kg/m², que foram tratados com seis sessões de *laser* utilizando LLLT de 635 nm com dispositivo de potência de 2,5 mW (Lipolaser Zerona) durante um período de duas semanas, apresentou uma redução média de 2,5 cm na circunferência da cintura, 2,7 cm no quadril e 1,6 a 2,1 cm em cada coxa em comparação com o valor inicial.[72] Um estudo retrospectivo realizado pelo mesmo grupo coletou dados de 689 pacientes, demonstrando redução média estatisticamente significativa na circunferência da cintura, quadril e coxas.[73] Um segundo ensaio clínico randomizado, controlado por placebo, com 40 indivíduos que receberam tratamentos duas vezes por semana durante quatro semanas usando LLLT de 635 a 680 nm (Meridian LAPEX 2000 lipolaser system, Meridian Medical Inc.) observou uma redução cumulativa estatisticamente significativa de 2,15 cm na circunferência da cintura, com uma perda de aproximadamente 0,4 a 0,5 cm por tratamento.[71] Estudos *in vitro* mostraram que a LLLT aumenta a perda de gordura dos adipócitos por liberação de triglicerídeos, sem lipólise ou lise celular.[71] Um estudo clínico mais recente, controlado *split-abdomen*, avaliando 24 indivíduos que realizaram seis tratamentos com LLLT de 650 nm, não observou uma redução estatisticamente significativa no tecido adiposo abdominal duas semanas após o tratamento.[70]

Em conclusão, embora estudos iniciais tenham sugerido que a LLLT pode ser um método eficaz de contorno corporal, os resultados são conflitantes. Apesar de ainda ser usada em clínicas de estética e spas, a LLLT não é a preferida nas comunidades médica e dermatológica, visto que os primeiros estudos clínicos não foram reproduzíveis e os efeitos podem não ser duradouros.

3.2.6 Novas Modalidades de Tratamento

Terapia Eletromagnética Focalizada de Alta Intensidade

A maioria dos procedimentos de redução de gordura não invasivos na medicina estética até o momento tem como alvo principalmente a gordura subcutânea, mas um novo dispositivo que usa a Terapia Eletromagnética Focalizada de Alta Intensidade (HIFEM) busca o contorno corporal tendo como alvo a musculatura subjacente, contribuindo para uma aparência firme e tonificada.[74] A tecnologia HIFEM é baseada na estimulação eletromagnética muscular, que já foi usada anteriormente para o treinamento muscular. O dispositivo atual (dispositivo EMSCULPT, BTL Industries Inc., Marlborough, Massachusetts, Estados Unidos) tem uma bobina circular que gera um campo magnético alternado intenso de até 1,8 T, que induz uma corrente elétrica secundária de alta magnitude no tecido subjacente, no qual interage e ativa os neurônios motores. Os pulsos eletromagnéticos são aplicados em alta frequência, em que os músculos são continuamente estimulados e proibidos de relaxar, o que é referido como contrações supra máximas ou tetânicas.[74]

O efeito clínico da tecnologia HIFEM foi estudado pela primeira vez para essa indicação em porcos.[74] Os porcos foram tratados com uma única sessão de HIFEM por 30 minutos. O estudo inicial determinou que o campo magnético oscilante de alta frequência afeta os nervos motores, causando contração muscular supra máxima, o que leva ao aumento das concentrações intracelulares de ácidos graxos livres (FFA). Isso resulta em uma resposta apoptótica induzida pelo estresse nos adipócitos. A histologia demonstrou aumento estatisticamente significativo na apoptose das células de gordura sem resposta inflamatória associada.[74]

Um estudo piloto prospectivo, multicêntrico e não randomizado avaliou 22 indivíduos tratados com HIFEM (EMSCULPT) aplicado no abdome por 30 minutos com um total de quatro sessões de tratamento em intervalos de dois a cinco dias. A análise de ressonância magnética desse estudo encontrou uma redução média estatisticamente significativa de 18,6% na espessura do tecido adiposo, com um aumento de 15,4% na espessura do músculo reto abdominal e uma redução de 10,4% na separação do músculo reto abdominal após dois meses do tratamento.[75] Os dados de ressonância magnética de quatro pacientes selecionados que foram acompanhados por seis meses após o tratamento sugerem melhora contínua nos músculos a longo prazo. A circunferência da cintura medida no nível subumbilical demonstrou uma redução média de 3,8 cm.[75] Nenhum evento adverso ocorreu. O único efeito colateral relatado foi uma leve dor muscular um dia após o tratamento, que desapareceu dentro de 24 horas.[75]

Outro estudo clínico pequeno com 19 pacientes que realizaram quatro tratamentos no abdome com HIFEM por 30 minutos, com intervalos de 2 a 3 dias, demonstrou uma redução da circunferência da cintura de 4,37 cm após 3 meses de acompanhamento. Além disso, aproximadamente 91% dos pacientes relataram melhora na aparência abdominal e 92% relataram satisfação com o tratamento.[76] A fadiga muscular foi um efeito colateral frequente que se resolveu em 12 a

48 horas. Nenhum evento adverso foi relatado neste estudo.[76] Os resultados desses estudos clínicos iniciais são promissores e estudos clínicos maiores e controlados são necessários.

Em conclusão, HIFEM é um dispositivo seguro e eficaz para melhorar simultaneamente a tonificação muscular e a redução indesejada de gordura, sendo a fadiga muscular temporária o efeito colateral mais comum. Embora o acompanhamento de seis meses tenha sugerido melhora contínua, ainda não está claro qual regime de tratamento de manutenção será necessário para preservar os benefícios iniciais. Estudos de acompanhamento mais longos são necessários para determinar a durabilidade da resposta, o melhor regime de manutenção e a praticidade do uso em longo prazo no cenário clínico.

3.3 Recomendações

Procedimentos de contorno corporal não invasivos são indicados para o tratamento de gorduras localizadas subcutâneas indesejadas que sejam resistentes a dietas e exercícios. O contorno corporal não invasivo não substitui o exercício e a dieta, mas pode ser usado complementarmente a eles. O contorno corporal não invasivo não é indicado como tratamento para a gordura visceral ou a obesidade. Em geral, o contorno corporal não invasivo é seguro em todos os tipos de pele.

Vale ressaltar que o contorno corporal não invasivo não é um dispositivo que serve para todos os casos. A decisão sobre qual dispositivo de contorno corporal não invasivo utilizar deve ser adaptada às necessidades de cada paciente individualmente. Medidas pré-operatórias do volume de gordura devem ser realizadas, incluindo fotografias, medições do peso corporal e circunferência, avaliação de "gordura pinçável" e, possivelmente, medição por US para determinar a localização e a profundidade da gordura. Os autores frequentemente quantificam o volume de gordura sobre a área alvo anatômica para direcionar adequadamente a área/profundidade do tratamento, usando diferentes dispositivos, quando apropriado. Por exemplo, pacientes com uma pequena área de gordura pinçável localizada nas laterais do corpo podem ser bons candidatos para a criolipólise. Pacientes com mais de 2,5 cm de profundidade de gordura subcutânea na região geral do abdome podem ser melhores candidatos para tratamentos de US de baixa intensidade. E os pacientes com 1 a 1,5 cm de profundidade de gordura, para tratamentos baseados em radiofrequência.

3.4 Seleção de Pacientes, Contraindicações e Considerações Pré-Operatórias

3.4.1 Seleção de Pacientes

Embora os procedimentos de contorno corporal não invasivos tenham se mostrado seguros e eficazes na redução de gordura subcutânea, é importante selecionar os candidatos adequados para obter os melhores resultados. Não há limite de idade para procedimentos de contorno corporal não invasivos mencionados na literatura.[77,78] Os procedimentos de contorno corporal não invasivos são seguros em todos os tipos de pele. O candidato ideal para os procedimentos de contorno corporal não invasivos é relativamente em forma, com áreas localizadas de adiposidade, próximo ao peso corporal ideal e sem grandes mudanças atuais no peso corporal. Os pacientes devem ser realistas em relação às suas expectativas e estar dispostos a manter os resultados desses procedimentos não invasivos após o tratamento com um estilo de vida saudável e ativo.[77] Os procedimentos não invasivos não são indicados para pacientes obesos ou com gordura visceral.[75] Os pacientes devem ter expectativas realistas de redução leve a moderada da gordura localizada.

Considerações específicas dependem do tipo de tratamento. Para a criolipólise, o paciente deve ter bolsas ou protuberâncias de gordura localizada tratáveis que se encaixem nos aplicadores disponíveis.[78] Para obter os melhores resultados, é necessário que pelo menos 2,5 cm de gordura seja sugada para dentro do bocal do aplicador[79] ou que seja possível pinçar 2,5 cm de gordura na área-alvo durante o exame inicial. Para a redução de gordura baseada em US, o clínico deve avaliar a espessura da gordura e, em geral, é preciso que haja pelo menos 1,5 cm de gordura para que o procedimento seja eficaz. Isso porque os dispositivos de redução de gordura por US focam a energia a uma profundidade de 1,5 cm. Por outro lado, os tratamentos baseados em RF podem direcionar com segurança camadas mais finas de gordura com profundidades de penetração mais próximas a 1 cm.

3.4.2 Contraindicações

As contraindicações gerais incluem gravidez, uso de marca-passo ou cardiodesfibrilador implantável, hérnias abdominais com tratamentos abdominais, presença de tumores malignos dentro da área de tratamento ou caso não esteja bem do ponto de vista médico. Os procedimentos de contorno corporal não devem ser realizados em áreas com dermatite ativa, varizes graves, feridas abertas ou infectadas, ou outras condições cutâneas.[80]

Além disso, a criolipólise é contraindicada para pacientes com condições sensíveis ao frio, incluindo crioglobulinemia, doença de aglutinina do frio, hemoglobinúria paroxística do frio e urticária do frio.[80] Outras contraindicações relativas citadas na literatura incluem sensibilidades ao frio, como a síndrome de Raynaud, eritema pérnio (perniose), circulação periférica comprometida na área a ser tratada, distúrbios nervosos como neuropatia diabética, dor crônica e transtorno de ansiedade.

As contraindicações dos tratamentos baseados em RF também incluem a presença de marca-passos, desfibriladores internos, implantes metálicos ou tatuagens na área de tratamento.

Contraindicações para LLLT incluem o uso de medicamentos fotossensibilizantes, terapia fotodinâmica em andamento ou diuréticos.

3.4.3 Considerações Pré-Operatórias

Em todos os procedimentos de contorno corporal, é importante obter o consentimento do paciente, estando ele bem-informado, tirar fotografias padronizadas do antes e depois e registrar os valores iniciais e subsequentes do peso corporal das medidas de circunferência. Uma avaliação cuidadosa e educar o paciente acerca do assunto são cruciais antes do procedimento. Vale ressaltar que é comum em nossa prática tirar fotos antes e ao final de cada sessão de tratamento para documentar os efeitos imediatos nos tecidos e a localização exata da área de tratamento para futuras avaliações, tratamentos e recomendações ao paciente em acompanhamento.

3.5 Técnica

3.5.1 Criolipólise

O dispositivo de criolipólise aprovado pela FDA atualmente no mercado possui painéis de resfriamento com ou sem sucção a vácuo, com extração de calor de acordo com o CIF. O dispositivo possui vários aplicadores do sistema que permitem o tratamento de diversas áreas do corpo, incluindo abdome, braços, joelhos, parte interna das coxas, quadris, costas, axilas e as partes anteriores e laterais da área submental do pescoço. Os aplicadores do sistema, incluindo CoolMax, CoolCore, CoolCurve, Coolfit e CoolMini, utilizam sucção a vácuo, enquanto o CoolSmoothPRO utiliza uma superfície de aplicação com três painéis e sem sucção a vácuo. Dispositivos mais antigos costumavam ter tempos de tratamento mais longos, mas, desde então, dispositivos mais eficientes foram lançados no mercado.[18] Antes, os aplicadores padrão resfriavam a -10°C em ciclos de 60 minutos, mas um protocolo equivalente usando -11°C por 35 minutos (45 minutos no caso do CoolMax) foi adotado.[18] Além disso, os aplicadores CoolSmooth utilizavam resfriamento controlado a -10°C por 120 minutos. Hoje em dia, no entanto, foi adotado um protocolo equivalente usando -13°C por 75 minutos. Desse modo, a versão atual do dispositivo tem tempos de tratamento variados, a depender da área tratada (variando de 35 minutos a 1h15min.). O tratamento de múltiplas áreas ao mesmo tempo também é seguro e eficaz.[81]

Antes de encaixar o aplicador à máquina, a área a ser tratada é marcada, limpa com um lenço de tratamento e então, no caso da maioria dos aplicadores disponíveis, é aplicado um adesivo. Estes adesivos à base de raiom e elastano são resistentes, suportando todo tipo de puxões. Eles possuem grande aderência, estabilizando o aplicador no local posicionado sobre a área de tratamento. No caso do Coolmini, um gel de aplicação é utilizado em vez de um adesivo na área de tratamento. Alças de velcro e almofadas podem ser usadas para ajudar a apoiar o aplicador e proporcionar conforto ao paciente durante a duração do tratamento.

Após o ciclo de tratamento ser concluído, a área tratada deve ser massageada manualmente para ajudar na lesão de reperfusão e aumentar a eficácia do tratamento.[18,82] Outras estratégias para aumentar a lesão de reperfusão podem incluir o uso de almofadas de aquecimento, terapia de ondas de choque, agentes tópicos e/ou combinação com outras energias. Os autores recomendam tirar fotografias imediatamente após o tratamento para documentar a aparência pós-tratamento e o tamanho exato do tratamento para referências futuras.

3.5.2 Radiofrequência

O tratamento com o dispositivo de RF monopolar Trusculpt geralmente leva entre 15 e 60 minutos e pode requerer múltiplos tratamentos. A área tratada não requer fluido de acoplamento ou resfriamento. O transdutor é aplicado à área de tratamento diretamente sobre o fino filme de revestimento e há uma sensação de aquecimento durante o tratamento. No sistema mais moderno, o tratamento evoluiu de um aplicador pontual, manuseado pelo operador, para um aplicador maior, de mãos livres, que emprega a energia por seis eletrodos em um único ciclo de 15 minutos. O operador ainda deve estar presente durante todo o ciclo para ajustar a temperatura do eletrodo com base no *feedback* do paciente.

O sistema Vanquish é um dispositivo de RF sem contato que trata a gordura indesejada, em média, em quatro tratamentos semanais de 30 minutos, de acordo com o protocolo de tratamento padrão do fabricante. É um dispositivo conformável, de mãos livres, com um painel de aplicação multipolar que emite RF. O aplicador é posicionado a aproximadamente 1 cm acima da pele. O operador ajusta a energia em tempo real com base no *feedback* e tolerância do paciente durante o tratamento. Portanto, apesar de ser de mãos livres e sem contato, o operador ainda deve estar presente durante todo o tratamento para garantir a segurança e evitar pontos quentes ou queimaduras.

3.5.3 Ultrassom

O sistema Ultrashape Contour I consiste em vários subsistemas. O console principal e o suporte contêm o computador, que controla o desempenho do dispositivo. O transdutor terapêutico de ultrassom inclui um sensor de *feedback* de contato acústico e fornece a energia US focalizada. Um sistema de monitoramento de vídeo em tempo real guia o operador durante o tratamento para focar a energia de forma homogênea na área designada.[34] Durante o tratamento o paciente fica deitado em decúbito dorsal com os braços sob a cabeça ou ao lado do corpo, com a área de tratamento marcada exposta. Ao redor dela são colocados panos azuis. Adesivos coloridos fornecidos são grudados nesses panos – pelo menos seis adesivos são usados para cada tratamento. Um líquido de acoplamento é aplicado na pele antes e durante o tratamento. O sistema de rastreamento e navegação permite a ativação da emissão de energia somente quando o transdutor está posicionado com precisão na área de tratamento. Ele deve ser movido sobre a área de tratamento até o computador sinalizar o "fim do tratamento". Os pacientes geralmente recebem um total de 3 tratamentos a cada 2 semanas.

3.5.4 *Laser* de Diodo

O sistema de *laser* de diodo é versátil e conformável, com aplicadores planos sem sucção que podem ser utilizados em várias configurações. É necessário um contato adequado dos aplicadores com a pele e o tempo total de tratamento é de 25 minutos, com 4 minutos para atingir alta temperatura de 42 a 47°C, seguidos por 31 minutos de ciclos de resfriamento/aquecimento. Na opinião dos autores, o profissional deve permanecer na sala de tratamento para monitorar o paciente durante o uso de todas as tecnologias baseadas em calor mencionadas.

3.5.5 Terapia a *Laser* de Baixa Potência

Existem vários tipos de LLLT atualmente no mercado com diferentes configurações.[68]

3.6 Instruções Pós-Operatórias

Normalmente não há um período significativo de recuperação para procedimentos de contorno corporal não invasivos, tornando-o uma boa alternativa aos procedimentos cirúrgicos mais invasivos em candidatos adequadamente selecionados. Também não há limitações de atividades após esse tipo de procedimento.

3.7 Potenciais Complicações e Abordagens

3.7.1 Criolipólise

Os efeitos colaterais associados à criolipólise normalmente são leves. Entre os mais comuns estão: eritema imediato temporário, hematomas, inchaço, dor, dormência e parestesias.[80] Esses efeitos colaterais geralmente se resolvem dentro de algumas semanas após o tratamento.[78] A incidência de hiperpigmentação pós-inflamatória foi relatada variando de 0 a 8,8%,[9,38] com casos relatados sendo resolvidos após alguns meses.[83] Os níveis lipídicos e os testes de função hepática não são afetados pela criolipólise.[84] A criolipólise também tem sido associada a dor de início tardio, caracterizada por dor aguda, queimação ou pontadas, com uma incidência de até 15%.[85] A dor de início tardio geralmente tem início três dias após o tratamento e duração média de 11 dias, resolvendo-se completamente sem sequelas em longo prazo.[85] Mulheres mais jovens submetidas a tratamentos de criolipólise abdominal podem ter um risco aumentado de dor de início tardio.[85] O número de ciclos de tratamento não afeta a incidência. A etiologia exata da dor de início tardio ainda não é clara, mas hipóteses incluem alterações isquêmicas nos nervos sensoriais e/ou uma resposta inflamatória aumentada ao tratamento.[85] As melhores estratégias de gerenciamento ainda não foram estudadas, mas tratamentos comumente utilizados em nossa prática incluem anestesia tópica (gel, creme, ou adesivos de lidocaína) e medicamentos orais de curta duração, como gabapentina administrada em doses tituladas.

Uma complicação incomum da criolipólise já publicada é a hiperplasia adiposa paradoxal (PAH), caracterizada pelo aumento gradual e tardio do tecido adiposo na área de tratamento, com início aproximadamente em dois ou quatro meses após o tratamento.[86] A incidência relatada na literatura varia. Inicialmente ela foi relatada como 1 em 20.000[86], mas estudos mais recentes relatam incidências mais altas, chegando a aproximadamente um em 200 tratamentos,[86-88] sugerindo que a PAH possa estar subnotificada. O mecanismo por trás da PAH ainda não é claro. Mecanismos hipotéticos incluem hipertrofia dos adipócitos, recrutamento de populações de pré-adipócitos residentes ou circulantes e/ou de células-tronco, mudanças no metabolismo dos adipócitos ou lesão hipóxica.[86] A pressão negativa da sucção dos aplicadores a vácuo pode estimular os adipócitos, de forma semelhante ao mecanismo de aumento do tecido adiposo que foi relatado com o sistema BRAVA usado para reconstruções mamárias.[91] Alguns autores sugerem que o aplicador a vácuo maior (CoolMax) pode estar associado à PAH.[91] A incidência de PAH parece ser maior em homens,[86,92] em contraste com as mulheres que têm risco aumentado de dor de início tardio. A patologia das amostras tem sido inconsistente. Jailan *et al.* avaliaram áreas de PAH usando ressonância magnética (MRI) e verificaram que houve aumento de tecido adiposo. A histologia revelou adipócitos desorganizados, septos espessados ao redor de lóbulos de gordura e aumento da vascularização.[86] Em contrapartida, Seaman *et al.* avaliaram o tecido de uma paciente do sexo feminino que realizou duas sessões de criolipólise do abdome e flancos. O tecido da lipectomia das áreas afetadas pela PAH sete meses após o tratamento, bem como o tecido de controle da mesma paciente, demonstraram diminuição do número de adipócitos viáveis, diminuição da vascularização e diminuição das células na amostra de PAH.[87] O gerenciamento da PAH geralmente envolve correção cirúrgica e lipoaspiração.[89] Recentemente, foi publicado um relato de caso sobre a eficácia do ATX-101 (injeção de ácido deoxicólico) para PAH abdominal, com um total de 4,0 mL injetados por tratamento em um total de três sessões.[93]

3.7.2 Radiofrequência

Os tratamentos com base em RF geralmente são bem tolerados e eles são monitorados com base no *feedback* do paciente. Os efeitos colaterais mais comuns incluem eritema transitório, edema, sensibilidade leve e sudorese. Queimaduras pós-tratamento podem ocorrer devido a fissuras ou danos ao eletrodo ou revestimento do aplicador. É importante destacar que não é recomendado usar anestesia tópica ou injetável na área de tratamento antes do procedimento, pois o *feedback* do paciente é importante para evitar queimaduras durante o tratamento.

3.7.3 Ultrassom Focalizado de Alta Intensidade (HIFU)

O HIFU geralmente é seguro e bem tolerado. Os efeitos colaterais mais comumente relatados incluem dor procedural, dor temporária pós-procedimento, equimose, inchaço, disestesia e eritema.[44,47] A maioria dos pacientes relatou dor leve ou moderada durante o procedimento, e todos os efeitos colaterais se resolvem espontaneamente.[44,47] Estudos clínicos não encontraram alterações clinicamente significativas em parâmetros de segurança medidos, incluindo níveis séricos de lipídios e testes de função hepática.[46]

3.7.4 Ultrassom Focalizado Não Térmico

O US focalizado não térmico é seguro e bem tolerado, sem eventos adversos graves. Estudos clínicos não encontraram alterações significativas nos parâmetros de segurança, incluindo níveis séricos de lipídios, marcadores hepáticos, oximetria de pulso e ultrassonografia hepática.[35] Eritema leve é o efeito colateral mais comum.[37] Outros efeitos colaterais menos comuns incluem equimose, disestesia durante o tratamento e bolhas.[35]

3.7.5 *Laser* de Diodo

O tratamento geralmente é bem tolerado e sem danos significativos à pele ou alterações significativas nos níveis de lipídios sanguíneos ou função hepática.[56,64] A maioria dos efeitos colaterais após o tratamento com *laser* de diodo é leve. Os efeitos colaterais mais comuns incluem desconforto durante o tratamento, avaliados em uma média de 4 em uma escala de 10 em termos de gravidade.[56] Outros efeitos colaterais menos comuns incluem eritema transitório, edema, formação de bolhas, hematomas, induração e nódulos subcutâneos.[56] Não foram relatadas despigmentações relacionadas com o tratamento.

3.7.6 Terapia a *Laser* de Baixa Intensidade (LLLT)

A LLLT é bem tolerada, com baixo risco de efeitos colaterais. Houve dois relatos de ulceração da pele com o tratamento.[70]

3.7.7 Terapia Eletromagnética de Alta Intensidade Focada (HIFEM)

A HIFEM é um procedimento bem tolerado e o tratamento é adaptado à tolerância do paciente. Foi relatado que pacientes com maior IMC tendem a tolerar configurações mais altas.[75] O efeito colateral mais comum é uma leve dor muscular nas primeiras 24 horas após o tratamento, que se resolve espontaneamente.

3.8 Conclusões

Com a tendência de aumento de procedimentos não invasivos no lugar da cirurgia tradicional, o campo do contorno corporal não invasivo cresceu significativamente. Isso levou ao desenvolvimento de vários dispositivos de redução de gordura disponíveis atualmente no mercado. A decisão sobre qual dispositivo usar depende da anatomia do paciente e da quantidade, localização e forma da gordura indesejada. Também depende de fatores mais práticos, como quais dispositivos estão disponíveis na clínica, treinamento e experiência do profissional, conforto, custo para o paciente, número de visitas e tempo investido necessário. Antes do tratamento, os pacientes devem compreender as expectativas relacionadas com a durabilidade e os regimes de manutenção propostos. É importante orientar que esses dispositivos não invasivos levam tempo para mostrar resultados, geralmente um período de alguns meses, e não resultam em uma redução dramática de gordura comparável à cirurgia. Se uma modalidade de tratamento não for eficaz para um paciente específico, existem outras alternativas. São necessários mais estudos para os dispositivos mais recentes a fim de determinar se os resultados esperados são consistentes e duradouros em longo prazo e os pacientes devem entender que a manutenção do peso é fundamental para alcançar resultados favoráveis no contorno corporal não invasivo.

3.9 Pérolas e Armadilhas

A seleção adequada do paciente e o aconselhamento sobre as expectativas são cruciais para garantir a satisfação do paciente. É importante notar que nenhum dos dispositivos de redução de gordura não invasivos mencionados acima levará a uma perda significativa de peso ou resultados dramáticos. Pacientes obesos devem ser orientados a consultar especialistas em redução de peso ou endocrinologistas.

Para registrar os resultados dos tratamentos de redução de gordura, o peso corporal deve ser medido no início e em cada acompanhamento. Fotografias padronizadas devem ser feitas na clínica para documentar os resultados. Como a maioria dos pacientes precisa de múltiplos tratamentos, fotografias podem ser tiradas delimitando toda a área de tratamento e imediatamente após o tratamento, documentando exatamente a área tratada para avaliação e tratamento subsequentes.

Referências

[1] American Society for Dermatologic Surgery. 2018. ASDS Consumer Survey on Cosmetic Dermatologic Procedures. Available at: https:// www.asds.net/Portals/0/PDF/consumer-survey-2018-infographic.pdf. Accessed December 15, 2018

[2] American Society of Plastic Surgeons. 2017. Plastic Surgery Statistics Reports. Available at: https://www.plasticsurgery.org/news/pressreleases/ new-statistics-reveal-the-shape-of-plastic-surgery. Accessed December 15, 2018

[3] Epstein EH, Jr, Oren ME. Popsicle panniculitis. N Engl J Med. 1970; 282(17):966–967

[4] Beacham BE, Cooper PH, Buchanan CS, Weary PE. Equestrian cold panniculitis in women. Arch Dermatol. 1980; 116(9):1025–1027

[5] Manstein D, Laubach H, Watanabe K, Farinelli W, Zurakowski D, Anderson RR. Selective cryolysis: a novel method of non-invasive fat removal. Lasers Surg Med. 2008; 40(9):595–604

[6] Zelickson B, Egbert BM, Preciado J, et al. Cryolipolysis for noninvasive fat cell destruction: initial results from a pig model. Dermatol Surg. 2009; 35(10):1462–1470

[7] Dover JA, Burns J, Coleman S, et al. A Prospective Clinical Study of Noninvasive Cryolipolysis for Subcutaneous Fat Layer Reduction: Interim Report of Available Subject Data. Annual Conference of the American Society for Laser Medicine and Surgery, National Harbor, MD, April 1–5, 2009

[8] Coleman SR, Sachdeva K, Egbert BM, Preciado J, Allison J. Clinical efficacy of noninvasive cryolipolysis and its effects on peripheral nerves. Aesthetic Plast Surg. 2009; 33(4):482–488

[9] Dierickx CC, Mazer JM, Sand M, Koenig S, Arigon V. Safety, tolerance, and patient satisfaction with noninvasive cryolipolysis. Dermatol Surg. 2013; 39(8):1209–1216

[10] Garibyan L, Sipprell WH, III, Jalian HR, Sakamoto FH, Avram M, Anderson RR. Three-dimensional volumetric quantification of fat loss following cryolipolysis. Lasers Surg Med. 2014; 46(2):75–80

[11] Shek SY, Chan NP, Chan HH. Non-invasive cryolipolysis for body contouring in Chinese–a first commercial experience. Lasers Surg Med. 2012; 44(2):125–130

[12] Boey GE, Wasilenchuk JL. Fat reduction in the inner thigh using a prototype cryolipolysis applicator. Dermatol Surg. 2014; 40(9):1004–1009

[13] Zelickson BD, Burns AJ, Kilmer SL. Cryolipolysis for safe and effective inner thigh fat reduction. Lasers Surg Med. 2015; 47(2):120–127

[14] Wanitphakdeedecha R, Sathaworawong A, Manuskiatti W. The efficacy of cryolipolysis treatment on arms and inner thighs. Lasers Med Sci. 2015; 30(8):2165–2169

[15] Stevens WG, Bachelor EP. Cryolipolysis conformable-surface applicator for nonsurgical fat reduction in lateral thighs. Aesthet Surg J. 2015; 35(1):66–71

[16] Kilmer SL, Burns AJ, Zelickson BD. Safety and efficacy of cryolipolysis for non-invasive reduction of submental fat. Lasers Surg Med. 2016; 48(1):3–13
[17] Bernstein EF, Bloom JD. Safety and efficacy of bilateral submental cryolipolysis with quantified 3-dimensional imaging of fat reduction and skin tightening. JAMA Facial Plast Surg. 2017; 19(5):350–357
[18] Kilmer SL. Prototype CoolCup cryolipolysis applicator with over 40% reduced treatment time demonstrates equivalent safety and efficacy with greater patient preference. Lasers Surg Med. 2017; 49(1):63–68
[19] Boey GE, Wasilenchuk JL. Enhanced clinical outcome with manual massage following cryolipolysis treatment: a 4-month study of safety and efficacy. Lasers Surg Med. 2014; 46(1):20–26
[20] Bernstein EF. Long-term efficacy follow-up on two cryolipolysis case studies: 6 and 9 years post-treatment. J Cosmet Dermatol. 2016; 15(4):561–564
[21] Stevens WG. Does cryolipolysis lead to skin tightening? A first report of cryodermadstringo. Aesthet Surg J. 2014; 34(6):NP32–NP34
[22] Carruthers J, Stevens WG, Carruthers A, Humphrey S. Cryolipolysis and skin tightening. Dermatol Surg. 2014; 40 Suppl 12:S184–S189
[23] Franco W, Kothare A, Goldberg DJ. Controlled volumetric heating of subcutaneous adipose tissue using a novel radiofrequency technology. Lasers Surg Med. 2009; 41(10):745–750
[24] Weiss R, Weiss M, Beasley K, Vrba J, Bernardy J. Operator independent focused high frequency ISM band for fat reduction: porcine model. Lasers Surg Med. 2013; 45(4):235–239
[25] Franco W, Kothare A, Ronan SJ, Grekin RC, McCalmont TH. Hyperthermic injury to adipocyte cells by selective heating of subcutaneous fat with a novel radiofrequency device: feasibility studies. Lasers Surg Med. 2010; 42(5):361–370
[26] Bhatia A, Maldre L, Kothare A. Subcutaneous Adipose Tissue Reduction Using a Non-Invasive Monopolar Radiofrequency Device: A Case Study with 7 Subjects. Annual Conference of the American Society for Laser Medicine and Surgery, Boston, MA, April 1–3, 2016
[27] Fajkošová K, Machovcová A, Onder M, Fritz K. Selective radiofrequency therapy as a non-invasive approach for contactless body contouring and circumferential reduction. J Drugs Dermatol. 2014; 13(3):291–296
[28] McDaniel D, Samková P. Evaluation of the safety and efficacy of a non-contact radiofrequency device for the improvement in contour and circumferential reduction of the inner and outer thigh. J Drugs Dermatol. 2015; 14(12):1422–1424
[29] Fritz K, Samková P, Salavastru C, Hudec J. A novel selective RF applicator for reducing thigh circumference: a clinical evaluation. Dermatol Ther (Heidelb). 2016; 29(2):92–95
[30] Moradi A, Palm M. Selective non-contact field radiofrequency extended treatment protocol: evaluation of safety and efficacy. J Drugs Dermatol. 2015; 14(9):982–985
[31] Downie J, Kaspar M. Contactless abdominal fat reduction with selective RF™ evaluated by magnetic resonance imaging (MRI): case study. J Drugs Dermatol. 2016; 15(4):491–495
[32] Fritz K, Salavastru C. Long-term follow-up on patients treated for abdominal fat using a selective contactless radiofrequency device. J Cosmet Dermatol. 2017; 16(4):471–475
[33] Brown SA, Greenbaum L, Shtukmaster S, Zadok Y, Ben-Ezra S, Kushkuley L. Characterization of nonthermal focused ultrasound for noninvasive selective fat cell disruption (lysis): technical and preclinical assessment. Plast Reconstr Surg. 2009; 124(1):92–101
[34] Ascher B. Safety and efficacy of UltraShape Contour I treatments to improve the appearance of body contours: multiple treatments in shorter intervals. Aesthet Surg J. 2010; 30(2):217–224
[35] Teitelbaum SA, Burns JL, Kubota J, et al. Noninvasive body contouring by focused ultrasound: safety and efficacy of the Contour I device in a multicenter, controlled, clinical study. Plast Reconstr Surg. 2007; 120(3):779–789
[36] Moreno-Moraga J, Valero-Altés T, Riquelme AM, Isarria-Marcosy MI, de la Torre JR. Body contouring by non-invasive transdermal focused ultrasound. Lasers Surg Med. 2007; 39(4):315–323
[37] Coleman WP, III, Coleman W, IV, Weiss RA, Kenkel JM, Ad-El DD, Amir R. A multicenter controlled study to evaluate multiple treatments with nonthermal focused ultrasound for noninvasive fat reduction. Dermatol Surg. 2017; 43(1):50–57
[38] Gold MH, Coleman WP, IV, Coleman W, III, Weiss R. A randomized, controlled multicenter study evaluating focused ultrasound treatment for fat reduction in the flanks. J Cosmet Laser Ther. 2018; 21(1):1–5
[39] Shek SY, Yeung CK, Chan JC, Chan HH. The efficacy of a combination non-thermal focused ultrasound and radiofrequency device for noninvasive body contouring in Asians. Lasers Surg Med. 2016; 48 (2):203–207
[40] Chang SL, Huang YL, Lee MC, et al. Combination therapy of focused ultrasound and radio-frequency for noninvasive body contouring in Asians with MRI photographic documentation. Lasers Med Sci. 2014; 29(1):165–172
[41] Chang SL, Huang YL, Lee MC, et al. Long-term follow-up for noninvasive body contouring treatment in Asians. Lasers Med Sci. 2016; 31(2):283–287
[42] Mahmoud ELdesoky MT, Mohamed Abutaleb EE, Mohamed Mousa GS. Ultrasound cavitation versus cryolipolysis for non-invasive body contouring. Australas J Dermatol. 2016; 57(4):288–293
[43] Jewell ML, Desilets C, Smoller BR. Evaluation of a novel high-intensity focused ultrasound device: preclinical studies in a porcine model. Aesthet Surg J. 2011; 31(4):429–434
[44] Gadsden E, Aguilar MT, Smoller BR, Jewell ML. Evaluation of a novel high-intensity focused ultrasound device for ablating subcutaneous adipose tissue for noninvasive body contouring: safety studies in human volunteers. Aesthet Surg J. 2011; 31(4):401–410
[45] Ter Haar G. HIFU tissue ablation: concept and devices. Adv Exp Med Biol. 2016; 880:3–20
[46] Jewell ML, Baxter RA, Cox SE, et al. Randomized sham-controlled trial to evaluate the safety and effectiveness of a high-intensity focused ultrasound device for noninvasive body sculpting. Plast Reconstr Surg. 2011; 128(1):253–262
[47] Jewell ML, Weiss RA, Baxter RA, et al. Safety and tolerability of highintensity focused ultrasonography for noninvasive body sculpting: 24-week data from a randomized, sham-controlled study. Aesthet Surg J. 2012; 32(7):868–876
[48] Jewell ML, Solish NJ, Desilets CS. Noninvasive body sculpting technologies with an emphasis on high-intensity focused ultrasound. Aesthetic Plast Surg. 2011; 35(5):901–912
[49] Fatemi A, Kane MA. High-intensity focused ultrasound effectively reduces waist circumference by ablating adipose tissue from the abdomen and flanks: a retrospective case series. Aesthetic Plast Surg. 2010; 34(5):577–582
[50] Solish N, Lin X, Axford-Gatley RA, Strangman NM, Kane M. A randomized, single-blind, postmarketing study of multiple energy levels of high-intensity focused ultrasound for noninvasive body sculpting. Dermatol Surg. 2012; 38(1):58–67
[51] Robinson DM, Kaminer MS, Baumann L, et al. High-intensity focused ultrasound for the reduction of subcutaneous adipose tissue using multiple treatment techniques. Dermatol Surg. 2014; 40(6):641–651
[52] Shek SY, Yeung CK, Chan JC, Chan HH. Efficacy of high-intensity focused ultrasonography for noninvasive body sculpting in Chinese patients. Lasers Surg Med. 2014; 46(4):263–269
[53] Jacques SL. Optical properties of biological tissues: a review. Phys Med Biol. 2013; 58(11):R37–R61
[54] Wassmer B, Zemmouri J, Rochon P, Mordon S. Comparative study of wavelengths for laser lipolysis. Photomed Laser Surg. 2010; 28(2): 185–188
[55] Katz B, McBean J. Laser-assisted lipolysis: a report on complications. J Cosmet Laser Ther. 2008; 10(4):231–233
[56] Katz B, Doherty S. Safety and efficacy of a noninvasive 1,060-nm diode laser for fat reduction of the flanks. Dermatol Surg. 2018; 44 (3):388–396
[57] Apfelberg D. Laser-assisted liposuction may benefit surgeons, patients. Clin Laser Mon. 1992; 10(12):193–194

[58] Ichikawa K, Miyasaka M, Tanaka R, Tanino R, Mizukami K, Wakaki M. Histologic evaluation of the pulsed Nd:YAG laser for laser lipolysis. Lasers Surg Med. 2005; 36(1):43–46
[59] Mordon S, Eymard-Maurin AF, Wassmer B, Ringot J. Histologic evaluation of laser lipolysis: pulsed 1064-nm Nd:YAG laser versus cw 980-nm diode laser. Aesthet Surg J. 2007; 27(3):263–268
[60] Badin AZ, Moraes LM, Gondek L, Chiaratti MG, Canta L. Laser lipolysis: flaccidity under control. Aesthetic Plast Surg. 2002; 26(5): 335–339
[61] Fakhouri TM, El Tal AK, Abrou AE, Mehregan DA, Barone F. Laserassisted lipolysis: a review. Dermatol Surg. 2012; 38(2):155–169
[62] Kim KH, Geronemus RG. Laser lipolysis using a novel 1,064nm Nd: laser YAG. Dermatol Surg. 2006; 32(2):241–248
[63] Schilling L, Saedi N, Weiss R. 1060nm diode hyperthermic laser lipolysis: the latest in non-invasive body contouring. J Drugs Dermatol. 2017; 16(1):48–52
[64] Decorato JW, Chen B, Sierra R. Subcutaneous adipose tissue response to a non-invasive hyperthermic treatment using a 1,060nm laser. Lasers Surg Med. 2017; 49(5):480–489
[65] Bass LS, Doherty ST. Safety and efficacy of a non-invasive 1060nm diode laser for fat reduction of the abdomen. J Drugs Dermatol. 2018; 17(1):106–112
[66] Bass L, Katz B, Doherty P. A Multicenter Study of a Non-Invasive 1060nm Diode Laser for Fat Reduction of the Flanks and Abdomen: 6-Month Follow-Up. Annual Conference of the American Society for Laser Medicine and Surgery, Boston, MA, March 30–April 3, 2016
[67] Weiss R, McDaniel D, Doherty S, et al. Clinical Evaluation of Fat Reduction Treatment of the Flanks and Abdomen with a Non-Invasive 1060nm Diode Laser: A Multicenter Study. Annual Conference of the American Society for Laser Medicine and Surgery, Boston, MA, March 30–April 3, 2016
[68] Avci P, Nyame TT, Gupta GK, Sadasivam M, Hamblin MR. Low-level laser therapy for fat layer reduction: a comprehensive review. Lasers Surg Med. 2013; 45(6):349–357
[69] Neira R, Arroyave J, Ramirez H, et al. Fat liquefaction: effect of lowlevel laser energy on adipose tissue. Plast Reconstr Surg. 2002; 110 (3):912–922, discussion 923–925
[70] JankowskiM, Gawrych M, Adamska U, Ciescinski J, Serafin Z, Czajkowski R. Low-level laser therapy (LLLT) does not reduce subcutaneous adipose tissue by local adipocyte injury but rather by modulation of systemic lipid metabolism. LasersMed Sci. 2017; 32(2):475–479
[71] Caruso-Davis MK, Guillot TS, Podichetty VK, et al. Efficacy of lowlevel laser therapy for body contouring and spot fat reduction. Obes Surg. 2011; 21(6):722–729
[72] Jackson RF, Dedo DD, Roche GC, Turok DI, Maloney RJ. Low-level laser therapy as a non-invasive approach for body contouring: a randomized, controlled study. Lasers Surg Med. 2009; 41(10):799–809
[73] Jackson RF, Stern FA, Neira R, Ortiz-Neira CL, Maloney J. Application of low-level laser therapy for noninvasive body contouring. Lasers Surg Med. 2012; 44(3):211–217
[74] Weiss RA, Bernardy J. Induction of fat apoptosis by a non-thermal device: mechanism of action of non-invasive high-intensity electromagnetic technology in a porcine model. Lasers Surg Med. 2019; 51(1):47–53
[75] Kinney BM, Lozanova P. High intensity focused electromagnetic therapy evaluated by magnetic resonance imaging: safety and efficacy study of a dual tissue effect based non-invasive abdominal body shaping. Lasers Surg Med. 2019; 51(1):40–46
[76] Jacob CI, Paskova K. Safety and efficacy of a novel high-intensity focused electromagnetic technology device for noninvasive abdominal body shaping. J Cosmet Dermatol. 2018; 17(5):783–787
[77] Meyer PF, Davi Costa E Silva J, Santos de Vasconcellos L, de Morais Carreiro E, Valentim da Silva RM. Cryolipolysis: patient selection and special considerations. Clin Cosmet Investig Dermatol. 2018; 11:499–503
[78] Krueger N, Mai SV, Luebberding S, Sadick NS. Cryolipolysis for noninvasive body contouring: clinical efficacy and patient satisfaction. Clin Cosmet Investig Dermatol. 2014;7:201–205
[79] Afrooz PN, Pozner JN, DiBernardo BE. Noninvasive and minimally invasive techniques in body contouring. Clin Plast Surg. 2014; 41(4): 789–804
[80] Ingargiola MJ, Motakef S, Chung MT, Vasconez HC, Sasaki GH. Cryolipolysis for fat reduction and body contouring: safety and efficacy of current treatment paradigms. Plast Reconstr Surg. 2015; 135(6):1581–1590
[81] Klein KB, Bachelor EP, Becker EV, Bowes LE. Multiple same day cryolipolysis treatments for the reduction of subcutaneous fat are safe and do not affect serum lipid levels or liver function tests. Lasers Surg Med. 2017; 49(7):640–644
[82] Sasaki GH, Abelev N, Tevez-Ortiz A. Noninvasive selective cryolipolysis and reperfusion recovery for localized natural fat reduction and contouring. Aesthet Surg J. 2014;34(3):420–431
[83] Adjadj L, SidAhmed-Mezi M, Mondoloni M, Meningaud JP, Hersant B. Assessment of the efficacy of cryolipolysis on saddlebags: a prospective study of 53 patients. Plast Reconstr Surg. 2017; 140 (1):50–57
[84] Klein KB, Zelickson B, Riopelle JG, et al. Non-invasive cryolipolysis for subcutaneous fat reduction does not affect serum lipid levels or liver function tests. Lasers Surg Med. 2009; 41(10):785–790
[85] Keaney TC, Gudas AT, Alster TS. Delayed onset pain associated with cryolipolysis treatment: a retrospective study with treatment recommendations. Dermatol Surg. 2015; 41(11):1296–1299
[86] Jalian HR, Avram MM, Garibyan L, Mihm MC, Anderson RR. Paradoxical adipose hyperplasia after cryolipolysis. JAMA Dermatol. 2014; 150(3):317–319
[87] Seaman SA, Tannan SC, Cao Y, Peirce SM, Gampper TJ. Paradoxical adipose hyperplasia and cellular effects after cryolipolysis: a case report. Aesthet Surg J. 2016; 36(1):NP6–NP13
[88] Singh SM, Geddes ER, Boutrous SG, Galiano RD, Friedman PM. Paradoxical adipose hyperplasia secondary to cryolipolysis: an underreported entity? Lasers Surg Med. 2015; 47(6):476–478
[89] Kelly ME, Rodríguez-Feliz J, Torres C, Kelly E. Treatment of paradoxical adipose hyperplasia following cryolipolysis: a singlecenter experience. Plast Reconstr Surg. 2018; 142(1):17e–22e
[90] Karcher C, Katz B, Sadick N. Paradoxical hyperplasia post cryolipolysis and management. Dermatol Surg. 2017; 43(3):467–470
[91] Stefani WA. Adipose hypertrophy following cryolipolysis. Aesthet Surg J. 2015; 35(7):NP218–NP220
[92] Keaney TC, Naga LI. Men at risk for paradoxical adipose hyperplasia after cryolipolysis. J Cosmet Dermatol. 2016; 15(4):575–577
[93] Ward CE, Li JY, Friedman PM. ATX-101 (deoxycholic acid injection) for paradoxical adipose hyperplasia secondary to cryolipolysis. Dermatol Surg. 2018; 44(5):752–754

4 Tratamento de Celulite

Deanne Mraz Robinson ▪ Yoon-Soo Cindy Bae

Resumo

A celulite – que nomeia as ondulações na pele que afetam principalmente as nádegas e a parte posterior das coxas das mulheres – afeta mais de 80% das mulheres e pode ter impactos negativos na qualidade de vida. Por essa razão, consideráveis esforços foram empreendidos ao longo dos anos para entender sua fisiopatologia e estabelecer opções de tratamento eficazes. Embora inúmeras opções de tratamento tenham sido propostas e testadas ao longo dos anos, foi apenas recentemente que emergiram várias delas que produziram resultados duradouros e confiáveis. Este capítulo explorará essas opções de tratamento e também abordará brevemente outros métodos para melhorar a aparência geral das nádegas e da parte posterolateral das coxas.

Palavras-chave: celulite, subcisão, Cellfina, Cellulaze, contorno corporal, Qwo, *collagenase clostridium histolyticum* (CCH), resonic, tecnologia de pulsos acústicos rápidos, Aveli

4.1 Introdução

A celulite, também conhecida como lipoesclerose ou paniculopatia edematofibrosclerótica, refere-se às ondulações na pele que afetam, principalmente, as nádegas e a região posterolateral das coxas das mulheres. Embora alguns a descrevam como uma doença, ela não tem significado médico e pode ser observada em 80 a 90% das mulheres após a adolescência.[1] A celulite existe em um espectro e pode ser composta por covinhas profundas e fixas, por alterações topográficas mais rasas e onduladas, ou por uma combinação dos dois. Ainda que não seja patológica, essas irregularidades de textura podem ser uma grande fonte de angústia para as pessoas afetadas, assim como para pacientes que se incomodam com irregularidades de textura no rosto, como rugas ou cicatrizes de acne. Em um estudo, quase 90% das mulheres afirmaram que ter celulite impactava negativamente sua qualidade de vida.[2] Mesmo que existam diversas opções de tratamento para irregularidades de textura no rosto, a celulite tem-se mostrado muito mais desafiadora de tratar. Isso não se deve à falta de esforço, pois ao longo dos anos houve uma quantidade exorbitante de tentativas de opções de tratamento. A dificuldade em tratar a celulite advém, em parte, das diferenças na anatomia das nádegas e posterior das coxas em relação ao restante do corpo, bem como de uma compreensão deficitária de sua patogênese. Felizmente, como a nossa compreensão da etiologia da celulite melhorou recentemente, também melhorou nossa capacidade de tratá-la.

Reconhecer a fisiopatologia da celulite é crucial para dominar a forma de tratá-la, eis o motivo de algumas opções de tratamento serem bem-sucedidas, enquanto muitas outras não são. Talvez o maior equívoco existente seja que, embora o tecido adiposo subcutâneo seja um componente da celulite, ele não é o único fator contribuinte. A maioria dos médicos que tratam a celulite tem pacientes extremamente em forma, com índices de massa corporal (BMIs) saudáveis, mas que ainda têm celulite. Outro fato a ser observado é que a celulite localiza-se quase inteiramente nas nádegas e posterior das coxas, mas raramente é encontrada em outros lugares, apesar do tecido adiposo estar presente em todo o corpo. Certamente, deve haver fatores adicionais em jogo. A celulite é o resultado de dois principais fatores contribuintes: a herniação do tecido adiposo subcutâneo entre o tecido conjuntivo fibroso, bem como bandas fibrosas aderidas superiormente à face profunda da derme e inferiormente à fáscia profunda que recobre o músculo. Isso atua como um cordão de ancoragem que puxa a derme para baixo.[3] Essa interação entre o tecido adiposo formando herniações para cima e o septos fibrosos puxando a pele para baixo leva à formação de nódulos topográficos e covinhas na pele, conhecidos como celulite. Ainda que agora entendamos que esses septos fibrosos desempenham um papel importante na ocorrência da celulite, ainda não compreendemos completamente o que leva à formação das bandas em si e por que elas são vistas, principalmente, nas nádegas e na região posterolateral das coxas. Dito isso, após extensa pesquisa no decorrer dos anos, agora entendemos que a celulite é resultado de uma complexa interação entre diversos fatores, incluindo disfunção microvascular e edema tecidual, inflamação crônica de baixo grau, desnaturação do colágeno, flacidez tecidual, fibrosclerose do tecido conjuntivo e hipertrofia localizada dos adipócitos.[4,5] O fato de que a celulite é encontrada predominantemente em mulheres e geralmente surge durante a puberdade, também fez com que muitos supusessem que ela esteja ligada aos hormônios.

4.2 Modalidades e Opções de Tratamento

Devido à dificuldade em determinar a fisiopatologia específica da celulite, é compreensível que o tratamento da celulite também tenha se mostrado desafiador. Como houve muitas opções de tratamento diferentes para a celulite ao longo dos anos, uma revisão exaustiva de tudo o que foi tentado está além do escopo deste capítulo. De forma geral, os tratamentos no passado visavam alguns dos diferentes fatores que acreditavam ter contribuição na formação da celulite. Especificamente, eles se concentraram em diminuir o excesso de tecido adiposo subcutâneo, melhorar a flacidez do tecido e a desnaturação do colágeno e combater a disfunção microvascular e o edema tecidual. Opções de tratamento que visavam o excesso de tecido adiposo subcutâneo incluíam o incentivo à perda de peso, o uso de criolipólise, ultrassom focalizado de alta intensidade, lipoaspiração ou terapia a *laser* de baixa ou alta potência. Embora esses tratamentos tenham-se mostrado eficazes na redução do tecido adiposo subcutâneo, como a celulite não é puramente uma doença do tecido adiposo, essas opções de tratamento não reduziram consistentemente as mudanças topográficas que compõem a celulite.

Tratamentos que visam a disfunção microvascular e o edema tecidual, que se acredita contribuírem para a formação das bandas fibrosas que compõem a celulite, incluíam metilxantinas, como cremes de cafeína, estimulação mecânica (manualmente ou com o uso de dispositivos), terapia de ondas acústicas ou terapia extracorpórea por ondas de choque. Todos esses tratamentos falharam em melhorar consistentemente a celulite, pois não estão abordando os septos fibrosos e, em vez disso, estão induzindo edema transitório. Tratamentos voltados para melhorar a flacidez do tecido e a desnaturação do colágeno, como os que usam dispositivos de radiofrequência ou luz infravermelha, também falharam em demonstrar qualquer melhora, pois, novamente, não abordam os septos fibrosos. Em resumo, duas revisões sistemáticas diferentes de 2015, que incluíram 73 e 67 estudos, constataram que nenhum desses tratamentos demonstrou resultados significativos ou duradouros.[6,7] Parte do motivo para os resultados pouco impressionantes dessas revisões é que os próprios estudos foram, em geral, mal projetados e malconduzidos, sendo prejudicados por muitas falhas, incluindo tamanhos de amostra pequenos demais, falta de relatos de significância estatística, falta de um grupo de controle ou randomização, ou não eram estudos cegos. Esses estudos também tinham outras limitações: ou diferentes desfechos clínicos foram utilizados, muitos deles subjetivos, ou falharam em estabelecer uma medida de indicação válida da gravidade da celulite ou não prosseguiram o acompanhamento por vários meses. Ainda que existam várias escalas de medição da gravidade das celulites, ainda falta uma que seja universalmente aceita.

Embora as opções de tratamento existentes no passado não tenham produzido resultados significativos e duradouros, recentemente surgiram algumas opções de tratamento diferentes que geraram resultados mais impressionantes, reproduzíveis e duradouros. A semelhança entre as opções de tratamento que se mostraram bem-sucedidas é que elas visam os septos fibrosos, que, como discutido anteriormente, são um dos principais fatores que contribuem para a celulite. Esses avanços surgiram a partir de pesquisas de Hexsel *et al.*, que trataram 232 pacientes com subcisão manual, que visava dissecar os septos que puxavam a pele. Eles verificaram que 78,87% dos pacientes ficaram satisfeitos com a melhora da celulite, enquanto 20,25% ficaram parcialmente satisfeitos. Eles também acompanharam esses pacientes por mais de 2 anos e constataram que 9,91% deles mantiveram sua melhora.[8] Um estudo mais recente envolvendo 200 mulheres demonstrou que a subcisão manual feita, nesse caso, com uma lâmina microcirúrgica de dois lados especialmente projetada, era segura e eficaz no tratamento da celulite.[9]

Com base nesses resultados favoráveis, foram desenvolvidos os dispositivos Cellfina (Ulthera/Merz, Mesa, Arizona, Estados Unidos) e Cellulaze (Cynosure, Inc., Westford, Massachusetts, Estados Unidos) para automatizar ou melhorar o processo de subcisão. Embora estes dispositivos diferissem na maneira como efetuavam a subcisão dos septos fibrosos, verificou-se que ambos produziram melhora estatisticamente significativa na aparência da celulite. O Cellfina utiliza a subcisão guiada por tecido estabilizado (TS-GS) por meio de um dispositivo assistido por vácuo, que suga o tecido afetado por dentro de uma câmara e, em seguida, solta os septos fibrosos com uma microlâmina. Isto proporciona resultados confiáveis e duradouros, como evidenciado no estudo de Kaminer *et al.*, que incluiu 45 pacientes e foi avaliado como satisfatório por 93% delas após 3 anos.[10] Nenhum efeito adverso ou dor foi relatado durante esse acompanhamento de 3 anos. Notoriamente, até onde sabemos, nenhum estudo acompanhou os pacientes por mais tempo do que esse. Geronemus *et al.* utilizaram análise de imagem tridimensional para quantificar as mudanças observadas após o Cellfina, o que demonstrou melhora média de 67,4% no volume negativo e melhora de 58,4% na altura mínima das covinhas.[11] A segurança e eficácia do Cellfina também foram reproduzidas em outro estudo envolvendo 53 pacientes com celulite moderada a grave.[12] Kaminer também descreveu uma técnica modificada com Cellfina que pode tratar, efetivamente, a celulite leve a moderada.[13] Isso é significativo porque todos os estudos anteriores que avaliaram o Cellfina estavam tratando pacientes com celulite moderada a grave. Por esse motivo, no passado, pacientes com celulite leve a moderada podem ter sido informadas de que não eram boas candidatas ao procedimento. No entanto, este estudo demonstrou que pacientes assim podem ser tratadas com sucesso com essa técnica modificada. O Cellfina é aprovado pela Food and Drug Administration (FDA) para melhoria em longo prazo na aparência da celulite nas nádegas e coxas de mulheres adultas sem perda de benefícios por até 3 anos.

O Cellulaze utiliza energia a *laser* para fazer a subcisão térmica e mecânica dos septos fibrosos, em vez de usar uma lâmina como o Cellfina. Ele utiliza um *laser* de 1.440 nm de longa duração que é inserido subcutaneamente para subcisar os septos. A energia térmica também é útil devido ao benefício secundário da lipólise e neocolagênese, aumento da firmeza do tecido e espessamento da derme. Em um estudo de 2 anos com 25 mulheres tratadas com Cellulaze, avaliadores independentes constataram que 80% das pacientes apresentaram melhora leve com 6 meses, enquanto 64% das pacientes mantiveram melhora leve depois de 2 anos.[14] Um estudo adicional com 57 mulheres revelou que houve melhora de pelo menos 1 ponto na contagem de covinhas ou irregularidade do contorno em 96% das áreas tratadas após 6 meses, o que foi mantido em 90% das áreas tratadas em 1 ano.[14,15] No entanto, não há estudos avaliando os resultados do Cellulaze após 2 anos. O Cellulaze é aprovado pela FDA para a melhora na aparência da celulite, baseado em dados clínicos em longo prazo que asseguram os resultados por pelo menos 6 meses e demonstram que não houve redução dos benefícios do tratamento em até 9 meses de observação. Em comparação, o Cellfina é aprovado para até 3 anos.

No verão de 2020, a FDA aprovou o uso de *collagenase clostridium histolyticum* (CCH) para o tratamento da celulite. O CCH é composto por duas colagenases diferentes que atuam hidrolisando o colágeno e, desse modo, rompendo as estruturas do colágeno. Isto é relevante para a celulite, pois pode ser usado como um mecanismo para destruir os septos fibrosos, semelhante a como é feito pelo Cellfina e o Cellulaze. O CCH já foi aprovado para o tratamento de vários distúrbios associados ao colágeno, incluindo contratura de Dupuytren e doença de Peyronie. As investigações para o tratamento da celulite demonstraram que ele é seguro e eficaz no tratamento da celulite em comparação com o placebo.[16,17] Na fase dois do estudo, que foi randomizado, duplo-cego e incluiu mulheres com celulite moderada a grave nas nádegas ou parte posterolaterais das coxas, 357 mulheres foram divididas aleatoriamente para receberem CCH ou placebo. A porcentagem de mulheres que tiveram melhora ≥ 2 ou ≥ 1 níveis em uma escala de gravidade da celulite validada foi significativamente maior nas mulheres tratadas com CCH (10,6% e 44,6%, respectivamente) em comparação com o placebo (1,6% e 17,9%, respectivamente; $p < 0,001$ para ambos) no dia 71. Os eventos adversos mais comuns foram em relação ao local da injeção.[18] Mais recentemente, os dados da fase 3 de 2 estudos, que incluíram um total de 845 mulheres recebendo até 3 tratamentos com CCH, mostraram que 73,3% e 67,8% das pacientes foram avaliados como "Melhor", "Muito Melhor" ou "Muitíssimo melhor" na aparência global de sua área de celulite, conforme avaliação na Escala de Melhoria Estética Global do Paciente, na nádega alvo no dia 71.[19] Uma vantagem potencial que o CCH tem sobre o Cellfina ou o Cellulaze é que não requer nenhuma alteração pós-tratamento na atividade física ou o uso de meias compressivas. Além disso, como é uma terapia por injeção rápida, o CCH pode representar uma mudança de paradigma no tratamento significativo da celulite, pois as outras duas opções disponíveis são baseadas em procedimentos e requerem anestesia e algum grau de cuidado pós-procedimento. Uma possível desvantagem é que pode ser necessário realizar vários tratamentos para obter os resultados desejados, enquanto o Cellfina e o Cellulaze requerem apenas um único tratamento.

Na esteira do CCH, a FDA aprovou o uso da tecnologia de pulso acústico rápido (RAP), Resonic, para o tratamento da celulite. Esse dispositivo utiliza ondas sonoras de alta frequência não invasivas diretamente nas covinhas da celulite, o que altera fisicamente os septos que causam a celulite e ajuda na aparência de lisura da pele. Esse método requer apenas um único tratamento. Devido à natureza não invasiva dessa tecnologia, pacientes de todos os tipos de pele são candidatos, pois não há risco de hiperpigmentação pós-inflamatória ou manchas de hemossiderina.[20]

Mais recentemente, outro dispositivo de subcisão manual chegou ao mercado. Ele conta com uma ponta que utiliza a transiluminação para auxiliar no posicionamento. Os dados do estudo mostraram eficácia em 180 dias em 20 pacientes, com uma redução média de pelo menos 1 ponto na Escala de Gravidade da Celulite (CSS). Quanto aos eventos adversos, os pesquisadores relataram equimoses leves a moderadas em todos os pacientes e observaram um hematoma leve que se resolveu sozinho. Também houve hiperpigmentação e formação de nódulos em um grupo menor de pacientes. Não houve efeitos adversos graves.[21]

4.2.1 Juntando Tudo

Embora agora tenhamos várias opções disponíveis para tratar os septos fibrosos da celulite, com possivelmente outros por vir, isso pode não ser suficiente para satisfazer completamente a paciente. Na experiência dos autores, abordar os septos fibrosos deve ser o objetivo principal ao tratar a celulite, entretanto, o clínico pode precisar abordar outros aspectos da região posterolateral das coxas para deixar a paciente satisfeita. Além das covinhas, que são a característica-chave da celulite, os pacientes também podem ter tecido adiposo, perda de volume ou flacidez da pele. Tratar esses aspectos pode ser mais bem classificado como contorno corporal, porém, como o aspecto visual da celulite é complexo e por vezes confuso, se esses outros aspectos também estiverem presentes, é possível que a maioria das pacientes queira tratá-los juntamente com as covinhas da pele. Com isso em mente, fotografias pré-operatórias são importantes antes de qualquer tratamento, uma vez que algumas pacientes podem não apreciar a melhora nas covinhas se forem imediatamente atraídas para essas outras áreas problemáticas, como a flacidez do tecido.

O excesso de gordura pode ser tratado com modalidades usadas para tratar o tecido adiposo em outras áreas do corpo, como criolipólise, lipo enzimática ou lipoaspiração. Quando há perda de volume, o enxerto de gordura, que pode ser combinado com a lipoaspiração, tem sido descrito positivamente.[22] Um preenchedor bioestimulador, como o ácido poli-L-lático (PLLA), também é comumente usado para melhorar a perda de volume, no entanto, várias sessões de tratamento podem ser necessárias, além de essa ser uma indicação *off label*.[23] O uso de hidroxiapatita de cálcio diluída e hiperdiluída (CaHA)[18] como outro agente bioestimulador para fornecer volume e firmeza à pele é uma técnica mais recente que foi descrita como tendo bons resultados.[24] É possível tentar tratar a flacidez da pele com ultrassom microfocado com visualização, radiofrequência (externa ou subdérmica) ou um preenchedor bioestimulador, como o PLLA ou o CaHA.[18] É importante destacar que os resultados de melhora na firmeza da pele podem ser modestos e os pacientes devem ser selecionados com cuidado, caso contrário, podem ficar insatisfeitos.

4.3 Seleção da Paciente

Para selecionar adequadamente uma paciente, é importante entender completamente o que a incomoda. As pacientes podem confundir o que é realmente classificado como celulite e muitas procuram uma consulta para tratar o excesso de tecido adiposo ou flacidez significativa da pele com ou sem celulite real. Como mencionado anteriormente, essas pacientes podem ser mais adequadas para outro tratamento, como o contorno corporal. Isso porque mesmo que a celulite melhore após o tratamento adequado, a paciente pode continuar insatisfeita, pois suas necessidades específicas não foram abordadas. Como foi discutido anteriormente, problemas como flacidez excessiva e perda ou excesso de volume podem ser abordados depois do tratamento da celulite, mas, em última análise, é importante estabelecer o que incomoda mais a paciente.

Quando está claro que é de fato a celulite que incomoda a paciente, o próximo passo é garantir que ela tenha o tipo adequado de celulite que responderá melhor a um tratamento como o Cellfina ou o Cellulaze. A celulite pode se apresentar como lesões mais profundas, com um aspecto de "queijo *cottage*" ou como depressões mais superficiais, frequentemente descritas com uma aparência de "casca de laranja". Tradicionalmente, considerou-se o Cellfina e o Cellulaze como métodos que geram ótimos resultados em pacientes com depressões mais profundas ou lineares, isso porque os septos fibrosos que ancoram essas lesões são mais fáceis de localizar e fornecem melhora mais dramática após o tratamento. No entanto, como mencionado anteriormente, Kaminer *et al.* descreveram uma técnica modificada que se mostrou eficaz no tratamento da celulite leve a moderada que se apresenta como pequenas depressões e ondulações, então o clínico experiente pode incluir também esses pacientes.[13] Ensaios clínicos tanto para o Cellfina quanto para o Cellulaze incluíram pacientes com tipos de pele I a VI e são seguros para todos os tipos de pele. Em pacientes com tipos de pele escura, cuidados especiais devem ser dispensados em relação à fotoproteção e minimização de hematomas pós-procedimento, pois pode ocorrer hiperpigmentação duradoura e/ou hemossiderose.

4.3.1 Contraindicações

Esses procedimentos são geralmente contraindicados para pacientes com distúrbios de coagulação ou que estejam sob medicamentos anticoagulantes. Diabetes, gravidez ou obesidade excessiva também são contraindicações. Outras contraindicações incluem pacientes com distúrbios vasculares, como flebite ou vasculite, fragilidade vascular ou varizes na área de tratamento. Por fim, o tratamento é contraindicado para os pacientes com hipertensão não controlada, aquelas com infecções cutâneas ou lesões abertas, ou aquelas que passaram por cirurgia recente (há menos de 6 semanas). Deve-se ter cuidado com pacientes com histórico de cicatrizes queloides ou hipertróficas, pois tanto o Cellfina quanto o Cellulaze requerem pequenas aberturas incisionais na pele com cânulas ou microlâminas.

4.3.2 Recomendações

O Cellfina é indicado para melhoria a longo prazo da aparência da celulite nas áreas das nádegas e coxas de mulheres adultas, com dados clínicos demonstrando nenhuma redução significativa nos benefícios do tratamento por até três anos de observação.

O Cellulaze é indicado para melhora da aparência da celulite, com base em dados clínicos de longo prazo por pelo menos seis meses, sem redução observada nos benefícios do tratamento por até nove meses de observação.

O Qwo é indicado para o tratamento da celulite moderada a grave nas nádegas de mulheres adultas. Estudos mostram que até o dia 90, a maioria das mulheres teve melhora de pelo menos 1 nível em sua celulite após o terceiro tratamento.

O Resonic é indicado para tratar a aparência da celulite, com resultados publicados medidos aos três meses após o tratamento. Dados a longo prazo em breve estarão disponíveis.

O Aveli é indicado para o tratamento da celulite nas nádegas e coxas, com resultados medidos aos 3 meses após o tratamento.

4.4 Instruções Pré-Operatórias

Quanto à preparação da paciente, é importante garantir que tenha suspendido qualquer medicação antiplaquetária ou anticoagulante antes do procedimento. No dia do procedimento, é crucial tirar fotografias de pré-tratamento de alta qualidade, que serão instrumentais ao avaliar a paciente em consultas de acompanhamento. Como o aspecto de covinhas da celulite às vezes só é visível em uma determinada posição ou com determinada iluminação, é importante tirar essas fotografias em várias posições. Tirar pelo menos 5 fotografias, incluindo 1 diretamente atrás da paciente e 2 dos ângulos de 45 e 90 graus de cada direção, permitirá ao médico rastrear melhor essas mudanças. A iluminação vinda de cima permitirá visualizar totalmente a celulite.

Além disso, algumas covinhas são acentuadas ou vistas mais claramente com o movimento, então vídeos dinâmicos do paciente contraindo os glúteos e/ou fazendo movimentos de agachamento podem ser particularmente úteis.

4.5 Procedimento

- Qwo:
  - Marcações e pré-procedimento:
    - Com a paciente em pé, marque as áreas a serem injetadas.
    - Fotografias adequadas devem ser tiradas para garantir que a linha de base da celulite seja documentada.
  - Procedimento:
    - Retire o produto da geladeira e deixe descansar por pelo menos 15 minutos. Use apenas o diluente fornecido para reconstituir o Qwo.
    - Com a paciente em pé, injete CCH subcutaneamente, com cada injeção administrada em 3 parcelas de 0,1 mL em 3 direções diferentes (90 graus perpendicular à superfície da pele para injetar 0,1 mL, depois reposicione para injetar 0,1 mL em um ângulo de 45 graus em direção à cabeça, depois reposicione novamente para injetar 0,1 mL em um ângulo de 45 graus em direção ao pé).
    - Repita o tratamento a cada 21 dias, totalizando 3 sessões.
  - Cuidados imediatos pós-procedimento:
    - A paciente deve permanecer em pé por pelo menos 5 minutos após as injeções.
  - Cuidados pós-procedimento:
    - As pacientes devem usar shorts de compressão o máximo possível por 1 a 2 semanas. Exercícios moderados a intensos podem ser retomados após 1 semana, pois exercícios intensos antes disso podem acentuar os hematomas.
  - Potenciais complicações e abordagens:
    - As pacientes podem apresentar hematomas; é importante discutir isso com as pacientes antes do procedimento para que estejam cientes.
    - Hematomas podem levar a manchas de hemossiderina, que podem ser tratadas com *lasers*.

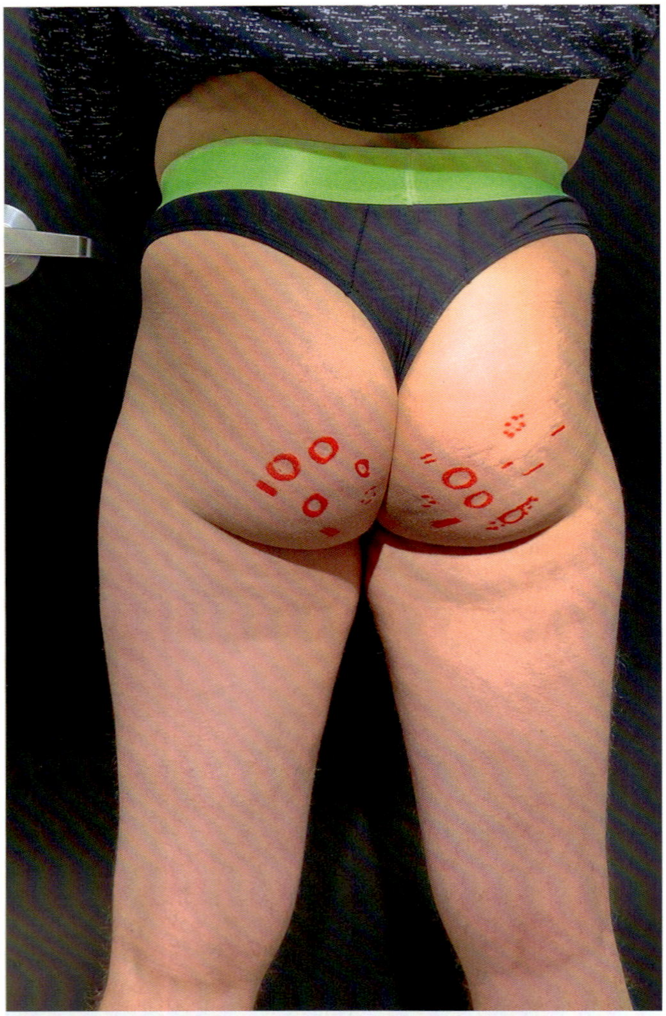

Fig. 4.1 Marcações das depressões da celulite com a paciente em pé indicadas com círculos e linhas representativas. Todas as depressões eram de profundidade intermediária e seriam aplicadas a 6 mm de profundidade, portanto, apenas uma cor foi usada para marcar.

- Cellfina:
  - Marcação e pré-procedimento:
    - Com a paciente em pé, marque as depressões individuais da celulite com uma caneta cirúrgica. Podem ser utilizadas duas cores diferentes para identificar lesões mais profundas e mais rasas, pois quando a paciente está deitada e após a anestesia, não será possível discernir a presença e profundidade das depressões. As cores diferentes podem ser usadas para correlacionar as diferentes profundidades de liberação (6 e 10 mm). Além disso, pequenas lesões lineares podem ser marcadas com uma linha, e depressões ovais ou circulares maiores devem ser demarcadas com um círculo que englobe toda a lesão (▶ Fig. 4.1).
    - Além de marcar as depressões com a ajuda da iluminação vinda de cima e de diferentes ângulos, é útil fazer com que a paciente contraia os músculos glúteos, o que pode revelar depressões adicionais que não são óbvias em repouso.
    - Fotografe as marcações: é prudente revisar essas fotografias marcadas com a paciente antes do procedimento e fazê-las assinar a revisão afirmando que eles entendem que essas são as áreas que serão tratadas. Isso deixa muito claro e transparente exatamente quais áreas estão e NÃO estão sendo tratadas com o procedimento.
    - Posicione a paciente confortavelmente de bruços e adequadamente coberta.
    - Prepare a paciente com uma solução antisséptica.
- Procedimento:
  - Monte o sistema de administração do anestésico conectando a agulha de calibre 22 ao dispositivo de administração. A maioria das pacientes requer pequenos volumes de líquido tumescente, portanto, os autores preferem preparar bolsas de 500 mL. A solução anestésica *on label* é uma solução de lidocaína a 0,1% com epinefrina. Na experiência dos autores, uma mistura de lidocaína a 0,2% tem sido eficaz e bem tolerada.
  - Ligue o vácuo e ajuste a pressão para acomodar totalmente o tecido na câmara e administre 8 mL de líquido tumescente por faixa de administração anestésica.
    - Repita este passo até que todas as áreas estejam anestesiadas. Deve-se ter cuidado para não exceder o volume total permitido de lidocaína com base no peso da paciente.
    - Aguarde aproximadamente 20 minutos antes de começar as aplicações para permitir a vasoconstrição completa da epinefrina.
  - Após o tempo de espera adequado, como mencionado acima, conecte a placa guia de aplicação selecionada ao tubo de vácuo.
    - Com base em suas marcações, uma profundidade de 6 ou 10 mm pode ser usada. Como discutido anteriormente, para depressões mais profundas ou lesões imediatamente adjacentes, uma profundidade de 10 mm pode ser usada para evitar seromas. Para todas as outras aplicações, pode-se usar 6 mm.
    - Para otimizar os resultados e reduzir o risco de seromas e hematomas, devem ser feitas aplicações individuais das lesões/depressões. Subcessionar a menor quantidade de tecido possível irá aprimorar os resultados e acarretar menos danos colaterais potenciais ao tecido.
    - Para as depressões ovais ou circulares maiores, previamente marcadas com um círculo, posicione a marcação na primeira janela de tratamento, aplique sucção e ajuste o vácuo para garantir o total abarcamento do tecido. Insira a microlâmina e mova-a para frente e para trás dentro do número apropriado de faixas com base no deslocamento da marcação conforme visto através da janela de tratamento (▶ Fig. 4.2).
    - Para lesões lineares, que foram marcadas com uma linha, utilize o método elegante, como descrito por Kaminer *et al.* Alinhe a marcação com a segunda janela de tratamento e empurre a microlâmina para a segunda faixa (▶ Fig. 4.3) e faça a liberação apenas dentro desta faixa.
    - Para lesões menores que a metade da segunda janela de tratamento, uma liberação ainda menor pode ser feita varrendo a lâmina para frente e para trás no lado oposto à lesão.

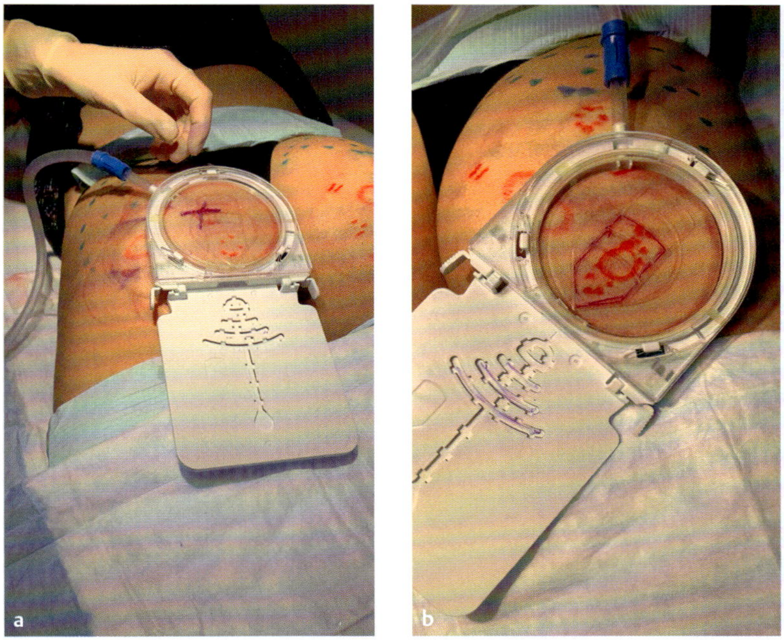

Fig. 4.2 (a, b) Liberação retangular P1 *versus* liberação retangular P3. A diferença está no deslocamento da depressão da celulite e no uso do módulo motor para liberar apenas a primeira faixa (P1) *versus* as três primeiras faixas (P3).

- Para lesões na coxa, sempre alinhe a microlâmina perpendicularmente à depressão linear da celulite, pois a aplicação nas lesões horizontalmente pode resultar em protuberâncias anetodérmicas de tecido adiposo subcutâneo.
- Cuidados imediatos pós-procedimento:
  - Após o procedimento, faça com que a paciente se sente e se movimente para frente e para trás para ajudar a expelir o fluido anestésico restante.
  - Limpe novamente a área com um antisséptico e aplique um emoliente suave, como vaselina, nos pontos de entrada. Cubra com curativos não aderentes e peça para a paciente usar uma cinta de compressão de média intensidade.
- Cuidados pós-procedimento:
  - As pacientes devem usar *shorts* de compressão o máximo possível por 1 a 2 semanas. Exercícios moderados a intensos podem ser retomados após 1 semana, pois exercícios intensos antes disso podem acentuar os hematomas.
- Potenciais complicações e abordagens:
  - Devido ao mecanismo de ação, as pacientes devem estar preparadas para hematomas. Outros eventos adversos comuns incluem dor, formigamento, áreas endurecidas e/ou acúmulo de fluido. No estudo pivotal, todos esses efeitos se resolveram sozinhos. Além disso, no acompanhamento de 3 anos, não houve relatos de dor persistente, outros efeitos do tratamento ou efeitos adversos.[10,25]

- Cellulaze:
  - Preparação e posicionamento da paciente:
    - Marque a paciente em posição em pé com uma caneta cirúrgica. Linhas-guia de tratamento formando quadrados de 5 cm × 5 cm devem ser demarcadas, com depressões e áreas elevadas sinalizadas.
    - Posicione a paciente confortavelmente e apropriadamente coberta.
    - Prepare a paciente com uma solução antisséptica.
  - Abordagem do procedimento:
    - Anestesie as grades de tratamento com anestesia tumescente tradicional.
    - Usando uma lâmina número 11, faça de duas a quatro incisões de 1 mm para a cânula a *laser*.
    - Introduza a cânula a *laser* e posicione abaixo da superfície da pele.
    - Para tratar as áreas elevadas, coloque a cânula a *laser* na posição inferior a 1 a 2 cm abaixo da derme e mova em um padrão em forma de leque.
    - Para tratar as depressões, movimente a cânula lateralmente em um padrão em forma de leque perpendicular às depressões 3 a 5 mm abaixo da derme.
    - Para aumentar a firmeza do tecido da derme, posicione a fibra a 1 a 3 mm abaixo da derme para aquecer o quadrado de 5 cm × 5 cm.
    - Remova a fibra e massageie suavemente as áreas tratadas em direção ao local da incisão para remover delicadamente os adipócitos liquefeitos.
  - Cuidados imediatos pós-procedimento:
    - Após o procedimento, as áreas tratadas devem ser limpas e curativos compressivos devem ser aplicados.
  - Reabilitação e recuperação:
    - Os pacientes devem usar roupas compressivas por 2 a 3 semanas.
  - Potenciais complicações e abordagens:
    - Os efeitos adversos mais comuns são todos leves e incluem desconforto, hematomas, inchaço e dormência, que podem ser tratados com medicamentos de venda livre, pressão e compressas de gelo, todos os quais normalmente se resolvem em até três meses. Um estudo multicêntrico com 57 pacientes não relatou eventos adversos em 12 meses.[26,27]
    - Em raras ocasiões, podem ser observadas exsudações excessivas ou seromas, que podem requerer aspiração intermitente.

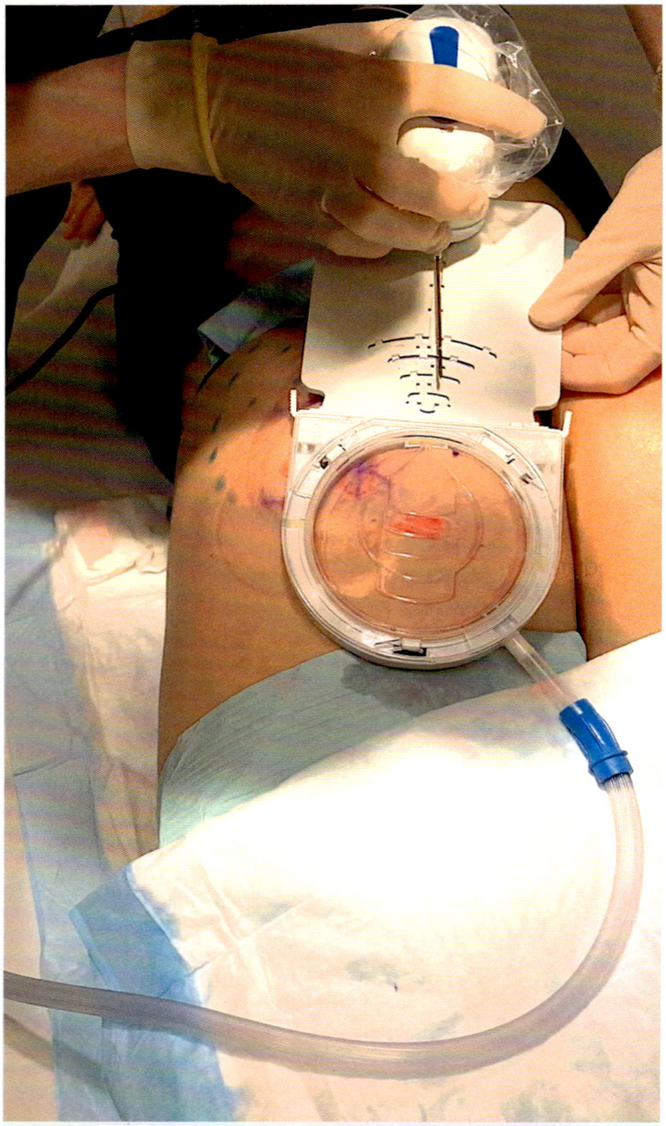

Fig. 4.3 Aplicação na janela P2. Desviando da primeira faixa com o motor desligado e aplicando apenas na segunda faixa com a microlâmina para uma aplicação precisa e localizada.

- Resonic:
  - Preparação e posicionamento do paciente:
    - Marque a paciente em posição em pé com uma caneta cirúrgica. Enumerar as marcações pode fazer com que seja mais fácil acompanhar as áreas tratadas.
    - Posicione a paciente confortavelmente e adequadamente coberta.
    - Forneça dispositivos de cancelamento de ruído ou tampões de ouvido à paciente e ao assistente.
    - Prepare a paciente com gel de ultrassom e adesivo de hidrocoloide.
  - Abordagem do procedimento:
    - Posicione a manopla diretamente no adesivo de hidrocoloide, que deve estar no local da covinha a ser tratada.
    - Mova suavemente a manopla ao redor da covinha a ser tratada por um minuto. Em seguida, repita o tratamento de modo que cada covinha receba 2 minutos de tratamento.
  - Cuidados imediatos pós-procedimento:
    - Após o procedimento, as áreas tratadas devem ser limpas.
  - Cuidados pós-procedimento:
    - Nenhum.
  - Potenciais complicações e abordagens:
    - Os efeitos adversos mais comuns são todos leves e incluem eritema e inchaço, que podem ser tratados com medicamentos de venda livre para a dor, pressão e compressas de gelo.

4.6 Pérolas e Armadilhas

O planejamento é primordial para o sucesso tanto no caso do Cellfina quanto do Cellulaze. A identificação adequada dos septos fibrosos que contribuem para a formação de depressões na pele é fundamental, pois o rompimento deles levará a um resultado esteticamente agradável. Por outro lado, romper todos os septos fibrosos em uma determinada área não melhorará os resultados, mas aumentará o risco de sequelas como hematomas, seromas e despigmentação resultante. Sendo assim, focar nos septos patológicos é a chave do sucesso.

Ao tratar as coxas com Cellfina, lembre-se de que pode haver doença vascular coexistente e isso pode ser comum. Há risco de sangramento agudo com hemossiderose resultante se a subcisão for realizada em uma área de fragilidade vascular ou com veias varicosas. Portanto, os autores sugerem o uso de um localizador de veias portátil, como o AccuVein, para ajudar a esclarecer se estruturas venosas existem em uma área potencialmente tratada.

Hematomas são um efeito colateral comum após o tratamento com CCH. Portanto, é importante alertar as pacientes com problemas de coagulação ou aquelas que estão sob terapia antiplaquetária ou anticoagulante.

Finalmente, em casos de hipercromia persistente ou hemossiderose após o procedimento, intervenções como fotoproteção rigorosa contínua e o uso de tratamentos a *laser* fracionados de picossegundos Alexandrite ou Nd:YAG podem ser úteis para a remoção da hipercromia persistente.[28]

Referências

[1] Emanuele E. Cellulite: advances in treatment: facts and controversies. Clin Dermatol. 2013; 31(6):725–730

[2] Soares JLM, Miot HA, Sanudo A, Bagatin E. Cellulite: poor correlation between instrumental methods and photograph evaluation for severity classification. Int J Cosmet Sci. 2015; 37(1):134–140

[3] Nürnberger F, Müller G. So-called cellulite: an invented disease. J Dermatol Surg Oncol. 1978; 4(3):221–229

[4] Omi T, Sato S, Kawana P. Ultrastructural assessment of cellulite morphology: clues to a therapeutic strategy? Laser Ther. 2013; 22(2):131–136

[5] de la Casa Almeida M, Suarez Serrano C, Rebollo Roldán J, Jiménez Rejano JJ. Cellulite's aetiology: a review. J Eur Acad Dermatol Venereol. 2013; 27(3):273–278

[6] Zerini I, Sisti A, Cuomo R, et al. Cellulite treatment: a comprehensive literature review. J Cosmet Dermatol. 2015; 14(3):224–240

[7] Luebberding S, Krueger N, Sadick NS. Cellulite: an evidence-based review. Am J Clin Dermatol. 2015; 16(4):243–256

[8] Hexsel DM, Mazzuco R. Subcision: a treatment for cellulite. Int J Dermatol. 2000; 39(7):539–544

[9] Amore R, Amuso D, Leonardi V, et al. Treatment of dimpling from cellulite. Plast Reconstr Surg Glob Open. 2018; 6(5):e1771

[10] Kaminer MS, ColemanWP, III, Weiss RA, Robinson DM, Grossman J. A multicenter pivotal study to evaluate tissue stabilized-guided subcision using the cellfina device for the treatment of cellulite with 3-year follow-up. Dermatol Surg. 2017; 43(10):1240–1248

[11] Brauer J, Christman M, Bae Y-SC, et al. Three-dimensional analysis of minimally invasive vacuum-assisted subcision treatment of cellulite. J drugs dermatology. 2018;17(9):960

[12] Geronemus RG, Brauer JA, Kilmer SL, et al. An observational study of the safety and efficacy of tissue stabilized-guided subcision to improve the appearance of cellulite. Ski J Cutan Med. 2017; 1(3.1):81

[13] Ibrahim O, Haimovic A, Lee N, Kaminer MS. Efficacy using a modified technique for tissue stabilized-guided subcision for the treatment of mild-to-moderate cellulite of the buttocks and thighs. Dermatol Surg. 2018; 44(10):1272–1277

[14] DiBernardo B, Sasaki G, Katz BE, Hunstad JP, Petti C, Burns AJ. A multicenter study for a single, three-step laser treatment for cellulite using a 1440-nm Nd:YAG laser, a novel side-firing fiber, and a temperature-sensing cannula. Aesthet Surg J. 2013; 33(4):576–584

[15] DiBernardo BE, Sasaki GH, Katz BE, Hunstad JP, Petti C, Burns AJ. A multicenter study for cellulite treatment using a 1440-nm Nd:YAG wavelength laser with side-firing fiber. Aesthet Surg J. 2016; 36(3): 335–343

[16] Goldman MP, Sadick NS, Young L, Kaufman GJ, Smith T, Tursi JP. Phase 2a, randomized, double-blind, placebo-controlled dose-ranging study of repeat doses of collagenase clostridium histolyticum for the treatment of edematous fibrosclerotic panniculopathy (cellulite). J Am Acad Dermatol. 2015; 72(5):AB19–AB19

[17] Dagum AB, Badalamente MA. Collagenase injection in the treatment of cellulite. Plast Reconstr Surg. 2006; 118(4):53

[18] Sadick NS, Goldman MP, Liu G, et al. Collagenase Clostridium histolyticum for the treatment of edematous fibrosclerotic panniculopathy (cellulite): a randomized trial. Dermatol Surg. 2019; 45(8):1047–1056

[19] Endo Pharmaceuticals Inc. Endo Announces Positive Results from Phase 3 Studies of Collagenase Clostridium Histolyticum (CCH) in Patients with Cellulite. Available at: http://investor.endo.com/newsreleases/ news-release-details/endo-announces-positive-results-phase- 3-studies-collagenase. Accessed April 14, 2019

[20] Tanzi E, Capell C, Robertson D. Improvement in the appearance of cellulite and skin laxity resulting from a single treatment with acoustic subcision: findings from a multicenter pivotal clinical trial. Lasers Surg Med. 2022;54(1):121–128

[21] Stevens G, Kaminer M, Fabi S, Fan L. Study of a new controlled focal septa release cellulite reduction method. Aesthet Surg J. 2022

[22] Coleman KM, Pozner J. Combination therapy for rejuvenation of the outer thigh and buttock: a review and our experience. Dermatol Surg. 2016; 42 Suppl 2:S124–S130

[23] Mazzuco R, Sadick NS. The use of poly-L-lactic acid in the gluteal area. Dermatol Surg. 2016; 42(3):441–443

[24] Goldie K, Peeters W, Alghoul M, et al. Global consensus guidelines for the injection of diluted and hyperdiluted calcium hydroxylapatite for skin tightening. Dermatol Surg. 2018; 44 Suppl 1:S32–S41

[25] Kaminer MS, Coleman WP, III, Weiss RA, Grossman J. Tissue stabilized-guided subcision for the treatment of cellulite: A multicenter pivotal study with two-year follow-up. Dermatol Surg. 2016; 42(10):1213–1216

[26] DiBernardo BE, Sasaki GH, Katz BE, Hunstad JP, Petti C, Burns AJ. A multicenter study for cellulite treatment using a 1440-nm Nd:YAG wavelength laser with side-firing fiber. Aesthet Surg J. 2016; 36(3): 335–343

[27] DiBernardo BE. Treatment of cellulite using a 1440-nm pulsed laser with one-year follow-up. Aesthet Surg J. 2011; 31(3):328–341

[28] Wu DC, Goldman MP. Successful treatment of chronic venous stasis hyperpigmentation of the lower limbs with the picosecond alexandrite laser. Dermatol Surg. 2018; 44(6):881–883

5 Flacidez da Pele: Microagulhamento

Jordan V. Wang ■ Joseph N. Mehrabi ■ Nazanin Saedi

Resumo

Melhorar a firmeza da pele tem-se tornado uma razão comum para os pacientes procurarem tratamento estético. Além do envelhecimento intrínseco, muitos outros fatores ambientais e estresses físicos podem afetar negativamente a estrutura e aparência clínica da pele. Com o tempo, os níveis de colágeno e elastina na pele podem diminuir à medida que a pele perde sua arquitetura ideal, o que pode se manifestar como linhas finas, rugas, aspereza, opacidade, ressecamento e flacidez. O microagulhamento, a radiofrequência com microagulhas e outras modalidades a *laser* e baseadas em energia podem ser utilizadas para melhorar a aparência de linhas finas, rugas e flacidez da pele.

Palavras-chave: flacidez da pele, estética, firmeza da pele, microagulhamento, dermatologia

5.1 Introdução

Além do envelhecimento intrínseco, a pele facial é particularmente vulnerável a fatores ambientais que podem influenciar negativamente a sua aparência. Exposições excessivas à radiação ultravioleta, poluição, fumaça, produtos químicos e traumas podem levar a uma abundância de lesões celulares. Danos repetitivos ao ácido desoxirribonucleico (DNA) das células da pele, especialmente por espécies reativas de oxigênio, podem contribuir para um acúmulo de danos que, por sua vez, podem prejudicar a maturação das proteínas, a função celular e a fisiologia normal.[1-4] Com o tempo a pele também pode perder gradualmente a sua elasticidade e firmeza naturais devido à degradação do colágeno e da elastina. Este processo é acompanhado pela redução dos fibroblastos e uma capacidade diminuída de autorreparação por meio da formação de novo colágeno.

Os efeitos clínicos do envelhecimento e dos estressores ambientais podem ser bastante notáveis. A pele facial pode apresentar linhas finas e rugas, discromias, afinamento, aspereza e perda de elasticidade. A flacidez da pele facial é comum, o que pode se manifestar como um afrouxamento evidente nas fases posteriores e mais graves. Por muitas das vezes, a flacidez da pele é uma das maiores reclamações dos pacientes que buscam procedimentos estéticos. Portanto, é importante que os médicos reconheçam a flacidez da pele e se familiarizem com as várias modalidades de tratamento adequadas para a firmeza da pele e o rejuvenescimento facial geral.

5.2 Opções de Tratamento

Para o tratamento da flacidez da pele, muitas opções estão disponíveis para os pacientes. Também parece que novas opções são lançadas a cada ano, por isso é importante que os profissionais se mantenham atualizados com a tecnologia e os dispositivos mais recentes. Neste capítulo abordaremos especificamente o microagulhamento e o microagulhamento com radiofrequência (RF). Outras opções serão mencionadas brevemente no final e também são abordadas em outras partes deste livro, incluindo *lasers* não ablativos (Capítulo 1), *lasers* ablativos (Capítulo 2) e dispositivos de contorno (Capítulo 3), que podem incluir energia de RF e tecnologia de ultrassom, entre outras modalidades.

5.3 Microagulhamento

O microagulhamento, também conhecido como terapia por indução percutânea de colágeno (PCI), tem sido utilizado com segurança e eficácia no tratamento da flacidez da pele.[5,6] O microagulhamento cria colunas de lesões físicas usando agulhas pequenas que penetram a superfície da pele.[7] Elas podem variar em sua profundidade de penetração, o que pode ser controlado pelo profissional. Após a lesão inicial, o colágeno danificado é removido pelos processos naturais do corpo, dando lugar para posterior crescimento e remodelação do novo colágeno.[8] Esses processos são estimulados por um aumento dos fatores de crescimento locais e pela ativação de fibroblastos, que favorecem a neocolagênese, a neoelastogênese e neovascularização do tecido.[9] Em geral, a pele se torna mais firme à medida que ocorre a remodelação do colágeno e da elastina.

O microagulhamento geralmente é feito de duas formas básicas, incluindo rolos manuais tradicionais e canetas automatizadas.[10] Os rolos dérmicos geralmente contêm agulhas de comprimento fixo entre 0,5 e 3,0 mm, que podem variar entre os diferentes rolos. A profundidade de penetração das agulhas pode depender da pressão e técnica do profissional. Em comparação, as canetas automatizadas utilizam pontas descartáveis que podem ser acionadas em várias frequências selecionadas. Diferente dos rolos, a profundidade de penetração das agulhas não depende tanto do usuário com esses dispositivos. A caneta automatizada geralmente é preferida na prática devido à maior facilidade de uso e ao melhor controle da profundidade e densidade das agulhas durante o tratamento.

5.4 Radiofrequência com Microagulhamento

Recentemente, o microagulhamento com RF tem experimentado aumento de popularidade. As pontas das agulhas utilizadas nesses procedimentos podem aplicar energia térmica localizada a uma profundidade específica.[10] As agulhas podem ser isoladas ou não isoladas, dependendo do dispositivo e do fabricante, o que pode facilitar o controle, a quantidade e a localização do calor liberado. A adição de energia térmica às agulhas, em comparação com o microagulhamento tradicional, aumenta a quantidade de dano controlado ao tecido, permitindo, em última instância, maior remodelação do colágeno a cada tratamento. Ao ajustar a profundidade de penetração das agulhas a cada passagem consecutiva, o médico pode aplicar a energia térmica em camadas para permitir máxima coagulação e lesão à derme. Cada dispositivo de microagulhamento com RF é intrinsecamente diferente daquele produzido por outro fabricante e eles não são intercambiáveis. Configurações similares de cada fabricante não produzem os mesmos efeitos histológicos e clínicos, tampouco a sua modificação para os mesmos parâmetros. A combinação de microagulhamento com RF pode oferecer um aumento significativo na firmeza da pele em comparação com o microagulhamento tradicional.

5.5 Recomendações

Embora tenha sido apresentado, inicialmente, um tratamento para o rejuvenescimento da pele, o microagulhamento é indicado para muitas outras situações além da flacidez da pele. Indicações comuns incluem cicatrizes atróficas, cicatrizes de acne, cicatrizes pós-traumáticas e queimaduras, acne, rosácea, alopecia, hiperidrose, estrias, melasma, queratoses actínicas e administração tópica de medicamentos. Entretanto, ainda existem evidências conflitantes na literatura sobre sua utilidade, assim como ainda há uma escassez de ensaios clínicos maiores. Como acontece com a maioria dos tratamentos estéticos, geralmente são necessárias múltiplas sessões para atingir os melhores resultados. Uma série de tratamentos normalmente inclui de 3 a 6 sessões para alcançar os resultados clínicos desejados.

5.6 Seleção de Pacientes

Selecionar o paciente adequado para o microagulhamento é crucial para o sucesso do tratamento e também para a satisfação do paciente. Para o tratamento da flacidez da pele, os pacientes devem apresentar flacidez de leve a moderada para obter maiores benefícios. A flacidez da pele significativa e grave pode ser mais bem tratada com opções cirúrgicas, incluindo *lifting* facial. Para pacientes que desejam uma melhora maior com menos sessões de tratamento, o microagulhamento com RF pode ser indicado.

Um fator importante a considerar é o tom de pele do paciente. Aqueles com tons de pele mais escuros têm risco aumentado de mudanças pigmentares pós-procedimento e hiperpigmentação pós-inflamatória. É importante ter isso em mente ao tratar pacientes com peles mais escuras e também informá-los sobre isso antes do procedimento a fim de oferecer total transparência quanto aos riscos potenciais e resultados esperados. Ao usar o microagulhamento com RF, as pontas de agulha isoladas podem diminuir o risco desses eventos, pois a epiderme e a derme superficial podem ser protegidas da energia térmica direta.

Existem poucas contraindicações para o microagulhamento. É importante não realizar o procedimento em áreas com infecções ativas, que devem ser adequadamente tratadas antes do início da terapia. Para pacientes com histórico de infecções por herpes simples ou herpes labial localizadas na área a ser tratada, é recomendada a terapia antiviral periprocedural com valaciclovir ou aciclovir. Também é válido perguntar sobre o histórico do paciente com cicatrizes hipertróficas e queloides, pois há um risco de que os tratamentos possam exacerbar lesões existentes ou até mesmo criar novas. Recomenda-se cuidado também com pessoas com esclerodermia, doenças vasculares do colágeno, distúrbios de coagulação, imunossupressão e que estejam sob tratamento contínuo de quimioterapia ou radioterapia.

Durante o período pré-operatório, várias fotografias devem ser tiradas da área proposta a ser tratada com microagulhamento. Isso pode ajudar a demonstrar ao paciente os efeitos pré e pós-tratamento, permitindo uma comparação precisa. Antes do tratamento, o paciente deve lavar a área usando um limpador suave para remover quaisquer impurezas da superfície da pele. Podem ser utilizados produtos anestésicos intradérmicos ou tópicos, como combinação tópica de benzocaína, lidocaína e tetracaína ou lidocaína tópica. Se agentes tópicos forem usados, é preciso ter cuidado para que eles sejam completamente removidos. Antes de iniciar o tratamento, devem ser usados lenços umedecidos com álcool ou limpador antisséptico para limpar novamente a superfície da pele.

5.7 Técnica

Após a preparação adequada da superfície da pele, a pele pode ser tratada com o dispositivo de microagulhamento (▶ Fig. 5.1). Para as canetas automatizadas, uma fina camada de solução deslizante é aplicada primeiro na área tratada. Isso permite que a caneta se mova mais facilmente sobre a superfície da pele sem agarrar nela. A pele também deve ser esticada para ajudar nisso. A caneta é então movida sobre a pele enquanto as agulhas oscilam na frequência selecionada. Para sistemas de microagulhamento com RF, não é necessário usar solução deslizante (▶ Fig. 5.2). As agulhas não oscilam, mas penetram e retraem-se conforme comandado. Portanto, é importante permitir que as agulhas se retraiam completamente antes de mover o dispositivo para evitar arrastar a pele e causar danos não intencionais à sua superfície.

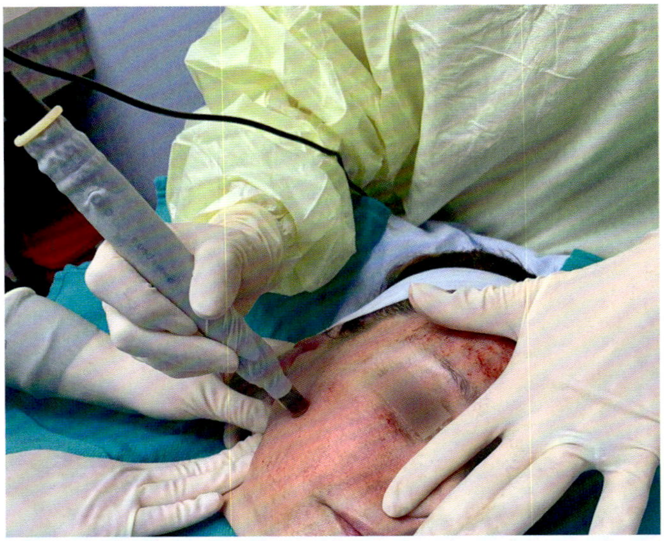

Fig. 5.1 Demonstração do procedimento tradicional de microagulhamento com caneta de microagulhamento automatizada.

Em ambos os tipos de microagulhamento, o dispositivo deve ser mantido perpendicular à superfície da pele para permitir a penetração das agulhas em um ângulo de 90 graus em relação à pele. Isso pode garantir uma penetração adequada das agulhas e danos controlados. Para o tratamento, geralmente são necessárias múltiplas passagens – pelo menos 2 ou 3. Para cada passagem é preferível uma direção diferente para evitar que se forme listras. Com cada passagem subsequente, a profundidade de penetração das agulhas pode ser ajustada para permitir a danificação da derme em camadas, o que pode ser especialmente útil no microagulhamento com radiofrequência (RF).

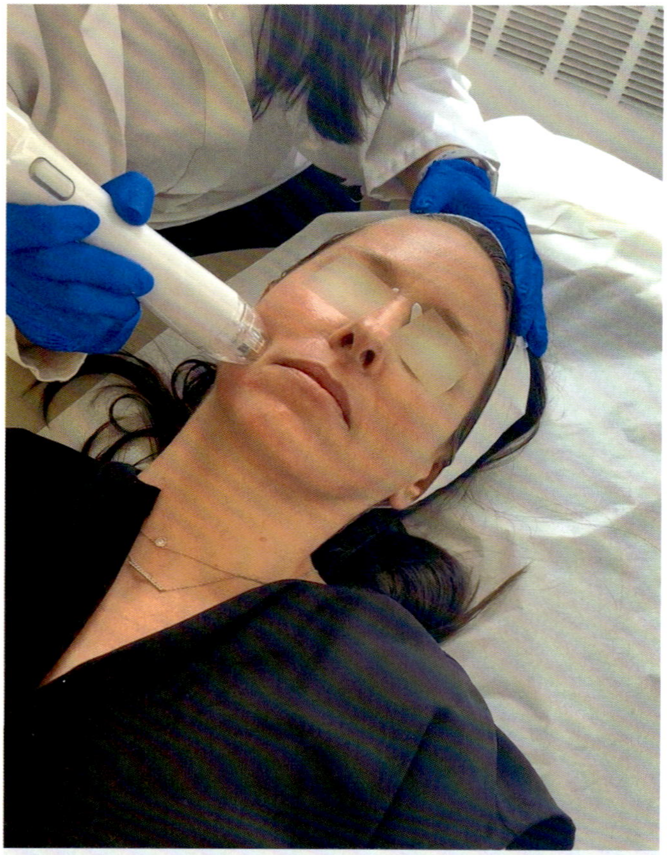

Fig. 5.2 Demonstração do procedimento de microagulhamento com radiofrequência.

Certas áreas do rosto, como as bochechas, podem tolerar profundidades maiores em comparação com outras áreas mais sensíveis e com pele fina, como a testa. No microagulhamento tradicional, o desfecho do tratamento é geralmente o sangramento pontual da área. No entanto, o procedimento pode ser mais intenso em áreas que requerem tratamento agressivo. No microagulhamento com RF, a coagulação causada pela RF pode impedir a visualização do sangramento, portanto, é importante reconhecer e compreender completamente as configurações de tratamento que estão sendo utilizadas.

5.8 Instruções Pós-Operatórias

As instruções pós-operatórias para os pacientes começam com o fornecimento de informações minuciosas e uma discussão sobre as expectativas pós-procedimento. É importante que os pacientes entendam completamente o que acontecerá com sua pele à medida que ela cicatriza nas próximas horas e dias (▶ Fig. 5.3). Logo após o microagulhamento, os pacientes podem esperar que as áreas tratadas tenham a aparência e a sensação semelhantes a uma queimadura moderada de sol. A pele pode ficar seca e rígida, e também ter maior sensibilidade a estímulos. Pode haver leve inflamação e inchaço após o tratamento que geralmente diminui em algumas horas. Alguns dias após o tratamento, a pele pode começar a descamar. Os pacientes devem ser orientados a não coçar ou esfregar a pele quando isso acontecer. Para desconforto mínimo a moderado, os pacientes podem tomar paracetamol conforme necessário. Sangramento excessivo, hematomas ou inchaço significativos e dor pós-procedimento intensa não são comuns. Os pacientes devem ser aconselhados a procurar atendimento médico imediato se apresentarem esses sintomas ou se tiverem alguma preocupação com possível infecção da área tratada.

É também essencial que os pacientes entendam o processo de aumento da firmeza da pele. Isso pode ajudar a controlar as expectativas do paciente em relação ao procedimento, o que, por sua vez, aumentará sua satisfação. Os pacientes devem esperar aumento inicial na firmeza da pele dentro de algumas semanas, mas o esperado é que a maior parte das

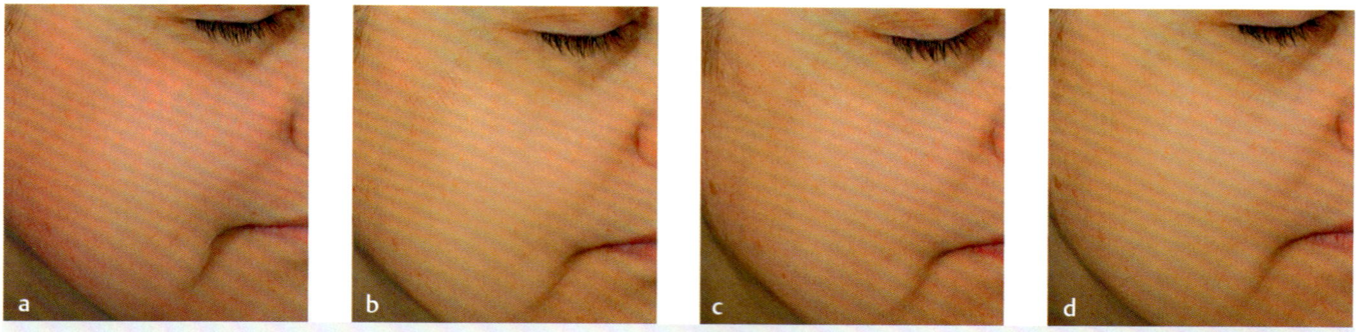

Fig. 5.3 Paciente feminina após radiofrequência com microagulhamento **(a)** imediatamente após o tratamento, **(b)** 2 dias após o tratamento, **(c)** 5 dias após o tratamento e **(d)** 7 dias após o tratamento, demonstrando o período de recuperação pós-procedimento e cicatrização. (Estas imagens foram gentilmente cedidas pelo Dr. Jordan V. Wang e pelo Dr. Roy Geronemus.)

melhorias ocorra após vários meses. O benefício no período inicial provavelmente se deve à interrupção aguda do colágeno e remodelação da epiderme. Nos meses seguintes, o novo colágeno ainda continua sendo sintetizado e remodelado a partir do estímulo inicial durante o procedimento. Um período de aproximadamente três a seis meses é sugerido como a altura típica do processo em que o paciente pode esperar visualizar melhorias máximas ou quase máximas.

As instruções de cuidados pós-operatórios para a maioria dos procedimentos de firmeza da pele, incluindo o microagulhamento, são relativamente simples de os pacientes seguirem. Eles devem evitar quaisquer químicos ou produtos agressivos enquanto a pele tratada estiver cicatrizando. Apenas um agente de limpeza suave de venda livre e água morna devem ser usados para limpar a pele na próxima semana. Esfregões e escovas agressivas, incluindo escovas faciais eletrônicas, devem ser evitados nas próximas semanas. Devem ser usados hidratantes suaves para auxiliar na cicatrização e recuperação da pele. Produtos que contenham alfa-hidroxiácidos ou retinol devem ser evitados, pois podem causar irritação adicional na pele altamente sensível. Os pacientes devem evitar maquiagem cosmética logo após o procedimento. Esses produtos têm o potencial de penetrar nos canais abertos pelo microagulhamento e causar irritação. No entanto, deve-se observar que ainda há debate sobre se o microagulhamento realmente cria canais na pele. Os pacientes devem abster-se de usar medicamentos anti-inflamatórios, como ibuprofeno, por pelo menos uma semana. Também é muito importante evitar exercícios prolongados por até 48 horas e exposição prolongada ao sol diretamente após os procedimentos. A aplicação regular de um protetor solar com alto fator de proteção que contenha filtros físicos também é recomendada para evitar problemas de pigmentação.

Produtos que contenham ácido hialurônico ou peptídeos semelhantes que estimulem o colágeno podem oferecer benefícios na restauração e regeneração da pele após o tratamento. Quaisquer colunas físicas de lesão causadas pelo microagulhamento na pele podem permitir maior penetração na derme dessas proteínas e peptídeos essenciais. Novamente, ainda há controvérsia sobre se o microagulhamento realmente cria esses canais. Se de fato for o caso, o microagulhamento pode melhorar a administração de medicamentos tópicos. E mesmo que seja, o procedimento também tem o potencial de empurrar os produtos tópicos para dentro da pele. Por esse motivo, apenas produtos projetados para aplicação dérmica devem ser usados antes ou depois do microagulhamento. Deve-se ter cuidado ao usar produtos tópicos no período perioperatório, especialmente aqueles que contêm vitamina C, pois relatos demonstraram a ocorrência de granulomas faciais.[11] Acredita-se que produtos tópicos possam introduzir partículas imunogênicas na derme e potencializar reações de hipersensibilidade locais ou sistêmicas.

5.9 Potenciais Complicações

Várias complicações pós-operatórias são possíveis em tratamentos com microagulhamento. As mais comuns são inchaço temporário, sangramento, hematomas e dor pós-operatória. Esses sintomas geralmente se resolvem em alguns minutos ou dentro de algumas horas. Complicações mais graves podem incluir infecção, alterações pigmentares e cicatrizes. Pacientes que apresentam aumento da dor, inchaço e secreção pós-procedimento, especialmente em proporções maiores do que o esperado, devem ser avaliados na clínica para possível infecção. Embora as infecções bacterianas sejam mais comuns, infecções virais também podem ocorrer. Podem ser coletadas amostras das áreas afetadas com um *swab* para cultura bacteriana ou estudos de reação em cadeia da polimerase (PCR) viral.

Suspeitas de infecções bacterianas podem ser tratadas inicialmente com um antibiótico de amplo espectro que sirva tanto para cepas de *Staphylococcus* (resistentes e sensíveis à meticilina) quanto *Streptococcus* até que a cultura bacteriana esteja disponível. Depois disso, a terapia antibacteriana direcionada passa a ser a medida mais apropriada. Das infecções virais, o herpes simples é o mais comum. Em casos suspeitos de infecções herpéticas, doses orais de valaciclovir ou aciclovir podem ser administradas por pelo menos uma semana. A observação próxima é necessária para garantir a cicatrização adequada e reduzir os riscos de propagação da infecção e a cicatrização permanente. Os profissionais devem permanecer disponíveis para melhorar os resultados e a satisfação do paciente.

Alterações pigmentares pós-procedimentais e cicatrizes também podem ocorrer. A maioria dos casos de despigmentação geralmente é temporária, como hipo e hiperpigmentação pós-inflamatória. Nestes casos, frequentemente é necessária apenas a tranquilização do paciente. No entanto, problemas pigmentares podem durar vários meses ou até mais, especialmente em peles mais escuras. Se forem graves ou persistentes, podem ser utilizados produtos tópicos clareadores da pele, como hidroquinona, ou *lasers* de baixa potência para tratar a hiperpigmentação pós-inflamatória junto do acompanhamento próximo do paciente. No caso de o procedimento causar cicatrizes, deve-se dialogar com os pacientes, reafirmando que esse resultado, ainda que infeliz, é um resultado possível, mas que eles serão devidamente acompanhados para garantir que o aspecto da cicatriz seja melhorado. Em algumas ocasiões isso pode significar o uso de modalidades de tratamento alternativas para melhoria da aparência das cicatrizes, como detalhado no Capítulo 6. É importante manter uma relação positiva e próxima entre paciente e o médico durante esses casos.

5.10 Outras Modalidades

Muitas outras tecnologias também têm sido utilizadas para tratar a flacidez da pele, incluindo ultrassom, radiofrequência e lesão fracionada termomecânica (TMFI). Todas essas técnicas envolvem o uso de calor para induzir termicamente a contração do colágeno, a neocolagênese e a remodelação dérmica, resultando, posteriormente, no aumento da firmeza da pele.

Dispositivos de ultrassom emitem energia acústica vibracional, que é absorvida pelos tecidos para contrair as fibras de colágeno.[12, 13] Tecnologias de ultrassom podem incluir o microfocado e o ultrassom focalizado de alta intensidade. O ultrassom microfocado libera pulsos de baixa intensidade

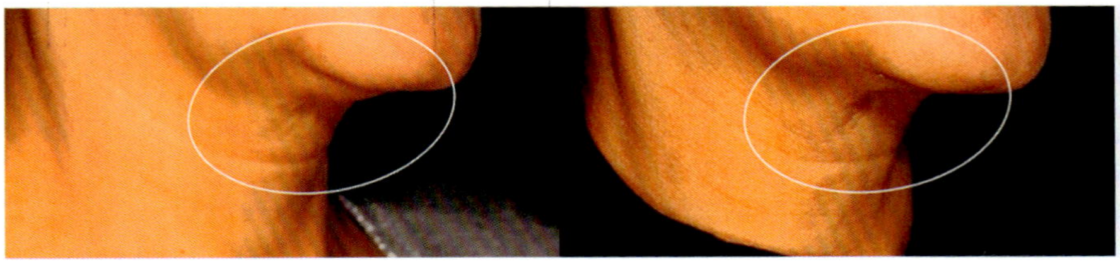

Fig. 5.4 Linha de base de paciente feminina e após 3 meses de acompanhamento depois de um único tratamento com tecnologia de feixe paralelo de ultrassom síncrono (Sofwave). (Esta imagem foi gentilmente cedida pelo Dr. Roy Geronemus.)

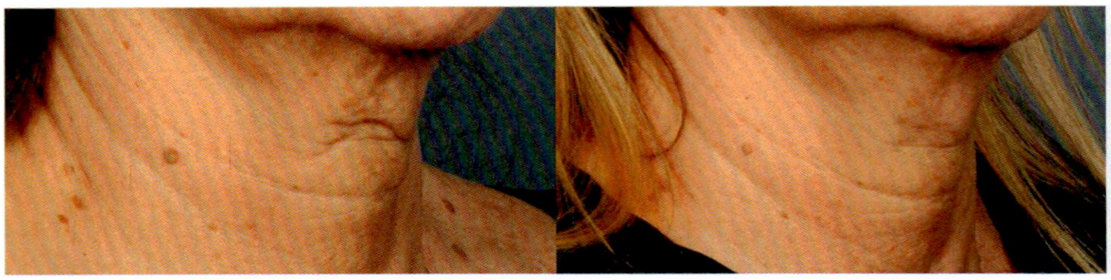

Fig. 5.5 Linha de base de paciente feminina e após 3 meses de acompanhamento depois de um único tratamento com tecnologia de feixe paralelo de ultrassom síncrono (Sofwave). (Esta imagem foi gentilmente cedida pela Dra. Arielle Kauvar.)

nas camadas dérmicas reticulares profundas e subdérmicas da pele, o que interrompe a arquitetura local e estimula a distensibilidade e a elasticidade.[14]

Por outro lado, o ultrassom focalizado de alta intensidade concentra o calor nas camadas mais profundas da pele para alcançar a derme profunda, o tecido conjuntivo subdérmico e a camada fibromuscular. O objetivo dessa modalidade é causar microcoagulação direcionada para estimular a remodelação do colágeno.[15] Uma tecnologia mais recente utiliza feixes de ultrassom paralelos de alta intensidade e alta frequência (Sofwave, Yoqneam, Israel) que desviam da camada epidérmica e direcionam o dano térmico para profundidades de 0,5 a 2 mm, evitando lesões em estruturas anatômicas mais profundas. Essa tecnologia tem se mostrado eficaz, segura e bem tolerada (▶ Fig. 5.4 e ▶ Fig. 5.5). Para dispositivos de ultrassom, anestesia tópica geralmente é necessária antes da administração e as melhorias quase sempre não são visíveis até semanas ou meses após o tratamento. Um ligeiro aumento na firmeza e melhora da flacidez da pele é esperado com a terapia por ultrassom entre aqueles que respondem[15] usando as modalidades mais antigas. Efeitos colaterais transitórios pós-tratamento podem incluir eritema, púrpura, edema e pigmentação pós-inflamatória. Complicações graves são raramente relatadas, incluindo cicatrizes, necrose, paresia nervosa motora e nódulos subcutâneos palpáveis.

A RF frequentemente é utilizada para o tratamento de flacidez da pele e rejuvenescimento cutâneo. Os dispositivos de RF geram calor no tecido por meio da geração de uma corrente elétrica alternada para estimular a remodelação do colágeno. Dispositivos monopolares têm sido os mais tradicionalmente estudados e verificou-se que eles produzem melhora de leve a moderada na maioria dos pacientes.[16] Resultados imediatos podem ser observados, enquanto melhorias mais dramáticas geralmente são vistas meses após o tratamento.[17] Dispositivos bipolares e multipolares de RF têm múltiplos eletrodos, que podem produzir campos elétricos diferentes.[18,19] Não foram observadas diferenças significativas no aumento da firmeza da pele em estudos comparando as tecnologias monopolar, bipolar e multipolar.[19,20] No entanto, acredita-se que os tratamentos monopolares têm o potencial de fornecer energia mais profundamente e produzir efeitos mais profundos. Anestésicos tópicos são necessários antes do tratamento, e os efeitos colaterais transitórios incluem dor, eritema, edema e hiperpigmentação pós-inflamatória. Cicatrizes e nódulos são efeitos colaterais raros, porém mais graves. Embora múltiplos tratamentos sejam aconselhados para maximizar a melhora, um único tratamento pode ser suficiente para melhorias modestas na flacidez da pele.

A TMFI é um método de rejuvenescimento da pele não ablativo relativamente novo que combina energia térmica com movimento.[21] Este dispositivo (Tixel, Novoxel, Netanya, Israel) focaliza a energia térmica em uma ponta de titânio com uma grade de pirâmides que, quando aquecida, é pulsada para entrar em contato com a superfície da pele e coagular o tecido. Isso cria posteriormente microcrateras por meio de processos de evaporação e dessecação. A transferência de calor térmico usando a TMFI não envolve qualquer penetração mecânica mais profunda do que a epiderme. Em um estudo, a maioria dos pacientes experimentou melhora leve a moderada na flacidez da pele e das rugas faciais após duas a três sessões de tratamento com intervalos de três a cinco semanas.[22] Anestesia tópica pode ser usada, mas nem sempre é necessária antes do tratamento e o tempo de recuperação é mínimo, variando de 1 a 5 dias. Eventos transitórios pós-tratamento incluem eritema e, se as configurações forem mais agressivas, raramente hiperpigmentação pós-inflamatória.

5.11 Pérolas e Armadilhas

As duas coisas mais importantes que devem ser lembradas quanto ao microagulhamento são a seleção de pacientes adequados e o gerenciamento de suas expectativas de forma apropriada. Certifique-se de selecionar pacientes com flacidez da pele leve a moderada, que se beneficiariam de procedimentos de microagulhamento em comparação com tratamentos mais agressivos ou intervenções cirúrgicas, como *lifting* facial. A manutenção das expectativas é crucial para garantir maior satisfação e fidelização do paciente. O tipo de pele do paciente também deve ser levado em consideração para discutir adequadamente os riscos de alterações pigmentares e cicatrizes.

Ao realizar o microagulhamento tradicional, é importante usar uma quantidade adequada de gel deslizante: nem muito, nem pouco. Além disso, esticar manualmente a pele circundante pode ajudar a evitar que o dispositivo agarre na pele tratada. Ambas as técnicas podem melhorar o conforto e os resultados do paciente. Durante o tratamento, o dispositivo deve ser mantido diretamente perpendicular à pele e cada passagem deve ser feita em uma direção diferente para evitar a formação de linhas.

Para o microagulhamento com RF, é importante tratar cada paciente usando uma técnica semelhante para garantir o resultado esperado. Sugere-se que as técnicas entre profissionais possam ser significativamente diferentes, o que pode explicar resultados distintos, mesmo quando estes utilizam dispositivos e configurações semelhantes. O uso de configurações semelhantes entre dispositivos diferentes também pode produzir resultados diferentes, então os profissionais devem ter cuidado. Ao tratar peles de coloração mais escura, o uso de pontas de agulhas isoladas, quando disponíveis, pode ajudar a reduzir o risco maior de alterações pigmentares e cicatrizes.

Referências

[1] Tobin DJ. Introduction to skin aging. J Tissue Viability. 2017; 26(1):37–46

[2] Cui H, Kong Y, Zhang H. Oxidative stress, mitochondrial dysfunction, and aging. J Signal Transduct. 2012; 2012:646354

[3] Nkengne A, Bertin C. Aging and facial changes: documenting clinical signs, part 1: clinical changes of the aging face. Skinmed. 2013; 11(5):281–286

[4] Mokos ZB, Ćurković D, Kostović K, Čeović R. Facial changes in the mature patient. Clin Dermatol. 2018; 36(2):152–158

[5] Hou A, Cohen B, Haimovic A, Elbuluk N. Microneedling: a comprehensive review. Dermatol Surg. 2017; 43(3):321–339

[6] Ramaut L, Hoeksema H, Pirayesh A, Stillaert F, Monstrey S. Microneedling: Where do we stand now? A systematic review of the literature. J Plast Reconstr Aesthet Surg. 2018; 71(1):1–14

[7] Harris AG, Naidoo C, Murrell DF. Skin needling as a treatment for acne scarring: an up-to-date review of the literature. Int J Womens Dermatol. 2015; 1(2):77–81

[8] Fabbrocini G, Fardella N, Monfrecola A, Proietti I, Innocenzi D. Acne scarring treatment using skin needling. Clin Exp Dermatol. 2009; 34 (8):874–879

[9] Alster TS, Graham PM. Microneedling: a review and practical guide. Dermatol Surg. 2018; 44(3):397–404

[10] Puiu T, Mohammad TF, Ozog DM, Rambhatla PV. A comparative analysis of electric and radiofrequency microneedling devices on the market. J Drugs Dermatol. 2018; 17(9):1010–1013

[11] Soltani-Arabshahi R, Wong JW, Duffy KL, Powell DL. Facial allergic granulomatous reaction and systemic hypersensitivity associated with microneedle therapy for skin rejuvenation. JAMA Dermatol. 2014; 150(1):68–72

[12] Fabi SG. Noninvasive skin tightening: focus on new ultrasound techniques. Clin Cosmet Investig Dermatol. 2015; 8:47–52

[13] MacGregor JL, Tanzi EL. Microfocused ultrasound for skin tightening. Semin Cutan Med Surg. 2013; 32(1):18–25

[14] Kwan KR, Kolansky Z, Abittan BJ, Farberg AS, Goldenberg G. Skin tightening. Cutis. 2020; 106(3):134–137, 139, E1

[15] Friedman O, Isman G, Koren A, Shoshany H, Sprecher E, Artzi O. Intense focused ultrasound for neck and lower face skin tightening a prospective study. J Cosmet Dermatol. 2020; 19(4):850–854

[16] Polder KD, Bruce S. Radiofrequency: Thermage. Facial Plast Surg Clin North Am. 2011; 19(2):347–359

[17] Boisen J, Alkul S, Malone CH, Munavalli G. Perioral volumization using a temperature controlled fractionated radiofrequency device. J Cosmet Dermatol. 2021

[18] Alexiades-Armenakas M, Dover JS, Arndt KA. Unipolar versus bipolar radiofrequency treatment of rhytides and laxity using a mobile painless delivery method. Lasers Surg Med. 2008; 40(7):446–453

[19] Sadick NS, Nassar AH, Dorizas AS, Alexiades-Armenakas M. Bipolar and multipolar radiofrequency. Dermatol Surg. 2014; 40 Suppl 12:S174–S179

[20] Alexiades M. Laser and light-based treatments of acne and acne scarring. Clin Dermatol. 2017; 35(2):183–189

[21] Elman M, Fournier N, Barnéon G, Bernstein EF, Lask G. Fractional treatment of aging skin with Tixel, a clinical and histological evaluation. J Cosmet Laser Ther. 2016; 18(1):31–37

[22] Daniely D, Judodihardjo H, Rajpar SF, Mehrabi JN, Artzi O. Thermomechanical fractional injury therapy for facial skin rejuvenation in skin types II to V: a retrospective double-center chart review. Lasers Surg Med. 2021:(e-pub ahead of print) 5.11 Pearls and Pitfalls©

6 Tratamentos de Cicatrizes

Daniel P. Friedmann ▪ Michael Zumwalt ▪ Vineet Mishra

Resumo

Atualmente estão disponíveis muitas terapias seguras e eficazes para melhorar a aparência de cicatrizes. No entanto, os paradigmas de tratamento variam significativamente entre os tipos de cicatrizes, com cicatrizes hipertróficas, atróficas e de queimaduras, que se beneficiam de diferentes terapias combinadas. Este capítulo apresenta uma visão detalhada dessas abordagens variadas de tratamento para cicatrizes.

Palavras-chave: laser de corante pulsado, luz intensa pulsada, *resurfacing* a *laser* não ablativo fracionado, *resurfacing* a *laser* ablativo fracionado, radiofrequência fracionada bipolar, cicatriz hipertrófica, cicatriz queloide, cicatriz de acne atrófica

6.1 Introdução

As cicatrizes são o resultado final das vias intrínsecas de reparação de feridas cutâneas que podem ter importantes implicações estéticas, físicas e psicossociais para os pacientes. Atualmente, existem numerosas terapias seguras e eficazes para melhorar a aparência das cicatrizes, sendo a escolha ideal de uma modalidade ou combinação delas dependente do tipo de cicatriz em tratamento.

6.2 Indicações

6.2.1 Cicatrizes Hipertróficas

Entende-se que as cicatrizes hipertróficas são o resultado da ativação anormal dos fibroblastos, levando a um depósito excessivo de colágeno dentro das bordas da lesão inicial.[1] O colágeno dos tipos I e III são ambos superexpressos, com maior deposição de colágeno do tipo III comparado às cicatrizes normais.[2] As cicatrizes hipertróficas precoces podem ser eritematosas, dolorosas e pruriginosas, mas tendem a tornar-se assintomáticas e aplanar-se lentamente ao longo do tempo, mesmo sem tratamento.

6.2.2 Queloides

Diferentemente das cicatrizes hipertróficas, os queloides estendem-se além das bordas da lesão original e podem aumentar progressivamente com o tempo. Indivíduos de pele escura são muito mais suscetíveis, com uma incidência de 6% a 16% em populações africanas.[2] As áreas comumente afetadas por essas lesões potencialmente pruriginosas, dolorosas ou hiperestésicas incluem o tórax, as costas e os lóbulos das orelhas.

6.2.3 Cicatrizes Atróficas de Acne

Embora as cicatrizes de acne também possam ser hipertróficas ou queloidais, em 80 a 90% dos casos elas se apresentam como lesões atróficas devido ao depósito anormal de colágeno após inflamação dérmica e subcutânea severa e prolongada.[3] Existem três subtipos de cicatrizes atróficas de acne: *ice-pick*, *boxcar* e *rolling* (▶ Fig. 6.1). As cicatrizes do tipo *ice-pick* têm 1 a 2 mm e têm uma margem bem demarcada, estendendo-se precipitadamente na derme profunda. As cicatrizes do tipo *boxcar* têm 2 a 4 mm e são redondas ou quadrilaterais, com margens bem demarcadas e profundidade de superficial a moderada. As cicatrizes do tipo *rolling* geralmente têm mais de 4 mm e podem estar ligadas ao tecido subcutâneo subjacente, resultando em uma aparência ondulada em forma de "M". As cicatrizes de acne devem ser diferenciadas do eritema pós-inflamatório ou da hiperpigmentação pós-inflamatória (PIH) secundários à acne, que são autolimitados e influenciados pelo tipo de pele de Fitzpatrick (FST), sendo a PIH mais comum nos tipos de pele FST III a XI.

6.2.4 Outras Cicatrizes

As cicatrizes cirúrgicas e traumáticas podem ser hipertróficas ou atróficas. As cicatrizes de queimadura podem se apresentar como hipertróficas contraídas e rígidas, em forma de faixa. São dolorosas, pruriginosas e podem limitar a amplitude de movimento das articulações, levando, de fato, a comprometimento funcional.

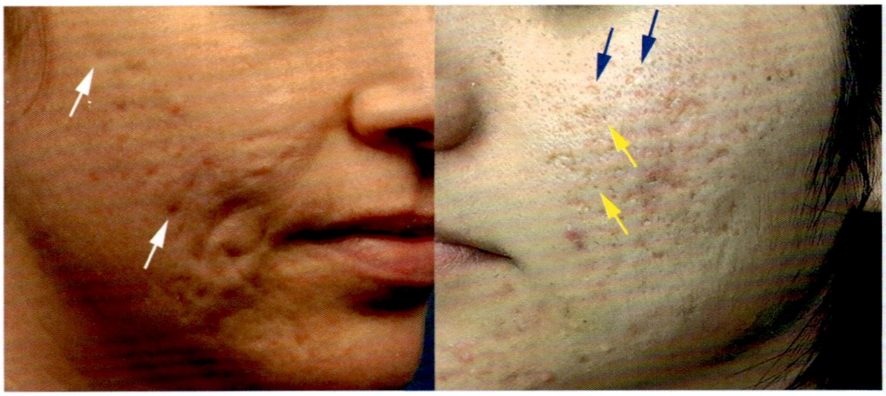

Fig. 6.1 Subtipos de cicatrizes atróficas de acne incluem *rolling* (setas brancas), *boxcar* (setas azuis) e *ice-pick* (setas amarelas).

6.3 Opções de Tratamento

6.3.1 Para Cicatrizes Hipertróficas e Queloides

Terapia de Injeção Intralesional

As injeções intralesionais são consideradas a terapia de primeira linha para o tratamento de cicatrizes hipertróficas (▶ Fig. 6.2) e queloides, com taxas de resposta variando de 50 a 100%, embora haja uma taxa de reincidência de 9 a 50%.[4]

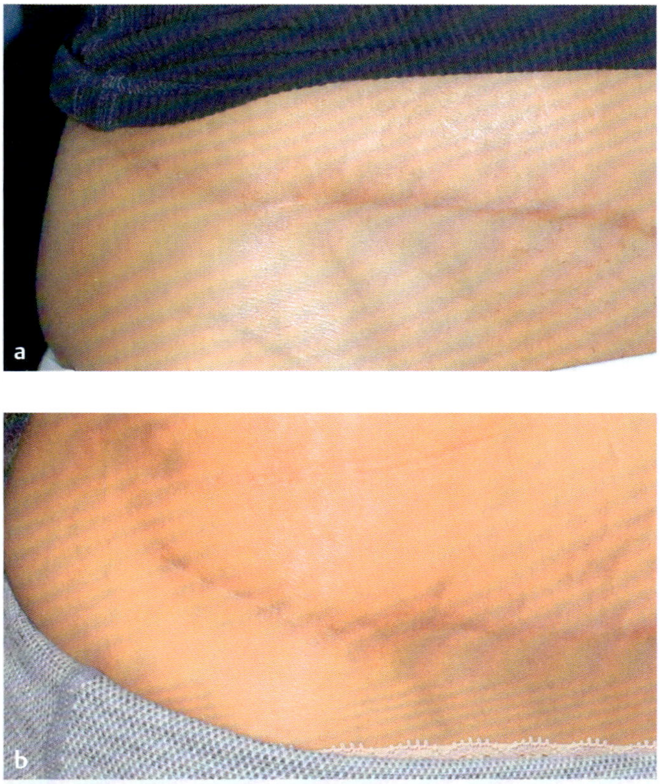

Fig. 6.2 Cicatriz cirúrgica hipertrófica eritematosa na parte inferior do abdome antes **(a)** e depois **(b)** de 4 sessões mensais de *resurfacing* não ablativo com *laser* fracionado de 1.550 nm (35-40 mJ, 14-23%, 8 passagens) e injeções intralesionais de 5-fluorouracil (5-FU) a 50 mg/mL misturado em solução salina normal a 0,9% (0,1-0,3 mL de 5-FU/1 mL de solução total, com a última sessão adicionando 0,1 mL de triancinolona a 10 mg/mL à mistura). (Estas imagens foram gentilmente cedidas pela Dra. Sabrina G. Fabi, Cosmetic Laser Dermatology, San Diego, Califórnia, Estados Unidos.)

As injeções de corticosteroides (triancinolona, por exemplo) inibem a proliferação celular e a expressão do fator de crescimento transformador-β1 (TGF-β1), enquanto o 5-fluorouracil (5-FU) é um agente quimioterápico que inibe o TGF-β1 e a expressão do gene do colágeno tipo I, além de induzir a parada do ciclo celular G2 e a apoptose dos fibroblastos queloidais.

Dispositivos Vasculares a *Laser* e Luz

A redução dramática do eritema da cicatriz melhora significativamente sua aparência geral (▶ Fig. 6.3). Embora o eritema geralmente desapareça dentro de 12 meses, em um subconjunto de pacientes ele pode persistir por mais de um ano depois da lesão.[6] A fototermólise seletiva da hemoglobina permite efetuar dano térmico permanente aos vasos sanguíneos da cicatriz, poupando as estruturas cutâneas circundantes.

O *laser* de corante pulsado (PDL 585-595 nm) e o *laser* de fosfato de titânio de potássio (KTP 532 nm; também conhecido como *laser* de neodímio: granada de ítrio e alumínio [Nd:YAG] de frequência dupla) podem reduzir o eritema em cicatrizes cirúrgicas, de acne e de queimaduras, visando picos no espectro de absorção da oxiemoglobina. Em um estudo cego de 22 indivíduos com cicatrizes de acne eritematosas e/ou hipertróficas, as metades do rosto tratadas com PDL tiveram uma melhora de 67,5 a 72,5% após uma e duas sessões, respectivamente, em comparação com os lados não tratados.[7] Keaney *et al.* avaliaram o PDL *versus* o KTP em um estudo *split-scar* com 20 indivíduos. A melhora no eritema da cicatriz cirúrgica foi semelhante entre os lados após 12 semanas e três sessões.[8] Os dispositivos de luz pulsada intensa (IPL) emitem luz policromática incoerente e não colimada na faixa de 500 a 1200 nm (com um pico em 600 nm) produzida por uma fonte de luz de *flash* de xenônio filtrada, que tem como alvo tanto a oxihemoglobina quanto a desoxihemoglobina. Foi constatado que o IPL melhora a aparência de cicatrizes hipertróficas e queloides, diminuindo o eritema, a altura e a rigidez da cicatriz.[9]

Radioterapia

A radioterapia (RT – por exemplo, raios X, braquiterapia ou feixe de elétrons) tem sido utilizada no tratamento de cicatrizes hipertróficas e queloides refratárias. A radiação inibe a formação de vasos sanguíneos e reduz a proliferação de fibroblastos, levando a uma diminuição na produção de colágeno. Ela pode ser usada como monoterapia para queloides, mas é mais comumente realizada dentro de 24 a 48 horas após a excisão

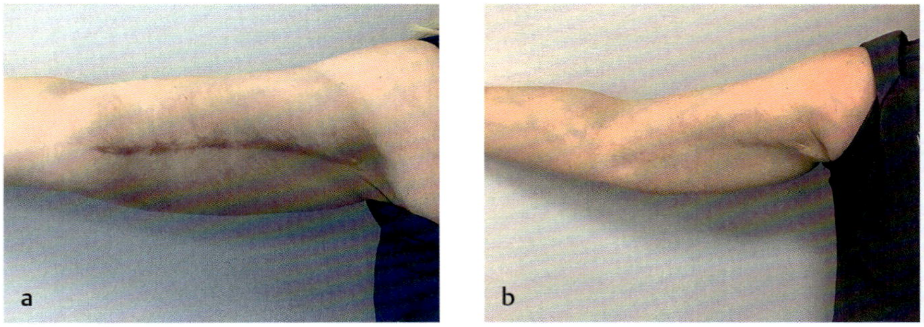

Fig. 6.3 Cicatriz cirúrgica eritematosa do braço antes **(a)** e depois **(b)** de 4 sessões utilizando o *laser* de corante pulsado (10 mm, 6 ms, 7,5 J/cm²). (Estas imagens foram gentilmente cedidas pela Dra. Yoon-Soo Cindy Bae.)

do queloide. Uma revisão de 72 estudos revelou que o risco de recorrência diminui de 37 para 22% quando a RT é combinada com a excisão cirúrgica, em comparação com a monoterapia.[11]

Excisão

A excisão isolada de cicatrizes hipertróficas e queloides não é recomendada devido à sua taxa de recorrência que é de 45 a 100%.[12] A excisão de queloides com terapia adjuvante (triancinolona/5-FU intralesional ou RT) é a mais comumente utilizada para queloides exofíticos, como os observados em lóbulos de orelha em decorrência do uso de brincos (▶ Fig. 6.4).

6.3.2 Para Cicatrizes Atróficas Subcisão

Cicatrizes de acne atróficas discretas traumáticas ou cirúrgicas podem ser tratadas com subcisão – método percutâneo que consiste em separar os cordões fibrosos que ancoram as cicatrizes deprimidas ao tecido subcutâneo subjacente usando uma agulha afiada ou cânula de ponta romba.[13] Alam *et al.*[14] mostraram que a subcisão melhorou a aparência das cicatrizes de acne em aproximadamente 50%, com 90% dos indivíduos relatando melhora.

Preenchedores de Tecidos Moles

Uma ampla variedade de preenchimentos de tecido mole está atualmente disponível no mercado, com a capacidade de melhorar cicatrizes atróficas (p. ex., cicatrizes traumáticas, cirúrgicas ou de acne *rolling*) restaurando o volume perdido e estimulando a produção localizada de colágeno. Os preenchimentos de ácido hialurônico e hidroxiapatita de cálcio são excelentes volumizadores e têm demonstrado melhorar as cicatrizes de acne.[15,16] No entanto, os preenchimentos de ácido poli-L-lático (PLLA) e as microesferas bioestimuladoras de polimetilmetacrilato (PMMA) geralmente são preferidos, pois essas micropartículas têm a capacidade de induzir a proliferação acentuada de fibroblastos locais e a neocolagênese, levando a um aumento gradual, progressivo e duradouro. Vários estudos com PLLA para cicatrizes de acne em relevo relataram melhorias significativas mantidas por até quatro anos após o tratamento.[17-19] O PMMA é aprovado pela FDA para correção de cicatrizes de acne faciais moderadas a grave, atróficas e distensíveis com resultados que podem durar até cinco anos (▶ Fig. 6.5).[20] Um estudo recente sobre cicatrizes de acne atróficas distensíveis constatou que o microagulhamento combinado com PMMA resultou em melhorias clínicas maiores do que somente com o microagulhamento.[21]

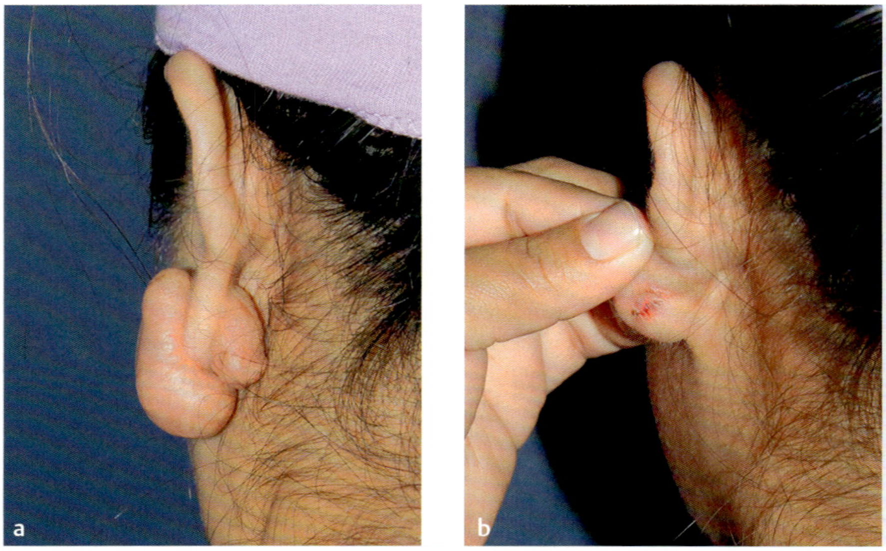

Fig. 6.4 Antes **(a)** e 1 ano depois **(b)** da excisão de um grande queloide no lóbulo da orelha com terapia adjuvante de *resurfacing* ablativo com *laser* CO_2 de 10.600 nm (ponta focalizada de 1 mm, 50 mJ, 1 W), seguida de injeções intralesionais de 5-fluorouracil (5-FU) a 50 mg/mL misturado com triancinolona a 10 mg/mL (0,1 mL de 5-FU/1 mL de solução total) a cada 3 meses.

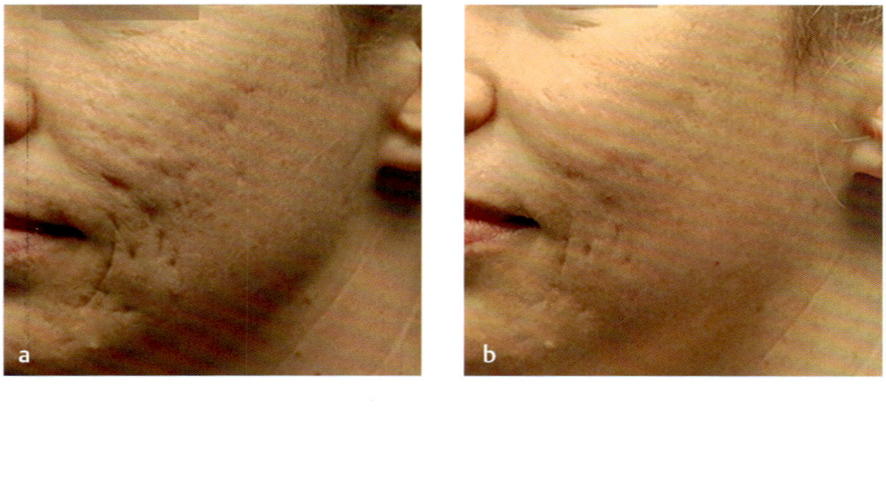

Fig. 6.5 Antes **(a)** e depois **(b)** de uma única sessão de preenchimento com microesferas de polimetilmetacrilato (PMMA) sequencial (duas seringas) com subcisão usando uma agulha de calibre 27, seguida de *resurfacing* ablativo a *laser* CO_2 de 10.600 nm fracionado (27,5 mJ, densidade de 30-40%, 300 Hz) para cicatrizes de acne *rolling* e *boxcar*, respectivamente.

Microagulhamento

O microagulhamento (ou indução percutânea de colágeno por agulhas) é um processo em que a pele é repetidamente perfurada por um conjunto perpendicular de agulhas. As feridas dermicoepidérmicas resultantes induzem a produção de colágeno de forma segura para todos os tipos de pele.[22] O tratamento pode ser realizado com um rolo manual de agulhas fixas (0,5 a 1,5 mm) ou com uma caneta de motor elétrico alternativo (0,5 a 2,5 mm). Esta última é mais comumente utilizada devido à sua velocidade de operação variável (e maior) e profundidade de penetração, pontas de agulha descartáveis, baixo custo de consumíveis e capacidade de limitar o tratamento a áreas focais pequenas.[22] Cicatrizes de acne *rolling* e *boxcar* provavelmente apresentarão melhora muito maior com o microagulhamento do que cicatrizes *ice-pick*.[22,23]

Radiofrequência Fracionada

Os dispositivos de radiofrequência fracionada bipolar (BFR) são independentes de cromóforos e utilizam um conjunto de pinos eletrodos ou agulhas isoladas (ou não isoladas) para aplicar energia. Esta última forma, conhecida como radiofrequência fracionada com microagulhas (MFR), funciona contornando a epiderme para gerar zonas precisas de microcoagulação dérmica com profundidade variável (0,5 a 3,5 mm) nas pontas das agulhas. Com efeito, a neocolagênese é maximizada em comparação ao microagulhamento convencional, enquanto o dano epidérmico é minimizado. Estudos têm demonstrado a segurança e eficácia da MFR para cicatrizes de acne em todos os tipos de pele, com um tempo mínimo de recuperação.[24,25] Um estudo *split-face* controlado e randomizado comparando MFR com BFR com pinos como eletrodos demonstrou que a MFR gerou uma melhora significativamente maior nas cicatrizes *boxcar* e *ice-pick*.[26]

Resurfacing a *Laser* Fracionado Não Ablativo

Em vez de produzir danos térmicos confluentes, o *resurfacing* a *laser* fracionado não ablativo (NAFR) cria lesões térmicas microscópicas colunares (zonas de tratamento microtérmicas [MTZs]) que estimulam a produção de colágeno, poupando os tecidos circundantes e deixando até um máximo de 95% da pele intocadas.[27] Muitos pacientes acham mais fácil passar por um procedimento não invasivo com tempo mínimo de recuperação como o NAFR – apesar dos resultados mais limitados e tardios e de serem necessárias várias sessões de tratamento para que se note uma melhora substancial – e continuam hesitantes ou não podem fazer o *resurfacing* a *laser* fracionado ablativo (AFR), que está associado a maior desconforto, efeitos colaterais, tempo de inatividade de uma semana e um regime pós-operatório intenso. A segurança e eficácia do NAFR para melhorar a aparência de cicatrizes cirúrgicas de Mohs,[28] cicatrizes traumáticas[29] e cicatrizes de acne *boxcar* [30] foram relatadas.

Resurfacing a *Laser* Fracionado Ablativo

O *resurfacing* a *laser* fracionado ablativo (AFR) com um *laser* de dióxido de carbono (CO_2) de 10.600 nm cria MTZs semelhantes ao NAFR, mas provoca a ablação no estrato córneo, produzindo uma zona de coagulação térmica maior ao redor das lesões colunares (▶ Fig. 6.6). O AFR foi considerado tão eficaz quanto as modalidades totalmente ablativas dos *lasers* CO_2 e érbio e superior ao NAFR de 1.550 nm em um estudo retrospectivo com 58 pacientes asiáticos.[31] O AFR também demonstrou melhorar cicatrizes atróficas cirúrgicas, traumáticas e de queimaduras. Nesta última, sendo capaz de melhorar eritema, espessura, a maleabilidade e contraturas.[32,33]

Técnica CROSS ou Remoção por Punção

Cicatrizes de acne *ice-pick* respondem extremamente bem à aplicação focal de ácido tricloroacético (TCA) de 70 até 100%. Este procedimento é conhecido como reconstrução química de cicatrizes (CROSS). Cicatrizes de acne atróficas tratadas com a técnica CROSS com TCA a 70% a cada duas semanas levaram a uma melhora superior a 50% em 66% dos pacientes, sendo que 81% deles sentiu-se satisfeito ou muito satisfeito com o tratamento.[34] Outra opção para as cicatrizes *ice-pick* é a remoção física feita com um instrumento de punção/biópsia de 1 ou 1,5 mm.[35]

6.3.3 Para Outros Tipos de Cicatrizes

Revisão Cirúrgica

A revisão cirúrgica pode ser a melhor opção de tratamento para cicatrizes cirúrgicas que se alargaram devido à tensão, desenvolveram uma área abaulada em um dos lados de uma

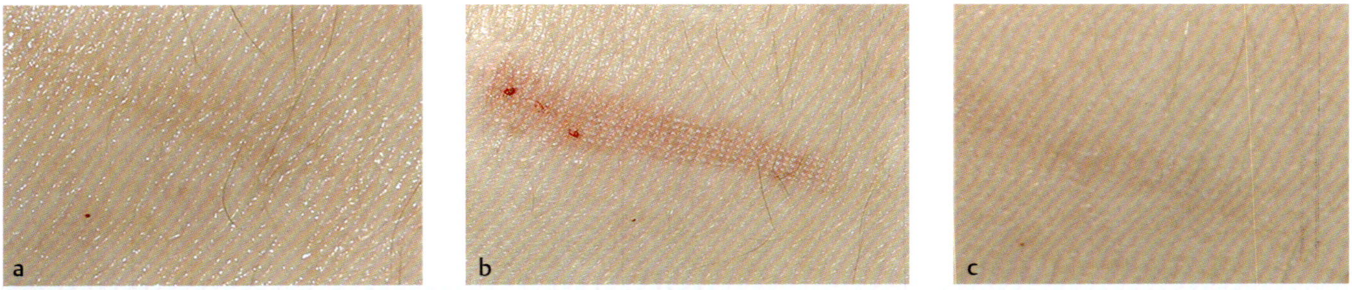

Fig. 6.6 Antes **(a)**, imediatamente depois **(b)** e 3 meses depois **(c)** de um único tratamento de uma cicatriz traumática linear despigmentada com *resurfacing* a *laser* ablativo fracionado de 10.600 nm (25 mJ, densidade de 5%, 300 Hz). (Estas imagens foram gentilmente cedidas pelo Dr. Daniel P. Friedmann.)

cicatriz deprimida (deformidade em "alçapão", por exemplo) ou que apresentam tecido redundante residual em cada extremidade (deformidade em cone, por exemplo). No entanto, a revisão deve ser adiada por pelo menos alguns meses após a cirurgia, permitindo a máxima maturação da cicatriz.

Dermoabrasão

Antes do surgimento da tecnologia de *laser* ablativo e não ablativo fracionado, a dermoabrasão era o principal tratamento para as cicatrizes. Hoje, a dermoabrasão manual é usada principalmente para melhorar o contorno e a correspondência de cor entre enxertos de pele ou linhas de incisões cirúrgicas elevadas ou com descoloração, e a pele normal circundante.[36]

6.4 Considerações Pré-Tratamento

As contraindicações para o tratamento de cicatrizes incluem infecção bacteriana ou fúngica ativa localizada na área de tratamento ou imunossupressão crônica.[22] A gravidez ativa e a amamentação também são motivos para adiar o tratamento. Profilaxia antiviral (valaciclovir 500 mg, via oral, duas vezes ao dia) deve ser administrada um dia antes do tratamento de cicatrizes periorais com microagulhamento e NAFR em pacientes com histórico de herpes labial (reativação do vírus herpes simples) e em todos os pacientes antes do tratamento perioral com AFR. Um antibiótico (doxiciclina 100 mg, via oral, duas vezes ao dia por 10 dias) e um antifúngico (fluconazol 150 mg, via oral, por 1 dia) devem ser considerados ao tratar áreas extensas de cicatrizes, especialmente no rosto, a partir do dia anterior ao tratamento.

Os pacientes com FST III a VI devem utilizar todas as noites, antes de dormir, hidroquinona tópica a 4% ou terapia de combinação tripla (p. ex., hidroquinona 4%, fluocinolona 0,01%, tretinoína 0,05%), iniciando pelo menos quatro semanas antes de se submeter a microagulhamento, NAFR e AFR, o que não é necessário antes do BFR. Fumar prejudica significativamente a cicatrização de feridas e deve ser evitado entre duas semanas antes e até duas semanas depois de qualquer procedimento cirúrgico (subcisão ou remoção com punção) ou de *resurfacing*. Dado o limitado tamanho do ferimento geralmente produzido, os produtos tópicos de venda livre e prescrição não precisam ser interrompidos antes de qualquer tratamento, mas provavelmente devem ser suspensos por até uma semana depois do tratamento para minimizar a irritação.

Expectativas realistas, riscos e alternativas devem ser discutidas antes do início da terapia. É importante enfatizar que resultados podem ser alcançados, embora lenta e gradualmente, ao longo de várias sessões de tratamento.

6.4.1 Subcisão

A seleção adequada do paciente para o tratamento de subcisão é muito importante. Para cicatrizes de acne, a subcisão deve ser usada apenas naquelas de tipo *rolling* e é ineficaz no caso de lesões *ice-pick* ou *boxcar*.[14] Uma vez que a grande maioria dos pacientes com cicatrizes de acne tem mais de um tipo de cicatriz, quando não os três tipos, a terapia combinada é quase sempre obrigatória. Os pacientes devem ser informados de que provavelmente precisarão de várias sessões para obter resultados ideais com a subcisão.

6.4.2 Preenchedores de Tecido Subcutâneo

Pacientes com histórico de doenças autoimunes podem apresentar maior risco de sequelas inflamatórias excessivas e imprevisíveis decorrentes da aplicação de preenchedores, como granulomas. Histórico de psoríase ou vitiligo deve ser um fator eliminatório, pois essas condições podem *koebnerizar* com o tratamento. Condições genéticas, doenças adquiridas ou medicamentos que possam predispor os pacientes a sangramento e infecções também devem ser fatores eliminatórios. Quaisquer medicamentos ou suplementos não essenciais que aumentem o risco de sangramento devem ser interrompidos, se possível, pelo menos sete dias antes de qualquer tratamento com preenchedores.

Embora a alergia ao produto de PMMA seja extremamente rara, é recomendado o teste cutâneo para o veículo de colágeno bovino do PMMA um mês antes do tratamento. Uma pequena bolha (0,1 mL) do veículo é injetada intradermicamente no antebraço e avaliada pelo paciente quanto a sinais de eritema e induração.

6.4.3 Dispositivos de Luz e *Laser* Vascular

É preciso ter extrema cautela ao usar dispositivos IPL ou *laser* para tratar tipos de pele mais escuros ou pacientes com tipos de pele mais claros que tiveram exposição solar significativa recente, estejam bronzeados ou tenham feito uso de bronzeador artificial devido ao aumento do risco de lesões epidérmicas. Pacientes bronzeados devem seguir um regime de proteção solar estrita por pelo menos 1 mês antes da terapia.

6.5 Técnicas e Protocolos de Tratamento

Frequentemente são realizados múltiplos procedimentos na mesma consulta, a fim de otimizar os resultados, atacando diferentes aspectos da fisiopatologia das cicatrizes de acne e combinando tratamentos em um único período de recuperação. Uma abordagem que vá do profundo ao superficial é ideal. Para cicatrizes hipertróficas, o tratamento deve começar com terapia intralesional, seguido por PDL e finalizado com *resurfacing*. Da mesma forma, para cicatrizes atróficas (cicatrizes de acne, por exemplo), a terapia deve começar com subcisão, seguida por preenchimento de tecido mole, *resurfacing* e destruição focal de cicatrizes *ice-pick*.

Para a maioria dos procedimentos, a aplicação de um anestésico tópico por 30 a 60 minutos é suficiente, sendo que os autores constataram que uma fórmula composta de 23% de lidocaína e 7% de tetracaína em uma base plasticizada produz a anestesia mais rápida (embora com maior vasodilatação cutânea e irritação). O uso adicional de ar frio forçado (5°C) também pode ser extremamente útil. Para subcisão e *resurfacing* a *laser* ablativo fracionado, muitas vezes é necessária a infiltração subcutânea com lidocaína de 0,1 a 1% com epinefrina. As injeções superficiais/intralesionais de lidocaína devem ser evitadas imediatamente antes do *resurfacing* a *laser* não ablativo ou ablativo, uma vez que a lidocaína pode potencializar a sensibilidade térmica das células cutâneas em atividade no ciclo celular[37] e aumentar o potencial de ulceração focal.[38] Escudos intraoculares metálicos devem ser usados na rara ocasião em que a cicatriz tratada esteja localizada na pele da pálpebra, dentro da margem orbital.

Para todos os procedimentos, as áreas de tratamento são preparadas com álcool isopropílico a 70% imediatamente antes do tratamento. Solução tópica de clorexidina ou ácido hipocloroso também é usada antes do preenchimento.

6.5.1 Terapia de Injeção Intralesional

Por conta de um estudo controlado randomizado por Alexandrescu *et al.*[5] – que mostrou uma redução muito maior na suavização e no tamanho dos queloides com a combinação de 5-FU/triancinolona em comparação com a triancinolona isoladamente – e de uma meta-análise[39] que confirmou menos efeitos colaterais e melhor desempenho na redução da altura de cicatrizes hipertrófica e queloides – gerando maior satisfação do paciente – a combinação de 5-FU/triancinolona é agora o padrão de atendimento. Nossa mistura padrão é de 0,9 mL de 5-FU (50 mg/mL) com 0,1 mL de triancinolona. Embora a concentração inicial de triancinolona para cicatrizes marcadamente endurecidas ou exofíticas fora do rosto seja de 20 a 40 mg/mL, o tratamento inicial de cicatrizes faciais é realizado com triancinolona de 5 a 10 mg/mL. A concentração da triancinolona deve ser reavaliada em cada visita. Conforme a cicatriz aplaina, a concentração deve ser reduzida de 5 a 10 mg/mL por vez para minimizar o risco de atrofia. Por outro lado, se a cicatriz não apresentar mudanças, deve-se aumentar a concentração em 5 a 10 mg/mL.

É sempre melhor injetar em doses de 0,05 a 0,1 mL por vez, sendo o número de doses injetadas dependente do tamanho da cicatriz. O desfecho após a injeção é um branqueamento mínimo. Deve-se ter cuidado para injetar diretamente na cicatriz, em vez de no tecido subjacente, para eliminar o risco de atrofia subcutânea.

6.5.2 Subcisão

Embora uma agulha hipodérmica biselada, triangular chanfrada de calibre 18 a 21 tenha sido amplamente considerada o melhor instrumento para a subcisão, um estudo recente constatou que a subcisão com uma cânula romba foi mais eficaz e levou à maior satisfação do paciente do que aquela feita com uma agulha.

As áreas a serem subcizadas são circuladas com um marcador permanente preto ou azul e uma anestesia local (lidocaína a 1% com epinefrina) é injetada. Após 15 a 20 minutos, permitindo a vasoconstrição máxima da epinefrina, a agulha ou cânula é introduzida paralelamente à superfície da pele. É comum sentir resistência aumentada ao avançar imediatamente abaixo de uma cicatriz retraída. Múltiplos movimentos de leque são realizados sob a cicatriz no nível dérmico profundo a subdérmico superficial, o que pode produzir um som ou sensação de estalo leve à medida que a faixa fibrosa é rompida. Isso leva a sangramento, reorganização do coágulo e fibrose em longo prazo, o que ajuda no nivelamento da área deprimida.[40] Segurar a agulha ou cânula com uma pinça fornece controle ideal.[40]

6.5.3 Preenchimento de Tecido Mole

Pacientes de PLLA recebem tratamento a cada 4 a 6 semanas por um mínimo de 3 sessões. Cada frasco de PLLA é reconstituído pelo menos 24 horas antes do tratamento em 7 mL de água bacteriostática, com mais 1 mL de lidocaína a 1% adicionada imediatamente antes do uso. A suspensão de 8 mL é então agitada vigorosamente e dividida em seringas de 3 mL com agulhas de calibre 26 de 1 polegada. A agulha é inserida paralelamente à pele sob a parte mais deprimida da cicatriz, com pequenas injeções retrógradas feitas em padrão de leque até que a superfície da cicatriz esteja nivelada com a pele circundante.[17]

O PMMA não requer reconstituição e está comercialmente disponível em uma seringa de 0,8 mL. A técnica linear retrógrada em padrão cruzado por meio de uma agulha de calibre 26 ou 27 é ideal, evitando a hipercorreção.[20]

6.5.4 Dispositivos Vasculares de Luz e *Laser*

O PDL pode ser utilizado para cicatrizes em configurações purpúricas ou não purpúricas (▶ Fig. 6.7). Durações de pulso inferiores a 6 milissegundos podem produzir púrpura secundária à ruptura dos vasos sanguíneos, enquanto durações de pulso mais longas não o fazem. Embora ambos possam levar a melhorias, as configurações não purpúricas (tamanho de ponto de 10 mm, duração de pulso de 0,45 ms e 3,5 J/cm^2) podem ser mais benéficas para cicatrizes cirúrgicas.[32]

A IPL pode ser realizada em pacientes caucasianos com um filtro de corte de 560 nm, intervalo de 10 a 15 milissegundos e fluências iniciais de 15 a 18 J/cm^2. A fluência pode ser aumentada em 10 a 20% nos tratamentos subsequentes, com base na resposta clínica, até que a densidade de energia mais adequada seja alcançada. O tratamento de tipos de pele mais escuros (III a IV) requer intervalos mais longos entre pulsos (20 a 50 ms) e/ou filtros de corte mais altos (590 nm), o que colabora para preservar a melanina epidérmica.

6.5.5 Microagulhamento

A profundidade das microagulhas deve ser ajustada com base na profundidade da cicatriz, sendo que cicatrizes mais espessas requerem 1,5 a 2,5 mm, enquanto 1,0 a 1,5 mm podem ser suficientes para cicatrizes atróficas.[22]

Quando se utiliza uma caneta de microagulhamento, uma solução deslizante (p. ex., um produto à base de ácido hialurônico, solução salina normal ou plasma rico em plaquetas) é aplicada imediatamente antes do tratamento. Com a caneta de microagulhamento posicionada perpendicularmente à superfície da pele, são feitas múltiplas passagens com uma combinação de movimentos verticais, horizontais e circulares até que se alcance um desfecho de eritema, edema e sangramento pontilhado da pele. Em seguida, solução salina estéril ou água bacteriostática é usada para limpar a área.

6.5.6 Radiofrequência Fracionada

Tanto nos tratamentos com BFR como com MFR, a ponta do tratamento deve ser pressionada com firmeza contra a pele para garantir o contato (eletrodos) ou a punção (agulhas) adequados. Se não for aplicada pressão suficiente com o MFR, as agulhas não penetram o bastante na pele, causando danos epidérmicos. São feitas três passagens com leve sobreposição em diferentes profundidades de tratamento, produzindo zonas de microcoagulação em várias camadas dérmicas para máxima eficácia. O desfecho é eritema, edema e focos de sangramento pontual. Assim como o microagulhamento e o NAFR, o BFR deve ser realizado a cada quatro semanas, por um mínimo de três sessões.

6.5.7 *Resurfacing* a *Laser* Não Ablativo Fracionado

A agressividade do tratamento depende da energia do pulso do microfeixe, que controla a profundidade de penetração, e da densidade, que é frequentemente apresentada como uma porcentagem da pele ou como pontos por centímetro quadrado. Para manoplas de aplicação pontual, a quantidade de sobreposição entre os pulsos pode titular ainda mais a intensidade do tratamento. As configurações de energia tanto com NAFR quanto com AFR devem ser ajustadas com base no grau de atrofia ou hipertrofia em tratamento. Cicatrizes atróficas do tipo *boxcar* podem ter bons resultados com 25 a 45 mJ, enquanto cicatrizes hipertróficas se beneficiam facilmente de 60 mJ ou mais. Estudos têm mostrado que o NAFR de baixa densidade (cobertura de 14%) pode produzir resultados melhores que o NAFR de alta densidade (cobertura de 26%) para cicatrizes cirúrgicas hipertróficas lineares.[33]

6.5.8 *Resurfacing* a *Laser* Ablativo Fracionado

A penetração profunda da energia do *laser* com uma densidade baixa pode produzir os melhores resultados e limitar eventos adversos em cicatrizes cirúrgicas (▶ Fig. 6.8). As cicatrizes de acne atróficas do tipo *boxcar* podem-se beneficiar de energias de pulso de 20 a 45 mJ (dependendo do dispositivo) e densidades entre 10 e 40%, usando múltiplas passagens de baixa densidade sobrepostas aleatoriamente (▶ Fig. 6.9). Ao contrário do microagulhamento e do NAFR, o AFR pode produzir linhas demarcadas entre as áreas tratadas e não tratadas, exigindo assim um ajuste gradual das configurações nas bordas da cicatriz. Fora do rosto, devem ser usadas fluências (15 a 25 mJ, dependendo do dispositivo) e densidades mais conservadoras (no máximo de 10%), dada a maior susceptibilidade de formação de cicatrizes provocadas pelo *laser* em comparação com o rosto.[41]

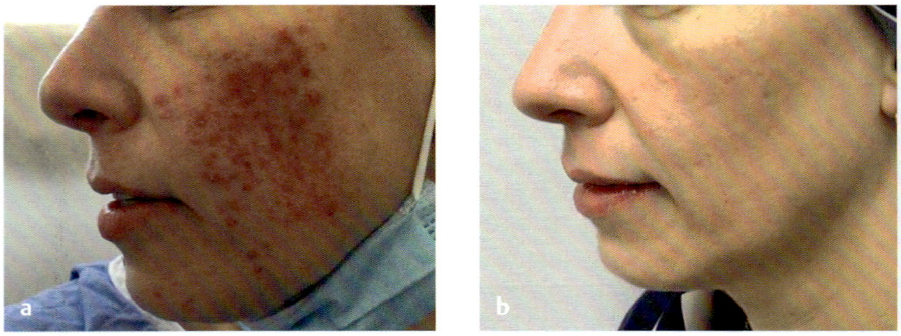

Fig. 6.7 Cicatrizes de acne eritematosas antes **(a)** e depois **(b)** de 3 sessões a cada 4 semanas com uma combinação de *resurfacing* a *laser* não ablativo fracionado de 1.550 nm (70 mJ, 65%, quatro passagens) e *laser* de corante pulsado de 595 nm (10 mm, 6 ms, 7,5 J/cm²). (Estas imagens foram cedidas gentilmente pela Dra. Yoon-Soo Cindy Bae.)

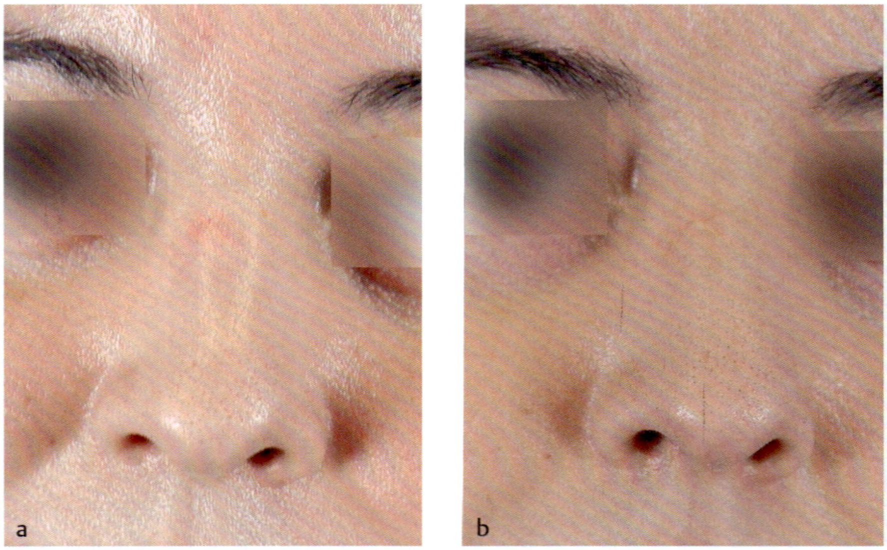

Fig. 6.8 Cicatriz traumática eritematosa do dorso nasal antes **(a)** e depois **(b)** de uma única sessão de tratamento com *laser* de corante pulsado de 595 nm (10 mm, 0,45 ms, 3,5 J/cm², três pulsos sobrepostos) e *resurfacing* a *laser* ablativo fracionado de 10.600 nm (25 mJ, 5% de densidade, 350 Hz).

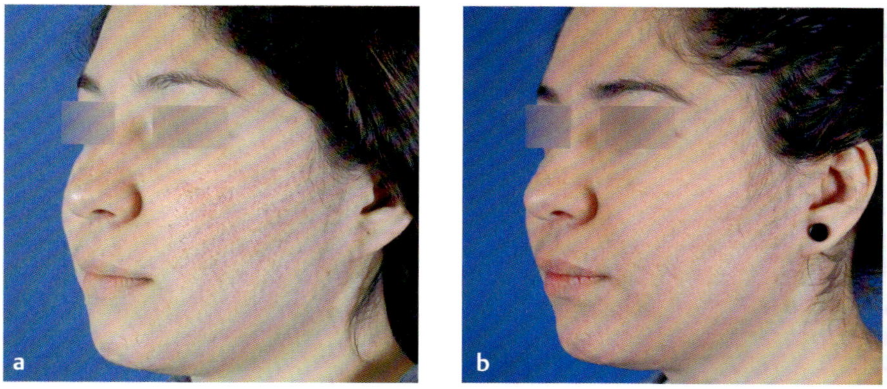

Fig. 6.9 Mulher hispânica de 27 anos com extensas cicatrizes de acne do tipo *boxcar*, antes **(a)** e depois **(b)** de um único tratamento com *resurfacing* a *laser* ablativo fracionado de 10.600 nm com 60 mJ, 40% de cobertura e 8 passagens (5,75 kJ no total). Creme de terapia de combinação tripla com hidroquinona 4%, fluocinolona 0,01% e tretinoína 0,05% foi usado por 4 semanas antes do tratamento.

6.5.9 Técnica CROSS ou Remoção por Punção

Um aplicador de madeira estéril é mergulhado em TCA (ácido tricloroacético) a 70 até 100% e depois aplicado nas cicatrizes por vários segundos até que se forme uma camada branca. A técnica CROSS pode ser realizada mensalmente por até 3 ou 4 tratamentos para obter os melhores resultados. A remoção por punção é realizada com um instrumento de punção/biópsia descartável de 1 mm (ou, menos comumente, de 1,5 mm) e muitas vezes requer injeção de lidocaína a 1% com epinefrina imediatamente antes do tratamento. Essa técnica pode exigir um número significativamente menor de sessões do que a técnica CROSS, mas em contrapartida tem um tempo de recuperação maior. Se realizado em combinação com um procedimento de *resurfacing*, a técnica CROSS ou a remoção por punção devem ser realizadas antes do *resurfacing* ablativo fracionado (AFR) ou após qualquer *resurfacing* menos invasivo.

6.6 Instruções Pós-Operatórias

Qualquer área tratada com um dispositivo de luz ou *laser*, microagulhamento, radiofrequência ou *resurfacing* a *laser* não ablativo deve ser preservada do sol com um protetor solar com alto fator de proteção à base de óxido de zinco durante o dia e evitando a exposição intensa ao sol nos primeiros 7 a 10 dias subsequentes.

6.6.1 Terapia de Injeção Intralesional

As sessões de injeções são realizadas em intervalos de 4 a 6 semanas até que a cicatriz fique plana em relação à pele circundante. Nenhuma atenção especial à área é necessária após o tratamento.

6.6.2 Subcisão

A hemostasia é alcançada com pressão manual imediatamente após o tratamento. É recomendada a aplicação intermitente de gelo nas primeiras 24 horas. Sangramento ou exsudação leve no local da punção são comuns nas primeiras 24 horas e tanto o hematoma quanto o edema podem persistir por até 1 semana depois do procedimento. O resultado cosmético deve ser avaliado em 4 a 8 semanas, momento em que a subcisão pode ser repetida.

6.6.3 Preenchimento de Tecidos Moles

Embora a massagem firme imediatamente após a implantação de PLLA e PMMA e durante o curto período de acompanhamento tenha sido recomendada para diminuir potencialmente a taxa de formação de pápulas ou nódulos, um estudo verificou que não houve ocorrência destes, apesar da completa ausência de massagem pós-procedimento.[18]

6.6.4 *Resurfacing* Ablativo Fracionado a *Laser*

O acompanhamento adequado e os cuidados pós-tratamento são extremamente importantes para uma cicatrização otimizada e para minimizar o risco de infecção durante a reepitelização. Imediatamente após o procedimento, o paciente começa a usar um *spray* de solução antibacteriana e antifúngica de ácido hipocloroso seguida da aplicação de vaselina. Essa sequência deve ser repetida pelo menos 4 vezes por dia até que a área esteja completamente cicatrizada (aproximadamente no 6º dia após o procedimento). A área deve ser lavada no máximo 2 vezes ao dia e protegida do sol o tempo todo. Uma vez que a pele esteja cicatrizada (aproximadamente no 6º ou 7º dia após o procedimento), as aplicações de ácido hipocloroso e vaselina podem ser interrompidas e o paciente faz a transição para uma pomada hidratante *pro re nata* (PRN) e um corticoide tópico de potência média (fluocinolona a 0,01%) 2 vezes ao dia para reduzir o eritema. O paciente retorna ao consultório no 3º, no 7º dia, ao completar 1 mês e, por fim, depois de 4 meses do procedimento.

6.6.5 Técnica CROSS ou Remoção por Punção

As lesões tratadas devem ser cobertas com vaselina pelo menos 2 vezes ao dia até que estejam totalmente cicatrizadas, aproximadamente 5 a 7 dias após o tratamento.

6.7 Potenciais Complicações e Abordagens

A maioria dos eventos adversos após os procedimentos para tratamento de cicatrizes geralmente são leves, relacionados à técnica ou procedimento e transitórios, resolvendo-se em algumas horas ou dias após o tratamento. Eles incluem eritema, edema, dor, sensibilidade, induração e equimose. O risco de infecção bacteriana ou fúngica é extremamente baixo em muitos desses procedimentos, tornando-se significativo (embora ainda baixo) apenas com o *resurfacing* a *laser* ablativo fracionado e a dermoabrasão.

6.7.1 Terapia de Injeção Intralesional

Embora eventos adversos locais em decorrência de corticosteroides intralesionais incluam atrofia dérmica, telangiectasias, hipopigmentação e ulceração, o uso de concentrações adequadas da combinação 5-FU/triancinolona com a técnica correta de injeção ao longo de múltiplas sessões minimiza esse risco.

6.7.2 Subcisão

A subcisão deve ser evitada (ou realizada com extrema cautela) na fossa temporal e na região média do maxilar para evitar lesões acidentais dos ramos marginais temporais e mandibulares do nervo facial, respectivamente. Pápulas endurecidas e pequenos nódulos podem surgir nos locais de tratamento e são autolimitadas, geralmente se resolvendo ao longo de dias ou semanas após o tratamento.

6.7.3 Preenchimento de Tecidos Moles

Eventos adversos pós-tratamento, como nódulos subcutâneos visíveis ou palpáveis e formação tardia de granuloma, que antes eram problemas significativos com o PLLA, foram minimizados com a preparação adequada do produto e a técnica meticulosa de injeção.[43]

6.7.4 Dispositivos Vasculares de Luz e *Laser*

Eventos adversos menos comuns após o uso de IPL incluem formação de crostas dispersas ou despigmentação em curto prazo (< 2 meses). Bolhas e despigmentação persistente são incomuns e, provavelmente, são resultado direto de sobreposição excessiva, fluências exorbitantes, resfriamento epitelial deficiente e/ou intervalo insuficiente entre pulsos sequenciais.[44] Mesmo assim, a formação de cicatrizes é extremamente rara. Geralmente, o IPL é evitado nas áreas com pelos do couro cabeludo ou da barba masculina, pois também é um dispositivo de remoção de pelos.

Com o PDL, o resfriamento por criogênio ajuda a limitar a lesão térmica epidérmica que resulta da absorção da energia do *laser* de 585 a 595 nm pela melanina em FSTs mais escuros, mas PIH e formação de crostas ainda são possíveis. No entanto, é melhor evitar o uso de IPL em FST IV a VI.

6.7.5 Microagulhamento, Radiofrequência Fracionada e *Resurfacing* a *Laser* Não Ablativo

A NAFR tem a vantagem de poder estimular a produção de colágeno com lesão mínima da epiderme, reduzindo o risco de PIH e eritema prolongado em comparação com AFR ou terapia a *laser* totalmente ablativa. Os efeitos colaterais mais comuns encontrados com a NAFR são eritema e edema, que se resolvem de 3 a 5 dias após o tratamento.[45] O uso de densidades de tratamento conservadoras pode diminuir significativamente o risco de PIH e discromia em pacientes de pele asiática ou mais escura.[46,47] No entanto, o microagulhamento ou BFR reduzem ainda mais o risco desses eventos adversos, tornando-se opções consideravelmente melhores para pacientes com FST III a VI.

6.7.6 *Resurfacing* Ablativo Fracionado a *Laser*

Embora tenha um risco maior do que a NAFR, o AFR apresenta um risco reduzido de eritema persistente, PIH e cicatrizes, além de um período mais rápido de reepitelização (1 semana) do que a terapia a *laser* totalmente ablativa.[31] Possíveis complicações do AFR também incluem erupções acneiformes, formação de *milia* e infecção (risco de 0,3 a 2%). Infecção pós-operatória é uma das causas mais comuns da formação de cicatrizes.[48]

6.7.7 Técnica CROSS ou Remoção por Punção

Deve-se ter cuidado para não pingar a solução TCA de alta concentração na pele circundante ou em áreas próximas (p. ex., no tórax ou no pescoço), o que poderia levar a cicatrizes acidentais. Tanto o TCA quanto a remoção por punção produzem uma cicatriz muito pequena, sendo o objetivo que a lesão resultante seja plana em vez do formato *ice-pick* profundo.

6.7.8 Dermoabrasão

As complicações mais comuns da dermoabrasão incluem eritema prolongado no pós-operatório e formação de *milia*. A reativação do vírus herpes simples tem sido observada no pós-operatório. O agravamento das cicatrizes é incomum e resulta de um tratamento excessivamente agressivo que causa uma lesão dérmica profunda.

6.7.9 Radioterapia

Eventos adversos agudos incluem eritema, edema, descamação, ulceração e necrose. Efeitos colaterais a longo prazo da radioterapia incluem alterações na pigmentação da pele, atrofia, eritema e telangiectasias.[10]

6.8 Pérolas e Armadilhas

As cicatrizes de acne atrófica geralmente apresentam uma mistura dos tipos de lesões, o que torna essencial a terapia combinada. Preenchimento de tecidos moles, subcisão, *resurfacing* a *laser* e a técnica CROSS ou remoção por punção podem ser realizados na mesma sessão para tratar cicatrizes do tipo *rolling*, *boxcar* e *ice-pick*, respectivamente.

Muitas vezes, menos é mais. As cicatrizes podem apresentar uma melhora maior com densidades menores de *laser* fracionado e PDL com parâmetros de tratamento não purpúricos.

O microagulhamento, o *resurfacing* a *laser* não ablativo, a radiofrequência fracionada e a aplicação de energia a *laser* de picossegundos podem ser usados em pacientes de pele mais escura, com baixo risco de discromia.

Os preenchedores bioestimuladores com microesferas de PLLA e PMMA podem ser preferíveis em comparação com os preenchedores de ácido hialurônico para cicatrizes de acne *rolling*, devido à sua ação de duração muito mais longa.

Uma cânula romba pode ser mais eficaz e causar menos complicações do que uma agulha na subcisão de cicatrizes de acne *rolling*.

Uma mistura de 90/10 de 5-FU (50 mg/mL) e triancinolona (10 mg/mL) é altamente eficaz para reduzir a altura e espessura de cicatrizes hipertróficas e queloides e também reduz o risco de atrofia induzida por esteroides.

Referências

[1] Gauglitz GG, Korting HC, Pavicic T, Ruzicka T, Jeschke MG. Hypertrophic scarring and keloids: pathomechanisms and current and emerging treatment strategies. Mol Med. 2011; 17(1–2):113– 125
[2] Alster TS, Tanzi EL. Hypertrophic scars and keloids: etiology and management. Am J Clin Dermatol. 2003; 4(4):235–243
[3] Fabbrocini G, Annunziata MC, D'Arco V, et al. Acne scars: pathogenesis, classification and treatment. Dermatol Res Pract. 2010; 2010:893080
[4] Wang XQ, Liu YK, Qing C, Lu SL. A review of the effectiveness of antimitotic drug injections for hypertrophic scars and keloids. Ann Plast Surg. 2009; 63(6):688–692
[5] Alexandrescu D, Fabi S, Yeh LC, Fitzpatrick RE, Goldman MP. Comparative results in treatment of keloids with intralesional 5-FU/ kenalog, 5-FU/verapamil, enalapril alone, verapamil alone, and laser: a case report and review of the literature. J Drugs Dermatol. 2016; 15(11):1442–1447
[6] Bond JS, Duncan JAL, Mason T, et al. Scar redness in humans: how long does it persist after incisional and excisional wounding? Plast Reconstr Surg. 2008; 121(2):487–496
[7] Alster TS, McMeekin TO. Improvement of facial acne scars by the 585nm flashlamp-pumped pulsed dye laser. J Am Acad Dermatol. 1996; 35(1):79–81
[8] Keaney TC, Tanzi E, Alster T. Comparison of 532nm potassium titanyl phosphate laser and 595nm pulsed dye laser in the treatment of erythematous surgical scars: a randomized, controlled, open-label study. Dermatol Surg. 2016; 42(1):70–76
[9] Erol OO, Gurlek A, Agaoglu G, Topcuoglu E, Oz H. Treatment of hypertrophic scars and keloids using intense pulsed light (IPL). Aesthetic Plast Surg. 2008; 32(6):902–909
[10] Cheraghi N, Cognetta A, Jr, Goldberg D. Radiation therapy for the adjunctive treatment of surgically excised keloids: a review. J Clin Aesthet Dermatol. 2017; 10(8):12–15
[11] Mankowski P, Kanevsky J, Tomlinson J, Dyachenko A, Luc M. Optimizing radiotherapy for keloids: a meta-analysis systematic review comparing recurrence rates between different radiation modalities. Ann Plast Surg. 2017; 78(4):403–411
[12] Juckett G, Hartman-Adams H. Management of keloids and hypertrophic scars. Am Fam Physician. 2009; 80(3):253–260
[13] Orentreich DS, Orentreich N. Subcutaneous incisionless (subcision) surgery for the correction of depressed scars and wrinkles. Dermatol Surg. 1995; 21(6):543–549
[14] Alam M, Omura N, Kaminer MS. Subcision for acne scarring: technique and outcomes in 40 patients. Dermatol Surg. 2005; 31(3): 310–317, discussion 317
[15] Halachmi S, Ben Amitai D, Lapidoth M. Treatment of acne scars with hyaluronic acid: an improved approach. J Drugs Dermatol. 2013; 12 (7):e121–e123
[16] Dierickx C, Larsson MK, Blomster S. Effectiveness and safety of acne scar treatment with nonanimal stabilized hyaluronic acid gel. Dermatol Surg. 2018; 44 Suppl 1:S10–S18
[17] Beer K. A single-center, open-label study on the use of injectable poly-L-lactic acid for the treatment of moderate to severe scarring from acne or varicella. Dermatol Surg. 2007; 33 Suppl 2:S159–S167
[18] Sadove R. Injectable poly-L: -lactic acid: a novel sculpting agent for the treatment of dermal fat atrophy after severe acne. Aesthetic Plast Surg. 2009; 33(1):113–116
[19] Sapra S, Stewart JA, Mraud K, Schupp R. A Canadian study of the use of poly-L-lactic acid dermal implant for the treatment of hill and valley acne scarring. Dermatol Surg. 2015; 41(5):587–594
[20] Karnik J, Baumann L, Bruce S, et al. A double-blind, randomized, multicenter, controlled trial of suspended polymethylmethacrylate microspheres for the correction of atrophic facial acne scars. J Am Acad Dermatol. 2014; 71(1):77–83
[21] Biesman BS, Cohen JL, DiBernardo BE, et al. Treatment of atrophic facial acne scars with microneedling followed by polymethylmethacrylatecollagen gel dermal filler. Dermatol Surg. 2019; 45(12):1570–1579
[22] Alster TS, Graham PM. Microneedling: a review and practical guide. Dermatol Surg. 2018; 44(3):397–404
[23] Harris AG, Naidoo C, Murrell DF. Skin needling as a treatment for acne scarring: an up-to-date review of the literature. Int J Womens Dermatol. 2015; 1(2):77–81
[24] Chandrashekar BS, Sriram R, Mysore R, Bhaskar S, Shetty A. Evaluation of microneedling fractional radiofrequency device for treatment of acne scars. J Cutan Aesthet Surg. 2014; 7(2):93–97
[25] Cho SI, Chung BY, Choi MG, et al. Evaluation of the clinical efficacy of fractional radiofrequency microneedle treatment in acne scars and large facial pores. Dermatol Surg. 2012; 38(7, Pt 1):1017– 1024
[26] Min S, Park SY, Yoon JY, Suh DH. Comparison of fractional microneedling radiofrequency and bipolar radiofrequency on acne and acne scar and investigation of mechanism: comparative randomized controlled clinical trial. Arch Dermatol Res. 2015; 307(10):897–904
[27] Fisher GH, Geronemus RG. Short-term side effects of fractional photothermolysis. Dermatol Surg. 2005; 31(9, Pt 2):1245–1249, discussion 1249

[28] Pham AM, Greene RM, Woolery-Lloyd H, Kaufman J, Grunebaum LD. 1550-nm nonablative laser resurfacing for facial surgical scars. Arch Facial Plast Surg. 2011; 13(3):203–210
[29] Vasily DB, Cerino ME, Ziselman EM, Zeina ST. Non-ablative fractional resurfacing of surgical and post-traumatic scars. J Drugs Dermatol. 2009; 8(11):998–1005
[30] Chrastil B, Glaich AS, Goldberg LH, Friedman PM. Second-generation 1,550-nm fractional photothermolysis for the treatment of acne scars. Dermatol Surg. 2008; 34(10):1327–1332
[31] You HJ, Kim DW, Yoon ES, Park SH. Comparison of four different lasers for acne scars: resurfacing and fractional lasers. J Plast Reconstr Aesthet Surg. 2016; 69(4):e87–e95
[32] Nouri K, Elsaie ML, Vejjabhinanta V, et al. Comparison of the effects of short- and long-pulse durations when using a 585-nm pulsed dye laser in the treatment of new surgical scars. Lasers Med Sci. 2010; 25 (1):121–126
[33] Lin JY, Warger WC, Izikson L, Anderson RR, Tannous Z. A prospective, randomized controlled trial on the efficacy of fractional photothermolysis on scar remodeling. Lasers Surg Med. 2011; 43:265–272
[34] Agarwal N, Gupta LK, Khare AK, Kuldeep CM, Mittal A. Therapeutic response of 70% trichloroacetic acid CROSS in atrophic acne scars. Dermatol Surg. 2015; 41(5):597–604
[35] Field LM. Punch techniques, acne scarring, and resurfacing. Dermatol Surg. 2001; 27(2):219–220Cerrati EW, Thomas JR. Scar revision and recontouring post-Mohs surgery. Facial Plast Surg Clin North Am. 2017; 25(3):463–471
[36] Raff AB, Thomas CN, Chuang GS, et al. Lidocaine-induced potentiation of thermal damage in skin and carcinoma cells. Lasers Surg Med. 2019; 51(1):88–94
[37] Chuang GS, Manstein D, Tannous Z, Avram MM. Ulceration of mature surgical scars following nonablative fractional photothermolysis associated with intralesional lidocaine injections. Dermatol Surg. 2012; 38(11):1879–1881
[38] Ren Y, Zhou X, Wei Z, Lin W, Fan B, Feng S. Efficacy and safety of triamcinolone acetonide alone and in combination with 5- fluorouracil for treating hypertrophic scars and keloids: a systematic review and meta-analysis. Int Wound J. 2017; 14(3):480–487
[39] AlGhamdi KM. A better way to hold a Nokor needle during subcision. Dermatol Surg. 2008; 34(3):378–379
[40] Avram MM, Tope WD, Yu T, Szachowicz E, Nelson JS. Hypertrophic scarring of the neck following ablative fractional carbon dioxide laser resurfacing. Lasers Surg Med. 2009; 41(3):185–188
[41] Narins RS. Minimizing adverse events associated with poly-L-lactic acid injection. Dermatol Surg. 2008; 34 Suppl 1:S100–S104
[42] Bartus C, William Hanke C, Daro-Kaftan E. A decade of experience with injectable poly-L-lactic acid: a focus on safety. Dermatol Surg. 2013; 39(5):698–705
[43] Wat H, Wu DC, Rao J, Goldman MP. Application of intense pulsed light in the treatment of dermatologic disease: a systematic review. Dermatol Surg. 2014; 40(4):359–377
[44] Graber EM, Tanzi EL, Alster TS. Side effects and complications of fractional laser photothermolysis: experience with 961 treatments. Dermatol Surg. 2008; 34(3):301–305, discussion 305–307
[45] Yoo KH, Ahn JY, Kim JY, Li K, Seo SJ, Hong CK. The use of 1540nm fractional photothermolysis for the treatment of acne scars in Asian skin: a pilot study. Photodermatol Photoimmunol Photomed. 2009; 25(3):138–142
[46] Chan HH, Manstein D, Yu CS, Shek S, Kono T, Wei WI. The prevalence and risk factors of post-inflammatory hyperpigmentation after fractional resurfacing in Asians. Lasers Surg Med. 2007; 39(5):381–385
[47] Shamsaldeen O, Peterson JD, Goldman MP. The adverse events of deep fractional CO(2): a retrospective study of 490 treatments in 374 patients. Lasers Surg Med. 2011; 43(6):453–456

7 Remoção de Lesões Pigmentadas

Monica K. Li

Resumo

As tecnologias a *laser* e baseadas em luz estão entre as diversas modalidades de tratamento de lesões pigmentadas congênitas e adquiridas. Este capítulo se dedica a apresentar práticas baseadas em evidências e pérolas clínicas atualizadas, usando intervenções a *laser* e baseadas em luz de maneira segura e eficaz para várias dermatoses benignas pigmentares epidermais, dérmicas e mistas. Estratégias de seleção de pacientes, técnicas e discussões sobre cuidados pré e pós-procedimento para otimizar os resultados do tratamento serão abordadas. Serão resumidas as principais considerações no tratamento de lesões pigmentadas benignas em peles de tons variados. Pérolas e armadilhas no uso de tratamentos a *laser* e baseados em luz serão revisadas para auxiliar o clínico a gerenciar as expectativas e os resultados dos pacientes.

Palavras-chave: lesões pigmentadas benignas, pigmentação, *laser*, melasma, efélides, hiperpigmentação pós-inflamatória, melanina

7.1 Introdução

Os pacientes buscam a remoção tanto de lesões pigmentadas congênitas quanto de adquiridas, independentemente do fototipo da pele. Os médicos devem primeiro distinguir lesões pigmentadas potencialmente malignas das benignas. Qualquer lesão pigmentada clínica ou dermoscopicamente suspeita justifica uma biópsia de pele para um diagnóstico definitivo antes de um tratamento estético adicional.

O tratamento com *laser* e luz é uma das modalidades para tratar lesões pigmentadas benignas. Essas lesões são classificadas com base onde a melanina é depositada: na epiderme, na derme ou de forma mista. As lesões pigmentadas epidermais incluem manchas café com leite (CALMs), lentigos, ceratoses seborreicas e efélides. Exemplos de lesões pigmentadas dérmicas e mistas incluem melasma, nevo de Becker, hiperpigmentação pós-inflamatória (PIH), hiperpigmentação induzida por medicamentos, nevo de Ota, nevo de Ito e nevo de Hori (nevo bilateral adquirido de máculas semelhantes a Ota ou a ABNOM). Tal classificação é importante, pois determina a escolha do comprimento de onda e do dispositivo, bem como a segurança e eficácia subsequentes do tratamento.

A melanina tem um amplo espectro de absorção de energia, permitindo o uso eficaz de vários tratamentos a *laser* e luz que emitem comprimentos de onda visíveis e infravermelhos próximos (250 a 1.200 nm) para atingir o pigmento.[1] A teoria da fototermólise seletiva compõe a base para a absorção de energia pelo cromóforo-alvo, minimizando o dano colateral ao tecido circundante.[2] Para lesões pigmentadas benignas, a seleção ideal da modalidade a *laser* ou luz pode evitar lesões térmicas não específicas no tecido circundante, minimizando o risco de hiperpigmentação e cicatrizes.[1]

7.2 Modalidades/Opções de Tratamento

Os dispositivos de energia usados para tratar lesões pigmentadas benignas podem ser categorizados em *lasers* que têm como alvo o pigmento ou luz intensa pulsada (IPL). Os melanossomas intracelulares absorvem seletivamente comprimentos de onda emitidos no espectro verde, vermelho ou próximo a infravermelho.[1] Embora vários comprimentos de onda tenham sido usados, atualmente, o padrão de *lasers* que tem como alvo o pigmento inclui os *lasers* de nanossegundos Q-switched (QS), *lasers* não ablativos fracionados ou totalmente ablativos e *lasers* de picossegundos. Especificamente, o *laser* QS Ruby (QSRL 694 nm), o *laser* de neodímio: granada de ítrio e alumínio QS (QS Nd:YAG 532 e 1.064 nm), o *laser* QS Alexandrite (QSAL; 755 nm) e os *lasers* de domínio de picossegundo (principalmente PS 532 e 755 nm, e *laser* de alexandrita de picossegundo [PSAL] 785 ou 1.064 nm) têm sido usados de forma segura e eficaz no tratamento de lesões pigmentadas benignas. Um *laser* que tem como alvo o pigmento, lançado mais recentemente, usado para tratar peles de cor escura, é o *laser* Nd:YAG de 1.064 nm com duração de pulso de 650 microssegundos. Ele é eficaz no tratamento de melasma e PIH.[3,4] Vários dispositivos IPL (515 a 1.200 nm) também têm produzido tratamentos eficazes.

Existem dois princípios do *laser* que se correlacionam com a evolução da tecnologia para tratar lesões pigmentadas. Primeiro: os *lasers* QS emitem pulsos de energia de nanossegundos (variando de 3 a 50 nanossegundos), o que é consideravelmente mais curto do que o tempo de relaxamento térmico dos melanossomas, que é de cerca de 100 nanossegundos.[1] Portanto, os *lasers* QS são considerados seguros e eficazes para o tratamento de lesões pigmentadas, pois fornecem energia dentro de um intervalo de tempo que limita a lesão aos melanosomas-alvo ao mesmo tempo em que minimizam o dano às estruturas circundantes. Isso reduz o potencial risco de hiperpigmentação pós-tratamento.[1,5] Segundo: embora a absorção de energia pela melanina diminua à medida que o comprimento de onda aumenta, um comprimento de onda mais longo alcança uma penetração mais profunda nos tecidos.[6] Um *laser* com um comprimento de onda mais longo (como o QS Nd:YAG de 1.064 nm) pode, portanto, ser usado para tratar lesões pigmentadas em fototipos de pele mais escuros, reduzindo o dano epidérmico e o risco subsequente de PIH, ao mesmo tempo que ainda tem como alvo a melanina.[6,7]

Nos últimos anos, os *lasers* de picossegundos emergiram como dispositivos que podem ser usados de forma eficaz para a remoção de tatuagens[8] e, de maneira semelhante, para a redução de melanina.[9-11] A vantagem dos *lasers* de picossegundos é sua capacidade de produzir maior efeito fotomecânico focal e um pico de temperatura mais alto, porém com efeitos térmicos na pele circundante reduzidos.[12] Essa *performance* é possível por conta de os *lasers* de picossegundos emitirem pulsos com duração pelo menos 10 vezes mais curta do que as dos dispositivos QS.[13] Assim, fluências menores podem ser usadas para visar a melanina em lesões pigmentadas.[14] Com lesão epidérmica e PIH reduzidos, potenciais efeitos adversos reduzidos, os tratamentos a *laser* de picossegundos são favoráveis e clinicamente relevantes, especialmente para pacientes de pele mais escura.

Além de com o *laser*, preocupações cutâneas pigmentares benignas selecionadas podem ser tratadas utilizando modalidades tópicas, orais e físicas que estão fora do escopo deste capítulo. A fotoproteção constante e o uso diligente de protetor solar são estratégias essenciais. Notoriamente, os tratamentos para melasma e PIH incluem vários agentes tópicos clareadores da pele (como hidroquinona, tretinoína, arbutin, ácido azelaico, ácido tranexâmico e ácido kójico), ácido tranexâmico oral e *peelings* químicos.[15-19] Resultados variados têm sido relatados com o uso dessas opções isoladamente ou combinadas com tratamentos a *laser*, especialmente reconhecendo a natureza frequentemente recalcitrante do melasma.

7.3 Indicações/Usos

7.3.1 Lesões Pigmentadas Epidérmicas

Lentigos

Frequentemente, são necessários vários tratamentos para os lentigos, especialmente em indivíduos de pele mais escura, devido à necessidade de parâmetros mais conservadores. Convencionalmente, o *laser* de dióxido de carbono (CO_2), argônio, *laser* de alexandrita de pulso longo, *lasers* QS, incluindo QS Nd:YAG, QSRL e QSAL, e IPL têm demonstrado eficácia no tratamento de lentigos.[1,6,10,13,20-25] O uso de *lasers* de picossegundos recentemente emergiu como a abordagem preferida para essas lesões pigmentadas (▶ Fig. 7.1).[9,10,12,13,26,27]

Estudos anteriores sobre modalidades de *laser* convencionais para tratar lentigos relataram alta incidência de efeitos adversos, como PIH, variando de 10% a 47%.[13] Chan *et al.* relataram o uso de Nd:YAG de pulso longo de 532 nm (tamanho de ponto de 2 mm, fluência de 6,5-8 J/cm² e duração de pulso de 2 milissegundos) no tratamento eficaz de lentigos em pacientes asiáticos com risco reduzido de PIH.[23] Negishi *et al.* usaram um *laser* Nd:YAG de picossegundo (532 nm, 750 picossegundos, fluência média de 0,35 ± 0,06 J/cm², tamanho de ponto de 3-4 mm e taxa de pulso de 0 a 1 Hz) para remover lentigos, com base em evidências histológicas, em indivíduos com tipos de pele Fitzpatrick III e IV.[13] Uma escala de melhora percentual de 5 graus foi usada para avaliar o desaparecimento do pigmento, com o índice de melanina medido objetivamente usando um espectrofotômetro de reflexão. O PIH no estudo foi descrito como sendo inferior a 5%, com 93% dos lentigos ficando mais de 75% apagados após um único tratamento (▶ Fig. 7.2).[13]

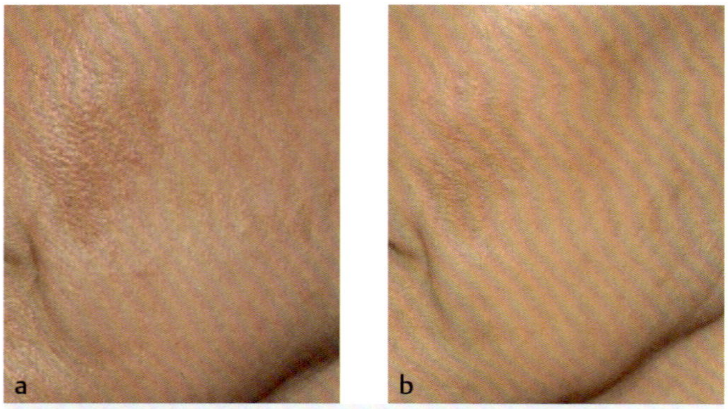

Fig. 7.1 Lentigo antes **(a)** e após **(b)** um tratamento com *laser* picossegundo de 785 nm, 4 J/cm², tamanho do ponto de 2 mm, taxa de pulso de 1 Hz.

Efélides

Clinicamente semelhantes aos lentigos, as efélides geralmente escurecem nos meses de verão e aparecem durante a infância. *Lasers* previamente relatados como eficazes para tratar efélides incluem os dispositivos QSAL e QS Nd:YAG.[24,28] Ho *et al.* avaliaram quatro *lasers* diferentes com especificidade de pigmento tendo como alvo as efélides em pacientes chineses e verificaram que houve melhora com o *laser* de corante pulsado de longa duração (PDL), o *laser* QS Nd:YAG e o *laser* de fosfato de titânio de potássio (KTP) pulsado de longa duração, mas nenhum resultado significativo com o *laser* de alexandrita pulsado de longa duração.[24] A melhora da pigmentação foi avaliada usando uma escala visual analógica de 4 pontos.

Mais recentemente, *lasers* de picossegundo demonstraram eficácia no tratamento de efélides, especialmente em pacientes asiáticos. Kung *et al.* utilizaram um *laser* de

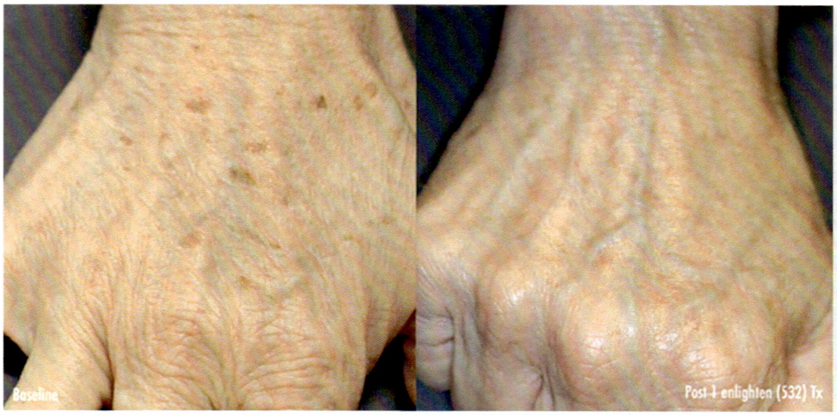

Fig. 7.2 Linha de base dos lentigos e 1 mês após um tratamento com *laser* picossegundo de 532 nm. (Esta imagem foi cedida gentilmente por Jeffrey TS Hsu, MD, Dermatologia Oak, Itasca, Illinois, Estados Unidos.)

picossegundo de 532 nm e outro de 1.064 nm (fluência de 400 mJ, duração de pulso de 450 picossegundos) e relataram pelo menos 50% de clareamento das lesões tratadas após uma sessão média de tratamento (▶ Fig. 7.3).[12] O clareamento do pigmento foi avaliado usando uma escala de melhora de porcentagem de 5 graus. Foi observado PIH em 4,8%, em comparação com até 25% com *lasers* QS, conforme descrito pelos autores, e formação de bolhas em 6,5% após o tratamento.[12]

Entretanto, Yang *et al.* demonstraram que um *laser* PSAL (fluência média de 4,4 J/cm²) produziu resultados clínicos comparáveis e seguros aos de um *laser* QSAL (fluência média de 6,92 J/cm²) no tratamento de sardas em pacientes chineses.[29] A taxa de clareamento das lesões foi avaliada comparando o número de lesões antes e depois do tratamento, conforme visto em fotografias padronizadas, com exame por microscopia confocal de reflectância de efélides tratadas em quatro dos 20 pacientes.

Manchas Café com Leite

As evidências atuais mostram reincidências variáveis após tratamentos a *laser* de CALMs e outras manchas.[6] Histologicamente, CALMs são compostas por hiperpigmentação basilar.[6] As modalidades de *laser* comuns usadas no passado incluíam PDL, vapor de cobre, QSRL, QSAL, QS Nd:YAG e *lasers* de granada de YAG dopados com érbio (Er:YAG).[5,30-35]

Alster *et al.* descreveram na metade da década de 1990 o uso eficaz do PDL para CALMs,[35] bem como sua segurança em um paciente com tipo de pele Fitzpatrick V.[33] Também, Kagami *et al.* relataram o clareamento transitório com subsequente repigmentação ao usar o QSAL para essas lesões, independentemente do número de tratamentos.[32] As respostas clínicas ao tratamento com QSAL foram avaliadas usando uma escala de melhora de porcentagem de 5 graus por dois observadores independentes. Outras publicações em geral mostram que apenas um terço dos casos tratados alcança um clareamento completo ou quase completo, com reincidência de 24% ocorrendo em uma média de 4 meses.[6,30,36] Chan e Kono sugeriram e demonstraram que um *laser* de rubi pulsado de longa duração eliminou CALMs, possivelmente devido a maior lesão dos melanócitos foliculares.[37] Nos últimos anos, tem crescido a literatura sobre o uso de *lasers* de picossegundos para o tratamento de CALMs. Artzi *et al.* descreveram que 15 pacientes com fototipos de pele II a IV tiveram CALMs clareados usando um *laser* PS 532 nm Nd:YAG (fluência de 0,8 a 1,6 J/cm², tamanho de ponto de 4 a 5 mm) após uma média de 2,47 (intervalo: 1 a 4) tratamentos.[38] No entanto, dois pacientes tiveram reincidências parciais de suas lesões pigmentadas (o intervalo de tempo para a recorrência não foi relatado).[38] A avaliação das lesões tratadas usou uma escala de melhoria de porcentagem de 5 graus determinada por meio de fotografias padronizadas de linha de base e acompanhamento.

Queratose Seborreica e Dermatose Papulosa *Nigra*

Queratoses seborreicas e a clinicamente similar dermatose papulosa *nigra* – que ocorre em fototipos de pele mais escura – foram tratadas com CO_2, Alexandrite, diodo, QS Nd:YAG 1.064 nm, KTP e vários *lasers* fracionados (▶ Fig. 7.4).[39-44] Os *lasers* de CO_2 foram os primeiros relatados como eficazes no

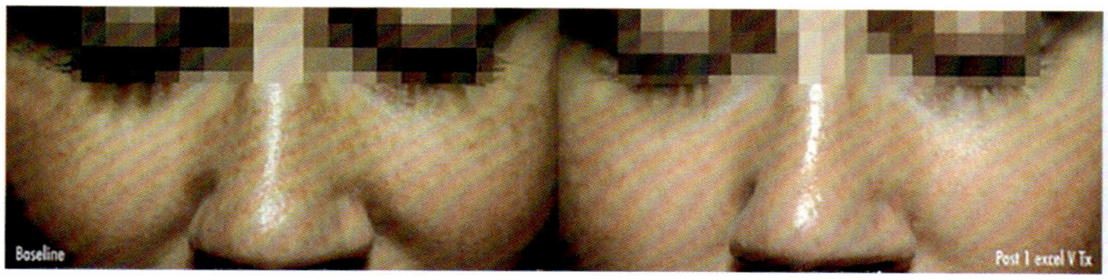

Fig. 7.3 Linha de base das efélides e 1 mês depois de um tratamento com *laser* de 532 nm de pulso curto. (A imagem foi cedida gentilmente pelo Dr. Jeffrey TS Hsu, Dermatologia Oak, Itasca, Illinois, Estados Unidos.)

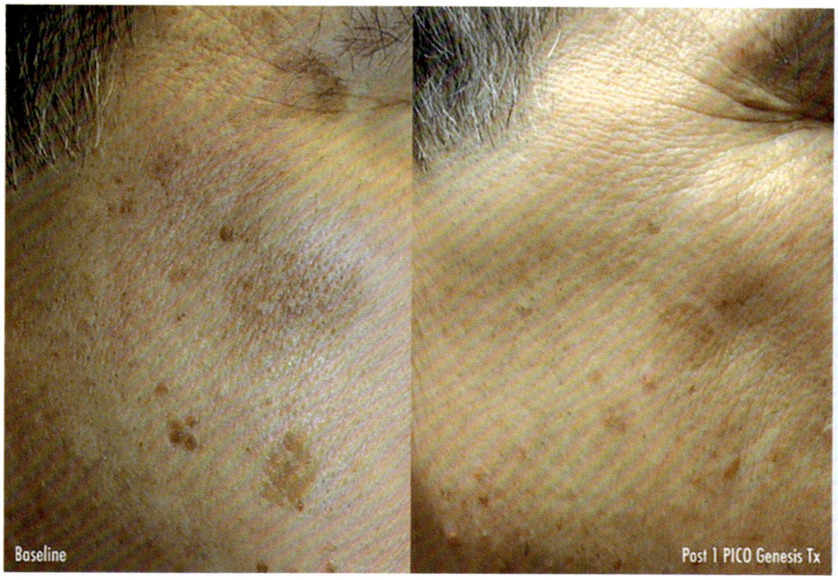

Fig. 7.4 Linha de base das queratoses seborreicas na linha de base e 1 mês depois de um tratamento utilizando um *laser* de picossegundo de 532 e 1.064 nm. (Estas imagens foram gentilmente cedidas pelo Dr. Jeffrey TS Hsu, Dermatologia Oak, Itasca, Illinois, Estados Unidos.)

desaparecimento dessas lesões.[42] Uma publicação de 2018 de um estudo retrospectivo por Alegre-Sanchez *et al.* ilustrou o potencial do *laser* de picossegundo (fluência de 4,07 J/cm^2, tamanho de ponto de 2,5 mm) para tratar queratoses seborreicas.[10] Pacientes com fototipos de pele I a III passaram por duas a quatro sessões de tratamento e apresentaram um clareamento de 65% das lesões. Os resultados clínicos determinados por fotografias foram avaliados usando uma escala de melhoria de porcentagem de 5 graus em todos os pacientes. No entanto, mais estudos são necessários, pois foram relatados os resultados de apenas quatro pacientes.[10]

7.3.2 Lesões Pigmentadas da Derme ou Mistas

Melasma

A patogênese multifatorial do melasma, juntamente com sua cronicidade e recorrência, é frequentemente gerenciada de forma mais eficaz por meio de abordagens multimodais. Antes da terapia a *laser*, fornecer informações ao paciente sobre fotoproteção rigorosa e uso consistente de protetor solar, além de testar clareadores tópicos, constituem abordagens iniciais prudentes. *Peelings* químicos podem ser considerados, mas devem ser realizados por um profissional experiente. O ácido tranexâmico oral é uma opção promissora como monoterapia ou em combinação com intervenções tópicas ou a *laser*.[45-47]

O tratamento a *laser* do melasma isoladamente pode ser desafiador, pois pode piorar a condição ou causar PIH. QSRL,[48] QS Nd:YAG,[49,50] QSAL,[51,52] CO_2[51,52] e Er:YAG[53,54] foram todos descritos como utilizados para o tratamento do melasma. A IPL é outra modalidade para o tratamento do melasma.[55-58] No entanto, o uso da IPL produz não apenas resultados modestos, como também tem uma taxa de recorrência modesta, a menos que uma terapia tópica agressiva seja utilizada para manutenção até 12 meses após o tratamento.[15]

Tratamentos de *resurfacing* fracionado não ablativo, como o *laser* de fibra de érbio 1.550 nm[59-61] e o *laser* de fibra de túlio 1.927 nm[62-64], mostraram melhora no melasma. A avaliação das respostas aos tratamentos a *laser* é comumente determinada pelo índice de gravidade da área de melasma (MASI). Em geral, com o uso de agentes clareadores tópicos, os tratamentos a *laser* fracionado não ablativo (NAFL) parecem proporcionar uma resposta mais duradoura em comparação com intervenções IPL e QS.[15] Um creme de combinação tripla composto por hidroquinona, retinoide e corticosteroide tem sido relatado como uma opção tópica adjunta eficaz quando usado com tratamentos NAFL.[65,66] Tourlaki *et al.* observaram melhora acentuada (maior que 75%) e moderada (de 51% a 75%) nas pontuações do MASI em 67% e 21% dos participantes do estudo, respectivamente, com a combinação de tratamentos com *laser* de fibra de érbio 1.540 nm fracionado e um creme de combinação tripla.[65] Embora o melasma muitas vezes volte a aparecer após todos os tratamentos NAFL, isso tende a ocorrer entre 3 e 5 meses, em comparação com menos de 3 meses com dispositivos IPL e QS.[15] Devido à sua saída fracionada, os tratamentos NAFL podem produzir resultados mais harmoniosos ao misturar o melasma com a pele circundante não afetada.[15] No final das contas, as configurações do *laser* fracionado vão variar dependendo do fototipo da pele e do tipo de melasma em tratamento, levando em consideração o uso de densidades mais baixas em pacientes de pele mais escura para reduzir o risco de PIH pós-procedimento.[67,68]

Recentemente, vários comprimentos de onda de dispositivos a *laser* de picossegundo têm se mostrado seguros e eficazes no tratamento do melasma devido aos seus maiores efeitos fotomecânicos e impacto térmico reduzido na pele circundante.[11,12,16,69,70] Esta última vantagem dos *lasers* de picossegundo sobre os QS convencionais pode ser a razão do risco reduzido e das taxas elevadas de PIH após o tratamento do melasma.[15] Portanto, existe a promessa de se obterem resultados mais consistentes e previsíveis com o uso de *lasers* de picossegundo para o tratamento do melasma.

Nevo de Ota e Nevo de Ito

Os *lasers* QS, incluindo QSRL, QS Nd:YAG e QSAL, foram descritos como tratamentos seguros e eficazes para esse tipo de nevo.[71-76] O uso de *lasers* de domínio de picossegundo também emergiu como uma opção de tratamento encorajadora tanto para o nevo de Ota[9,26,77,78] quanto para o nevo de Ito,[9] embora sejam necessários mais estudos. Ohshiro *et al.* avaliaram um grupo de seis pacientes, dois dos quais tinham nevo de Ota recalcitrante não responsivo ao QSRL, sendo que cinco foram tratados com PSAL (tamanho de ponto de 2,5 a 4 mm, fluência de 2,83 a 5,26 J/cm^2). 78 As sessões de tratamento variaram de uma a três. Eritema foi a reação mais comum após o tratamento. Uma melhora clínica de boa a excelente foi observada nas lesões tratadas, com ocorrência de hiperpigmentação transitória em três pacientes, melhorando em seguida e chegando à resolução completa após 3 meses de acompanhamento.[78] Uma pontuação de melhora de porcentagem de 5 graus foi usada para determinar o grau de clareamento do pigmento.

Um trabalho posterior de Ge *et al.* envolvendo 53 pacientes com nevo de Ota demonstrou maior clareamento das lesões tratadas com PSAL quando comparado com o QSAL.[79] Neste estudo, os parâmetros de tratamento do PSAL tinham tamanho de ponto de 2 a 4 mm, fluência de 1,59 a 6,37 J/cm^2 e frequência de 5 Hz. Em média 5,26 sessões de tratamento, com cada tratamento realizado em intervalos de 12 semanas, foram realizadas usando o PSAL. Foi relatado um clareamento de excelente a completo do nevo de Ota nas visitas de acompanhamento finais, realizadas até 3 meses depois da última sessão de tratamento.[79] A avaliação do clareamento do pigmento após o tratamento a *laser* foi determinada com fotografias padronizadas usando uma pontuação de melhora de porcentagem de 5 pontos. Os autores sugeriram que intervalos de tratamento mais longos podem otimizar os resultados clínicos no nevo de Ota, especificamente entre os pacientes asiáticos, reduzindo o risco de complicações pigmentares.[79]

Nevo de Hori (Nevo Bilateral Adquirido de Máculas Semelhantes a Ota)

Convencionalmente, têm sido usados *lasers* QS para tratar o Nevo Bilateral Adquirido de Máculas Semelhantes a Ota (ABNOM), incluindo o QS Nd:YAG, QSRL e QSAL.[80-84] No entanto, utilizar fluências elevadas e mais de dez sessões de tratamento podem ser necessárias para alcançar resultados clínicos

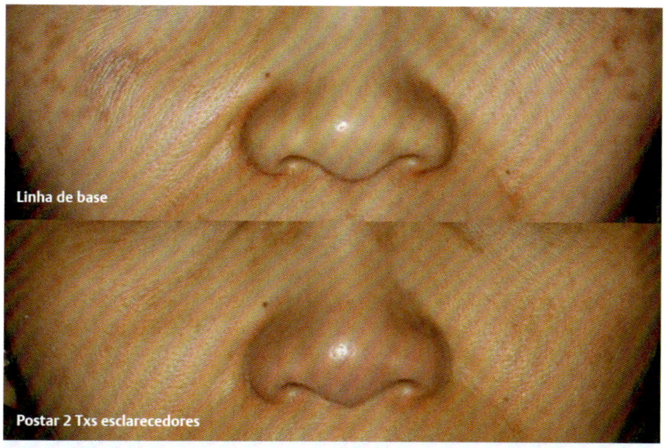

Fig. 7.5 Linha de base do nevo de Hori e 1 mês depois de duas sessões de tratamento com um *laser* de picossegundo de 532 e 1.064 nm. (Estas imagens foram cedidas gentilmente por Jeffrey TS Hsu, MD, Dermatologia Oak, Itasca, Illinois, Estados Unidos.)

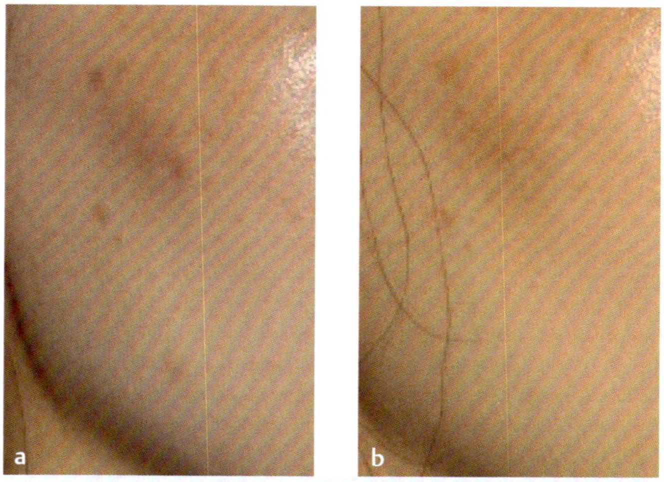

Fig. 7.6 Hiperpigmentação pós-inflamatória **(a)** antes e **(b)** depois de dois tratamentos com *laser* de picossegundo de 1.064 e 785 nm.

favoráveis.[85] Infelizmente, os tratamentos a *laser* QS para Nevo de Hori frequentemente estão associados a altas taxas de HPI, variando de 75% a 87%,[28,84] possivelmente atribuídas à maior presença de melanócitos perivasculares nas lesões.[86]

O uso recente de *lasers* de picossegundo demonstrou que estes são promissores para o tratamento de nevo de Hori (▶ Fig. 7.5).[12,85,86] Em um estudo comparativo *split-face* randomizado, avaliando a eficácia do PSAL *versus* o QSAL, os nevos de Hori tratados com o primeiro (tamanho de ponto de 2 a 2,5 mm, fluência de 4,07 a 6,37 J/cm^2, frequência de pulso de 2,5 Hz e passagem única sem sobreposição) mostrou um desempenho significativamente melhor no clareamento.[68]

A avaliação do clareamento do pigmento foi determinada usando fotografias padronizadas 6 meses depois dos tratamentos finais, com uma escala de melhora de porcentagem de 4 pontos. Terapias tópicas adjuntas não foram utilizadas no estudo. No lado tratado com o *laser* de picossegundo, os pacientes experimentaram efeitos colaterais transitórios significativamente menores, incluindo dor e formação de crostas e também passaram por um tempo de recuperação mais curto.[86]

Nevo de Becker

Os *lasers* QS, incluindo QSRL e QSAL, o *laser* Er:YAG e o *laser* de fibra dopado com érbio fracionado de 1.550 nm, têm sido descritos em seu uso para melhorar a pigmentação no nevo de Becker.[5,87-90] Dos *lasers* QS, o QSRL parece ser ligeiramente mais eficaz.[6] Uma vantagem do uso dos *lasers* de rubi de pulso longo e de alexandrita é a redução na densidade do cabelo dentro da lesão pigmentada.[88,90] No relatório de Nanni e Alster, a média de três contagens manuais de cabelo dentro de uma área de 3 cm^2 em três partes representativas do nevo foi usada para determinar a eficácia da remoção de cabelo.[90] Alguns relatos de casos sugerem que o *laser* de picossegundo[9,10,26] pode ser usado de forma eficaz para tratar a lesão, mas são necessários estudos prospectivos maiores.

Hiperpigmentação Pós-inflamatória

Os tratamentos a *laser* usados para PIH têm como alvo a deposição de hemossiderina ou melanina. O *laser* de fibra dopado com érbio fracionado de 1.550 nm,[91,92] o *laser* QS Nd:YAG de 1.064 nm,[93] o *laser* fracionado não ablativo de 1.927 nm[94] e o de alexandrita de picossegundo de 755 nm[95] foram descritos em seu uso para melhorar a PIH (▶ Fig. 7.6). O desafio do uso de *lasers* no tratamento de PIH é justamente o risco de piorá-la. Caso isso ocorra, uma combinação alternativa de abordagem é frequentemente necessária, incluindo fotoproteção consistente, agentes clareadores tópicos e/ou *peelings* químicos. No entanto, foram relatados níveis de sucesso variados com o uso de retinoides tópicos, hidroquinona, corticosteroides, dermoabrasão e *peelings* químicos.[96-98] Quando há o uso de *lasers*, é prudente realizar testes em áreas pequenas e observar durante 6 a 8 semanas antes do tratamento a *laser* de toda a área afetada.

O tratamento de PIH usando *lasers* apresenta desafios adicionais em fototipos de pele mais escuros devido ao risco de desenvolvê-la. Em um grande estudo com 61 pacientes, avaliando especificamente os tipos de pele Fitzpatrick IV a VI, Bae *et al.* demonstraram que um *laser* fracionado não ablativo de 1.927 nm de baixa energia e baixa densidade é uma opção de intervenção segura e eficaz para melhorar a PIH nessa população.[94] Uma fluência fixa de 5 mJ, tamanho de ponto fixo de 140 µm, profundidade de 170 µm e cobertura de 5% foram usados como parâmetros de tratamento, sem intervenções tópicas adicionais.[94] Os resultados clínicos foram avaliados usando fotografias e uma escala de porcentagem, com melhora relatada entre 40% e 57%. Estudos que apoiam o uso do *laser* de diodo fracionado não ablativo de 1.927 nm, bem como opções de curta duração e de picossegundo, avaliaram um grupo de pacientes muito menor.[9,95,99]

O ácido tranexâmico oral para prevenir a PIH após tratamentos a *laser* de diversas dermatoses apresentou resultados heterogêneos.[16,18,19] Embora seja promissor para o manejo do melasma quando usado via oral, tópica e intradérmica,[45,46,100,101] o ácido tranexâmico oral não pareceu ser eficaz na prevenção da PIH após tratamentos com QSRL[18] ou *lasers* QS 532 nm Nd:YAG.[19] No entanto, Rutnin *et al.* demonstraram dermatoscopicamente que o ácido tranexâmico oral melhorou significativamente a remoção da PIH após seis semanas de uso a 1.500 mg por dia.[19] Curiosamente, o ácido tranexâmico intradérmico mostrou potencial: uma dose única (50 mg/mL) reduziu o risco de desenvolvimento de PIH após tratamento com *laser* QS 532 nm Nd:YAG para lentigos solares.[102] O efeito do ácido tranexâmico oral usado em conjunto com intervenções a *laser* para o manejo da PIH precisa ser estudado mais a fundo.

Hiperpigmentação Induzida por Medicamentos

Vários *lasers* têm sido usados para tratar a hiperpigmentação induzida por minociclina. São muitos os relatos de casos descrevendo melhora principalmente com QSAL,[103-105] QS Nd:YAG,[106] QSRL[107] e recentemente com PSAL.[108,109]

Alster e Gupta publicaram a série mais extensa até o momento, de seis pacientes com hiperpigmentação induzida por minociclina envolvendo o rosto e as pernas, tratados com QSAL (fluência de 6,5 a 8,5 J/cm^2, tamanho de ponto de 3 mm, duração de pulso de 50 milissegundos).[103] A resolução completa da pigmentação foi alcançada após três a cinco tratamentos com intervalos de 2 meses. Não foi observado o surgimento de vesículas, despigmentação ou cicatrizes.[103] A eficácia do tratamento foi determinada pela observação clínicas de resolução completa do pigmento. Comparativos entre tecnologias QS e o *laser* de picossegundo também foram relatados.[108,109] Em dois casos, o *laser* de picossegundo mostrou produzir clareamento da pigmentação sem PIH prolongada quando comparado com o QSRL[108] e o *laser* QS Nd:YAG.[109] O grau de clareamento do pigmento foi determinado por observação clínica.

7.4 Seleção de Pacientes/Contraindicações/ Cuidados Pré-Operatórios

Antes do tratamento a *laser* de lesões pigmentadas, é sensato obter um histórico médico completo, incluindo os medicamentos em uso e potenciais alergias, como a anestésicos tópicos.

Qualquer lesão pigmentada suspeita de malignidade requer um diagnóstico definitivo. Um componente do histórico médico inclui perguntar sobre condições médicas que interfiram no uso de *lasers* QS (p. ex., terapia sistêmica prévia com ouro para o manejo da artrite reumatoide). Além do *resurfacing* totalmente ablativo e dos *lasers* fracionados ablativos, a literatura mais recente apoia não atrasar os tratamentos a *laser* em pacientes que estão tomando isotretinoína ou tomaram isotretinoína nos últimos 6 meses, quando clinicamente apropriado.[110-112] Em última análise, o valor do tempo e de outras modalidades para tratar lesões pigmentadas benignas são fatores adicionais a considerar ao decidir as etapas de manejo com o paciente.

Quadro 7.1 Considerações de seleção de pacientes para o tratamento a *laser* de lesões pigmentadas

Triagem	Contraindicações
▪ Você já tomou isotretinoína no passado? Quando foi a última vez que a utilizou? ▪ Você já teve herpes labial ou infecção por herpes na área de tratamento planejada? ▪ Você já desenvolveu queloides ou cicatrizes anormais no passado devido a lesões ou cirurgias? ▪ Há planos de viagem onde um bronzeado possa se desenvolver? Você usa camas de bronzeamento ou bronzeador artificial?	▪ Lesões pigmentadas suspeitas de malignidade ▪ Falta de adesão aos cuidados pós-*laser* ▪ Uso de isotretinoína nos últimos 6 meses[a] ▪ Expectativas irrealistas do paciente

[a]Particularmente para *lasers* totalmente ablativos ou fracionados ablativos

7.5 Seleção de Pacientes para o Tratamento a *Laser* de Lesões Pigmentadas

É prudente evitar tratar pacientes com um bronzeado forte adquirido 1 mês antes do tratamento a *laser* devido ao risco aumentado de PIH. Os pacientes devem ser instruídos a não usar autobronzeadores 1 semana antes do tratamento a *laser* para lesões pigmentadas. Protetor solar com cor e produtos de bronzeamento artificial devem ser descontinuados para evitar a absorção inadvertida de energia a *laser* e o risco subsequente de queimadura. Deve-se ter cautela com pacientes com histórico de formação de cicatrizes queloideanas, especialmente com intervenções a *laser* de *resurfacing* ablativo. Outras considerações importantes estão descritas no ▸ Quadro 7.1. Os pacientes devem ser informados de que geralmente é necessária uma série de tratamentos para as lesões pigmentadas e que muitas vezes o clareamento completo não é possível.

Agentes antivirais orais devem ser administrados em pacientes submetidos a tratamentos a *laser* de *resurfacing* ablativo e como profilaxia para aqueles com histórico de herpes labial submetidos a procedimentos não ablativos. Os pacientes devem ser instruídos a evitar exposição direta e intencional ao sol pelo menos 2 semanas antes e depois dos tratamentos a *laser*. O uso diligente de protetor solar de amplo espectro, com um bloqueador físico para aqueles com pele sensível, é aconselhado. Especialmente para fototipos de pele mais escuros e aqueles com histórico de PIH, preparar a pele com agentes clareadores tópicos é uma prática comum. Agentes tópicos usados isoladamente ou em combinação incluíram ácido azelaico, retinoides, hidroquinona, ácido tranexâmico, ácido kójico, ácido ascórbico e corticosteroides.

Cuidados pré-*laser* adicionais devem incluir uma descrição detalhada do procedimento e das instruções pós-tratamento, reforçadas por materiais impressos fornecidos ao paciente. Deve-se obter e reforçar o consentimento do paciente, estando ele ciente de todas as informações. Fotografias padronizadas de linha de base devem ser tiradas antes do tratamento e recomenda-se tirar novas fotografias antes de cada tratamento na série. Todas as pessoas na sala de tratamento devem usar proteção ocular específica para a faixa de comprimento de onda e a proteção ocular deve ser aplicada ao paciente mesmo antes da calibração do dispositivo. Para garantir a segurança ocular ideal ao tratar o nevo de Ota que envolve a região periocular ou as pálpebras, escudos corneanos metálicos devem ser usados e inseridos pelo profissional. A prática de precauções universais, como máscaras de proteção e dispositivos de evacuação de fumaça, constitui uma rotina clínica sólida e medidas de segurança adequadas.

7.6 Técnica

É importante aplicar os princípios gerais do *laser* ao tratar lesões pigmentadas benignas para obter resultados clínicos seguros e eficazes. Devido ao crescente número de dispositivos a *laser* e de luz disponíveis no mercado, é impossível delinear parâmetros específicos para todos eles. No entanto, existem abordagens para as técnicas a *laser* que devem ser consideradas (▶ Quadro 7.2).

A seleção de parâmetros conservadores testados em áreas pequenas é altamente recomendada para reduzir o potencial risco de PIH ou de agravamento da condição tratada, especialmente devido à maior prevalência de alterações pigmentares associadas ao envelhecimento em indivíduos com pele mais escura.[113,114] A escolha das densidades de energia, tamanho do ponto, frequência e duração do pulso, quando aplicável, dependerá do tipo de pele do paciente e da resposta ao tratamento. No entanto, escolher uma frequência menor oferece um melhor controle da aplicação do *laser* para evitar a sobreposição excessiva de pulsos, especialmente no caso de lesões pigmentadas focais. Em geral, as manoplas de *laser* e de luz devem ser mantidas perpendiculares à pele e em contato com ela, para que os comprimentos de onda sejam desferidos de maneira consistente e uniforme. Para lesões pigmentadas elevadas, como queratoses seborreicas, alguns autores propuseram afastar o *laser* da superfície da lesão em 3 a 5 cm para concentrar a maior parte da energia entregue nas camadas superficiais da epiderme, visando provocar subsequente lesão localizada.[10] A sobreposição excessiva de pulsos deve ser evitada para prevenir o superaquecimento e excessiva lesão da pele. Os achados clínicos esperados observados focal e imediatamente após o tratamento variam dependendo do dispositivo utilizado. Geralmente, a irradiação a *laser* conservadora produz um leve branqueamento imediato da lesão pigmentada, com branqueamento parcial visto dentro da área tratada. Quando configurações mais assertivas são utilizadas, pode-se verificar um branqueamento completo imediato da lesão pigmentada.[13,20,115] O branqueamento é transitório e geralmente desaparece dentro de 5 a 20 minutos.[115] Na experiência da autora, para lesões pigmentadas epidérmicas, a formação de uma leve camada branca ou um escurecimento leve é um desfecho clínico típico (▶ Fig. 7.7). Às vezes, pode-se observar um discreto edema focal na lesão tratada. Para lesões pigmentadas dérmicas, uma resposta típica é um branqueamento epidérmico mais denso da lesão imediatamente após o tratamento. Por vezes, podem ser observadas petéquias leves dentro da lesão tratada. Além do ajuste dos parâmetros do *laser*, atingir desfechos clínicos de tratamento adequados muitas vezes depende do operador e é subjetivo com base na experiência.[115]

Após atingir os desfechos clínicos, corticosteroides tópicos podem ser aplicados, seguidos do uso de protetor solar. A descamação leve, geralmente com duração de 1 semana, pode ser tratada com vaselina ou outras pomadas suaves. Os resultados geralmente são observados a partir de 3 e 4 semanas após os tratamentos e os pacientes devem ser informados sobre isso para gerenciar as expectativas. Se as lesões demonstrarem estagnação prematura na resposta, mesmo após ajuste dos parâmetros, o uso de um dispositivo diferente pode ser necessário. Se as lesões se repigmentarem, devem ser consideradas medidas conservadoras com o uso de agentes clareadores tópicos e proteção solar. Também é recomendado aguardar de 3 a 4 meses antes de intervenções adicionais a *laser*.

Quadro 7.2 Princípios gerais sobre técnicas

1. Faça o teste do tratamento em uma ou mais pequenas áreas, particularmente em indivíduos de pele mais escura se houver incerteza quanto aos desfechos clínicos ou possíveis efeitos adversos
2. Observe atentamente o desfecho clínico para evitar um tratamento excessivamente agressivo
3. Use a fluência mais baixa possível para alcançar os resultados clínicos desejados
4. Parâmetros do *laser* em indivíduos de pele mais escura:
   a) Duração de pulso mais longa
   b) Comprimento de onda mais longo
5. Otimize o resfriamento durante as sessões de tratamento
6. Use parâmetros conservadores na primeira sessão de tratamento e ajuste-os conforme necessário em visitas subsequentes, caso necessário

7.7 Instruções Pós-Operatórias

Os princípios gerais para os cuidados pós-*laser* aplicam-se ao tratamento de lesões pigmentadas. Produtos que podem irritar a pele, como agentes esfoliantes, adstringentes e

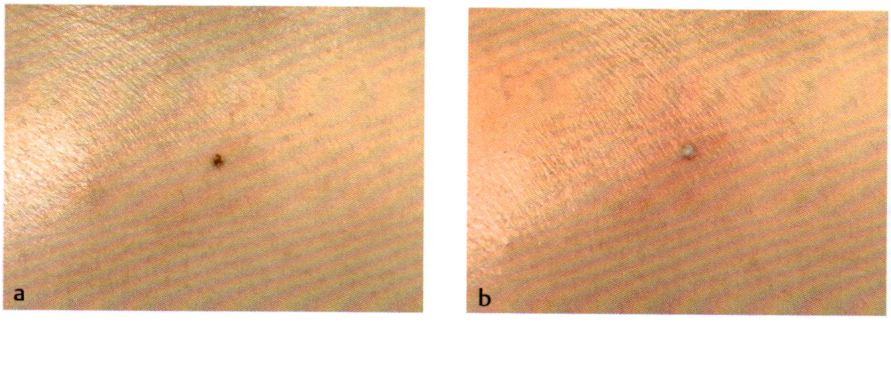

Fig. 7.7 (a, b) Branqueamento leve como um desfecho clínico imediato indicando a resposta ao tratamento, após o uso de um *laser* de picossegundo.

retinoides tópicos devem ser evitados por cerca de 1 semana após o tratamento. É aconselhável uma fotoproteção rigorosa por 1 mês após o tratamento, independentemente do fototipo da pele, para minimizar o risco de discromia pós-inflamatória.

O uso apropriado de protetor solar, com fator de proteção solar mínimo de 30 e com propriedades de amplo espectro, faz parte dos cuidados pós-*laser*-padrão. Filtros solares físicos contendo dióxido de titânio ou óxido de zinco podem ser considerados, devido à sensibilidade transitória da pele após os tratamentos a *laser*. A aplicação de compressas de gelo ajuda a reduzir o eritema transitório, o edema e o desconforto para o paciente, podendo ser usadas imediatamente após o tratamento. Pode-se usar maquiagem, mas é necessária uma limpeza suave para evitar irritação adicional da pele ou desprendimento prematuro de possíveis crostas. Entre as informações passadas ao paciente deve estar o tempo esperado de cicatrização das lesões pigmentadas tratadas. Conforme observado nos princípios gerais de cicatrização de feridas, locais faciais geralmente se recuperam mais rapidamente devido à sua vascularização em comparação com as extremidades.

Em pacientes de pele mais escura, várias intervenções para reduzir a PIH após tratamentos a *laser* e luz foram relatadas, embora com sucesso variável. O uso criterioso de corticosteroides tópicos de curta duração para mitigar a inflamação pode reduzir ainda mais o risco potencial de discromia após o tratamento a *laser*. Corticosteroides de potência média, como valerato de betametasona, podem ser aplicados uma a duas vezes ao dia por 3 a 7 dias após o tratamento, dependendo do dispositivo utilizado e do grau de inflamação. Outras formulações de corticosteroides tópicos foram usadas e descritas em diferentes estudos, particularmente para o tratamento de lentigos e efélides.[13,24,115] Embora o ácido tranexâmico oral tenha sido usado por seus efeitos despigmentantes, ele não parece prevenir a discromia pós-inflamatória após o tratamento de lentigos faciais com QSRL[18] ou com Nd:YAG 532 nm.[19]

O uso de tecnologias mais ablativas para tratar lesões pigmentadas pode exigir cuidados pós-tratamento adicionais para reduzir a discromia potencial. Pomadas antibióticas tópicas, bem como formulações compostas de hidroquinona, tretinoína, corticosteroide tópico, ácido kójico, α-hidroxiácidos, vitamina C e/ou ácido azelaico têm sido usadas para esse propósito. No entanto, fazer um pré-tratamento não parece ser benéfico para reduzir a discromia pós-inflamatória. O ácido glicólico ou a hidroquinona não demonstraram fornecer benefícios preventivos após o *resurfacing* a *laser* de CO_2.

7.8 Complicações Potenciais

A combinação de seleção adequada de pacientes, cuidados pré e pós-tratamento e parâmetros do *laser* para alcançar os desfechos clínicos apropriados contribui para a redução das complicações. O tratamento a *laser* de lesões pigmentadas, assim como os tratamentos a *laser* em geral, pode resultar em efeitos adversos potenciais, como discromia, cicatrizes e infecção (▶ Quadro 7.3). Na prática da autora, os pacientes geralmente são acompanhados por telefone 1 semana depois do tratamento e são oferecidas consultas presenciais de 4 a 6 semanas para reavaliação e atualização das fotos. Os pacientes devem ser informados sobre os possíveis sinais e sintomas após os tratamentos a *laser* – em caso dos quais a atenção médica deve ser procurada urgentemente para que o tratamento das complicações possa ser iniciado o mais rápido possível.

Quadro 7.3 Potenciais complicações do tratamento de lesões pigmentadas benignas usando *lasers*

- Despigmentação da pele, incluindo hiperpigmentação e hipopigmentação pós-inflamatória
- Cicatrizes
- Infecção
- Eritema prolongado
- Edema prolongado
- Recorrência de herpes labial
- Erupções acneiformes

A PIH é uma preocupação em especial em indivíduos de pele mais escura devido a fatores fisiológicos e externos (*laser*) únicos para essa população. O espectro de fototipos de pele difere na quantidade e na distribuição epidérmica de melanina. Aqueles com pele mais escura têm melanócitos maiores que produzem mais melanina, que é dispersa de maneira mais extensa para fornecer maior fotoproteção natural.[119] No entanto, a pele rica em melanina também apresenta maior risco de discromia pós-inflamatória, que pode ser desencadeada após os tratamentos a *laser*.[13,20,21] Particularmente, o risco de PIH está relacionado com o grau de inflamação e ruptura da junção dérmica-epidérmica, dependendo do tipo de *laser* e parâmetros utilizados. Portanto, esforços dedicados para otimizar o resfriamento epidérmico durante o procedimento – usar a fluência mais baixa possível, evitar a sobreposição de pulsos e aderir diligentemente aos cuidados pós-*laser* – reduzem a inflamação e o risco de sequelas adversas potenciais.

7.9 Pérolas e Armadilhas

O tratamento a *laser* de lesões pigmentadas benignas pode ser gratificante tanto para o clínico quanto para o paciente. No entanto, é preciso reiterar que deve ser feita a biópsia de qualquer lesão pigmentada suspeita com base em características clínicas e/ou dermatoscópicas. A reavaliação quanto a possível transformação maligna em uma lesão pigmentada tratada e melhorada pode ser necessária se houver recorrências ou alterações atípicas observadas.

Muitas lesões pigmentadas têm etiologias multifatoriais. Como tal, uma abordagem multimodal, incluindo o uso de *lasers*, muitas vezes é necessária para otimizar os resultados clínicos na prática do mundo real. Por exemplo, o manejo do melasma pode envolver agentes clareadores tópicos e outros produtos cosmecêuticos direcionados ao pigmento, *peelings* químicos e fotoproteção rigorosa, juntamente com séries intermitentes de tratamentos a *laser*, dependendo da evolução da doença. Uma abordagem de tratamento combinado é mais eficaz e, para muitos pacientes, mais acessível ao tratar uma condição cutânea benigna crônica e potencialmente vitalícia.

Os clínicos devem estar bem informados e proficientes em opções além dos *lasers* para atender melhor às necessidades de seus pacientes.

Escolher parâmetros a *laser* conservadores ao iniciar o tratamento para lesões pigmentadas pode reduzir os efeitos adversos potenciais, especialmente em indivíduos com pele mais escura. Por exemplo, tem sido observado que asiáticos têm alterações pigmentares em idades mais jovens e com maior incidência do que o enrugamento da pele.[113,114,120] No entanto, tipos de pele mais escuros, incluindo asiáticos, também têm um risco maior de PIH. Estabelecer expectativas para os pacientes de que a série de tratamentos é um processo e que as lesões pigmentadas geralmente melhoram, mas não são completamente removidas e podem recorrer é um ponto-chave da comunicação.

Fornecer informações ao paciente durante o processo, a partir da primeira consulta, reduzirá o risco de complicações pós-procedimento imediatas e tardias, bem como a manutenção dos resultados clínicos. Sem aconselhamento minucioso, os pacientes podem ter a falsa percepção de que uma lesão pigmentada clareada permanecerá clareada, independentemente da exposição ao sol. Um outro erro é que a fotoproteção inadequada e não necessariamente o próprio tratamento a *laser* durante o processo pós-operatório pode desencadear PIH. Portanto, a prática rigorosa de medidas de proteção solar deve ser enfatizada como um compromisso inegociável por parte dos pacientes que optam por fazer o tratamento de suas lesões pigmentadas.

Existe um crescente arsenal de opções que refletem os avanços na ciência a *laser* para tratar com segurança e eficácia pacientes com lesões pigmentadas benignas. Limitações anteriores, especialmente em indivíduos com pele mais escura devido ao aumento do potencial de discromia de efeitos térmicos, podem ser reduzidas com o uso criterioso de novas tecnologias, como *lasers* de picossegundo. Há a promessa de resultados mais refinados e consistentes com novos comprimentos de onda e velocidades na aplicação do *laser*. Para o cirurgião a *laser* e o paciente, o futuro certamente é promissor.

Referências

[1] Shah S, Alster TS. Laser treatment of dark skin: an updated review. Am J Clin Dermatol. 2010; 11(6):389–397

[2] Anderson RR, Parrish JA. Selective photothermolysis: precise microsurgery by selective absorption of pulsed radiation. Science. 1983; 220(4596):524–527

[3] Roberts WE, Henry M, Burgess C, Saedi N, Chilukuri S, Campbell-Chambers DA. Laser treatment of skin of color for medical and aesthetic uses with a new 650-microsecond Nd:YAG 1064nm laser. J Drugs Dermatol. 2019; 18(4):s135–s137

[4] Burgess C, Chilukuri S, Campbell-Chambers DA, Henry M, Saedi N, Roberts WE. Practical applications for medical and aesthetic treatment of skin of color with a new 650-microsecond laser. J Drugs Dermatol. 2019; 18(4):s138–s143

[5] Tse Y, Levine VJ, McClain SA, Ashinoff R. The removal of cutaneous pigmented lesions with the Q-switched ruby laser and the Qswitched neodymium: yttrium-aluminum-garnet laser. A comparative study. J Dermatol Surg Oncol. 1994; 20(12):795–800

[6] Polder KD, Landau JM, Vergilis-Kalner IJ, Goldberg LH, Friedman PM, Bruce S. Laser eradication of pigmented lesions: a review. Dermatol Surg. 2011; 37(5):572–595

[7] Anderson RR, Margolis RJ, Watenabe S, Flotte T, Hruza GJ, Dover JS. Selective photothermolysis of cutaneous pigmentation by Q-switched Nd: YAG laser pulses at 1064, 532, and 355nm. J Invest Dermatol. 1989; 93(1):28–32

[8] Ross V, Naseef G, Lin G, et al. Comparison of responses of tattoos to picosecond and nanosecond Q-switched neodymium: YAG lasers. Arch Dermatol. 1998; 134(2):167–171

[9] Levin MK, Ng E, Bae Y-SC, Brauer JA, Geronemus RG. Treatment of pigmentary disorders in patients with skin of color with a novel 755nm picosecond, Q-switched ruby, and Q-switched Nd:YAG nanosecond lasers: a retrospective photographic review. Lasers Surg Med. 2016; 48(2):181–187

[10] Alegre-Sanchez A, Jiménez-Gómez N, Moreno-Arrones ÓM, et al. Treatment of flat and elevated pigmented disorders with a 755-nm alexandrite picosecond laser: clinical and histological evaluation. Lasers Med Sci. 2018; 33(8):1827–1831

[11] Jo DJ, Kang I-H, Baek JH, Gwak MJ, Lee SJ, Shin MK. Using reflectance confocal microscopy to observe in vivo melanolysis after treatment with the picosecond alexandrite laser and Q-switched Nd:YAG laser in melasma. Lasers Surg Med. 2018; 7:1–7

[12] Kung K-Y, Shek SYN, Yeung CK, Chan HHL. Evaluation of the safety and efficacy of the dual wavelength picosecond laser for the treatment of benign pigmented lesions in Asians. Lasers Surg Med. 2019; 51(1):14–22

[13] Negishi K, Akita H, Matsunaga Y. Prospective study of removing solar lentigines in Asians using a novel dual-wavelength and dual-pulse width picosecond laser. Lasers Surg Med. 2018; 50(8):851–858

[14] Saedi N, Metelitsa A, Petrell K, Arndt KA, Dover JS. Treatment of tattoos with a picosecond alexandrite laser: a prospective trial. Arch Dermatol. 2012; 148(12):1360–1363

[15] Trivedi MK, Yang FC, Cho BK. A review of laser and light therapy in melasma. Int JWomens Dermatol. 2017; 3(1):11–20

[16] Lee MC, Lin YF, Hu S, et al. A split-face study: comparison of picosecond alexandrite laser and Q-switched Nd:YAG laser in the treatment of melasma in Asians. Lasers Med Sci. 2018; 33(8):1733– 1738

[17] Sarkar R, Arora P, Garg KV. Cosmeceuticals for hyperpigmentation: what is available? J Cutan Aesthet Surg. 2013; 6(1):4–11

[18] Kato H, Araki J, Eto H, et al. A prospective randomized controlled study of oral tranexamic acid for preventing postinflammatory hyperpigmentation after Q-switched ruby laser. Dermatol Surg. 2011; 37(5):605–610

[19] Rutnin S, Pruettivorawongse D, Thadanipon K, Vachiramon V. A prospective randomized controlled study of oral tranexamic acid for the prevention of postinflammatory hyperpigmentation after Qswitched 532-nm Nd:YAG laser for solar lentigines. Lasers Surg Med. 2019; 51(10):850–858

[20] Chan HH, Alam M, Kono T, Dover JS. Clinical application of lasers in Asians. Dermatol Surg. 2002; 28(7):556–563

[21] Chan H. The use of lasers and intense pulsed light sources for the treatment of acquired pigmentary lesions in Asians. J Cosmet Laser Ther. 2003; 5(3–4):198–200

[22] Kawada A, Shiraishi H, Asai M, et al. Clinical improvement of solar lentigines and ephelides with an intense pulsed light source. Dermatol Surg. 2002; 28(6):504–508

[23] Chan HH, Fung WK, Ying SY, Kono T. An in vivo trial comparing the use of different types of 532nm Nd:YAG lasers in the treatment of facial lentigines in Oriental patients. Dermatol Surg. 2000; 26(8): 743–749

[24] Ho SGY, Chan NPY, Yeung CK, Shek SY, Kono T, Chan HHL. A retrospective analysis of the management of freckles and lentigines using four different pigment lasers on Asian skin. J Cosmet Laser Ther. 2012; 14(2):74–80

[25] Vachiramon V, Panmanee W, Techapichetvanich T, Chanprapaph K. Comparison of Q-switched Nd: YAG laser and fractional carbon dioxide laser for the treatment of solar lentigines in Asians. Lasers Surg Med. 2016; 48(4):354–359

[26] Chan JC, Shek SY, Kono T, Yeung CK, Chan HH. A retrospective analysis on the management of pigmented lesions using a picosecond 755-nm alexandrite laser in Asians. Lasers Surg Med. 2016; 48(1):23–29

[27] Vachiramon V, Iamsumang W, Triyangkulsri K. Q-switched double frequency Nd:YAG 532-nm nanosecond laser vs. double frequency Nd:YAG 532-nm picosecond laser for the treatment of solar lentigines in Asians. Lasers Med Sci. 2018; 33(9):1941–1947

[28] Wang C-C, Chen C-K. Effect of spot size and fluence on Q-switched alexandrite laser treatment for pigmentation in Asians: a randomized, double-blinded, split-face comparative trial. J Dermatolog Treat. 2012; 23(5):333–338

[29] Yang Y, Peng L, Ge Y, Lin T. Comparison of the efficacy and safety of a picosecond alexandrite laser and a Q-switched alexandrite laser for the treatment of freckles in Chinese patients. J Am Acad Dermatol. 2018; 79(6):1155–1156

[30] Somyos K, Boonchu K, Somsak K, Panadda L, Leopairut J. Copper vapour laser treatment of café-au-lait macules. Br J Dermatol. 1996; 135(6):964–968

[31] Kilmer SL, Wheeland RG, Goldberg DJ, Anderson RR. Treatment of epidermal pigmented lesions with the frequency-doubled Qswitched Nd:YAG laser. A controlled, single-impact, dose-response, multicenter trial. Arch Dermatol. 1994; 130(12):1515–1519

[32] Kagami S, Asahina A, Watanabe R, et al. Treatment of 153 Japanese patients with Q-switched alexandrite laser. Lasers Med Sci. 2007; 22 (3):159–163

[33] Alster TS, Williams CM. Café-au-lait macule in type V skin: successful treatment with a 510nm pulsed dye laser. J Am Acad Dermatol. 1995; 33(6):1042–1043

[34] Alora MB, Arndt KA. Treatment of a café-au-lait macule with the erbium:YAG laser. J Am Acad Dermatol. 2001; 45(4):566–568

[35] Alster TS. Complete elimination of large café-au-lait birthmarks by the 510-nm pulsed dye laser. Plast Reconstr Surg. 1995; 96(7):1660- 1664

[36] Kim HR, Ha JM, Park MS, et al. A low-fluence 1064-nm Q-switched neodymium-doped yttrium aluminium garnet laser for the treatment of café-au-lait macules. J Am Acad Dermatol. 2015; 73(3): 477–483

[37] Chan HHL, Kono T. The use of lasers and intense pulsed light sources for the treatment of pigmentary lesions. Skin Therapy Lett. 2004; 9 (8):5–7

[38] Artzi O, Mehrabi JN, Koren A, Niv R, Lapidoth M, Levi A. Picosecond 532-nm neodymium-doped yttrium aluminium garnet laser-a novel and promising modality for the treatment of café-au-lait macules. Lasers Med Sci. 2018; 33(4):693–697

[39] Schweiger ES, Kwasniak L, Aires DJ. Treatment of dermatosis papulosa nigra with a 1064nm Nd:YAG laser: report of two cases. J Cosmet Laser Ther. 2008; 10(2):120–122

[40] Katz TM, Goldberg LH, Friedman PM. Dermatosis papulosa nigra treatment with fractional photothermolysis. Dermatol Surg. 2009; 35 (11):1840–1843

[41] Kundu RV, Joshi SS, Suh KY, et al. Comparison of electrodesiccation and potassium-titanyl-phosphate laser for treatment of dermatosis papulosa nigra. Dermatol Surg. 2009; 35(7):1079–1083

[42] Fitzpatrick RE, Goldman MP, Ruiz-Esparza J. Clinical advantage of the CO2 laser superpulsed mode. Treatment of verruca vulgaris, seborrheic keratoses, lentigines, and actinic cheilitis. J Dermatol Surg Oncol. 1994; 20(7):449–456

[43] Culbertson GR. 532-nm diode laser treatment of seborrheic keratoses with color enhancement. Dermatol Surg. 2008; 34(4):525–528, discussion 528

[44] Mehrabi D, Brodell RT. Use of the alexandrite laser for treatment of seborrheic keratoses. Dermatol Surg. 2002; 28(5):437–439

[45] Minni K, Poojary S. Efficacy and safety of oral tranexamic acid as an adjuvant in Indian patients with melasma: a prospective, interventional, single-centre, triple-blind, randomized, placebocontrol, parallel group study. J Eur Acad Dermatol Venereol. 2020; 34 (11):2636–2644

[46] Wu S, Shi H, Wu H, et al. Treatment of melasma with oral administration of tranexamic acid. Aesthetic Plast Surg. 2012; 36(4): 964–970

[47] Shin JU, Park J, Oh SH, Lee JH. Oral tranexamic acid enhances the efficacy of low-fluence 1064-nm quality-switched neodymium-doped yttrium aluminum garnet laser treatment for melasma in Koreans: a randomized, prospective trial. Dermatol Surg. 2013; 39(3, Pt 1):435- 442

[48] Yoshimura K, Sato K, Aiba-Kojima E, et al. Repeated treatment protocols for melasma and acquired dermal melanocytosis. Dermatol Surg. 2006; 32(3):365–371

[49] Suh KS, Sung JY, Roh HJ, Jeon YS, Kim YC, Kim ST. Efficacy of the 1064-nm Q-switched Nd:YAG laser in melasma. J Dermatolog Treat. 2011; 22(4):233–238

[50] Cho SB, Kim JS, Kim MJ. Melasma treatment in Korean women using a 1064-nm Q-switched Nd:YAG laser with low pulse energy. Clin Exp Dermatol. 2009; 34(8):e847–e850

[51] Angsuwarangsee S, Polnikorn N. Combined ultrapulse CO2 laser and Q-switched alexandrite laser compared with Q-switched alexandrite laser alone for refractory melasma: split-face design. Dermatol Surg. 2003; 29(1):59–64

[52] Nouri K, Bowes L, Chartier T, Romagosa R, Spencer J. Combination treatment of melasma with pulsed CO2 laser followed by Q-switched alexandrite laser: a pilot study. Dermatol Surg. 1999; 25(6):494–497

[53] Manaloto RMP, Alster T. Erbium:YAG laser resurfacing for refractory melasma. Dermatol Surg. 1999; 25(2):121–123

[54] Wanitphakdeedecha R, Manuskiatti W, Siriphukpong S, Chen TM. Treatment of melasma using variable square pulse Er:YAG laser resurfacing. Dermatol Surg. 2009; 35(3):475–481, discussion 481–482

[55] Figueiredo Souza L, Trancoso Souza S. Single-session intense pulsed light combined with stable fixed-dose triple combination topical therapy for the treatment of refractory melasma. Dermatol Ther (Heidelb). 2012; 25(5):477–480

[56] Li YH, Chen JZS, Wei HC, et al. Efficacy and safety of intense pulsed light in treatment of melasma in Chinese patients. Dermatol Surg. 2008; 34(5):693–700, discussion 700–701

[57] Wang CC, Hui CY, Sue YM, Wong WR, Hong HS. Intense pulsed light for the treatment of refractory melasma in Asian persons. Dermatol Surg. 2004; 30(9):1196–1200

[58] Goldman MP, Gold MH, Palm MD, et al. Sequential treatment with triple combination cream and intense pulsed light is more efficacious than sequential treatment with an inactive (control) cream and intense pulsed light in patients with moderate to severe melasma. Dermatol Surg. 2011; 37(2):224–233

[59] Lee HS, Won CH, Lee DH, et al. Treatment of melasma in Asian skin using a fractional 1,550-nm laser: an open clinical study. Dermatol Surg. 2009; 35(10):1499–1504

[60] Rokhsar CK, Fitzpatrick RE. The treatment of melasma with fractional photothermolysis: a pilot study. Dermatol Surg. 2005; 31(12):1645- 1650

[61] Katz TM, Glaich AS, Goldberg LH, Firoz BF, Dai T, Friedman PM. Treatment of melasma using fractional photothermolysis: a report of eight cases with long-term follow-up. Dermatol Surg. 2010; 36(8): 1273–1280

[62] Lee HM, Haw S, Kim JK, Chang SE, Lee MW. Split-face study using a 1,927-nm thulium fiber fractional laser to treat photoaging and melasma in Asian skin. Dermatol Surg. 2013; 39(6):879–888

[63] Niwa Massaki ABM, Eimpunth S, Fabi SG, Guiha I, Groff W, Fitzpatrick R. Treatment of melasma with the 1,927-nm fractional thulium fiber laser: a retrospective analysis of 20 cases with long-term follow-up. Lasers Surg Med. 2013; 45(2):95–101

[64] Polder KD, Bruce S. Treatment of melasma using a novel 1,927-nm fractional thulium fiber laser: a pilot study. Dermatol Surg. 2012; 38 (2):199–206

[65] Tourlaki A, Galimberti MG, Pellacani G, Bencini PL. Combination of fractional erbium-glass laser and topical therapy in melasma resistant to triple-combination cream. J Dermatolog Treat. 2014; 25 (3):218–222

[66] Kroon MW, Wind BS, Beek JF, et al. Nonablative 1550-nm fractional laser therapy versus triple topical therapy for the treatment of melasma: a randomized controlled pilot study. J Am Acad Dermatol. 2011; 64(3):516–523

[67] Sherling M, Friedman PM, Adrian R, et al. Consensus recommendations on the use of an erbium-doped 1,550-nm fractionated laser and its applications in dermatologic laser surgery. Dermatol Surg. 2010; 36(4):461–469

[68] Kaushik SB, Alexis AF. Nonablative fractional laser resurfacing in skin of color: evidence-based review. J Clin Aesthet Dermatol. 2017; 10 (6):51–67

[69] Choi YJ, Nam JH, Kim JY, et al. Efficacy and safety of a novel picosecond laser using combination of 1064 and 595nm on patients with melasma: a prospective, randomized, multicenter, split-face, 2% hydroquinone cream-controlled clinical trial. Lasers Surg Med. 2017; 49(10):899–907

[70] Chalermchai T, Rummaneethorn P. Effects of a fractional picosecond 1,064nm laser for the treatment of dermal and mixed type melasma. J Cosmet Laser Ther. 2018; 20(3):134–139

[71] Shimbashi T, Hyakusoku H, Okinaga M. Treatment of nevus of Ota by Q-switched ruby laser. Aesthetic Plast Surg. 1997; 21(2):118–121

[72] Kono T, Chan HHL, Erçöçen AR, et al. Use of Q-switched ruby laser in the treatment of nevus of Ota in different age groups. Lasers Surg Med. 2003; 32(5):391–395

[73] Geronemus RG. Q-switched ruby laser therapy of nevus of Ota. Arch Dermatol. 1992; 128(12):1618–1622

[74] Chan HH, Leung RSC, Ying SY, et al. A retrospective analysis of complications in the treatment of nevus of Ota with the Q-switched alexandrite and Q-switched Nd:YAG lasers. Dermatol Surg. 2000; 26 (11):1000–1006

[75] Alster TS, Williams CM. Treatment of nevus of Ota by the Q-switched alexandrite laser. Dermatol Surg. 1995; 21(7):592–596

[76] Kono T, Nozaki M, Chan HH, Mikashima Y. A retrospective study looking at the long-term complications of Q-switched ruby laser in the treatment of nevus of Ota. Lasers Surg Med. 2001; 29(2):156–159

[77] Chesnut C, Diehl J, Lask G. Treatment of nevus of Ota with a picosecond 755-nm alexandrite laser. Dermatol Surg. 2015; 41(4): 508–510

[78] Ohshiro T, Ohshiro T, Sasaki K, Kishi K. Picosecond pulse duration laser treatment for dermal melanocytosis in Asians: a retrospective review. Laser Ther. 2016; 25(2):99–104

[79] Ge Y, Yang Y, Guo L, et al. Comparison of a picosecond alexandrite laser versus a Q-switched alexandrite laser for the treatment of nevus of Ota: a randomized, split-lesion, controlled trial. J Am Acad Dermatol. 2020; 83(2):397–403

[80] Ee HL, Goh CL, Khoo LSW, Chan ESY, Ang P. Treatment of acquired bilateral nevus of Ota-like macules (Hori's nevus) with a combination of the 532nm Q-switched Nd:YAG laser followed by the 1,064nm Qswitched Nd:YAG is more effective: prospective study. Dermatol Surg. 2006; 32(1):34–40

[81] Cho SB, Park SJ, Kim MJ, Bu TS. Treatment of acquired bilateral nevus of Ota-like macules (Hori's nevus) using 1064-nm Q-switched Nd:YAG laser with low fluence. Int J Dermatol. 2009; 48(12):1308– 1312

[82] Manuskiatti W, Sivayathorn A, Leelaudomlipi P, Fitzpatrick RE. Treatment of acquired bilateral nevus of Ota-like macules (Hori's nevus) using a combination of scanned carbon dioxide laser followed by Qswitched ruby laser. J AmAcad Dermatol. 2003; 48(4):584–591

[83] Polnikorn N, Tanrattanakorn S, Goldberg DJ. Treatment of Hori's nevus with the Q-switched Nd:YAG laser. Dermatol Surg. 2000; 26 (5):477–480

[84] Lam AY, Wong DS, Lam LK, Ho WS, Chan HH. A retrospective study on the efficacy and complications of Q-switched alexandrite laser in the treatment of acquired bilateral nevus of Ota-like macules. Dermatol Surg. 2001; 27(11):937–941, discussion 941–942

[85] Wong THS. Picosecond laser treatment for acquired bilateral nevus of Ota-like macules. JAMA Dermatol. 2018; 154(10):1226–1228

[86] Yu W, Zhu J, Yu W, Lyu D, Lin X, Zhang Z. A split-face, single-blinded, randomized controlled comparison of alexandrite 755-nm picosecond laser versus alexandrite 755-nm nanosecond laser in the treatment of acquired bilateral nevus of Ota-like macules. J Am Acad Dermatol. 2018; 79(3):479–486

[87] Glaich AS, Goldberg LH, Dai T, Kunishige JH, Friedman PM. Fractional resurfacing: a new therapeutic modality for Becker's nevus. Arch Dermatol. 2007; 143(12):1488–1490

[88] Choi JE, Kim JW, Seo SH, Son SW, Ahn HH, Kye YC. Treatment of Becker's nevi with a long-pulse alexandrite laser. Dermatol Surg. 2009; 35(7):1105–1108

[89] Trelles MA, Allones I, Moreno-Arias GA, Vélez M. Becker's naevus: a comparative study between erbium: YAG and Q-switched neodymium:YAG; clinical and histopathological findings. Br J Dermatol. 2005; 152(2):308–313

[90] Nanni CA, Alster TS. Treatment of a Becker's nevus using a 694-nm long-pulsed ruby laser. Dermatol Surg. 1998; 24(9):1032–1034

[91] Katz TM, Goldberg LH, Firoz BF, Friedman PM. Fractional photothermolysis for the treatment of postinflammatory hyperpigmentation. Dermatol Surg. 2009; 35(11):1844–1848

[92] Rokhsar CK, Ciocon DH. Fractional photothermolysis for the treatment of postinflammatory hyperpigmentation after carbon dioxide laser resurfacing. Dermatol Surg. 2009; 35(3):535–537

[93] Cho SB, Park SJ, Kim JS, Kim MJ, Bu TS. Treatment of postinflammatory hyperpigmentation using 1064-nm Q-switched Nd:YAG laser with low fluence: report of three cases. J Eur Acad Dermatol Venereol. 2009; 23(10):1206–1207

[94] Bae YC, Rettig S, Weiss E, Bernstein L, Geronemus R. Treatment of post-inflammatory hyperpigmentation in patients with darker skin types using a low energy 1,927nm non-ablative fractional laser: a retrospective photographic review analysis. Lasers Surg Med. 2020; 52(1):7–12

[95] Lee YJ, Shin HJ, Noh TK, Choi KH, Chang SE. Treatment of melasma and post-inflammatory hyperpigmentation by a picosecond 755-nm alexandrite laser in Asian patients. Ann Dermatol. 2017; 29(6):779– 781

[96] Burns RL, Prevost-Blank PL, Lawry MA, Lawry TB, Faria DT, Fivenson DP. Glycolic acid peels for postinflammatory hyperpigmentation in black patients. Dermatol Surg. 1997; 23(3):171–175

[97] Bulengo-Ransby SM, Griffiths CE, Kimbrough-Green CK, et al. Topical tretinoin (retinoic acid) therapy for hyperpigmented lesions caused by inflammation of the skin in black patients. N Engl J Med. 1993; 328(20):1438–1443

[98] Taylor SC, Burgess CM, Callender VD, et al. Postinflammatory hyperpigmentation: evolving combination treatment strategies. Cutis. 2006; 78(2) Suppl 2:6–19

[99] Brauer JA, Alabdulrazzaq H, Yoon-Soo Bae C, Geronemus RG. LLLT fractional 1927nm for facial skin resurfacing (JDD, 2015).pdf. J Drugs Dermatol. 2015; 14(11):1262–1267

[100] Taraz M, Niknam S, Ehsani AH. Tranexamic acid in treatment of melasma: a comprehensive review of clinical studies. Dermatol Ther (Heidelb). 2017; 30(3):1–8

[101] Sharma R, Mahajan VK, Mehta KS, Chauhan PS, Rawat R, Shiny TN. Therapeutic efficacy and safety of oral tranexamic acid and that of tranexamic acid local infiltration with microinjections in patients with melasma: a comparative study. Clin Exp Dermatol. 2017; 42(7): 728–734

[102] Sirithanabadeekul P, Srieakpanit R. Intradermal tranexamic acid injections to prevent post-inflammatory hyperpigmentation after solar lentigo removal with a Q-switched 532-nm Nd:YAG laser. J Cosmet Laser Ther. 2018; 20(7–8):398–404

[103] Alster TS, Gupta SN. Minocycline-induced hyperpigmentation treated with a 755-nm Q-switched alexandrite laser. Dermatol Surg. 2004; 30(9):1201–1204

[104] Nisar MS, Iyer K, Brodell RT, Lloyd JR, Shin TM, Ahmad A. Minocycline-induced hyperpigmentation: comparison of 3 Qswitched lasers to reverse its effects. Clin Cosmet Investig Dermatol. 2013; 6(2):159–162

[105] Green D, Friedman KJ. Treatment of minocycline-induced cutaneous pigmentation with the Q-switched Alexandrite laser

and a review of the literature. J Am Acad Dermatol. 2001; 44(2) Suppl:342–347
[106] Greve B, Schönermark MP, Raulin C. Minocycline-induced hyperpigmentation: treatment with the Q-switched Nd:YAG laser. Lasers Surg Med. 1998; 22(4):223–227
[107] Friedman IS, Shelton RM, Phelps RG. Minocycline-induced hyperpigmentation of the tongue: successful treatment with the Qswitched ruby laser. Dermatol Surg. 2002; 28(3):205–209
[108] Sasaki K, Ohshiro T, Ohshiro T, et al. Type 2 minocycline-induced hyperpigmentation successfully treated with the novel 755nm picosecond alexandrite laser: a case report. Laser Ther. 2017; 26(2): 137–144
[109] Barrett T, de Zwaan S. Picosecond alexandrite laser is superior to Qswitched Nd:YAG laser in treatment of minocycline-induced hyperpigmentation: a case study and review of the literature. J Cosmet Laser Ther. 2018; 20(7–8):387–390
[110] Waldman A, Bolotin D, Arndt KA, et al. ASDS guidelines task force: consensus recommendations regarding the safety of lasers, dermabrasion, chemical peels, energy devices, and skin surgery during and after isotretinoin use. Dermatol Surg. 2017; 43(10):1249–1262
[111] Spring LK, Krakowski AC, Alam M, et al. Isotretinoin and timing of procedural interventions: a systematic review with consensus recommendations. JAMA Dermatol. 2017; 153(8):802–809
[112] Prather HB, Alam M, Poon E, Arndt KA, Dover JS. Laser safety in isotretinoin use: a survey of expert opinion and practice. Dermatol Surg. 2017; 43(3):357–363
[113] Chung JH. Photoaging in Asians. Photodermatol Photoimmunol Photomed. 2003; 19(3):109–121
[114] Larnier C, Ortonne JP, Venot A, et al. Evaluation of cutaneous photodamage using a photographic scale. Br J Dermatol. 1994; 130 (2):167–173
[115] Negishi K, Akita H, Tanaka S, Yokoyama Y, Wakamatsu S, Matsunaga K. Comparative study of treatment efficacy and the incidence of postinflammatory hyperpigmentation with different degrees of irradiation using two different quality-switched lasers for removing solar lentigines on Asian skin. J Eur Acad Dermatol Venereol. 2013; 27(3):307–312
[116] Goldman MP. The use of hydroquinone with facial laser resurfacing. J Cutan Laser Ther. 2000; 2(2):73–77
[117] Rigopoulos D, Gregoriou S, Katsambas A. Hyperpigmentation and melasma. J Cosmet Dermatol. 2007; 6(3):195–202
[118] West TB, Alster TS. Effect of pretreatment on the incidence of hyperpigmentation following cutaneous CO2 laser resurfacing. Dermatol Surg. 1999; 25(1):15–17
[119] Kaidbey KH, Agin PP, Sayre RM, Kligman AM. Photoprotection by melanin: a comparison of black and Caucasian skin. J Am Acad Dermatol. 1979; 1(3):249–260
[120] Chung JH, Lee SH, Youn CS, et al. Cutaneous photodamage in Koreans: influence of sex, sun exposure, smoking, and skin color. Arch Dermatol. 2001; 137(8):1043–1051

Leituras Sugeridas

Peltzer K, Pengpid S, James C. The globalization of whitening: prevalence of skin lighteners (or bleachers) use and its social correlates among university students in 26 countries. Int J Dermatol. 2016; 55(2):165–172

Hamed SH, Tayyem R, Nimer N, Alkhatib HS. Skin-lightening practice among women living in Jordan: prevalence, determinants, and user's awareness. Int J Dermatol. 2010; 49(4):414–420

Taylor A, Pawaskar M, Taylor SL, Balkrishnan R, Feldman SR. Prevalence of pigmentary disorders and their impact on quality of life: a prospective cohort study. J Cosmet Dermatol. 2008; 7(3):164–168

Ladizinski B, Mistry N, Kundu RV. Widespread use of toxic skin lightening compounds: medical and psychosocial aspects. Dermatol Clin. 2011; 29 (1):111–123

8 *Lasers* e Dispositivos de Luz para Remoção

Maressa C. Criscito ▪ Margo H. Lederhandler ▪ Leonard J. Bernstein

Resumo
A remoção de pelos a *laser* é um tratamento frequentemente procurado para hipertricose ou pelos indesejados. Este capítulo revisa os vários métodos para remover pelos indesejados, bem como os princípios por trás do uso de modalidades a *laser* para a remoção de pelos. Por fim, é feita uma revisão de como tratar os pacientes de maneira otimizada.

Palavras-chave: remoção de pelos a *laser*, pelos indesejados, hipertricose

8.1 Introdução

Como os pelos corporais excessivos ou indesejados continuam sendo uma preocupação comum de muitos pacientes, alcançar a remoção permanente ou semipermanente destes tem sido um objetivo-chave há mais de um século. Os médicos tentaram atingir a remoção permanente de pelos com o uso da eletrólise, inicialmente para o tratamento de triquíase, já no século XIX.[1] No entanto, com o desenvolvimento da tecnologia a *laser* nos últimos anos, o campo da remoção de pelos experimentou uma vasta expansão. A remoção de pelos a *laser* (LHR) revolucionou o campo da remoção de pelos devido à sua capacidade de mirar seletivamente e destruir os folículos capilares, resultando em remoção duradoura de pelos, diminuindo a dependência do operador e reduzindo os efeitos colaterais potenciais em comparação com outros métodos de remoção de pelos.[2,3] No entanto, apesar dessas vantagens, uma LHR segura e eficaz requer que o operador tenha um nível básico de compreensão da anatomia, crescimento e fisiologia dos pelos, juntamente com uma compreensão detalhada das interações entre *laser* e tecido, todos os quais são revisados aqui.

8.2 Mecanismo de Ação

Introduzida por Anderson e Parrish em 1983, a teoria da fototermólise seletiva revolucionou o campo dos *lasers* com base no conceito de mirar seletivamente um cromóforo específico com base em seus espectros de absorção e tamanho.[4] A teoria da fototermólise seletiva descreve o fenômeno em que a energia é liberada em um comprimento de onda bem absorvido pelo alvo dentro de um período de tempo que é menor ou igual ao seu tempo de relaxamento térmico. Utilizando essa teoria, Grossman *et al.* miraram seletivamente a melanina nos folículos capilares e pouparam a pele circundante usando *lasers* de rubi de modo normal e pulsos longos para alcançar a remoção de pelos a longo prazo, sendo que estudos preliminares que usam o *laser* de rubi revelaram a capacidade de induzir um atraso no crescimento e remoção permanente de pelos em alguns indivíduos.[5] Esses resultados iniciais inspiraram inúmeros outros a investigar vários comprimentos de onda e interações entre *laser* e tecido na busca da remoção de pelos usando dispositivos a *laser* e de luz.[5-8]
Em 1996, a Food and Drug Administration (FDA) aprovou o primeiro sistema a *laser* para remoção de pelos e, desde então, o campo cresceu enormemente, incluindo múltiplos *lasers* e fontes de luz comercializados para o tratamento de pelos indesejados ou excessivos tanto em ambientes clínicos quanto, mais recentemente, em casa. A capacidade de mirar seletivamente e destruir folículos capilares usando dispositivos assistidos por *laser* e luz levou a uma remoção de pelos mais duradoura e diminuiu os efeitos colaterais potenciais em comparação com outros métodos de remoção de pelos. Importante destacar que os dispositivos amplamente utilizados hoje mitigam o risco de lesões epidérmicas e dérmicas superficiais ao empregar tecnologia de resfriamento (*spray* frio, ar frio ou resfriamento de contato). À medida que a tecnologia a *laser* continua a avançar, a capacidade de tratamentos ter resultados duradouros, causar desconforto mínimo e estar disponível para todos os fototipos de pele e cores de pelos também se amplia.

8.2.1 Anatomia e Fisiologia do Pelo

A unidade pilossebácea, que consiste no folículo capilar e nas glândulas sebáceas, desempenha muitos papéis na homeostase da pele e atua como fonte de células epiteliais durante a cicatrização de feridas. O folículo capilar pode existir em dois fenótipos diferentes: pelos terminais e pelos *velus*. Pelos terminais incluem pelos independentes de androgênio (sobrancelhas, cílios) e pelos dependentes de androgênio (couro cabeludo, barba, tórax, axila e região pubiana). Esses pelos são tipicamente longos (> 2 cm), espessos (> 60 μm de diâmetro), pigmentados e tendem a se estender mais de 3 mm de profundidade no subcutâneo. Por outro lado, os pelos *velus* cobrem grande parte do restante do corpo e são curtos (< 2 cm), finos (< 30 μm de diâmetro), muitas vezes não pigmentados e se estendem apenas 1 mm na derme.

O folículo capilar é composto por três unidades anatômicas: infundíbulo, istmo e segmentos inferiores. O infundíbulo consiste na região do folículo capilar desde o orifício do folículo até a entrada do ducto sebáceo. O epitélio do infundíbulo é contíguo com a epiderme. O istmo está localizado entre a abertura do ducto sebáceo e imediatamente acima da inserção do músculo eretor do pelo na parte saliente. O aspecto inferior do istmo contém a área da saliência do folículo capilar, que está localizada na inserção do músculo eretor do pelo e se estende para baixo para formar o bulbo capilar em sua base durante a fase anágena do crescimento do cabelo.

O bulbo capilar é composto por células matriciais e melanócitos e é a parte mais profunda do folículo capilar que envolve a papila dérmica. A papila dérmica contém a estrutura neurovascular que fornece a matriz capilar. As várias camadas do folículo capilar são formadas pela diferenciação das células matriciais e incluem – das camadas externas para as internas –

a bainha radicular externa, a bainha radicular interna (composta pela camada de Henle, camada de Huxley e cutícula) e as três camadas do fio capilar (cutícula, córtex e medula).

A saliência é contígua à bainha radicular externa e fornece o ponto de inserção do músculo eretor do pelo. Também marca o fundo da porção permanente dos folículos capilares. Importante destacar que as células dentro da área da saliência e as células foliculares circundantes têm propriedades de células-tronco, como multipotência e alta capacidade proliferativa, permitindo a capacidade de regenerar não apenas folículos capilares, mas também glândulas sebáceas e epiderme.[9]

Os folículos capilares são estruturas autorrenovadoras e se reconstituem ao longo do ciclo capilar. Os folículos capilares podem ser subdivididos em porções permanentes e não permanentes, sendo a porção superior e média do folículo permanente e a região inferior não permanente, regenerando-se a cada ciclo capilar. A saliência folicular forma o aspecto mais inferior da estrutura folicular permanente. O cabelo passa por um padrão de crescimento cíclico que inclui três fases: anágena, catágena e telógena. A anágena é o período de crescimento ativo e sua duração varia muito com base no local anatômico, contabilizando o comprimento variável do crescimento capilar em cada local do corpo. O alongamento do cabelo é resultado da migração para fora causada pela diferenciação das células matriciais da saliência, levando ao fio capilar e à bainha radicular interna. A fase catágena é um período de transição que segue a anágena e dura aproximadamente de 2 a 4 semanas. Durante esse tempo, a porção bulbar do folículo capilar passa por degradação por meio de apoptose. A apoptose permite a regressão do folículo com encurtamento do comprimento, com um posicionamento mais superficial do bulbo capilar. Após a catágena, vem a fase telógena, que é a última do ciclo capilar e é marcada por um período de inatividade de 2 a 4 meses. O ciclo capilar continua com um novo crescimento capilar retomando uma nova fase anágena à medida que o ciclo se repete.

A diferenciação das células-tronco permite a regeneração do folículo capilar. Pesquisas em crescimento têm demonstrado que as células-tronco queratinócitas residem na área da saliência do folículo capilar e migram para baixo com o crescimento capilar anágeno.[9] Estudos adicionais descreveram o papel de adipócitos imaturos durante a ativação do crescimento capilar, nos quais os precursores de adipócitos induzem a progressão do folículo da fase telógena para a fase anágena, afetando ainda mais o ciclo folicular e comunicando-se com células-tronco foliculares.[10]

O comprimento final do cabelo depende da duração da fase anágena, que varia dependendo do local do corpo (▶ Quadro 8.1). Locais do corpo com cabelos longos, como o couro cabeludo, têm uma fase anágena longa. Em contraste, locais do corpo com cabelos curtos têm uma fase anágena curta e uma fase telógena longa. Em adultos, os cabelos do couro cabeludo e do corpo não são sincrônicos e ocorrem em vários estágios de crescimento. Assim, a contínua queda de cabelos em fase telógena e a renovação de cabelos em fase anágena permitem um estado estável da densidade capilar.

A pigmentação de melanina nos ceratinócitos da fibra capilar é o que determina a cor do cabelo. A melanina capilar é produzida por melanócitos localizados no epitélio do bulbo capilar. A densidade de melanócitos bulbares é maior do que na epiderme, com aproximadamente um melanócito para quatro ceratinócitos basais no bulbo capilar superior em comparação com um para dez na camada basal da epiderme. Existem dois tipos de melanina presentes no cabelo: eumelanina (pigmento marrom-escuro) e feomelanina (pigmento amarelo-avermelhado). O cabelo ruivo contém os níveis mais altos de feomelanina, enquanto outras cores de cabelo contêm melanossomas eumelânicos. A atividade melanogênica está intimamente ligada ao ciclo capilar, com a melanogênese ocorrendo na parte inicial da fase anágena do ciclo capilar e cessando com o início da catágena.

Quadro 8.1 Crescimento do cabelo

Local do corpo	Duração da telógena (meses)	Duração da anágena (meses)
Couro cabeludo	3 a 4	35 a 40
Lábio superior	1 a 2	3 a 4
Axilas	3 a 4	3 a 6
Suprapúbico/genitais	3 a 4	3 a 6
Membros inferiores	5 a 6	4 a 5

8.3 Métodos de Remoção de Pelos

8.3.1 Modalidades de Tratamento Tradicionais

Antes da introdução dos *lasers*, várias modalidades de tratamento foram utilizadas para alcançar o objetivo estético e funcional de remover ou minimizar a aparência dos pelos. Por exemplo, procedimentos cosméticos, como o clareamento, são usados para reduzir a pigmentação em um fio capilar exposto, suavizando a aparência dos pelos indesejados. Técnicas adicionais que consistem em opções temporárias de remoção de pelos incluem métodos mecânicos bem como depilações químicas (▶ Quadro 8.2). Na verdade, com exceção da eletroepilação ou eletrólise, essas técnicas produziram apenas soluções temporárias. Raspar os pelos é considerado o método mais popular de remoção mecânica de pelos e envolve a remoção de pelos acima da superfície da pele. Embora seja considerado um método mecânico simples de remoção de pelos, essa modalidade requer repetições frequentes e regulares para manter uma aparência clínica desejada. É importante destacar que o ato de raspar ou aparar não leva a um aumento no comprimento, largura ou densidade dos pelos, um equívoco comum. As complicações associadas à raspagem dos pelos incluem irritação, abrasões superficiais e *pseudofolliculitis barbae* (▶ Fig. 8.1).

A epilação mecânica envolve a remoção de todo o fio capilar e inclui métodos como pinça, depilação com cera, linhas, abrasivos, açúcar e o uso de dispositivos mecânicos. Ao contrário da raspagem com barbeador, a epilação causa trauma repetitivo ao folículo piloso, potencialmente levando a danos na matriz e a um crescimento de pelos mais finos ao longo do tempo. No entanto, essas modalidades costumam ser doloro-

Quadro 8.2 Métodos físicos de remoção de pelos

Métodos de remoção de pelos de curto prazo

- Mecânicos
- Depilação com cera
- Pinça
- Linhas
- Raspagem com barbeador
- Aparar
- Depilação com cera/açúcar
- Químicos
- Depilatório

Métodos de remoção de pelos de longo prazo

- Elétricos
- Eletrólise
- Fototérmicos
- *Lasers*/dispositivos de luz

sas e exigem crescimento suficiente de pelos antes da remoção eficaz poder ser repetida. Complicações associadas potenciais incluem despigmentação pós-inflamatória, foliculite, *pseudofolliculitis barbae*, lesão térmica e cicatrizes. Importante ressaltar que a epilação mecânica deve ser usada com cautela em pacientes que fazem uso de retinoides sistêmicos ou tópicos devido ao potencial de lesões epidérmicas excessivas.

A depilação química envolve a remoção do fio capilar, incluindo a projeção externa da superfície da pele, bem como uma pequena porção dentro do infundíbulo superior. Depilatórios químicos comumente contêm tioglicolatos, como tioglicolato de sódio ou tioglicolato de cálcio, que funcionam ao interromper as ligações dissulfeto da queratina do cabelo, causando a quebra dos fios.[11] Embora eficazes para a remoção temporária de pelos, reações adversas a esses agentes incluem irritação da pele, dermatite de contato alérgica e *pseudofolliculitis barbae*.

A remoção permanente de pelos foi tentada pela primeira vez em 1886 pela eletroepilação cirúrgica, também conhecida como eletrólise.[12] Através da eletrólise, uma agulha fina é inserida em um folículo piloso, permitindo que uma corrente elétrica danifique e eventualmente destrua o folículo piloso.[16] Existem dois tipos de eletrólise: galvânica (corrente contínua) e termólise (corrente alternada). Embora ambas as formas de eletrólise possam fornecer remoção permanente de pelos, o processo é altamente dependente do operador, com uma eficácia de 30% a 40% na destruição dos folículos pilosos individuais. Além disso, o processo tem sido observado como tedioso, demorado, dispendioso e doloroso, colocando-se como um meio impraticável de remoção de pelos em grandes superfícies ou envolvimento extenso. Riscos potenciais associados à eletrólise incluem despigmentação pós-inflamatória, cicatrizes tipo gelo picado e a possibilidade de infecção devido à transmissão de partículas bacterianas ou virais.[13]

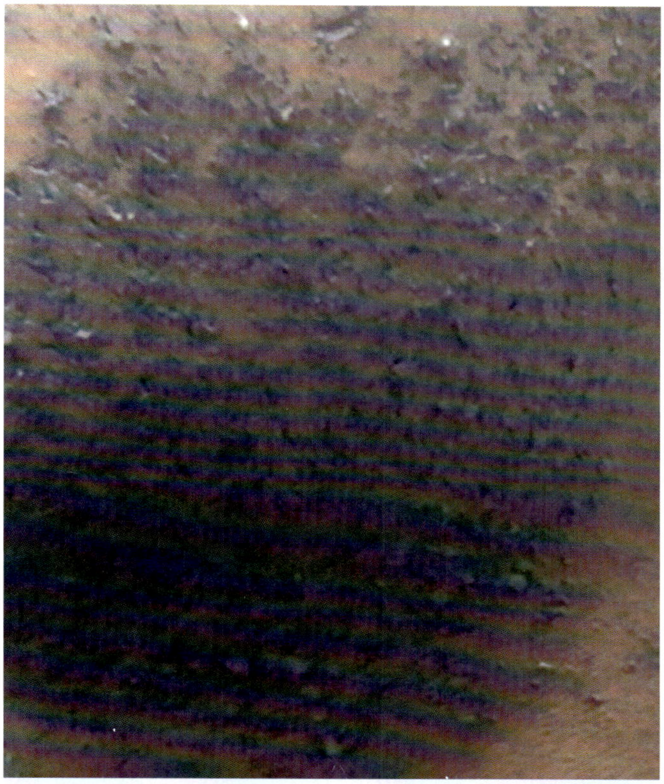

Fig. 8.1 *Pseudofolliculitis barbae* com hiperpigmentação pós-inflamatória resultante de raspagem com aparelho de barbear.

Atualmente, existem três maneiras de diminuir o crescimento do cabelo: diminuir a fase anágena, atrasar o início da anágena ou prolongar a fase telógena. Embora a prolongação farmacológica da fase telógena ou do início da anágena não seja possível, a redução da fase anágena é possível, principalmente por meio do uso de creme de cloridrato de eflornitina a 13,9%. O creme de cloridrato de eflornitina a 13,9% foi aprovado pela primeira vez pela FDA em agosto de 2000 e considerado o primeiro tratamento tópico com prescrição para a redução de pelos faciais indesejados em mulheres. Ele atua como um inibidor irreversível da ornitina descarboxilase (ODC), uma enzima expressa abundantemente nas células do bulbo em proliferação dos folículos em anágena e que é necessária para a biossíntese de poliaminas catiônicas, que são cruciais para o crescimento celular. A aplicação tópica do creme de cloridrato de eflornitina a 13,9% é eficaz em desacelerar temporariamente o crescimento do cabelo e deve ser combinada com outras práticas de remoção de pelos. É classificado como um agente de categoria C para gravidez e tem efeitos colaterais associados a ardor, queimação, formigamento, acne e foliculite no local do tratamento.

O tratamento médico também pode ser considerado na tentativa de diminuir ou reprimir o crescimento do cabelo. O objetivo dessas terapias inclui a supressão da secreção de androgênio ovariano ou adrenal ou o bloqueio dos efeitos dos androgênios no folículo piloso. Medicamentos sistêmicos incluem acetato de ciproterona, flutamida, espironolactona e finasterida. A adição de um contraceptivo oral também pode ser considerada se a concentração sérica de testosterona estiver elevada, embora a terapia antiandrogênica seja considerada a mais eficiente.[14] Importante ressaltar que o uso de medicamentos sistêmicos proporciona apenas uma perda de cabelo parcial e temporária e está associado a efeitos colaterais significativos, que muitas vezes exigem monitoramento frequente.

A chegada dos *lasers* revolucionou o campo da remoção de pelos e os *lasers* têm se mostrado mais eficazes, mais rápidos e com resultados mais duradouros em comparação com as técnicas de depilação mecânica ou química. Antes do desenvolvimento dos *lasers*, a eletrodepilação era a principal forma de remoção de pelos a longo prazo. No entanto, em um estudo comparativo realizado por Görgu *et al.*, o *laser* de alexandrita revelou taxas de remoção de 74% para depilação a *laser* de áreas tratadas, em comparação com 35% das áreas tratadas com eletrodepilação após 6 meses do tratamento inicial. Além disso, a duração do tratamento a *laser* foi 60 vezes mais curta do que a da eletrodepilação e foi considerada menos dolorosa do ponto de vista do paciente.[15] Assim, o uso de *lasers* para a depilação permanece o pilar da terapia de LHR.

8.4 Avaliação Pré-Operatória e Preparação

Antes do tratamento, uma consulta pré-tratamento é necessária para determinar a elegibilidade. Um histórico completo e um exame físico são necessários para o sucesso do tratamento (▶ Quadro 8.3). As expectativas do paciente e do médico devem ser totalmente definidas antes do início do tratamento. Importante ressaltar que os riscos e benefícios do tratamento devem ser minuciosamente revisados e deve-se obter do paciente o consentimento mediante todas as informações.

Quadro 8.3 Avaliação pré-operatória

História Médica

- Padrões de crescimento capilar na família
- Ciclo menstrual (de mulheres ou pessoas que menstruam)
- Infecções por herpes simples
- Infecção de pele recorrente
- Uso de isotretinoína
- Terapia oral com ouro
- Terapia prévia com *laser*/luz
- Bronzeamento recente ou utilização de camas de bronzeamento
- Distúrbios endócrinos subjacentes
- Distúrbio dermatológico koebnerizante
- Cicatrização hipertrófica ou queloideana

Exame físico

- Fototipo da pele
- Densidade capilar
- Cor do pelo
- Grossura do pelo
- Presença de pelos *velus*

Expectativas do paciente

- Gerenciamento da dor
- Efeitos pós-tratamento na pele
- Eritema
- Edema – perifolicular
- Descarga/carbonização do fio capilar
- Necessidade de múltiplos tratamentos
- Riscos dos procedimentos

8.4.1 História Médica

Uma análise do histórico médico anterior do paciente deve incluir a presença de um padrão familiar de crescimento excessivo de pelos ou a presença de quaisquer condições médicas subjacentes. Se houver suspeita de uma condição médica subjacente, uma investigação deve ser realizada antes do tratamento para avaliar a possível etiologia e melhorar o resultado da terapia a *laser*. Perguntas adicionais devem incluir histórico prévio de vírus do herpes simples (HSV), terapia sistêmica prévia com ouro ou o uso recente de retinoides orais. Um histórico prévio de HSV no local do tratamento ou próximo a ele requer terapia antiviral profilática. Um paciente com histórico prévio de terapia com ouro não deve ser tratado devido ao risco de crisíase cutânea – uma descoloração da pele cuja ocorrência é observada abruptamente após a interação do *laser* com a pele contendo sais de ouro –, situação que foi relatada com vários comprimentos de onda de *laser*.[17,18] Além disso, o uso de retinoides orais no passado recente pode levantar preocupações em relação ao maior risco de cicatrização hipertrófica/queloideana após o tratamento a *laser*. Embora os riscos sejam evidentes com dermoabrasão mecânica e procedimentos a *laser* totalmente ablativos, uma declaração de consenso recente demonstrou que não há evidências suficientes para apoiar o adiamento da LHR para pacientes que estão atualmente em tratamento com isotretinoína ou que concluíram o tratamento recentemente (nos últimos 6 meses), com base em uma extensa revisão da literatura existente que não revelou efeitos adversos.[19-22]

No momento, faltam pesquisas sobre a segurança e a eficácia da LHR em pacientes grávidas. Mesmo assim, deve-se questionar se a paciente está grávida antes do tratamento. Embora as pacientes grávidas não sejam impedidas de se submeter ao tratamento de LHR, o uso de agentes anestésicos tópicos deve ser evitado durante a gravidez e a lactação no período pós-parto para evitar toxicidade ao feto ou ao bebê. O tratamento também deve ser evitado ou realizado com cautela em pacientes que estão tomando medicamentos fotossensibilizantes ou que possuem condições subjacentes de fotossensibilidade, como o lúpus eritematoso ou condições de koebnerização, como a psoríase. Por fim, a documentação das modalidades de tratamento prévio de remoção de pelos, incluindo método, frequência, data do último tratamento e resposta, é essencial.

8.4.2 Exame Físico

Ao realizar o exame físico, a cor do cabelo e o tom da pele do paciente devem ser observados, pois essas características influenciarão significativamente no sucesso do tratamento, nas configurações adequadas do *laser* e nos possíveis efeitos colaterais. O candidato ideal para LHR tem um fototipo de pele mais claro (tipos de pele Fitzpatrick I e II) com pelos terminais escuros. Candidatos menos ideais são aqueles com fototipos de pele mais escuros (tipos de pele Fitzpatrick III a VI) e fenótipo de cabelo mais claro. É importante ressaltar que pacientes com fototipos de pele mais escuros (tipos de pele Fitzpatrick V e VI) podem ter um risco aumentado de efeitos colaterais devido ao aumento significativo de melanina epidérmica competitiva, se cuidados não forem tomados na seleção do *laser* e das configurações.

Pacientes com cabelos loiros, grisalhos, ruivos ou brancos são candidatos inadequados devido ao conteúdo reduzido de cromóforos de melanina nos fios capilares. Além disso, a presença de pelos *velus* no campo de tratamento pode impedir o uso de dispositivos a *laser* ou de luz. Por exemplo, o risco de hipertricose paradoxal aumenta significativamente quando pelos *velus* loiros, de textura fina, são irradiados com energia a *laser*/luz. A falta de melanina nos pelos *velus* também leva à absorção inadequada da energia luminosa, resultando apenas em um efeito térmico leve nesses pelos, o que pode induzir a diferenciação dos pelos *velus* para pelos terminais. Embora esse efeito seja frequentemente observado ao longo da linha da mandíbula e do pescoço das mulheres, também foram relatados casos desse efeito em homens.

No exame pré-operatório, também deve-se observar a presença ou ausência de bronzeado, pois o bronzeado em todos os fototipos de pele aumenta o risco de lesões epidérmicas. Se houver um bronzeado ativo presente ou exposição recente ao sol, o tratamento a *laser* deve ser adiado até que o bronzeado desapareça ou o uso de um dispositivo de comprimento de onda mais longo, como o *laser* de neodímio: granada de alumínio e ítrio (Nd:YAG) de 1.064 nm, deve ser considerado para evitar possíveis efeitos colaterais, como despigmentação. Os pacientes devem ser instruídos a evitar a exposição excessiva ao sol durante 1 mês antes e durante todo o curso de tratamento. A documentação de tatuagens existentes, nevos e cicatrizes dentro das áreas de tratamento é fundamental para gerenciar os resultados. Pacientes com muitos lentigos devem estar cientes de que a LHR pode resultar em sua remoção permanente.

8.4.3 Expectativas do Paciente

Desconforto do Tratamento

Antes do tratamento, os pacientes devem ser aconselhados de que o procedimento pode gerar um certo desconforto. Anestésicos tópicos podem ser utilizados antes do tratamento para minimizar o desconforto. É importante desencorajar os pacientes de aplicar cremes anestésicos tópicos sem orientação do médico, pois a aplicação de grandes quantidades sobre uma grande área de superfície pode levar a uma toxicidade significativa e até mesmo à morte.[23] A utilização de sopradores de ar frio também pode ser usada durante o tratamento de LHR para adicionar um grau significativo de conforto e distração ao paciente. No entanto, essa técnica não deve ser usada com dispositivos a *laser* que utilizam um sistema de resfriamento dinâmico, pois o ar soprado interromperá o fluxo de refrigeração para a pele e pode impedir uma proteção epidérmica adequada.

Efeitos do Tratamento

Os achados pós-tratamento esperados incluem edema perifolicular, eritema, erupções acneiformes e pelos carbonizados. Os pacientes devem estar cientes de todos esses efeitos antes do tratamento. O edema perifolicular tem uma duração variável, que pode ser de alguns minutos a 1 ou 2 dias. No entanto, ao tratar áreas do corpo com pelos muito densos e grossos, o edema perifolicular pode durar até 1 semana após o tratamento. Embora compressas frias e gelo possam ser usados para acelerar a regressão, o uso de corticosteroides tópicos pode ajudar a minimizar o edema perifolicular e contribuir para o conforto do paciente. As erupções acneiformes são transitórias e podem ser tratadas com remédios-padrão de acne.

Resultados do Tratamento

Antes do tratamento, os pacientes devem compreender totalmente os riscos e benefícios do procedimento, bem como os resultados a longo prazo. Estabelecer metas realistas antes do início do tratamento é fundamental. Os pacientes devem estar cientes de que, embora a LHR ofereça um método para atrasar significativamente o crescimento dos pelos, existe uma ampla variedade de resultados possíveis com a LHR e, frequentemente, muitos tratamentos são necessários para resultar no nascimento de pelos mais finos. A perda temporária de pelos é alcançável para a maioria dos pacientes por meio da indução da catágena e telógena. No entanto, a perda de pelos a longo prazo está fortemente correlacionada com as características do paciente, como cor do cabelo e fototipo de pele, bem como aos parâmetros de tratamento. De fato, a perda de pelos em pacientes com pelos loiros, ruivos, grisalhos ou brancos pode ser mantida com a repetição do tratamento em intervalos de aproximadamente 3 meses. Em geral, uma perda de pelos de 20% a 30% tem sido observada em cada tratamento quando são usadas fluências eficazes em pacientes com pele clara e cabelos escuros. Com o uso de fluências mais baixas, como as necessárias para os fototipos de pele Fitzpatrick III ou superiores, a porcentagem de perda de pelos é reduzida e a remoção completa e permanente dos pelos é improvável. Riscos do tratamento para todos os pacientes incluem formação de bolhas, ulceração, formação de cicatrizes, foliculite ou agravamento da acne, despigmentação, aumento do crescimento dos pelos, resposta ao tratamento fraca ou nula e reincidência dos pelos. Esses riscos devem ser abordados antes de cada tratamento e o paciente deve fornecer seu consentimento estando ciente de todas essas informações.

8.5 Mecanismos da Depilação a *Laser*

8.5.1 Sistemas de *Laser* Específicos

A fototermólise seletiva é a base do mecanismo da LHR, pois essa teoria permite o direcionamento seletivo dos folículos capilares pigmentados, utilizando a melanina do fio do cabelo como um cromóforo. Embora os alvos ideais para a LHR devessem ser as células-tronco foliculares, essas células não contêm uma quantidade apreciável de melanina ou outros cromóforos que possam servir como alvo. Em vez disso, tanto o fio do cabelo quanto a matriz contêm melanina, visada pelas terapias de LHR. Com efeito, a teoria estendida da fototermólise seletiva é a pedra angular da LHR, pois ocorre difusão de calor do cromóforo para o alvo de destruição desejado, permitindo que as células-tronco foliculares sejam danificadas pela difusão de calor do fio do cabelo ou das células da matriz.[16]

O primeiro dispositivo de depilação a *laser* foi lançado no mercado em 1996 e incluía o uso de um *laser* Q-switched (QS) Nd:YAG em conjunto com um composto de carbono preto tópico que era aplicado e massageado nas aberturas foliculares após a remoção mecânica do cabelo com técnicas de depilação a cera. Desde então, a FDA aprovou numerosas fontes de *laser* e luz, que não requerem compostos à base de carbono adicionais para seu uso. Estas serão detalhadas posteriormente (▶ Quadro 8.4).

Laser de Neodímio: Granada de Ítrio e Alumínio

A utilização do tratamento a *laser* QS Nd:YAG foi inicialmente relatada por Goldberg *et al.* Eles descobriram que o uso da epilação a *laser*, seguido da aplicação de uma suspensão de óleo mineral de carbono, resultou na redução do crescimento capilar por até 6 meses.[24] A partir disso, especulou-se que o preenchimento do folículo vazio com uma substância contendo carbono atuava como um cromóforo absorvente de energia. Estudos posteriores comparando o uso do *laser* QS Nd:YAG na ausência da solução de carbono indicaram que a irradiação a *laser* sozinha também proporcionava um atraso significativo no crescimento capilar. É importante dizer que embora o *laser* QS Nd:YAG seja capaz de tratar tipos de pele mais escuros e induzir o crescimento mais lento, esses sistemas não produzem remoção de pelos a longo prazo ou permanente.

Pelo contrário, os *lasers* Nd:YAG de 1.064 nm de pulso longo têm comprimentos de onda de penetração profunda e absorção reduzida de melanina a essa frequência, o que exige o uso de fluências mais altas para uma lesão adequada do folículo. Embora esse *laser* não seja tão eficaz no tratamento de pacientes com pelos mais claros, ele é seguro e eficaz e é a escolha de tratamento para pacientes com fototipos de pele Fitzpatrick V e VI e para aqueles pacientes com fototipos de pele mais claros que estejam bronzeados.[25-27]

Laser de Rubi

O *laser* de rubi emite luz a um comprimento de onda de 694 nm e foi o primeiro *laser* a demonstrar tanto a redução temporária quanto permanente de pelos. Grossman *et al.* relataram inicialmente a lesão seletiva nos folículos capilares usando pulsos de *laser* de rubi através de uma lente fria de safira para minimizar a lesão epidérmica.[5] Em 13 indivíduos de pele clara e cabelos castanhos ou pretos, pulsos de *laser* de rubi de alta fluência (tamanho do ponto de 6 mm, fluências de 20-60 J/cm^2 e pulsos de duração de 0,27 milissegundos) induziram um atraso no crescimento do cabelo de 1 a 3 meses em todos os pacientes. O acompanhamento a longo prazo de 7 a 13 pacientes após 1 ou 2 anos revelou perda de pelos permanente apenas nas áreas raspadas em todas as fluências, sendo que as áreas da pele tratadas com a fluência mais alta (60 J/cm^2) mostraram a maior perda de pelo. Desde então, vários estudos demonstraram ainda mais que o *laser* de rubi é seguro e eficaz, com o atraso no crescimento do cabelo consistente com a indução da fase telógena. Para aqueles indivíduos que demonstraram perda de pelo permanente, foi observada uma redução nos pelos terminais grandes, um aumento nos pelos pequenos tipo *velus* e uma diminuição no diâmetro médio do fio do cabelo sem a presença de fibrose.[6,8,28,29]

Embora o *laser* de rubi seja um método eficaz de depilação, há efeitos colaterais significativos relacionados com a dose associados ao seu uso. A alta absorção de melanina epidérmica pode resultar em lesões epidérmicas, levando à vesiculação aguda, formação de crostas ou alteração pigmentar. Embora esses eventos possam ser observados com qualquer sistema a *laser*, eles ocorrem com mais frequência com o *laser* de rubi devido ao seu comprimento de onda mais curto e maior absorção de melanina, levando à lesão da epiderme. O uso do *laser* de rubi deve ser evitado em pacientes com histórico de hiperpigmentação pós-inflamatória persistente, pele bronzeada ou em indivíduos com fototipo de pele Fitzpatrick III ou superior. Assim, este *laser* é mais bem utilizado em pacientes com fototipos de pele mais claros (I-II).

Laser de Alexandrita

O *laser* de alexandrita é um sistema a *laser* de luz vermelha, semelhante ao *laser* de rubi, mas com um comprimento de onda mais longo: 755 nm. O comprimento de onda mais longo do *laser* de alexandrita permite uma penetração ligeiramente maior, possibilitando um menor risco de danos epidérmicos devido à absorção um pouco menor da melanina nesse comprimento de onda. A eficácia do tratamento com o *laser* de alexandrita varia de acordo com a localização anatômica, a duração do pulso e o número de tratamentos. Usando fluências médias de 30 a 40 J/cm^2, as taxas de

Quadro 8.4 Fontes de *laser* e luz utilizadas para remoção de pelos

Fonte de *laser*/luz	Comprimento de onda (nm)
Ruby de pulso longo	**694**
▪ EpiLaser	
▪ EpiTouch	
Alexandrite de pulso longo	**755**
▪ Arion	
▪ EpiCare	
▪ Harmony	
▪ GentleLASE/Max	
▪ Apogee	
▪ Elite/Elite MPX	
▪ PhotoGenica	
▪ Lutronic clarity 2	
Diodo	**800 a 810**
▪ Apex-800	
▪ F1 Diode	
▪ Soprano	
▪ MeDioStar	
▪ LightSheer Duet	
▪ SLP1000	
Nd:YAG de pulso longo	**1.064**
▪ Acclaim 7000; Smartepil II	
▪ LightPod Neo	
▪ Harmony	
▪ GentleYAG/GentleMax	
▪ CoolGlide Classic, Excel, XEI, Vantage	
▪ Lyra	
▪ Mydon	
▪ Profile	
▪ Softlight	
▪ Lutronic clarity 2	
Fonte de luz intensa pulsada	**400 a 1.200**
▪ Estelux Y, Estelux R, Estelux Rs, Medilux Y, Medilux R	
▪ PhotoLight	
▪ Prolite	
▪ Prowave	
▪ Quadra Q4	

(Continua.)

Quadro 8.4 *(Contninuação)* Fontes de *laser* e luz utilizadas para remoção de pelos

Fonte de *laser*/luz	Comprimento de onda (nm)
▪ Elite MPX	
▪ Eclipse SmoothCool	
▪ Lumenis One	
▪ Spectraclear	
Luz fluorescente pulsada	**615 a 920**
▪ OmniLight	
Fototérmico	**400 a 1.200**
▪ SkinStation	
Energia óptica combinada com energia elétrica de RF	**580 a 980**
▪ Aurora DS, DSR	
Diodo combinado com energia elétrica de RF	**800**
▪ Polaris DS	

eficácia de um *laser* de alexandrita de 3 milissegundos variam entre 60% e 70% após uma média de 5,6 tratamentos.[30] É importante ressaltar que o *laser* de alexandrita tem um papel bem estabelecido na remoção de pelos nos fototipos de pele de Fitzpatrick I a VI.[28-30] No entanto, é necessário ter muito cuidado ao utilizar esse *laser* em fototipos de pele mais escuros, incluindo o uso de durações de pulso mais longas e fluências mais baixas.

Laser de Diodo

A introdução do *laser* de diodo (800 a 810 nm) aumentou ainda mais o arsenal de LHR já que são mais econômicos de produzir, confiáveis e compactos em tamanho. Esses *lasers* estão no extremo superior do espectro de luz visível e no extremo inferior do espectro infravermelho. Têm durações de pulso e comprimento de onda mais longos, permitindo o tratamento dos fototipos de pele Fitzpatrick I a V devido à menor absorção da melanina epidérmica. Em um estudo inicial do *laser* de diodo, uma redução de 25% na contagem de pelos foi observada ao longo do período de acompanhamento de 20 meses. Resultados adicionais a longo prazo (> 12 meses) sugerem que o *laser* de diodo de 800 nm com pulsos longos é tão eficaz quanto o *laser* de rubi com pulsos longos na remoção de pelos terminais.[31-33]

Uma limitação dos *lasers* de diodo tradicionais é o tamanho do ponto pequeno, a necessidade de fluências mais altas e o desconforto associado. No entanto, as modificações no *laser* de diodo ao longo do tempo incluíram um tamanho maior de ponto e sucção auxiliada por vácuo. Em um estudo de Ibrahimi e Kilmer, o uso de um *laser* de diodo de 800 nm com pulsos longos, com um tamanho de ponto grande (22 × 35 mm), fluências médias mais baixas – de 10 a 12 J/cm² – e sucção auxiliada por vácuo demonstrou uma redução de pelos de 54% aos 6 meses e 42% aos 15 meses após três sessões de tratamento.[34] Verificou-se que o tamanho maior de ponto fornece resultados semelhantes com fluência mais baixa, diminuindo o risco de potenciais efeitos colaterais.[31-33] A sucção auxiliada por vácuo aproximou o folículo piloso da superfície epidérmica, permitindo uma fluência eficaz mais baixa e, como também foi verificado, diminuiu o desconforto do tratamento. Braun também buscou abordar o conforto do paciente usando o *laser* de diodo e descobriu que, embora a eficácia seja semelhante, a percepção do desconforto do tratamento foi menor usando a técnica de múltiplas passagens de baixa fluência em movimento em comparação com o *laser* de diodo de passagem única de alta fluência.[35]

Luz Intensa Pulsada

Fontes de luz (não *laser*) intensa pulsada (IPL) emitem energia não colimada e com multicomprimentos de onda dentro de um espectro que varia de 500 a 1.200 nm e podem ser usadas para a remoção de pelos. Filtros são colocados para eliminar comprimentos de onda indesejados e mirar cromóforos específicos, permitindo um tratamento mais seletivo. Por exemplo, comprimentos de onda mais curtos são usados para fototipos de peles Fitzpatrick I e II para máxima aplicação de energia, enquanto são bloqueados para fototipos de pele Fitzpatrick III e mais escuros para evitar aquecimento epidérmico excessivo. A eficácia do IPL para a LHR foi demonstrada em vários estudos, um deles destacando uma redução de 33% no crescimento do pelo após duas sessões de tratamento aos 6 meses (filtro de 615 nm para fototipos de peles Fitzpatrick I e II ou filtro de 645 nm para fototipos de pele Fitzpatrick III e acima; duração de pulso de 2,8 a 3,2 milissegundos para três pulsos com intervalos de relaxamento térmico de 20 a 30 milissegundos).[36] Vale ressaltar que estudos comparativos de IPL *versus* outros *lasers* (alexandrita de pulso longo e Nd:YAG) demonstraram a superioridade de dispositivos a *laser* para a remoção de pelos.[37,38] Além disso, uma desvantagem dos sistemas IPL é que a maioria dos dispositivos utiliza pontos retangulares grandes, criando dificuldades no tratamento de áreas convexas ou côncavas com pelos.

O uso de tratamento combinado de IPL com radiofrequência (RF) também foi explorado.[39,40] Por exemplo, Sadick e Shaoul investigaram o efeito fotoepilatório de longo prazo da tecnologia de sinergia eletro-óptica (ELOS), que combina uma fonte IPL (680 a 908 nm) com um dispositivo RF bipolar. O objetivo dessa modalidade combinada é diminuir a energia óptica para um nível seguro para todos os fototipos, enquanto utiliza o aquecimento RF para compensar a energia de luz mais baixa. Uma taxa média de remoção de 75% aos 18 meses foi demonstrada quando os pacientes foram tratados em quatro sessões com fluências de IPL de 15 a 26 J/cm^2 e energia RF de 10 a 20 J/cm^3. Na avaliação histológica, danos térmicos aos folículos capilares com degeneração vacuolar foram identificados.[40] Em um estudo separado realizado por Sochor *et al.* comparando um dispositivo similar tanto a um *laser* de diodo quanto a um IPL isolado, foi constatado que o dispositivo combinado de IPL e RF e o *laser* de diodo tiveram eficácia semelhante, ambos os quais foram significativamente melhores do que o IPL isolado.[41] Como o RF é insensível ao pigmento, pensava-se que a tecnologia combinada de IPL e RF levaria ao tratamento bem-sucedido de fenótipos de pelos claros. No entanto, avaliações subsequentes não conseguiram demonstrar qualquer remoção significativa a longo prazo para fenótipos de pelo mais claro.

Tecnologia de Micro-Ondas

Um sistema de remoção de pelos baseado em micro-ondas foi aprovado pela FDA em 1999 para a remoção de pelos indesejados em todas as partes do corpo, exceto o rosto. O sistema funciona enviando pulsos de energia de micro-ondas para a pele em conjunto com um *spray* refrigerador. Até o momento, no entanto, não há dados publicados disponíveis sobre a segurança ou eficácia deste dispositivo.

8.6 Preparação Pré-Operatória para Remoção de Pelos a *Laser*

O tratamento pode ser iniciado após consulta e a revisão dos riscos e benefícios da RLP. O paciente, após ser devidamente informado, deve assinar o termo de consentimento no dia do procedimento. Fotografias pré-operatórias são recomendadas para monitorar o progresso do paciente.

As instruções pré-tratamento devem incluir a proteção estrita do sol por 6 semanas antes do tratamento e o uso diário de um protetor solar de amplo espectro durante todo o curso do tratamento. Para pacientes com fototipo de pele III ou superior ou para pacientes com exposição recente ao sol, um creme clareador como 4% de hidroquinona com ou sem 0,025% de ácido retinoico e 2% de hidrocortisona podem ser prescritos, pois se verificou que os efeitos colaterais após o tratamento foram reduzidos com o pré-tratamento à base de protetores solares e cremes clareadores. Além disso, um medicamento antiviral oral pode ser iniciado 24 horas antes do procedimento a *laser* e continuado por um total de 7 dias em pacientes com histórico de HSV perto do local de tratamento a *laser* (▶ Fig. 8.2).

Os pacientes devem ser instruídos a aparar os pelos por meio de barbeador, tesoura ou depilação química imediatamente antes ou pouco tempo antes do procedimento. Os pelos devem ser cortados para aproximadamente 1 mm de comprimento para minimizar a liberação de fumaça e prevenir danos epidérmicos subsequentes, permitindo que a energia seja aplicada no alvo desejado. Importante destacar que todos os pacientes devem evitar a epilação mecânica dos pelos na área de tratamento por pelo menos 3 a 4 semanas antes do tratamento, pois esses métodos removem um fio capilar intacto, que contém o cromóforo-alvo para a LHR. Portanto, arrancar, depilar com cera, usar linha ou outros métodos físicos de remoção de pelos são desencorajados, uma vez que o fio capilar dentro da porção dérmica do folículo piloso é necessário para uma LHR bem-sucedida.

Imediatamente antes do tratamento, a maquiagem deve ser removida para permitir o aproveitamento máximo de energia a *laser* e minimizar a dispersão da luz. Um creme anestésico tópico pode ser aplicado na área de tratamento antes do procedimento para minimizar o desconforto do paciente. Esses agentes devem ser aplicados nas áreas de tratamento de

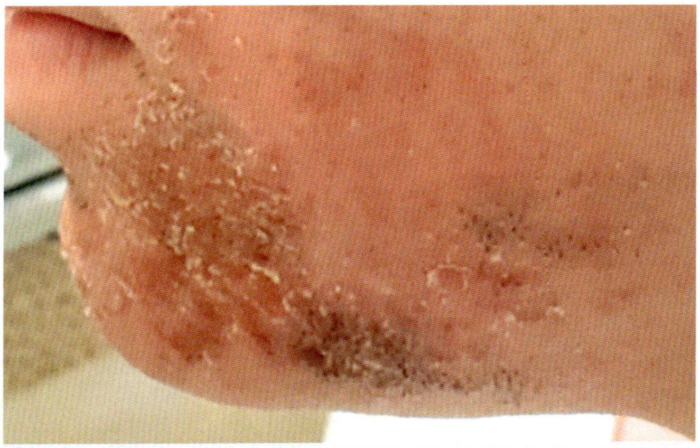

Fig. 8.2 Erupção herpética impetiginizada 4 dias após o tratamento a *laser* dos pelos faciais. Tratamentos subsequentes ocorreram sem reincidência com o uso de profilaxia oral antes e após o tratamento.

30 minutos a uma hora antes do tratamento. Uma prescrição popular é o anestésico tópico de venda livre que consiste em uma mistura eutética de creme de lidocaína 2,5% e prilocaína 2,5% (creme EMLA) ou creme tópico de lidocaína 4% (creme LMX). Um estudo não encontrou diferença estatisticamente significativa no controle da dor entre esses dois anestésicos tópicos.[42] Prescrições compostas contendo lidocaína, tetracaína e/ou betacaína podem ser usadas como anestésico tópico mais forte. Independentemente disso, anestésicos tópicos devem ser usados com cautela em áreas grandes de superfície da pele, pois toxicidade sistêmica já foi relatada anteriormente.[23] É importante frisar que qualquer agente anestésico tópico deve ser removido da área antes do tratamento.

Vários outros métodos podem ser usados para minimizar o desconforto do paciente durante a LHR, como o uso de ar frio soprado na pele adjacente, compressas frias na superfície da pele tratada, aplicação de rolos pré-resfriados antes de cada pulso e dispositivos de achatamento pneumáticos da pele (PSF). A tecnologia PSF reduz o desconforto do tratamento com base nos princípios da terapia do controle do portão, em que a ativação das fibras nervosas não nociceptivas interfere na transmissão do sinal das fibras de dor, causando, portanto, a sua inibição. O dispositivo de sucção PSF gera contato e compressão entre uma janela de safira transparente e a pele, ativando os receptores táteis e de pressão antes da irradiação a *laser*, bloqueando assim a transmissão da dor para o cérebro. Essa tecnologia demonstrou sucesso na redução do desconforto do paciente com dispositivos de IPL, bem como com outros sistemas a *laser*.[43-46] Deve-se observar que o uso combinado de agentes resfriadores pode ter um resultado negativo no tratamento de tipos de pele mais escuros ou pele bronzeada, onde o resfriamento adequado da epiderme é essencial para evitar complicações. A combinação de um dispositivo de ar frio soprado e um *spray* de resfriamento direcionado projetado para funcionar com um sistema a *laser* específico pode impactar a eficácia do agente de resfriamento primário, pois o ar frio soprado desvia o resfriador emitido pelo dispositivo a *laser* no tecido-alvo, criando assim uma zona da epiderme que pode não ser adequadamente resfriada.

Imediatamente antes do tratamento, o paciente deve ser colocado em uma posição confortável para permitir o máximo acesso às superfícies-alvo. Todos os membros da equipe e o paciente devem usar óculos de proteção com uma densidade óptica mínima específica para o comprimento de onda da luz utilizada. O uso de vácuo para remover a nuvem da fumaça de pelos vaporizados é importante para minimizar a inalação potencialmente tóxica da fumaça e o odor desagradável de pelos queimados. É aconselhável que todos os membros da equipe presentes na sala usem proteção respiratória adequada com uma máscara N95 devido à matéria particulada liberada durante a fotoepilação a *laser*.

O dispositivo *laser*/luz deve ser calibrado para garantir a aplicação adequada de energia. Os parâmetros do *laser* devem ser adaptados a cada paciente e dispositivo para garantir eficácia máxima com efeitos colaterais mínimos. A fluência mais alta tolerada e o maior tamanho de ponto devem ser usados para obter resultados eficientes e otimizados. Uma tração leve na pele com leve pressão pode ajudar a proporcionar um tratamento uniforme e evitar o fluxo sanguíneo capilar, que pode interferir na transmissão da luz para os folículos capilares. A aplicação de tração suave na pele diminui a profundidade relativa do bulbo e da protuberância em relação à superfície da pele. O tratamento deve ser sistemático para evitar áreas não tratadas ou a sobreposição excessiva de pulsos. Em geral, as pessoas que realizam a remoção de pelos a *laser* e baseada em luz devem ser devidamente treinadas para ter uma compreensão clara do uso adequado desses dispositivos e um conhecimento completo dos efeitos colaterais indesejados e complicações.

A pele tratada deve ser monitorada por 5 minutos após o início do tratamento para eritema desejado e edema perifolicular (▶ Fig. 8.3). Se for observado qualquer branqueamento, vesiculação ou separação epidérmica forçada (sinal de Nikolsky positivo), a fluência deve ser diminuída e a monitorização repetida com menor energia. Em geral, a fluência do tratamento deve ser de 75% da fluência do sinal de Nikolsky.

8.7 Cuidados Pós-Operatórios

Após o tratamento com *laser*/luz, pode-se dar toques suaves com uma compressa fria para acalmar a pele, aliviar o desconforto e remover quaisquer pelos carbonizados que restem em sua superfície. Em geral, os pacientes devem ser instruídos a evitar agentes tópicos que possam causar irritação nos primeiros dias após o tratamento. Maquiagem pode ser aplicada no dia seguinte, a menos que ocorram bolhas ou crostas. Qualquer trauma, como coçar ou arranhar a área, deve ser evitado. Além disso, a proteção solar adequada durante o período pós-operatório imediato é imprescindível.

Deve-se deixar os pacientes cientes de que é esperado o surgimento de edema perifolicular, eritema e erupções acneiformes após o tratamento. O edema perifolicular terá uma duração variável, podendo durar desde minutos até 1 ou 2 dias. O uso de compressas frias ou gelo irá acelerar a

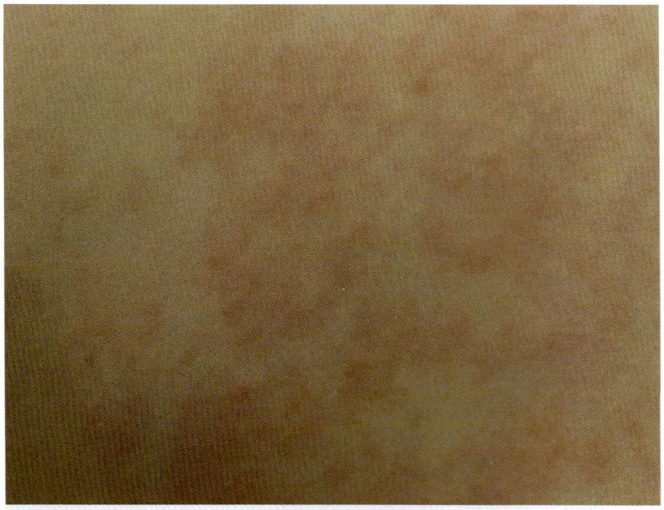

Fig. 8.3 Eritema e edema perifoliculares pós-tratamento imediato após *laser* de alexandrite em pele tipo I.

Quadro 8.5 Complicações da remoção de pelos com *laser*/luz
Vesiculação/queimadura epidérmica
Hiperpigmentação
Hipopigmentação
Cicatrizes
Leucotriquia
Hipertricose paradoxal
Erupções acneiformes
Hiperidrose
Urticária
Eritema reticulado
Lesão ocular

sua melhora. Ao tratar áreas do corpo com pelos muito densos e grossos, o grau de edema tende a ser maior, durando até 1 semana em alguns casos. A aplicação de um corticosteroide tópico de baixa potência pode ser útil. Em casos raros e graves, corticosteroides orais podem ser usados para minimizar o edema perifolicular e auxiliar no conforto do paciente. Púrpura é raramente observada após a LHR, se presente, tende a desaparecer ao longo de 2 semanas. Analgésicos geralmente não são necessários, a menos que áreas extensas sejam tratadas.

Além disso, os pacientes devem ser informados de que os pelos tratados continuarão a "crescer" ou cair por 1 a 2 semanas após o tratamento, com a queda dos pelos foliculares ocorrendo vários dias após a sessão de tratamento. Os pacientes podem raspar, pinçar ou depilar esses pelos tratados para acelerar sua remoção assim que toda a inflamação tiver regredido. Dependendo do local de tratamento, os pacientes notarão o crescimento dos pelos que não estavam na fase anágena durante o tratamento de 2 a 6 semanas depois. Importante ressaltar que os intervalos de tratamento são, em grande parte, dependentes do paciente e do local, com o intervalo baseado na presença de algum crescimento após sessões anteriores. Em geral, os tratamentos devem ocorrer a cada 6 a 6 semanas para o rosto, axilas e área do biquíni, onde o crescimento é mais rápido; e a cada 8 a 12 semanas para pernas, tórax, braços e costas, onde o crescimento é mais lento.

8.8 Complicações e Abordagens

A LHR é geralmente considerada segura, com complicações raras e, geralmente, transitórias. A maioria dos efeitos colaterais associados à LHR ocorre devido a lesões epidérmicas e inclui formação de bolhas, despigmentação e, raramente, cicatrizes.[47] Quando ocorre a formação de bolhas, pode ser necessário cuidado local da ferida e pode ser recomendado o uso de um creme de corticosteroides de potência intermediária. Outros efeitos colaterais menos comuns da LHR incluem erupções acneiformes, hiperidrose, urticária e eritema reticulado (▸ Quadro 8.5).[48] A pele com grande quantidade de melanina tem um maior risco de efeitos colaterais. Portanto, o profissional selecionar o comprimento de onda e/ou o dispositivo adequado, bem como o paciente evitar o bronzeamento solar antes do tratamento, são essenciais para mitigar o potencial de eventos adversos. Em um estudo comparativo entre o *laser* de alexandrita, o *laser* de diodo e a IPL, o *laser* de diodo apresentou maior frequência de efeitos colaterais, sendo menor a incidência de efeitos adversos observada com o *laser* de alexandrita. É importante destacar que todos os efeitos colaterais relatados neste estudo foram transitórios.[49]

8.8.1 Despigmentação

A despigmentação é uma alteração pigmentar que inclui tanto a hiperpigmentação quanto a hipopigmentação. Isso ocorre com maior frequência em pacientes que não evitam a exposição da pele ao sol antes ou após o tratamento e em pacientes com fototipo de pele Fitzpatrick III ou superior (▸ Fig. 8.4).

A hiperpigmentação geralmente é resultado de lesão inflamatória, levando à estimulação da produção de melanina pelos melanócitos epidérmicos, ou ocorre devido à ruptura epidérmica, permitindo um aumento da melanina nos macrófagos da derme. Em geral, ela é reversível por natureza, no entanto, essa resolução tende a ser lenta, muitas vezes levando de meses a anos para completar-se. Além disso, o uso de agentes despigmentantes, como a hidroquinona, pode ajudar a reduzir o desenvolvimento de hiperpigmentação devido a lesões epidérmicas em fototipos de pele mais escuros. Vale lembrar que os pacientes devem ser aconselhados sobre os cremes tópicos de hidroquinona, que podem causar, ainda que raramente, dermatite de contato com o uso a longo prazo.

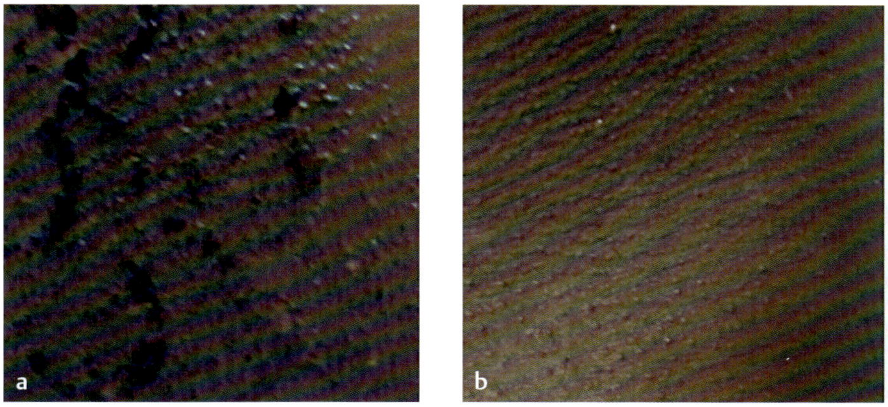

Fig. 8.4 (a) Dois dias após o tratamento com *laser* Nd:YAG 1.064 nm com um desajuste entre o *spray* de resfriamento e o *laser* resultando em crostas superficiais. **(b)** Dois meses após queimadura superficial com resolução completa e sem despigmentação residual.

Já a hipopigmentação pode ser transitória ou permanente. A hipopigmentação transitória muitas vezes é resulta da destruição térmica excessiva dos pigmentos epidérmicos e ocorre se houver a presença significativa de melanina epidérmica, como um bronzeado. Se um indivíduo apresenta variações na cor da pele, muito comuns na área genital, deve-se ter cuidado com o comprimento de onda e fluência escolhidos.

O retorno da pigmentação normal geralmente ocorre em áreas de hipopigmentação ao longo de um período variável de tempo, que vai de semanas a meses. Se ocorrer lesão térmica significativa nos melanócitos, impedindo a produção de melanina, a hipopigmentação resultante pode ser permanente. O risco de hipopigmentação permanente é maior quando há uma seleção inadequada de um dispositivo a *laser*/luz de comprimento de onda mais curto para fototipos de pele mais escuros. No entanto, com a seleção adequada de comprimento de onda e fluência e resfriamento epidérmico apropriado, o risco de hipopigmentação é consideravelmente reduzido. Quando a hipopigmentação está claramente associada a uma lesão epidérmica leve de uma parte da pele bronzeada e outra parte que não foi tratada entre dois pulsos individuais do *laser*, o resultado é padrão de manchas hipopigmentadas bem evidente. O tratamento de toda a área de pele hipopigmentada e a pele normalmente pigmentada com um *laser* de túlio de 1.927 nm acelerará o retorno a um pigmento uniforme na maioria dos casos.

Curiosamente, a hipopigmentação após a remoção de pelos com auxílio de *laser* em combinação com sistemas dinâmicos de resfriamento por *spray* de criogênio também foi descrita na literatura. A fisiopatologia exata dessa entidade é controversa, havendo especulações de que possa ser devido a uma lesão induzida pelo frio do agente criogênico ou uma lesão térmica induzida pelo *laser*. A proteção epidérmica é completa somente quando o dispositivo de resfriamento é mantido perpendicular e em contato com a superfície da pele. Se o aplicador estiver inclinado em 6 graus ou mais em relação à perpendicular ao usar um dispositivo de resfriamento dinâmico, é provável que ocorra uma queimadura em formato de crescente devido à cobertura de criogênio incompleta do ponto do *laser*.[50] A despigmentação transitória que ocorre é provavelmente resultado da lesão térmica devido ao desajuste entre as dimensões do ponto do feixe de *laser* e o criogênio adequado. No entanto, a duração prolongada do *spray* de criogênio usada durante dispositivos de resfriamento dinâmico também pode resultar em hiperpigmentação devido a uma lesão inflamatória induzida pelo frio. Esse fenômeno é mais evidente em fototipos de pele mais escuros.

8.8.2 Leucotriquia

Leucotriquia temporária ou permanente tem sido relatada após terapias de remoção de pelos baseadas em *laser* e luz. Esse fenômeno é considerado uma representação da destruição dos melanócitos dentro dos folículos pilosos sem a destruição das células germinativas. A leucotriquia temporária pode representar uma interrupção transitória na síntese de melanina por melanócitos danificados, mas viáveis. A restauração da cor do pelo frequentemente ocorre quando os melanócitos voltam a funcionar e acontece com maior frequência em pacientes mais jovens, cujos melanócitos podem ser menos suscetíveis a danos térmicos permanentes. A destruição permanente dos melanócitos provavelmente ocorre em pacientes com leucotriquia persistente do pelo tratado. Leucotriquia permanente foi relatada em 29 de 770 pacientes com fototipos de pele de Fitzpatrick I a IV, tratados para pelos indesejados no rosto e submento usando um sistema IPL não colimado com um filtro de lâmpada de *flash* de 650 nm. Os pelos brancos eram tão espessos quanto os pelos pretos antes do tratamento. O uso de fluências suficientes para induzir a morte de células germinativas simultaneamente com a morte de melanócitos é crucial para evitar esse efeito colateral.

8.8.3 Hipertricose Paradoxal

A hipertricose paradoxal, que consiste na indução de pelos terminais a partir de pelos *velus*, é um efeito colateral bem conhecido do LHR.[51,52] A incidência desse efeito colateral varia de 5% a 10% em alguns estudos e foi relatada em todos os fototipos de pele.

O aumento do crescimento capilar tende a ocorrer nas áreas tratadas, bem como na pele adjacente não tratada. Os locais mais comuns para a hipertricose paradoxal incluem a linha da mandíbula, pescoço e bochechas de mulheres com fototipos de pele mais escuros. No entanto, essas mudanças também foram relatadas no torso. É importante notar que os locais anatômicos com maior risco de hipertricose paradoxal tendem a conter pelos *velus* mais finos, que são então convertidos em pelos terminais devido à indução térmica da maturação folicular. Curiosamente, os pelos resultantes tendem a parecer mais grossos e escuros do que os pelos inicialmente tratados.[53,54] Especula-se que fluências subletais possam resultar nesse aumento paradoxal do crescimento capilar, e o uso da fluência mais alta tolerada tende a minimizar essas ocorrências. No entanto, deve-se ter atenção à dor significativa durante o tratamento pois ela pode indicar que as fluências estão muito altas, o que pode levar à destruição do tecido. O tratamento da hipertricose paradoxal consiste em sessões adicionais de LHR nas áreas afetadas. O resfriamento da pele adjacente à área de tratamento e a concentração da energia do *laser* na área-alvo demonstraram sucesso na redução da incidência desse efeito colateral.

8.8.4 Erupções Acneiformes

A ocorrência de erupções acneiformes, definidas como pequenas pústulas com distribuição folicular, foi observada em 6% daqueles tratados com terapias baseadas em *laser* e luz para a remoção de pelos. Essa complicação transitória geralmente ocorre no rosto de mulheres jovens e pode ser tratada com terapias-padrão para acne.

8.8.5 Hiperidrose

A hiperidrose é um efeito colateral raro e transitório do LHR e acredita-se que diminua com o crescimento dos pelos na área afetada. Quando ocorre após o LHR, é mais comumente observada nas axilas. A hiperidrose após o tratamento com *laser* Nd:YAG 1.064 nm foi relatada em um estudo e durou por pelo menos 1 ano antes de se resolver.[56]

8.8.6 Urticária

A urticária foi descrita em pacientes tratados com vários tipos de *lasers* para remoção de pelos, ocorrendo com frequência nas áreas tratadas e durando vários dias após a terapia a *laser*.[55,57] Muitos desses pacientes já haviam sido tratados com *lasers* sem consequências. Os pacientes frequentemente relatam prurido intenso em associação com a urticária. Anti-histamínicos, corticosteroides tópicos e sistêmicos podem ser usados com frequência para obter melhora. No momento, a etiologia da urticária permanece incerta.

8.8.7 Eritema Reticulado

O eritema reticulado, definido como um eritema azul-avermelhado de padrão em renda não palidecente é um efeito colateral muito raro verificado após o uso de LHR com o *laser* de diodo de 800 nm. Este efeito colateral raro apareceu em indivíduos tratados após uma média de 2,7 tratamentos. Embora a etiologia permaneça incerta, suspeita-se que isso possa representar uma variante do eritema *ab igne*.

8.8.8 Lesão Ocular

Embora a lesão ocular seja a complicação menos comum do LHR, é considerada a mais importante. As lesões oculares por *laser* muitas vezes são permanentes e incluem a destruição da retina, da íris e do epitélio ocular, levando potencialmente à cegueira parcial ou completa.[58] O mecanismo para a lesão ocular não é claro em todos os casos, mas acredita-se que as pálpebras relativamente não pigmentadas possam permitir a transmissão de energia a *laser*, resultando na absorção pela íris e corpo ciliar fortemente pigmentados.[58] O contorno arredondado da margem orbital também foi considerado como causa de posicionamento inadequado da manopla do *laser*, fazendo com que uma parte do feixe passe pela pálpebra. O uso de *lasers* de comprimentos de onda mais longos aumenta a probabilidade de lesão ocular ao tratar essa área devido à maior profundidade de penetração. Portanto, deve-se ter cautela ao realizar o LHR na região periocular e o uso de *lasers*/dispositivos de luz de comprimento de onda mais longo dentro da margem orbital deve ser evitado. Na verdade, vários relatos de casos detalham lesões oculares graves resultantes do LHR das sobrancelhas, mesmo na presença de proteção ocular adequada.

8.9 Conclusão

Utilizando a teoria da fototermólise seletiva, existem várias fontes de *laser* e luz disponíveis atualmente para a remoção segura e eficaz de pelos. Embora numerosos estudos tenham confirmado a eficácia a longo prazo da tecnologia assistida por *laser* e luz para remoção de pelos, a capacidade de alcançar uma remoção duradoura de pelos depende em grande parte da cor do pelo, do fototipo da pele e da fluência do tratamento. A redução permanente de pelos tem se mostrado difícil, em parte, provavelmente, devido à distribuição ampla de células pluripotentes e até o momento nenhum parâmetro específico de *laser* proporciona uma destruição permanente previsível do folículo piloso.

Embora pacientes com pele clara e pelos escuros sejam os que mais se beneficiaram das tecnologias assistidas por *laser* e luz para a remoção de pelos, estudos utilizando dispositivos com comprimentos de onda mais longos, durações de pulso mais longas e resfriamento epidérmico demonstraram segurança e eficácia no uso em indivíduos de pele mais escura. Enquanto desafios adicionais incluem a necessidade de desenvolver um meio para eliminar pelos claros e não pigmentados, tecnologias avançadas e uma compreensão mais ampla da biologia folicular permitirão meios aprimorados de remoção de pelos.

No momento, os dermatologistas estão observando um número crescente de complicações na redução de pelos com *laser* e luz realizada por não dermatologistas e não médicos. Embora as leis e os regulamentos estaduais determinem quem pode realizar a redução de pelos com *laser*/luz, a segurança do paciente é melhor mantida quando um médico determina a adequação do paciente para o procedimento.

Independentemente disso, é absolutamente fundamental que um indivíduo devidamente treinado realize o procedimento e que o médico esteja sempre presente no local durante o procedimento caso o aplicador não seja um médico ou dermatologista. Em caso de complicações, o médico é o mais capacitado para fornecer tratamento devido à compreensão completa da anatomia do pelo e das interações *laser*-tecido.

8.10 Pérolas e Armadilhas

- Certifique-se de remover todos os cosméticos e protetor solar antes do tratamento no rosto.
- Certifique-se de remover todo o pigmento/bronzeador antes do tratamento.
- Certifique-se de que o criogênio esteja funcionando antes do tratamento para garantir o resfriamento adequado da pele.
- Certifique-se de estar usando o comprimento de onda correto para o tipo de pele que está sendo tratado.
- Experimente alguns pulsos e observe a interação do tecido com o *laser* antes de prosseguir.
- Se o paciente se queixar de dor, pare e considere diminuir a fluência ou a duração do pulso.
- Considere adiar a sessão caso o paciente tenha um surto de herpes no rosto e você esteja planejando tratar essa área.
- Certifique-se de que os pacientes não façam depilação com cera ou pinça por pelo menos 3 a 4 semanas antes dos tratamentos.
- Lembre os pacientes de não se bronzearem antes do tratamento.
- Revise o consentimento com o paciente, reforçando expectativas realistas e o número de tratamentos necessários.

Referências

[1] Benson A. On the treatment of partial trichiasis by electrolysis. BMJ. 1882; 2(1146):1203–1204
[2] Minkis K, Bernstein LJ. Lasers and light devices for hair removal. In: Geronemus RG, Bernstein LJ, Hale EK, et al, eds. Lasers and Related Technologies in Dermatology. 1st ed. Vol. 1. New York, NY: McGraw- Hill; 2013
[3] Stebbins WG, Tsao SS, Hruza GJ, Hanke CW. Laser hair removal. In: Robinson JK, Hanke, CW, Siegel DM, Fratila A, Bhatia A, eds. Surgery of the Skin: Procedural Dermatology. 3rd ed. Elsevier Inc.; New York, NY: 2015:509–523
[4] Anderson RR, Parrish JA. Selective photothermolysis: precise microsurgery by selective absorption of pulsed radiation. Science. 1983; 220(4596):524–527
[5] Grossman MC, Dierickx C, Farinelli W, Flotte T, Anderson RR. Damage to hair follicles by normal-mode ruby laser pulses. J Am Acad Dermatol. 1996; 35(6):889–894
[6] Dierickx CC, Grossman MC, Farinelli WA, Anderson RR. Permanent hair removal by normal-mode ruby laser. Arch Dermatol. 1998; 134 (7):837–842
[7] Finkel B, Eliezri YD, Waldman A, Slatkine M. Pulsed alexandrite laser technology for noninvasive hair removal. J Clin Laser Med Surg. 1997; 15(5):225–229
[8] Lask G, Elman M, Slatkine M, Waldman A, Rozenberg Z. Laserassisted hair removal by selective photothermolysis. Preliminary results. Dermatol Surg. 1997; 23(9):737–739
[9] Ohyama M. Hair follicle bulge: a fascinating reservoir of epithelial stem cells. J Dermatol Sci. 2007; 46(2):81–89
[10] Festa E, Fretz J, Berry R, et al. Adipocyte lineage cells contribute to the skin stem cell niche to drive hair cycling. Cell. 2011; 146(5):761–771
[11] Natow AJ. Chemical removal of hair. Cutis. 1986; 38(2):91–92
[12] Smith G. The removal of superfluous hairs by electrolysis. BMJ. 1886; 1(1308):151–152
[13] Richards RN, Meharg GE. Electrolysis: observations from 13 years and 140,000 hours of experience. J Am Acad Dermatol. 1995; 33(4): 662–666
[14] Crosby PD, Rittmaster RS. Predictors of clinical response in hirsute women treated with spironolactone. Fertil Steril. 1991; 55(6):1076– 1081
[15] Görgü M, Aslan G, Aköz T, Erdoğan B. Comparison of alexandrite laser and electrolysis for hair removal. Dermatol Surg. 2000; 26(1): 37–41
[16] Altshuler GB, Anderson RR, Manstein D, Zenzie HH, Smirnov MZ. Extended theory of selective photothermolysis. Lasers Surg Med. 2001; 29(5):416–432
[17] Trotter MJ, Tron VA, Hollingdale J, Rivers JK. Localized chrysiasis induced by laser therapy. Arch Dermatol. 1995; 131(12):1411–1414
[18] Almoallim H, Klinkhoff AV, Arthur AB, Rivers JK, Chalmers A. Laser induced chrysiasis: disfiguring hyperpigmentation following Qswitched laser therapy in a woman previously treated with gold. J Rheumatol. 2006; 33(3):620–621
[19] Waldman A, Bolotin D, Arndt KA, et al. ASDS Guidelines Task Force: consensus recommendations regarding the safety of lasers, dermabrasion, chemical peels, energy devices, and skin surgery during and after isotretinoin use. Dermatol Surg. 2017; 43(10):1249– 1262
[20] Khatri KA. The safety of long-pulsed Nd:YAG laser hair removal in skin types III-V patients during concomitant isotretinoin therapy. J Cosmet Laser Ther. 2009; 11(1):56–60
[21] Khatri KA, Garcia V. Light-assisted hair removal in patients undergoing isotretinoin therapy. Dermatol Surg. 2006; 32(6):875– 877
[22] Khatri KA. Diode laser hair removal in patients undergoing isotretinoin therapy. Dermatol Surg. 2004; 30(9):1205–1207, discussion 1207
[23] Elsaie ML. Cardiovascular collapse developing after topical anesthesia. Dermatology. 2007; 214(2):194
[24] Goldberg DJ, Littler CM, Wheeland RG. Topical suspension-assisted Q-switched Nd:YAG laser hair removal. Dermatol Surg. 1997; 23(9): 741–745
[25] Rao K, Sankar TK. Long-pulsed Nd:YAG laser-assisted hair removal in Fitzpatrick skin types IV-VI. Lasers Med Sci. 2011; 26(5):623–626
[26] Davoudi SM, Behnia F, Gorouhi F, et al. Comparison of long-pulsed alexandrite and Nd:YAG lasers, individually and in combination, for leg hair reduction: an assessor-blinded, randomized trial with 18 months of follow-up. Arch Dermatol. 2008; 144(10):1323–1327
[27] Li R, Zhou Z, Gold MH. An efficacy comparison of hair removal utilizing a diode laser and an Nd:YAG laser system in Chinese women. J Cosmet Laser Ther. 2010; 12(5):213–217
[28] Sommer S, Render C, Sheehan-Dare R. Facial hirsutism treated with the normal-mode ruby laser: results of a 12-month follow-up study. J Am Acad Dermatol. 1999; 41(6):974–979
[29] McCoy S, Evans A, James C. Long-pulsed ruby laser for permanent hair reduction: histological analysis after 3, 4 1/2, and 6 months. Lasers Surg Med. 2002; 30(5):401–405
[30] Eremia S, Li CY, Umar SH, Newman N. Laser hair removal: long-term results with a 755nm alexandrite laser. Dermatol Surg. 2001; 27(11): 920–924
[31] Campos VB, Dierickx CC, Farinelli WA, Lin TY, Manuskiatti W, Anderson RR. Hair removal with an 800-nm pulsed diode laser. J Am Acad Dermatol. 2000; 43(3):442–447
[32] Kopera D. Hair reduction: 48 months of experience with 800nm diode laser. J Cosmet Laser Ther. 2003; 5(3–4):146–149
[33] Lou WW, Quintana AT, Geronemus RG, Grossman MC. Prospective study of hair reduction by diode laser (800 nm) with long-term follow-up. Dermatol Surg. 2000; 26(5):428–432
[34] Ibrahimi OA, Kilmer SL. Long-term clinical evaluation of a 800-nm long-pulsed diode laser with a large spot size and vacuum-assisted suction for hair removal. Dermatol Surg. 2012;38(6):912–917
[35] Braun M. Comparison of high-fluence, single-pass diode laser to low-fluence, multiple-pass diode laser for laser hair reduction with 18 months of follow up. J Drugs Dermatol. 2011;10(1):62–65

[36] Weiss RA, Weiss MA, Marwaha S, Harrington AC. Hair removal with a non-coherent filtered flashlamp intense pulsed light source. Lasers Surg Med. 1999; 24(2):128–132
[37] Goh CL. Comparative study on a single treatment response to long pulse Nd:YAG lasers and intense pulse light therapy for hair removal on skin type IV to VI: is longer wavelengths lasers preferred over shorter wavelengths lights for assisted hair removal. J Dermatolog Treat. 2003; 14(4):243–247
[38] McGill DJ, Hutchison C, McKenzie E, McSherry E, Mackay IR. A randomised, split-face comparison of facial hair removal with the alexandrite laser and intense pulsed light system. Lasers Surg Med. 2007; 39(10):767–772
[39] Yaghmai D, Garden JM, Bakus AD, Spenceri EA, Hruza GJ, Kilmer SL. Hair removal using a combination radio-frequency and intense pulsed light source. J Cosmet Laser Ther. 2004; 6(4):201–207
[40] Sadick NS, Shaoul J. Hair removal using a combination of conducted radiofrequency and optical energies: an 18-month follow-up. J Cosmet Laser Ther. 2004; 6(1):21–26
[41] Sochor M, Curkova AK, Schwarczova Z, Sochorova R, Simaljakova M, Buchvald J. Comparison of hair reduction with three lasers and light sources: prospective, blinded and controlled study. J Cosmet Laser Ther. 2011; 13(5):210–215
[42] Guardiano RA, Norwood CW. Direct comparison of EMLA versus lidocaine for pain control in Nd:YAG 1,064nm laser hair removal. Dermatol Surg. 2005; 31(4):396–398
[43] Fournier N. Hair removal on dark-skinned patients with pneumatic skin flattening (PSF) and a high-energy Nd:YAG laser. J Cosmet Laser Ther. 2008; 10(4):210–212
[44] Yeung CK, Shek SY, Chan HH. Hair removal with neodymium-doped yttrium aluminum garnet laser and pneumatic skin flattening in Asians. Dermatol Surg. 2010; 36(11):1664–1670
[45] Lask G, Friedman D, Elman M, Fournier N, Shavit R, Slatkine M. Pneumatic skin flattening (PSF): a novel technology for marked pain reduction in hair removal with high energy density lasers and IPLs. J Cosmet Laser Ther. 2006; 8(2):76–81
[46] Bernstein EF. Pneumatic skin flattening reduces pain during laser hair reduction. Lasers Surg Med. 2008; 40(3):183–187
[47] Lim SP, Lanigan SW. A review of the adverse effects of laser hair removal. Lasers Med Sci. 2006; 21(3):121–125
[48] Radmanesh M, Azar-Beig M, Abtahian A, Naderi AH. Burning, paradoxical hypertrichosis, leukotrichia and folliculitis are four major complications of intense pulsed light hair removal therapy. J Dermatolog Treat. 2008; 19(6):360–363
[49] Toosi S, Ehsani AH, Noormohammadpoor P, Esmaili N, Mirshams-Shahshahani M, Moineddin F. Treatment of trichostasis spinulosa with a 755-nm long-pulsed alexandrite laser. J Eur Acad Dermatol Venereol. 2010; 24(4):470–473
[50] Kelly KM, Svaasand LO, Nelson JS. Further investigation of pigmentary changes after alexandrite laser hair removal in conjunction with cryogen spray cooling. Dermatol Surg. 2004; 30(4, Pt 1):581–582
[51] Desai S, Mahmoud BH, Bhatia AC, Hamzavi IH. Paradoxical hypertrichosis after laser therapy: a review. Dermatol Surg. 2010; 36(3):291–298
[52] Alajlan A, Shapiro J, Rivers JK, MacDonald N, Wiggin J, Lui H. Paradoxical hypertrichosis after laser epilation. J Am Acad Dermatol. 2005; 53(1):85–88
[53] Willey A, Torrontegui J, Azpiazu J, Landa N. Hair stimulation following laser and intense pulsed light photo-epilation: review of 543 cases and ways to manage it. Lasers Surg Med. 2007; 39(4):297–301
[54] Aydin F, Pancar GS, Senturk N, et al. Axillary hair removal with 1064- nm Nd:YAG laser increases sweat production. Clin Exp Dermatol. 2010; 35(6):588–592
[55] Bernstein EF. Severe urticaria after laser treatment for hair reduction. Dermatol Surg. 2010; 36(1):147–151
[56] Aydin F, Pancar GS, Senturk N, Bek Y, Yuksel EP, Canturk T, Turanli AY. Axillary hair removal with 1064-nm Nd:YAG laser increases sweat production. Clin Exp Dermatol. 2010;35(6):588–592
[57] Moteno-Arias GA, Tiffon T, Marti T, Camps-Fresneda A. Urticaria vasculitis induced by diode laser photoepilation. Dermatol Surg. 2000; 26(11):1082–1083
[58] Brilakis HS, Holland EJ. Diode-laser-induced cataract and iris atrophy as a complication of eyelid hair removal. Am J Ophthalmol. 2004; 137 (4):762–763

9 Remoção de Tatuagem

Richard L. Lin ▪ Alexa B. Steuer ▪ Andrea Tan ▪ Jeremy A. Brauer

Resumo

A prevalência de tatuagens continua a aumentar, com sua crescente popularidade e mudanças nas atitudes culturais em relação à arte corporal e à autoexpressão. Simultaneamente, os procedimentos de remoção de tatuagens também têm experimentado um aumento na demanda devido ao arrependimento ou a mudanças na vida pessoal ou profissional. Nas últimas décadas, os procedimentos a *laser* tornaram-se o padrão-ouro para a remoção segura e eficaz de tatuagens. Os *lasers* com duração de pulso na casa dos nanossegundos, Quality Switched, ou Q-switched, têm sido considerados o que há de mais moderno no setor. No entanto, mais recentemente, os *lasers* de duração de pulso de picossegundo tornaram-se a opção número 1 nesse tipo de tratamento. Além disso, modalidades de tratamento auxiliares, como o adesivo de silicone infundido com perfluorodecalina, demonstraram ajudar na redução rápida do esbranquiçamento opaco induzido pelo *laser*, permitindo realizar um maior número de passagens seguidas sem aumentar o risco de eventos adversos. Estes avanços prometem uma experiência de tratamento melhorada e resultados clínicos aprimorados na remoção de tatuagens a *laser* no futuro.

Palavras-chave: remoção de tatuagem, *laser*, *laser* Q-Switch, nanossegundo, picosegundo, perfluorodecalina

9.1 Introdução

Os procedimentos de remoção de tatuagens transformaram-se drasticamente ao longo do curso da história. As primeiras evidências de tentativas de remoção de tatuagens foram observadas em múmias egípcias datadas de 4.000 a.C. Os antigos gregos utilizavam abrasão com sal ou uma pasta feita de dentes de alho branco misturados com cantaridina alexandrina.[1] A remoção de tatuagens posteriormente evoluiu para procedimentos excisionais e destrutivos, como excisão cirúrgica, crioterapia, dermoabrasão ou cauterização térmica.[2] Todavia, mesmo que esses procedimentos cirúrgicos ainda sejam utilizados em algumas tatuagens pequenas ou muito difíceis de tratar, há uma grande chance de eles gerarem resultados cosméticos insatisfatórios e cicatrizes significativas.[2]

A ideia da remoção de tatuagens a *laser* teve início em 1963, quando Leon Goldman demonstrou pela primeira vez que pulsos de 0,5 milissegundo de um *laser* de rubi (694 nm) miravam de forma eficaz estruturas pigmentadas da pele.[3] Apesar desse sucesso inicial, a remoção de tatuagens a *laser* era realizada principalmente com *lasers* de fonte contínua não seletivos, como o argônio e o CO_2, até a década de 1980.[4] Em 1983, Anderson e Parrish introduziram o conceito de fototermólise seletiva, que permitia a destruição baseada em *laser* de componentes específicos da pele, como pigmento ou melanina, preservando o tecido circundante.[5] Isso formou a base da remoção moderna de tatuagens.

9.2 Modalidades e Opções de Tratamento

As técnicas e dispositivos modernos de remoção de tatuagens são derivados do princípio da fototermólise seletiva.[5] Diferentes cromóforos encontrados na pele (como melanina, partículas de tinta, hemoglobina e água) absorvem preferencialmente comprimentos de onda de luz diferentes. Desde que um cromóforo-alvo tenha maior absorção óptica em algum comprimento de onda do que o tecido circundante, ele pode ser focado seletivamente por um *laser*. Posteriormente, a energia aplicada pelos fótons é convertida em energia térmica e dissipada em uma taxa determinada pelo tempo de relaxamento térmico, ou seja, o tempo necessário para um cromóforo perder metade de seu calor por difusão. O tempo de relaxamento térmico é proporcional ao tamanho do cromóforo-alvo. Por exemplo, as partículas de tatuagem podem ter um tempo de relaxamento térmico de poucos nanossegundos, enquanto as veias das pernas correspondem a um tempo de relaxamento térmico na ordem de 100 milissegundos.[6] Uma duração de pulso mais curta que o tempo de relaxamento térmico de um cromóforo irá limitar, idealmente, o dano térmico apenas ao cromóforo-alvo, enquanto uma duração de pulso mais longa que o tempo de relaxamento térmico pode resultar na transferência de energia térmica para a pele circundante e causar danos não intencionais.[7] Com base na termólise seletiva, o desenvolvimento de *lasers* de nanossegundo Q-switched, especificamente o *laser* de rubi (694 nm), o *laser* de alexandrita (755 nm) e o *laser* de neodímio: granada de ítrio e alumínio (Nd:YAG) (1.064 ou 532 nm [frequência dobrada]), tornou possível o tratamento de remoção de tatuagens.[8]

Embora os *lasers* de nanossegundo possam ser eficazes na remoção de tatuagens, geralmente o sucesso é alcançado apenas após várias sessões de tratamento. Isso ocorre especialmente nos casos em que a tatuagem tem cores específicas que são mais resistentes ou que apresentam mudanças pigmentares após a irradiação a *laser*.[9,10] Portanto, algumas tentativas para melhorar o processo têm sido feitas. Em 1998, observou-se maior eficiência na remoção de tatuagens pretas com durações de pulso de picossegundo em vez de nanossegundo.[11] Em vez de depender apenas da energia térmica para destruir as partículas de tatuagem, desde então foi demonstrado que esses *lasers* de duração de picossegundo aquecem seus alvos em um curto período de tempo para causar expansão térmica e vibração. Este efeito leva, por fim, ao estresse fotomecânico e à fratura das partículas de tatuagem.[8] Os fragmentos resultantes desse processo são menores do que os observados após a destruição por *lasers* de nanossegundo e, portanto, provavelmente mais bem removidos pelos macrófagos circulantes. Ao depender menos do efeito fototérmico para alcançar o efeito, *lasers* de duração de pulso de picossegundo minimizam o potencial de lesões colaterais nos tecidos circundantes. Estudos menores demonstraram melhora na remoção de cores de tatuagens que costumam ser mais difíceis, como pigmentos azuis, verdes e amarelos.[12,13]

Embora tenha levado mais de uma década para que o *laser* de duração de pulso de picossegundo passasse dos laboratórios para as clínicas de fato, diversos dispositivos de picossegundo estão agora disponíveis comercialmente. Comprimentos de onda comumente utilizados nesses dispositivos de picossegundo incluem 532, 694, 755 e 1.064 nm, com uma faixa de 375 a 750 picossegundos. Alguns dispositivos também permitem pulsos de nanossegundo.

Além da fototermólise seletiva e da fotoacustólise, a fototermólise fracionada com *lasers* fracionados ablativos e não ablativos foi utilizada com sucesso na remoção de tatuagens.[14-16] Com a excitação a *laser*, pigmentos de tatuagem como branco e marrom, que geralmente contêm óxido de titânio ou óxido férrico, podem tornar-se pretos por meio de uma reação de redução.[17] Como esses *lasers* de *resurfacing* tem como alvo principalmente a água e não o pigmento contido nas partículas de tatuagem exógenas, eles são outra opção para a remoção de certas cores de tinta. Os comprimentos de onda infravermelhos são absorvidos pela água para danificar (não ablativos) ou remover (ablativos) colunas microscópicas da pele, chamadas zonas de tratamento microscópicas (MTZs).[14] As áreas ao redor das zonas lesionadas não são afetadas e criam um ambiente favorável para a cicatrização rápida de feridas.[14] Portanto, os *lasers* fracionados removem fisicamente o pigmento da tatuagem, além de criar canais microscópicos pelos quais o pigmento pode migrar para cima. Em seguida, ele é eliminado transepidermicamente na forma de detritos necróticos esfoliados dentro de aproximadamente 1 semana de tratamento.[14-16]

9.3 Indicações

As motivações para a remoção de tatuagens variam de indivíduo para indivíduo e frequentemente são multifatoriais e complexas. Razões proeminentes para a remoção incluem detalhes indesejados (como o nome de um ex-parceiro), tatuagens fora de moda ou complicações que podem surgir em decorrência da tatuagem em determinados ambientes de trabalho. Um estudo comparando as motivações para a remoção de tatuagens em 1996 com os motivos alegados em 2006 constatou um aumento na prevalência de mulheres fazendo e removendo tatuagens em comparação com suas contrapartes masculinas.[18] No fim das contas, o aumento de pacientes femininas que solicitam a remoção de tatuagens foi associado a um aumento das conotações negativas que a sociedade relaciona às mulheres com tatuagens visíveis, em comparação com os homens, especialmente no mercado de trabalho.[18]

9.4 Orientações e Planejamento do Procedimento

9.4.1 Avaliação Pré-Operatória

Antes da remoção a *laser* de tatuagens, é imperativo que o clínico faça uma avaliação detalhada da história médica, cirúrgico e de alergias do paciente. Mais especificamente: o paciente relata alguma condição médica conhecida? O paciente faz ou fez uso recente de medicamentos que poderiam afetar a cicatrização de feridas? Da mesma forma, é importante determinar se há histórico de terapia com ouro, queloides, alterações pigmentares pós-inflamatórias ou uso atual ou recente de isotretinoína. Se o tratamento for realizado na região da boca ou ao redor dela, é importante verificar o histórico de herpes simples oral. Além do histórico médico e cirúrgico, o paciente deve ser questionado sobre se já sofreu eventos adversos em tratamentos a *laser* anteriormente, incluindo reações alérgicas conhecidas. Também deve ser discutido se houve exposição ao sol ou uso de bronzeadores artificiais recentemente, ou se o paciente pretende fazer algo do tipo em breve, pois esses *lasers* irão mirar o pigmento, seja endógeno ou exógeno, potencialmente aumentando o risco de complicações. Portanto, é aconselhável não tratar a pele bronzeada e, posteriormente, proteger do sol as áreas tratadas.

Também é importante obter um bom histórico da tatuagem em questão. Se for determinado que é uma tatuagem amadora, isso pode ter implicações clínicas e de manejo, e expectativas diferentes do que uma tatuagem administrada profissionalmente. A deposição de pigmento em uma tatuagem amadora tende a ter uma distribuição muito mais ampla em toda a derme. A densidade do pigmento geralmente é menor e menos uniforme do que a de uma tatuagem profissional. A diminuição da densidade e a menor quantidade de componentes de tinta encontrados em uma tatuagem amadora geralmente se traduzem em menos sessões de tratamento necessárias para a remoção. Um estudo encontrou uma diferença média de 4,5 contra 8,6 visitas para a remoção de tatuagens amadoras e profissionais, respectivamente.[19] A idade da tatuagem em si é um fator importante na avaliação pré-tratamento. Tatuagens mais antigas que começaram a desbotar são mais fáceis de remover e exigem menos tratamentos. Além da idade e do tipo de tatuagem, também as cores são importantes. Especificamente, é importante determinar se a tinta "branca" ou outras cores que possam ter incorporado branco na mistura foram usadas para obter a cor final. Isso porque o tratamento dessas cores com *lasers* de nanossegundo e picossegundo pode resultar em um acinzentamento ou escurecimento da tatuagem, conhecido como "escurecimento paradoxal". Portanto, as cores irão ditar qual comprimento de onda, ou até mesmo tipo de *laser*, ou *lasers*, são mais apropriados para a remoção (▶ Quadro 9.1).

Quadro 9.1 Cores de tinta de tatuagem e dispositivo ideal

Cor	Comprimento de onda (nm)	Duração do pulso
Preto	694; 755; 1.064	Nanossegundo; picossegundo
Azul	755, 785	Picossegundo
Verde	755, 785	Nanossegundo; picossegundo
Roxo	755, 785	Picossegundo
Vermelho	532	Nanossegundo; picossegundo
Amarelo	532	Nanossegundo; picossegundo
Laranja	532	Nanossegundo; picossegundo

O tipo de pele Fitzpatrick do paciente é outro fator a ser considerado na remoção de tatuagens. A melanina epidérmica muitas vezes atua como o principal cromóforo concorrente na remoção a *laser* de tatuagens. Devido a diferenças no tamanho e na distribuição dos melanossomas, os pacientes com pele escura têm um maior risco de alterações pigmentares, como hipopigmentação e hiperpigmentação. Eles também têm um risco aumentado de formação de cicatrizes hipertróficas e queloides.[20,21] Em pacientes com tipos de pele mais escuros, o limiar de resposta normalmente ocorrerá com fluências mais baixas e dispositivos com comprimentos de onda mais longos, como o *laser* Nd:YAG 1.064 nm, devem ser usados para minimizar o dano epidérmico.[21] O uso de uma barreira de proteção, como almofadas de hidrogel ou o adesivo de silicone infundido com perfluorodecalina (PFD), pode fornecer proteção epidérmica adicional, minimizando riscos. Independentemente do tipo de pele, os pacientes com danos recentes devido à exposição ao sol devem ser instruídos a adiar o tratamento.

A localização específica de uma tatuagem também apresenta desafios únicos ao avaliar a remoção a *laser*. Tatuagens localizadas nas extremidades distais estão sujeitas a menos drenagem linfática, o que causa menos depuração de pigmentos após o tratamento a *laser* e requer mais sessões para alcançar a remoção completa.[22] A área da pele contendo a tatuagem também deve ser cuidadosamente inspecionada para garantir que não haja sinais de lesões malignas ou pré-malignas que possam ser ocultadas por certos pigmentos de tatuagem.[23] Outro aspecto significativo do tratamento, muitas vezes negligenciado, que deve ser discutido com o paciente é o das expectativas realistas em relação ao curso do tratamento, possível aparência/remoção pós-tratamento e também o custo e o tempo de tratamento. A remoção bem-sucedida de tatuagens requer várias sessões e o custo e o compromisso de tempo com o processo podem tornar-se consideráveis.[24]

9.4.2 Seleção do Tratamento

Com efeito, a seleção do *laser* é amplamente baseada nos pigmentos primários contidos na tatuagem em questão. Devido à crescente complexidade dos pigmentos usados em tatuagens modernas, bem como à tendência cultural de um número crescente de pigmentos em uma mesma tatuagem, pode ser necessário o uso de múltiplos comprimentos de onda e possivelmente múltiplos dispositivos e abordagens para a remoção de uma única tatuagem. Essa abordagem combinada é o método de tratamento preferido pelos autores, potencialmente utilizando um adesivo de PFD com *lasers* de nanossegundo, picossegundo, ablativos e/ou não ablativos ao longo do processo de remoção completa da tatuagem.

Lasers de Nanossegundo

Os *lasers* Q-switched com duração de pulso na casa do nanossegundo são regularmente utilizados na remoção de tatuagens e incluem o *laser* de rubi, Nd:YAG com e sem um cristal de fosfato de titânio e potássio (KTP) e os *lasers* de alexandrita.[24,25] O *laser* Q-switched de rubi foi um dos primeiros *lasers* a ser empregado na remoção de tatuagens e opera no comprimento de onda de 694 nm.[25] Este *laser* foi mais bem-sucedido na remoção de pigmentos de tatuagens pretas e, em menor grau, azuis. Este comprimento de onda é menos eficaz na remoção de pigmentos vermelhos ou laranjas da pele devido à reflexão, em vez da absorção, da luz proveniente da fonte de rubi.[25] Ter como alvo pigmentos pretos torna o *laser* Q-switched de rubi ideal para a remoção de tatuagens amadoras que utilizam tinta nanquim.[25,26]

O *laser* Q-switched Nd:YAG emite luz na faixa infravermelha a 1.064 nm. Este *laser* é geralmente modificado pela adição de um cristal KTP, permitindo a duplicação da frequência do *laser* – "frequência dobrada" – para que o mesmo *laser* possa operar no comprimento de onda de 532 nm.[26,27] No comprimento de onda de 1.064 nm, o *laser* Q-switched Nd:YAG proporciona excelente remoção de pigmentos pretos e azuis escuros. O comprimento de onda de 1.064 nm possui maior penetração e menor absorção pela melanina, tornando-o uma escolha mais segura para pacientes de pele mais escura. Ao operar no comprimento de onda de 532 nm, o *laser* Q-switched Nd:YAG proporciona remoção eficaz de pigmentos vermelhos, laranjas e alguns pigmentos amarelos. A capacidade de operar em dois comprimentos de onda diferentes faz com que o *laser* Q-switched Nd:YAG seja uma opção para a remoção de tatuagens com múltiplos pigmentos.[26,27]

O *laser* Q-switched de alexandrita também pode remover pigmentos azuis e pretos.[28] Sua maior utilidade, no entanto, pode ser sua capacidade de remover pigmentos verdes, que frequentemente são deixados para trás, especialmente após o uso de um *laser* de Q-switched Nd:YAG. A remoção de pigmentos verdes é possível devido à emissão do *laser* Q-switched de alexandrita no comprimento de onda de 755 nm.[19,29] Assim, esse *laser* pode atuar como um excelente complemento para outros *lasers* Q-switched.

A seleção de *lasers* de nanossegundo deve ser baseada nos pigmentos primários contidos na tatuagem que precisam ser removidos, bem como no tipo de pele do paciente. Devido ao número e à complexidade crescentes dos pigmentos usados em tatuagens modernas, pode ser necessário usar vários *lasers* com comprimentos de onda diferentes para a remoção completa.

Lasers de Picossegundo

Os *lasers* de picossegundo tornaram-se comercialmente disponíveis na última década e agora são considerados por muitos como a primeira opção para a remoção a *laser* de tatuagens (▶ Fig. 9.1). Como mencionado anteriormente, a maior aproximação dos tempos de relaxamento térmico de partículas menores e os efeitos fotomecânicos permitem que esses *lasers* minimizem os danos térmicos aos tecidos circundantes. Especificamente, os diâmetros da maioria das partículas de pigmento de tatuagem estão entre 10 e 100 nm, correspondendo a um tempo de relaxamento térmico menor que 10 nanossegundos, caindo na faixa de "subnanossegundos" ou picossegundos.[30,31] Os primeiros *lasers* com pulsos com duração de picossegundos geravam esses pulsos através do modo bloqueado (*mode locking*), um processo que envolve um oscilador acoplado a um amplificador.[30] Os *lasers* de picossegundos atualmente em uso empregam comutação Q passiva – os *lasers* Q-switched –, reduzindo assim a necessidade

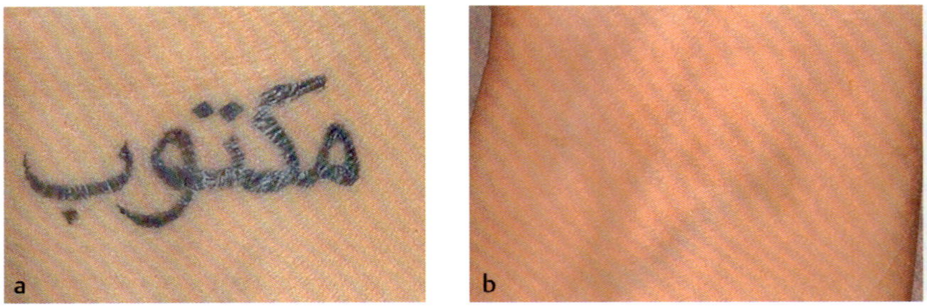

Fig. 9.1 Tratamento de remoção de tatuagem preta com *laser* de duração de pulso de 1.064 nm de picossegundo. **(a)** Linha de base. **(b)** Clareamento após três sessões. (Estas imagens foram cedidas gentilmente pelo Dr. E. Victor Ross.)

de equipamentos volumosos enquanto operam em múltiplos comprimentos de onda e sendo mais adequados à prática clínica.[30]

Estudos laboratoriais sobre *lasers* de duração de pulso na casa dos picossegundos demonstraram uma remoção superior de pigmentos de tatuagem quando comparados com a remoção por *lasers* de duração de pulso de nanossegundos.[11] Alguns pigmentos que tradicionalmente eram mais difíceis de remover, como azul, verde e amarelo, responderam bem ao *laser* de picossegundo.[12,13] Como a remoção de tatuagens pode ser demorada e custosa, a capacidade de alcançar potencialmente a remoção em menos sessões de tratamento é de grande importância. Ensaios clínicos – os poucos que existem – foram realizados apenas com amostras pequenas. Portanto, embora alguns estudos tenham relatado maior remoção com o *laser* de picossegundos em comparação com o *laser* de nanossegundos, quaisquer conclusões podem carecer de generalização definitiva. Uma revisão sistemática recente observou a escassez de estudos de alta qualidade disponíveis.[31-34]

O tratamento com *laser* de picossegundo está associado a riscos potenciais semelhantes aos observados com dispositivos de nanossegundo, incluindo, entre outros, dor, despigmentação, eritema, edema, sangramento puntiforme e cicatrizes.[31,34] Estudos que avaliaram a segurança dos *lasers* de picossegundos relataram segurança comparável em relação a cicatrizes clínicas e fibrose histopatológica.[12,31-33] Além disso, assim como com os *lasers* de nanossegundo, os *lasers* de picossegundo, quando possível, não devem ser usados em tatuagens que possam conter óxido de ferro na tinta devido ao risco de escurecimento paradoxal, sendo recomendados no lugar deles o uso de *lasers* ablativos. No entanto, há ocasiões em que pode ser benéfico induzir intencionalmente essa reação e depois continuar a tratar a tatuagem, uma técnica que foi demonstrada com sucesso usando um *laser* de picossegundo.[35]

O primeiro *laser* de picossegundo comercialmente disponível foi um *laser* de alexandrita de 755 nm com uma duração de pulso de 750 picossegundos. O *laser* de picossegundos Nd:YAG baseado na duplicação de frequência de 1.064/532 nm foi subsequentemente desenvolvido por duas empresas diferentes, empregando um sistema de dois estágios que mira com eficácia pigmentos roxos, vermelhos, amarelos e laranjas, além do preto.[36] Esses sistemas incorporam três comprimentos de onda, incluindo 670 e 785 nm, bem como a opção de tratamento com duração de pulso de 2 nanossegundos. Nos últimos anos, mais *lasers* de picossegundo tornaram-se disponíveis e operam em dois ou mais comprimentos de onda, com múltiplas durações de pulso, dando aos médicos a capacidade de mirar um espectro de cores.

Lasers Ablativos e Não Ablativos

Através da fototermólise fracionada, o tratamento fracionado ablativo e não ablativo pode oferecer um método alternativo de remoção de tatuagens para cores resistentes à fototermólise seletiva.[14,15,16] Os *lasers* não ablativos utilizam comprimentos de onda no espectro infravermelho próximo (1.320, 1.440, 1.540, 1.550 e 1.927 nm), enquanto os *lasers* ablativos utilizam energia no espectro infravermelho médio (2.940 ou 2.790 nm) ou no espectro infravermelho distante (10.600 nm). O tratamento combinado bem-sucedido com o *laser* de dióxido de carbono junto do *laser* Q-switched de rubi foi relatado e demonstrou uma remoção de tatuagem melhorada em comparação com o *laser* Q-switched de rubi sozinho.[16] Da mesma forma, o *laser* de érbio: alumínio, ítrio e gálio (Er:YAG) fracionado sozinho ou em combinação com um *laser* Q-switched Nd:YAG foi bem-sucedido em pacientes com reações alérgicas à tatuagem.[15]

Uma vantagem dos dispositivos ablativos e não ablativos para remoção de tatuagens é que o cromóforo-alvo é a água, não os pigmentos da tatuagem em específico, o que é especialmente útil para tatuagens brancas, da cor da pele do paciente e multicoloridas, que, como mencionado anteriormente, apresentam um maior risco de escurecimento paradoxal. Embora isso certamente possa ser uma vantagem, o tratamento com esses dispositivos não é isento de riscos e muitas sessões de tratamento ainda são frequentemente necessárias devido ao padrão fracionado de lesões. Especificamente, o risco de danos térmicos excessivos e/ou cicatrizes permanentes é maior com esses dispositivos de *resurfacing* em comparação com os *lasers* de nanossegundo e picossegundo, especialmente em indivíduos com tons de pele mais escuros.

Adesivo de Perfluorodecalina

Embora a remoção de tatuagens a *laser* seja geralmente considerada segura e eficaz, o longo período de tratamento que normalmente é necessário para obter a remoção completa é uma grande desvantagem. As técnicas tradicionais costumavam ser aplicadas em uma única sessão de tratamento administrada a cada 4 a 8 semanas.[37] Uma série recente demonstrou aumento da eficácia na remoção quando quatro passagens são realizadas em uma única sessão de tratamento.[37] Especificamente, após a conclusão de um tratamento a *laser*, o paciente e o médico esperariam até a reação de branqueamento epidérmico desaparecer para realizar outra sessão de tratamento. O tempo para que isso ocorra é de aproximadamente 20 minutos, em média. Esse método, conhecido como R20, pode apresentar limitações práticas tanto para o paciente quanto para o médico, uma vez que o tempo necessário para o desaparecimento desse branqueamento epidérmico e o tratamento subsequente prolongariam significativamente uma única consulta médica.

PFD é um líquido fluorocarbonado estável e metabolicamente inerte com várias propriedades únicas.[38,39] Ele possui excepcional transparência óptica desde o ultravioleta (UV) até o infravermelho distante.[40] Uma propriedade importante bem conhecida que ele possui é a de ser capaz de dissolver gases, o que levou ao seu uso em substitutos de sangue artificiais de primeira geração e ventilação líquida.[38,39] É de particular importância a reação de cavitação induzida a *laser* que gera bolhas de gás que se difundem facilmente no líquido PFD.[39] Essa propriedade crítica confere ao PFD a capacidade única de reduzir imediatamente a reação de branqueamento causada por essa reação de cavitação.

O mecanismo pelo qual o PFD elimina as reações de branqueamento imediato da pele induzidas pelo *laser* na remoção de tatuagens é atribuível principalmente a essa transferência de gás através dos tecidos, resultando em uma remoção eficaz de tatuagens a *laser* em várias passagens.[39] Conforme essa camada se dissipa, o clareamento óptico pode desempenhar um papel no mecanismo de ação, permitindo que os fótons penetrem mais profundamente com redução do espalhamento óptico.

A segurança e a eficácia de um adesivo de silicone infundido com PFD também foram demonstradas em conjunto com *lasers* de nanossegundo e picossegundo.[41-44] Recentemente, foi realizada uma revisão retrospectiva, incluindo 45 pacientes consecutivos com tipos de pele Fitzpatrick I a V com tatuagens pretas e multicoloridas (preto, azul, verde, vermelho e amarelo). Todos os pacientes foram tratados com um *laser* de picossegundo de 755 nm, com dois pacientes recebendo tratamento com um comprimento de onda de 532 nm na mesma sessão de tratamento. O número médio de passagens por sessão de tratamento foi de 2,6 (de uma a quatro passagens) e o número médio de sessões de tratamento necessárias foi de 2,8 (de dois a quatro tratamentos). Notoriamente, não foram relatadas despigmentação, cicatrizes, alterações de textura ou eventos adversos inesperados.[44]

9.5 Técnica

9.5.1 Preparação Procedimental

Antes do tratamento a *laser*, a superfície da tatuagem deve ser limpa e o *laser* calibrado. Os profissionais devem revisar o histórico médico, cirúrgico e de alergias do paciente, responder a quaisquer perguntas ou preocupações do paciente, realizar as medições e tirar as fotografias. Deve-se informar o paciente acerca dos riscos (como dor, resultado estético insatisfatório, escurecimento paradoxal, cicatrizes, sangramento e necessidade de tratamentos adicionais), benefícios e alternativas ao tratamento para que este possa dar o seu consentimento. Se necessário, os profissionais devem discutir opções de anestesia (tópica, infiltrativa, bloqueio nervoso). Os profissionais também devem considerar a realização de um teste em uma área pequena como tratamento inicial e então agendar um acompanhamento se houver preocupações significativas com relação ao escurecimento paradoxal. Isso permite ao médico observar a resposta apropriada e o resultado clínico.

9.5.2 Procedimento de Remoção da Tatuagem

A área de tratamento é anestesiada como discutido antes do tratamento, por meio de uma pomada tópica ou lidocaína injetada localmente. A proteção ocular para o paciente, médico e equipe de apoio na sala é essencial. Os óculos de proteção são específicos para comprimentos de onda e é importante que todos os membros da equipe envolvidos estejam familiarizados com o equipamento e com os protocolos de segurança apropriados. No caso de tatuagens cosméticas envolvendo pálpebras ou sobrancelhas, a utilização de escudos intraoculares é fundamental.

Quando preferível e apropriado, a perfluorodecalina (PFD) é aplicada na área de tratamento imediatamente seguida pelo adesivo. Esse processo é então repetido por mais nenhuma ou até três passagens adicionais durante uma única sessão, dependendo de – mas não limitando-se a – fatores como a localização anatômica da tatuagem, o tipo de pele Fitzpatrick do paciente, bem como o estado atual da remoção da tatuagem. O tratamento a *laser* deve ser realizado com o uso de pulsos parcialmente sobrepostos do *laser* escolhido. A sobreposição dos pulsos permite que o clínico evite deixar certas partes da tatuagem sem tratamento e previna a aparência esteticamente desagradável de "favo de mel" que pode ocorrer quando os pulsos estão muito distantes. A resposta ideal é o branqueamento do tecido na área tratada. Uma resposta indesejada ao *laser* se dá na forma de ruptura epidérmica ou sangramento, que podem indicar fluência excessiva. Em geral, o médico deve ajustar a fluência do *laser* conforme necessário quando ocorre uma resposta indesejada e também observar que um pouco de sangramento pontual pode ser aceitável. No caso da técnica de múltiplas passagens, é especialmente importante levar em consideração a energia acumulada e o potencial de lesão, modificando os parâmetros conforme necessário ao longo da sessão de tratamento.

9.6 Manejo Pós-Operatório

Após a conclusão do procedimento a *laser*, as instruções pós-operatórias devem ser revisadas com o paciente, incluindo, mas não se limitando à aplicação de um emoliente e curativo na área por pelo menos 1 semana ou até que a cicatrização esteja completa, bem como proteção solar adequada. As expectativas quanto ao branqueamento da pele, que geralmente desaparece em até 20 minutos, bem como o processo de cicatrização, incluindo formação de crostas, bolhas ou sangramento pontual, também devem ser revisadas e instruções antecipadas devem ser fornecidas. O intervalo entre os tratamentos é determinado por vários fatores, incluindo o tipo de pele e a localização anatômica, mas, em geral, a remoção de tatuagens a *laser* não deve ser realizada em intervalos menores do que 4 semanas. Alguns pacientes podem apresentar uma erupção urticariforme após o tratamento a *laser*. Caso isso ocorra, os pacientes são instruídos a notificar o médico e tomar as medidas apropriadas, incluindo a possível administração de um antialérgico oral e a documentação da reação subsequente.

9.7 Potenciais Complicações e Abordagens

As complicações da remoção a *laser* geralmente são divididas em reações imediatas e reações tardias.[6] Muitas das reações imediatas são aquelas mencionadas anteriormente, como uma reação urticariforme, dor, formação de crostas, bolhas, hemorragia pontual e escurecimento paradoxal. As complicações mais comuns a longo prazo com o tratamento a *laser* incluem hipopigmentação, hiperpigmentação e cicatrizes. Os pacientes devem ser apropriadamente aconselhados quanto à proteção solar e a evitar o sol após o tratamento, a fim de minimizar essas complicações (► Fig. 9.2). Raramente, a remoção a *laser* de tintas vermelhas e amarelas pode causar no paciente uma reação anafilática ou mais comumente uma reação alérgica sistêmica que é retardada por semanas a meses após o tratamento. Essa reação é resultado da resposta imunológica do corpo às substâncias químicas e compostos específicos que são liberados e transportados. Uma vez identificadas, essas reações devem ser tratadas adequadamente com corticosteroides tópicos, intralesionais ou possivelmente orais, além de antialérgicos.

Além disso, para proteger os médicos e a equipe da fumaça emitida durante a remoção da tatuagem, especialmente com o tratamento a *laser* ablativo, um evacuador de fumaça, máscara cirúrgica e/ou outras barreiras oclusivas devem ser utilizados para minimizar a exposição a contaminantes no ar.[45,46]

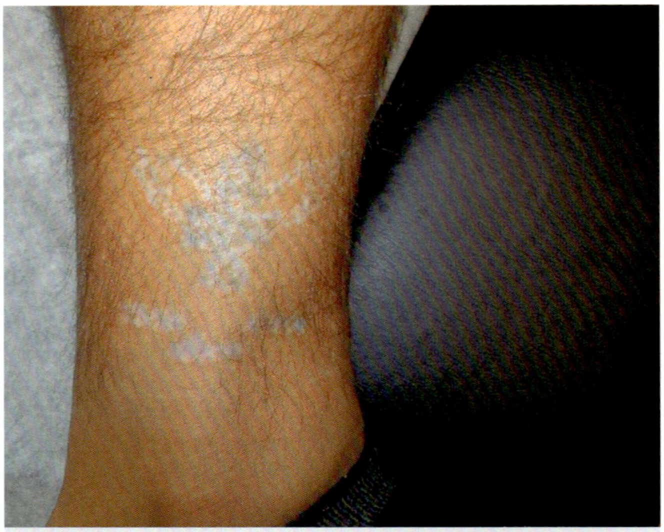

Fig. 9.2 Complicação da tatuagem – despigmentação observada após o tratamento com um *laser* de alexandrita Q-switched de 50 nanossegundos. (Esta imagem foi cedida gentilmente pelo Dr. Brian Biesman.)

9.8 Pérolas, Armadilhas e Futuras Direções

O campo da remoção de tatuagens tem sido dinâmico nos últimos anos, especialmente no que diz respeito às mudanças de atitudes culturais em relação às tatuagens, aos motivos complexos para buscar a remoção de tatuagens e às melhoras nas técnicas e avanços em tecnologia. O tratamento a *laser* continua sendo o padrão-ouro para uma remoção de tatuagem segura e eficaz. Embora o *laser* de nanossegundo Q-switched seja atualmente a modalidade de tratamento mais comum para esses pacientes, o *laser* de picossegundo rapidamente passou a ser considerado o novo padrão de atendimento por muitos.

A seleção adequada do paciente, do dispositivo e dos parâmetros, além de seguir protocolos pré, intra e pós-operatórios completos podem minimizar o risco de complicações e melhorar a experiência e os resultados do paciente. É possível cair em potenciais armadilhas, como a ocorrência de hipo ou hiperpigmentação indesejadas, especialmente em pacientes com pele mais escura. A escolha de um *laser* adequado, bem como o aconselhamento aos pacientes sobre a proteção solar diligente antes e após o tratamento também pode ajudar a minimizar essas complicações. Além disso, a remoção de tatuagens frequentemente requer várias sessões de tratamento para alcançar o resultado cosmético desejado. Expectativas realistas e práticas devem ser discutidas com o paciente em cada caso individual. Dado os potenciais desconforto, inconveniências, custo e tempo necessários, implementar uma estratégia de tratamento que permita o maior número de sessões a *laser* por sessão está se tornando cada vez mais importante. Avanços mais recentes, como o adesivo de perfluorodecalina (PFD), podem ajudar a reduzir rapidamente o branqueamento opaco induzido pelo *laser*, facilitando mais passagens em sequência rápida sem eventos adversos adicionais. A incorporação de ondas de choque acústicas foi relatada recentemente em conjunto com o tratamento a *laser* de picossegundo para a remoção de tatuagens com um potencial promissor.[47] Esses avanços podem melhorar a experiência do paciente e os resultados clínicos na remoção de tatuagens a *laser* no futuro.

Referências

[1] Adatto MA, Halachmi S, Lapidoth M. Tattoo removal. Curr Probl Dermatol. 2011; 42:97–110

[2] de Moll EH. Tattoos: from ancient practice to modern treatment dilemma. Cutis. 2018; 101(5):E14–E16

[3] Goldman L, Blaney DJ, Kindel DJ,et al. Effect of the laser beam on the skin: preliminary report. J Invest Dermatol. 1963;40:121–122

[4] Apfelberg DB, Maser MR, Lash H, White DN, Flores JT. Comparison of argon and carbon dioxide laser treatment of decorative tattoos: a preliminary report. Ann Plast Surg. 1985; 14(1):6–15

[5] Anderson RR, Parrish JA. Selective photothermolysis: precise microsurgery by selective absorption of pulsed radiation. Science. 1983; 220(4596):524–527

[6] Naga LI, Alster TS. Laser tattoo removal: an update. Am J Clin Dermatol. 2017; 18(1):59–65

[7] Barua S. Laser-tissue interaction in tattoo removal by Q-switched lasers. J Cutan Aesthet Surg. 2015; 8(1):5–8

[8] Kasai K. Picosecond laser treatment for tattoos and benign cutaneous pigmented lesions (secondary publication). Laser Ther. 2017; 26(4): 274–281

[9] Ross EV, Yashar S, Michaud N, et al. Tattoo darkening and nonresponse after laser treatment: a possible role for titanium dioxide. Arch Dermatol. 2001; 137(1):33–37

[10] Peach AH, Thomas K, Kenealy J. Colour shift following tattoo removal with Q-switched Nd-YAG laser (1064/532). Br J Plast Surg. 1999; 52 (6):482–487

[11] Ross V, Naseef G, Lin G, et al. Comparison of responses of tattoos to picosecond and nanosecond Q-switched neodymium: YAG lasers. Arch Dermatol. 1998; 134(2):167–171

[12] Brauer JA, Reddy KK, Anolik R, et al. Successful and rapid treatment of blue and green tattoo pigment with a novel picosecond laser. Arch Dermatol. 2012; 148(7):820–823

[13] Alabdulrazzaq H, Brauer JA, Bae YS, Geronemus RG. Clearance of yellow tattoo ink with a novel 532-nm picosecond laser. Lasers Surg Med. 2015; 47(4):285–288

[14] Manstein D, Herron GS, Sink RK, Tanner H, Anderson RR. Fractional photothermolysis: a new concept for cutaneous remodeling using microscopic patterns of thermal injury. Lasers Surg Med. 2004; 34 (5):426–438

[15] Ibrahimi OA, Syed Z, Sakamoto FH, Avram MM, Anderson RR. Treatment of tattoo allergy with ablative fractional resurfacing: a novel paradigm for tattoo removal. J Am Acad Dermatol. 2011; 64(6):1111–1114

[16] Weiss ET, Geronemus RG. Combining fractional resurfacing and Qswitched ruby laser for tattoo removal. Dermatol Surg. 2011; 37(1): 97–99

[17] McIlwee BE, Alster TS. Treatment of cosmetic tattoos: a review and case analysis. Dermatol Surg. 2018; 44(12):1565–1570

[18] Armstrong ML, Roberts AE, Koch JR, Saunders JC, Owen DC, Anderson RR. Motivation for contemporary tattoo removal: a shift in identity. Arch Dermatol. 2008; 144(7):879–884

[19] Alster TS. Q-switched alexandrite laser treatment (755 nm) of professional and amateur tattoos. J Am Acad Dermatol. 1995; 33(1): 69–73

[20] Alexis AF. Lasers and light-based therapies in ethnic skin: treatment options and recommendations for Fitzpatrick skin types V and VI. Br J Dermatol. 2013; 169 Suppl 3:91–97

[21] Jones A, Roddey P, Orengo I, Rosen T. The Q-switched ND:YAG laser effectively treats tattoos in darkly pigmented skin. Dermatol Surg. 1996; 22(12):999–1001

[22] Sardana K, Ranjan R, Ghunawat S. Optimising laser tattoo removal. J Cutan Aesthet Surg. 2015; 8(1):16–24

[23] Pohl L, Kaiser K, Raulin C. Pitfalls and recommendations in cases of laser removal of decorative tattoos with pigmented lesions: case report and review of the literature. JAMA Dermatol. 2013; 149(9): 1087–1089

[24] Bernstein EF. Laser tattoo removal. Semin Plast Surg. 2007; 21(3): 175–192

[25] Taylor CR, Anderson RR, Gange RW, Michaud NA, Flotte TJ. Light and electron microscopic analysis of tattoos treated by Q-switched ruby laser. J Invest Dermatol. 1991; 97(1):131–136

[26] Kilmer SL, Anderson RR. Clinical use of the Q-switched ruby and the Q-switched Nd:YAG (1064nm and 532 nm) lasers for treatment of tattoos. J Dermatol Surg Oncol. 1993; 19(4):330–338

[27] Kilmer SL, Lee MS, Grevelink JM, Flotte TJ, Anderson RR. The Qswitched Nd:YAG laser effectively treats tattoos. A controlled, doseresponse study. Arch Dermatol. 1993; 129(8):971–978

[28] Fitzpatrick RE, Goldman MP. Tattoo removal using the alexandrite laser. Arch Dermatol. 1994; 130(12):1508–1514

[29] Zelickson BD, Mehregan DA, Zarrin AA, et al. Clinical, histologic, and ultrastructural evaluation of tattoos treated with three laser systems. Lasers Surg Med. 1994; 15(4):364–372

[30] Adatto MA, Amir R, Bhawalkar J, et al. New and advanced picosecond lasers for tattoo removal. Curr Probl Dermatol. 2017; 52:113–123

[31] Reiter O, Atzmony L, Akerman L, et al. Picosecond lasers for tattoo removal: a systematic review. Lasers Med Sci. 2016; 31(7):1397– 1405

[32] Lorgeou A, Perrillat Y, Gral N, Lagrange S, Lacour JP, Passeron T. Comparison of two picosecond lasers to a nanosecond laser for treating tattoos: a prospective randomized study on 49 patients. J Eur Acad Dermatol Venereol. 2018; 32(2):265–270

[33] Saedi N, Metelitsa A, Petrell K, Arndt KA, Dover JS. Treatment of tattoos with a picosecond alexandrite laser: a prospective trial. Arch Dermatol. 2012; 148(12):1360–1363

[34] Pinto F, Große-Büning S, Karsai S, et al. Neodymium-doped yttrium aluminium garnet (Nd:YAG) 1064-nm picosecond laser vs. Nd:YAG 1064-nm nanosecond laser in tattoo removal: a randomized controlled single-blind clinical trial. Br J Dermatol. 2017; 176(2): 457–464

[35] Bae YSC, Alabdulrazzaq H, Brauer J, Geronemus R. Successful treatment of paradoxical darkening. Lasers Surg Med. 2016; 48(5): 471–473

[36] Bernstein EF, Schomacker KT, Basilavecchio LD, Plugis JM, Bhawalkar JD. A novel dual-wavelength, Nd:YAG, picosecond-domain laser safely and effectively removes multicolor tattoos. Lasers Surg Med. 2015; 47(7):542–548

[37] Kossida T, Rigopoulos D, Katsambas A, Anderson RR. Optimal tattoo removal in a single laser session based on the method of repeated exposures. J Am Acad Dermatol. 2012; 66(2):271–277

[38] Littlejohn GR, Gouveia JD, Edner C, Smirnoff N, Love J. Perfluorodecalin enhances in vivo confocal microscopy resolution of Arabidopsis thaliana mesophyll. New Phytol. 2010; 186(4):1018–1025

[39] Reddy KK, Brauer JA, Anolik R, et al. Topical perfluorodecalin resolves immediate whitening reactions and allows rapid effective multiple pass treatment of tattoos. Lasers Surg Med. 2013; 45(2): 76–80

[40] Ding H, Lu JQ, Wooden WA, Kragel PJ, Hu XH. Refractive indices of human skin tissues at eight wavelengths and estimated dispersion relations between 300 and 1600 nm. Phys Med Biol. 2006; 51(6): 1479–1489

[41] Biesman BS, O'Neil MP, Costner C. Rapid, high-fluence multi-pass qswitched laser treatment of tattoos with a transparent perfluorodecalin-infused patch: a pilot study. Lasers Surg Med. 2015; 47(8):613–618

[42] Biesman BS, Costner C. Evaluation of a transparent perfluorodecalininfused patch as an adjunct to laser-assisted tattoo removal: fa pivotal trial. Lasers Surg Med. 2017; 49(4):335–340

[43] Brauer JA, Geronemus R, O'Neil MP. Perfluorodecalin-infused patch in picosecond and Q-switched laser-assisted tattoo removal: assessments of optical transparency, chemical stability, and safety. J Am Acad Dermatol. 2018; 79(3):AB218

[44] Feng H, Geronemus RG, Brauer JA. Safety of a perfluorodecalininfused silicone patch in picosecond laser-assisted tattoo removal: a retrospective review. Dermatol Surg. 2019; 45(4):618–621

[45] Lewin JM, Brauer JA, Ostad A. Surgical smoke and the dermatologist. J Am Acad Dermatol. 2011; 65(3):636–641

[46] Heppt W, Metelmann HR, Heppt M, Feller G, Vent J. General precautions and safety aspects of facial laser treatment. Facial Plast Surg. 2018; 34(6):588–596

[47] Vangipuram R, Hamill SS, Friedman PM. Accelerated tattoo removal with acoustic shock wave therapy in conjunction with a picosecond laser. Lasers Surg Med. 2018; 50(9):890–892

10 Tratamento de Veias nas Pernas

Jeffrey F. Scott ▪ Nina Lucia Tamashunas ▪ Margaret Mann

Resumo

As veias nas pernas podem ser categorizadas como veias de aranha, veias reticulares e veias varicosas. Este capítulo revisa todas as diferentes abordagens de tratamento, trazendo pérolas e armadilhas para melhorar os resultados dos pacientes.

Palavras-chave: veias varicosas, veias reticulares, veias de aranha, ablação, escleroterapia, microflebectomia, insuficiência venosa, flebectomia, telangiectasia, *matting*, veia safena magna, veia safena parva

10.1 Introdução

O espectro clínico da doença venosa crônica nas pernas é vasto e abrange telangiectasias (veias de aranha), veias reticulares, veias varicosas, edema e dermatite de estase (▶ Fig. 10.1). Cerca de 25% dos pacientes progridem para estágios avançados da doença, incluindo lipodermatoesclerose, atrofia branca de Milian e ulceração.[1] A prevalência da doença venosa crônica é alta e aumenta com a idade. Telangiectasias e veias reticulares afetam aproximadamente 80% dos adultos com idade entre 18 e 64 anos e veias varicosas afetam cerca de 60% dos adultos com mais de 50 anos.[2] Os custos monetários com a doença venosa crônica também são significativos. Estima-se que os gastos no tratamento dessa doença sejam de 3 bilhões de dólares por ano nos Estados Unidos.[3]

Os sintomas da doença venosa crônica nas pernas incluem mas não se limitam a dor, sensação de peso, câimbras, coceira, formigamento, inchaço e pernas inquietas. Pacientes com insuficiência venosa crônica geralmente têm uma qualidade de vida reduzida e frequentemente sofrem de depressão e isolamento social, todos correlacionados com a gravidade da doença venosa.[4-7] O sistema de classificação clínica, etiologia, anatomia e fisiopatologia (CEAP) designa a gravidade da doença venosa e é particularmente útil para estratificação de risco (▶ Quadro 10.1).[8-10] Por exemplo, a classificação CEAP para um paciente com veias varicosas superficiais primárias resultantes de refluxo seria $C_2E_pA_sP_R$.

A maioria das veias das pernas sintomáticas resulta da hipertensão venosa, que é mais comumente causada por refluxo através de válvulas venosas incompetentes, mas também pode resultar de obstrução do fluxo venoso (p. ex., trombose, anomalia congênita) ou da falha do sistema de bombeamento do músculo da panturrilha (p. ex., obesidade, imobilidade).[1] Gravidez, infecção e flebite também são fatores predisponentes. O refluxo ocorre mais frequentemente nas veias superficiais, incluindo a veia safena magna (GSV) e a veia safena parva (SSV), mas também pode afetar os sistemas superficial e profundo simultaneamente (▶ Fig. 10.2).[11] Com o tempo, a hipertensão venosa induz a dilatação, enfraquecimento e estiramento das veias, manifestando-se clinicamente como telangiectasias, veias reticulares e veias varicosas.

10.1.1 Opções de Tratamento Disponíveis

O tratamento das veias das pernas é influenciado pelo tamanho das veias envolvidas, pela fonte e localização do refluxo e pela gravidade da doença (▶ Quadro 10.2). A identificação e o tratamento precoces da doença venosa crônica podem reduzir o risco de progressão da doença, incluindo a formação de úlceras e reincidência.[12-16] Os objetivos do tratamento são prevenir a progressão da doença, aliviar os sintomas e melhorar a qualidade de vida. A base do tratamento não operatório é a terapia de compressão, que consiste no uso de meias de compressão ou bandagens de compressão, fisioterapia e drenagem linfática manual.[1] Meias de compressão melhoram o refluxo, reduzem o edema e a hiperpigmentação e melhoram a qualidade de vida.[17,18] A terapia de compressão a longo prazo também resulta em uma taxa menor de recorrência de úlceras.[19] Medicamentos anti-inflamatórios não esteroides (NSAIDs), elevação frequente das pernas, perda de peso e exercícios também são opções de tratamentos conservadores.

Os tratamentos cirúrgicos das veias das pernas podem ser organizados em quatro categorias principais: (1) ligadura e retirada cirúrgica, (2) ablação térmica, (3) ablação não térmica e (4) flebectomia ambulatorial. Historicamente, o tratamento do refluxo da GSV e da SSV era realizado sob anestesia geral ou epidural com alta ligadura cirúrgica na junção safenofemoral (SFJ) e/ou junção safenopoplítea, respectivamente, com ou sem retirada da veia.[20] A ligadura cirúrgica sem remoção da GSV tem uma taxa de reincidência muito maior do que a ligadura com remoção.[21] A remoção completa foi gradualmente substituída pela remoção parcial para reduzir o risco de lesão do nervo safeno. O tratamento cirúrgico aberto gera resultados duradouros, com taxas de sucesso de aproximadamente 75% em 5 anos, bem como melhoria na qualidade de vida e taxas reduzidas de recorrência de úlceras.[12,22-24] No entanto, a alta ligadura cirúrgica e a retirada frequentemente resultam em morbidades significativas a curto prazo, incluindo equimoses, hematomas e dor.[23]

Mais recentemente, as opções de tratamento minimamente invasivas para o refluxo da GSV e SSV visam reduzir o trauma cirúrgico e melhorar os resultados a longo prazo. Essas opções incluem técnicas de ablação térmica, como ablação a *laser* endovenoso (EVLA), ablação por radiofrequência (RFA) e ablação por vapor endovenoso (EVSA), bem como técnicas de ablação não térmica, como escleroterapia com espuma guiada por ultrassom (UGFS), Varithena, escleroterapia mecanoquímica (ClariVein) e técnicas não baseadas em esclerosantes (VenaSeal). Estas opções minimamente invasivas podem ser realizadas em regime ambulatorial, sem anestesia geral ou epidural, e são caracterizadas por menos complicações, menos dor pós-operatória e recuperação mais rápida em comparação com o tratamento cirúrgico aberto.[21,23,25-28] Metanálises e uma revisão Cochrane sugerem eficácias semelhantes para EVLA, RFA, UGFS e ligadura e retirada cirúrgica.[27-30]

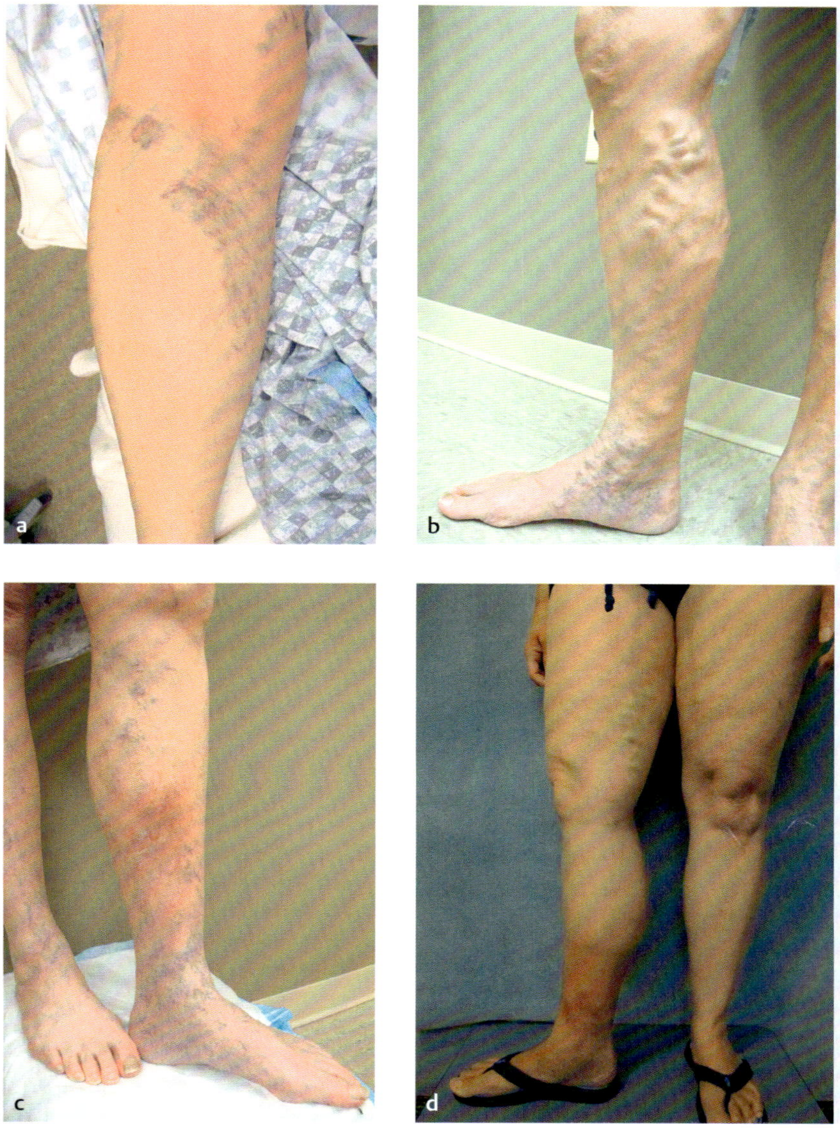

Fig. 10.1 Espectro clínico da doença venosa crônica das pernas, incluindo **(a)** telangiectasias (veias de aranha), **(b)** veias reticulares, **(c)** veias varicosas e **(d)** dermatite por estase.

Quadro 10.1 Classificação clínica, etiologia, anatomia e fisiopatologia

Clínica (C)	Etiologia (E)	Anatomia (A)	Fisiopatologia (P)
C_0: sem sinais visíveis ou palpáveis de doença venosa	E_c: congênita	A_S: veias superficiais	P_R: refluxo
C_1: telangiectasia	E_P: primária	A_D: veias profundas	P_O: obstrução
C_2: veias varicosas	E_S: secundária	A_P: veias perfurantes	
C_3: edema			
C_4: alterações na pele (dermatite de estase)			
C_5: úlcera venosa na perna cicatrizada			
C_6: úlcera venosa na perna ativa			

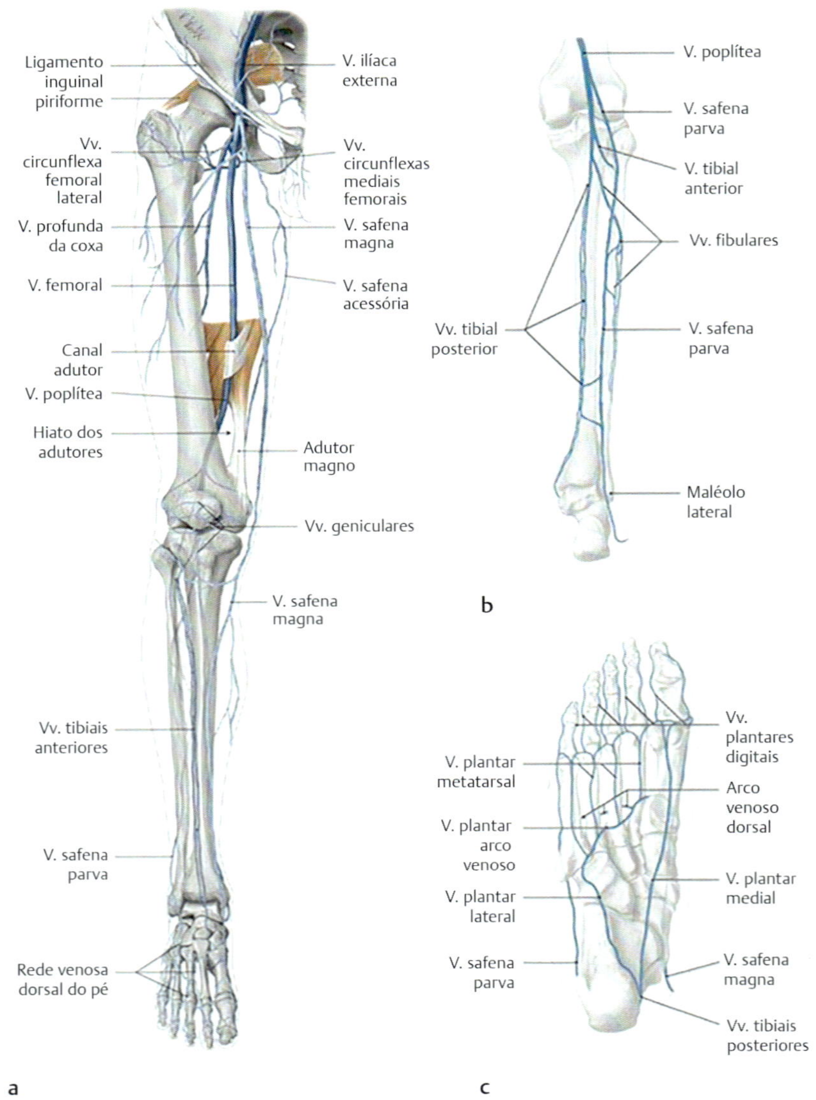

Fig. 10.2 (a, c) Anatomia venosa da perna, incluindo a junção safenofemoral, veia femoral, veia safena magna e veia safena parva. (Adaptada de: Schünke M, Schulte E, Schumacher U, Voll M, Wesker K, Johnson N, ed. THIEME Atlas of Anatomy, Volume 1: General Anatomy and Musculoskeletal System. 3rd Edition. Ilustração por Karl Wesker e Marcus Voll. © Thieme 2020.)

Quadro 10.2 Tratamento das veias das pernas com base na origem da doença

Origem da doença	Opções de tratamento
Refluxo GSV/SSV	▪ Ligadura cirúrgica ± remoção ▪ Ablação térmica: RF, *laser*, vapor ▪ Ablação não térmica: UGFS, ablação química (microespuma Varithena), MOCA (ClariVein), adesivo de cianoacrilato (VenaSeal)
Varizes (doença tributária)	▪ Flebectomia ambulatorial ▪ UGFS
Veias reticulares	▪ Escleroterapia líquida ▪ Escleroterapia com espuma
Telangiectasias	▪ Escleroterapia líquida

Abreviações: GSV, veia safena magna; MOCA, ablação mecanoquímica; RF, radiofrequência; SSV, veia safena parva; UGFS, escleroterapia com espuma de polidocanol guiada por ultrassom

A ablação térmica envolve a produção de calor significativo dentro da veia, levando a lesão transmural da parede da veia, descamação do endotélio e exposição a material trombogênico.[31] Especificamente, o EVLA induz dano usando radiação eletromagnética (808 a 1.569 nm), tendo como alvo a hemoglobina ou a água, dependendo do comprimento de onda escolhido, e convertendo-as em calor. Bolhas de vapor se desenvolvem na ponta da fibra do *laser* e se distribuem ao longo do endotélio para fornecer lesões térmicas homogêneas.[32] A eficácia do EVLA é alta, com taxas de oclusão acima de 95% imediatamente após o tratamento, diminuindo com o tempo para 93% em 3 anos e 88% em 5 anos.[25,33-35] Além disso, uma metanálise demonstrou eficácia significativamente maior do EVLA para varicosidades nas pernas em comparação com RFA, remoção de veias e UGFS.[24] A maioria dos dispositivos EVLA que utilizam diferentes comprimentos de onda tem eficácia semelhante, com comprimentos de onda mais longos resultando em menor absorção de energia e possivelmente menos complicações.[36,37]

Em contraste, a RFA aplica energia térmica de 80 a 120°C diretamente no endotélio da veia e, portanto, requer contato direto entre a parede da veia e o cateter.[38] A taxa de sucesso da RFA é de 90% em 2 anos, com resultados semelhantes à ligadura cirúrgica e à remoção, mas com menor eficácia e taxas de recorrência mais altas do que o EVLT.[28,39-42] Por fim, o EVSA, que atualmente não é aprovado pela Food and Drug Administration (FDA), usa vapor para danificar termicamente a veia.[43] Água estéril pressurizada é injetada em um microtubo, aquecida por uma corrente elétrica e o vapor gerado é aplicado pela ponta de uma manopla em pulsos a 150°C. Após percorrer um cateter conectado à manopla, o vapor sai de encontro à veia a uma temperatura reduzida de 120°C. A taxa de sucesso do EVSA é de 96% em 1 ano e não é inferior ao EVLA em 6 meses.[43-45] No entanto, a eficácia a longo prazo do EVSA ainda não foi bem definida.

A ablação não térmica envolve a injeção de uma solução líquida ou em espuma no lúmen da veia-alvo, danificando o endotélio da parede do vaso, induzindo uma resposta inflamatória e, por fim, levando à trombose localizada e à reabsorção da veia-alvo.[46] Ao evitar o uso de energia térmica, a anestesia tumescente não é necessária, reduzindo a dor intraoperatória e o risco de lesões nervosas e danos à pele. Todas as modalidades de ablação não térmica utilizam esclerosantes, exceto o VenaSeal, que usa um adesivo à base de cianoacrilato patenteado.[47,48] Os esclerosantes são classificados de acordo com seu mecanismo de ação como detergente, solução hipertônica ou irritante químico.[49-51] Detergentes, incluindo tetradecilsulfato de sódio (STS) e polidocanol, danificam as células endoteliais extraindo proteínas da superfície celular. Soluções hipertônicas, incluindo solução salina hipertônica e dextrose/cloreto de sódio, danificam principalmente as células endoteliais por meio da desidratação celular. Finalmente, os irritantes químicos, incluindo glicerina, danificam as células endoteliais, interrompendo as ligações químicas nas proteínas da superfície celular. Indurações fibrosas firmes se formam dentro das veias tratadas, seguidas de sua absorção gradual.

A UGFS utiliza esclerosantes em espuma para danificar as células endoteliais. Comparados com os esclerosantes líquidos, os esclerosantes em espuma permitem o tratamento de veias maiores, pois a solução em espuma preenche completamente o lúmen da veia e não é rapidamente diluída pelo sangue. Isso permite um tempo de contato aumentado entre o esclerosante e a parede do vaso, ampliando a lesão endotelial. Por exemplo, a eficácia dos esclerosantes em espuma é de 76,8% para o tratamento de veias safenas em comparação com 39,5% da escleroterapia líquida.[52] As taxas de oclusão para UGFS dependem do diâmetro da veia e da concentração da espuma injetada.[53] Volumes menores e concentrações mais baixas de solução em espuma podem ser utilizados para limitar os efeitos colaterais locais e sistêmicos.

A UGFS para varizes melhora a qualidade de vida no que diz respeito a doenças específicas e os resultados relatados pelo paciente de 5 a 2 anos após o tratamento, e apenas 15,3% das pernas requerem retratamento após 5 anos.[54] Embora a taxa de sucesso imediato da UGFS seja alta e chegue a 90%, ao longo dos 6 meses subsequentes as taxas de sucesso diminuem.[54-59] A taxa de sucesso de 3 anos da UGFS para obliteração da VSM é de 81%, comparável com os resultados clínicos da remoção cirúrgica com alta ligadura.[60,61] No entanto, a UGFS foi inferior tanto ao EVLA quanto à RFA em diversos ensaios clínicos randomizados.[28,55,56,62] A UGFS é ideal para a VSM tortuosa que pode não ser acessível por modalidades de tratamento que utilizam cateter.

Assim como a UGFS, a Varithena utiliza polidocanol a 1% aplicado com um dispositivo patenteado de baixas concentrações de nitrogênio para facilitar a absorção rápida.[63,64] A Varithena é aprovada pela FDA para o tratamento da GSV incompetente, veias safenas acessórias e varicosidades visíveis do sistema da GSV acima e abaixo do joelho. O dispositivo Varithena é capaz de gerar bolha de tamanhos mais consistentes dentro da microespuma em comparação com compostos preparados pelos médicos,[46] sem relatos de embolia pulmonar ou eventos adversos neurológicos ou visuais clinicamente importantes. Com outra abordagem, o ClariVein é uma técnica mecanoquímica que utiliza um sistema de fio rotativo de alta velocidade – 2.000 a 3.500 rotações por minuto (rpm) – para perturbar mecanicamente o endotélio antes da administração de esclerosantes líquidos fazendo com que aumente o grau de lesão das células endoteliais.[65,66] O ClariVein é aprovado pela FDA como um cateter de infusão proprietário, mas não é especificamente indicado para o tratamento da insuficiência da veia safena. As taxas de oclusão precoce com ClariVein são de 87% a 99%, com taxas de oclusão de 2 anos de 96% a 97%.[65-68] Por fim, uma técnica não baseada em esclerosantes para ablação não térmica é o sistema VenaSeal, que usa um adesivo à base de cianoacrilato proprietário e é aprovado pela FDA para o tratamento da insuficiência da veia safena.[47,48] O VenaSeal é diferente de todos os outros métodos de ablação, pois não requer dano ou esclerose endotelial, e a compressão pós-operatória não é necessária. A eficácia do VenaSeal é comparável à de outras modalidades, com uma taxa de oclusão imediata acima de 90%, uma taxa de oclusão em 2 anos de 92% e resultados semelhantes à RFA para o tratamento do refluxo da GSV em 3 meses.[47,48,69] Essas modalidades de ablação não térmica são preferidas quando o acesso próximo ao terço inferior da perna é necessário para tratar todo tipo de GSV ou a SSV. Técnicas térmicas nessa área estão associadas a riscos mais altos de lesões nervosas.

Os esclerosantes líquidos e em espuma também são usados para o tratamento de varizes, veias reticulares e telangiectasias. Esclerosantes em espuma preparados pelo médico são considerados *off-label* para o tratamento de veias reticulares e varizes não tronculares, mas têm um histórico longo de sucesso e segurança.[70] Os dois esclerosantes mais comuns usados nos Estados Unidos são os detergentes STS e o polidocanol, ambos aprovados pela FDA para o tratamento de veias reticulares e telangiectasias. A solução salina hipertônica e a glicerina, ambas opções de tratamento *off-label*, são menos comumente usadas. A solução salina hipertônica é rapidamente diluída no sangue, reduzindo sua eficácia a um espaço pequeno. Da mesma forma, a glicerina é muito viscosa e pode ser difícil de injetar.

Uma revisão Cochrane de dez estudos do tratamento de telangiectasias nas pernas não revelou diferenças na eficácia ou satisfação do paciente entre qualquer agente esclerosante, mas confirmou a superioridade da escleroterapia em relação ao placebo de solução salina normal.[71] O tratamento é bem-sucedido em 95% dos pacientes em 12 e 16 semanas e 78% e 84% dos pacientes estão satisfeitos ou muito satisfeitos em 12 e 26 semanas, respectivamente.[71,72] Além disso, outra revisão Cochrane de 17 estudos para o tratamento de veias varicosas nas pernas não revelou diferença na eficácia de nenhum agente esclerosante ou dose, com uma melhora nos sintomas e aparência cosmética observada para todas as formulações.[73] Para veias reticulares, estudos prospectivos utilizando até três tratamentos com polidocanol a 1% ou STS a 1% revelaram altas taxas de sucesso.[72]

Finalmente, a flebectomia ambulatorial (avulsão em punção, microextração) é usada para tratar veias varicosas relativamente superficiais principalmente em regime ambulatorial sob anestesia local ou tumescente.[74] As varicosidades devem ser visíveis e palpáveis na superfície da pele. Semelhante à ligadura cirúrgica e à retirada, a flebectomia ambulatorial exterioriza e remove fisicamente segmentos de veias varicosas de qualquer tamanho e localização.[75] A flebectomia ambulatorial pode ser usada isoladamente ou em combinação com a ligadura cirúrgica ou qualquer modalidade de ablação térmica ou não térmica da GSV ou SSV. A recorrência de úlceras após o EVLA é menos frequente em pacientes tratados com flebectomia ambulatorial para veias varicosas no momento da ablação térmica.[76]

10.2 Recomendações

As veias das pernas são tratadas tanto por motivos cosméticos quanto terapêuticos. O tratamento do refluxo sintomático da GSV ou SSV que não responde aos tratamentos conservadores é indicado para (1) aliviar os sintomas, (2) melhorar a gravidade do refluxo subjacente e da hipertensão venosa e (3) reduzir o risco de desenvolvimento de complicações associadas à doença venosa crônica.[1,14-16] Na ausência de refluxo da GSV ou SSV, as telangiectasias, as veias reticulares ou as varizes esteticamente inaceitáveis podem ser tratadas com escleroterapia ou flebectomia ambulatorial com resultados excelentes. Telangiectasias assintomáticas e veias reticulares assintomáticas podem ser tratadas com escleroterapia líquida. Já as varizes assintomáticas podem ser tratadas com escleroterapia em espuma ou flebectomia ambulatorial. O tratamento com escleroterapia em espuma e flebectomia ambulatorial também é indicado para varizes sintomáticas que não respondem ao tratamento conservador com meias de compressão, NSAIDs, elevação frequente das pernas, perda de peso e exercícios. No entanto, tratar a fonte da doença venosa é fundamental. Se houver refluxo, o tratamento com escleroterapia ou flebectomia ambulatorial não levará a resultados satisfatórios a menos que seja combinado com uma técnica ablativa térmica ou não térmica para abordar a fonte do refluxo.

10.3 Considerações Pré-Operatórias

10.3.1 Seleção de Pacientes

Pacientes que apresentam veias sintomáticas ou alterações cutâneas sugestivas de doença venosa crônica devem ser avaliados fazendo um histórico detalhado e exame físico, bem como com ultrassonografia dúplex (US) para definir a anatomia venosa e identificar áreas de refluxo significativo. Embora os exames de diagnóstico não sejam necessários para pacientes assintomáticos com telangiectasias e veias reticulares, a ultrassonografia dúplex deve ser utilizada para avaliar a anatomia venosa, pois a presença significativa da doença nos pequenos vasos na face medial da coxa ou da panturrilha pode ser sinal de refluxo subjacente na GSV ou SSV, respectivamente.

A história clínica deve incluir a duração da doença venosa, gestações anteriores e histórico de trombose venosa profunda (DVT). O exame físico deve incluir uma inspeção visual das pernas e avaliação dos pulsos periféricos. Um exame completo envolve a avaliação de todo o curso das porções acessíveis de cada veia. A menos que o paciente descreva claramente sintomas unilaterais, a US dúplex deve ser realizada bilateralmente. O paciente deve permanecer em pé durante o exame de US dúplex, e as fontes de refluxo venoso e os trajetos das veias passíveis de tratamento devem ser marcados nas pernas e documentados em um mapa venoso (▸ Fig. 10.3). A classificação CEAP deve ser determinada. Um técnico de US deve ser consultado para considerações técnicas específicas para documentar a anatomia, o tamanho e o refluxo das veias safenas.

No caso dos pacientes com comorbidades significativas, devem-se inicialmente oferecer opções de tratamento menos invasivas, como ablação não térmica e compressão. Pacientes com obesidade mórbida também têm um risco maior de desenvolver complicações pós-operatórias, incluindo DVT, embolia pulmonar (PE), infecções de feridas, necrose gordurosa, seromas e hematomas. As contraindicações para o tratamento das veias das pernas estão listadas no ▸ Quadro 10.3.

10.4 Aspectos Técnicos do Tratamento

O objetivo desta seção é fornecer uma visão passo a passo dos aspectos técnicos essenciais dos tratamentos de veias das pernas realizados sob anestesia local ou tumescente (ablação térmica e não térmica, flebectomia ambulatorial).

10.4.1 Ablação Térmica da GSV

A preparação do paciente é semelhante para todas as três técnicas de ablação térmica (EVLA, RFA e EVSA) e todas são realizadas em regime ambulatorial com anestesia tumescente (▸ Fig. 10.4). Um benzodiazepínico oral, como lorazepam ou diazepam, pode ser administrado conforme necessário para ansiedade. A sedação consciente raramente é necessária. A sala de tratamento é mantida aquecida para prevenir vasoconstrição e uma almofada de aquecimento pode ser útil.

Primeiramente, a(s) fonte(s) de refluxo e anatomia venosa são confirmadas com US dúplex. A sonda é colocada na prega inguinal para identificar a SFJ. A GSV é visualizada originando-se da SFJ e pode ser seguida distalmente ao longo da parte medial da coxa até a parte medial da panturrilha. Refluxos na FSJ e ao longo da GSV são confirmados ao comprimir a coxa ou a panturrilha ou pedindo ao paciente que realize a manobra

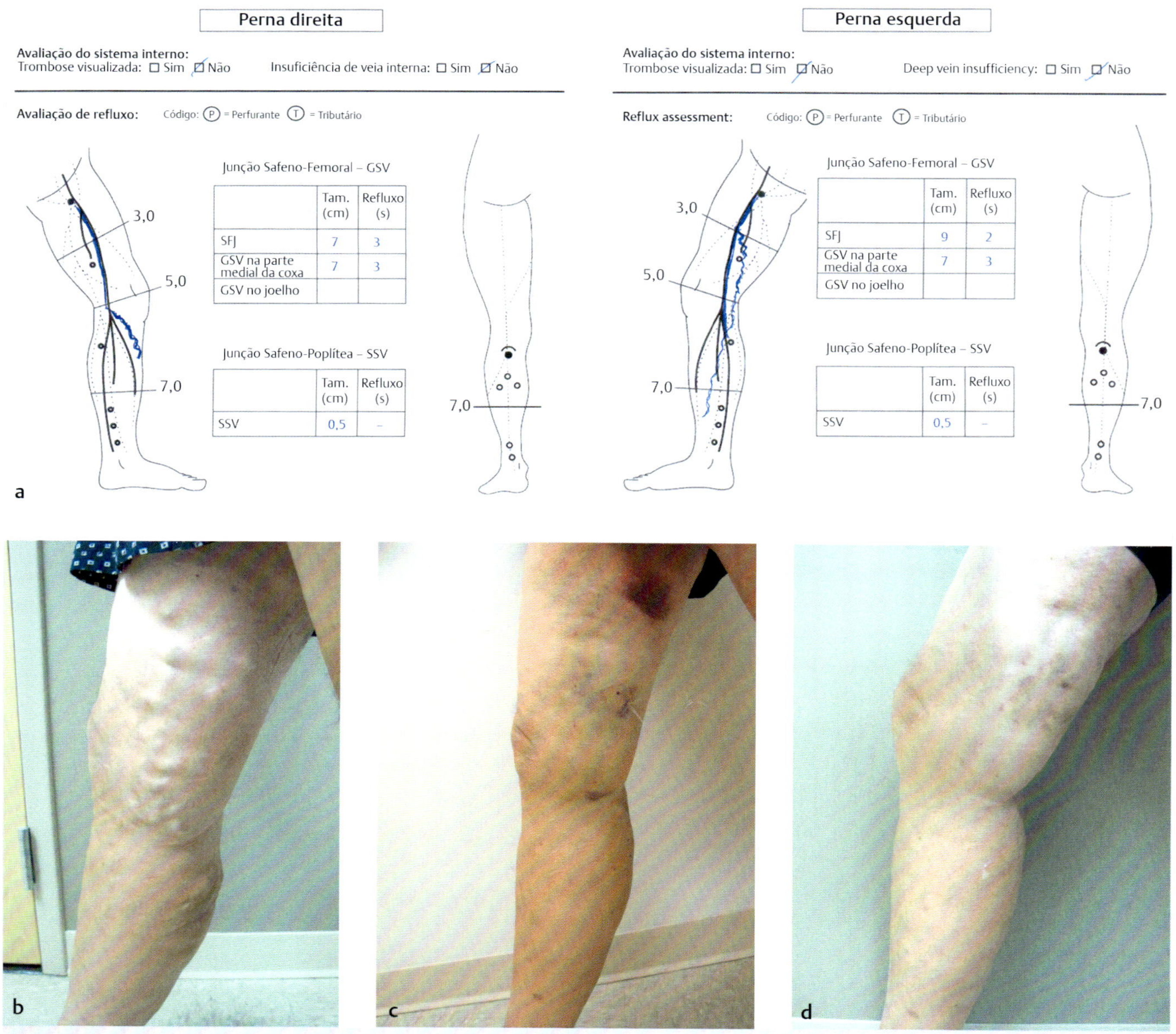

Fig. 10.3 Exemplo representativo de um mapa de veias. **(a)** Estudo de refluxo venoso por ultrassom mostrando refluxo na GSV bilateralmente com presença de veias varicosas tributárias. **(b)** Apresentação clínica da perna direita do paciente antes do tratamento. **(c)** Uma semana depois do tratamento com equimose adequada na coxa e nos locais de flebectomia. **(d)** Um mês depois do tratamento com resolução das varicosidades.

Quadro 10.3 Contraindicações para o tratamento de veias nas pernas

- Alergias a compostos usados para o tratamento
- Trombose venosa aguda superficial ou profunda
- Infecção local ou sistêmica
- Imobilidade
- Doença vascular periférica avançada
- Doença sistêmica grave
- Gravidez ou amamentação
- Distúrbios de hipercoagulabilidade ou sangramento
- Forame oval patente conhecido (escleroterapia com espuma)

de Valsalva. Com a sonda de US em um ângulo ligeiramente oblíquo em direção ao coração, a cor azul no monitor de UF com Doppler em cores indica o fluxo sanguíneo em direção ao coração após a compressão distal. Ao liberar a compressão, a cor vermelha indica o fluxo sanguíneo em direção aos pés, ou refluxo (► Fig. 10.5).

A seguir, a GSV é mapeada cuidadosamente da SFJ até a panturrilha distal usando uma caneta de marcação. É útil usar uma tampa de caneta para pressionar firmemente a pele e criar uma indentação imediatamente antes de remover o

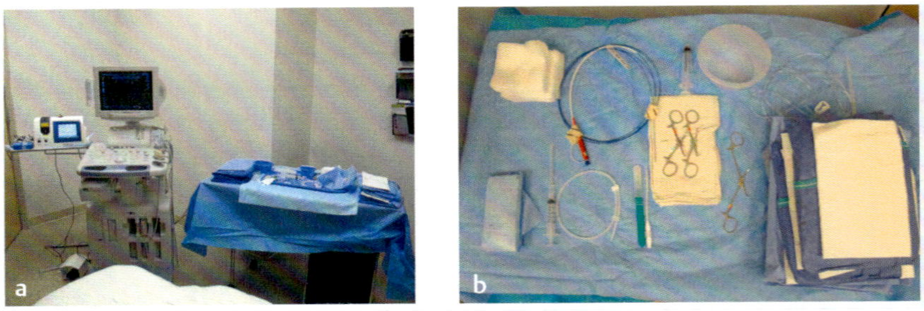

Fig. 10.4 Organização da sala de tratamento por ablação térmica. **(a)** Dispositivo a *laser* endovenoso, ultrassom e bandeja cirúrgica. **(b)** Detalhe da bandeja cirúrgica mostrando (da *esquerda*, em sentido anti-horário) pacote de gel de ultrassom, agulha espinhal em uma seringa de 3 mL para acesso, fio-guia, lâmina nº 11, toalhas cirúrgicas e grampos de toalha, hemostato, aventais cirúrgicos estéreis, bacia de solução salina, seringa de 5 mL para irrigação, fibra *laser* azul, gaze.

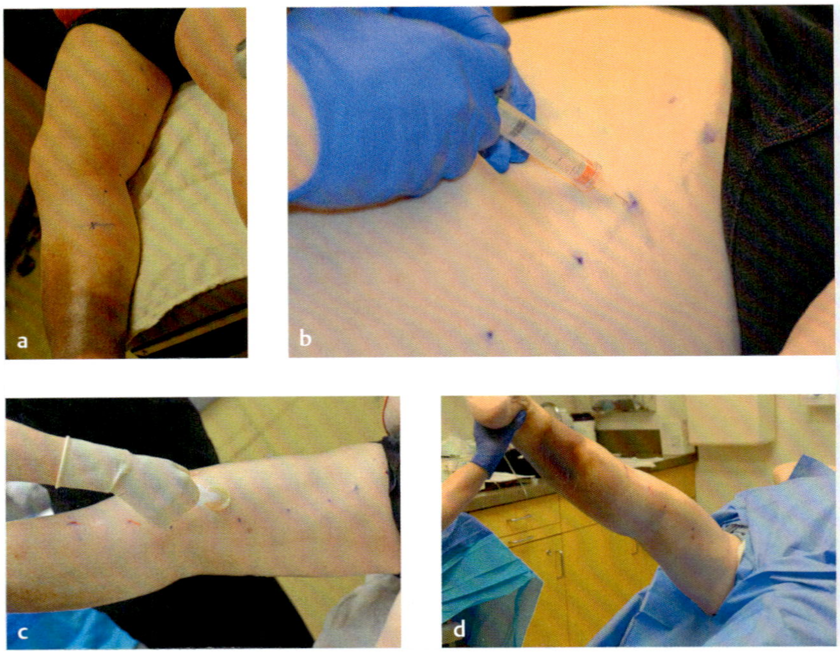

Fig. 10.5 Preparando o paciente para a ablação a *laser* endovenosa. **(a)** A veia é pré-marcada sob orientação ultrassonográfica. **(b)** Anestesia local com lidocaína a 1% sem epinefrina é aplicada subdermicamente ao longo do curso da veia. **(c)** O paciente é então preparado com um aplicador ChloraPrep e **(d)** coberto com tecido esterilizado.

gel de ultrassom e fazer a marcação. Válvulas incompetentes, áreas de dilatação e tortuosidade, e a profundidade da GSV são observadas. Além disso, tributários principais na FSJ e quaisquer veias perfurantes, veias comunicantes ou tributários significativos da GSV são registrados.

O local ideal para acessar percutaneamente a GSV é então escolhido. Qualquer segmento da GSV com diâmetro maior que 3 mm é adequado para obtenção de acesso. Geralmente, é mais vantajoso escolher um local na parte distal da coxa ou na parte proximal da canela, pois a GSV é maior e mais reta diretamente acima e abaixo do joelho. Vale ressaltar que o nervo safeno corre próximo à GSV abaixo do joelho, aumentando o risco de lesão nervosa nesta região. Injete uma pequena quantidade de lidocaína a 1% sem epinefrina para produzir uma pápula dérmica em intervalos regulares (~5 cm) ao longo da GSV marcada. Para evitar vasoconstrição, a epinefrina é omitida e a injeção é feita superficialmente e com o mínimo de lidocaína possível.

Em seguida, toda a perna é preparada com quantidades abundantes de um aplicador antisséptico (ChloraPrep) contendo gluconato de clorexidina e álcool isopropílico da virilha até o pé. A perna é então coberta com material esterilizado, com cuidado extra para cobrir a virilha e o pé (► Fig. 10.6).

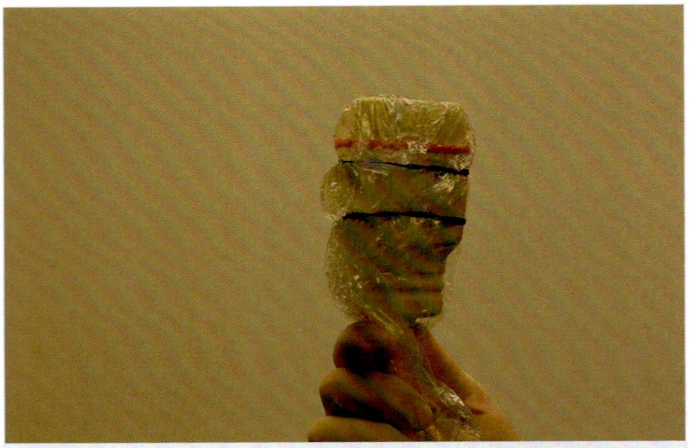

Fig. 10.6 Cobertura da sonda de ultrassom com gel aplicado na cabeça dentro de uma bainha esterilizada.

Como as técnicas de ablação térmica são guiadas por US, a sonda de US também deve ser inserida em uma bainha esterilizada com gel, recoberta com um material esterilizado e fixada no paciente em uma posição de fácil acesso. O monitor de ultrassom deve ser colocado dentro da sala de tratamento em um local conveniente para visualização durante todo o procedimento (▶ Fig. 10.7).

A obtenção do acesso venoso pode começar assim que o paciente for preparado de maneira estéril. Esta é a etapa essencial de qualquer técnica ablativa térmica ou não térmica. A posição correta do paciente é crucial para acessar com sucesso a GSV. Várias estratégias podem ser usadas para vasodilatação da GSV e facilitar a obtenção de acesso venoso, incluindo aplicação de calor local na perna com uma almofada de aquecimento antes da esterilização, com o paciente em posição de Trendelenburg reversa para aumentar a pressão venosa e aplicação de uma pequena quantidade de nitroglicerina a 2% no local de acesso. Além disso, o quadril deve ser rotacionado para o lado externo para relaxar a perna e posicionar a GSV em uma orientação ideal. Sob orientação de ultrassom, uma agulha de punção venosa (calibre 16 a 21) é inserida percutaneamente em um ângulo raso seguindo o curso da GSV (▶ Fig. 10.8). A agulha é rapidamente inserida na pele, pois o avanço rápido da agulha em um movimento fluido é frequentemente necessário para perfurar a veia. A agulha é cuidadosamente empurrada em direção à GSV na profundidade correta. A parede da GSV pode ser palpada com a agulha, orientando-se com o US, e o retorno de sangue deve ser observado para confirmar a posição correta (▶ Fig. 10.9).

Uma vez obtido o acesso venoso percutâneo, um fio-guia é passado através da agulha de punção para a GSV e cuidadosamente avançado proximalmente em direção à SFJ, com a ajuda do US. Se houver resistência e dificuldade de avanço devido a vasoespasmo, tortuosidade da GSV, diâmetro pequeno, resíduos trombóticos ou ramos colaterais, costuma ser útil esticar a pele em vários ângulos para tentar endireitar o curso da GSV.

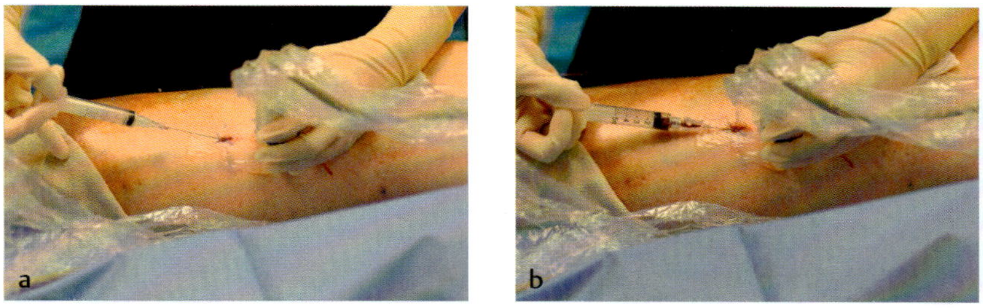

Fig. 10.7 (a) Inserção correta da agulha em um ângulo raso, orientando-se pelo ultrassom. **(b)** Retorno de sangue visto com a colocação correta na veia.

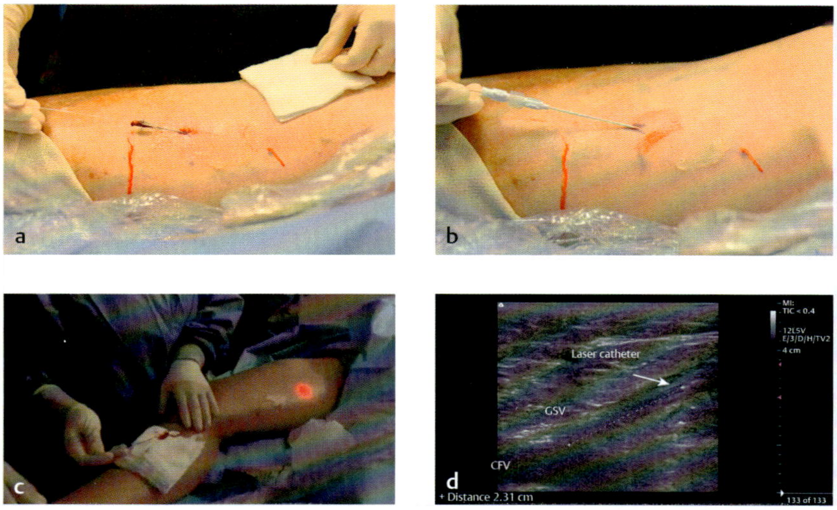

Fig. 10.8 (a) Avanço do fio-guia na veia, **(b)** seguido pelo introdutor. **(c)** Retirada do fio-guia e avanço da fibra de *laser* na GSV em direção à junção safenofemoral. Observe o feixe de mira vermelho do *laser*. **(d)** Fibra de *laser* posicionada próxima à junção safenofemoral (não mais próxima que 2 cm).

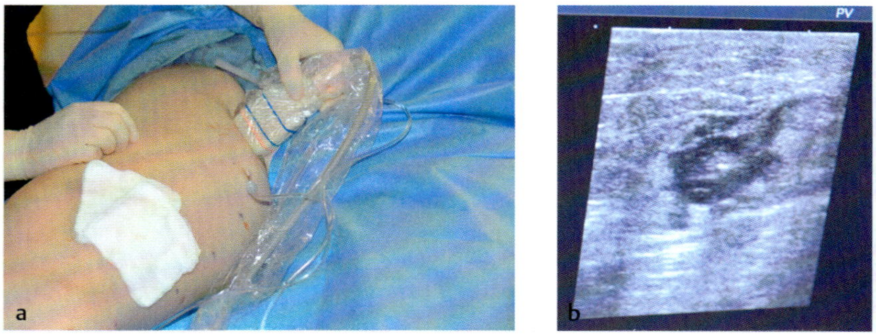

Fig. 10.9 (a) Aplicação de anestesia tumescente ao longo do caminho da veia, orientando-se pelo ultrassom. **(b)** Preenchimento do espaço perivascular entre o envelope fascial e a superfície externa da veia com anestesia tumescente. O ponto hipoecoico (branco) é a fibra do *laser* em corte transversal.

Alternativamente, um fio-guia menor pode ser usado. Essas manobras permitirão a passagem do fio-guia na grande maioria dos casos. Se o fio-guia ainda não puder ser avançado com segurança proximalmente sem encontrar resistência, então o acesso venoso deve ser obtido proximalmente ao segmento problemático.

Uma vez que o fio-guia está posicionado, a agulha de punção venosa pode ser removida e o cateter de introdução é inserido sobre o fio-guia. Primeiramente, faça uma pequena incisão sobre o local de acesso usando uma lâmina nº 11 para facilitar o avanço do cateter de introdução sobre o fio-guia e para o lúmen da GSV. O cateter de introdução dilata suavemente a GSV e estabiliza o acesso percutâneo. O fio-guia pode ser removido assim que o cateter de introdução for visualizado dentro da GSV, atestado visualmente pelo ultrassom. O dispositivo a *laser* deve ser ligado e colocado no modo de espera antes da inserção da fibra do *laser*. A maioria das fibras a *laser* emite um feixe de mira focado, redondo e vermelho que confirma o alinhamento correto e a configuração do sistema. Siga as instruções do fabricante para solucionar problemas se nenhum feixe de mira for visualizado. Óculos apropriados de segurança a *laser* devem ser usados pelo paciente e por todos os membros da equipe na sala.

Com o cateter de introdução no lugar e o dispositivo a *laser* no modo de espera, a fibra do *laser* pode ser empurrada com segurança através do cateter até o lúmen da GSV e em direção à SFJ sob orientação de ultrassom. A ponta da fibra do *laser* deve ser avançada a uma distância não inferior a 2 a 3 cm da SFJ e pelo menos 1 cm distal à veia epigástrica superior ou outras veias tributárias principais (▶ Fig. 10.10). A ponta da fibra do *laser* deve ser verificada na tela do ultrassom para confirmar as direções transversal e longitudinal. Assim que a ponta da fibra do *laser* estiver na posição correta, o cateter de introdução pode ser retirado quase completamente para que apenas a fibra do *laser* permaneça dentro da GSV.

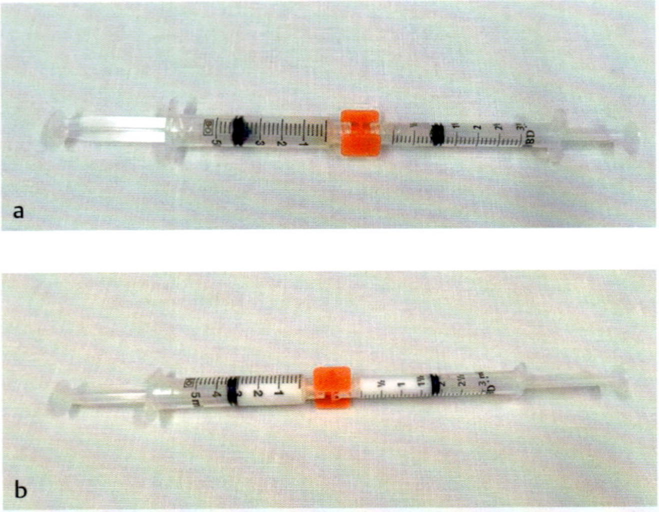

Fig. 10.10 (a, b) Preparação de esclerosantes espumosos usando o método de Tessari. 1 mL de esclerosante líquido é colocado na primeira seringa e 4 mL de ar são colocados na segunda seringa. Apertar rápida e alternadamente os êmbolos de 10 a 15 vezes cria o esclerosante em forma de espuma.

A seguir, a anestesia tumescente (lidocaína a 0,1% com epinefrina a 1.000.000) é aplicada com uma agulha de calibre 21 a 25 ao longo de toda a área de tratamento planejada. Até 35 mg/kg de lidocaína diluída como solução tumescente são bem tolerados e seguros, mas, na maioria dos casos, não são necessários mais de 500 mL de anestesia tumescente para o tratamento. A infiltração pode começar proximalmente na SFJ ou distalmente no local de acesso. Uma bomba de infusão automática com configurações de baixo fluxo é tipicamente usada, mas a injeção manual também pode ser feita para um controle mais fino. A anestesia tumescente deve ser injetada entre o envelope fascial e a superfície externa da GSV (▶ Fig. 10.11). Aproximadamente de 5 a 10 mL/cm de veia são injetados para proporcionar pelo menos 1 cm de solução tumescente circunferencialmente ao redor da veia. Em pacientes magros ou com GSV superficial, mais anestesia tumescente deve ser colocada para posicionar a GSV pelo menos 1 a 2 cm abaixo da superfície da pele para reduzir o risco de queimaduras na pele. O paciente deve ser colocado na posição de Trendelenburg para facilitar o colapso da GSV. Os objetivos da anestesia tumescente incluem (1) fornecer anestesia local à veia durante o tratamento; (2) proporcionar uma área de resfriamento para minimizar a lesão térmica aos tecidos circundantes, incluindo a pele, tecidos moles, nervos e artérias; e (3) vasoconstritir e comprimir a GSV para que pouco ou nenhum sangue permaneça nas seções tratadas.

Uma vez que a anestesia tumescente suficiente é infiltrada em toda a área de tratamento planejada, os parâmetros do *laser*, que dependem do tamanho da GSV, da velocidade de retração da fibra do *laser* e da potência e comprimento de onda do dispositivo a *laser*, são selecionados. Logo antes de ativar o *laser*, a confirmação de que a ponta da fibra do *laser* está pelo menos a 2 cm distais à SFJ deve ser obtida via ultrassom em ambas as direções transversal e longitudinal. A velocidade de retração da fibra do *laser* pode ser controlada por movimentos cuidadosos das mãos ou automatizada com um dispositivo de retração. A quantidade total de energia aplicada por centímetro é o produto da potência do dispositivo (W) e da velocidade de retirada da fibra (cm/s). Aproximadamente de 60 a 80 J de energia devem ser entregues por centímetro da GSV tratada. Doses mais altas de energia resultam em maior eficácia, mas mais efeitos colaterais.[77,78]

A preparação do paciente para a RFA é semelhante à EVLA e inclui o mapeamento da GSV, preparação estéril, obtenção de acesso venoso e infiltração da perna com anestesia tumescente. A ponta do cateter de RFA também deve ser posicionada a pelo menos 2 a 3 cm distais à SFJ com auxílio de ultrassom. O cateter de RFA é então conectado a um gerador de radiofrequência. Uma diferença-chave entre a RFA e a EVLA é que a RFA depende do contato direto entre o cateter e a parede da veia para induzir dano térmico. A compressão manual da veia durante o tratamento é recomendada por alguns para melhorar o contato entre o cateter de RFA e o endotélio da veia. Modelos mais recentes de dispositivos de RFA contêm um termopar no cateter de RFA que monitora e mantém uma temperatura constante do endotélio (85-90 °C) durante a retirada através de um sistema de retroalimentação.[79] O cateter geralmente é retirado em segmentos de 7 cm (ou 3 cm para veias mais curtas) em intervalos de 20 segundos. A preparação do paciente para a EVSA é idêntica à EVLA e à RFA. O cateter de ablação a vapor é avançado a uma distância não inferior a 2 a 3 cm da SFJ. Após a ativação do dispositivo, dois pulsos de vapor são aplicados para dissipar a água condensada do cateter e posteriormente três pulsos são liberados na ponta do cateter. O cateter de ablação a vapor é recuado 1 cm por vez, com 2 a 4 pulsos (um pulso = 60 J) de vapor liberados por centímetro, para induzir dano térmico na parede da veia. O número exato de pulsos necessários depende do diâmetro da GSV.

10.4.2 Ablação Não térmica da GSV

O UGFS utiliza 1% a 2% de STS ou 1% a 3% de polidocanol espumado. A concentração ideal de esclerosante em espuma para um determinado tamanho de veia não está estabelecida, mas, de forma geral, concentrações mais altas de esclerosante são usadas para veias maiores. Os esclerosantes espumados são mais bem aplicados nas veias maiores com auxílio de US, pois eles são soluções ecogênicas facilmente visualizáveis e podem ser monitorados com precisão durante a injeção. O UGFS pode ser realizado com anestesia local no ponto de acesso, mas o uso de anestesia tumescente não melhora a eficácia nem a satisfação do paciente com o UGFS.[80]

O método mais amplamente utilizado para preparar esclerosantes em espuma é o método de Tessari, que utiliza duas seringas de Luer lock com baixo teor de silicone, conectadas por um registro de três vias (▸ Fig. 10.12).[81] Uma seringa contém 1 mL de esclerosante e a outra seringa contém 4 mL de ar ambiente ou uma mistura de CO_2/O_2. Com a terceira via fechada, as seringas são pressionadas para trás e para a frente 10 a 20 vezes através do registro de três vias para produzir uma solução espumada, que permanece estável por aproximadamente 2 minutos.[82,83] A solução espumada é então injetada percutaneamente na GSV, guiando-se pelo ultrassom. O tratamento da GSV normalmente requer 6 a 8 mL de solução total, enquanto a SSV normalmente requer 4 a 6 mL de solução. O volume de espuma injetada não deve exceder 10 mL, pois volumes mais altos estão associados a mais efeitos colaterais. O paciente normalmente permanece deitado na mesa por 5 minutos após a injeção para otimizar o contato entre a espuma e o endotélio da veia.

Uma limitação do UGFS é a variabilidade na preparação do esclerosante espumado pelo médico, devido a diferenças nas técnicas de mistura e/ou na proporção de esclerosante para ar. Para enfrentar essa limitação, o Varithena contém polidocanol espumado a 1% preparado e entregue em um recipiente próprio contendo baixas concentrações de nitrogênio que facilitam a absorção rápida. Semelhante ao UGFS, o Varithena é injetado percutaneamente na GSV com auxílio de ultrassom, com a perna elevada a 45 graus. É importante identificar e mapear com precisão quaisquer veias perfurantes, para que elas possam ser comprimidas manualmente antes e durante a injeção. Semelhante ao UGFS, o Varithena pode ser injetado usando apenas anestesia local no ponto de acesso e não requer anestesia tumescente. O volume de Varithena deve ser limitado a 5 mL por injeção e 15 mL por sessão de tratamento. As sessões de tratamento devem ser separadas por pelo menos 5 dias.

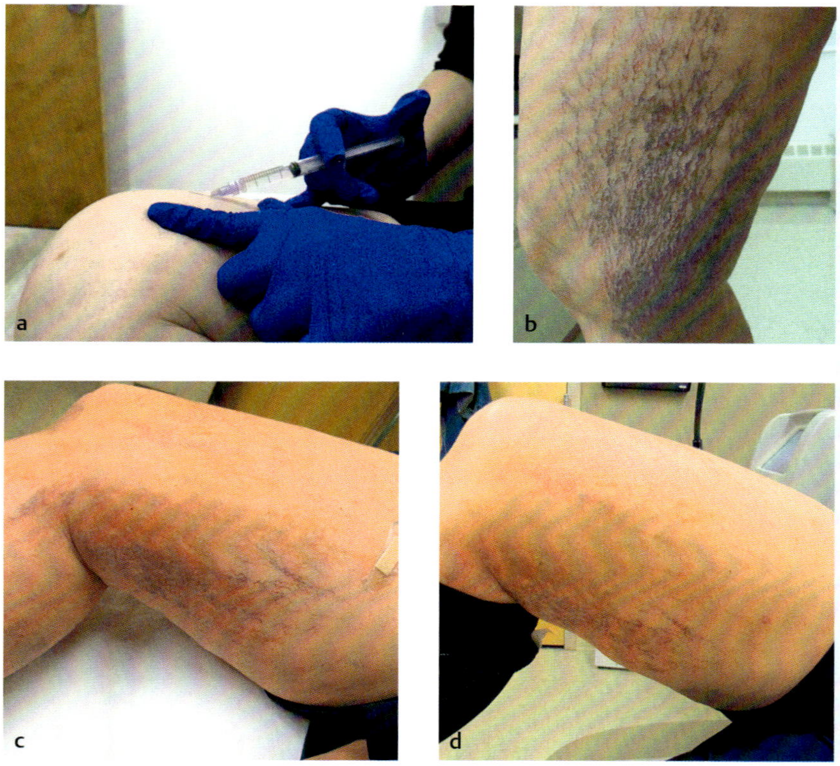

Fig. 10.11 Injeção de escleroterapia líquida nas telangiectasias e veias reticulares. **(a)** Dobre a agulha a 45 graus para facilitar uma abordagem paralela às veias de aranha superficiais. **(b)** Antes da escleroterapia. **(c)** Um mês após o tratamento com hiperpigmentação residual. **(d)** Melhora na pigmentação em 3 meses.

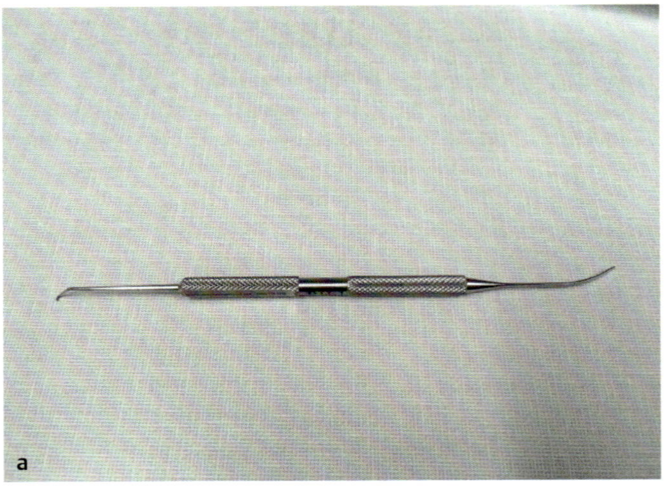

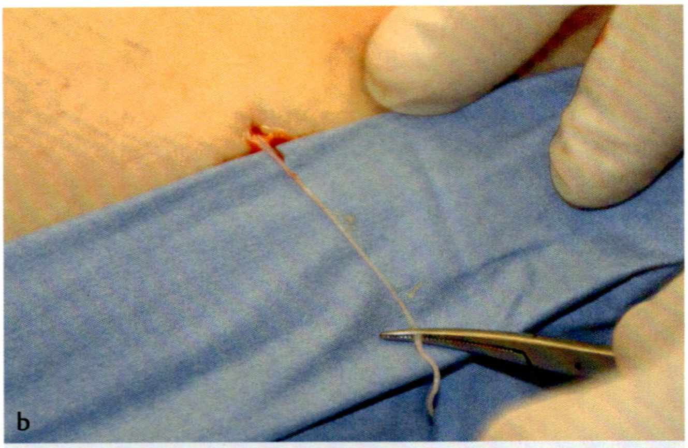

Fig. 10.12 Microflebectomia. **(a)** Exemplo representativo de um gancho de pele usado para a flebectomia ambulatorial. **(b)** Remoção da veia auxiliada por hemostato.

O ClariVein utiliza uma técnica mecanoquímica patenteada com qualquer esclerosante líquido. Semelhante ao UGFS, apenas a anestesia local é necessária no ponto de acesso venoso. Após a obtenção do acesso percutâneo, o US é usado para guiar o avanço do cateter coberto por uma bainha para a GSV, até que o fio seja posicionado a 2 cm distalmente à SFJ. Em seguida, a unidade de acionamento do motor é conectada e ativada a 3.500 rpm por 2 a 3 segundos para promover o vasoespasmo. O esclerosante líquido de escolha é infundido através da porta distal do cateter perto do fio rotativo e o cateter é retirado a uma taxa de 1 a 2 mm/s.

Finalmente, o VenaSeal utiliza uma técnica patenteada não baseada em esclerosante, usando cianoacrilato, que age como uma cola para selar diretamente a veia. Após a obtenção do acesso percutâneo com anestesia local no ponto de acesso, o cateter é avançado sob orientação de ultrassom e posicionado a 5 cm distal da SFJ. Após acionar o dispositivo, 0,1 mL de adesivo VenaSeal é aplicado. O cateter é então retirado 1 cm e mais 0,1 mL de adesivo é aplicado. O cateter é retirado mais 3 cm e a veia é comprimida manualmente por 3 minutos. Após a compressão, 0,1 mL de adesivo é aplicado a cada 3 cm da GSV a ser tratada e 30 segundos de compressão são aplicados após cada administração de adesivo.

O tratamento de varizes, veias reticulares e telangiectasias para fins terapêuticos ou estéticos é melhor realizado com escleroterapia (líquida ou em espuma) e flebectomia ambulatorial. Tanto o STS quanto o polidocanol podem ser usados em quase todos os tamanhos de telangiectasias, veias reticulares e varizes. Embora haja pouco consenso sobre quando usar esclerosantes líquidos *versus* espumados, é geralmente aceito que telangiectasias são mais bem tratadas com esclerosantes líquidos e veias reticulares e varizes maiores que 4 mm são mais bem tratadas com esclerosantes espumados.[84-86] Semelhante ao UGFS, a menor concentração de esclerosante no menor volume eficaz para um determinado diâmetro de veia deve ser usada (► Quadro 10.4).[86,87]

Quadro 10.4 Escolha do esclerosante com base no tamanho da veia

Tamanho da veia (mm)	Concentração eficaz recomendada (%)					
	Esclerosante líquido				Esclerosante em espuma	
	Sulfato de tetradecilsódio	Polidocanol	Salina hipertônica	Glicerina	Sulfato de tetradecilsódio	Polidocanol
Matting	0,1	0,25	-	40 a 50	-	-
Telangiectasia (< 1 mm)	0,1 a 0,2	0,25 a 0,5	11,7	50 a 72	-	-
Venulectasia (1-2 mm)	0,2 a 0,5	0,5 a 1,0	11,7 a 23,4	-	-	-
Veia reticular (2-4 mm)	0,33 a 0,5	1,0 a 2,0	23,4	-	0,2 a 0,5	0,5 a 1,0
Varizes (> 4 mm)	0,5 a 1,0	2,0 a 5,0	-	-	0,5 a 1,0	0,75 a 2,5

Para telangiectasias e veias reticulares, geralmente é necessário menos de 1 mL em cada local de injeção. Além disso, uma conferência europeia de consenso sobre escleroterapia em espuma em 2006 recomendou que a dose máxima seja limitada a menos de 10 mL por sessão.[88]

Como descrito anteriormente, os esclerosantes espumados são preparados por um médico imediatamente antes da injeção usando o método de Tessari.[81]

A escleroterapia deve ser realizada em um ambiente quente e confortável, com o paciente deitado de costas ou de bruços, dependendo das áreas a serem injetadas. A iluminação adequada é essencial e as luzes especializadas para veias podem ser usadas para ampliação e melhor visualização das veias mais profundas. Os esclerosantes são tipicamente injetados com agulhas de calibre 30 ou 32 acopladas a seringas de 3 mL, mas agulhas borboleta também podem ser usadas. Primeiro, a área de tratamento é limpa com grandes quantidades de álcool isopropílico usando bolas de algodão. A agulha deve ser dobrada a 45 graus para facilitar uma abordagem paralela à pele e uma canulação percutânea eficaz da veia-alvo. Um segmento relativamente linear da veia deve ser escolhido como local de acesso para facilitar a canulação bem-sucedida. O esclerosante deve ser injetado lentamente sob baixa pressão para evitar ruptura. O desaparecimento imediato da veia-alvo, começando proximalmente e estendendo-se distalmente, é visualizado quando de uma injeção bem-sucedida. Após alguns segundos, o sangue flui de volta para as veias e as veias tratadas com sucesso desenvolverão pápulas eritematosas. A injeção deve ser interrompida imediatamente caso uma bolha se desenvolva ou o desaparecimento da veia-alvo não for observado, já que provavelmente o esclerosante está infiltrando à derme. A escleroterapia espumada e a escleroterapia líquida normalmente requerem uma ou duas sessões de tratamento e duas ou três sessões de tratamento, respectivamente.

O STS está disponível nas concentrações de 1% e 3%, e o polidocanol está disponível nas concentrações de 0,5% e 1%. O STS é tipicamente diluído até chegar em 0,25% para tratar telangiectasias e 0,5% para tratar veias reticulares. Da mesma forma, o polidocanol é tipicamente diluído para 0,5% para tratar telangiectasias e 1% para tratar veias reticulares. A solução salina hipertônica está disponível em uma concentração de 23,4%, que pode ser diluída até chegar em 11,7% para o tratamento *off-label* de telangiectasias finas e outras pequenas veias. Por fim, a glicerina está disponível como uma solução de 72%, que é composta na proporção de 2:1 com 1% de lidocaína e epinefrina para o tratamento *off-label* de telangiectasias e veias reticulares.

10.4.3 Flebectomia Ambulatorial

A flebectomia ambulatorial, também conhecida como flebectomia de Muller, é usada sozinha ou em conjunto com ablação térmica e não térmica para tratar veias varicosas superficiais sob anestesia local. Um passo crítico para uma flebectomia ambulatorial bem-sucedida é o mapeamento pré-operatório preciso das varicosidades com o paciente em posição ereta, visto que muitas varicosidades desaparecem quando o paciente está deitado. O mapeamento por transiluminação com luzes especializadas para veias também pode ser usado para uma melhor visualização. A principal vantagem da flebectomia ambulatorial é o excelente resultado estético devido ao tamanho pequeno das microincisões. Primeiramente, a pele que recobre as veias varicosas é anestesiada com injeções superficiais de lidocaína a 1% sem epinefrina ou com concentrações muito diluídas de epinefrina (1:25.000). A anestesia tumescente é comumente usada em áreas de tratamento maiores, pois aumenta o conforto e a segurança do paciente, especialmente ao combinar a flebectomia ambulatorial com modalidades de ablação térmica, como a EVLA. A anestesia tumescente também é vantajosa porque facilita a extração da veia por hidrodissecção da veia de aderências fibrosas ao infiltrar a gordura sob pressão.

Microincisões de 1 a 3 mm de comprimento sobre as veias varicosas devem ser feitas com uma lâmina nº 11 (ou agulha 18) paralela ao eixo longo da perna (vertical), exceto ao redor do joelho, onde devem ser feitas paralelas às linhas de tensão relaxadas da pele (horizontais). As microincisões devem ser espaçadas aproximadamente de 3 a 5 cm uma da outra, mas a distância exata dependerá do tamanho e da orientação da veia. As microincisões não devem ser alargadas com um hemostato, pois o trauma pode aumentar o risco de PIH. Ganchos são os instrumentos principais usados na flebectomia ambulatorial e, embora muitas formas e tamanhos existam, a maioria é uma modificação simples do gancho original projetado por Muller. O gancho é cuidadosamente inserido através da microincisão, evitando traumatizar acidentalmente a margem da ferida. A veia-alvo é exteriorizada puxando-a lentamente e com delicadeza através da microincisão. O gancho raramente precisa ser inserido a mais de 2 a 3 mm abaixo da pele. Uma vez exteriorizada, a veia é segurada com uma pinça mosquito e aplica-se tração para levantar a veia através da pele. A veia é então segurada com uma segunda pinça mosquito e dividida com tesouras. As duas extremidades são extraídas independentemente da microincisão usando uma combinação de movimentos circulares lentos e deliberados e tração para liberar aderências e soltar o segmento mais longo da veia varicosa, tanto quanto possível. Ao puxar uma veia, a pele adjacente à microincisão pode ficar com uma depressão. Isso é uma aderência fibrosa da veia varicosa e indica a localização da próxima microincisão. Se a veia varicosa se romper, muitas vezes é mais fácil e seguro fazer microincisões adicionais em vez de tentar recuperar a veia quebrada através da microincisão original. Se ocorrer sangramento significativo, o paciente deve ser colocado na posição de Trendelenburg com pressão firme aplicada a cada microincisão usando um dedo enluvado. A maioria das microincisões não precisa ser fechada e cicatriza sem marcas perceptíveis. As microincisões podem ser fechadas para hemostasia com sutura absorvível ou não absorvível 5-0/6-0 ou Steri-Strips.

10.5 Instruções Pós-Operatórias

Um elemento crítico nos cuidados pós-operatórios para a maioria dos tratamentos de veias nas pernas é a terapia de compressão. Após a ablação térmica (EVLA, RFA, EVSA) da GSV,

Quadro 10.5 Características das meias de compressão

Meias de Compressão	Tratamento	Indicações
Classe III (30 a 40 mmHg)	▪ Ablação térmica (EVLA, RFA, EVSA) ▪ Ablação não térmica (UGFS, Varithena, ClariVein, VenaSeal)	▪ Refluxo de GSV/SSV ▪ Veia varicosa grave ▪ Úlceras venosas nas pernas ▪ Edema grave ▪ Linfedema
Classe II (20 a 30 mmHg)	▪ Escleroterapia (líquida, em espuma)	▪ Veias varicosas leves a moderadas ▪ Veias reticulares ▪ Telangiectasias
Classe I (15 a 20 mmHg)	▪ Escleroterapia (líquida)	▪ Telangiectasias

Abreviações: EVLA, ablação endovenosa a *laser*; EVSA, ablação endovenosa a vapor; GSV, veia safena magna; RFA, ablação por radiofrequência; SSV, veia safena parva; UGFS, escleroterapia de espuma guiada por ultrassom

meias de compressão até a coxa são usadas continuamente por 2 a 3 dias e, em seguida, diariamente por 3 semanas.

Embora falte evidência que apoie a eficácia das meias de compressão para melhorar os resultados clínicos após a ablação térmica, elas podem reduzir a dor e melhorar a função física durante a primeira semana após o tratamento.[89-91] Meias de compressão classe III (30 a 40 mmHg) são as mais frequentemente prescritas. Os pacientes são instruídos a caminhar no consultório por 20 a 30 minutos antes de colocar as meias de compressão (▶ Quadro 10.5). Os pacientes são incentivados a retomar atividades normais nas primeiras 24 horas após o procedimento, incluindo caminhada conforme tolerado, para reduzir o risco de complicações trombóticas. Banhos quentes, corrida e levantamento de peso pesado devem ser evitados por 1 a 2 semanas. Os pacientes devem ser avaliados quanto ao fluxo dentro da GSV e quanto à extensão de um trombo juncional na veia femoral com ultrassonografia dúplex 1 semana após o tratamento. O acompanhamento geralmente ocorre 1 semana e 2 a 6 meses depois do procedimento para avaliar sua eficácia a curto prazo.

Os cuidados pós-operatórios para pacientes submetidos a UGFS, Varithena, ClariVein e VenaSeal são semelhantes. Embora meias de compressão até a coxa (30 a 40 mmHg) sejam comumente prescritas após UGFS, não há evidência que apoie a eficácia dessa intervenção. Da mesma forma, meias de compressão até a coxa também são frequentemente prescritas após o tratamento com Varithena e ClariVein. Notoriamente, nenhuma compressão é necessária após o tratamento com VenaSeal devido ao seu mecanismo de ação exclusivo com a cola de cianoacrilato.

Ao contrário da ablação térmica e não térmica da GSV, a terapia de compressão após a escleroterapia de veias varicosas, veias reticulares e telangiectasias é essencial, pois permite que as paredes das veias permaneçam próximas, maximizando o dano endotelial. A terapia de compressão após a escleroterapia melhora a remoção clínica dos vasos e reduz o risco de hematomas e PIH.[92,93] Bolas de algodão com fita adesiva são aplicadas ao longo do curso das veias varicosas tratadas com escleroterapia em espuma por 24 horas. Meias de compressão classe II (20 a 30 mmHg) são geralmente prescritas após o tratamento de veias reticulares e varicosas. Meias de compressão de classe I de venda livre (15 a 20 mmHg) são recomendadas se apenas telangiectasias forem tratadas. As meias de compressão são usadas continuamente nos primeiros 1 a 22 dias e, em seguida, diariamente por 2 a 3 semanas, sendo que o período mais crítico para o seu uso aparenta ser os primeiros 3 dias.[94] Vale ressaltar que as meias de compressão devem cobrir toda a área tratada, sendo recomendadas normalmente as que vão até a coxa pois fontes de refluxo que contribuem para as telangiectasias podem incluir veias reticulares e perfurantes que se estendem acima do joelho, mesmo para tratamentos limitados à parte inferior da perna.

Bolas de algodão e fita não adesiva são aplicadas diretamente nas microincisões após a flebectomia ambulatorial. A perna tratada é então envolvida circunferencialmente do tornozelo à virilha por 48 horas. Os pacientes caminham no consultório por 10 a 15 minutos para garantir que não há sangramento pós-operatório e que o enfaixamento está sendo bem tolerado.

10.6 Potenciais Complicações e Abordagens

Os tipos de complicações são bastante uniformes entre as modalidades de tratamento. Quase todos os pacientes apresentam dor e hematomas após a ablação térmica, que se resolvem em 2 semanas. A EVSA e a RFA parecem estar associadas a menos dor do que a EVLA.[41,45] O uso alternado de 1 g de Tylenol® com 800 mg de ibuprofeno a cada 4 horas é suficiente para o controle da dor na maioria dos pacientes. Quase todos os pacientes também relatam sentir gosto e cheiro de queimado transitórios durante o procedimento.[95] Complicações incomuns incluem leve dormência nas pernas, parestesias, HIP, queimaduras, cicatrizes, hematomas localizados e tromboflebite superficial, todos autolimitados. A tromboflebite superficial tem uma incidência de 5% após RFA e pode ser tratada com compressas quentes e controle da dor.[96] A maioria das complicações autolimitadas da ablação térmica pode ser mitigada através do uso adequado de anestesia tumescente. A incidência de parestesia e queimaduras na pele durante a RFA cai de 14,5% para 1,8% e de 9,1% para 0,5%, respectivamente, com o uso de anestesia tumescente.[42] A incidência de parestesia após EVSA também é muito baixa (2%).[45]

A DVT ocorre em até 5,7% dos casos de EVLA, mais frequentemente pela extensão direta do trombo da GSV para a veia femoral comum.[97,98] PE após a EVLA foi relatada, mas uma correlação direta com uma DVT do procedimento não foi estabelecida.[99] É importante observar que as bolhas de vapor produzidas durante a EVSA colapsam localmente e não conferem risco de embolias aéreas. A anticoagulação deve ser prescrita para a DVT diagnosticada em UF dúplex pós-operatória.

As complicações do UGFS, Varithena, ClariVein e VenaSeal são semelhantes às descritas para as técnicas de ablação térmica. O UGFS tem um risco aumentado de rupturas de veias pequenas, levando a PIH e *matting* telangiectático.[52] A perfuração venosa também é possível com o sistema ClariVein devido à natureza mecânica do dispositivo, mas essa complicação ainda não foi relatada. Não foram relatadas DVT/PE, parestesias significativas ou necrose da pele com o sistema ClariVein.[66] Não houve diferença nas taxas de complicações entre o tratamento com VenaSeal e RFA, mas as taxas de flebite superficial e complicações relacionadas com o dispositivo foram maiores com VenaSeal em comparação com RFA.[48]

As complicações da escleroterapia dependem do tipo, da formulação e da concentração do esclerosante. As complicações mais comuns da escleroterapia são *matting* telangiectásico e PIH. O *matting* telangiectásico, que ocorre após a escleroterapia em 15% a 24% dos casos, refere-se ao desenvolvimento de redes capilares finas na área tratada resultante de neoangiogênese.[100,101] PIH ocorre em aproximadamente 33% dos casos, o que pode ser significativamente reduzido com a terapia de compressão.[100-102] O risco de *matting* telangiectásico e PIH pode ser minimizado injetando a perna enquanto elevada, sob pressão mínima, com a mínima concentração e volume de esclerosante necessários e prescrevendo meias de compressão pós-operatórias. Os tipos de pele Fitzpatrick IV a VI devem ser tratados com concentrações e volumes menores de esclerosantes, pois esses pacientes têm o maior risco de desenvolver PIH após a escleroterapia. Testar o procedimento antes em uma pequena área de teste também pode ser considerado. Além disso, o coágulo pós-escleroterapia presente em veias reticulares e varicosas deve ser extraído com uma lâmina nº 11 para minimizar o risco de PIH, evitando a deposição de hemossiderina proveniente da extravasação de eritrócitos. Embora a PIH se resolva dentro de 6 meses em 70% dos casos, podem ser prescritos a proteção solar e evitar radiação ultravioleta, *laser* Q-switched, hidroquinona e retinoides tópicos, principalmente quando há um componente inflamatório.[94,101-103]

Complicações incomuns e autolimitadas incluem extravasamento de esclerosante levando a necrose cutânea, tromboflebite superficial, tosse e perturbações visuais transitórias, incluindo escotomas.[101] A necrose cutânea e as úlceras podem cicatrizar bem com cuidados adequados da ferida envolvendo petrolato e curativos oclusivos. O extravasamento pode ser evitado usando técnica adequada de injeção, injetando lentamente, visualizando o fluxo do esclerosante nas veias tratadas e interrompendo imediatamente se uma bolha se formar. Pasta de nitroglicerina a 2% pode ser aplicada se ocorrer branqueamento, e a massagem pode ser útil para resolver bolhas. Além disso, compressão apertada demais deve ser evitada sobre locais ósseos com alto risco de ulceração, incluindo o tornozelo. A tromboflebite superficial ocorre em menos de 1% dos casos em algumas semanas e responde bem à extração de coágulo, uso contínuo de meias de compressão e NSAIDs. Perturbações visuais transitórias são relatadas em menos de 2% dos casos e são descritas como uma forma de aura de enxaqueca resultante da liberação de endotelina-1 das veias tratadas.[104]

Complicações raras e graves da escleroterapia incluem injeções arteriais, danos nos nervos (nervo safeno e sural), DVT/PE, infarto do miocárdio e anafilaxia.[105-107] Embora todos os esclerosantes apresentem algum risco, o polidocanol está associado a reações alérgicas muito raras, um risco muito baixo de necrose cutânea e muito pouca dor com a injeção. Necrose cutânea e PIH podem ocorrer com extravasamento de STS, mas o risco de *matting* telangiectásico parece ser menor.[71,73] A solução salina hipertônica está associada à dor mais intensa na injeção, provavelmente devido à irritação das terminações nervosas livres.[108] Finalmente, a glicerina raramente causa necrose por extravasamento e PIH e tem um baixo risco de anafilaxia.

A escleroterapia em espuma apresenta desafios únicos devido à injeção de bolhas de gás.[109]Complicações graves, incluindo ataques isquêmicos transitórios, assim como aperto no peito e tosse, são bastante raras, e a maioria está associada ao UGFS envolvendo grandes quantidades de solução de espuma.[106,110,111] Entretanto, a maioria dos eventos neurológicos é considerada fisiologicamente relacionada com dores de cabeça de enxaqueca relativas à liberação local de endotelina da veia tratada, em vez das bolhas de gás migrando para o cérebro.[88,112,113] Além disso, a presença de bolhas de gás não necessariamente se correlaciona com sintomas neurológicos. É importante observar que o Varithena pode ter um risco menor de complicações cerebrovasculares de embolias gasosas em pacientes de alto risco com *shunts* da direita para a esquerda.[114] Se os sintomas neurológicos estiverem presentes, a administração de oxigênio e o encaminhamento imediato a um centro de AVC são recomendados.

10.6.1 Flebectomia Ambulatorial

Vantagens relatadas da flebectomia ambulatorial em relação à escleroterapia incluem um menor risco de cicatrizes e PIH. As cicatrizes podem ser ainda mais reduzidas garantindo que as microincisões sejam o menor possível e minimizando o trauma da pele pelo uso de dissecadores e fórceps. Em uma análise multicêntrica de 36.000 flebectomias ambulatoriais realizadas na França, as complicações foram raras e incluíram *matting* telangiectásico (1,5%), formação de bolhas (1%), tromboflebite superficial (0,05%), PIH (0,03%), sangramento pós-operatório (0,03%), dano nervoso temporário (0,05%) e dano nervoso permanente (0,02%).[115] O *matting* telangiectásico normalmente desaparecerá após vários meses e pode ser prevenido com uma duração mais longa da terapia de compressão. A tromboflebite superficial pode ocorrer alguns dias após o tratamento e é mais bem tratada com terapia de compressão e NSAIDs. Além disso, a extração intraoperatória de nervos sensoriais leva a uma queimação imediata e dor aguda, que, se ocorrerem no tornozelo ou no pé, são mais propensas a resultar em parestesias pós-operatórias temporárias.[116]

Certas áreas da perna, incluindo os pés, regiões pré-tibiais e poplíteas, estão associadas a taxas mais altas de complicações. Microincisões pré-tibiais comumente lesionam vasos linfáticos ascendentes, resultando em seromas e linfoceles.[117] Edema prolongado pode ocorrer após o tratamento do dorso do pé, e pseudocistos linfáticos podem complicar o tratamento da região poplítea. Para uma resolução mais rápida, essas coleções linfáticas podem ser drenadas, seguidas pelo uso de terapia de compressão. Por fim, a aplicação cuidadosa de curativos pós-operatórios é essencial para evitar complicações adicionais, incluindo hematoma, formação de bolhas, dano nervoso, isquemia e sangramento. Por exemplo, a cabeça da fíbula lateral é uma área comum para lesões induzidas por pressão nos nervos fibulares profundo e superficial.

10.7 Pérolas e Armadilhas

10.7.1 Ablação Térmica

- Existe uma heterogeneidade significativa nas definições de eficácia relatadas na literatura, o que destaca a necessidade de padronizar os resultados para permitir comparações de ensaios futuros.[118] Resultados clínicos importantes para os pacientes incluem alívio sintomático, melhora na qualidade de vida, prevenção de úlceras venosas e melhora estética.
- A maioria dos estudos sobre modalidades de ablação térmica relata apenas resultados de curto prazo e poucos estudos relatam resultados após 5 anos. É necessário um acompanhamento a longo prazo adicional para estabelecer a durabilidade desses tratamentos.
- A fibra a *laser* ou a ponta do cateter deve ser visualizada por ultrassom ao longo do procedimento.
- Frequentemente, é mais fácil aplicar anestesia tumescente de proximal para distal, em vez de distal para proximal, ao longo do caminho da GSV.
- Durante o tratamento, uma mão segura a sonda de ultrassom e a outra mão puxa a fibra a *laser* ou o cateter. Um pedal de pé controla a ativação do dispositivo. A fibra a *laser* ou a ponta do cateter deve ser visualizada durante todo o tratamento até sair da veia.
- A ativação da fibra a *laser* ou do cateter deve ser interrompida antes que a ponta seja retirada da veia para evitar uma queimadura na pele. A bainha do cateter também deve ser removida antes da ativação do dispositivo, pois o calor fará com que o plástico do cateter derreta e se quebre em pedaços.
- Use configurações de energia mais baixas abaixo do joelho devido ao aumento do risco de lesão do nervo fibular comum, à medida que ele passa superficialmente ao redor da face lateral do joelho.
- Após o tratamento, aplique pressão no local de acesso venoso para hemostasia.
- Para doença venosa sintomática com refluxo, podem ser necessários até 3 meses de terapia conservadora para que haja a cobertura do seguro de ablação térmica da GSV ou SSV.
- Tenha especial cuidado com a ablação térmica dos segmentos distais da GSV e SSV devido ao alto risco de lesão nervosa resultando em parestesia. Deve-se evitar a ablação térmica da GSV abaixo da panturrilha média a distal, já que o nervo safeno corre proximamente à GSV nessa localização. Da mesma forma, a ablação térmica da SSV deve ser realizada no mínimo até o nível da panturrilha média devido à proximidade do nervo sural.

10.7.2 Ablação Não Térmica

- UGFS pode requerer tratamentos adicionais para alcançar a mesma eficácia que EVLA, RFA ou EVSA.
- Garanta que o local de acesso venoso seja planejado antes de preparar os esclerosantes em espuma usando o método Tessari. É útil que um assistente prepare a espuma enquanto a GSV ou SSV é visualizada com ultrassom no local de acesso planejado.
- Ao realizar escleroterapia líquida, certifique-se de que a agulha esteja dobrada e se aproxime da veia-alvo o mais paralelamente possível à pele para facilitar o acesso percutâneo. Um segmento linear da veia é mais fácil de canular do que um segmento tortuoso.
- Injete esclerosantes lentamente e com baixa pressão.
- Os primeiros 3 dias após a ablação não térmica são o período de tempo mais crítico para usar meias de compressão.
- O VenaSeal é a única modalidade ablativa térmica ou não térmica que não requer meias de compressão após o tratamento.

10.7.3 Flebectomia Ambulatorial

- Evite fazer microincisões diretamente sobre as marcações na pele para evitar tatuá-las.
- As veias varicosas às vezes estão conectadas a veias perfurantes. Ao exteriorizar essas veias varicosas, o paciente pode sentir dor à medida que a tração é aplicada à perfurante.
- A flebectomia ambulatorial pode ser desafiadora de ser realizada na perna pré-tibial e no dorso do pé devido à falta de tecido subcutâneo nessas áreas. A parte anterior do joelho também pode ser difícil devido à pele mais espessa e ao tecido fibroso subjacente.
- Nunca puxe a veia com força para fora da microincisão, pois as veias varicosas são tipicamente frágeis, especialmente em pacientes mais idosos.
- Tenha especial cuidado com a flebectomia na região lateral do joelho. O nervo fibular comum peroneal corre ao longo da cabeça da fíbula lateral e se divide nos nervos fibulares profundo e superficial. A lesão no nervo fibular profundo pode resultar em síndrome do pé caído.

Referências

[1] Bergan JJ, Schmid-Schönbein GW, Smith PD, Nicolaides AN, Boisseau MR, Eklof B. Chronic venous disease. N Engl J Med. 2006; 355(5): 488–498

[2] Evans CJ, Fowkes FG, Ruckley CV, Lee AJ. Prevalence of varicose veins and chronic venous insufficiency in men and women in the general population: Edinburgh Vein Study. J Epidemiol Community Health. 1999; 53(3):149–153

[3] McGuckin M, Waterman R, Brooks J, et al. Validation of venous leg ulcer guidelines in the United States and United Kingdom. Am J Surg. 2002; 183(2):132–137

[4] Kahn SR, M'lan CE, Lamping DL, Kurz X, Bérard A, Abenhaim LA, VEINES Study Group. Relationship between clinical classification of chronic venous disease and patient-reported quality of life: results from an international cohort study. J Vasc Surg. 2004; 39 (4):823–828

[5] Franks PJ, Moffatt CJ. Health related quality of life in patients with venous ulceration: use of the Nottingham health profile. Qual Life Res. 2001; 10(8):693–700

[6] van Korlaar I, Vossen C, Rosendaal F, Cameron L, Bovill E, Kaptein A. Quality of life in venous disease. Thromb Haemost. 2003; 90(1): 27–35

[7] Kaplan RM, Criqui MH, Denenberg JO, Bergan J, Fronek A. Quality of life in patients with chronic venous disease: San Diego population study. J Vasc Surg. 2003; 37(5):1047–1053

[8] Carpentier PH, Cornu-Thénard A, Uhl JF, Partsch H, Antignani PL, Société Française de Médecine Vasculaire, European Working Group on the Clinical Characterization of Venous Disorders. Appraisal of the information content of the C classes of CEAP clinical classification of chronic venous disorders: a multicenter evaluation of 872 patients. J Vasc Surg. 2003; 37(4):827–833

[9] Eklöf B, Rutherford RB, Bergan JJ, et al. American Venous Forum International Ad Hoc Committee for Revision of the CEAP Classification. Revision of the CEAP classification for chronic venous disorders: consensus statement. J Vasc Surg. 2004; 40(6):1248–1252

[10] Porter JM, Moneta GL, International Consensus Committee on Chronic Venous Disease. Reporting standards in venous disease: an update. J Vasc Surg. 1995; 21(4):635–645

[11] Maurins U, Hoffmann BH, Lösch C, Jöckel KH, Rabe E, Pannier F. Distribution and prevalence of reflux in the superficial and deep venous system in the general population: results from the Bonn Vein Study, Germany. J Vasc Surg. 2008; 48(3):680–687
[12] Barwell JR, Davies CE, Deacon J, et al. Comparison of surgery and compression with compression alone in chronic venous ulceration (ESCHAR study): randomised controlled trial. Lancet. 2004; 363 (9424):1854–1859
[13] Tenbrook JA, Jr, Iafrati MD, O'donnell TF, Jr, et al. Systematic review of outcomes after surgical management of venous disease incorporating subfascial endoscopic perforator surgery. J Vasc Surg. 2004; 39(3): 583–589
[14] Samuel N, Carradice D, Wallace T, Smith GE, Chetter IC. Endovenous thermal ablation for healing venous ulcers and preventing recurrence. Cochrane Database Syst Rev. 2013(10):CD009494
[15] Gohel MS, Heatley F, Liu X, et al. EVRA Trial Investigators. A randomized trial of early endovenous ablation in venous ulceration. N Engl J Med. 2018; 378(22):2105–2114
[16] Abdul-Haqq R, Almaroof B, Chen BL, Panneton JM, Parent FN. Endovenous laser ablation of great saphenous vein and perforator veins improves venous stasis ulcer healing. Ann Vasc Surg. 2013; 27 (7):932–939
[17] Motykie GD, Caprini JA, Arcelus JI, Reyna JJ, Overom E, Mokhtee D. Evaluation of therapeutic compression stockings in the treatment of chronic venous insufficiency. Dermatol Surg. 1999; 25(2):116–120
[18] Andreozzi GM, Cordova R, Scomparin MA, Martini R, D'Eri A, Andreozzi F, Quality of Life Working Group on Vascular Medicine of SIAPAV. Effects of elastic stocking on quality of life of patients with chronic venous insufficiency. An Italian pilot study on Triveneto Region. Int Angiol. 2005; 24(4):325–329
[19] Gohel MS, Barwell JR, Taylor M, et al. Long term results of compression therapy alone versus compression plus surgery in chronic venous ulceration (ESCHAR): randomised controlled trial. BMJ. 2007; 335(7610):83
[20] Wolf B, Brittenden J. Surgical treatment of varicose veins. J R Coll Surg Edinb. 2001; 46(3):154–158
[21] Rutgers PH, Kitslaar PJ. Randomized trial of stripping versus high ligation combined with sclerotherapy in the treatment of the incompetent greater saphenous vein. Am J Surg. 1994; 168(4):311– 315
[22] Michaels JA, Campbell WB, Brazier JE, et al. Randomised clinical trial, observational study and assessment of cost-effectiveness of the treatment of varicose veins (REACTIV trial). Health Technol Assess. 2006; 10(13):1–196, iii–iv
[23] Lurie F, Creton D, Eklof B, et al. Prospective randomized study of endovenous radiofrequency obliteration (closure procedure) versus ligation and stripping in a selected patient population (EVOLVeS Study). J Vasc Surg. 2003; 38(2):207–214
[24] van den Bos R, Arends L, Kockaert M, Neumann M, Nijsten T. Endovenous therapies of lower extremity varicosities: a metaanalysis. J Vasc Surg. 2009; 49(1):230–239
[25] Min RJ, Khilnani N, Zimmet SE. Endovenous laser treatment of saphenous vein reflux: long-term results. J Vasc Interv Radiol. 2003; 14(8):991–996
[26] Ostler AE, Holdstock JM, Harrison CC, Price BA, Whiteley MS. Striptract revascularization as a source of recurrent venous reflux following high saphenous tie and stripping: results at 5–8 years after surgery. Phlebology. 2015; 30(8):569–572
[27] Pan Y, Zhao J, Mei J, Shao M, Zhang J. Comparison of endovenous laser ablation and high ligation and stripping for varicose vein treatment: a meta-analysis. Phlebology. 2014; 29(2):109–119
[28] Rasmussen LH, Lawaetz M, Bjoern L, Vennits B, Blemings A, Eklof B. Randomized clinical trial comparing endovenous laser ablation, radiofrequency ablation, foam sclerotherapy and surgical stripping for great saphenous varicose veins. Br J Surg. 2011; 98(8):1079–1087
[29] Siribumrungwong B, Noorit P, Wilasrusmee C, Attia J, Thakkinstian A. A systematic review and meta-analysis of randomised controlled trials comparing endovenous ablation and surgical intervention in patients with varicose vein. Eur J Vasc Endovasc Surg. 2012; 44(2): 214–223
[30] Nesbitt C, Bedenis R, Bhattacharya V, Stansby G. Endovenous ablation (radiofrequency and laser) and foam sclerotherapy versus open surgery for great saphenous vein varices. Cochrane Database Syst Rev. 2014(7):CD005624
[31] Fan CM, Rox-Anderson R. Endovenous laser ablation: mechanism of action. Phlebology. 2008; 23(5):206–213
[32] Proebstle TM, Lehr HA, Kargl A, et al. Endovenous treatment of the greater saphenous vein with a 940-nm diode laser: thrombotic occlusion after endoluminal thermal damage by laser-generated steam bubbles. J Vasc Surg. 2002; 35(4):729–736
[33] Navarro L, Min RJ, Boné C. Endovenous laser: a new minimally invasive method of treatment for varicose veins: preliminary observations using an 810nm diode laser. Dermatol Surg. 2001; 27 (2):117–122
[34] Min RJ, Zimmet SE, Isaacs MN, Forrestal MD. Endovenous laser treatment of the incompetent greater saphenous vein. J Vasc Interv Radiol. 2001; 12(10):1167–1171
[35] Disselhoff BC, der Kinderen DJ, Kelder JC, Moll FL. Five-year results of a randomised clinical trial of endovenous laser ablation of the great saphenous vein with and without ligation of the saphenofemoral junction. Eur J Vasc Endovasc Surg. 2011; 41(5):685–690
[36] Kabnick LS. Outcome of different endovenous laser wavelengths for great saphenous vein ablation. J Vasc Surg. 2006; 43(1):88–93
[37] Proebstle TM, Moehler T, Gül D, Herdemann S. Endovenous treatment of the great saphenous vein using a 1,320nm Nd:YAG laser causes fewer side effects than using a 940nm diode laser. Dermatol Surg. 2005; 31(12):1678–1683, discussion 1683–1684
[38] Goodyear SJ, Nyamekye IK. Radiofrequency ablation of varicose veins: best practice techniques and evidence. Phlebology. 2015; 30(2) Suppl:9–17
[39] Weiss RA, Weiss MA. Controlled radiofrequency endovenous occlusion using a unique radiofrequency catheter under duplex guidance to eliminate saphenous varicose vein reflux: a 2-year follow-up. Dermatol Surg. 2002; 28(1):38–42
[40] Helmy ElKaffas K, ElKashef O, ElBaz W. Great saphenous vein radiofrequency ablation versus standard stripping in the management of primary varicose veins-a randomized clinical trial. Angiology. 2011; 62(1):49–54
[41] Ahadiat O, Higgins S, Ly A, Nazemi A, Wysong A. Review of endovenous thermal ablation of the great saphenous vein: endovenous laser therapy versus radiofrequency ablation. Dermatol Surg. 2018; 44(5):679–688
[42] Merchant RF, Pichot O, Myers KA. Four-year follow-up on endovascular radiofrequency obliteration of great saphenous reflux. Dermatol Surg. 2005; 31(2):129–134
[43] van den Bos RR, Milleret R, Neumann M, Nijsten T. Proof-of-principle study of steam ablation as novel thermal therapy for saphenous varicose veins. J Vasc Surg. 2011; 53(1):181–186
[44] Milleret R, Huot L, Nicolini P, et al. Great saphenous vein ablation with steam injection: results of a multicentre study. Eur J Vasc Endovasc Surg. 2013; 45(4):391–396
[45] van den Bos RR, Malskat WS, De Maeseneer MG, et al. Randomized clinical trial of endovenous laser ablation versus steam ablation (LAST trial) for great saphenous varicose veins. Br J Surg. 2014; 101 (9):1077–1083
[46] Kugler NW, Brown KR. An update on the currently available nonthermal ablative options in the management of superficial venous disease. J Vasc Surg Venous Lymphat Disord. 2017; 5(3):422–429
[47] Proebstle TM, Alm J, Dimitri S, et al. The European multicenter cohort study on cyanoacrylate embolization of refluxing great saphenous veins. J Vasc Surg Venous Lymphat Disord. 2015; 3(1):2–7
[48] Morrison N, Gibson K, McEnroe S, et al. Randomized trial comparing cyanoacrylate embolization and radiofrequency ablation for incompetent great saphenous veins (VeClose). J Vasc Surg. 2015; 61 (4):985–994

[49] Duffy DM. Sclerosants: a comparative review. Dermatol Surg. 2010; 36 Suppl 2:1010–1025
[50] American Academy of Dermatology. Guidelines of care for sclerotherapy treatment of varicose and telangiectatic leg veins. J Am Acad Dermatol. 1996; 34(3):523–528
[51] Rabe E, Breu FX, Cavezzi A, et al. Guideline Group. European guidelines for sclerotherapy in chronic venous disorders. Phlebology. 2014; 29(6):338–354
[52] Hamel-Desnos C, Allaert FA. Liquid versus foam sclerotherapy. Phlebology. 2009; 24(6):240–246
[53] Myers KA, Jolley D, Clough A, Kirwan J. Outcome of ultrasoundguided sclerotherapy for varicose veins: medium-term results assessed by ultrasound surveillance. Eur J Vasc Endovasc Surg. 2007; 33(1):116–121
[54] Darvall KA, Bate GR, Bradbury AW. Patient-reported outcomes 5–8 years after ultrasound-guided foam sclerotherapy for varicose veins. Br J Surg. 2014; 101(9):1098–1104
[55] Belcaro G, Nicolaides AN, Ricci A, et al. Endovascular sclerotherapy, surgery, and surgery plus sclerotherapy in superficial venous incompetence: a randomized, 10-year follow-up trial—final results. Angiology. 2000; 51(7):529–534
[56] Biemans AA, Kockaert M, Akkersdijk GP, et al. Comparing endovenous laser ablation, foam sclerotherapy, and conventional surgery for great saphenous varicose veins. J Vasc Surg. 2013; 58(3):727–34.e1
[57] Chapman-Smith P, Browne A. Prospective five-year study of ultrasound-guided foam sclerotherapy in the treatment of great saphenous vein reflux. Phlebology. 2009; 24(4):183–188
[58] Blaise S, Bosson JL, Diamand JM. Ultrasound-guided sclerotherapy of the great saphenous vein with 1% vs. 3% polidocanol foam: a multicentre double-blind randomised trial with 3-year follow-up. Eur J Vasc Endovasc Surg. 2010; 39(6):779–786
[59] Hamel-Desnos CM, Guias BJ, Desnos PR, Mesgard A. Foam sclerotherapy of the saphenous veins: randomised controlled trial with or without compression. Eur J Vasc Endovasc Surg. 2010; 39(4): 500–507
[60] Shadid N, Ceulen R, Nelemans P, et al. Randomized clinical trial of ultrasound-guided foam sclerotherapy versus surgery for the incompetent great saphenous vein. Br J Surg. 2012; 99(8):1062–1070
[61] Pang KH, Bate GR, Darvall KA, Adam DJ, Bradbury AW. Healing and recurrence rates following ultrasound-guided foam sclerotherapy of superficial venous reflux in patients with chronic venous ulceration. Eur J Vasc Endovasc Surg. 2010; 40(6):790–795
[62] Gonzalez-Zeh R, Armisen R, Barahona S. Endovenous laser and echoguided foam ablation in great saphenous vein reflux: one-year follow-up results. J Vasc Surg. 2008; 48(4):940–946
[63] Todd KL, III, Wright DI, VANISH-2 Investigator Group. The VANISH-2 study: a randomized, blinded, multicenter study to evaluate the efficacy and safety of polidocanol endovenous microfoam 0.5% and 1.0% compared with placebo for the treatment of saphenofemoral junction incompetence. Phlebology. 2014; 29(9):608–618
[64] King JT, O'Byrne M, Vasquez M, Wright D, VANISH-1 Investigator Group. Treatment of truncal incompetence and varicose veins with a single administration of a new polidocanol endovenous microfoam preparation improves symptoms and appearance. Eur J Vasc Endovasc Surg. 2015; 50(6):784–793
[65] van Eekeren RR, Boersma D, Holewijn S, Werson DA, de Vries JP, Reijnen MM. Mechanochemical endovenous ablation for the treatment of great saphenous vein insufficiency. J Vasc Surg Venous Lymphat Disord. 2014; 2(3):282–288
[66] Witte ME, Reijnen MM, de Vries JP, Zeebregts CJ. Mechanochemical endovenous occlusion of varicose veins using the ClariVein® device. Surg Technol Int. 2015; 26:219–225
[67] Elias S, Raines JK. Mechanochemical tumescentless endovenous ablation: final results of the initial clinical trial. Phlebology. 2012; 27 (2):67–72
[68] Bishawi M, Bernstein R, Boter M, et al. Mechanochemical ablation in patients with chronic venous disease: a prospective multicenter report. Phlebology. 2014; 29(6):397–400
[69] Almeida JI, Javier JJ, Mackay E, Bautista C, Proebstle TM. First human use of cyanoacrylate adhesive for treatment of saphenous vein incompetence. J Vasc Surg Venous Lymphat Disord. 2013; 1(2):174– 180
[70] Palm MD, Guiha IC, Goldman MP. Foam sclerotherapy for reticular veins and nontruncal varicose veins of the legs: a retrospective review of outcomes and adverse effects. Dermatol Surg. 2010; 36 Suppl 2:1026–1033
[71] Schwartz L, Maxwell H. Sclerotherapy for lower limb telangiectasias. Cochrane Database Syst Rev. 2011(12):CD008826
[72] Rabe E, Schliephake D, Otto J, Breu FX, Pannier F. Sclerotherapy of telangiectases and reticular veins: a double-blind, randomized, comparative clinical trial of polidocanol, sodium tetradecyl sulphate and isotonic saline (EASI study). Phlebology. 2010; 25(3):124–131
[73] Tisi PV, Beverley C, Rees A. Injection sclerotherapy for varicose veins. Cochrane Database Syst Rev. 2006(4):CD001732
[74] Kabnick LS, Ombrellino M. Ambulatory phlebectomy. Semin Intervent Radiol. 2005; 22(3):218–224
[75] Ramelet AA. Phlebectomy. Technique, indications and complications. Int Angiol. 2002; 21(2) Suppl 1:46–51
[76] MarstonWA, Crowner J, Kouri A, Kalbaugh CA. Incidence of venous leg ulcer healing and recurrence after treatment with endovenous laser ablation. J Vasc Surg Venous Lymphat Disord. 2017; 5(4):525–532
[77] Timperman PE. Prospective evaluation of higher energy great saphenous vein endovenous laser treatment. J Vasc Interv Radiol. 2005; 16(6):791–794
[78] Proebstle TM, Moehler T, Herdemann S. Reduced recanalization rates of the great saphenous vein after endovenous laser treatment with increased energy dosing: definition of a threshold for the endovenous fluence equivalent. J Vasc Surg. 2006; 44(4):834–839
[79] Zikorus AW, Mirizzi MS. Evaluation of setpoint temperature and pullback speed on vein adventitial temperature during endovenous radiofrequency energy delivery in an in-vitro model. Vasc Endovascular Surg. 2004; 38(2):167–174
[80] Devereux N, Recke AL, Westermann L, Recke A, Kahle B. Catheterdirected foam sclerotherapy of great saphenous veins in combination with pre-treatment reduction of the diameter employing the principals of perivenous tumescent local anesthesia. Eur J Vasc Endovasc Surg. 2014; 47(2):187–195
[81] Tessari L, Cavezzi A, Frullini A. Preliminary experience with a new sclerosing foam in the treatment of varicose veins. Dermatol Surg. 2001; 27(1):58–60
[82] McAree B, Ikponmwosa A, Brockbank K, Abbott C, Homer-Vanniasinkam S, Gough MJ. Comparative stability of sodium tetradecyl sulphate (STD) and polidocanol foam: impact on vein damage in an invitro model. Eur J Vasc Endovasc Surg. 2012; 43(6):721–725
[83] Rabe E, Pannier F, for the Guideline Group. Indications, contraindications and performance: European Guidelines for Sclerotherapy in Chronic Venous Disorders. Phlebology. 2014; 29 (1) s uppl:26–33
[84] Kahle B, Leng K. Efficacy of sclerotherapy in varicose veins: prospective, blinded, placebo-controlled study. Dermatol Surg. 2004; 30(5):723–728, discussion 728
[85] Palm MD. Commentary: choosing the appropriate sclerosing concentration for vessel diameter. Dermatol Surg. 2010; 36 Suppl 2: 982
[86] Sadick NS. Choosing the appropriate sclerosing concentration for vessel diameter. Dermatol Surg. 2010; 36 Suppl 2:976–981
[87] Erkin A, Kosemehmetoglu K, Diler MS, Koksal C. Evaluation of the minimum effective concentration of foam sclerosant in an ex-vivo study. Eur J Vasc Endovasc Surg. 2012; 44(6):593–597
[88] Breu FX, Guggenbichler S, Wollmann JC. 2nd European Consensus Meeting on Foam Sclerotherapy 2006, Tegernsee, Germany. Vasa. 2008; 37 Suppl 71:1–29
[89] Bakker NA, Schieven LW, Bruins RM, van den Berg M, Hissink RJ. Compression stockings after endovenous laser ablation of the

great saphenous vein: a prospective randomized controlled trial. Eur J Vasc Endovasc Surg. 2013; 46(5):588–592
[90] Ayo D, Blumberg SN, Rockman CR, et al. Compression versus no compression after endovenous ablation of the great saphenous vein: a randomized controlled trial. Ann Vasc Surg. 2017; 38:72–77
[91] Ye K, Wang R, Qin J, et al. Post-operative benefit of compression therapy after endovenous laser ablation for uncomplicated varicose veins: a randomised clinical trial. Eur J Vasc Endovasc Surg. 2016; 52 (6):847–853
[92] Nootheti PK, Cadag KM, Magpantay A, Goldman MP. Efficacy of graduated compression stockings for an additional 3 weeks after sclerotherapy treatment of reticular and telangiectatic leg veins. Dermatol Surg. 2009; 35(1):53–57, discussion 57–58
[93] Kern P, Ramelet AA, Wütschert R, Hayoz D. Compression after sclerotherapy for telangiectasias and reticular leg veins: a randomized controlled study. J Vasc Surg. 2007; 45(6):1212–1216
[94] Weiss RA, Sadick NS, Goldman MP, Weiss MA. Post-sclerotherapy compression: controlled comparative study of duration of compression and its effects on clinical outcome. Dermatol Surg. 1999; 25(2):105–108
[95] Klem TM, Stok M, Grotenhuis BA, et al. Benzopyrene serum concentration after endovenous laser ablation of the great saphenous vein. Vasc Endovascular Surg. 2013; 47(3):213–215
[96] Almeida JI, Raines JK. Radiofrequency ablation and laser ablation in the treatment of varicose veins. Ann Vasc Surg. 2006; 20(4):547–552
[97] Krnic A, Sucic Z. Bipolar radiofrequency induced thermotherapy and 1064nm Nd:Yag laser in endovenous occlusion of insufficient veins: short term follow up results. Vasa. 2011; 40(3):235–240
[98] Puggioni A, Kalra M, Carmo M, Mozes G, Gloviczki P. Endovenous laser therapy and radiofrequency ablation of the great saphenous vein: analysis of early efficacy and complications. J Vasc Surg. 2005; 42(3):488–493
[99] Ravi R, Rodriguez-Lopez JA, Trayler EA, Barrett DA, Ramaiah V, Diethrich EB. Endovenous ablation of incompetent saphenous veins: a large single-center experience. J Endovasc Ther. 2006; 13(2):244– 248
[100] Guex JJ, Schliephake DE, Otto J, Mako S, Allaert FA. The French polidocanol study on long-term side effects: a survey covering 3,357 patient years. Dermatol Surg. 2010; 36 Suppl 2:993–1003
[101] Goldman MP, Sadick NS, Weiss RA. Cutaneous necrosis, telangiectatic matting, and hyperpigmentation following sclerotherapy. Etiology, prevention, and treatment. Dermatol Surg. 1995; 21(1):19–29, quiz 31–32
[102] Georgiev M. Postsclerotherapy hyperpigmentations: a one-year follow-up. J Dermatol Surg Oncol. 1990; 16(7):608–610
[103] Tafazzoli A, Rostan EF, Goldman MP. Q-switched ruby laser treatment for postsclerotherapy hyperpigmentation. Dermatol Surg. 2000; 26 (7):653–656
[104] Frullini A, Da Pozzo E, Felice F, Burchielli S, Martini C, Di Stefano R. Prevention of excessive endothelin-1 release in sclerotherapy: in vitro and in vivo studies. Dermatol Surg. 2014; 40(7):769–775
[105] Marrocco-Trischitta MM, Guerrini P, Abeni D, Stillo F. Reversible cardiac arrest after polidocanol sclerotherapy of peripheral venous malformation. Dermatol Surg. 2002; 28(2):153–155
[106] Ceulen RP, Sommer A, Vernooy K. Microembolism during foam sclerotherapy of varicose veins. N Engl J Med. 2008; 358(14):1525- 1526
[107] Engelberger RP, Ney B, Clair M, et al. Myocardial infarction after ultrasoundguided foam sclerotherapy for varicose veins: a case report and review of the literature of a rare but serious adverse event. Vasa. 2016; 45(3):255–258
[108] Peterson JD, Goldman MP, Weiss RA, et al. Treatment of reticular and telangiectatic leg veins: double-blind, prospective comparative trial of polidocanol and hypertonic saline. Dermatol Surg. 2012; 38(8): 1322–1330
[109] Morrison N, Neuhardt DL. Foam sclerotherapy: cardiac and cerebral monitoring. Phlebology. 2009; 24(6):252–259
[110] Bush RG, Derrick M, Manjoney D. Major neurological events following foam sclerotherapy. Phlebology. 2008; 23(4):189–192
[111] Forlee MV, Grouden M, Moore DJ, Shanik G. Stroke after varicose vein foam injection sclerotherapy. J Vasc Surg. 2006; 43(1):162–164
[112] Frullini A, Barsotti MC, Santoni T, Duranti E, Burchielli S, Di Stefano R. Significant endothelin release in patients treated with foam sclerotherapy. Dermatol Surg. 2012; 38(5):741–747
[113] Frullini A, Felice F, Burchielli S, Di Stefano R. High production of endothelin after foam sclerotherapy: a new pathogenetic hypothesis for neurological and visual disturbances after sclerotherapy. Phlebology. 2011; 26(5):203–208
[114] Regan JD, Gibson KD, Rush JE, Shortell CK, Hirsch SA, Wright DD. Clinical significance of cerebrovascular gas emboli during polidocanol endovenous ultra-low nitrogen microfoam ablation and correlation with magnetic resonance imaging in patients with rightto- left shunt. J Vasc Surg. 2011; 53(1):131–137
[115] Almeida JI, Raines JK. Ambulatory phlebectomy in the office. Perspect Vasc Surg Endovasc Ther. 2008; 20(4):348–355
[116] Ramelet AA. Complications of ambulatory phlebectomy. Dermatol Surg. 1997; 23(10):947–954
[117] Olivencia JA. Complications of ambulatory phlebectomy. Review of 1000 consecutive cases. Dermatol Surg. 1997; 23(1):51–54
[118] Kundu S, Lurie F, Millward SF, et al. American Venous Forum, Society of Interventional Radiology. Recommended reporting standards for endovenous ablation for the treatment of venous insufficiency: joint statement of the American Venous Forum and the Society of Interventional Radiology. J Vasc Surg. 2007; 46(3): 582–589

11 *Lasers* e Luzes no Tratamento da Acne

Samantha Gordon ▪ Jordan Borash ▪ Emmy M. Graber

Resumo

A acne é tradicionalmente tratada através da prescrição de medicamentos tópicos e/ou orais. No entanto, existem pacientes que não desejam utilizar tais medicamentos, têm contraindicações ou não obtêm resultados satisfatórios com eles. Tais pacientes podem ser bons candidatos para o tratamento da acne com dispositivos a *laser* e luz. Uma infinidade desses dispositivos tem sido explorada para o tratamento da acne e neste capítulo revisamos a literatura de dermatologia sobre tais dispositivos, bem como damos conselhos práticos para empregar essa tecnologia em prol dos pacientes com acne.

Palavras-chave: acne, acne vulgar, *lasers*, luzes, dispositivos, *laser* de fosfato de titanil potássio, *laser* de corante pulsado, *lasers* infravermelhos, *laser* de CO_2 fracionado, luz intensa pulsada, luz azul, luz vermelha, terapia fotodinâmica, terapia fotopneumática, dispositivos portáteis para uso doméstico, dispositivos de radiofrequência, microagulhamento com radiofrequência fracionada.

11.1 Introdução

A acne é uma doença multifatorial das glândulas pilossebáceas, resultante da queratinização anormal, aumento da produção de sebo, inflamação e *Propionibacterium acnes* (recentemente reclassificado como *Cutibacterium acnes* e, portanto, referido aqui como *C. acnes*).[1-4] Essa doença afeta de 70% a 87% da população e tem graves consequências psicossociais, com efeitos profundos na qualidade de vida.[1,5] O tratamento em tempo hábil é importante para minimizar os impactos negativos e o potencial de cicatrizes permanentes.[1]

Os tratamentos convencionais para acne *vulgaris* incluíram tradicionalmente retinoides tópicos e orais, antibióticos tópicos e orais e tratamentos baseados em hormônios.[6,7] No entanto, agentes tópicos muitas vezes não são adequados no tratamento de cicatrizes de acne e medicamentos orais têm problemas de segurança, teratogenicidade, resistência e adesão dos pacientes.[1] É relatado que, hoje, a *C. acnes* apresenta resistência superior a 60% aos antibióticos mais comuns usados no tratamento da acne, limitando a utilidade do tratamento padrão.[7] *Lasers* e luzes oferecem alternativas minimamente invasivas para o tratamento da acne, com maior segurança, eficácia e conveniência em comparação com muitos dos tratamentos convencionais.[1,8]

Lasers e luzes tratam a acne por meio de dois mecanismos principais, que têm como alvo a *C. acnes* e/ou as glândulas sebáceas.[1,3] O primeiro mecanismo funciona por meio da fotoativação de porfirinas produzidas por *C. acnes*.[1,3,9] Isto resulta em uma reação fotodinâmica com a produção de radicais livres altamente reativos que, por sua vez, destroem a *C. acnes*.[3,9] A absorção e excitação da porfirina são mais eficientes perto da banda de Soret, ou seja, entre 400 e 430 nm.[9] Portanto, *lasers* e dispositivos de luz que operam dentro desses comprimentos de onda, teoricamente, serão os *lasers* mais eficazes para combater a *C. acnes*. Entretanto, devido ao comprimento de onda da luz relativamente baixo, a profundidade de penetração na pele é limitada e pode impedir que a luz alcance a *C. acnes*.

O segundo mecanismo de ação dos *lasers* e dispositivos de luz que funcionam para melhorar a acne é danificar as glândulas sebáceas. A energia dos *lasers* que tem como alvo principal a água e, por conseguinte, o colágeno como alvo secundário, é convertida em calor na derme, o que causa dano colateral nas glândulas sebáceas.[1] Como isso reduz o sebo disponível, consequentemente também diminui secundariamente a *C. acnes*, cuja sobrevivência depende da presença deste primeiro.[3,9]

Existem muitos *lasers* e fontes de luz diferentes que funcionam com base nestes dois princípios e ambos serão discutidos em cada uma das seções a seguir.

11.2 Modalidades

11.2.1 *Lasers*

Laser de Fosfato de Titanil Potássio

O *laser* de fosfato de titanil potássio (KTP) de 532 nm fornece um comprimento de onda ideal para a fotoativação das porfirinas bacterianas, resultando na produção de radicais livres e na morte das células bacterianas.[3] No entanto, sua baixa profundidade de penetração limita sua capacidade de alcançar a *C. acnes* e, por conseguinte, sua utilidade como tratamento eficaz da acne.

Vários pequenos estudos avaliaram a eficácia do KTP no tratamento da acne. Lee demonstrou uma redução de 60% a 70% das lesões de acne, que aumentou para 80% a 95% quando usado em conjunto com um *laser* de neodímio: granada de ítrio e alumínio (Nd:Yag) de 1.064 nm.[10] Sadick mostrou que o uso do KTP após a terapia fotodinâmica (PDT) melhorou a eficácia do tratamento de 32% para 52%.[7] Yilmaz *et al.* demonstraram uma redução de 26,4% e 39,7% na escala de gravidade da acne de Michaelson (MASS) em 1 e 4 semanas, respectivamente, em pacientes tratados duas vezes por semana com KTP e uma melhora de 21,2% e 31,4% em 1 e 4 semanas, respectivamente, naqueles tratados uma vez por semana.[3]

Apesar dos relatórios acima demonstrarem alguma eficácia, parece não haver consenso sobre a frequência dos tratamentos, variando de a cada 34 dias até a cada 4 semanas.[3,7,10] O número total de tratamentos nos estudos acima variou de 3 a 6.[3,7,10] As configurações também variaram, incluindo tamanhos de ponto de 2 a 4 mm, durações de pulso de 7 a 50 milissegundos e fluências de 5 a 15 J/cm².[3,10] O tempo de acompanhamento foi mínimo em todos os estudos, o que limitou nosso conhecimento sobre a duração do efeito. Os *lasers* KTP são relativamente bem tolerados, com a maioria dos pacientes experimentando eritema mínimo.[3,7] Outros potenciais efeitos colaterais incluem edema, crostas transitórias e alterações pigmentares em pacientes de pele escura.[3]

Laser de Corante Pulsado

O *laser* de corante pulsado (PDL) de 585 ou 595 nm atua mirando a hemoglobina oxigenada, resultando em perturbação endotelial e redução da inflamação. Além disso, reduz a formação de cravos e promove a produção de colágeno através do aquecimento da derme perivascular, estimulando a proliferação de fibroblastos e a expressão de ácido ribonucleico mensageiro (mRNA) de procolágeno.[5,11]

Apesar de seu uso comum no tratamento de lesões vasculares, os estudos sobre sua utilidade na acne são limitados. Vários relatos mostraram apenas uma melhora mínima nas lesões inflamatórias, quando alguma, após múltiplos tratamentos, com resultados de curta duração.[1,5,12,13] Vale ressaltar que Leheta demonstrou que 46,2% dos pacientes tratados com PDL apresentaram melhora acentuada da acne, com resultados mais duradouros do que nos pacientes cuja acne foi tratada com peróxido de benzoíla tópico e tretinoína ou *peelings* químicos com ácido tricloroacético.[5]

Os tratamentos nos estudos relatados variaram de apenas uma ou duas sessões até seis sessões, espaçadas a cada 2 semanas. O *laser* de 585 nm foi utilizado com uma duração de pulso de 350 microssegundos, tamanho de ponto de 7 mm e fluência de 3 J/cm², e o *laser* de 595 nm foi utilizado com uma duração de pulso de 10 milissegundos, tamanho de ponto de 7 mm e fluência de 8 J/cm².[5,12,13]

Os tratamentos são geralmente bem tolerados, com a maioria dos pacientes experimentando apenas eritema transitório leve e dor leve.[1,5,11,13]

Lasers Infravermelhos

Laser *de 650 microssegundos a 1.064 nm*

O *laser* de 650 microssegundos a 1.064 nm foi aprovado pela FDA para o tratamento de acne inflamatória leve a moderada. Ele reduz a inflamação da acne danificando as glândulas sebáceas através do aquecimento massivo da derme. Além disso, ele coagula os vasos na derme, resultando em uma redução do suprimento sanguíneo ao redor da unidade pilossebácea. Um estudo randomizado duplo-cego controlado recente utilizando esse *laser* demonstrou sua eficácia. Composto por 20 indivíduos com acne moderada ou grave, metade dos pacientes no estudo recebeu tratamentos a *laser*, enquanto a outra metade recebeu tratamentos a *laser* falsos. Os indivíduos foram tratados nas semanas 0, 2, 4 e 8, com uma última visita de acompanhamento na semana 12. Os tratamentos foram realizados sem anestesia. O grupo de tratamento apresentou uma diminuição das lesões inflamatórias em 42% na semana 12, em comparação com uma diminuição de 26% nas lesões inflamatórias no grupo de tratamento falso. Foi notado apenas eritema transitório de minutos após cada tratamento.[14] Embora o *laser* de 650 microssegundos a 1.064 nm se mostre promissor, mais estudos são necessários em uma população maior e com períodos de acompanhamento mais longos para determinar sua eficácia no tratamento da acne.

Laser *Nd:Yag de 1.060 nm com micropartículas de ouro*

Uma abordagem de tratamento de acne com *lasers* mais recentes é a que faz uma pré-aplicação de micropartículas de ouro. Essas micropartículas de ouro são compostas por um revestimento externo de ouro envolvendo um núcleo de sílica. Após a massagem com essas partículas na pele e consequente penetração na unidade pilossebácea, é empregado um *laser* de 1.064 nm. O ouro absorve preferencialmente a luz na faixa de comprimento de onda de 1.064 nm, facilitando uma reação fototérmica e, consequentemente, danificando a glândula sebácea.[15] Estudos iniciais sugerem que o tratamento semanal por três sessões consecutivas resulta em melhora significativa com duração de vários meses. Estudos mais recentes mostram que esses resultados podem ser amplificados com o pré-tratamento e o tratamento concomitante com um produto tópico de retinoide/peróxido de benzoíla (▶ Fig. 11.1, ▶ Fig. 11.2, ▶ Fig. 11.3).

Lasers *de 1.450 e 1.320 nm*

Os *lasers* infravermelhos de 1.450 e 1.320 nm miram a água no colágeno dérmico, resultando na produção de calor, que se difunde para danificar colateralmente as glândulas sebáceas e reduzir a produção de sebo.[1,8,16] Jih *et al.* mostraram uma redução de 63,8% e 48,4% após dois tratamentos em pacientes tratados com 14 e 16 J/cm², respectivamente, e que reduziu ainda mais para 75,1 e 70,6% após três tratamentos.[8] Essa melhora foi mantida nas visitas de acompanhamento de 3, 6 e 12 meses.[8] Bernstein demonstrou uma melhora de 78% em pacientes tratados com uma passagem única de alta energia (13-14 J/cm²) e uma melhora de 68% naqueles tratados com uma passagem dupla de baixa fluência (8-11 J/cm²).[17] Os regimes de tratamento relatados variaram de semanais até a cada 4 semanas, com um total de 3 a 10 tratamentos.[8,16,17]

Embora esses estudos tenham demonstrado melhora na acne, a dor limita a utilidade desse *laser*, sendo que muitos pacientes necessitam de anestésico tópico local.[17] Reduzir a energia para 8 a 12 J/cm² e aplicar duas passagens pode ajudar a reduzir a dor associada enquanto mantém a eficácia.[8,17]

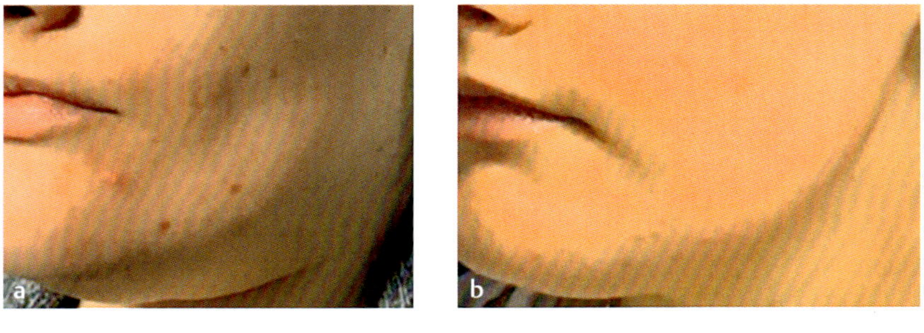

Fig. 11.1 (a) Antes do tratamento Sebacia. **(b)** Seis meses após o tratamento Sebacia.

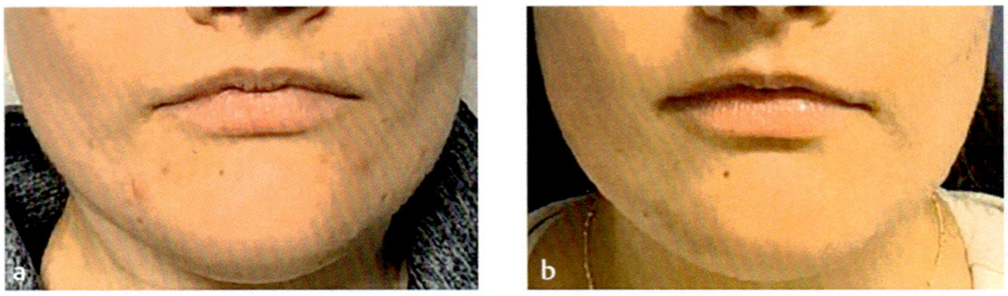

Fig. 11.2 (a) Antes do tratamento Sebacia. **(b)** Seis meses depois do tratamento Sebacia.

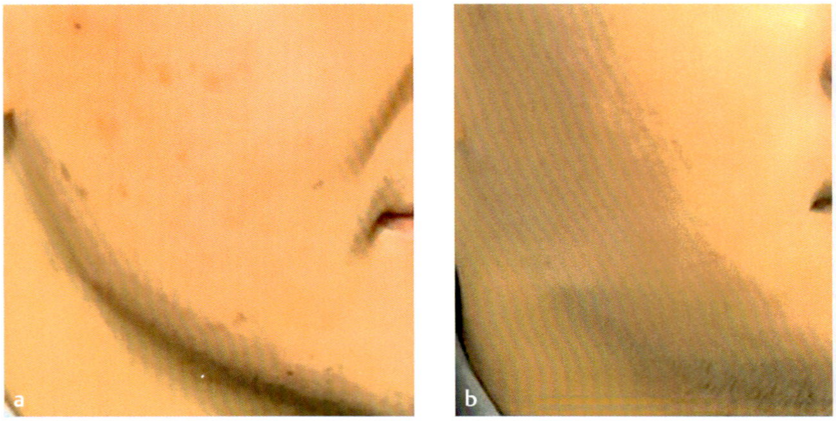

Fig. 11.3 (a) Antes do tratamento Sebacia. **(b)** Seis meses depois do tratamento Sebacia.

Outros efeitos colaterais relatados, mas menos comuns, incluem edema, hipo ou hiperpigmentação, erupções acneiformes, formação de bolhas e crostas.[1,16]

Laser *de 1.726 nm*

O novo comprimento de onda de 1.726 nm mira seletivamente a glândula sebácea, prevenindo e tratando a acne. O comprimento de onda exclusivo de 1.726 nm mira seletivamente o sebo, que, nessa frequência, absorve preferencialmente mais luz do que a água.[18] Isso permite que as glândulas sebáceas sejam seletivamente miradas com danos mínimos às estruturas circundantes e sem dano à epiderme.[19] Atualmente nos Estados Unidos, existem dois *lasers* de 1.726 nm aprovados pela FDA para o tratamento da acne. O primeiro a ser aprovado foi o fabricado pela Cutera. Ele tem aprovação da FDA para tratar acne leve, moderada e grave e também foi aprovado pela Health Canada para tratar tanto acne quanto cicatrizes de acne. No estudo pivotal para obter a aprovação da FDA, 104 indivíduos, todos com 16 anos ou mais, foram avaliados com acne variando de leve a severa. Cada paciente recebeu três tratamentos completos a *laser* no rosto (excluindo o nariz), espaçados por um mês. O *laser* foi usado como monoterapia, diferente de como qualquer outro agente oral ou tópico para acne. Os pacientes foram acompanhados 1, 3, 6 e 12 meses após o último tratamento. Oitenta por cento dos pacientes que completaram o acompanhamento de 3 meses alcançaram uma redução de pelo menos 50% na contagem de lesões inflamatórias da acne. Quarenta e sete por cento dos pacientes alcançaram uma melhora de pelo menos dois pontos na sua escala IGA em comparação com a linha de base. Os efeitos colaterais mais comuns do tratamento foram eritema pós-inflamatório e edema, ambos transitórios e na maioria dos pacientes resolvidos dentro de minutos após a conclusão do procedimento. Não houve relatos de hipo ou hiperpigmentação. A anestesia não foi necessária para os tratamentos e a maioria dos pacientes relatou uma dor de 3 a 4 em uma escala de até 10[20] (▶ Fig. 11.4, ▶ Fig. 11.5).

O outro *laser* de 1.726 nm que tem aprovação da FDA nos Estados Unidos para tratamento de acne é fabricado pela Acurre. Ele tem aprovação da FDA para tratar acne inflamatória leve a grave e também tem aprovação europeia para tratar acne vulgar moderada. Como o outro *laser* de 1.726 nm, ele danifica seletivamente as glândulas sebáceas, enquanto a epiderme permanece intacta. Utiliza refrigeração a ar altamente controlada e um recurso de monitoramento de temperatura em tempo real para *feedback* de segurança. No estudo piloto, 16 pacientes tiveram áreas selecionadas do rosto e das costas tratadas. A área contralateral não foi tratada. Anestésicos locais tópicos e injetáveis foram usados para os tratamentos. Cada paciente recebeu quatro tratamentos, espaçados por 1 mês. Os pacientes foram acompanhados de 1 a 3 meses após o último tratamento. Houve reduções significativas de pápulas e pústulas no lado tratado em comparação com o lado contralateral não tratado. No acompanhamento após 3 meses da conclusão do tratamento, houve uma redução de 80% na contagem de lesões inflamatórias. Os resultados do *laser* mostraram melhoras estatisticamente significativas em lesões inflamatórias no lado do tratamento. O efeito colateral mais comum do tratamento foi o aparecimento de pápulas dentro de 24 horas após o tratamento com resolução dentro de 1 semana sem formação de cicatrizes.[21]

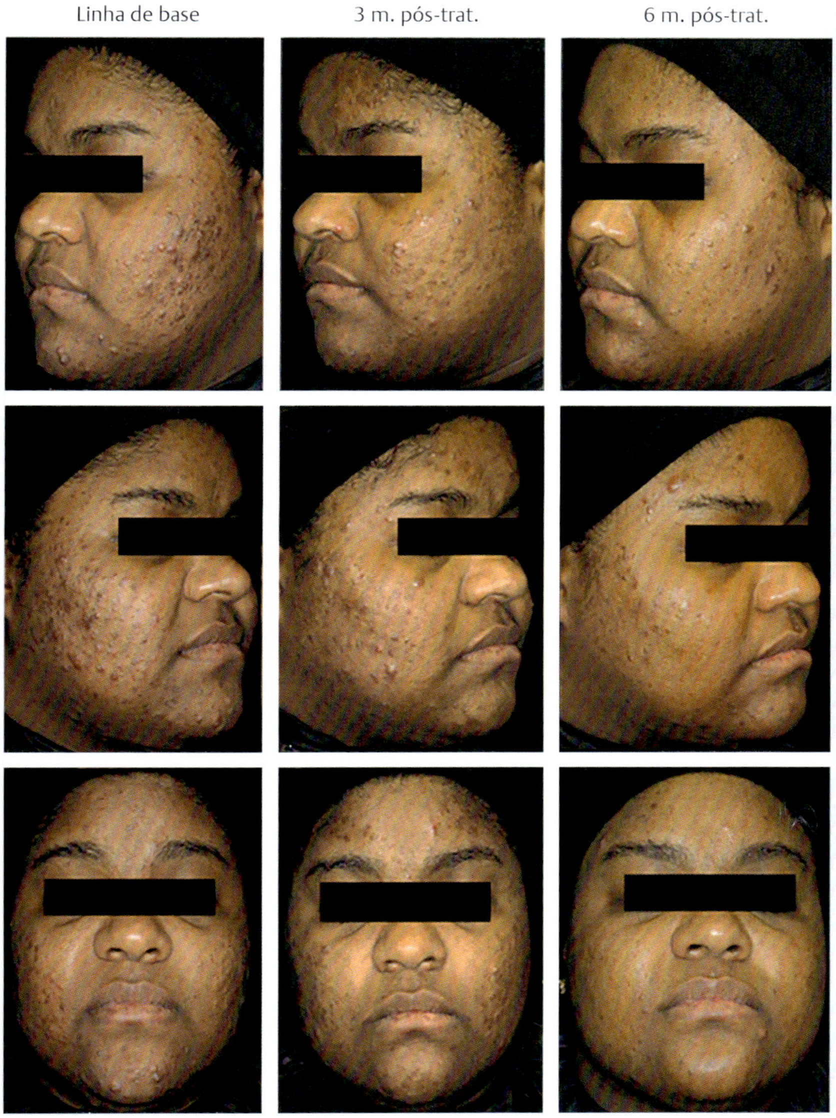

Fig. 11.4 A segunda coluna mostra os resultados 3 meses após o último tratamento a *laser*. A terceira coluna mostra o resultado 6 meses após o último tratamento. (Esta imagem foi cedida gentilmente por Cutera.)

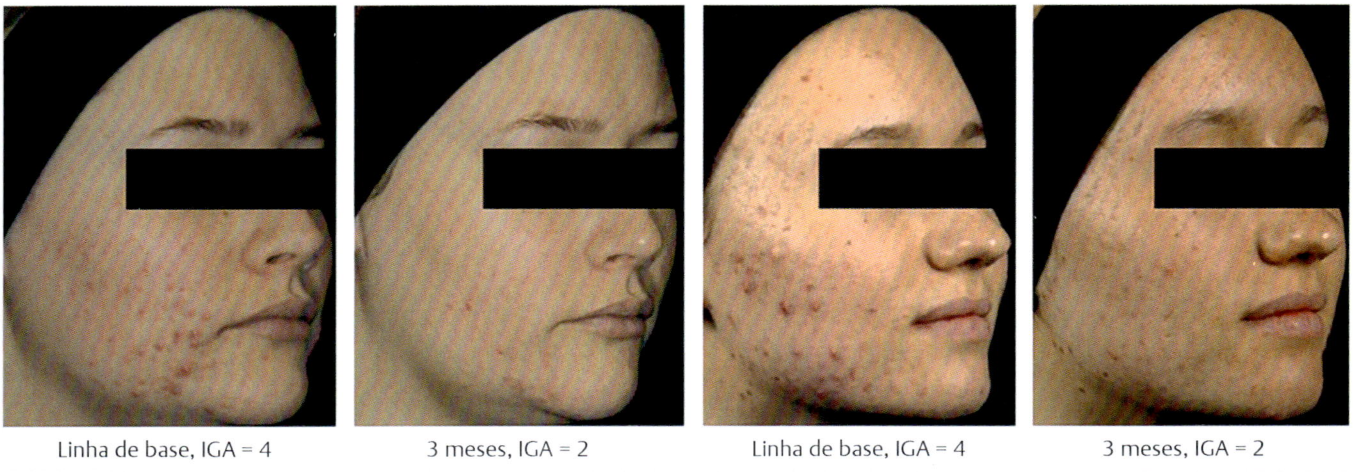

Fig. 11.5 Paciente A: IGA Inicial = 4 e 3 meses após o tratamento final, IGA = 2. Paciente B: IGA Inicial = 4 e 3 meses após o tratamento final, IGA = 2. (Esta imagem é uma cortesia fornecida pela Cutera.)

Laser CO_2 Fracionado

Ao contrário de todos os *lasers* mencionados acima, o *laser* de CO_2 é um tratamento a *laser* ablativo, causando obliteração da epiderme e parte da derme. Os *lasers* de CO_2 mais recentes operam de maneira fracionada, de forma que o *laser* produz uma ablação pixelada da pele, deixando tecido normal entremeado. Através dessa ablação, o *laser* de CO_2 causa destruição das glândulas sebáceas, reduzindo a produção de sebo e o entupimento folicular.[22]

Shin *et al.* mostraram uma redução de 54% na contagens de pápulas e uma redução de 41% na contagens de pústulas em pacientes tratados com uma ou duas sessões de *laser* CO_2 fracionado.[22] No entanto, os pacientes tiveram efeitos colaterais notáveis, incluindo dor, eritema, edema, hiperpigmentação e crostas, com um tempo médio de recuperação de 11,8 dias.[22] Apesar de sua eficácia na redução das lesões acneiformes, não é recomendado para o tratamento da acne devido aos seus potenciais efeitos colaterais acentuados sem benefícios duradouros.

11.2.2 Luzes

Luz Intensa Pulsada

A luz intensa pulsada (IPL) trata a acne por meio de vários mecanismos de ação, relacionados com sua emissão de luz em um amplo espectro (500-1.200 nm).[2] Os comprimentos de onda mais baixos nesse espectro, devido à sua proximidade com a banda de Soret, agem principalmente para reduzir *C. acnes* ativando porfirinas. Os comprimentos de onda mais altos, devido a serem absorvidos preferencialmente pela água, melhoram a acne causando a coagulação das glândulas sebáceas.

A IPL é difícil de estudar devido à grande variedade de máquinas e suas diferenças inerentes em fluência e espectro de luz emitido. Por exemplo, Deshpande demonstrou redução na contagem de lesões de acne em 80% dos pacientes tratados com IPL, bem como melhoras no eritema na maioria dos pacientes.[23] No entanto, Mei *et al.* demonstraram apenas 51% de redução nas contagens globais de lesões. Esse número aumentou para 75,2% quando combinado com a PDT.[2] Choi *et al.* compararam IPL com PDL em um estudo *split-face*.[24] Eles demonstraram que, ainda que o IPL estivesse associado a uma melhora mais rápida e mais profunda nas lesões inflamatórias, também foi seguido por um agravamento subsequente dentro de algumas semanas, ao contrário do PDL, que estava associado a uma melhora gradual e duradoura.[24] O número total de tratamentos nos estudos acima variou de um a quatro. Esses foram espaçados semanalmente a duas vezes por semana.[2,23] Os efeitos colaterais incluíram eritema, edema, formação de bolhas e crostas.[1,23,24]

Luz Azul e Vermelha (sem Fotossensibilizadores)

A luz azul (407-420 nm) é bactericida, enquanto a luz vermelha (620-700 nm) é anti-inflamatória.[1] A protoporfirina IX bacteriana e a coproporfirina III têm absorção máxima em 415 nm, que está dentro do espectro da luz azul (407-420 nm).[1,25,26] Isso resulta na fotoativação da *C. acnes* com o desenvolvimento de radicais livres de oxigênio e subsequente dano e morte celular bacteriana.[1,16,25,27] Uma limitação da luz azul é a sua baixa penetração na pele. No entanto, quando combinada com comprimentos de onda mais longos, uma penetração mais profunda pode ser promovida.[1]

A luz vermelha influencia a liberação de citocinas pelos macrófagos, o que tem efeitos anti-inflamatórios e estimula a proliferação de fibroblastos.[1,27] A produção de fatores de crescimento resulta em cicatrização e reparo de feridas.[1,27] Além disso, a penetração mais profunda da luz vermelha resulta na fototermólise das glândulas sebáceas. Entretanto, o mecanismo exato de ação ainda é desconhecido.[1]

Papageorgiou *et al.* demonstraram uma melhora de 76% em lesões inflamatórias da acne em pacientes tratados com terapia combinada de luz azul-vermelha. Essa melhora foi superior à monoterapia de luz azul.[27] Outros estudos mostraram que a melhora com luz azul e vermelha é mais eficaz do que a clindamicina tópica, mas menos eficaz do que o PDL, a IPL ou a PDT.[1] Além disso, o tratamento com luz azul e vermelha está associado a altas taxas de recidiva após a interrupção.[1]

O tratamento é relativamente bem tolerado, com o mínimo de efeitos colaterais relatados. Alguns pacientes relatam leve ressecamento, eritema e alterações pigmentares, mas a irritação e o prurido são menores do que foi relatado com o peróxido de benzoíla tópico.[1,25-27] Os tratamentos são aplicados de duas a quatro vezes por semana, em um total de 4 a 8 semanas.[25,27]

11.2.3 Terapia Fotodinâmica

A PDT emprega fotossensibilizadores tópicos combinados com uma fonte de luz para tratar a acne.[1] Os fotossensibilizadores exógenos são absorvidos pelas unidades pilossebáceas, onde são metabolizados através da biossíntese do heme.[2] As porfirinas produzidas, incluindo a protoporfirina IX (que é produzida em excesso pela *C. acnes*), são fotoativadoras, resultando na produção de oxigênio singlete e radicais livres.[1] Esse processo destrói subsequentemente os núcleos celulares e membranas, resultando, por fim, na morte celular da *C. acnes*.[2] As glândulas sebáceas também sofrem lesões fototóxicas, resultando em uma redução na produção de sebo.[2] Esta combinação resulta na diminuição do desprendimento de queratinócitos e na obstrução folicular.[1,2] A PDT antimicrobiana (aPDT) combina antibióticos tópicos com a PDT, permitindo o uso de uma concentração mais baixa de fotossensibilizador e menor fluência de luz.[28]

Os fotossensibilizadores incluem ácido aminolevulínico (ALA), ALA lipossomal, aminolevulinato de metila (MAL), ácido indol-3-acético (IAA) e verde de indocianina (ICG).[1] No entanto, a incubadora ideal não está clara, bem como com o tempo de incubação (30 minutos a 5 horas). As fontes de luz incluem IPL, luz vermelha, luz azul, luz ultravioleta (UV), PDL e KTP.[1] Vários estudos comparam diferentes incubadoras e mostraram que a luz vermelha é mais eficaz do que a IPL para lesões inflamatórias. Porém, a IPL foi mais bem tolerada, com menos dor e eritema.[29]

A PDT é difícil de estudar devido à variedade de diferentes incubadoras, tempos de incubação e fontes de luz, muitos dos quais mostram melhora no tratamento da acne. Contudo, todos os estudos mostram melhora seletiva nas lesões inflamatórias em relação aos cravos não inflamatórios. Alexiades-Armenakas mostrou uma taxa de depuração de 77% das lesões inflamatórias quando usada com PDL de pulso longo.[1,30]

Apesar de sua eficácia, a PDT está associada a mais efeitos colaterais do que outros tratamentos com luz. Os pacientes frequentemente relatam dor, eritema e edema.[2] Efeitos colaterais menos comuns incluem hiperpigmentação, erupções pustulares perifoliculares, exsudato e formação de crostas, que são mais pronunciados com tempos de incubação mais longos.[1,2]

11.2.4 Terapia Fotopneumática

A terapia fotopneumática utiliza pressão de sucção negativa para puxar a pele-alvo para a ponta da máquina, enquanto simultaneamente aplica luz pulsada de banda larga.[31-33] A sucção permite que as glândulas sebáceas se aproximem da superfície da pele, com o objetivo de uma transmissão de energia mais eficiente.[32,33] Esse efeito de vácuo resulta na abertura de poros e glândulas sebáceas, permitindo a remoção mecânica do sebo, bactérias e outras impurezas, abrindo cravos fechados e folículos capilares obstruídos.[31-33] Em seguida, o dispositivo aplica luz de banda larga (400-1.200 ou 500-1.200 nm) à área de tratamento, que atua pelos mecanismos descritos anteriormente, resultando em efeitos anti-inflamatórios e bactericidas.[31,32] Estudos ultraestruturais da pele tratada demonstram lesões térmicas tanto na *C. acnes* quanto nas unidades pilossebáceas.[33]

Diversos estudos demonstraram uma redução de 64% a 69% nas lesões inflamatórias da acne e uma redução de 41% a 44% nas demais lesões não inflamatórias. A porcentagem de melhora aumentou em pacientes com doenças de linha de base mais grave.[31] Outros estudos que avaliaram a satisfação dos pacientes revelaram algum grau de melhora percebida em 82% a 94% dos pacientes.[31,32]

Os comprimentos de onda de tratamento variam dependendo do dispositivo específico utilizado. O dispositivo fotopneumático original, Isolaz, aplicava luz de banda larga de 400 a 1.200 nm.[31] O dispositivo fotopneumático mais recente, TheraClearX, aplica luz de banda larga de 500 a 1.200 nm.[34] Os intervalos de tratamento variam de 1 a 4 semanas, com uma a duas passagens por tratamento, totalizando de três a cinco sessões.[31-33] Fluências mais baixas e comprimentos de onda mais longos são recomendados em tipos de pele mais escuros para prevenir danos térmicos indesejados.[31]

Os efeitos colaterais incluem ligeira dor, eritema transitório, edema, raramente púrpura, hiper ou hipopigmentação e/ou exacerbação da acne preexistente.[31,32] Em um estudo, o edema e o eritema melhoraram em gravidade à medida que a série de tratamentos progrediu.[33]

11.2.5 Dispositivos Portáteis para Uso Domiciliar

A maioria dos dispositivos para tratamento da acne em casa utiliza luz no espectro visível (luz vermelha e/ou azul) ou calor.[35] Os dispositivos de luz azul e vermelha atuam por meio de mecanismos bactericidas e anti-inflamatórios, como discutido anteriormente. Dispositivos que combinam luz e calor (LHE) usam luz de espectro amplo combinada com aquecimento direto. A luz ativa uma reação fotoquímica em *C. acnes*, semelhante ao observado com a luz vermelha e azul, enquanto o calor acelera a reação fotoquímica e altera termicamente as glândulas sebáceas.[36,37] As bactérias respondem ao calor por meio de "reações de choque térmico", que resultam na transcrição de genes que produzem proteínas de choque térmico.[35] Isso faz com que as bactérias se autodestruam e passem por apoptose.[36]

Estudos que avaliam a eficácia desses tratamentos são difíceis de analisar, pois muitas vezes são pequenos, sem grupos de controle, não são cegos e frequentemente são patrocinados pela indústria (introduzindo, portanto, um potencial viés). Embora alguns estudos mostrem uma redução de até 76,8% das lesões inflamatórias da acne, outros mostram eficácia limitada, com redução da duração das lesões de em média 1 dia.[37]

Esses tratamentos são aplicados pelos próprios pacientes de duas vezes por semana até duas vezes por dia, em casa.[36] Eles são relativamente seguros, com os pacientes relatando calor transitório e ressecamento. Entretanto, eles exigem bastante tempo.[35,37]

11.2.6 Radiofrequência

Existem poucos estudos que examinam o uso de dispositivos de radiofrequência no tratamento da acne. Eles funcionam aquecendo os tecidos dérmicos e aumentando o metabolismo das glândulas sebáceas, o que resulta na redução das glândulas e na diminuição da produção de sebo.[38,39] O resfriamento simultâneo da epiderme impede qualquer dano superficial.[39] Além disso, a unidade pilossebácea tem maior resistência elétrica em comparação com os tecidos circundantes, o que permite um aquecimento folicular seletivo.[38] Isso minimiza os efeitos colaterais, limitados a uma dor leve. Yu e Huang demonstraram uma redução de 42% nas lesões de acne ativas em pacientes que receberam seis tratamentos semanais, resultado que se manteve nas visitas de acompanhamento após 4 semanas.[38]

11.2.7 Microagulhamento com Radiofrequência Fracionada

O microagulhamento com radiofrequência fracionada (FMR) utiliza uma série de microagulhas para aplicar corrente à derme, resultando na produção de calor e lesão térmica, como descrito anteriormente.[39,40] No entanto, a radiofrequência tradicional é limitada pela sua profundidade de penetração e as microagulhas ajudam a superar isso, permitindo a aplicação dérmica.[40,41]

O isolamento garante que a radiofrequência seja disparada apenas na ponta de cada agulha, assegurando uma aplicação direcionada à derme e evitando danos epidérmicos.[41] As microagulhas também afetam a patogênese da acne por meio do seu próprio mecanismo de ação, promovendo a secreção de fatores de crescimento que recrutam queratinócitos e fibroblastos.[41] Isso resulta em síntese e remodelação de colágeno.[40,41]

Min *et al.* demonstraram uma redução de 80% em lesões inflamatórias de acne e uma redução de 65% em lesões não inflamatórias após dois tratamentos de FMR, com intervalo de quais semanas.[40] Estudos moleculares desses pacientes revelaram uma diminuição nos marcadores inflamatórios, especificamente o fator nuclear *kappa* B (NF-κB) e a interleucina 8 (IL-8), esta última correlacionada com o grau de acne.[40] Além disso, os pacientes apresentaram uma diminuição estatisticamente significativa na excreção de sebo, que foi mantida no acompanhamento de 2 meses. Esse efeito benéfico é atribuído à penetração mais profunda proporcionada pelas microagulhas, permitindo um aquecimento maior das glândulas sebáceas.[40]

Kim *et al.* revelaram de maneira semelhante uma redução de 90,11% em lesões inflamatórias 3 meses após três tratamentos totais, com intervalos de 4 semanas cada.[41] Lesões não inflamatórias mostraram uma redução de 76,64% nesse acompanhamento de 3 meses. A diminuição média na excreção de sebo aos 3 meses foi de 36,99%.

Estes estudos utilizaram uma ponteira de aplicador composta por 49 microagulhas isoladas. Os tratamentos foram realizados a cada 4 semanas, em níveis de radiofrequência de 2 a 3 por 50 a 80 milissegundos, com profundidade de 1,5 mm. As passagens foram feitas com ligeira sobreposição, totalizando entre duas e três por tratamento.[40,41]

O tratamento foi bem tolerado, fora a dor e eritema transitórios, inchaço, pequeno sangramento, descamação e crostas. Todos esses efeitos diminuíram em até 1 semana.[40,41]

11.3 Seleção de Pacientes

Os pacientes com acne que desejam submeter-se a tratamento a *laser* devem entender primeiramente que não existe nenhum *laser* ou dispositivo de luz que ofereça uma cura permanente para a acne. Eles também devem estar cientes que os resultados são variáveis e que há um tempo de recuperação ou cicatrização associado à maioria das modalidades. Portanto, o profissional deve estabelecer expectativas realistas ao aconselhar o paciente e evitar o tratamento em pessoas com expectativas irreais.

Muitos dos *lasers* e dispositivos, especialmente aqueles no comprimento de onda visível, são mais seguros quando realizados em pacientes com a pele mais clara (não bronzeada). Um bronzeado pré-existente pode aumentar o risco de efeitos colaterais como despigmentação e cicatrizes. Aqueles com infecções cutâneas ativas, como impetigo ou herpes simples, não devem submeter-se ao tratamento. Pacientes com histórico de herpes simples podem precisar de tratamento profilático com medicamentos antivirais orais.

Anteriormente, a crença comum era que os pacientes com acne que passaram por tratamento com isotretinoína oral tinham que esperar de 6 a 12 meses antes de realizar um procedimento a *laser* ou de luz devido a um potencial aumento do risco de cicatrizes. No entanto, mais pesquisas estão agora sugerindo que o *laser* imediatamente após o tratamento com isotretinoína ou mesmo durante o tratamento com isotretinoína pode ser seguro.

11.4 Técnica/Instruções Pós-Operatórias

O profissional deve ter experiência com cada *laser* e dispositivo de luz antes de usá-los em pacientes com acne, uma vez que a acne não é comumente tratada com *lasers* e estes frequentemente são reservados para outras condições cutâneas. A técnica depende do dispositivo utilizado e as configurações mencionadas anteriormente para cada dispositivo não necessariamente são as ideais. Além disso, as configurações podem variar de acordo com o fototipo da pele. As instruções pós-operatórias variam entre os *lasers* e dispositivos. O médico deve fornecer instruções verbais e por escrito ao paciente sobre os cuidados pós-operatórios.

11.5 Potenciais Complicações e Abordagens

As complicações dos tratamentos a *laser* foram mencionadas anteriormente para cada *laser* específico e incluem: eritema prolongado, edema, formação de crostas, bolhas, hiperpigmentação, cicatrizes e infecção. O eritema se resolverá com o tempo e o edema pode ser minimizado com gelo e/ou corticosteroides orais. Deve-se evitar rigorosamente a exposição solar após qualquer tratamento a *laser* para prevenir hiperpigmentação, especialmente em pacientes que experimentam formação de crostas ou bolhas. Quaisquer infecções resultantes de um tratamento devem ser tratadas prontamente com o antimicrobiano apropriado e devem ser acompanhadas cuidadosamente para minimizar o risco de cicatrizes. Tem sido relatado que alguns tratamentos a *laser* resultam em uma exacerbação temporária da acne. Se isso é devido ao dispositivo em si ou aos cuidados pós-operatórios (ou seja, tópicos aplicados), ainda precisa ser determinado. Como em qualquer complicação, uma comunicação próxima e acompanhamento do paciente são fundamentais para garantir a segurança e a satisfação deste.

11.6 Pérolas e Armadilhas

Como mencionado anteriormente, o profissional que oferece tratamento a *laser* ou com luz deve ter experiência no uso do dispositivo e deve estabelecer expectativas realistas para o paciente. Uma deficiência tanto na experiência com o dispositivo quanto na comunicação com o paciente levará a resultados insatisfatórios e baixa satisfação. O profissional deve compreender e transmitir ao paciente que, embora esses tratamentos possam ser úteis, os *lasers* e as luzes não são o padrão-ouro para tratar a acne, e que outras modalidades terapêuticas tópicas e orais podem ser preferíveis.

Referências

[1] Tong LX, Brauer JA. Lasers, light, and the treatment of acne: a comprehensive review of the literature. J Drugs Dermatol. 2017; 16(11):1095–1102

[2] Mei X, Shi W, Piao Y. Effectiveness of photodynamic therapy with topical 5-aminolevulinic acid and intense pulsed light in Chinese acne vulgaris patients. Photodermatol Photoimmunol Photomed. 2013; 29(2):90–96

[3] Yilmaz O, Senturk N, Yuksel EP, et al. Evaluation of 532-nm KTP laser treatment efficacy on acne vulgaris with once and twice weekly applications. J Cosmet Laser Ther. 2011; 13(6):303–307
[4] Dréno B, Pécastaings S, Corvec S, Veraldi S, Khammari A, Roques C. Cutibacterium acnes (Propionibacterium acnes) and acne vulgaris: a brief look at the latest updates. J Eur Acad Dermatol Venereol. 2018; 32(2) Suppl 2:5–14
[5] Leheta TM. Role of the 585-nm pulsed dye laser in the treatment of acne in comparison with other topical therapeutic modalities. J Cosmet Laser Ther. 2009; 11(2):118–124
[6] Orringer JS, Sachs DL, Bailey E, Kang S, Hamilton T, Voorhees JJ. Photodynamic therapy for acne vulgaris: a randomized, controlled, split-face clinical trial of topical aminolevulinic acid and pulsed dye laser therapy. J Cosmet Dermatol. 2010; 9(1):28–34
[7] Sadick N. An open-label, split-face study comparing the safety and efficacy of Levulan kerastick (aminolevulonic acid) plus a 532nm KTP laser to a 532nm KTP laser alone for the treatment of moderate facial acne. J Drugs Dermatol. 2010; 9(3):229–233
[8] Jih MH, Friedman PM, Goldberg LH, Robles M, Glaich AS, Kimyai-Asadi A. The 1450-nm diode laser for facial inflammatory acne vulgaris: dose-response and 12-month follow-up study. J Am Acad Dermatol. 2006; 55(1):80–87
[9] Rai R, Natarajan K. Laser and light based treatments of acne. Indian J Dermatol Venereol Leprol. 2013; 79(3):300–309
[10] Lee MW. Combination 532-nm and 1064-nm lasers for noninvasive skin rejuvenation and toning. Arch Dermatol. 2003; 139(10):1265–1276
[11] Yoon HJ, Lee DH, Kim SO, Park KC, Youn SW. Acne erythema improvement by long-pulsed 595-nm pulsed-dye laser treatment: a pilot study. J Dermatolog Treat. 2008; 19(1):38–44
[12] Orringer JS, Kang S, Hamilton T, et al. Treatment of acne vulgaris with a pulsed dye laser: a randomized controlled trial. JAMA. 2004; 291 (23):2834–2839
[13] Lekwuttikarn R, Tempark T, Chatproedprai S, Wananukul S. Randomized, controlled trial split-faced study of 595-nm pulsed dye laser in the treatment of acne vulgaris and acne erythema in adolescents and early adulthood. Int J Dermatol. 2017; 56(8):884–888
[14] Kesty K, Goldberg DJ. 650 μsec 1064nm Nd:YAG laser treatment of acne: a double-blind randomized control study. J Cosmet Dermatol. 2020; 19(9):2295–2300
[15] Painthankar DY, Sakamoto FH, Farinelli WA, et al. Acne treatment based on selective photothermolysis of sebaceous follicles with topically delivered light-absorbing gold microparticles. J Invest Dermatol. 2015; 135(7):1727–1734
[16] Noborio R, Nishida E, Morita A. Clinical effect of low-energy doublepass 1450nm laser treatment for acne in Asians. Photodermatol Photoimmunol Photomed. 2009; 25(1):3–7
[17] Bernstein EF. A pilot investigation comparing low-energy, double pass 1,450nm laser treatment of acne to conventional single-pass, high-energy treatment. Lasers Surg Med. 2007; 39(2):193–198
[18] Sakamoto FH, Doukas AG, Farinelli WA, Tannous Z, Shinn M, Benson S, et al. Selective photothermolysis to target sebaceous glands: theoretical estimation of parameters and preliminary results using a free electron laser. Lasers Surg Med. 2012; 44(2):175–183
[19] Tanghetti Emil A, et al. Safety and efficacy data in a pilot study of the treatment of acne with a 1726 nm fibre laser. In: Lasers in Surgery and Medicine. Vol. 52. Wiley: USA, 2020
[20] Data on file. FDA clearance study. Cutera Inc
[21] Tanghetti E, Geronemus R, Bloom B, Anderson RR, Ross EV, Sakamoto, FW. Safety and efficacy data in a pilot study of the treatment of acne with a fiber laser. Poster accepted for presentation at 40th ASLMS Annual Conference. 2020 April 29 - May 3. Phoenix, AZ, USA
[22] Shin JU, Lee SH, Jung JY, Lee JH. A split-face comparison of a fractional microneedle radiofrequency device and fractional carbon dioxide laser therapy in acne patients. J Cosmet Laser Ther. 2012; 14(5):212–217
[23] Deshpande AJ. Efficacy and safety evaluation of high-density intense pulsed light in the treatment of grades II and IV acne vulgaris as monotherapy in dark-skinned women of child bearing age. J Clin Aesthet Dermatol. 2018; 11(4):43–48
[24] Choi YS, Suh HS, Yoon MY, Min SU, Lee DH, Suh DH. Intense pulsed light vs. pulsed-dye laser in the treatment of facial acne: a randomized split-face trial. J Eur Acad Dermatol Venereol. 2010; 24 (7):773–780
[25] Tremblay JF, Sire DJ, Lowe NJ, Moy RL. Light-emitting diode 415nm in the treatment of inflammatory acne: an open-label, multicentric, pilot investigation. J Cosmet Laser Ther. 2006; 8(1):31–33
[26] Ammad S, Gonzales M, Edwards C, Finlay AY, Mills C. An assessment of the efficacy of blue light phototherapy in the treatment of acne vulgaris. J Cosmet Dermatol. 2008; 7(3):180–188
[27] Papageorgiou P, Katsambas A, Chu A. Phototherapy with blue (415 nm) and red (660 nm) light in the treatment of acne vulgaris. Br J Dermatol. 2000; 142(5):973–978
[28] Pérez-Laguna V, Pérez-Artiaga L, Lampaya-Pérez V, et al. Bactericidal effect of photodynamic therapy, alone or in combination with mupirocin or linezolid, on Staphylococcus aureus. Front Microbiol. 2017; 8:1002
[29] Zhang L, Wu Y, Zhang Y, et al. Topical 5-aminolevulinic photodynamic therapy with red light vs intense pulsed light for the treatment of acne vulgaris: a spilit face, randomized, prospective study. Dermatoendocrinol. 2017; 9(1):e1375634
[30] Alexiades-Armenakas M. Long-pulsed dye laser-mediated photodynamic therapy combined with topical therapy for mild to severe comedonal, inflammatory, or cystic acne. J Drugs Dermatol. 2006; 5(1):45–55
[31] Rajabi-Estarabadi A, Choragudi S, Camacho I, Moore KJ, Keri JE, Nouri K. Effectiveness of photopneumatic technology: a descriptive review of the literature. Lasers Med Sci. 2018; 33(8):1631–1637
[32] Lee EJ, Lim HK, Shin MK, Suh DH, Lee SJ, Kim NI. An open-label, splitface trial evaluating efficacy and safty of photopneumatic therapy for the treatment of acne. Ann Dermatol. 2012; 24(3):280–286
[33] Narurkar VA, Gold M, Shamban AT. Photopneumatic technology used in combination with profusion therapy for the treatment of acne. J Clin Aesthet Dermatol. 2013; 6(9):36–40
[34] http://www.theraclearx.com/
[35] Hession MT, Markova A, Graber EM. A review of hand-held, homeuse cosmetic laser and light devices. Dermatol Surg. 2015; 41(3): 307–320
[36] Sadick NS, Laver Z, Laver L. Treatment of mild-to-moderate acne vulgaris using a combined light and heat energy device: home-use clinical study. J Cosmet Laser Ther. 2010; 12(6):276–283
[37] Gold MH, Sensing W, Biron JA. Clinical efficacy of home-use bluelight therapy for mild-to moderate acne. J Cosmet Laser Ther. 2011; 13(6):308–314
[38] Yu JN, Huang P. Use of a TriPollar radio-frequency device for the treatment of acne vulgaris. J Cosmet Laser Ther. 2011; 13(2): 50–53
[39] Lee KR, Lee EG, Lee HJ, Yoon MS. Assessment of treatment efficacy and sebosuppressive effect of fractional radiofrequency microneedle on acne vulgaris. Lasers Surg Med. 2013; 45(10):639–647
[40] Min S, Park SY, Yoon JY, Suh DH. Comparison of fractional microneedling radiofrequency and bipolar radiofrequency on acne and acne scar and investigation of mechanism: comparative randomized controlled clinical trial. Arch Dermatol Res. 2015; 307 (10):897–904
[41] Kim ST, Lee KH, Sim HJ, Suh KS, Jang MS. Treatment of acne vulgaris with fractional radiofrequency microneedling. J Dermatol. 2014; 41 (7):586–591

12 *Peelings* Químicos

Ezra Hazan ▪ Seaver L. Soon ▪ Hooman Khorasani

Resumo

Os *peelings* químicos são um tratamento seguro e econômico para uma variedade de condições estéticas e médicas. Eles funcionam induzindo a ablação epidérmica e dérmica em diferentes níveis, dependendo do produto químico, da sua concentração, entre outros fatores. Os *peelings* superficiais penetram até o nível da epiderme e podem tratar acne, melasma, textura da pele e linhas finas com pouco ou nenhum tempo de recuperação. *Peelings* de média profundidade penetram até o nível da derme papilar e podem ser usados para tratar cicatrizes, linhas finas e sinais de fotoenvelhecimento, como queratoses actínicas e lentigos. *Peelings* profundos ablativos atingem o nível da derme reticular e podem ser usados para tratar cicatrizes focais ou fazer o *resurfacing* da pele do rosto, tratando rugas profundas. A seleção adequada do paciente, escolha do tipo de *peeling* e da concentração, regime pré e pós-*peeling*, técnica e cuidados pós-procedimento são essenciais para que o tratamento seja eficaz. Quando usados no tipo de pele apropriado, os *peelings* são bem tolerados e considerados seguros.

Palavras-chave: peelings químicos, *resurfacing*, melasma, rugas, fotoenvelhecimento, TCA, solução de Jessner

12.1 Introdução

O *peeling* químico – ou quimioesfoliação – é a aplicação de compostos ácidos ou básicos cáusticos, que levam à destruição cutânea em diferentes profundidades. À medida que as camadas de pele que sofreram ablação se desprendem, ou "descascam", ocorre a cicatrização normal da ferida, o que traz rejuvenescimento e resultados clínicos desejados. Os *peelings* químicos foram introduzidos na literatura há mais de 1 século para o *resurfacing* da pele. Desde então, evoluíram para ser um pilar do rejuvenescimento estético, mas mantêm aplicações não estéticas. Os *peelings* químicos têm um longo histórico de segurança e eficácia, com custo relativamente baixo e aplicação técnica direta. Eles podem ser usados sozinhos ou em combinação com outros procedimentos invasivos e não invasivos, além de cosmecêuticos, para o rejuvenescimento facial geral.

12.2 Modalidades/Opções de Tratamento Disponíveis

12.2.1 Categorização dos *Peelings*

Os *peelings* químicos são categorizados de acordo com a profundidade de sua penetração, como superficiais, médios e profundos. A profundidade, por sua vez, depende do produto químico e de sua concentração, do número de camadas aplicadas, do tempo de contato, da técnica de aplicação, do local tratado e da preparação pré-*peeling*.

Os *peelings* podem ser aplicados em uma área focal (como uma cicatriz), em uma única subunidade cosmética ou em todo o rosto. O *peeling* segmental se refere ao descascamento diferencial de várias subunidades cosméticas, uma vez que diferentes níveis de ablação podem ser necessários nas diferentes subunidades.

12.2.2 Mecanismo de Ação

O desfecho clínico da maioria dos *peelings* químicos é definido pelo eritema ou pelo nível de *frosting* (branqueamento da pele), que se correlaciona com a ceratocoagulação e a penetração na derme.[1] Isso foi mais bem descrito no contexto do *peeling* com ácido tricloroacético (TCA). O *frosting* de nível I é descrito como um branqueamento escasso e irregular com um fundo de eritema (▶ Fig. 12.1). Ele pode ser observado em *peelings* superficiais, se houver algum branqueamento. O *frosting* de

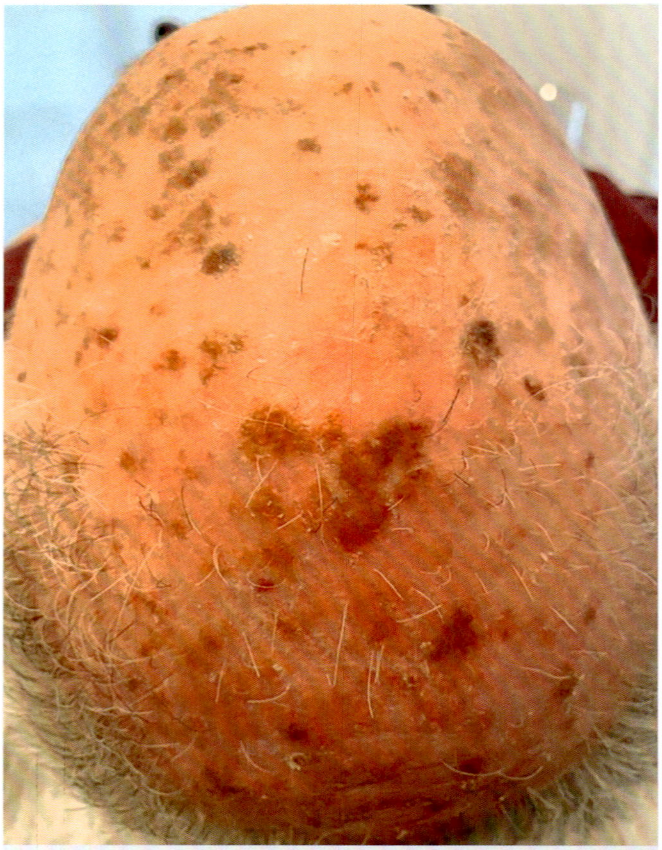

Fig. 12.1 Couro cabeludo masculino tratado com a solução de Jessner, demonstrando *frost* de nível I: branqueamento irregular e reticulado com eritema de fundo difuso. Vale ressaltar que o chamado *frost* da solução de Jessner representa a precipitação de cristais de ácido salicílico, ao contrário da coagulação de queratina, que ocorre com o *frost* desenvolvido pelo ácido tricloroacético. (Esta imagem foi gentilmente cedida pelo Dr. Seaver L. Soon.)

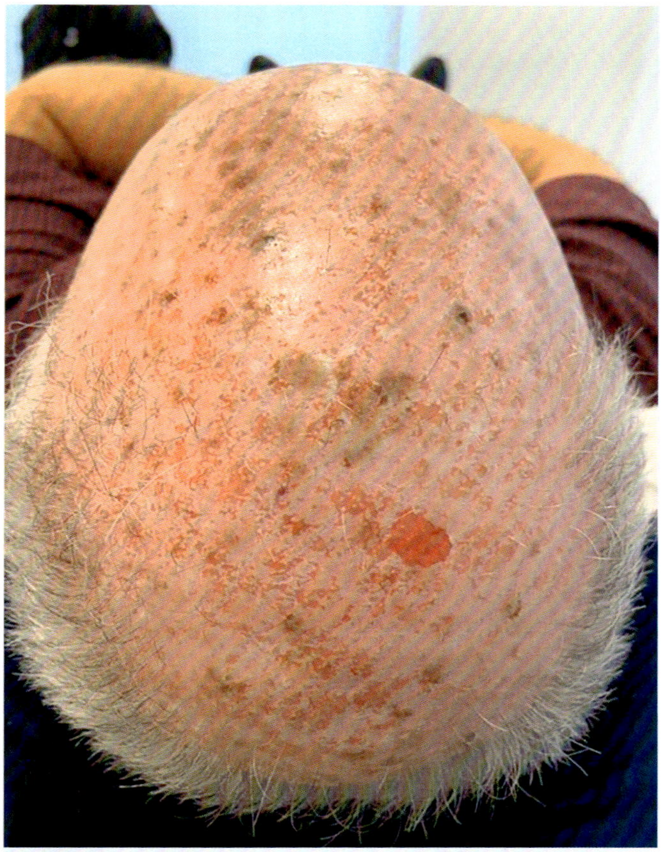

Fig. 12.2 Couro cabeludo masculino após aplicação de várias camadas de ácido tricloroacético a 35%, demonstrando *frost* de nível II: branqueamento difuso com algum eritema de fundo. A área circular erodida no vértice direito representa uma queratose seborreica fina que foi inadvertidamente removida durante o procedimento de *peeling*. (Esta imagem foi cedida gentilmente pelo Dr. Seaver L. Soon.)

nível II é uma camada uniforme de branco com eritema subjacente visível (▶ Fig. 12.2). O *frosting* de nível III é um revestimento branco esmaltado sem eritema de fundo (▶ Fig. 12.3). Isso indica penetração na derme papilar ou na derme reticular superior, como é visto em *peelings* de média profundidade.[1] Alguns *peelings* superficiais, como o ácido glicólico (GA), podem depender do tempo e requerer neutralização, enquanto outros *peelings*, como o ácido salicílico (SA) ou o TCA, são autolimitados em sua ação e, portanto, não requerem neutralização.

12.2.3 Categorias de *Peeling*

Peelings Superficiais

Os *peelings* superficiais causam lesões limitadas à epiderme e podem chegar até – mas não atravessar – a junção dermoepidérmica. Geralmente são bem tolerados, com alguma ardência e queimação, podendo produzir um *frost* de nível I. O eritema pós-procedimento e a descamação podem durar até alguns dias no caso dos *peelings* superficiais. Esses *peelings* devem ser aplicados a cada 2 a 4 semanas, totalizando de quatro a seis tratamentos, com aumento progressivo da intensidade, conforme

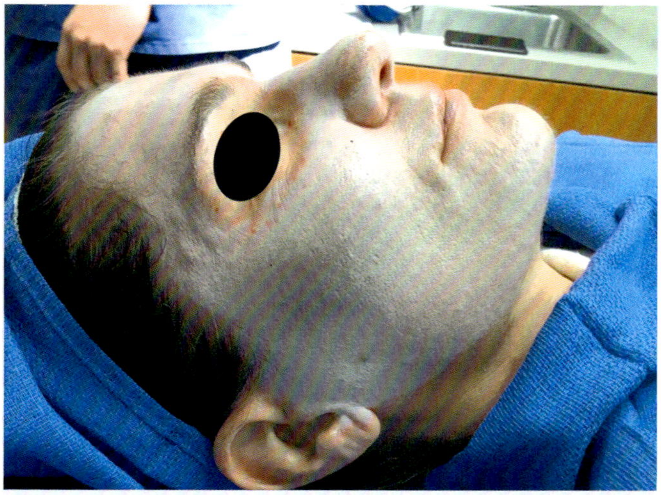

Fig. 12.3 Paciente ao final de um *peeling* de profundidade média de Brody usando CO_2 sólido e ácido tricloroacético a 35%, demonstrando *frost* de nível III: *frost* branco sólido sem eritema de fundo visível. (Esta imagem foi gentilmente cedida pelo Dr. Seaver L. Soon.)

necessário e tolerado. *Peelings* de manutenção regulares também devem ser incorporados para sustentar a melhoria clínica, que pode diminuir para os níveis anteriores ao *peeling* em alguns meses devido à renovação epidérmica normal.[2] Deve-se observar que múltiplos *peelings* superficiais não equivalem a um *peeling* de profundidade média ou profunda. Regimes tópicos pré e pós-*peeling* são essenciais para resultados e desfechos excelentes. Alguns *peelings* superficiais comuns incluem TCA de 10% a 25%, tretinoína, SA de 20% a 30%, ácido glicólico, solução de Jessner (JS), ácido láctico e ácido pirúvico.

Ácido Salicílico

O SA é um ácido beta-hidroxi com propriedades anti-inflamatórias, antimicrobianas, queratolíticas, comedolíticas e despigmentantes.[3] O SA possui propriedades anestésicas inerentes, tornando-o potencialmente menos doloroso do que outros *peelings* superficiais. Ele está presente na solução de Jessner (JS) ou pode ser usado sozinho em concentrações mais elevadas. O SA produz menos inflamação do que outros *peelings*, o que o torna um dos agentes preferidos para aqueles suscetíveis à hiperpigmentação pós-inflamatória (PIH) e até mesmo para o tratamento de PIH e melasma.[4] Suas propriedades comedolíticas e anti-inflamatórias o tornam uma ótima escolha tanto para acne comedonal quanto inflamatória. Um derivado lipofílico do SA, o ácido lipoidroxílico (LHA), tem menos penetração na pele do que o SA, aumentando a tolerabilidade.[5]

Tretinoína

Os *peelings* de tretinoína ou ácido retinoico *all-trans* podem ser usados como *peelings* superficiais. Além dos retinoides serem usados como tratamento tópico principal para acne e fotoenvelhecimento, eles podem ser aplicados como *peeling* usando concentrações de 0,5% a 1%. Estes *peelings* podem ser usados no tratamento da acne, melasma e PIH. São *peelings* autolimitados que não requerem neutralização.

Ácido Tricloroacético

O TCA pode ser usado como *peeling* superficial, médio ou profundo, dependendo da concentração. A concentração do TCA deve ser definida usando o método de peso por volume, pois outros métodos podem alterar significativamente a força relativa.[6] O TCA é um queratolítico e desnatura proteínas epidérmicas e dérmicas.

Após ter coagulado uma certa quantidade de proteína, ele se autoneutraliza. Pode-se aplicar camadas adicionais ou outra solução de *peeling* nesse momento para aprofundar os efeitos e atingir o resultado desejado. A sensação de ardência e queimação começa quase imediatamente e piora progressivamente nos primeiros 2 a 3 minutos, diminuindo à medida que aparece o *frosting* branco. O TCA de 10% a 20% pode produzir *frost* de nível I e é eficaz no tratamento da acne.[7] O TCA pode ser eficaz no tratamento da hiperpigmentação, mas o PIH é uma preocupação, especialmente em fototipos de pele Fitzpatrick (FSP) mais escuros. Concentrações mais baixas de TCA permitem reações mais controladas, o que pode prolongar o tempo geral do procedimento, mas oferecem uma maneira segura de tratar pacientes de FSP mais escuros.[8]

Solução de Jessner

A JS consiste em 14% de resorcinol, 14% de ácido salicílico e 14% de ácido lático em etanol a 95%. A JS modificada (MJS) contém 17% de ácido lático, 17% de ácido salicílico e 8% de ácido cítrico em etanol a 95%. A MJS removeu o resorcinol, que pode causar toxicidade tireoidiana, dermatite de contato alérgica e PIH por ser irritante ao contato. Esses ingredientes são queratolíticos. Dependendo do número de camadas aplicadas, eles podem causar esfoliação desde nível da camada córnea às camadas superiores da epiderme. Este tipo de *peeling* pode ser usado sozinho como agente de *peeling* superficial, podendo ser repetido a cada 2 a 3 meses ou podem ser combinados com outros *peelings*. O desfecho clínico é o eritema manchado ou *frost* uniforme, dependendo da profundidade desejada.[4] Comumente, eles são combinados com outro *peeling*, como o TCA, para uma penetração de profundidade moderada. Os *peelings* de Jessner são usados para tratar acne, PIH, lentigos, opacidade da pele, sardas e fotodano[9] (► Fig. 12.4).

Alfa-Hidroxiácidos

Os alfa-hidroxiácidos (AHAs) incluem ácido glicólico, pirúvico e lático, entre outros. Eles são naturalmente formados em alimentos e induzem a esfoliação e até epidermólise em concentrações mais altas. Com o tempo, eles podem levar ao espessamento epidérmico, aumento do colágeno dérmico e melhora na pigmentação.[10] *Peelings* de ácido glicólico e pirúvico requerem neutralização com um composto básico, como bicarbonato de sódio a 5%, ou serem enxaguados com água após a duração apropriada de alguns minutos. O ácido glicólico (GA) é o AHA usado mais comumente e está disponível para venda livre ou para compra médica. Dependendo da concentração, aplicações mensais ou de uma a duas vezes por semana podem ser feitas para tratar acne, fotoenvelhecimento e melasma. Ácido lático e ácido pirúvico são AHAs usados menos frequentemente. Os AHAs estão amplamente

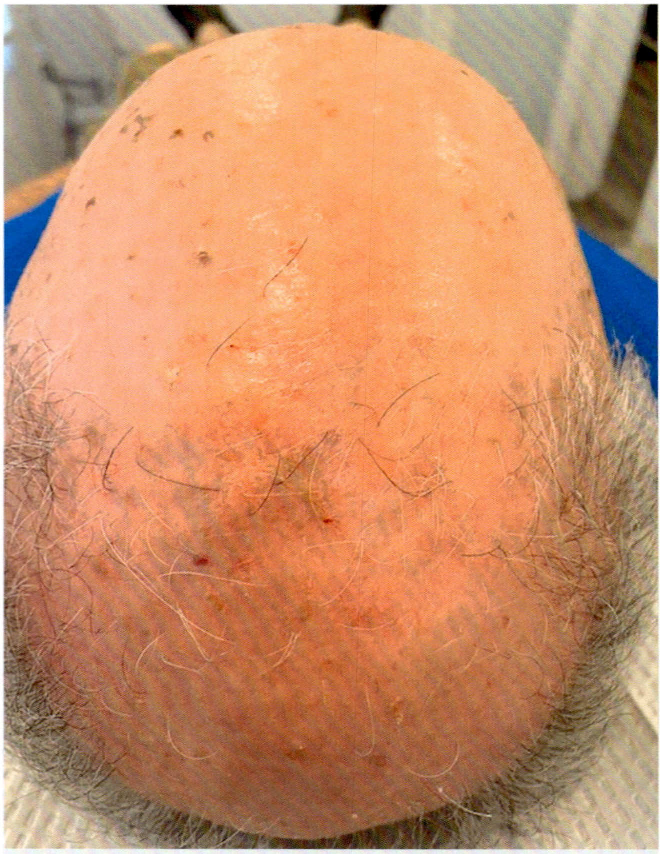

Fig. 12.4 Melhora nos lentigos e fotodano no couro cabeludo masculino usando uma combinação de solução de Jessner seguida por ácido tricloroacético a 35% (variação de Monheit). Resultado 2 semanas depois do *peeling*. Veja ► Fig. 12.1 para comparação antes do tratamento. (Esta imagem foi gentilmente fornecida pelo Dr. Seaver L. Soon.)

disponíveis em cosmecêuticos para uso associado ao *peeling*, bem como parte da rotina diária de manutenção.

Peelings de Média Profundidade

Os *peelings* de média profundidade causam lesões em toda a espessura da camada epidérmica, que se estendem até a derme papilar ou a derme reticular superior. Com a ablação além da membrana basal, estendendo-se até o nível da derme papilar, ocorre inflamação e remodelação do colágeno com melhora progressiva nos meses seguintes. O TCA a 50% é um *peeling* de média profundidade, mas caiu em desuso devido ao risco significativo de cicatrizes.[7] Na maior parte das vezes, concentrações mais seguras de TCA – geralmente 35% – são precedidas por outro agente de *peeling* superficial (como JS ou GA a 70%) ou um agente físico, como CO_2 sólido (gelo seco; ► Fig. 12.5). Nesses casos, um *peeling* superficial atua como um *primer* para permitir uma penetração mais uniforme e controlada do TCA, minimizando os "pontos quentes", que são propensos a cicatrizes. *Peelings* de média profundidade resultam em necrose epidérmica no terceiro dia, com reepitelização ocorrendo entre os dias 7 e 10. Eles tratam o

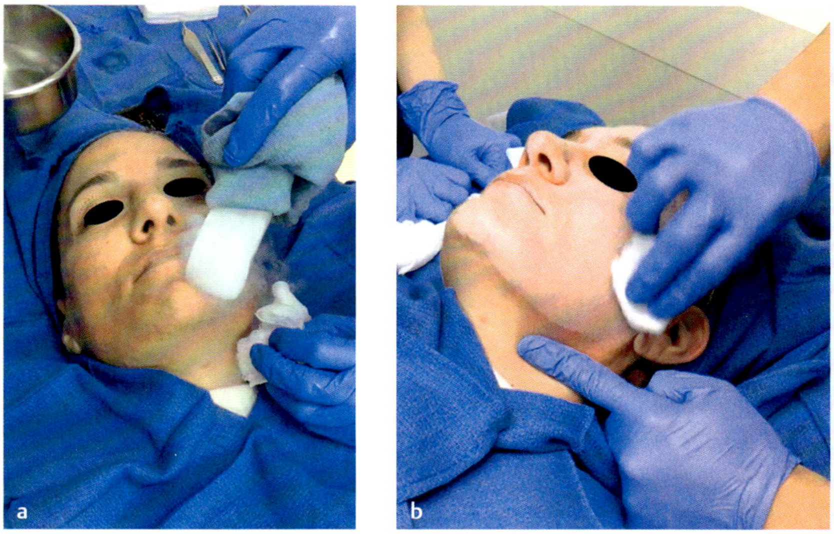

Fig. 12.5 (a) Na variação de *peeling* de média profundidade de Brody, um bloco sólido de gelo seco é mergulhado em uma solução de acetona e álcool na proporção de 3:1 e aplicado na pele em movimentos deslizantes para provocar a epidermólise induzida pelo frio. **(b)** Essa preparação da pele permite uma penetração dérmica papilar uniforme de ácido tricloroacético (TCA) a 35%, conforme evidenciado pelo *frost* uniforme de nível II. (Estas imagens foram gentilmente cedidas pelo Dr. Seaver L. Soon.)

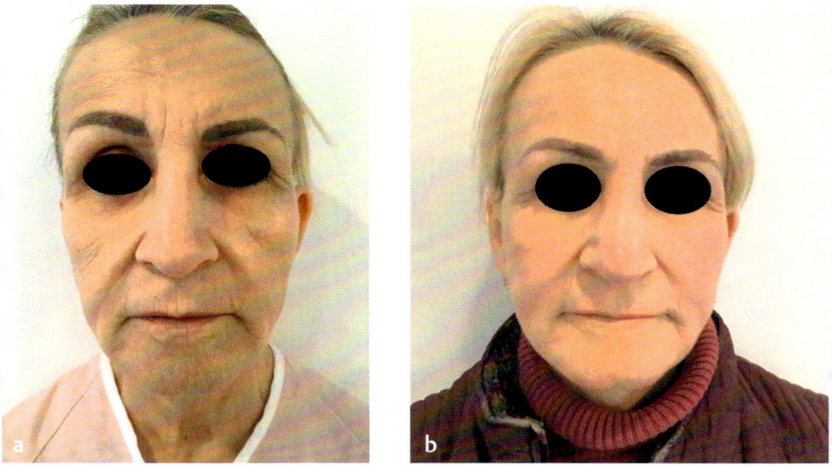

Fig. 12.6 (a, b) Esta paciente passou por um *peeling* facial completo com 33% de fenol e 1,1% de óleo de cróton (fórmula de Hetter) com melhora significativa nas rítides estáticas e na qualidade geral da pele. Notoriamente, ela não recebeu preenchimentos injetáveis nem neurotoxinas, demonstrando os efeitos de *lifting* e suavização de rugas da remodelação tecidual induzida por fenol e óleo de cróton. Resultado 6 meses depois do *peeling*. (Estas imagens foram gentilmente cedidas pelo Dr. Seaver L. Soon.)

fotoenvelhecimento de nível II na classificação de Glogau, lentigos, queratoses actínicas, discromias e cicatrizes leves de acne, além de poderem servir para suavizar linhas de demarcação de outros procedimentos de *ressurfacing*[4] (▶ Fig. 12.4). A analgesia pode ou não ser necessária para o *peeling* de média profundidade, mas pode ser alcançada por anti-inflamatórios não esteroides (NSAIDs), ansiolíticos ou bloqueio do nervo trigêmeo. *Peelings* de média profundidade comuns incluem o *peeling* de Jessner combinado com TCA a 35% (método de Monheit), GA a 70% + TCA a 35% (método de Coleman) ou CO_2 sólido + TCA a 35% (método de Brody). Esses *peelings* combinados produzem um *peeling* de média profundidade mais seguro e uniforme. Ao usar *peelings* combinados, o segundo *peeling* pode ser iniciado assim que o desfecho clínico do primeiro *peeling* for atingido.

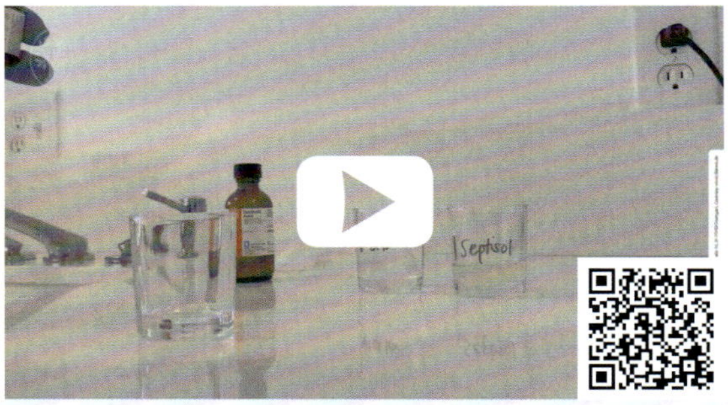

Vídeo 12.1 A fórmula Hetter sendo devidamente misturada. Este *peeling* em particular utiliza 2 mL de fenol a 88%, 2 gotas de óleo de cróton, 8 gotas de septisol e 3 mL de água.

Peelings Químicos Profundos

Os *peelings* químicos profundos penetram na derme média-reticular e causam remodelação do colágeno e das fibras elásticas. Eles são compostos principalmente por fenol e óleo de cróton em diferentes concentrações em combinação com um surfactante e água. A fórmula criada por Baker e Gordon tem sido o padrão por décadas e consistia em 2,1% de óleo de cróton e 49,3% de fenol. Em 1999, o Dr. Hetter demonstrou que o óleo de cróton, uma resina citotóxica poderosa, é o ingrediente ativo.[11] Diferentes concentrações de óleo de cróton podem ser usadas para atingir a profundidade desejada. Os *peelings* profundos são indicados para pacientes com fotoenvelhecimento de tipo III e IV na classificação de Glogau e cicatrizes de acne graves (▶ Fig. 12.6, ▶ Vídeo 12.1). Além disso, o TCA de 80% a 100% pode ser usado de forma focal para tratar cicatrizes de acne *ice-pick* ou *boxcar*, ruptura do lóbulo da orelha e xantelasmas.[3]

Fenol e Óleo de Cróton

Os *peelings* de fenol e óleo de cróton, embora possam ter resultados impressionantes, também apresentam significativamente mais riscos. Sabe-se que o fenol é cardiotoxicidade e pode precipitar arritmias. O histórico médico pré-operatório, eletrocardiograma e exames laboratoriais, incluindo hemograma completo (CBC) e painel metabólico completo (CMP), são pré-requisitos importantes para a seleção do paciente. O monitoramento cardíaco é necessário para *peelings* de fenol e óleo de cróton no rosto todo, embora isso não seja necessário para *peelings* químicos profundos segmentais, nos quais 1% a 2% da área da superfície corporal são tratados com um *peeling* profundo – sendo 1% da área da superfície corporal definida como o tamanho da palma da mão do paciente, sem os dedos – e o restante do rosto é tratado com um *peeling* de profundidade média.[12] Para *peelings* de fenol e óleo de cróton em todo o rosto, deve ser permitida uma pausa de segurança de 10 a 15 minutos entre a aplicação em cada subunidade cosmética para permitir a metabolização e a excreção do fenol e do óleo de cróton.

12.3 Indicações

As aplicações de *peelings* químicos incluem tanto condições cosméticas quanto médicas. As condições médicas variam de lesões epidérmicas que vão desde queratoses actínicas até acne e alterações pigmentares, incluindo melasma. As indicações cosméticas incluem fotoenvelhecimento, rugas, suavização de linhas de demarcação de outros procedimentos e cicatrizes.

12.3.1 Acne

Os *peelings* químicos são mais bem utilizados como um complemento à terapia médica contínua contra a acne. Eles funcionam de forma sinérgica: *peelings* produzem resultados mais rápidos e permitem uma melhor penetração das terapias tópicas. *Peelings* superficiais são mais bem utilizados para tratar a acne. Isso inclui 30% de SA, 30% a 70% de GA e JS. Estes são seguros e eficazes na acne comedonal e inflamatória leve a moderada. A maioria dos ensaios clínicos realizou *peelings* repetidos a cada 2 semanas.[10,13] Em um estudo randomizado, duplo-cego, *split-face* com 20 pacientes, o SA 30% e o GA 30% foram igualmente eficazes.[14]

12.3.2 Fotoenvelhecimento

Fotoenvelhecimento descreve a soma das alterações da pele relacionadas com a exposição solar crônica, ou seja, pigmentação irregular, atrofia e enrugamento. *Peelings* superficiais podem ser usados para tratar linhas finas superficiais, mas exigiriam uma série de múltiplos tratamentos. Um estudo *split-face* mostrou que o LHA de 5% a 10% foi igualmente eficaz e tolerado que o GA de 20 a 50% na redução de linhas finas/rugas faciais e hiperpigmentação.[15] *Peelings* de profundidade média e profunda podem ser usados para tratar rugas mais profundas, pois resultam em neocolagênese e podem ser combinados com outros procedimentos cosméticos cirúrgicos e não cirúrgicos (► Fig. 12.7). Comparando o *resurfacing* a *laser* de CO_2 com o *peeling* de fenol de Baker para o tratamento de rugas no lábio superior, Chew *et al.* mostraram melhora superior com o *peeling* do que com o *laser*[16] (► Fig. 12.8).

12.3.3 Hiperpigmentação Pós-Inflamatória

O GA e o SA são os *peelings* mais usados para tratar a PIH. Um estudo mostrou que *peelings* serializados de GA, além de um regime tópico consistindo de creme de tretinoína 0,05% à noite e gel de hidroquinona 2%/GA 10% duas vezes ao dia, resultaram em melhora na hiperpigmentação em comparação com o regime tópico isolado.[17] Outro estudo, usando análise colorimétrica, constatou que *peelings* serializados de SA 30% a cada 2 semanas clarearam com sucesso peles asiáticas de coloração escura.[18]

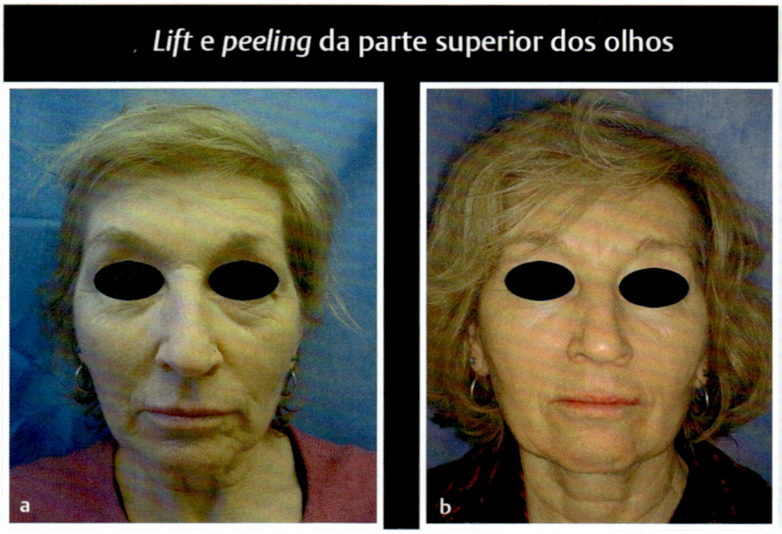

Fig. 12.7 (a, b) Exemplo de uma paciente que passou por um *peeling* de ácido tricloroacético (TCA) a 35% e blefaroplastia superior. (Estas imagens foram gentilmente cedidas pelo Dr. Hooman Khorasani.)

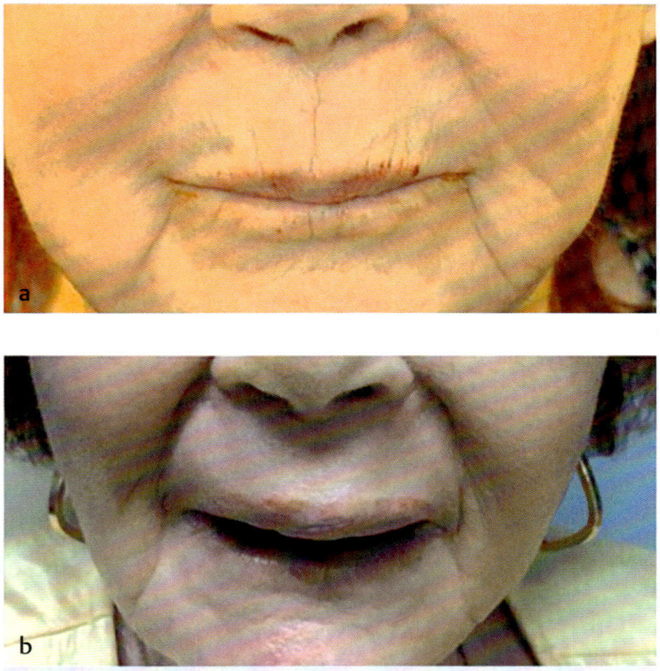

Fig. 12.8 (a, b) Exemplo de um paciente com *peeling* perioral segmental de fenol que não requer monitoramento cardíaco. (Estas imagens foram gentilmente cedidas pelo Dr. Hooman Khorasani.)

12.3.4 Melasma

Os *peelings* químicos podem ser eficazes no tratamento da variante epidérmica do melasma, usando *peelings* superficiais e aderindo a regimes pré e pós-*peeling*. SA, LA, GA e JS são os *peelings* mais comuns usados para o melasma. Um estudo *split-face* demonstrou eficácia semelhante entre JS e LA 92% no tratamento do melasma. O número de sessões variou de duas a cinco.[19] Um estudo com pacientes de pele escura mostrou que a aplicação semanal de 1% de tretinoína foi tão eficaz quanto e mais bem tolerada do que a aplicação semanal de GA 70% no tratamento do melasma.[20]

12.3.5 Cicatrizes

Os *peelings* químicos de média e alta profundidade podem ser usados para tratar as cicatrizes de acne. Os *peelings* profundos de fenol também podem ser usados para cicatrizes de acne moderadas a graves.[13] O *peeling* JS-TCA 35% foi realizado em 15 pacientes iraquianos com cicatrizes de acne tipo *ice-pick* e atróficas. A maioria recebeu três sessões, com a maior parte dos pacientes apresentando melhora moderada com base na avaliação de fotografias serializadas. A hiperpigmentação pós--inflamatória foi observada em FSP mais escuras, mas estava resolvida ao fim dos 3 meses de acompanhamento.[21] Em 2002, Lee *et al.* introduziram a técnica CROSS (reconstrução química de cicatrizes) aplicando concentrações elevadas de TCA direta e focalmente nas cicatrizes *ice-pick*. Isso leva à ablação focal com cicatrização rápida devido à integridade das estruturas adnexais adjacentes.[22] Lee *et al.* estudaram 33 pacientes usando TCA a 65% e 32 pacientes usando TCA a 100%. Dois clínicos independentes fizeram avaliação cega e verificaram boas respostas clínicas em 82% e 94% dos pacientes. Cursos de tratamento mais longos (cinco a seis sessões) apresentaram melhores resultados.[22] O CROSS com TCA a 100% mostrou ser seguro e eficaz, mesmo em FSP mais escura.[23]

12.3.6 Queratoses Actínicas

Um único *peeling* de JS com TCA a 35% também foi mostrado ser tão eficaz quanto o creme de 5-fluorouracil aplicado duas vezes ao dia durante 3 semanas para o tratamento de queratoses actínicas.[24] Um estudo realizado por Tse *et al.* mostrou que o GA-TCA foi eficaz no tratamento da pele com dano solar e ligeiramente mais eficaz do que o JS-TCA no tratamento de queratoses actínicas, com cicatrização e tempo de recuperação semelhantes.[25] No caso das queratoses actínicas hipertróficas, é possível realizar a curetagem da hiperqueratose – que fica sobre a queratose actínica – para permitir a penetração do *peeling* e otimizar os resultados.

12.4 Seleção de Pacientes

12.4.1 Histórico e Exame Físico

Um histórico e um exame físico abrangente são essenciais na seleção adequada de pacientes para *peelings* químicos. Deve-se dar atenção especial à FSP, cicatrizes anteriores e hiperpigmentação. Outro histórico pertinente é o de *peelings* anteriores, procedimentos de *resurfacing*, procedimentos de *lifting* invasivos e não invasivos, histórico de tabagismo e de radioterapia na área.

O histórico de medicamentos também é importante. Agentes de branqueamento tópico, como a hidroquinona, podem ser usados antes e após o procedimento para minimizar a PIH, especialmente em tipos de pele mais escura. A isotretinoína é frequentemente usada no caso de acne recalcitrante. Uma força tarefa da American Society for Dermatologic Surgery (ASDS) concluiu recentemente que *peelings* superficiais podem ser usados com segurança em pacientes fazendo uso de isotretinoína. No entanto, não havia evidências suficientes para apoiar o uso de *peelings* de média ou alta profundidade em pacientes que usaram isotretinoína nos últimos 6 meses devido a um risco teórico de recuperação tardia e aumento potencial do risco de cicatriz.[26]

O sistema de classificação de fotoenvelhecimento de Glogau categoriza graus de danos solares e indica o nível apropriado de *peeling*. O tipo I é observado em pacientes mais jovens com fotodano leve e é mais bem tratado com *peelings* superficiais. O tipo II, fotoenvelhecimento moderado com rítides dinâmicas e alguns lentigos, pode ser tratado com *peelings* de média profundidade. O tipo III – pacientes com fotoenvelhecimento avançado, com discromia significativa, queratoses actínicas e rítides estáticas – pode ser mais bem atendido com *peelings* de média profundidade ou alta profundidade. O tipo IV – fotoenvelhecimento grave – requer *peeling* profundo com ritidoplastia cirúrgica.[27]

12.4.2 Contraindicações

Algumas contraindicações relativas para *peelings* químicos incluem doenças inflamatórias ativas da pele ou infecção no rosto. Pacientes com dificuldade de cicatrização de feridas relacionada com cirurgias de descolamento nos últimos 12 meses ou com terapia prévia por radiação, histórico de cicatrizes hipertróficas ou queloides devem estar cientes de que os *peelings* químicos podem aumentar o risco de formação de cicatrizes, especialmente os de média e alta profundidade. Não há dados suficientes sobre *peelings* durante a gravidez e lactação, portanto, eles são geralmente adiados.

É essencial que os pacientes tenham expectativas realistas em termos de resultados, tempo de recuperação e riscos. A seleção adequada e o fornecimento de informações aos pacientes são essenciais para a obtenção de bons resultados.

12.4.3 Considerações e Pré-Operatório em Tipos de Pele mais Escura

A tretinoína – ou outro retinoide tópico – aplicado à noite por 2 a 4 semanas antes do *peeling*, permite uma penetração uniforme e reduz o tempo de cicatrização.[3] As pessoas com FSP IV a VI devem parar o uso uma semana antes do procedimento para minimizar o risco de PIH. Aplicar o retinoide sobre um hidratante pode minimizar a irritação. Se houver o desenvolvimento de dermatite por conta do retinoide, o *peeling* deve ser adiado devido ao risco de superpenetração e eritema prolongado resultante.[4]

Como mencionado anteriormente, é comum tratar os pacientes com agentes clareadores periproceduralmente. Isso pode minimizar o risco de PIH, especialmente em pacientes com FSP III ou superior. Hidroquinona a 2% a 8% duas vezes ao dia pode ser usada. Um dos autores deste capítulo (HK) usa o Tri-luma combinado com 8% de hidroquinona de uma farmácia de manipulação local.

A fotoproteção deve ser praticada por 2 a 4 semanas antes e depois do *peeling* químico e inclui protetor solar de amplo espectro (fator de proteção solar [FPS] 30 ou superior) e proteção física contra o sol (chapéus, sombra etc.).

A profilaxia antiviral é recomendada para todos os pacientes submetidos a *peelings* de média e alta profundidade e pode ser considerada para *peelings* superficiais em pacientes com histórico de propensão a surtos de herpes. A dosagem recomendada é valaciclovir 500 mg ou 1 g duas vezes ao dia por 5 a 7 dias, a partir do dia do procedimento, podendo ser estendida até a completa reepitelização (pode ser necessário um curso de 14 dias para *peelings* profundos).

Os testes em áreas pequenas podem ser úteis em pacientes com FSP mais escuros para melhor prever aqueles que podem desenvolver PIH. O tratamento pré e pós-*peeling* com agentes clareadores é essencial nessa população. Os desfechos clínicos de eritema e *frosting* podem ser mais difíceis de interpretar em indivíduos de pele escura e, consequentemente, levar a um tratamento excessivo. É prudente começar com concentrações mais baixas e menos passagens em tipos de pele mais escuros. Combinações de *peelings* de concentração mais baixa podem ser mais seguras do que uma única solução de *peeling*.[28] Um dos autores deste capítulo (HK) não realiza *peelings* químicos de média ou alta profundidade em indivíduos com FSP III ou acima.

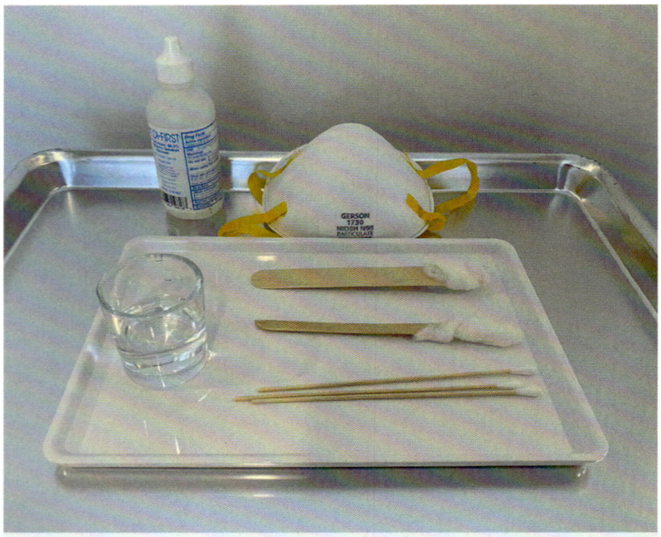

Fig. 12.9 Bandeja de fenol, incluindo (ao fundo, da esquerda para a direita) líquido salino para lavagem ocular, máscara N95 e (à frente, da esquerda para a direita) recipiente de vidro com solução de fenol e croton e aplicadores de *peeling*. (Esta imagem foi gentilmente cedida pelo Dr. Seaver L. Soon.)

12.5 Técnica

12.5.1 Pré-Procedimento

A pele deve ser limpa de quaisquer impurezas que estejam em sua superfície antes da realização do *peeling*. Qualquer maquiagem e detritos são removidos pelo paciente ao lavar o rosto. Desengordurar é uma etapa importante para criar uma superfície lisa para uma aplicação uniforme, penetração e resposta clínica. Um estudo não mostrou diferença ao usar um dos quatro agentes desengordurantes: acetona, álcool, Hibiclens ou desengordurante de pele Freon.[29]

Uma bandeja de procedimento deve ser preparada antes de iniciar o *peeling* (▶ Fig. 12.9). A solução de *peeling* deve ser colocada em uma bacia. Os aplicadores, que podem incluir gaze, algodão, pincéis ou cotonetes de algodão, devem ser preparados e abertos. Pincéis especializados, que minimizam o desperdício e aceleram o tempo de aplicação, podem ser usados para *peelings* superficiais. Gazes extras devem estar disponíveis na bandeja para absorver qualquer solução de *peeling* que pingar. Líquido salino deve estar prontamente disponível para enxaguar os olhos em caso de contato acidental. A anestesia para *peelings* superficiais geralmente não é necessária. Os pacientes sentirão uma sensação de ardor, que é geralmente bem tolerada. Um ventilador ou refrigeração por ar forçado pode ajudar no conforto, além de música de fundo e conversa tranquila. A música é uma excelente distração e um dos autores deste capítulo (HK) prefere ter o sistema de alto-falantes Svonos em cada sala, conectado a um serviço de música desejado, como o Spotify, onde os pacientes podem escolher a música. *Peelings* de média profundidade geralmente requerem bloqueios nervosos, NSAIDs orais e/ou ansiolíticos orais ou sedativos orais ou intramusculares, além de refrigeração por ar forçado. *Peelings* profundos de fenol em

12.7.3 Alteração de Pigmentação Pós-Inflamatória

Sempre que se realiza um procedimento que lesiona a pele, há um risco de causar hiper ou hipopigmentação, especialmente em pacientes com FSP III ou superior e com *peelings* mais profundos. A aderência estrita aos regimes pré e pós-*peeling* pode proteger contra essa complicação potencial e pode ser útil adotar pontos de teste – mesmo que não sejam totalmente preditivos da resposta – antes de prosseguir com o *peeling* facial completo. Um dos autores do capítulo (HK) não recomenda nenhum tipo de *peeling* químico médio ou profundo em pacientes com FSP III ou superior.

12.7.4 Acne e Foliculite

A acne e a foliculite podem piorar após o *peeling*, possivelmente devido a emolientes oclusivos pós-*peeling*. Esses problemas são mais bem tratados com antibióticos orais da classe das tetraciclinas, uma vez que a terapia tópica pode ser irritante.

12.7.5 Prurido

Os pacientes podem sentir coceira durante o período de cicatrização. Compressas frias, emolientes e anti-histamínicos orais podem proporcionar alívio. Corticosteroides tópicos de baixa a média potência também podem ser usados com cautela, considerando o risco de atrofia da pele devido aos esteroides.

12.7.6 Eritema Prolongado

O eritema prolongado é definido como o eritema que persiste por mais de 3 meses para *peelings* de média profundidade e 6 meses para *peelings* profundos. O eritema pós-*peeling* geralmente se resolve por si só, mas para o eritema prolongado, corticosteroides tópicos ou um *laser* de corante pulsado podem ser utilizados.

12.8 Pérolas e Armadilhas

Escolha alguns tipos de *peelings* para oferecer em sua prática. Esses *peelings* estarão disponíveis para seus pacientes como tratamentos para diversas indicações cosméticas e/ou médicas que comumente surgem em seu consultório. Você se tornará um especialista nesses *peelings* – desde os requisitos pré e pós-procedimento até o aconselhamento eficaz e a seleção ideal de pacientes. Você desenvolverá a eficiência de toda a sua equipe médica e funcionários para realizar esses *peelings* de maneira segura e eficaz de forma econômica.

Familiarize-se com os aplicadores específicos e mantenha-se fiel a eles, pois eles podem variar na quantidade de solução que transferem para a pele, levando a resultados imprevisíveis.

Realize seus primeiros *peelings* em familiares e amigos. Peça *feedbacks* durante o procedimento e durante a recuperação. Peça permissão para tirar fotografias que você possa usar para aconselhar os pacientes. Sempre que usar *peelings* para suavizar linhas de demarcação de outros procedimentos de *resurfacing*, o *peeling* deve ser realizado primeiro. Isso evitará que a solução de *peeling* penetre mais profundamente na pele que passou por *resurfacing* adjacente. Evite *peelings* médios ou profundos em indivíduos de pele mais escura.

Referências

[1] Soleymani T, Lanoue J, Rahman Z. A practical approach to chemical peels: a review of fundamentals and step-by-step algorithmic protocol for treatment. J Clin Aesthet Dermatol. 2018; 11(8):21–28

[2] Butler PE, Gonzalez S, Randolph MA, Kim J, Kollias N, Yaremchuk MJ. Quantitative and qualitative effects of chemical peeling on photoaged skin: an experimental study. Plast Reconstr Surg. 2001; 107(1): 222–228

[3] Lee KC, Wambier CG, Soon SL, et al. International Peeling Society. Basic chemical peeling: Superficial and medium-depth peels. J Am Acad Dermatol. 2019; 81(2):313–324

[4] Monheit GD, Chastain MA. Chemical and mechanical skin resurfacing. In: Bolognia JL, Schaffer JV, Lorenzo C, eds. Dermatology. 4th ed. Beijing, China: Elsevier; 2018:2593–2609

[5] Zeichner JA. The use of lipohydroxy acid in skin care and acne treatment. J Clin Aesthet Dermatol. 2016; 9(11):40–43

[6] Bridenstine JB, Dolezal JF. Standardizing chemical peel solution formulations to avoid mishaps. Great fluctuations in actual concentrations of trichloroacetic acid. J Dermatol Surg Oncol. 1994; 20(12):813–816

[7] Cox SE, Butterwick KJ. Chemical peels. In: Robinson JK, eds. Surgery of the Skin: Procedural Dermatology. Philadelphia, PA: Elsevier; 2005:463–482

[8] Safoury OS, Zaki NM, El Nabarawy EA, Farag EA. A study comparing chemical peeling using modified Jessner's solution and 15% trichloroacetic acid versus 15% trichloroacetic acid in the treatment of melasma. Indian J Dermatol. 2009; 54(1):41–45

[9] Puri N. Efficacy of modified Jessner's peel and 20% TCA versus 20% TCA peel alone for the treatment of acne scars. J Cutan Aesthet Surg. 2015; 8(1):42–45

[10] Castillo DE, Keri JE. Chemical peels in the treatment of acne: patient selection and perspectives. Clin Cosmet Investig Dermatol. 2018; 11: 365–372

[11] Hetter GP. An examination of the phenol-croton oil peel: part IV. Face peel results with different concentrations of phenol and croton oil. Plast Reconstr Surg. 2000; 105(3):1061–1083, discussion 1084–1087

[12] Lee KC, Sterling JB, Wambier CG, et al. International Peeling Society. Segmental phenol-Croton oil chemical peels for treatment of periorbital or perioral rhytides. J Am Acad Dermatol. 2019; 81(6): e165–e166

[13] Rendon MI, Berson DS, Cohen JL, Roberts WE, Starker I, Wang B. Evidence and considerations in the application of chemical peels in skin disorders and aesthetic resurfacing. J Clin Aesthet Dermatol. 2010; 3(7):32–43

[14] Kessler E, Flanagan K, Chia C, Rogers C, Glaser DA. Comparison of alpha- and beta-hydroxy acid chemical peels in the treatment of mild to moderately severe facial acne vulgaris. Dermatol Surg. 2008; 34 (1):45–50, discussion 51

[15] Oresajo C, Yatskayer M, Hansenne I. Clinical tolerance and efficacy of capryloyl salicylic acid peel compared to a glycolic acid peel in subjects with fine lines/wrinkles and hyperpigmented skin. J Cosmet Dermatol. 2008; 7(4):259–262

[16] Chew J, Gin I, Rau KA, Amos DB, Bridenstine JB. Treatment of upper lip wrinkles: a comparison of 950 microsec dwell time carbon dioxide laser with unoccluded Baker's phenol chemical peel. Dermatol Surg. 1999; 25(4):262–266

[17] Burns RL, Prevost-Blank PL, Lawry MA, Lawry TB, Faria DT, Fivenson DP. Glycolic acid peels for postinflammatory hyperpigmentation in black patients. A comparative study. Dermatol Surg. 1997; 23(3): 171–174, discussion 175

[18] Ahn HH, Kim IH. Whitening effect of salicylic acid peels in Asian patients. Dermatol Surg. 2006; 32(3):372–375, discussion 375

[19] Sharquie KE, Al-Tikreety MM, Al-Mashhadani SA. Lactic acid chemical peels as a new therapeutic modality in melasma in comparison to Jessner's solution chemical peels. Dermatol Surg. 2006; 32(12):1429–1436
[20] Khunger N, Sarkar R, Jain RK. Tretinoin peels versus glycolic acid peels in the treatment of Melasma in dark-skinned patients. Dermatol Surg. 2004; 30(5):756–760, discussion 760
[21] Al-Waiz MM, Al-Sharqi AI. Medium-depth chemical peels in the treatment of acne scars in dark-skinned individuals. Dermatol Surg. 2002; 28(5):383–387
[22] Lee JB, Chung WG, Kwahck H, Lee KH. Focal treatment of acne scars with trichloroacetic acid: chemical reconstruction of skin scars method. Dermatol Surg. 2002; 28(11):1017–1021, discussion 1021
[23] Bhardwaj D, Khunger N. An assessment of the efficacy and safety of CROSS technique with 100% TCA in the management of ice pick acne scars. J Cutan Aesthet Surg. 2010; 3(2):93–96
[24] Witheiler DD, Lawrence N, Cox SE, Cruz C, Cockerell CJ, Freemen RG. Long-term efficacy and safety of Jessner's solution and 35% trichloroacetic acid vs 5% fluorouracil in the treatment of widespread facial actinic keratoses. Dermatol Surg. 1997; 23(3):191–196
[25] Tse Y, Ostad A, Lee HS, et al. A clinical and histologic evaluation of two medium-depth peels. Glycolic acid versus Jessner's trichloroacetic acid. Dermatol Surg. 1996; 22(9):781–786
[26] Waldman A, Bolotin D, Arndt KA, et al. ASDS guidelines task force: consensus recommendations regarding the safety of lasers, dermabrasion, chemical peels, energy devices, and skin surgery during and after isotretinoin use. Dermatol Surg. 2017; 43(10): 1249–1262
[27] Glogau RG, Matarasso SL. Chemical face peeling: patient and peeling agent selection. Facial Plast Surg. 1995; 11(1):1–8
[28] Abdel-Meguid AM, Taha EA, Ismail SA. Combined Jessner solution and trichloroacetic acid versus trichloroacetic acid alone in the treatment of melasma in dark-skinned patients. Dermatol Surg. 2017; 43(5):651–656
[29] Peikert JM, Krywonis NA, Rest EB, Zachary CB. The efficacy of various degreasing agents used in trichloroacetic acid peels. J Dermatol Surg Oncol. 1994; 20(11):724–728
[30] Obagi ZE, Obagi S, Alaiti S, Stevens MB. TCA-based blue peel: a standardized procedure with depth control. Dermatol Surg. 1999; 25 (10):773–780
[31] Dainichi TD, Ueda S, Imayama S, Furue M. Excellent clinical results with a new preparation for chemical peeling in acne: 30% salicylic acid in polyethylene glycol vehicle. Dermatol Surg. 2008;34:891– 899
[32] Wambier CG, Lee KC, Soon SL, et al. International Peeling Society. Advanced chemical peels: phenol-croton oil peel. J Am Acad Dermatol. 2019; 81(2):327–336
[33] Costa IMC, Damasceno PS, Costa MC, Gomes KGP. Review in peeling complications. J Cosmet Dermatol. 2017; 16(3):319–326

13 Fotomodulação com Diodo Emissor de Luz (LED)

Robert Weiss ▪ Robert D. Murgia

Resumo

Os conjuntos de diodo emissor de luz (LED) para fotomodulação são úteis para estimulação de colágeno, suavização de textura e fotorrejuvenescimento geral. Modalidades adicionais incluem terapia fotodinâmica, cicatrização de feridas e redução de inflamações provocadas por diferentes fontes. O resgate celular de danos sofridos por ultravioleta e outros agressores tóxicos foi demonstrado em estudos pequenos. O fotorrejuvenescimento térmico não ablativo e a fotomodulação de LED não térmico têm um efeito sinérgico: a fotomodulação de LED administrada imediatamente após o tratamento térmico pode reduzir tanto a inflamação quanto o eritema e edema termicamente induzidos pelos tratamentos ablativos e não ablativos. A aplicação da luz de LED imediatamente antes e depois de uma lesão térmica parece aumentar os efeitos anti-inflamatórios e protetores. O primeiro relato escrito sobre o uso da fotomodulação para melhorar as rugas faciais foi publicado em 2002. No que diz respeito à investigação da luz de LED quanto a propriedades de modulação cutânea, testes clínicos e culturas de fibroblastos demonstraram que pacotes específicos de energia com comprimentos de onda precisos combinados com uma sequência exclusiva de pulsos "código" muito explícita levam ao aumento da síntese de colágeno tipo I e à redução das metaloproteinases de matriz com exposição à luz de baixa energia de 590/870 nm. Como os LEDs empregam um mecanismo baseado em luz não térmica, poucas precauções pré-tratamento são necessárias antes da exposição e a terapia é segura para todos os tipos de pele. O tempo de exposição pode variar de 35 segundos a 20 minutos, dependendo da indicação clínica e do dispositivo LED, e é necessário pouco ou nenhum cuidado após o tratamento.

Palavras-chave: diodo emissor de luz, fotomodulação, fotorejuvenescimento, fibroblastos, colágeno, terapia fotodinâmica, cicatrização de feridas

13.1 Introdução

O fotorejuvenescimento, um processo em que fontes de energia luminosa são usadas para reverter ou reparar o processo de fotoenvelhecimento ou danos ambientais à pele, engloba muitos procedimentos que utilizam tecnologia baseada em luz ou *laser* para reverter os efeitos da degeneração do colágeno dérmico. O fotorejuvenescimento normalmente causa uma lesão térmica seletiva confinada à derme papilar e superior, levando à ativação dos fibroblastos e síntese de novo colágeno e material de matriz extracelular.[1] No entanto, o fotorejuvenescimento não ablativo se refere ao uso controlado de energia térmica para atingir esse objetivo sem perturbar a epiderme subjacente e com um mínimo ou nenhum tempo de recuperação.[2] Objetivos adicionais incluem a melhoria dos sinais pigmentados e vasculares do envelhecimento induzido pelo sol, a redução da despigmentação superficial (tanto dérmica quanto epidérmica), a diminuição das telangiectasias dérmicas e a promoção de uma textura geral mais suave.[3] As modalidades não ablativas incluem luz pulsada intensa (IPL), *laser* de corante pulsado (PDL), luz verde de 532 nm (*laser* de fosfato de titanil potássio [KTP]) e vários comprimentos de onda infravermelha, incluindo 1.064, 1.320, 1.450 e 1.540 nm.[2]

Um efeito de fotorejuvenescimento usando estimulação não térmica das células, com luz de baixa energia e banda estreita com sequências e durações de pulso específicas foi denominado fotomodulação.[4] A fotomodulação com diodo emissor de luz (LED) é uma nova categoria de tratamento não térmico baseada em luz, projetada para regular a atividade das células em vez de depender de mecanismos térmicos de cicatrização de feridas.[5] Inicialmente, a fotomodulação foi reconhecida pelo uso de LEDs e terapia a *laser* de baixo nível (LLLT) para estimulação do crescimento de plantas e cicatrização de feridas para a mucosite oral.[6,7] O conceito de regulação da atividade celular, seja aumentando ou diminuindo, por meio de luz de baixa energia foi discutido no passado, mas faltaram resultados notáveis ou consistentes.[7,8] Comprimentos de onda anteriormente examinados incluíam um conjunto de LED de 670 nm,[7] uma matriz de 660 nm[9] e comprimentos de onda infravermelhos mais altos.[10] As durações de exposição e fluência foram variáveis nesses estudos, com energia de até 4 J/cm² sendo necessária para resultados.[7]

O primeiro relato escrito discutindo o uso da fotomodulação para melhorar as rugas faciais foi publicado em 2002. Testes clínicos e culturas de fibroblastos foram usados para investigar a luz de LED acerca de propriedades de modulação da pele. Foi demonstrado que pacotes específicos de energia com comprimentos de onda precisos, combinados com sequências exclusivas de pulsos "código" muito explícitas levam à regulação positiva da síntese de colágeno tipo I em cultura de fibroblastos, usando a reação em cadeia da transcriptase reversa-polimerase (RT-PCR) para medir o colágeno tipo I. Tanto no modelo de fibroblastos quanto no modelo clínico, a síntese de colágeno foi acompanhada da redução das metaloproteinases de matriz (MMP), em particular a MMP-1 ou colagenase, com exposição à luz de baixa energia de 590-/870- nm.[4]

Mais especificamente, a fotomodulação ocorre por meio da estimulação de organelas celulares mitocondriais usando os "pacotes" adequados de fótons, bem como a regulação positiva ou negativa das atividades dos genes mitocondriais. Isso leva à regulação positiva da via de transporte de elétrons da citocromo oxidase mitocondrial e à modulação dos genes mitocondriais do ácido desoxirribonucleico (DNA). Como resultado, vários fatores foram observados em fibroblastos expostos a LEDs, incluindo aumento na produção de trifosfato de adenosina (ATP), modulação de espécies reativas de oxigênio, redução e prevenção de apoptose, estimulação da angiogênese, aumento do fluxo sanguíneo e indução da transcriptase. Essa regulação positiva da síntese de colágeno em fibroblastos também foi notada na observação clínica e histológica de

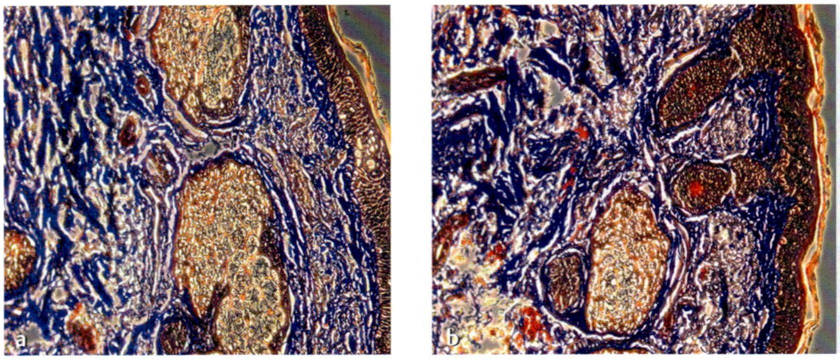

Fig. 13.1 (a, b) Coloração de Masson de uma biópsia periorbital humana 6 meses após 4 semanas de exposição trissemanal à fotomodulação com diodo emissor de luz (LED) de 590/870 nm (250 milissegundos de tempo ligado/100 milissegundos de tempo desligado/100 repetições a 4,0 mW/cm²). (Estas imagens foram gentilmente cedidas por David McDaniel.)

aumento do colágeno dérmico na pele humana tratada[3,11,12] (▶ Fig. 13.1, ▶ Fig. 13.2).

Os LEDs utilizam semicondutores de alta eficiência para produzir luz completamente não coerente e não colimada em comprimentos de onda que variam de 247 a 1.300 nm.[12,13] Os LEDs têm uma vida útil típica de até 100.000 horas e, portanto, são extremamente versáteis e duráveis. Além disso, problemas de manutenção e alinhamento tendem a ser negligenciáveis, uma vez que os LEDs não exigem fontes de alimentação de alta tensão ou óptica complexa, cara ou perigosa. A terapia é completamente indolor e a disponibilidade de conjuntos painéis de LED de grande porte permite tratar todo o rosto em poucos minutos ou menos.

13.2 Modalidades

Existem vários fabricantes de matrizes de LED que produzem diferentes comprimentos de onda. Os comprimentos de onda frequentemente são referidos pelas cores associadas, incluindo azul (400 a 470 nm), amarelo (565 a 590 nm), vermelho (630 a 700 nm) e infravermelho próximo (700 a 1.200 nm). Cada comprimento de onda possui propriedades fotomoduladoras únicas e comprimentos de onda mais longos penetram nos tecidos mais profundos.[12,13] A luz azul demonstrou eficácia contra a acne vulgar ao exibir um efeito fototóxico no metabolismo do heme da *Propionibacterium acnes* e na redução das citocinas inflamatórias.[14]

A luz amarela fotomodulada tem a capacidade de alterar a expressão genética e aumentar a conversão de adenosina difosfato (ADP) para adenosina trifosfato (ATP) em fibroblastos cultivados, absorvendo fótons por meio da protoporfirina IX mitocondrial.[15] LEDs vermelhos são conhecidos por estimular a síntese de colágeno e reduzir as MMPs, enquanto a luz infravermelha tem a capacidade de aprimorar a remodelação de feridas, aumentando a circulação por meio da formação de óxido nítrico.[12,16] Vários dos aparelhos disponíveis são mencionados abaixo.

A unidade de fotomodulação GentleWaves, fabricada pela LightBioscience de Virginia Beach, Virginia, Estados Unidos, utiliza um painel de rosto inteiro para produzir luz amarela (590/870 nm) para fotorrejuvenescimento. Além disso, a GlobalMed Technologies de Glen Allen, Califórnia, Estados Unidos, produz vários dispositivos de LED sob a marca Omnilux. O Omnilux azul transmite luz azul (415 nm) para tratar acne vulgar e fotodano.

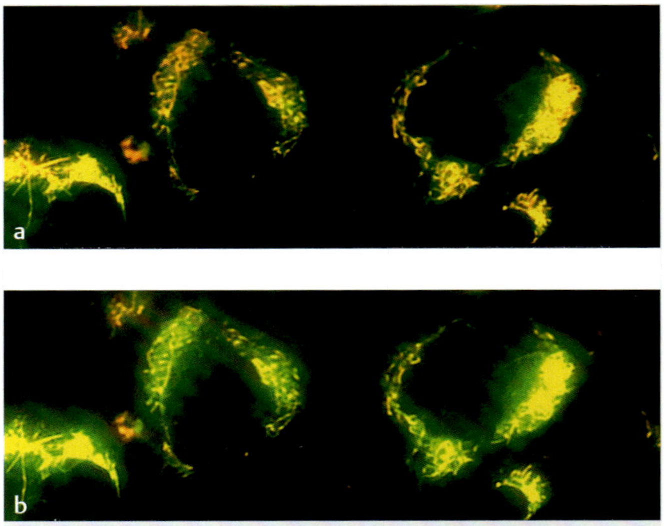

Fig. 13.2 (a, b) Fibroblastos de pele humana cultivados em lâminas de vidro e incubados com um potencial de membrana mitocondrial pela sonda JC-1 antes e imediatamente depois do tratamento de fotomodulação com diodo emissor de luz (LED) de 590/870 nm em sessão única (250 milissegundos ligado/100 milissegundos desligado/100 repetições a 4,0 mW/cm²). Uma mudança de fluorescência vermelha para verde indica despolarização da membrana durante a exposição. (Estas imagens foram gentilmente cedidas por David McDaniel.)

A luz vermelha do Omnilux revive[2] (633 nm) é usada para terapia fotodinâmica (PDT) e também pode ser usada para tratar acne vulgar, discromia e fotoenvelhecimento. O Omnilux plus transmite luz infravermelha (830 nm) para tratamento de fotoenvelhecimento e aceleração da cicatrização de feridas.[17] Devido a questões não relacionadas com a eficácia, alguns dispositivos não estão mais sendo fabricados no momento (▶ Fig. 13.3).

13.3 Indicações Clínicas

As matrizes de LED para fotomodulação mostraram-se benéficas para estimulação de colágeno, suavização da textura, PDT, alopecia e redução da inflamação associada à acne vulgar, herpes simples e zóster, feridas agudas e crônicas, mucosite oral, dermatite atópica e até lesões retinianas. A fotomodulação com LED pode ser usada sozinha ou combinada a uma variedade de procedimentos de rejuvenescimento não ablativos padrão no consultório médico (▶ Quadro 13.1).

13.3.1 Fotorrejuvenescimento

Os tratamentos podem ser realizados usando a unidade de fotomodulação por LED de luz amarela GentleWaves (590/870 nm) equipada com um painel de rosto inteiro. Cem pulsos são disparados com uma duração de pulso de 250 milissegundos e um intervalo de desligamento de 100 milissegundos. A densidade de energia é configurada para 0,15 J/cm² e o tratamento dura aproximadamente 35 segundos. Parâmetros específicos de sequência de pulso, a base para o "código" da fotomodulação por LED, foram usados em um ensaio clínico multicêntrico com 90 pacientes, que receberam uma série de oito tratamentos com LED ao longo de um período de 4 semanas.

Dados de imagens digitais forneceram resultados bastante favoráveis com mais de 90% dos pacientes apresentando melhora em pelo menos uma categoria de fotoenvelhecimento de Fitzpatrick e 65% dos pacientes demonstrando melhora global na textura facial, linhas finas, eritema de fundo e pigmentação. Os resultados atingiram o auge de 4 a 6 meses após a conclusão da série de oito tratamentos[18] (▶ Fig. 13.4).

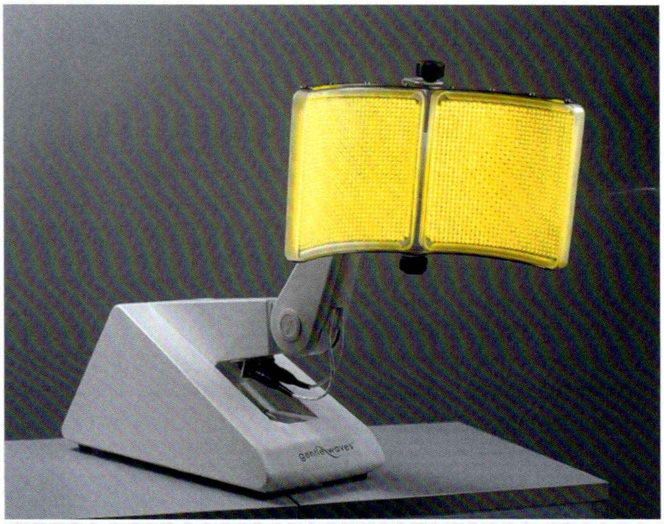

Fig. 13.3 Dispositivo de fotomodulação por LED GentleWaves. (Estas imagens foram gentilmente cedidas por David McDaniel.)

Outros confirmaram que comprimentos de onda adicionais de luz LED, usando tanto o vermelho quanto o infravermelho, podem ser eficazes para melhorar a textura da pele. Em um relatório com 136 pacientes, que receberam 30 tratamentos ao longo de um período de 15 semanas, houve uma melhora na cor e na sensação da pele. Quatro grupos foram tratados duas vezes por semana com luz policromática de 611 a 650 nm ou de 570 a 850 nm, e comparados com os controles. Embora as irradiações e as durações dos tratamentos tenham variado em todos os grupos de tratamento, a avaliação clínica cega de fotografias confirmou melhora significativa nos grupos de intervenção em comparação com o grupo de controle.[19]

Quando a fotomodulação por LED é administrada de forma independente com a matriz de pulsos de 590/870 nm, os pacientes que apresentam fotoenvelhecimento de leve a moderado ou grave recebem oito tratamentos ao longo de 4 semanas. Alternativamente, os pacientes podem receber a fotomodulação por LED imediatamente após um tratamento não ablativo, como IPL, PDL, *laser* KTP ou *lasers* infravermelhos, incluindo 1.064, 1.320 ou 1.450 nm. Descobrimos que a combinação da fotomodulação por LED com outras modalidades gera resultados clínicos mais eficazes, além de uma resolução mais rápida do eritema. Acredita-se que isso se deva aos efeitos anti-inflamatórios da fotomodulação por LED.

13.3.2 Efeitos Anti-Inflamatórios

Após tratar milhares de pacientes com fotomodulação durante vários anos, observamos a redução do eritema oriundo de diversas causas. A redução do eritema pode ser induzida a partir de uma ampla gama de lesões cutâneas, incluindo, mas não se limitando a radioterapia, tratamentos térmicos a *laser*, queimaduras ultravioletas (UV) e contusões. Além disso, o *feedback* dos pacientes após uma série de tratamentos de fotomodulação por LED GentleWaves para dermatite atópica, diminuir a equimose e auxiliar queimaduras de segundo grau é bastante encorajador. O tratamento de pacientes com

Quadro 13.1 Comprimentos de onda do LED e aplicações clínicas associadas

Comprimento de onda (nm)	400 a 470	570 a 590	630 a 700	800 a 1.200
Camada-alvo mais profunda	Epiderme	Derme papilar	Adnexa	Adnexas e derme reticular
Profundidade de penetração do LED	< 1 mm	0,5 a 2 mm	2 a 3 mm	5 a 10 mm
Aplicações clínicas	• Acne • Psoríase • Dermatite atópica	• Fotorrejuvenescimento • Cicatrização de feridas • Psoríase • Dermatite atópica • Pós-tratamento a *laser* e IPL • Retinopatia	• Terapia fotodinâmica • Fotorrejuvenescimento • Mucosite • Pós-tratamento a *laser* • Retinopatia/edema macular • Alopecia	• Cicatrização de feridas • Fotorrejuvenescimento • Terapia combinada • Herpes simples e zóster • Alopecia

Abreviações: IPL, luz intensa pulsada; LED, diodo emissor de luz

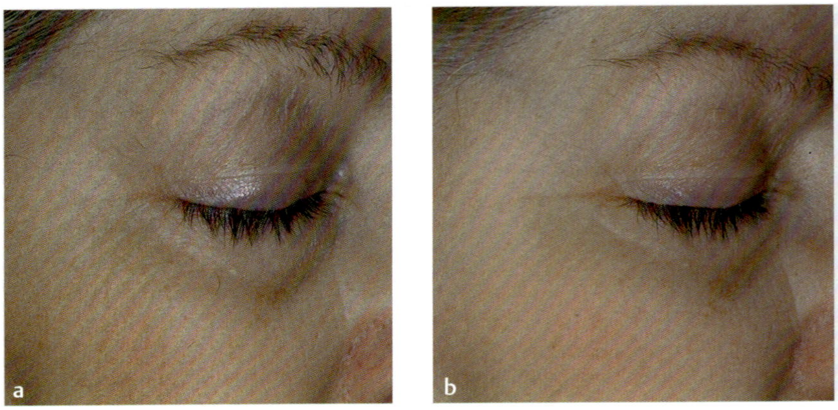

Fig. 13.4 (a, b) Imagens clínicas de melhora progressiva na aparência de rugas periorbitais e na qualidade da pele após 6 meses de exposição à fotomodulação com diodo emissor de luz (LED) de 590/870 nm, três vezes por semana (250 milissegundos ligado/100 milissegundos desligado/100 repetições a 4,0 mW/cm²) durante 4 semanas de tratamento. (Estas imagens foram gentilmente cedidas por David McDaniel.)

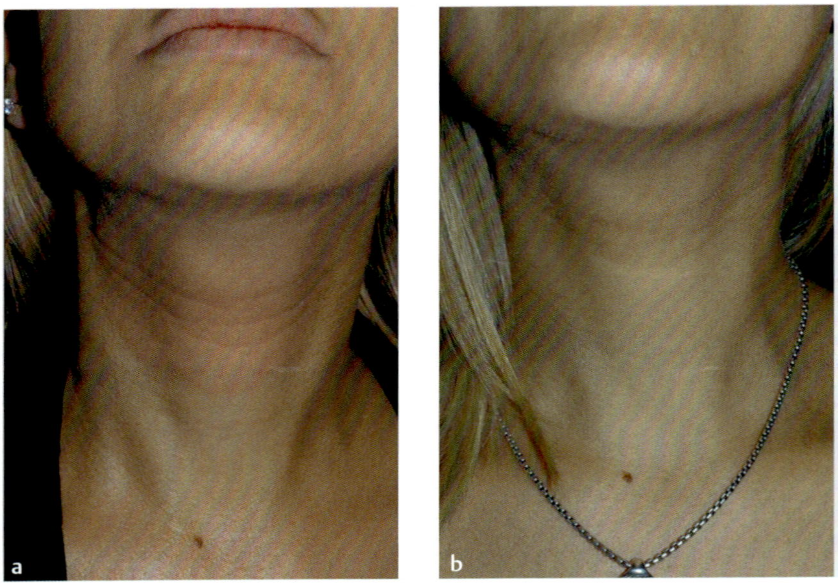

Fig. 13.5 (a, b) Imagens clínicas de melhora da dermatite atópica 2 semanas depois de quatro tratamentos ao longo de 2 semanas de fotomodulação com diodo emissor de luz (LED) de 590/870 nm (250 milissegundos ligado/100 milissegundos desligado/100 repetições a 4,0 mW/cm²). Todos os tratamentos tópicos foram interrompidos 2 semanas antes do tratamento com LED GentleWaves.

eczema atópico que cessaram o uso de todos os medicamentos tópicos levou à rápida remissão em três a quatro tratamentos ao longo de 1 a 2 semanas (▸ Fig. 13.5).

Acreditamos que os efeitos anti-inflamatórios da fotomodulação por LED levam a uma resolução mais rápida do eritema causado por diversas fontes. Embora o mecanismo ainda não seja completamente compreendido, suspeita-se que a fotomodulação regule negativamente vários mediadores inflamatórios, como linfócitos e macrófagos. Estudos examinando fibroblastos de pele humana e biópsias clínicas mostraram uma redução na interleucina-1β1 (IL-1β1) e IL-6.[11]

Um estudo de referência examinou a dermatite radiativa e se a fotomodulação por LED pode alterar e melhorar os resultados dos tratamentos de radioterapia de intensidade modulada (IMRT) no tecido mamário cutâneo. Dezenove pacientes com malignidade mamária foram tratados com a fotomodulação por LED GentleWaves imediatamente após todas as sessões de radioterapia. Os tratamentos foram para pacientes pós-lumpectomia, que receberam um curso completo de IMRT. As reações cutâneas foram monitoradas em intervalos semanais usando os critérios de classificação do Instituto Nacional do Câncer (NCI). Controles emparelhados por idade (n = 28) receberam IMRT sem fotomodulação por LED pós-tratamento. Os resultados deste estudo revelaram que o tratamento por LED teve um efeito positivo significativo. Dos pacientes tratados com LED, 18 (94,7%) tiveram reação de grau 0 ou 1 e apenas um paciente (5,3%) demonstrou uma reação de grau 2 ou 3. Entre os controles, quatro (14,3%) tiveram uma reação de grau 1 e 24 (85,7%) tiveram uma reação de grau 2 ou 3. Dos pacientes não tratados com LED, 67,9% tiveram reações cutâneas com prurido ou descamação úmida que exigiam interrupção do tratamento. Porém, apenas 5% do grupo tratado com LED tiveram que interromper o tratamento. Concluiu-se que não apenas os tratamentos com fotomodulação por LED GentleWaves aplicados imediatamente após cada IMRT diminuíram a incidência de reações cutâneas adversas conforme os critérios do NCI, mas também permitiram o curso completo de tratamento, resultando em uma textura cutânea final lisa com melhora da elasticidade da pele após o tratamento de radioterapia.[20]

Estudos também mostraram que a fotomodulação por LED pode acelerar a resolução do eritema pós-IPL. Khoury e Goldman examinaram 15 indivíduos aleatórios que receberiam tratamento de LED em um lado do rosto imediatamente após o tratamento com IPL para fotodano. Estatisticamente, as pontuações na escala de eritema na primeira visita foram significativamente mais baixas no lado tratado com LED. Este achado levou à conclusão de que o tratamento com fotomodulação por LED pode encurtar o tempo de resolução do eritema e reduzir o desconforto pós-tratamento após a IPL.[21] Este estudo confirma nossas observações.

Dados adicionais evidenciam um efeito anti-inflamatório da fotomodulação por LED após o eritema induzido por UV. Resultados de um simulador solar indicam um efeito fotoprotetor quando aplicado após a radiação UV. Este conceito demonstra uma recuperação do dano induzido pela UV, mesmo após a exposição acidental à radiação. Observamos uma redução perceptível no eritema de UV quando a fotomodulação por LED é aplicada dentro de horas após a exposição à UV. O uso da fotomodulação por LED GentleWaves 590/870 nm produziu regulação negativa significativa das enzimas de degradação da matriz dérmica inicialmente estimuladas pela exposição à UV.[11] Além disso, um estudo piloto constatou que o tratamento com um conjunto de LED de comprimento de onda de 635 nm diminui a intensidade e a duração do tratamento com *laser* CO_2 pós-fracionado.[22]

Assim como na cicatrização de feridas, a fotomodulação foi examinada após vários tipos de lesões tóxicas por seus efeitos preventivos e protetores. Testes expondo um roedor à luz LED para proteção contra ações tóxicas do ácido fórmico derivado do metanol – com toxicidade para roedores – foram bem-sucedidos. Eells *et al.* demonstraram que os conjuntos de LED protegeram a retina das mudanças histopatológicas induzidas pelo metanol no metabolismo oxidativo mitocondrial *in vitro*, bem como a proteção retiniana *in vivo*. Acredita-se que a fotomodulação aprimore a recuperação de lesões na retina e outras doenças oculares nas quais a disfunção mitocondrial é considerada um fator.[23]

A fotomodulação também teve sucesso no tratamento de outras doenças retinianas, como a retinopatia diabética. Recentemente, o tratamento duas vezes ao dia durante 80 segundos com um conjunto de LED de comprimento de onda de 670 nm demonstrou uma redução estatisticamente significativa na espessura macular em 20%, enquanto os controles demonstraram um aumento na espessura de 3%, em média.[24] Outros testes *in vitro* em células epiteliais de pigmento retiniano com lesões agudas provocadas por comprimento de onda azul mostraram uma redução de sete vezes na expressão do fator de crescimento endotelial vascular (VEGF) 24 horas após a exposição ao LED usando fotomodulação por LED de 590/870 nm aplicado a 0,1 J/cm^2.[25]

Vários ensaios randomizados controlados usaram conjuntos de LED para o tratamento da acne vulgar. Um grupo relatou uma redução de 52% na contagem de lesões em comparação com controles não tratados após um LED de 414 nm aplicado a 17,6 J/cm^2 ser usado a cada 2 dias por um período de 8 semanas.[26] Um estudo semelhante realizado analisando acne inflamatória leve a moderada tratou 45 pacientes com luz azul pura de alta intensidade, 415 nm e 48 J/cm^2, duas vezes por semana por 4 a 8 semanas. Noventa por cento dos pacientes ficaram satisfeitos com os resultados após 8 semanas e, objetivamente, a contagem de lesões foi reduzida em 50%.[27] Mais recentemente, a luz azul livre de UV mostrou grande potencial no tratamento de lesões hiperqueratósicas, como na psoríase. Um estudo prospectivo, randomizado e de longo prazo com 47 pacientes mostrou melhora estatisticamente significativa de placas tratadas após 4 semanas de uso com um dispositivo de luz azul UV de uso doméstico de 453 nm.[28]

Comprimentos de onda de 830 e 1.072 nm têm se mostrado benéficos para o tratamento de herpes simples recorrente facial (HSV) e herpes-zóster (HZV). Quatro tratamentos com fototerapia de LED de 830 nm, cada um com duração de 10 minutos, administrados ao longo de 10 dias junto com famciclovir oral resultaram em tempo de cicatrização mais rápida, menos cicatrizes atróficas e menos hiperpigmentação pós-inflamatória em comparação com o tratamento apenas com famciclovir.[29] Outros ensaios que utilizam conjuntos de LED de 1.072 nm resultaram em diminuição do tempo de reepitelização de 2 a 3 dias.[30,31]

13.3.3 Terapia Fotodinâmica

A luz vermelha do LED (630 nm) é usada há anos em combinação com um sensibilizador (ácido 5-aminolevulínico) para o tratamento de queratoses actínicas com terapia fotodinâmica (PDT).[32] Quando exposto à luz da frequência correta, o fotossensibilizador produz espécies reativas de oxigênio citotóxicas que oxidam a membrana plasmática das células-alvo, levando à destruição celular e tecidual. Devido a uma taxa metabólica mais baixa, menos sensibilizador é absorvido pelo tecido normal adjacente, levando a uma reatividade reduzida. Um dos picos de absorção do produto metabólico do ácido levulínico, a protoporfirina IX, é conhecido por absorver fortemente a luz vermelha de 630 nm. Um painel de LED vermelho emitindo em 633 ± 6 nm (Omnilux revive[2], GlobalMed Technologies) é atualmente usado para esse fim.[17] Também utilizamos o painel completo de LED de 590/870 nm para facilitar a PDT. Essa terapia é administrada aplicando o ácido aminolevulínico (Levulan DUSA, Wilmington, Massachusetts, Estados Unidos) por 45 minutos, seguido de exposição contínua (não pulsada) ao LED de 590/870 nm por 15 minutos, para uma dose acumulada de mais de 70 J/cm^2. Os resultados mostraram redução do dano actínico, incluindo melhora na textura da pele e redução das queratoses actínicas.[3]

13.3.4 Alopecia

A eficácia da fotomodulação com LED e LLLT para a perda de cabelo foi relatada em diversos estudos publicados. Foi constatado que esse tratamento inovador promove crescimento capilar tanto em homens quanto em mulheres com alopecia androgenética (AGA) e perda de cabelo padrão feminino, respectivamente.[33] Em relação ao mecanismo de ação, a teoria mais amplamente aceita afirma que a fotomodulação ativa as células-tronco epidérmicas no bulbo capilar, levando a uma mudança para a fase anágena.[34] As frequências de luz empregadas para estimular o crescimento capilar devem ser capazes de penetrar tecidos superficiais e normalmente variam de 600 a 700 nm, incluindo o infravermelho.[35]

Em 2007, o primeiro dispositivo de LLLT de 655 nm (HairMax LaserComb, Lexington Intl., LLC), contendo um único módulo de *laser* com nove feixes emulados, foi aprovado para o tratamento da perda de cabelo. Dos 110 indivíduos do sexo masculino com AGA, aqueles tratados com o dispositivo três vezes por semana durante 15 minutos tiveram um aumento médio na densidade do cabelo terminal de +19,8 fios/cm², enquanto os sujeitos no grupo do dispositivo simulado tiveram uma diminuição média de -7,6 fios/cm² após 26 semanas.[36] Mais recentemente, diversos estudos relataram que a luz vermelha de 655 nm melhorou significativamente a contagem de cabelos tanto em homens quanto em mulheres com AGA.[37,38]

13.4 Seleção de Pacientes/Contraindicações/ Cuidados Pré-Operatórios

Devido ao fato de os LEDs utilizarem um mecanismo baseado em luz não térmica, poucas precauções pré-tratamento são necessárias antes da exposição e a terapia é segura para todos os tipos de pele. Proteção ocular pode ser usada para o conforto do paciente. No entanto, os LEDs são ajustados para operar em uma exposição máxima permitida menor em comparação com as fontes de *laser*, tornando seguro visualizar diretamente a fonte de luz. Os tratamentos são reduzidos para uma densidade de energia baixa e a potência não ultrapassa 50 mW.[39] Como muitos de nossos pacientes recebem tratamento após vários procedimentos não ablativos, os pacientes podem ser incentivados a usar um limpador suave ou aplicar um esteroide tópico de potência leve antes da terapia. Embora o tratamento com LED seja considerado seguro, qualquer histórico de distúrbios fotossensíveis subjacentes ou uso recente de medicamentos fotossensibilizantes é considerado uma contraindicação ao tratamento.

13.5 Procedimento

Os pacientes são posicionados próximos à fonte de luz. O nível de irradiação na superfície da pele é crucial para alcançar o efeito de fotomodulação necessário. Parte das especificações de uma matriz de LED requer distâncias mínimas e máximas de trabalho em relação à pele. Se o sujeito estiver muito próximo ao conjunto de LED, o tratamento pode produzir uma resposta mínima ou nula. Sugerimos colocar o painel a uma distância de 4 cm da pele do paciente.[40] O tempo de exposição pode variar de 35 segundos a 20 minutos, dependendo da indicação clínica e do dispositivo de LED.

13.6 Instruções Pós-Operatórias

Após o tratamento, é necessário o mínimo ou mesmo nenhum cuidado. Os pacientes tratados com PDT devem aplicar protetor solar antes de sair do consultório e evitar a exposição ao sol por aproximadamente 24 a 72 horas, pois o fotossensibilizador aplicado topicamente pode continuar a causar sensibilidade na pele nas áreas tratadas. Todos os pacientes devem ser informados sobre práticas adequadas de proteção solar, como o uso diário de protetores solares junto com roupas de proteção solar.

13.7 Potenciais Complicações

Até o momento, não foram relatadas complicações graves relacionadas com a fotomodulação com LED na literatura. Embora raras, algumas ocorrências de eventos adversos existem e reclamações de uma sensação leve de queimação, eritema mínimo e hiperpigmentação pós-inflamatória foram observadas em uma minoria de ensaios clínicos randomizados.

13.8 Pérolas

A fotomodulação utiliza tratamentos de luz não térmicos para regular células em vez de invocar mecanismos de cicatrização térmica. Pesquisas sugerem que, junto com a capacidade de estimular células a executar certas funções usando pacotes de luz de baixa energia e aumentar o metabolismo celular, a fotomodulação com LED é um tratamento muito seguro, rápido, eficaz e acessível para estimulação de colágeno, suavização da textura, PDT e redução da inflamação.

Referências

[1] Nelson JS, Majaron B, Kelly KM. What is nonablative photorejuvenation of human skin? Semin Cutan Med Surg. 2002; 21 (4):238–250

[2] Weiss RA, McDaniel DH, Geronemus RG. Review of nonablative photorejuvenation: reversal of the aging effects of the sun and environmental damage using laser and light sources. Semin Cutan Med Surg. 2003; 22(2):93–106

[3] Weiss RA, McDaniel DH, Geronemus RG, et al. Clinical experience with light-emitting diode (LED) photomodulation. Dermatol Surg. 2005; 31(9, Pt 2):1199–1205

[4] McDaniel D, Weiss RA, Geronemus RG, Ginn L, Newman J. Lighttissue interaction II: photothermolysis vs photomodulation clinical applications. Lasers Surg Med. 2002; 14:25

[5] McDaniel DH, Weiss RA, Geronemus RG, Ginn L, Newman J. Lighttissue interactions I: photothermolysis vs photomodulation laboratory findings. Lasers Surg Med. 2002:25

[6] Whelan HT, Smits RL, Jr, Buchman EV, et al. Effect of NASA lightemitting diode irradiation on wound healing. J Clin Laser Med Surg. 2001; 19(6):305–314

[7] Whelan HT, Connelly JF, Hodgson BD, et al. NASA light-emitting diodes for the prevention of oral mucositis in pediatric bone marrow transplant patients. J Clin Laser Med Surg. 2002; 20(6):319–324

[8] Whelan HT, Buchmann EV, Dhokalia A, et al. Effect of NASA lightemitting diode irradiation on molecular changes for wound healing in diabetic mice. J Clin Laser Med Surg. 2003; 21(2):67–74

[9] Walker MD, Rumpf S, Baxter GD, Hirst DG, Lowe AS. Effect of lowintensity laser irradiation (660 nm) on a radiation-impaired woundhealing model in murine skin. Lasers Surg Med. 2000; 26(1):41–47

[10] Lowe AS, Walker MD, O'Byrne M, Baxter GD, Hirst DG. Effect of low intensity monochromatic light therapy (890 nm) on a radiationimpaired, wound-healing model in murine skin. Lasers Surg Med. 1998; 23(5):291–298

[11] Weiss RA, McDaniel DH, Geronemus RG, Weiss MA. Clinical trial of a novel non-thermal LED array for reversal of photoaging: clinical, histologic, and surface profilometric results. Lasers Surg Med. 2005; 36(2):85–91

[12] Barolet D. Light-emitting diodes (LEDs) in dermatology. Semin Cutan Med Surg. 2008; 27(4):227–238

[13] Calderhead RG, Vasily DB. Low Level Light Therapy with Light-Emitting Diodes for the Aging Face. Clin Plast Surg. 2016; 43(3):541–550

[14] Shnitkind E, Yaping E, Geen S, Shalita AR, Lee WL. Anti-inflammatory properties of narrow-band blue light. J Drugs Dermatol. 2006; 5(7): 605–610

[15] Weiss RA, Weiss MA, Geronemus RG, McDaniel DH. A novel nonthermal non-ablative full panel LED photomodulation device for reversal of photoaging: digital microscopic and clinical results in various skin types. J Drugs Dermatol. 2004; 3(6):605–610

[16] Barolet D, Roberge CJ, Auger FA, Boucher A, Germain L. Regulation of skin collagen metabolism in vitro using a pulsed 660nm LED light source: clinical correlation with a single-blinded study. J Invest Dermatol. 2009; 129(12):2751–2759

[17] Omnilux. Omnilux LED. 2019. Available at: https://omniluxled.com/

[18] Weiss RA, McDaniel D, Geronemus RG, Weiss MA, Newman J. Nonablative, non-thermal light emitting diode (LED) phototherapy of photoaged skin. Lasers Surg Med. 2004; 16:31

[19] Wunsch A, Matuschka K. A controlled trial to determine the efficacy of red and near-infrared light treatment in patient satisfaction, reduction of fine lines, wrinkles, skin roughness, and intradermal collagen density increase. Photomed Laser Surg. 2014; 32(2):93–100

[20] DeLand MM, Weiss RA, McDaniel DH, Geronemus RG. Treatment of radiation-induced dermatitis with light-emitting diode (LED) photomodulation. Lasers Surg Med. 2007; 39(2):164–168

[21] Khoury JG, Goldman MP. Use of light-emitting diode photomodulation to reduce erythema and discomfort after intense pulsed light treatment of photodamage. J Cosmet Dermatol. 2008; 7(1):30–34

[22] Oh IY, Kim BJ, Kim MN, Kim CW, Kim SE. Efficacy of light-emitting diode photomodulation in reducing erythema after fractional carbon dioxide laser resurfacing: a pilot study. Dermatol Surg. 2013; 39(8): 1171–1176

[23] Eells JT, Henry MM, Summerfelt P, et al. Therapeutic photobiomodulation for methanol-induced retinal toxicity. Proc Natl Acad Sci U S A. 2003; 100(6):3439–3444

[24] Tang J, Herda AA, Kern TS. Photobiomodulation in the treatment of patients with non-center-involving diabetic macular oedema. Br J Ophthalmol. 2014; 98(8):1013–1015

[25] McDaniel DH, Weiss RA, Geronemus R, Weiss MA. LED Photomodulation "Reverses" Acute Retinal Injury. Annual meeting of the American Society for Laser Medicine and Surgery, Boston, MA, April 5–9, 2006

[26] Ash C, Harrison A, Drew S, Whittall R. A randomized controlled study for the treatment of acne vulgaris using high-intensity 414nm solid state diode arrays. J Cosmet Laser Ther. 2015; 17(4): 170–176

[27] Tremblay JF, Sire DJ, Lowe NJ, Moy RL. Light-emitting diode 415nm in the treatment of inflammatory acne: an open-label, multicentric, pilot investigation. J Cosmet Laser Ther. 2006; 8(1):31–33

[28] Pfaff S, Liebmann J, Born M, Merk HF, von Felbert V. Prospective randomized long-term study on the efficacy and safety of UV-free blue light for treating mild psoriasis vulgaris. Dermatology. 2015; 231(1):24–34

[29] Park KY, Han TY, Kim IS, Yeo IK, Kim BJ, Kim MN. The effects of 830nm light-emitting diode therapy on acute herpes zoster ophthalmicus: a pilot study. Ann Dermatol. 2013; 25(2):163–167

[30] Dougal G, Lee SY. Evaluation of the efficacy of low-level light therapy using 1072nm infrared light for the treatment of herpes simplex labialis. Clin Exp Dermatol. 2013; 38(7):713–718

[31] Hargate G. A randomised double-blind study comparing the effect of 1072-nm light against placebo for the treatment of herpes labialis. Clin Exp Dermatol. 2006; 31(5):638–641

[32] Tarstedt M, Rosdahl I, Berne B, Svanberg K, Wennberg AM. A randomized multicenter study to compare two treatment regimens of topical methyl aminolevulinate (Metvix)-PDT in actinic keratosis of the face and scalp. Acta Derm Venereol. 2005; 85(5):424–428

[33] Gupta AK, Daigle D. The use of low-level light therapy in the treatment of androgenetic alopecia and female pattern hair loss. J Dermatolog Treat. 2014; 25(2):162–163

[34] Avci P, Gupta GK, Clark J, Wikonkal N, Hamblin MR. Low-level laser (light) therapy (LLLT) for treatment of hair loss. Lasers Surg Med. 2014; 46(2):144–151

[35] Chung H, Dai T, Sharma SK, Huang YY, Carroll JD, Hamblin MR. The nuts and bolts of low-level laser (light) therapy. Ann Biomed Eng. 2012; 40(2):516–533

[36] Leavitt M, Charles G, Heyman E, Michaels D. HairMax LaserComb laser phototherapy device in the treatment of male androgenetic alopecia: a randomized, double-blind, sham device-controlled, multicentre trial. Clin Drug Investig. 2009; 29(5):283–292

[37] Lanzafame RJ, Blanche RR, Bodian AB, Chiacchierini RP, Fernandez- Obregon A, Kazmirek ER. The growth of human scalp hair mediated by visible red light laser and LED sources in males. Lasers Surg Med. 2013; 45(8):487–495

[38] Lanzafame RJ, Blanche RR, Chiacchierini RP, Kazmirek ER, Sklar JA. The growth of human scalp hair in females using visible red light laser and LED sources. Lasers Surg Med. 2014; 46(8):601–607

[39] Alster TS,Wanitphakdeedecha R. Improvement of postfractional laser erythema with light-emitting diode photomodulation. Dermatol Surg. 2009; 35(5):813–815

[40] Weiss RA, Deland MM, Geronemus RG, McDaniel DH. Letter: lightemitting diode photomodulation and radiation dermatitis. Dermatol Surg. 2011; 37(6):885–886

14 Combinando Tratamentos

Rhett A. Kent ▪ Sabrina Guillen Fabi

Resumo

Existem muitas modalidades terapêuticas não invasivas e minimamente invasivas disponíveis para uso na dermatologia cosmética, cada uma ocupando seu próprio lugar no arsenal estético. Os tratamentos iniciais foram desenvolvidos lentamente ao longo de décadas. Mais recentemente, uma entrada de recursos na área fez com que o ritmo de desenvolvimento de produtos aumentasse. Os objetivos de pacientes com inclinação estética, historicamente fora de alcance sem intervenção cirúrgica, agora podem ser conquistados por meio do uso de múltiplas modalidades no consultório do dermatologista. Isso levou à prática de combinar tratamentos para serem feitos em sequência, ou no mesmo dia, na tentativa de maximizar eficientemente os resultados. Além disso, como o período de recuperação é uma preocupação significativa para os pacientes, ao realizar terapias durante uma única visita, sua recuperação pode ser realizada de forma simultânea, encurtando o tempo de recuperação geral. Embora a terapia combinada seja comum em práticas estéticas, muitos desses regimes foram derivados da experiência clínica. Independentemente disso, as publicações estão se acumulando para apoiar muitas dessas abordagens combinadas estabelecidas clinicamente. Este capítulo discutirá tanto recomendações publicadas quanto baseadas em experiência para aplicação de tratamentos estéticos combinados não invasivos e minimamente invasivos. Ainda que um pouco de contexto seja fornecido, explicações detalhadas dos mecanismos de ação por trás das modalidades de tratamento individuais, bem como discussões expandidas de seus usos e técnicas individuais, serão mais bem desenvolvidas em outros capítulos.

Palavras-chave: combinação, cosmético, estético, não invasivo, tratamento, terapia, intervenção

14.1 Abordagem Geral

Assim como em todas as consultas estéticas, uma abordagem individualizada para a terapia estética combinada começa com a compreensão das necessidades do paciente. Embora um paciente possa apresentar uma solicitação específica, o clínico deve confiar em sua experiência para avaliar completamente a anatomia e priorizar as intervenções com base nas mudanças anatômicas que explicam a queixa do paciente. Ao informar e capacitar o paciente para se concentrar em alvos terapêuticos potencialmente negligenciados, o clínico pode prosseguir com um plano apropriado para alcançar o resultado ideal. Ao formular um plano de longo prazo, o clínico pode oferecer um cronograma que leve em consideração as intervenções que podem ser realizadas juntas ou são mais bem aplicadas em ordem sequencial. É importante observar que, embora não discutido em detalhes aqui, é vital conhecer os limites dessas terapias e quando recomendar opções cirúrgicas a pacientes com mudanças de envelhecimento mais avançadas e/ou expectativas mais altas de resultados. Ainda assim, quando as opções cirúrgicas são buscadas, elas também podem ser combinadas com modalidades menos invasivas para maximizar os resultados. Além disso, à medida em que os clínicos encontram novos usos para intervenções aprovadas, estes podem-se tornar aceitos sem que as empresas busquem aprovação da Food and Drug Administration (FDA). Assim, muitas dessas recomendações incluem usos *off-label* das intervenções.

14.1.1 Ideais de Embelezamento

Um paciente mais maduro que busca o retorno a uma aparência jovem ou redução das mudanças relacionadas com a idade está, por definição, buscando rejuvenescimento. Alternativamente, um paciente que não apresenta essas mudanças relacionadas com a idade, mas busca aprimorar ou alterar seus traços naturais, é abordado com uma perspectiva de embelezamento. Este último pode ser alcançado alterando ângulos ou proporções para obter características mais desejáveis. Na maioria dos pacientes, as técnicas de rejuvenescimento e embelezamento são usadas simultaneamente.

Para entender a abordagem de embelezamento, é crucial compreender as proporções e características ideais. Grosso modo, o rosto é composto por um conjunto de características cujas formas, tamanhos e orientação entre si se unem para criar sua aparência única. Ao alterar as características desses traços para maneiras que se aproximam ou até mesmo exageram o ideal, é possível aumentar a atratividade subjetiva de uma pessoa.[1] Claro, não se deve tentar mudar drasticamente cada rosto para se ajustar a um modelo uniforme. Em vez disso, nossa abordagem é fazer mudanças sutis com esses ideais em mente, tendo o objetivo de aprimorar sua aparência única. Lembre-se disso ao considerar intervir em qualquer traço distintivo, como uma covinha. Embora mudar esses traços distintivos possa tornar alguém subjetivamente mais atraente a um avaliador cego, isso traz o risco de perda de características identificáveis que fornecem individualidade à pessoa e distinção ao mundo ao redor.

Os ideais dependem do gênero e, é claro, das preferências de gênero.[2] O formato facial feminino ideal é oval, formado por curvas.[3] O rosto de um homem é mais largo, formado por ângulos mais nítidos, com características faciais inferiores mais proeminentes na linha da mandíbula e no queixo.[3,4] Dito isso, em asiáticos, que tendem a buscar intervenções cosméticas para embelezamento com mais regularidade do que as populações caucasianas, o formato facial ideal é oval ou em forma de coração, independentemente do gênero.[5] O ponto focal do terço médio do rosto, em mulheres, é proeminente e lateral, enquanto o terço médio é relativamente plano em homens.[4,6]

Horizontalmente, o rosto ideal pode ser dividido em três segmentos (▶ Fig. 14.1a): (1) da linha do cabelo à glabela, (2) da glabela à base do nariz e (3) abaixo do nariz ao mento.

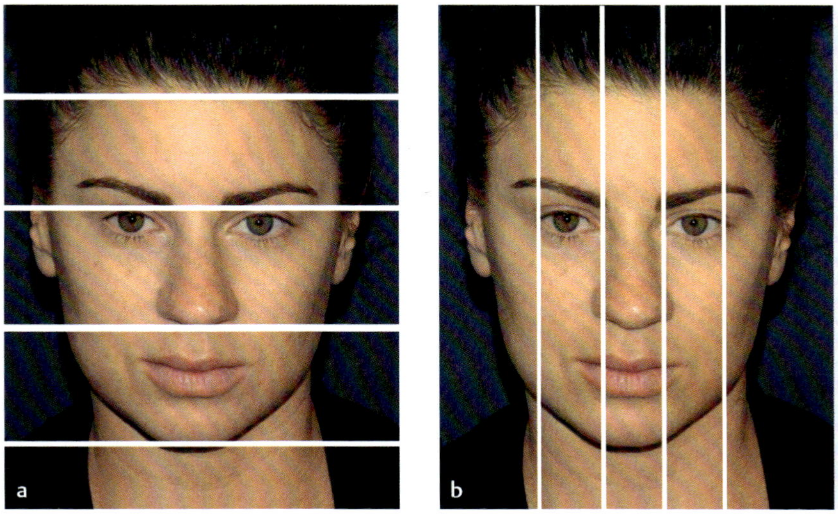

Fig. 14.1 (a) Horizontalmente, o rosto ideal pode ser dividido em três segmentos: (1) da linha do cabelo à glabela, (2) da glabela à base do nariz e (3) abaixo do nariz ao mento.[2] **(b)** Verticalmente, o rosto ideal pode ser dividido em cinco segmentos, com cada quinto tendo a largura da distância intercantal. Conforme retratado, as linhas que formam o segmento central atravessam a ala nasal, o canto medial do olho e a porção medial da sobrancelha.[8]

As proporções ideais desses segmentos divididos horizontalmente são variáveis, um pouco por conta da etnia. Mesmo sem considerar essas variações étnicas, analisar o rosto dividindo-o em proporções pode revelar assimetrias e desproporções. Essas podem servir como alvos de intervenções de embelezamento ou orientações visando a cautela para evitar intervenções que exagerem traços desproporcionais já existentes.

As proporções verticais ideais do rosto podem ser definidas usando a estrutura a seguir. Divida o rosto em quintos verticais (▶ Fig. 14.1b), com cada quinto tendo a largura da distância intercantal.[2] Conforme retratado, as linhas que formam o segmento central atravessam a aba nasal, o canto medial do olho e a porção medial da sobrancelha.[8] A lateral da sobrancelha deve estar em uma altura semelhante à contraparte medial, num ponto de uma linha traçada a partir da lateral da ala nasal e atravessando o canto lateral do olho (▶ Fig. 14.2).[8] Ter um pico distintivo no arco da sobrancelha é importante nas mulheres, com esse ponto elevando-se acima da borda orbital.[9] O pico do arco da sobrancelha deve ficar acima de uma área que varia do limbo lateral ao canto lateral do olho.[8,9,10] Por outro lado, os homens devem ter um arco e um pico menos proeminentes,[9] ficando mais baixos, ao longo de sua borda orbital mais proeminente.[4] Estes ideais foram fundamentados em medições clássicas registradas na Grécia Antiga e, nos Estados Unidos, são mais aplicáveis a mulheres caucasianas.[7,11] No entanto, muitos desses ideais são conservados em todas as etnias, com maior variabilidade étnica em relação à largura dos lábios, largura da porção distal do nariz e distância entre os olhos.[7,11]

14.1.2 Processos do Envelhecimento

As forças do envelhecimento provêm tanto de dentro (envelhecimento intrínseco) quanto do nosso ambiente (envelhecimento extrínseco). O envelhecimento intrínseco é expresso com o aumento da idade cronológica como resultado dos efeitos contínuos de processos fisiológicos e/ou patológicos geneticamente determinados. As forças extrínsecas mais notáveis incluem a radiação ultravioleta (UV), à qual os tipos de pele mais claros são particularmente suscetíveis. Danos oxidativos são um caminho comum que traduz as forças do envelhecimento em efeitos moleculares.[12] Estes danos levam a um ambiente inflamatório de citocinas, eosinófilos, mastócitos e células mononucleares.[13] O estresse sobre os fibroblastos leva à diminuição da produção de colágeno, bem como ao aumento da atividade de metaloproteinases da matriz, que degradam colágeno e elastina.[13] Danos oxidativos também levam ao encurtamento progressivo dos telômeros ligados à senescência celular e à morte.[14]

O envelhecimento intrínseco da pele é principalmente manifestado por mudanças atróficas nos tecidos da pele, tecido mole e ossos. A diminuição da massa óssea começa após atingir um pico na segunda a terceira década de vida, tornando-se significativamente menor na quarta década e continuando a diminuir perpetuamente em velocidades variáveis, levando à perda de nossa estrutura de suporte mais forte.[15,16] Com a redução do suporte ósseo do rosto, ocorre o deslocamento dos compartimentos de tecido mole, que também exibem variadas formas de alterações atróficas. Estes compartimentos, vulneráveis à gravidade, começarão lentamente sua migração descendente. Isso leva, em última instância, ao aumento da flacidez da pele e à inversão da forma facial jovem, conhecida como um triângulo invertido. A perda de suporte ósseo precipita o aumento do tônus de repouso dos músculos miméticos, o que contribui para a formação de rugas. Histologicamente, a atrofia epidérmica e dérmica são as principais alterações da pele.[17] As forças de envelhecimento extrínseco exageram esses sinais de envelhecimento cronológico – efeitos mais bem demonstrados por indivíduos cuja exposição diária aos raios UV foi desigualmente exercida em um lado do rosto. O lado com exposição mais intensa mostra fotoenvelhecimento assimetricamente avançado, em particular, flacidez aumentada e rugas agravadas na bochecha e nas linhas periorbitalmente infraorbitais e pés de galinha.[18]

O envelhecimento extrínseco também é responsável por anormalidades pigmentares, vasculares e texturais, todas mais comuns em tipos de pele mais claros e mais suscetíveis.

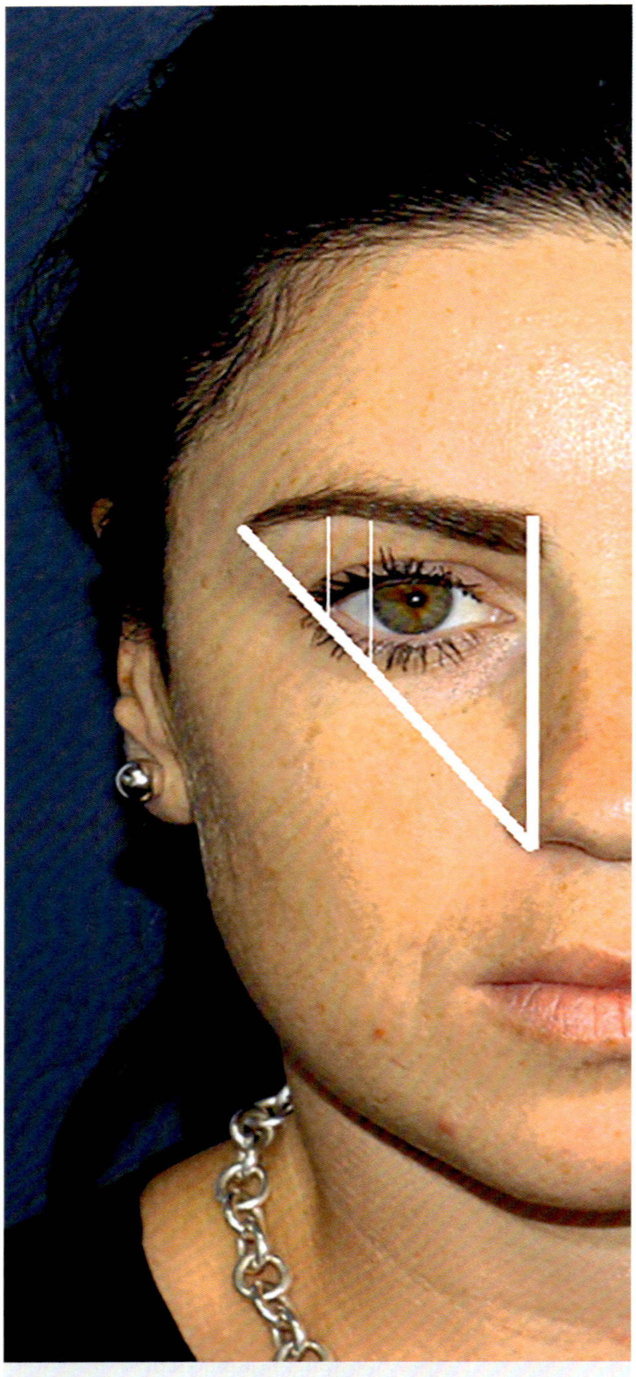

Fig. 14.2 A lateral da sobrancelha deve estar em uma altura semelhante à contraparte medial, num ponto de uma linha traçada a partir da lateral da ala nasal e atravessando o canto lateral do olho.[8] Nas mulheres, um pico distinto no arco da sobrancelha deve-se elevar acima da borda orbital em um ponto que varia entre o limbo lateral e o canto lateral do olho (indicado como a área entre as linhas brancas finas).[8-10]

Especificamente, a melanogênese e melanocitose induzidas por UV levam a lentigos solares e despigmentação.[19,20]

Os lentigos solares começam a se desenvolver na segunda década de vida, afetando não apenas a grande maioria dos caucasianos aos 70 anos, mas também, comumente, outras etnias.[19,21] Manifestações vasculares notáveis do fotoenvelhecimento incluem telangiectasia e eritema, que tendem a se posicionar na lateral do rosto, uma pista clínica útil para diferenciá-los da rosácea, que se localiza centralmente.[22] Púrpura solar, claramente evidente nas áreas dos membros superiores expostas ao sol, ocorre devido à dermatoporose progressiva, resolvendo-se com despigmentação devido à deposição de hemosiderina.[23] Anormalidades texturais variam de textura áspera da pele, um efeito de calçada de paralelepípedos proveniente de elastose, a crescimentos epidérmicos de variedades benignas, pré-malignas e malignas.[17]

Histologicamente, a pele envelhecida de forma extrínseca é marcada por crescimento epidérmico irregular com mudanças variadamente atróficas e hiperplásicas.[24] A epiderme perde sua sustentação com o achatamento da junção dermoepidérmica previamente ondulada.[25] Na derme, o colágeno, as fibras elásticas de suporte e os materiais da matriz extracelular atrofiam, acompanhados pelo espessamento de septos fibrosos e acumulação de elastose solar.[24,25]

Os dentes são vulneráveis ao envelhecimento intrínseco e a um conjunto único de forças extrínsecas específicas de sua função. Este último é definido como atrito, abrasão e erosão, que juntos levam ao desgaste dos dentes, manifestando-se como uma perda de suporte estrutural, qualidade e alinhamento. Clinicamente, a estética facial é impactada em repouso e de forma mais direta ao sorrir. Embora não seja discutida mais a fundo, a odontologia cosmética é um campo em crescimento que pode oferecer uma variedade de intervenções para tratar esses problemas e maximizar os resultados dos seus pacientes.

14.1.3 Princípios da Terapia Estética Combinada

Como descrito, o envelhecimento é complexo, afetando tecidos da superfície epidérmica ao suporte ósseo. Portanto, não há uma única intervenção que possa abordar de forma ideal cada um dos componentes do indivíduo envelhecido. Além disso, mesmo ao restringir a atenção a uma dessas facetas, abordagens combinadas podem alcançar resultados superiores.

O ▶ Quadro 14.1 lista os tipos de tecidos que servem como alvos para rejuvenescimento e/ou embelezamento, e as modalidades não invasivas ou minimamente invasivas predominantes que têm utilidade em sua intervenção. Uma análise cuidadosa permitiu a enumeração de uma lista prioritária de tecidos que causam preocupações nos pacientes. Uma vez definidas essas prioridades, o profissional pode escolher entre as modalidades com base na disponibilidade, custo, tempo de inatividade e outros fatores do paciente.

14.2 Combinação de Injeções, Implantes e Dispositivos de Energia

O preenchimento de tecidos moles e as neurotoxinas são os tratamentos cosméticos não cirúrgicos mais populares.[26] Sendo assim, suas utilidades devem ao menos ser consideradas durante a avaliação de qualquer paciente buscando por

Quadro 14.1 Lista de alvos terapêuticos e suas modalidades de intervenção disponíveis

Alvo terapêutico	Modalidades de intervenção
Alvos epidérmicos	
▪ Pigmento (melanina)	▪ Dispositivos que direcionam diretamente a melanina: IPL, PDL de 585 a 595 nm com manopla de compressão, *lasers Q-switched* e de picossegundo, incluindo 532 nm KTP, 694 nm ruby, 755 nm alexandrite e 1.064 nm Nd:YAG ▪ Melhoria indireta da pigmentação através do *resurfacing*: *Lasers* ablativos e não ablativos, de onda contínua e fracionados no espectro infravermelho, incluindo 1.320 nm Nd:YAG, 1.440 a 1.450 nm de diodo, 1.540 nm erbium glass, 1.550 nm de diodo, 1.927 nm de diodo, 1.927 nm de túlio, 2.940 nm Er:YAG e 10.600 nm CO_2
▪ Textura (*resurfacing*)	*Lasers* ablativos e não ablativos, de onda contínua e fracionados no espectro infravermelho (opções detalhadas anteriormente)
Alvos dérmicos	
▪ Vascularização (hemoglobina)	PDL de 585 a 595 nm, KTP de 532 nm, alexandrite de 755 nm, Nd:YAG de 1.064 nm, IPL
▪ Colágeno/elastina	IPL (com emissão de luz de até 1.200 nm); *lasers* ablativos e não ablativos, fracionados > contínuos no espectro infravermelho (opções detalhadas acima)
▪ Pigmento (melanina)	*Lasers Q-switched* e de picossegundo conforme mencionado anteriormente
Tecido subcutâneo	
▪ Excesso de gordura	Ácido deoxicólico, criolipólise, RF monopolar, ultrassom, *laser* hipertrêmico de diodo de 1.060 nm, terapia com *laser* de baixa intensidade (LLLT), tecnologia de Campo Eletromagnético Focado de Alta Intensidade (HIFEM)
▪ Atrofia de gordura ou migração estrutural	Preenchedores de tecido mole
▪ SMAS, ligamentos retentores	MFU
▪ Flacidez	Fios/suturas de sustentação, MFU, RF; *lasers* ablativos e não ablativos, fracionados e de onda contínua no espectro infravermelho

Abreviações: CO_2, *laser* de dióxido de carbono; Er:YAG, *laser* de érbio: granada de ítrio e alumínio; IPL, luz intensa pulsada; KTP, *laser* de fosfato de titanil potássio; MFU, ultrassom microfocado; Nd:YAG, *laser* de neodímio: granada de ítrio e alumínio; PDL, *laser* de corante pulsado; RF, radiofrequência

aprimoramento cosmético. Além disso, essas injeções são comumente realizadas durante a mesma sessão. Embora qualquer ordem seja aceitável, preferimos injetar preenchimentos de tecidos moles antes da neurotoxina, independentemente de as injeções serem realizadas no mesmo dia ou em intervalos. O preenchimento pode necessitar de massagem após a colocação, que, se realizada após a aplicação da toxina, corre o risco de redistribui-la não intencionalmente.

Técnicas avançadas com medicamentos injetáveis combinados maximizam os resultados de rejuvenescimento e embelezamento. Além de preencher regiões atróficas e diminuir rítides, a modelagem deve ser realizada com princípios de dimorfismo sexual em mente (▸ Fig. 14.3). Por exemplo, para mulheres com rostos quadrados, a suavização dos ângulos da parte inferior do rosto pode ser realizada com neurotoxina por quimiodenervação dos músculos masseter e/ou glândulas parótidas. Quando concomitante com um queixo achatado, o preenchimento no pogônio pode restaurar tridimensionalidade ao rosto e um queixo curvo, feminino e aparentemente menor. Alternativamente, para homens com ângulos da mandíbula menos proeminentes, o aumento de tecido mole pode ser usado para construir o ângulo mandibular e a linha da mandíbula. Quando acompanhado por volume facial e submental, a adição de lipólise por injeção, bem como outras modalidades de direcionamento de gordura, pode ser administrada em conjunto com segurança.[27]

Em geral, estamos confortáveis em realizar essas intervenções injetáveis durante a mesma sessão que os dispositivos de energia. Nesse contexto, normalmente realizamos as injeções como a última etapa do regime, principalmente para evitar a contaminação dos cabeçotes do dispositivo ou a disseminação aerotransportada de sangue. Embora existam relatos de uma preocupação de que a realização de intervenções baseadas em energia após as injeções possa desnaturar os produtos depositados ou causar sua difusão, não há evidências que a sustentem. Além disso, não foi demonstrado que haja interações prejudiciais entre preenchimentos de tecidos moles ou agentes bioestimulantes com tratamentos com luz intensa pulsada (IPL), *lasers* infravermelhos, ultrassom microfocado (MFU) ou radiofrequência monopolar (RF).[28-34]

Embora os efeitos sinérgicos nem sempre sejam evidentes,[35] os benefícios de realizar intervenções injetáveis e baseadas em energia durante a mesma sessão são convenientes e encurtam o tempo total de recuperação em relação à realização delas em visitas sequenciais. Além disso, ao usar dispositivos que visam a diferentes planos de tecido, a combinação de terapias não confere um risco aumentado.[36]

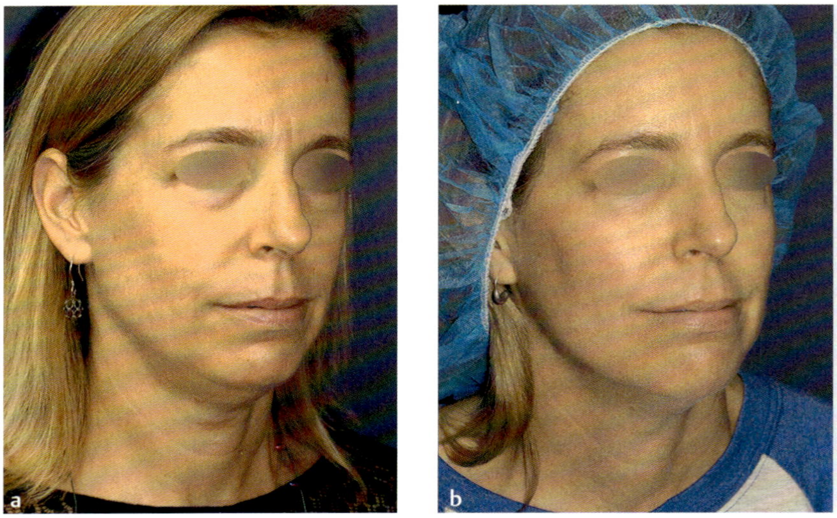

Fig. 14.3 Uma mulher de 44 anos fotografada **(a)** antes e **(b)** um mês depois da injeção de três seringas de um preenchedor de ácido hialurônico VYCROSS a 20 mg/mL (Juvéderm Voluma, Allergan, Irvine, Califórnia, Estados Unidos) nas maçãs do rosto, queixo e ângulo goníaco. No mesmo dia, foi aplicada onabotulinumtoxina A (Botox, Allergan) na glabela, testa, pés de galinha, músculos abaixadores do ângulo da boca e mentuais.

No entanto, com múltiplas intervenções, a dor associada à administração das terapias escolhidas aumenta. O conforto tem uma forte correlação com a satisfação do paciente, e o profissional deve considerar oferecer uma combinação de analgesia e anestesia para atingir o nível de dor projetado. Dependendo dos procedimentos e da tolerância individual à dor, uma combinação de anestésicos tópicos, bloqueios nervosos, analgésicos orais, ansiolíticos orais e/ou sedação com óxido nitroso geralmente pode fornecer a analgesia adequada.

Ao utilizar fios de sustentação absorvíveis em combinação com injetáveis, recomendamos realizar o procedimento de sustentação primeiro, pois o reposicionamento pode alterar os alvos do preenchimento e minimizar a propagação da toxina devido à manipulação dos fios. Ao combinar *lasers* ou outros tratamentos via dispositivos com fios de sustentação, reservamos aqueles que são conhecidos por causar eritema e/ou inchaço difuso moderado a grave para sessões separadas a fim de evitar distorção do tecido que está sendo reposicionado. Um dos autores (SGF) realiza tratamentos com IPL ou tratamentos pontuais, como os com *laser* de corante pulsado (PDL) para vasos discretos e os com *laser* de comutação ou *laser* de picossegundo para lentigos individuais, no mesmo dia antes da aplicação de fios de sustentação absorvíveis.

14.3 Terapias de *Laser* e Luz Combinadas para Alvos Específicos

14.3.1 Despigmentação

Cada rosto conta uma história e, ao abordar a discromia facial, é necessário avaliar cuidadosamente a diversidade de patologias causadoras dessa discromia que se acumularam ao longo do tempo. Quando uma pessoa exibe múltiplas patologias pigmentares, isso é conhecido como discromia complexa.[37] Além da pigmentação manchada indefinida e lesões discretas (lentigos solares, efélides) que podem resultar da exposição aos raios ultravioleta (UV), frequentemente os pacientes têm outras lesões contribuintes, como melasma e/ou hiper ou hipopigmentação pós-inflamatória com diversas causas, como acne ou trauma mecânico. Ao observar o ▸ Quadro 14.1, vemos uma série de *lasers* que podem melhorar tanto a pigmentação epidérmica quanto a dérmica. Cada uma dessas modalidades listadas foi validada para o tratamento da discromia como terapia isolada. Além disso, investigações têm revelado as forças únicas de cada uma delas e, ao combinar tratamentos com modalidades complementares, efeitos aditivos ou sinérgicos podem ser alcançados.

Quando o foco é apenas a discromia, é particularmente benéfico combinar terapias que tenham diferentes mecanismos de ação ou que penetrem em níveis diferentes do tecido. Por exemplo, a Luz Intensa Pulsada (IPL) pode tratar tanto lesões pigmentares discretas quanto discromia de fundo mal definidas. No entanto, muitos optam por combinar o IPL com tratamentos a *laser Q-switched* ou de picossegundo para tratar de maneira mais eficiente lesões pigmentares discretas.[37,38] Junto a isso, a adição de um terceiro dispositivo com um mecanismo de ação separado, como o *laser* não ablativo de túlio a 1.927 nm, pode proporcionar uma melhora adicional na discromia complexa.

Uma abordagem combinada também é útil ao tratar lesões com um componente de pigmentação dérmica profunda, como é clássico de se ver no nevo de Ota ou no nevo de Hori.[39-41] No caso dessas lesões, a combinação de *lasers Q-switched* de diferentes comprimentos de onda para tratar tanto a melanina superficial quanto a profunda pode melhorar os resultados.[41] Alternativamente, o *resurfacing* logo antes do tratamento a *laser Q-switched* pode funcionar de maneira sinérgica ao melhorar a penetração deste último.[39,40] Múltiplas modalidades de *resurfacing* têm sido úteis para esse propósito, incluindo *lasers* ablativos,[40] *lasers* não ablativos,[39] ou ambos. Extrapolando a partir dessa evidência, essas abordagens também podem ser úteis ao tratar hiperpigmentação pós-inflamatória ou outros diagnósticos em que tanto pigmentações superficiais quanto profundas são clinicamente evidentes.

Contudo, é mais comum que a discromia seja acompanhada por outras patologias e juntas as terapias combinadas podem abordar cada um dos componentes contribuintes. Por exemplo, o IPL tende a ter um efeito maior em anormalidades vasculares concomitantes, enquanto os *lasers* ablativos e não ablativos fracionados são ligeiramente melhores em aprimorar a textura.[42] Assim, ao combinar esses tratamentos em uma única sessão (▸ Fig. 14.4), uma intervenção eficiente pode alcançar uma melhora geral maior, impactando todas as métricas, incluindo discromia, vascularidade e textura.[43,44] Um estudo sobre essa estratégia no tratamento de lentigos em pele asiática obteve bons resultados com o *laser Q-switched Nd:YAG* para lesões discretas, seguido de *resurfacing* com *laser* de érbio fracionado para todo o rosto, que ofereceu melhorias tanto nos lentigos quanto em outros parâmetros.[21]

O melasma é um distúrbio pigmentar único e aprendemos mais recentemente que, em alguns pacientes, há uma contribuição significativa da vascularização subjacente.[45,46] Isso parece ser especialmente verdadeiro para pacientes com melasma que têm eritema subjacente bastante visível ou apresentam capilares alargados na dermatoscopia.[47,48] Para esses pacientes, estudos mostraram que a combinação de uma modalidade que tem como alvo a vascularização, como PDL,[48] IPL,[49] ou *laser Nd:YAG* de pulso longo,[45] com *lasers Q-switched* padrão leva a resultados superiores.[48,49] Um dos autores (SGF) prefere o IPL para tratar tanto o pigmento quanto a vermelhidão em tipos de pele Fitzpatrick de I a III, ou PDL seguido de um *laser* de túlio de 1.927 nm ou um *laser* de diodo de 1.927 nm em tipos de pele Fitzpatrick IV e V.[46,50] Existem altos riscos de hiperpigmentação pós-inflamatória ou melasma recorrente ao utilizar dispositivos de energia nessa população. Novamente, o uso de uma combinação de luz ou *lasers* pode alcançar eficácia ao mesmo tempo que permite o uso de configurações de energia menos agressivas, o que, quando combinado com o resfriamento adequado, diminui o risco dessas complicações.[49]

14.3.2 Anormalidades Vasculares

Combinar terapias baseadas em energia pode ser útil ao tratar uma variedade de lesões vasculares esteticamente preocupantes. Particularmente, a combinação de modalidades com diferentes mecanismos de ação, que penetram em diferentes níveis do tecido e/ou que têm forças complementares, pode melhorar os resultados.

Eritema facial, telangiectasias, angiomas e veias periorbitais estão entre as lesões vasculares mais comuns que se apresentam ao dermatologista estético. É melhor tratar as lesões discretas (telangiectasia, angiomas e veias periorbitais) até alcançarem indicadores de dano vascular, seja com um desfecho de púrpura indicando coagulação ou um descoramento indicando contração vascular.[51,52] Isso pode ser feito com uma série de dispositivos cuja energia é absorvida preferencialmente pela oxiemoglobina ao tratar a vermelhidão e pela deoxiemoglobina ao tratar as veias reticulares azuis (▸ Quadro 14.1). Embora tenham um período de recuperação estética mais longo, os tratamentos purpúricos com PDL são possivelmente os mais eficazes.[52-54] No entanto, evidências também indicam que, ao combinar o Nd:YAG de 1.064 nm com tratamentos de PDL, são alcançadas taxas de remoção altamente eficazes, permitindo parâmetros subpurpúricos do PDL.[55] Isso pode ser particularmente útil em tipos de pele mais escuros, já que as configurações purpúricas do PDL acarretam um risco maior de complicações pigmentares.

Por outro lado, o eritema facial é mais bem tratado com parâmetros subpurpúricos de PDL, uma vez que os tratamentos purpúricos podem exacerbar o eritema.[52] Assim, na rosácea eritematotelangiectásica – situação em que eritema e telangiectasia são vistos simultaneamente – terapias combinadas, como o Nd:YAG de 1.064 nm com PDL subpúrpúrico, podem alcançar um tratamento bem-sucedido em ambas situações.[56] Além disso, a RF é uma terapia emergente tanto no tratamento de rosácea eritematotelangiectásica quanto de rosácea papulopustular, abrindo a possibilidade de uma melhora adicional ao combinar a RF com modalidades a *laser* ou luz.[57]

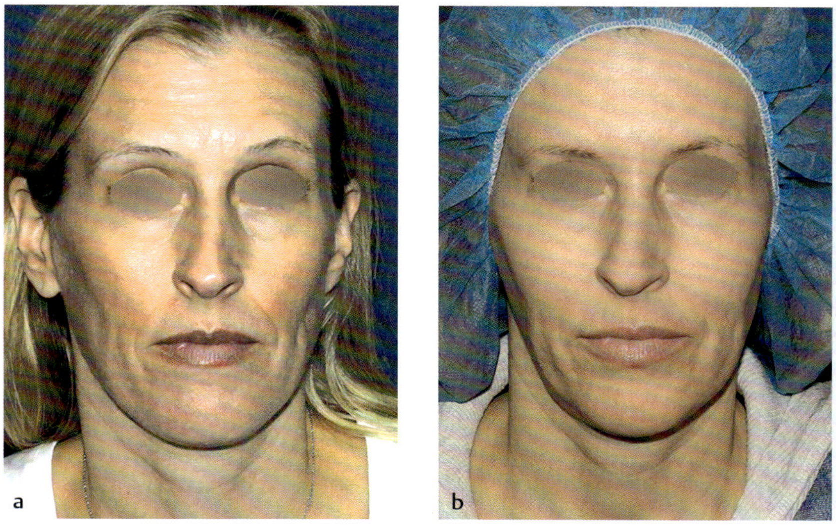

Fig. 14.4 Uma mulher de 44 anos fotografada **(a)** antes e **(b)** depois de cinco anos de tratamentos combinados duas vezes por ano com luz intensa pulsada (IPL) seguida, no mesmo dia, por ácido polilático poli-L (Sculptra, Galderma Laboratórios, L.P., Fort Worth, Texas, Estados Unidos) nas partes mediais e laterais das bochechas, queixo, fossa piriforme e têmporas, seguidos imediatamente pelo *laser* de diodo de 1.440 nm (Clear and Brilliant, Solta Medical Inc., Pleasanton, Califórnia, Estados Unidos). Depois, em visitas consecutivas, a paciente recebeu injeções de ácido hialurônico de matriz coesiva polidensificada (Belotero, Merz North America, Inc., Raleigh, Carolina do Norte, Estados Unidos) nas dobras nasolabiais e tratamentos três vezes ao ano com toxina abobotulínica A (Dysport, Ipsen Biopharmaceuticals, Inc., Basking Ridge, Nova Jersey, Estados Unidos) para a glabela, pés de galinha e músculos frontais.

14.3.3 *Resurfacing*

As opções de *resurfacing* incluem uma variedade de tecnologias, desde *peelings* químicos, dermoabrasão e modalidades a *laser*, detalhadas no ▶ Quadro 14.1.

Tradicionalmente, as opções de *resurfacing* baseadas em energia incluíam principalmente sistemas a *laser* não ablativos e ablativos e suas contrapartes fracionadas. Os *lasers* dessas classes miram a água dos tecidos, aquecendo de maneira variável os tecidos epidérmicos e/ou dérmicos para incitar uma resposta de cicatrização de feridas. Essa técnica foi aprimorada nas últimas décadas. Sistemas a *laser* totalmente ablativos tradicionais como o érbio: granada de ítrio alumínio (Er:YAG) e o dióxido de carbono (CO_2) são as opções de *resurfacing* mais agressivas, cuja energia vaporiza a água dos tecidos, resultando na ablação da epiderme e/ou derme superficial.[58,59] De maneira mais conservadora, sistemas a *laser* não ablativos oferecem uma versão significativamente atenuada desse processo, aquecendo os tecidos de maneira controlada, sem ablação.[60]

Os *lasers* fracionados, tanto ablativos quanto não ablativos, trabalham para diminuir a área de tecido aquecido, limitando a energia do *laser* a subunidades colunares uniformes chamadas de zonas microtérmicas (MTZ).[61] Quando aplicada de maneira fracionada, a energia do *laser* penetra muito mais profundamente nos tecidos dérmicos em comparação com as terapias não fracionadas. Principalmente com os *lasers* fracionados ablativos, várias manoplas foram desenvolvidas para ajustar a forma da MTZ. MTZs maiores são usadas em tratamentos superficiais que funcionam para melhorar a textura. Em contrapartida, a penetração profunda é alcançada com MTZs menores, levando a um remodelamento dérmico vantajoso que se espalha para áreas intercaladas de tecido não tratado. Considerando as diferenças em seus padrões de dano tecidual induzido, é fácil ver como a combinação de terapias de *resurfacing* pode oferecer uma abordagem de tratamento mais ampla.

Começando pela abordagem combinada no tratamento tradicional a *laser* totalmente ablativo, evidências sugerem que pode haver certas vantagens em relação ao tratamento monoterápico. Embora tanto o Er:YAG quanto o CO_2 sejam terapias totalmente ablativas, o Er:YAG é absorvido de maneira mais eficiente pela água dos tecidos, levando à ablação superficial, enquanto o CO_2 atinge a derme superior, levando à contração dos tecidos, o que se correlaciona com uma melhora mais dramática das rítides profundas. Embora os resultados sejam menos dramáticos, os benefícios do Er:YAG em comparação ao CO_2 estão principalmente associados a uma recuperação significativamente acelerada e efeitos adversos reduzidos.

A combinação de CO_2 e Er:YAG pode alcançar tanto resultados intermediários quanto uma recuperação intermediária em comparação a esses tratamentos isoladamente.[62] Além disso, em várias investigações, CO_2 seguido por Er:YAG funcionou principalmente para acelerar o tempo de recuperação e diminuir os eventos adversos associados ao *resurfacing* de CO_2.[62-64] As configurações dos *lasers* podem ser mantidas as mesmas, independentemente de serem usados combinados ou isoladamente, entretanto algumas evidências apoiam fazer menos passagens do *laser* CO_2 quando seguido pelo *laser* Er:YAG.[62-64] Posteriormente, um dispositivo com capacidade de oferecer tratamentos duplos simultaneamente com CO_2 e Er:YAG foi desenvolvido. Este dispositivo alcança melhores homeostase operativa, resultados em rítides, textura e satisfação do paciente em comparação ao Er:YAG isoladamente.[65] Além disso, esses resultados foram reproduzíveis tanto no pescoço quanto no rosto, com os melhores resultados sendo produzidos na região perioral.[66] Notoriamente, alterar a ordem das terapias de CO_2 e Er:YAG quando usadas em combinação pode alterar os resultados. Um estudo histológico usando a combinação sequencial de Er:YAG seguido por CO_2 levou a um aumento na produção de colágeno e a uma remodelação da rede elástica.[67] Embora estudos clínicos ainda não tenham sido publicados, o uso do Er:YAG para ablacionar toda a epiderme antes do *laser* CO_2 – de penetração mais profunda – pareceu acentuar ainda mais a contração dos tecidos conduzida pelo CO_2.[67]

Com a chegada dos *lasers* fracionados, vários regimes de combinação empregando os *lasers* ablativos fracionados e os tradicionais mostraram utilidade. Estes regimes valem-se da recuperação facilitada dos *lasers* fracionados, enquanto reservam os *lasers* totalmente ablativos mais agressivos para as regiões resistentes. Essa resistência é frequentemente encontrada nas regiões periorbitais e periorais, onde as rítides são mais pronunciadas em comparação com outras zonas faciais. Assim, uma opção é fornecer rejuvenescimento facial completo com o *laser* ablativo fracionado – menos agressivo – enquanto reserva os *lasers* totalmente ablativos tradicionais para unidades cosméticas menores que são mais problemáticas.[68]

Os *lasers* fracionados também penetram mais profundamente: a profundidade de penetração aumenta conforme aumenta a fluência. Desse modo, um tratamento facial combinado completo de CO_2 fracionado seguido por Er:YAG totalmente ablativo tem mostrado benefícios. Essa combinação aproveita os resultados superficiais de um tratamento com Er:YAG totalmente ablativo, ao mesmo tempo em que obtém o impacto mais profundo do CO_2 fracionado nas rítides profundas.[69]

Alternativamente, uma combinação de tratamentos ablativos fracionados também pode fornecer *resurfacing* de dupla profundidade com o extra de diminuir os efeitos adversos e o tempo de recuperação. Para isso, os parâmetros do *laser* fracionado podem ser ajustados para níveis de tratamento superficiais ou mais profundos entre as passagens. Outra opção é usar uma combinação das várias manoplas para *lasers* ablativos fracionados desenvolvidas para esse fim.[70]

Os *lasers* não ablativos também podem ser combinados, formando regimes de combinação bem adequados. Embora haja menos trabalhos publicados sobre a combinação de *lasers* não ablativos, esses tratamentos provavelmente são muito mais numerosos do que as combinações ablativas, dada a sua proporção crescente nos procedimentos totais de *resurfacing*.[26]

14.4 Combinando Outras Modalidades

14.4.1 Terapia Fotodinâmica

A terapia fotodinâmica (PDT) foi inicialmente desenvolvida como uma terapia de campo para neoplasias que aproveita uma reação fotoquímica específica do tumor, comumente usada para tratar cânceres de pele não melanoma e suas lesões precursoras. No entanto, incidentalmente, a PDT demonstrou proporcionar um resultado cosmético superior quando comparada a outras modalidades para o tratamento de neoplasias queratinocíticas.

Isso foi confirmado por várias revisões sistemáticas e metanálises que demonstraram que os resultados da PDT têm melhor estética geral comparados à crioterapia, imiquimode tópico e 5-fluorouracil.[71,72] Isso se correlaciona clinicamente com a melhora das rítides, textura e firmeza da pele e, histologicamente, com o aumento do colágeno dérmico e a redução na espessura epidérmica, elastose solar e infiltrado inflamatório dérmico.[73,74] Como tal, a PDT se desenvolveu como uma terapia cosmética independente para o rejuvenescimento da pele danificada pelo sol, bem como um tratamento para acne vulgar, hiperplasia sebácea e rosácea.[75-77]

Embora sejam de uso *off-label*, existe uma ampla variedade de modificações que podem ser utilizadas para otimizar os resultados e a praticidade da terapia. Além da mudança nos tempos de incubação, melhorias significativas foram demonstradas com alterações do iluminador. Ambos regimes aprovados pela FDA utilizam fontes de luz policromática, um deles com uma lâmpada fluorescente azul que emite uma onda de 417 nm próxima à banda de Soret e o outro com um diodo emissor de luz (LED) vermelha que emite comprimentos de onda com pico de 630 nm na banda Q. No entanto, ao longo do tempo, outras fontes de luz e dispositivos a *laser* foram utilizados para fotoexcitar a molécula de protoporfirina IX, incluindo luz verde, luz branca artificial, luz do dia, *laser* KTP de 532 nm (fosfato de titanil potássio), *laser* PDL de 585 a 595 nm e IPL de 500 a 1.200 nm.[78-80]

Os benefícios de se utilizar *lasers* ou sistemas IPL para PDT incluem a aplicação rápida em comparação com o tempo necessário nos regimes de luz vermelha e azul. Além disso, uma combinação de fontes de luz ou *laser* pode ser utilizada sequencialmente em uma única sessão de PDT para maximizar o fotobranqueamento do fotossensibilizador e ampliar os benefícios. Um estudo retrospectivo analisou pacientes tratados com PDT com ácido aminolevulínico (ALA) utilizando apenas luz azul, luz azul + PDL, luz azul + IPL, luz azul + PDL + IPL e luz azul + luz vermelha + IPL + PDL.[81] Foi descoberto que o máximo benefício foi alcançado com as combinações aditivas de luz azul + PDL + IPL.[81] A adição de luz vermelha a este regime levou a significativamente menos eritema, descamação, surtos de acne e dor.[81] No contexto do tratamento de cicatrizes, a PDT também demonstrou eficácia e segurança quando combinada com *lasers* de *resurfacing*.[82]

14.4.2 Radiofrequência

As tecnologias de RF, cujo mecanismo baseia-se na criação de uma corrente elétrica dentro do tecido-alvo, acumularam evidências ao longo das últimas décadas, estabelecendo uma infinidade de aplicações na dermatologia cosmética. Dependendo da impedância do tecido, a corrente é convertida em calor, levando finalmente a danos térmicos controlados e a uma resposta de cicatrização de feridas. Dispositivos de RF podem ser não invasivos – usando um número específico de eletrodos para aplicar energia sem penetração na pele – ou minimamente invasivos – usando extensores para alcançar camadas mais profundas do tecido.[83] Os dispositivos podem ser monopolares, bipolares ou multipolares, dependendo do número de eletrodos.

Os dispositivos de RF de todos os tipos têm sido usados tradicionalmente para melhorar a flacidez da pele e para o contorno corporal. O aumento da firmeza da pele pode ocorrer quando a energia é aplicada na derme a 60°C para desnaturar as ligações de colágeno e estimular a produção de novo colágeno, mantendo as temperaturas epidérmicas abaixo de 45°C, a fim de evitar comprometimento epidérmico.[84] Enquanto a energia de RF na gordura subcutânea induz a lipólise quando aquecida adequadamente a 50°C por um mínimo de 1 minuto, também pode ter um efeito de aperto nos septos fibrosos.[84] A RF de temperatura controlada é uma opção minimamente invasiva em que uma sonda é inserida diretamente nos tecidos sob anestesia tumescente, evitando completamente a epiderme e exercendo o maior efeito sobre a flacidez e o contorno de todos os dispositivos de RF. As opções de RF minimamente invasivas também incluem dispositivos de microagulhamento com RF, que, além de terem um efeito na firmeza da pele, também são usados para o tratamento de discromias, textura e fotorejuvenescimento geral.[83]

Regimes de RF combinados podem ser feitos em sequência ou no mesmo dia que terapias a *laser* e/ou luz com segurança para obter resultados adicionais ou mesmo sinérgicos.[85,86] Quando componentes de um regime multimodal são administrados em parâmetros de tratamento padrão, os efeitos adversos e a recuperação são geralmente semelhantes aos da modalidade mais agressiva quando usada sozinha. No entanto, há evidências de que várias combinações proporcionam níveis mais baixos de efeitos adversos em comparação com os tratamentos individuais.[87]

Com a chegada das tecnologias de RF, foi explorada uma infinidade de abordagens combinadas. Em particular, adicionar uma modalidade de RF que se concentra em melhorar a flacidez e rítides pode complementar regimes a *laser* e luz, que têm capacidade limitada de impactar esses resultados, especialmente em tecidos mais profundos. Muitos regimes que utilizam *laser*, luz e RF empregam dispositivos multimodais destinados a fornecer uma terapia abrangente, seja administrada sequencialmente ou simultaneamente.[88,89] Um desses dispositivos aplica IPL e RF bipolar simultaneamente, produzindo melhora associada ao IPL na discromia e vascularização, enquanto a RF proporciona um tratamento aprimorado das rítides.[90] Uma combinação de RF bipolar com dispositivos de RF minimamente invasivos, incluindo microagulhamento com RF, pode oferecer um tratamento de fotorejuvenescimento abrangente semelhante. Outro dispositivo aplica *laser* CO_2 fracionado ablativo e RF bipolar, destinado a fazer o *resurfacing* e à firmeza.[87]

Dispositivos de RF, *laser* e/ou luz combinados também foram desenvolvidos para uma abordagem focada e multimodal para a firmeza da pele. Esses dispositivos combinam tecnologias em que ambas as modalidades visam maximizar as melhoras da flacidez e das rítides, trabalhando juntas para criar um estímulo dinâmico de cicatrização de feridas. Isso inclui dispositivos que utilizam RF bipolar seguido imediatamente por tratamento a *laser* de diodo, outra combinação de RF bipolar com luz infravermelha.[88,89] Uma série de qualquer um dos tratamentos pode melhorar significativamente a flacidez e as rítides faciais. Além disso, apesar das diferenças entre suas tecnologias, ambos os dispositivos fornecem resultados semelhantes.[89] Outro estudo avaliou a combinação desses dispositivos, tendo os pacientes passado por RF e *laser* de diodo de 900 nm, seguido imediatamente por RF bipolar e IPL, o que levou à melhora incremental nas rítides, flacidez e outros sinais de fotodano.[91]

14.4.3 Microagulhamento

O microagulhamento é um procedimento relativamente seguro e minimamente invasivo que ganhou popularidade nos últimos anos. Os dispositivos de microagulhamento são equipados com agulhas regularmente espaçadas que são aplicadas na pele para induzir numerosos microcanais de ferimento a fim de estimular uma resposta de cicatrização.[92-94] O dano tecidual controlado estimula a remodelação da derme, a produção de colágeno e de fibras elásticas.[95] Além disso, acredita-se que o dano à epiderme seja negligenciável, diminuindo o risco de discromias e proporcionando uma opção segura para peles mais escuras.[96]

A publicação sobre o uso do microagulhamento combinado com outros procedimentos é relativamente pequena. Além disso, uma grande parte destas publicações concentra-se no uso do microagulhamento para auxiliar na entrega de medicamentos dérmicos de outro composto, como *peelings* químicos ou plasma rico em plaquetas (PRP).[97] Isso dito, com base nas experiências de colegas que realizam regularmente o microagulhamento, ele foi incorporado com segurança em regimes de combinação envolvendo preenchedores de tecidos moles, neurotoxinas e *lasers* não ablativos. Devido a sangramento e edema pontuais que decorrem deste procedimento, o microagulhamento é geralmente realizado no final da sequência de tratamentos de combinação no mesmo dia.

14.4.4 *Peelings* Químicos

Os *peelings* químicos são uma terapia bem estabelecida e relativamente econômica. No mundo do rejuvenescimento, os *peelings* químicos são usados principalmente para *resurfacing* e discromia. Além de seu uso com o microagulhamento, como mencionado anteriormente, estudos relataram sua combinação com *lasers*. Especificamente, combinações de ácido tricloroacético a 15 a 25%, com ou sem a solução de Jessner, foram combinadas com *lasers* que têm como alvo a pigmentação, incluindo o *laser* de corante para lesões pigmentadas de 510 nm e o *laser* de Q-switched alexandrite de 755 nm.[98] Esses tratamentos levaram à melhora na maioria dos pacientes, sem relatos de complicações aumentadas.[98]

14.4.5 Ultrassom Microfocado

O MFU foi introduzido no mercado estético como uma tecnologia inovadora para o aumento da firmeza da pele e o *lifting* não invasivo. O MFU gera ondas acústicas que convergem em profundidades predeterminadas para criar energia térmica dentro do tecido.[99] A energia térmica é aplicada em intervalos regularmente espaçados, levando a uma matriz precisa de zonas necróticas microscópicas conhecidas como pontos de coagulação térmica (TCPs), estimulando uma resposta de cicatrização.[99,100] Além de ter como alvo a derme e os septos fibrosos subcutâneos, o MFU pode penetrar muito mais profundamente para atingir músculos e fáscia. Usar o MFU para mirar cada um desses níveis de tecido pode produzir um aumento na firmeza e um *lifting* da pele superiores a outras terapias não invasivas e, portanto, é o único dispositivo com indicação para *lifting*. Para maximizar a eficácia, devem ser usados tratamentos com dois planos.[101] Para tratamentos faciais, um alvo-chave para o MFU é o sistema musculoaponeurótico superficial (SMAS), uma camada fibrosa que integra a derme, a musculatura facial e a fáscia para a finalidade de produzir a expressão facial.[102] Inicialmente estabelecido como um tratamento para o rosto, os resultados com o MFU foram posteriormente replicados no pescoço, no peito e em outras áreas.[103]

A adição da capacidade de *lifting* e de aumento da firmeza do MFU melhora significativamente os resultados e a satisfação do paciente a partir de regimes de combinação. Além disso, como o MFU é usado principalmente para tratar estruturas mais profundas do que aquelas visadas por outras intervenções e pode ser combinado de forma segura com outras intervenções, incluindo injetáveis e outras modalidades baseadas em energia. Uma série de casos com mais de 100 pacientes relatou a combinação no mesmo dia de PDL ou IPL para vasculatura, seguido de MFU, imediatamente seguido de *laser Q-switched alexandrite* de 755 nm para queratoses seborreicas (SK) maculares, seguido por *laser* ablativo fracionado em todo o rosto e pescoço.[104] Foi relatado que os resultados deste tratamento combinado ofereceram aos pacientes uma maior satisfação do que é normalmente é notado com qualquer *laser* sozinho, sem maior risco ou aumento do tempo de recuperação do que quando o *resurfacing* é realizado isoladamente.[104] Achamos que o MFU é particularmente útil para o contorno da linha da mandíbula e parte superior do pescoço quando combinado com o aumento de tecidos moles na parte inferior do rosto, com ou sem lipólise (consulte a seção sobre Terapias Combinadas para Locais Específicos).

14.5 Considerações para Tratamentos em Peles Escuras

Aprendemos que, mesmo em tipos de pele mais escuros, os tratamentos de combinação no mesmo dia podem ser realizados com segurança, levando a resultados adicionais ou até mesmo sinérgicos, um tempo de recuperação total mais curto e, portanto, uma maior satisfação do paciente.[105] Dito isso, fotótipos de pele Fitzpatrick mais altos e certas origens étnicas predispõem indivíduos a uma taxa maior de complicações pigmentares após terapias estéticas. Em geral, escolher tratamentos que causem menos rompimento na camada basal é mais seguro. Ao usar terapias baseadas em energia que inevitavelmente danificam a epiderme, configurações conservadoras são recomendadas. Como muitos descobriram, terapias de combinação podem proporcionar melhorias, permitindo configurações menos agressivas. Com efeito, embora os regimes de combinação sejam menos relatados em tipos de pele mais escuros, eles podem se mostrar particularmente úteis nesses pacientes.[21,106]

14.6 Megacombinações

Entre os pacientes que exibem uma série de mudanças relacionadas com a idade, muitos se apresentarão desejando uma "transformação completa". Nesses casos, o uso de uma infinidade de tratamentos em conjunto pode proporcionar resultados máximos no menor período. Muitas chamadas megacombinações foram investigadas quanto à sua segurança e eficácia. No entanto, seu uso na prática clínica parece ser muito mais comum do que sugere a literatura publicada.

Um estudo relatou o uso de uma extensa combinação de *laser* no mesmo dia para tratar uma população com uma variedade de sintomas complexos e avançados relacionados com o envelhecimento. A seguinte sequência foi seguida: PDL de 595 nm para telangiectasias e eritema, seguido pelo *laser Q-switched alexandrite* de 755 nm para lesões pigmentares discretas, seguido pelo CO_2 fracionado em regiões com rítides resistentes, incluindo cobertura de 100% dos tecidos periorais, seguido pelo esculpimento das linhas remanescentes com um dispositivo Er:YAG pulsado e, por fim, tratado com CO_2 fracionado em todo o rosto e pescoço. Com este regime, os benefícios mantiveram-se na última avaliação, um ano e meio depois do tratamento.[107] O tratamento foi muito bem tolerado, com a maior parte da cicatrização ocorrendo em aproximadamente nove dias, sem necessidade de cuidados especializados das feridas.[107] Além disso, ao garantir uma anestesia adequada com uma combinação de anestesia tópica, bloqueios nervosos e, em alguns casos, sedação consciente, as pontuações de dor associada ao tratamento atribuídas pelos pacientes foram mínimas.[107]

Um dos autores (SGF) frequentemente combina um *laser* vascular, como PDL ou IPL, seguido por um dispositivo Q-switched para SK pigmentadas e/ou lentigos mais leves, seguido pelo tratamento com *laser* CO_2 fracionado em todo o rosto e, em seguida, trata as unidades periorais e perioculares com *laser* CO_2 totalmente ablativo, seguido por um *laser* de érbio totalmente ablativo sem coagulação no mesmo dia para obter resultados ideais (▶ Fig. 14.5, ▶ Fig. 14.6).

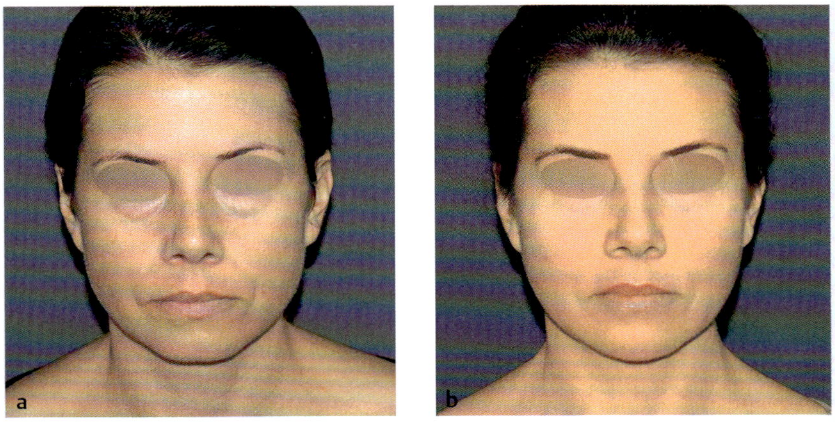

Fig. 14.5 Uma mulher de 36 anos retratada **(a)** antes e **(b)** dois anos após o tratamento com onabotulinumtoxina A (Botox, Allergan) na glabela, pés de galinha, frontais, masseter, mentuais e abaixador do ângulo da boca. Após duas semanas, ela foi tratada com luz intensa pulsada (IPL) em todo o rosto, seguida imediatamente pelo *laser* CO_2 totalmente ablativo de 10.600 nm (UltraPulse laser, Lumenis, Yokneam, Israel), seguido pelo *laser* Er:YAG totalmente ablativo de 2.940 nm (Contour TRL, Sciton, Palo Alto, Califórnia, Estados Unidos) na região periocular. Após três meses, ela foi tratada com duas seringas de preenchedor de ácido hialurônico VYCROSS 20 mg/mL (Juvéderm Voluma, Allergan) nas bochechas, queixo e ângulo gonial, além da onabotulinumtoxina A (Botox, Allergan), no mesmo dia, na glabela, frontais, pés de galinha, masseter, abaixador do ângulo da boca e mentuais.

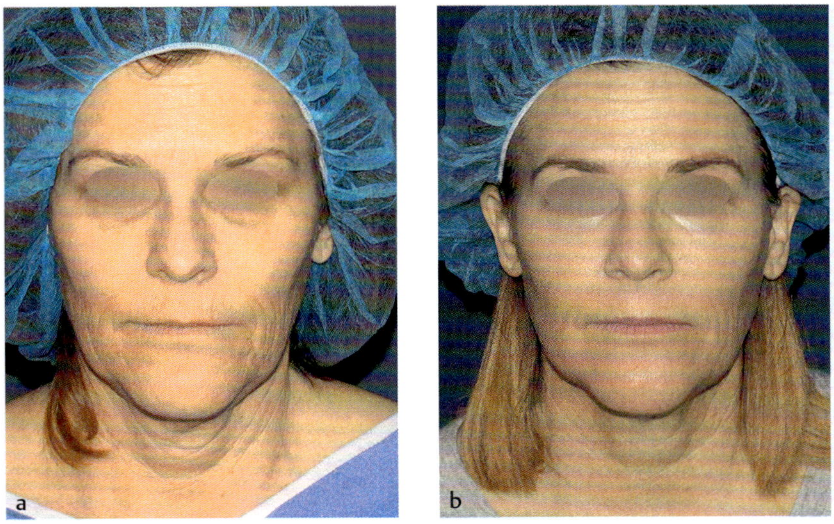

Fig. 14.6 Uma mulher de 50 anos retratada **(a)** antes e **(b)** depois do tratamento com onabotulinumtoxina A (Botox, Allergan) na glabela, frontais e pés de galinha, seguido duas semanas depois pelo mesmo tratamento com luz intensa pulsada (IPL), seguido pelo *laser Q-switched alexandrite* de 755 nm, pelo *laser* CO_2 totalmente ablativo de 10.600 nm (UltraPulse laser, Lumenis), pelo *laser* Er:YAG totalmente ablativo de 2.940 nm (Contour TRL, Sciton) na região periocular e perioral e pelo *laser* CO_2 fracionado de 10.600 nm (Fraxel Repair, Solta Medical Inc.).

14.7 Terapias Combinadas para Locais Específicos

14.7.1 Rejuvenescimento Periorbital

Os tecidos periorbitais revelam mudanças relacionadas com o envelhecimento precoce, com contribuições da queda da sobrancelha, dermatocálase e pseudo-hérnia de gordura orbital.[2] A reabsorção óssea na região periorbitária leva a uma ampliação da abertura orbital.[108] Com isso, os olhos parecem mais afundados e há menos osso para sustentar os tecidos circundantes, permitindo o avanço da ptose palpebral.[108] Além disso, com a reabsorção maxilar concomitante e a rotação interna, tanto as bolsas de gordura superficiais quanto as profundas do terço médio do rosto se separam da bolsa de gordura infraorbitária, contribuindo para a aparência marcada do sulco lacrimal.[2,109]

Para combater a aparência envelhecida dos tecidos periorbitais, uma combinação de tratamentos é particularmente eficaz.[101-110] Neurotoxinas para suavizar as rugas de repouso e dinâmicas da glabela, testa, pés de galinha e/ou pálpebra inferior podem ser um ótimo ponto de partida de intervenção periorbital. Tanto as neurotoxinas adequadamente aplicadas quanto o MFU podem proporcionar um levantamento da sobrancelha, cada um com mecanismos de ação completamente diferentes. Combinar estes métodos para um levantamento adicional pode ser útil, assim como RF e *lasers* ablativos para um aumento superficial da firmeza da pele periorbital. A volumização com injeção na porção facial média e temporal de preenchimentos de tecidos moles ou de bioestimulantes também ajuda a restaurar a região periorbital. Além disso, o tratamento de têmporas fundas com preenchimento pode ter um efeito de elevação na sobrancelha.[111] No entanto, pequenos ajustes na posição e forma da sobrancelha podem levar a mudanças substanciais. Para as mulheres coreanas, o MFU por si só é o tratamento de escolha para o levantamento da sobrancelha, pois um arco mais acentuado pode parecer agressivo demais.[5] O RF monopolar é o tratamento de escolha para o aumento da firmeza da pele da pálpebra em si.[101-110]

As opções de tratamento para olheiras periorbitais incluem preenchimentos de tecidos moles, *lasers*, modalidades de luz ou combinações para tratar o esvaziamento, pigmentação excessiva e vasos sanguíneos proeminentes.[112] Um estudo que investigou uma megacombinação para olheiras periorbitais encontrou uma combinação de PDL para telangiectasia, seguida de *resurfacing* com CO_2 totalmente ablativo, Er:YAG para *ressurfacing* combinado em rítides profundas, cicatrizes faciais e/ou esfumaçamento, *lasers Q-switched alexandrite* para despigmentação que foi altamente eficaz e sem risco adicional[113] (▶ Fig. 14.7). O uso de um *laser Q-switched alexandrite* foi considerado como necessário nos casos em que a pigmentação ainda fosse evidente após os *lasers* de *resurfacing*.[113] A persistência da pigmentação indica que há um componente dérmico significativo dela, que é sabido levar mais tempo para responder aos tratamentos a *laser*.[113] Além disso, após o tratamento, a despigmentação foi o última componente a responder, melhorando geralmente entre seis e oito semanas após o tratamento.[113]

14.7.2 Rejuvenescimento do Terço Médio do Rosto

Com a reabsorção óssea do envelhecimento, a perda do suporte maxilar gera a queda dos compartimentos superficiais e profundos de gordura.[6,108] Embora igualmente propenso a fotoenvelhecimento em comparação com outras unidades faciais, o rejuvenescimento do terço médio do rosto depende particularmente do uso de preenchimentos de tecidos moles para combater essas mudanças estruturais[114] (▶ Fig. 14.8). Quando são combinados preenchimentos de tecidos moles com neuromoduladores, RF, MFU, *lasers* e modalidades de luz no terço médio do rosto, diversas sequências no mesmo dia foram propostas, com diferenças significativas baseadas na preferência do profissional.[114]

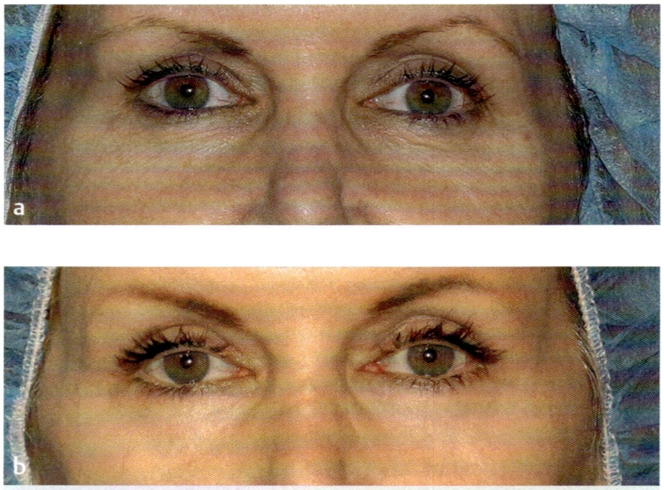

Fig. 14.7 Mulher de 54 anos de idade **(a)** antes e **(b)** 4 anos após o tratamento com o *laser* de corante pulsado de 585 nm (Vbeam, Syneron Inc., Irvine, Califórnia, Estados Unidos) imediatamente seguido de CO_2 totalmente ablativo de 10.600 nm (UltraPulse laser, Lu-menis), seguido de Er:YAG totalmente ablativo de 2.940 nm (Contour TRL, Sciton) periocularmente.

14.7.3 Rejuvenescimento Perioral

Os lábios e a região perioral são um ponto central de atenção visual e uma área onde os pacientes buscam tratamento específico tanto para aprimoramento quanto para rejuvenescimento. Infelizmente, o envelhecimento é particularmente severo nesta região. A rotação maxilar interna causa uma falta de suporte aos levantadores do lábio e uma diminuição da sua projeção. Isso, somado à atrofia do compartimento de gordura do corpo do vermelho, leva ao afinamento do corpo labial e ao achatamento dos pilares do filtro. A definição da borda do vermelhão e do arco do cupido é perdida. A reabsorção mandibular causa uma falta de suporte aos abaixadores do lábio, contribuindo para a inclinação das comissuras orais e para as linhas de marionete. O posicionamento adequado de preenchimentos de tecidos é fundamental para abordar cada um dos problemas mencionados anteriormente, redefinindo estruturas, combatendo linhas profundas, posicionamento ruim e restaurando a plenitude dos lábios.[115]

Quando presentes, as rugas periorais profundas e radiais podem representar um desafio terapêutico. Mesmo com a disponibilidade de opções menos agressivas, os *lasers* totalmente ablativos continuam a ser amplamente utilizados para o rejuvenescimento perioral devido à sua superioridade distinta

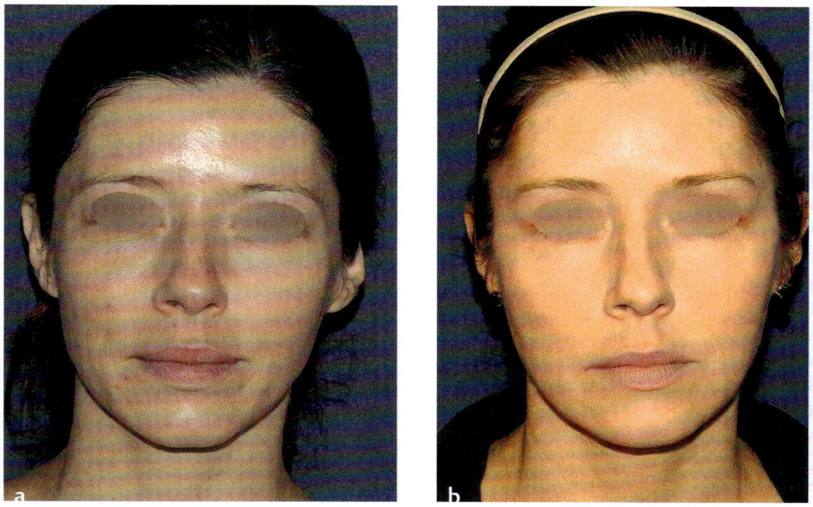

Fig. 14.8 Uma mulher de 32 anos fotografada **(a)** antes e **(b)** seis anos depois de tratamentos anuais combinados de luz intensa pulsada, seguida imediatamente por ácido poli-L-láctico (Sculptra, Galderma Laboratories, L.P.) nas partes mediais e laterais das bochechas, queixo, fossa piriforme e têmporas, seguido imediatamente por ácido hialurônico de matriz coesa e densificada (Belotero, Merz North America, Inc.) nos sulcos nasolabiais e, por fim, pela aplicação de onabotulinumtoxin A (Botox, Allergan) na glabela, pés de galinha, frontais e músculo abaixador do ângulo da boca.

nessa área. No entanto, em algumas ocasiões, as rítides mais profundas sobreviverão a esses *lasers* totalmente ablativos. Nesses casos, um preenchedor de ácido hialurônico (HA) de baixa viscosidade pode ser aplicado linearmente dentro dessas rítides refratárias.[115]

Os neuromoduladores também podem contribuir para a terapia combinada de rítides periorais menos proeminentes. Quando estudada, a combinação de preenchimentos e neurotoxinas para o rejuvenescimento perioral provou ser superior a qualquer um dos tratamentos isoladamente.[116]Além disso, os neuromoduladores melhoram o posicionamento dos lábios durante a movimentação para um sorriso esteticamente mais agradável, tendo como alvo o músculo levantador do lábio superior e da asa do nariz e melhorando a aparência do sorriso gengival.

14.7.4 Região Inferior do Rosto e Pescoço

O pescoço passa por várias mudanças intrínsecas e extrínsecas com a idade, tornando a área um foco de preocupação dos pacientes e um possível campo de intervenções de rejuvenescimento. A pele do pescoço é fina, tendo uma espessura que se assemelha à pálpebra mais do que a outras áreas faciais.[117] Além disso, a pele no pescoço não possui o suporte das unidades pilossebáceas. Portanto, o pescoço tende a mostrar mais prontamente sinais de perda de qualidade da pele e envelhecimento. Como a pele da região é fina e as unidades anexas sofrem queda precipitada em relação ao rosto, o pescoço é propenso a cicatrizes. Devido a essas variáveis, os *lasers* totalmente ablativos tradicionais devem ser usados com cautela ou até mesmo evitados para o *resurfacing* do pescoço. Os *lasers* ablativos fracionados também trazem riscos significativos e devem ser usados com moderação. Desse modo, alguns optam por usar apenas *lasers* não ablativos ao fazerem *resurfacing* a *laser* nesta região.

Neoplasias que atraem atenção devem ser a prioridade máxima, removendo quaisquer SK, acrocórdons etc., que se acumularam ao longo do tempo. Embora raras em mãos experientes, cada um dos métodos disponíveis para sua remoção apresenta o potencial para complicações pigmentares, texturais ou cicatriciais. Portanto, remover essas neoplasias primeiro permitirá que outros tratamentos planejados apaguem quaisquer imperfeições induzidas por tratamentos anteriores. Em segundo lugar, como a área está exposta à radiação UV, as anormalidades de pigmentação são comuns. Como o pescoço é propenso à atrofia cutânea, os sinais vasculares de fotodano são revelados mais prontamente, especialmente a telangiectasia. Quando presentes juntas nesta região, a telangiectasia, a atrofia, a hiper e/ou a hipopigmentação produzem a poiquilodermia de Civatte. Com esta variedade de alvos, o IPL é a primeira escolha para fotótipos mais claros, mas os níveis de energia devem ser reduzidos e os atrasos de pulso aumentados tendo em vista o menor reservatório de unidades pilossebáceas. Do contrário, a discromia e a vascularização podem ser tratadas de maneira semelhante a outras áreas, usando configurações mais conservadoras.

Com a idade, a reabsorção óssea ocorre tridimensionalmente na mandíbula.[108] As mudanças incluem redução na altura vertical dos ramos e corpo mandibulares, bem como uma diminuição no comprimento mandibular.[108] Essas mudanças levam, mais notoriamente, a uma menor projeção queixo, perda de definição da linha da mandíbula e aumento da flacidez dos tecidos moles do terço inferior do rosto e pescoço.[108] Essa perda de suporte também acentua a flacidez produzida pela redução na qualidade da pele. Além disso, para pessoas com histórico de perda significativa de gordura, o alongamento prévio desta área pode agravar ainda mais a flacidez da pele do pescoço. Preenchedores de tecidos moles para sustentar e remodelar a linha da mandíbula e o queixo podem ser combinados com MFU para definir o contorno do pescoço e diminuir a flacidez da pele.

Os fios de sustentação podem ser aplicados para redesenhar os tecidos moles ao longo da linha da mandíbula, combatendo a flacidez e devolvendo a definição juvenil a essas estruturas.[118] Além disso, a técnica de fios de sustentação tem alta satisfação por parte dos pacientes em várias outras áreas, incluindo o terço médio do rosto e as sobrancelhas.[118] Esse procedimento é de baixo risco e tem efeitos adversos e problemas de segurança mínimos, especialmente ao se considerar opções mais invasivas.[119] Em indivíduos com pele do pescoço particularmente fina e atrófica, usamos MFU para melhorar a qualidade da pele antes de realizar os procedimentos com fios de sustentação. Vale ressaltar que, em indivíduos com flacidez severa, os efeitos de aumento da firmeza da pele do MFU e/ou dos fios de sustentação geralmente são insuficientes. Pacientes que se enquadram neste nível de flacidez severa devem ser orientados adequadamente desde o início para evitar decepções, sendo que *liftings* cirúrgicos de pescoço seriam mais apropriados.

Naqueles que acumulam gordura no pescoço submentoniano, intervenções tendo como alvo a adiposidade também podem ser adicionadas ou até mesmo serem feitas por primeiro. A aparência de "queixo duplo", que é mais comum em pessoas com sobrepeso, é um foco comum dos pacientes. A lipossucção permanece sendo o padrão ouro e, após o procedimento, dependendo da linha de base da flacidez, pode ser observada maior sobra de pele, embora apenas com a lipossucção tipicamente já ocorra uma considerável contração da pele. Desse modo, a lipoaspiração pode ser combinada com dispositivos de aumento da firmeza da pele e foi considerada segura e eficaz quando realizada na mesma sessão de tratamento.[120] O autor (SGF) geralmente realiza a lipoaspiração imediatamente depois de um procedimento a *laser* subsuperficial de 1.320 nm (CoolLipo, CoolTouch Inc., Roseville, Califórnia, Estados Unidos) a 10 W por – normalmente – seis minutos em toda a área. A radiofrequência monopolar subsuperficial também pode ser usada com uma temperatura interna inicial de 60°C e aumentando conforme as temperaturas epidérmicas tolerarem por um mínimo de 25 minutos em toda a área. Quando combinados, os resultados da lipoaspiração serão imediatamente evidentes, enquanto o aumento da firmeza da pele levará meses para ser notada.[120]

O desenvolvimento de tratamentos de lipólise não invasiva ampliou as opções para tratar tais adiposidade indesejadas. Seja com ácido desoxicólico injetável, criolipólise, *laser* ou lipólise assistida por RF, agora podemos oferecer esses tratamentos para a cabeça e o pescoço, bem como para áreas não faciais. Além disso, uma causa possível do inchaço nas laterais do pescoço é o aumento das glândulas submandibulares, que podem ser miradas por neurotoxinas semelhantes às glândulas parótidas.[121,122]

Existem duas populações de linhas no pescoço, bandas platismais verticais e rugas horizontais. Tipicamente, desenvolvem-se mais tarde na vida: um aumento no tônus muscular do platisma pode formar bandas verticais desagradáveis ao longo da parte anterior do pescoço. As neurotoxinas funcionam bem para diminuir ou até mesmo suavizar completamente essas bandas platismais. Quando combinadas com injeções de neurotoxina de pequeno volume ao longo da linha da mandíbula, um chamado *Nefertiti lift* pode ajudar a tornar a linha da mandíbula mais nítida.[123] A flacidez significativa no pescoço pode acentuar as bandas platismais e, portanto, a combinação com MFU pode trazer ainda mais resultados em pacientes com bandas proeminentes.[124] É importante destacar que esses tratamentos podem ser realizados no mesmo dia, novamente com as injeções como última etapa das terapias combinadas.[34] Por outro lado, embora as rugas horizontais possam melhorar com dispositivos de aumento da firmeza da pele e neurotoxinas, pode ser necessário um preenchimento de tecido mole de ácido hialurônico de baixa viscosidade para suavizá-las adequadamente.[124]

14.7.5 Rejuvenescimento do Peito

O peito é uma região proeminente fotoexposta, propensa a exibir o espectro do envelhecimento da pele. Assim como no pescoço, tratamentos conservadores devem ser realizados, pois a pele do peito é fina e desprovida de suporte das unidades pilossebáceas. Assim, contanto que se mantenha isso em mente, podem ser aplicadas com segurança aqui, assim como em outras áreas fotodanificadas, terapias a *laser* e luz para tratar vascularidade, discromias e para *resurfacing*. O MFU também provou ser útil para o *lifting*, aumentar a firmeza e reduzir rugas no peito.[125] Adicionalmente, preenchedores bioestimuladores e preenchedores de ácido hialurônico (HA) de baixa viscosidade são frequentemente usados no peito para diminuir ainda mais as rugas e devolver volume a esta área[126,127] (▶ Fig. 14.9). Se aplicados no mesmo dia, o MFU é realizado primeiro, seguido por dispositivos a *laser* e/ou luz e por último pelo preenchedor.

14.7.6 Rejuvenescimento das Mãos

Para pessoas que passaram por esforços de rejuvenescimento em outras áreas visíveis, a atenção muitas vezes se volta para as mãos, igualmente visíveis e onde o fotodano ainda é proeminente. Para proporcionar uma aparência natural e uniforme, as mãos devem ser compatíveis com o rosto, pescoço e peito. Elas são uma área frequente de desenvolvimento de queratoses actínicas (AK) e SK maculares e pigmentadas. Preferimos o tratamento de AK com PDT, usando PDL sequencial, IPL, luz azul e vermelha e da SK com IPL combinado com *laser Q-switched*

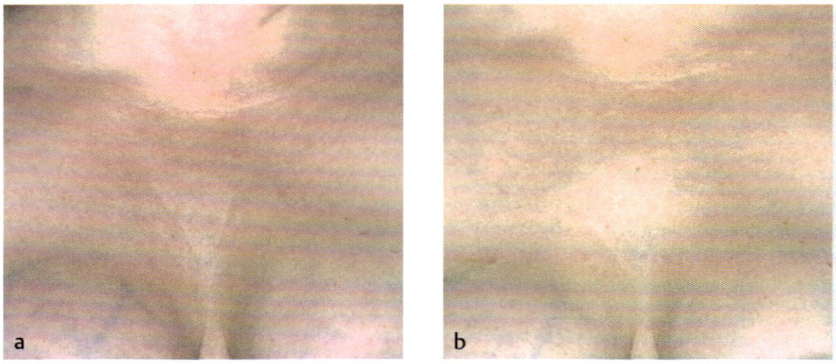

Fig. 14.9 Decote **(a)** antes e **(b)** seis meses depois do tratamento com MFU-V (Ultherapy, Merz North America, Inc.), imediatamente seguido por uma seringa de preenchedor de hidroxiapatita de cálcio (diluído em 1:2 com soro fisiológico; Radiesse, Merz North America, Inc.), com o preenchedor repetido a cada seis semanas por mais dois tratamentos.

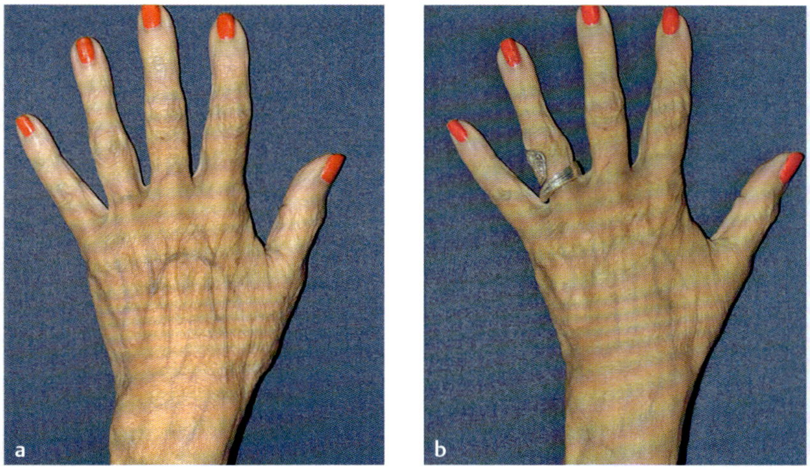

Fig. 14.10 Mão esquerda fotoenvelhecida mostrada **(a)** antes e **(b)** um mês depois do tratamento com luz intensa pulsada (IPL) seguida imediatamente por uma injeção de 1,5 mL de hidroxiapatita de cálcio (CaHA; Radiesse, Merz North America, Inc.) misturada com 0,5 mL de lidocaína a 1% (por mão) para tratar discromia e perda de volume.

alexandrite. Para demais situações, semelhante a outras áreas fotoexpostas, o espectro de terapias a *laser* e luz pode ser utilizado para tratar discromias e vascularidade nas mãos, enquanto o *resurfacing* é usado para melhorar o tom e a qualidade da pele.[28] A atrofia de gordura significativa também ocorre nas costas das mãos, definindo estruturas ósseas e tendinosas subjacentes, além de tornar as veias mais proeminentes. Preenchedores de tecido mole são a principal modalidade para restauração de volume nas mãos, embora preenchedores bioestimuladores e transferência de gordura sejam outras opções.[28,124]

Quando discromias e perda de volume são tratadas no mesmo dia, um IPL ou um *laser* de diodo de 1.927 nm é usado primeiro, imediatamente seguido por hidroxiapatita de cálcio (CaHA; Radiesse, Merz North America, Inc., Raleigh, North Carolina, Estados Unidos) ou um gel de HA particulado (Re-Sytlane Lyft, Galderma Laboratories, L.P., Fort Worth, Texas, Estados Unidos), ambos aprovados pela FDA para aumento do dorso das mãos (▶ Fig. 14.10). No caso da presença de veias reticulares azuis nas mãos, abordar qualquer atrofia concomitante deve ser realizado primeiro, já que essas intervenções são frequentemente satisfatórias. Se isso continuar sendo uma preocupação, a escleroterapia é uma opção útil e menos invasiva. A flebectomia também pode ser usada.[28]

Os autores pessoalmente utilizam escleroterapia com espuma usando 0,5% de sulfato de tetradecilsódio ou 1% de polidocanol. Embora até 20 mL de espuma possam ser usados no mesmo dia, um autor (SGF) acha que 1 mL de esclerosante e 5 mL de espuma total são normalmente adequados por mão. Alguns especialistas recomendam evitar a escleroterapia ao mesmo tempo que outras intervenções locais com preocupação de agravar o inchaço significativo que pode ocorrer após a escleroterapia e pela necessidade de compressão durante as semanas seguintes.[128] Os autores não têm experiência em combinar escleroterapia com outras intervenções locais e mais estudos são necessários.

14.7.7 Rejuvenescimento de Outras Áreas do Corpo

Intervenções cirúrgicas têm sido pioneiras no que diz respeito ao contorno corporal, uma área que se desenvolveu em grande parte para lidar com problemas após uma perda de peso maciça.[129] Dito isso, o contorno corporal também é comumente realizado para pacientes que buscam melhorias nas transformações relacionadas com a idade. Opções cirúrgicas comuns incluem lipoaspiração, procedimentos de excisão, *liftings* cirúrgicos, enxerto de gordura autólogo e implantes. Embora tradicionalmente realizadas por cirurgiões plásticos, dermatologistas cosméticos também oferecem muitas dessas terapias. No entanto, terapias não invasivas e minimamente invasivas mais recentes para lipólise, estimulação de colágeno e firmeza da pele tornaram possível o contorno corporal não cirúrgico. O uso emergente dessas opções menos invasivas transferiu a *expertise* em contorno corporal ainda mais para o domínio do dermatologista cosmético. Além disso, um relacionamento entre cirurgiões e dermatologistas foi criado por pacientes motivados em busca de ajustes refinados nos resultados cirúrgicos com opções não cirúrgicas.

A lipoaspiração está no topo dos procedimentos cirúrgicos mais comuns, permanecendo o padrão ouro para tratar a adiposidade e/ou deformidades relacionadas com a gordura.[130] No entanto, o advento da lipólise não invasiva criou muito mais opções de tratamento. Nádegas e coxas podem acumular preferencialmente gordura ao longo do tempo. Quando a lipoaspiração é evitada, tratamentos de lipólise não invasiva podem ser oferecidos como outra opção. Entre as opções de lipólise estão a criolipólise, dispositivos assistidos por RF, dispositivos assistidos por *laser*, ultrassom focalizado de alta frequência e ultrassom não térmico. Este último tem resultados semelhantes, mas com a diferença de ser menos doloroso.[36]

Além disso, realizar tratamentos de aumento da firmeza da pele em áreas que tendem a acumular gordura, como as nádegas, coxas e braços, pode melhorar a estética sem tratar o problema diretamente. Ao usar terapias com dispositivos fundamentados em energia em áreas não faciais, os tratamentos devem ser iniciados com parâmetros conservadores, especialmente em áreas com menos suporte de estruturas anexiais.[36] Embora mais comumente usado nas regiões da cabeça e do pescoço, o MFU pode ser aplicado em quase qualquer região onde se deseja aumentar a firmeza da pele. Quando usado para contorno corporal, o MFU mostrou eficácia nas nádegas, braços, coxas e acima das grandes articulações dos membros.[101,131-133] Diferenças regionais nas respostas foram observadas. A parte de cima dos braços e os joelhos mostraram respostas superiores ao MFU, em comparação com as respostas das nádegas e coxas.[101,131] Os benefícios obtidos acima dos joelhos e cotovelos são particularmente impressionantes devido à força contrária associada ao movimento constante e repetitivo nessas articulações.[101,133] Os *lasers* de *resurfacing* também têm sido usados com segurança nas extremidades para um enrijecimento mais superficial da pele.[134]

Preenchedores dérmicos, especificamente injetáveis bioestimuladores, como a hidroxiapatita de cálcio (CaHA) e o ácido poli-L-láctico (PLLA; Sculptra, Galderma Laboratories, L.P.), podem ser aplicados em áreas onde a qualidade da pele está diminuída, a fim de melhorar a flacidez, elasticidade, hidratação do estrato córneo, espessura e densidade da pele.[124] Com base nas recomendações consensuais, os preenchedores de tecidos moles são intervenções precoces de primeira linha para procedimentos de restauração e secundários para o peito e mãos. Eles também são eficazes na parte de cima dos braços, coxas, nádegas e abdome.[135-138] Ao usar o PLLA para bioestimulação, são recomendadas diluições maiores (12 mL ou mais por frasco) para locais fora do rosto.[138] O autor (SGF) usa diluições de 16 mL fora do rosto (▶ Fig. 14.11).

Com frequência, as nádegas e coxas exibem sinais exclusivos de envelhecimento, incluindo estrias e celulite, exigindo uma abordagem combinada para o rejuvenescimento ideal. Quando presentes, o componente vascular das *striae rubra* pode ser tratado com confiabilidade com terapias vasculares a *laser* e luz. Por outro lado, o componente textural muitas vezes é refratário. Para diminuir a intensidade destas placas lineares atróficas, uma abordagem combinada pode proporcionar melhorias mais substanciais. Por exemplo, um estudo descobriu que o microagulhamento RF e o *laser* CO_2 fracionado proporcionaram melhoras superiores das estrias do que cada modalidade isoladamente.[139] Para abordar ambos os componentes nas *striae rubra*, os lasers vasculares podem ser combinados com lasers de *resurfacing* e/ou microagulhamento no mesmo dia, desde que o *laser* vascular seja usado primeiro.[140]

Para a celulite totalmente desenvolvida, preferimos a subcisão subcutânea, enquanto os dispositivos de RF podem ser usados em lesões mais leves ou superficiais.[36] A subcisão assistida por sucção é particularmente útil, tendo o cuidado de não tratar áreas de flacidez, pois isso pode agravar esse componente.[141] Quando ambos os componentes superficiais e profundos da celulite estão presentes, os procedimentos podem ser combinados com a RF, que deve ser realizada antes da subcisão.[140] Associar essas intervenções com injeções de preenchedores bioestimuladores pode ser bastante útil, assim como a adição de MFU quando a flacidez concomitante está presente.

As consequências da dependência venosa das extremidades inferiores ao longo da vida criam uma zona propensa a anormalidades vasculares. Estas incluem varizes venosas de todos os tamanhos, bem como telangiectasias agrupadas. A escleroterapia é o tratamento de escolha para varizes menores e telangiectasias, enquanto opções mais invasivas são necessárias para lesões maiores.

14.7.8 Seleção de Pacientes, Preparação e Recuperação

Como aqueles que oferecem qualquer uma das terapias individuais discutidas saberão por experiência, a seleção adequada de pacientes é vital para o sucesso dos resultados do tratamento. Com tratamentos combinados, a seleção de pacientes não é diferente. É aconselhável iniciar um regime de proteção solar a longo prazo e o uso de terapias tópicas (antioxidantes, retinoides, ácidos hidroxílicos etc.) antes de buscar terapias que visam a alvos superficiais (pigmento, eritema, rugas). O regime será usado para maximizar a qualidade da pele e manter a melhoria alcançada de forma sinérgica com as terapias mencionadas anteriormente. Além disso, estabelecer regimes de manutenção antes de buscar terapias com dispositivos permite que o paciente demonstre conformidade com regimes intensivos de cuidados com a pele.

Definir expectativas é importante em qualquer terapia estética. Embora o paciente nem sempre saiba o que deseja ao entrar no consultório, os alvos do tratamento devem ser acordados antes de prosseguir com a terapia. A consideração das opções recomendadas deve incluir uma discussão detalhada de suas respectivas recuperações. Os autores recomendam o uso de fotografias de pacientes anteriores submetidos às terapias propostas para ajudar a definir as expectativas e preparar o paciente para o processo de recuperação. Os autores geralmente mostram aos pacientes as fotografias antes, imediatamente depois, diariamente e, em seguida, semanalmente durante o processo de recuperação e, por fim, fazem uma consulta de revisão meses após a conclusão do tratamento. Essas fotografias preparam os pacientes de maneira muito mais eficaz do que as palavras podem fazer.

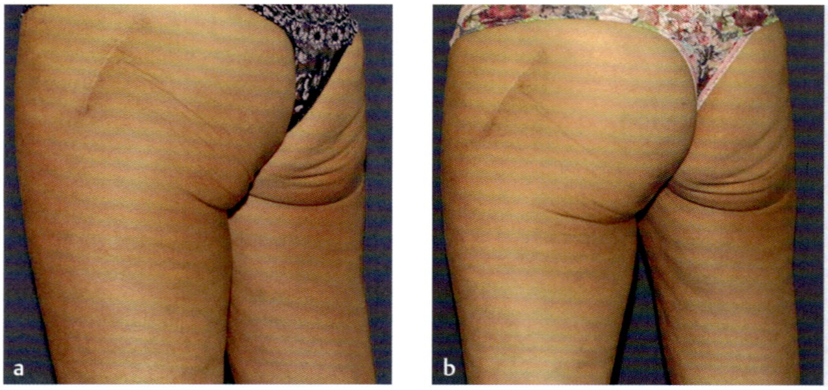

Fig. 14.11 Parte posterior das pernas e nádegas de uma mulher de 60 anos **(a)** antes e **(b)** dois meses depois do tratamento com ultrassom microfocado (MFU-V; Ultherapy, Merz North America, Inc.), seguido imediatamente de três frascos de ácido poli-L-lático (Sculptra, Galderma Laboratories, L.P.) para cada nádega (diluição de 16 mL por frasco).

14.7.9 Cuidados Pós-Operatórios

Os cuidados pós-operatórios não diferem daqueles prescritos durante a recuperação dos tratamentos individuais que os pacientes estão recebendo.

Referências

[1] Perrett DI, May KA, Yoshikawa S. Facial shape and judgements of female attractiveness. Nature 1994;368(6468):239-42.

[2] Bueller H. Ideal facial relationships and goals. Facial Plast Surg 2018;34(5):458-65.

[3] Goodman GJ. The oval female facial shape: a study in beauty. Dermatol Surg 2015;41(12):1375-83.

[4] Keaney TC, Anolik R, Braz A, et al. The male aesthetic patient: facial anatomy, concepts of attractiveness, and treatment patterns. J Drugs Dermatol 2018;17(1):19-28.

[5] Chao YYY, Chhabra C, Corduff N, et al. PAN-ASIAN CONSENSUS-Key Recommendations for Adapting the World Congress of Dermatology Consensus on Combination Treatment with Injectable Fillers, Toxins, and Ultrasound Devices in Asian Patients. J Clin Aesthet Dermatol 2017; 10(8):16-27.

[6] Paskhover B, Durand D, Kamen E, Gordon NA. Patterns of change in facial skeletal aging. JAMA Facial Plast Surg 2017;19(5):413-17.

[7] Farkas LG, Katic MJ, Forrest CR, et al. International anthropometric study of facial morphology in various ethnic groups/races. J Craniofac Surg 2005;16(4):615-46.

[8] Westmore MG. Facial cosmetics in conjunction with surgery. Course presented at the Aesthetic Plastic Surgery Society Meeting, May 1975, Vancouver, British Columbia.

[9] Cook TA, Brownrigg PJ, Wang TD, Quatela VC. The versatile midforehead browlift. Arch Otolaryngol Head Neck Surg 1989;115(2):163-8.

[10] Griffin GR, Kim JC. Ideal female brow aesthetics. Clin Plast Surg 2013;40(1):147-55.

[11] Fang F, Clapham PJ, Chung KC. A systematic review of interethnic variability in facial dimensions. Plast Reconstr Surg 2011;127(2):874-81.

[12] Saluja SS, Fabi SG. A holistic approach to antiaging as an adjunct to antiaging procedures: a review of the literature. Dermatol Surg 2017;43(4):475-84.

[13] Poon F, Kang S, Chien AL. Mechanisms and treatments of photoaging. Photodermatol Photoimmunol Photomed 2015;31(2):65-74.

[14] Kosmadaki MG, Gilchrest BA. The role of telomeres in skin aging/ photoaging. Micron 2004; 35(3):155-9.

[15] Demontiero O, Vidal C, Duque G. Aging and bone loss: new insights for the clinician. Ther Adv Musculoskelet Dis 2012; 4(2):61-76.

[16] Bonati LM, Fabi SG. Treating the young aesthetic patient: evidence-based recommendations. J Drugs Dermatol 2017;16(6):s81-s83.

[17] Han A, Chien AL, Kang S. Photoaging. Dermatol Clin 2014;32(3):291-9, vii.

[18] Mac-Mary S, Sainthillier JM, Jeudy A, et al. Assessment of cumulative exposure to UVA through the study of asymmetrical facial skin aging. Clin Interv Aging 2010;5:277-84.

[19] Ber RS, Bhawan J. Lentigo. Int J Dermatol 1996;35(4):229-39.

[20] Eller MS, Yaar M, Gilchrest BA. DNA damage and melanogenesis. Nature 1994;372(6505):413-14.

[21] Tian BW. Novel low fluence combination laser treatment of solar lentigines in type III Asian skin. J Cutan Aesthet Surg 2015;8(4):230-2.

[22] Helfrich YR, Maier LE, Cui Y, et al. Clinical, histologic, and molecular analysis of differences between erythematotelangiectatic rosacea and telangiectatic photoaging. JAMA Dermatol 2015; 151(8):825-36.

[23] Hafsi W, Badri T. Actinic purpura. Treasure Island, FL: StatPearls Publishing; 2019.

[24] El-Domyati M, Attia S, Saleh F, et al. Intrinsic aging vs. photoaging: a comparative histopathological, immunohistochemical, and ultrastructural study of skin. Exp Dermatol 2002; 11(5):398-405.

[25] Contet-Audonneau JL, Jeanmaire C, Pauly G. A histological study of human wrinkle structures: comparison between sun-exposed areas of the face, with or without wrinkles, and sun-protected areas. Br J Dermatol 1999;140(6):1038-47.

[26] American Society for Aesthetic Plastic Surgery. Cosmetic Surgery National Data Bank Statistics. 2017. Available at: https:// www.surgery.org/sites/default/files/ASAPS-Stats2017.pdf. Accessed October 20, 2018.

[27] Anand C. Facial contouring with fillers, neuromodulators, and lipolysis to achieve a natural look in patients with facial fullness. J Drugs Dermatol 2016;15(12):1536-42.

[28] Fabi SG, Goldman MP. The safety and efficacy of combining poly-Llactic acid with intense pulsed light in facial rejuvenation: a retrospective study of 90 patients. Dermatol Surg 2012;38(7, Pt 2): 1208-16

[29] Casabona G. Combined use of microfocused ultrasound and a calcium hydroxylapatite dermal filler for treating atrophic acne scars: a pilot study. J Cosmet Laser Ther. 2018; 20(5):301–306

[30] Goldman MP, Alster TS, Weiss R. A randomized trial to determine the influence of laser therapy, monopolar radiofrequency treatment, and intense pulsed light therapy administered immediately after hyaluronic acid gel implantation. Dermatol Surg 2007;33(5):535-42.

[31] England LJ, Tan MH, Shumaker PR, et al. Effects of monopolar radiofrequency treatment over soft-tissue fillers in an animal model. Lasers Surg Med. 2005;37(5):356-65.

[32] Shumaker PR, England LJ, Dover JS, et al. Effect of monopolar radiofrequency treatment over soft-tissue fillers in an animal model: part 2. Lasers Surg Med. 2006;38(3):211–217.

[33] Alam M, Levy R, Pajvani U, et al. Safety of radiofrequency treatment over human skin previously injected with medium-term injectable soft-tissue augmentation materials: a controlled pilot trial. Lasers Surg Med 2006;38(3):205-10.

[34] Cuerda-Galindo E, Palomar-Gallego MA, Linares-Garcíavaldecasas R. Are combined same-day treatments the future for photorejuvenation? Review of the literature on combined treatments with lasers, intense pulsed light, radiofrequency, botulinum toxin, and fillers for rejuvenation. J Cosmet Laser Ther 2015;17(1):49-54.

[35] Park KY, Park MK, Li K, Seo SJ, Hong CK. Combined treatment with a nonablative infrared device and hyaluronic acid filler does not have enhanced efficacy in treating nasolabial fold wrinkles. Dermatol Surg 2011;37(12):1770-5.

[36] Coleman KM, Pozner J. Combination therapy for rejuvenation of the outer thigh and buttock: a review and our experience. Dermatol Surg 2016;42 Suppl 2:S124–S130.

[37] Park JM, Tsao H, Tsao S. Combined use of intense pulsed light and Qswitched ruby laser for complex dyspigmentation among Asian patients. Lasers Surg Med 2008;40(2):128-33.

[38] Wang CC, Sue YM, Yang CH, Chen CK. A comparison of Q-switched alexandrite laser and intense pulsed light for the treatment of freckles and lentigines in Asian persons: a randomized, physicianblinded, split-face comparative trial. J Am Acad Dermatol 2006;54(5):804-10.

[39] Tian BW. Novel treatment of Hori's nevus: a combination of fractional nonablative 2,940-nm Er:YAG and low-fluence 1,064-nm Q-switched Nd:YAG laser. J Cutan Aesthet Surg 2015; 8(4):227-9.

[40] Manuskiatti W, Sivayathorn A, Leelaudomlipi P, Fitzpatrick RE. Treatment of acquired bilateral nevus of Ota-like macules (Hori's nevus) using a combination of scanned carbon dioxide laser followed by Q-switched ruby laser. J Am Acad Dermatol 2003;48(4):584-91.

[41] Ee HL, Goh CL, Khoo LS, Chan ES, Ang P. Treatment of acquired bilateral nevus of ota-like macules (Hori's nevus) with a combination of the 532nm Q-switched Nd:YAG laser followed by

the 1,064nm Qswitched Nd:YAG is more effective: prospective study. Dermatol Surg 2006;32(1):34-40.
[42] Wu DC, Friedmann DP, Fabi SG, Goldman MP, Fitzpatrick RE. Comparison of intense pulsed light with 1,927-nm fractionated thulium fiber laser for the rejuvenation of the chest. Dermatol Surg 2014;40(2):129-33.
[43] Kearney C, Brew D. Single-session combination treatment with intense pulsed light and nonablative fractional photothermolysis: a split-face study. Dermatol Surg 2012; 38(7, Pt 1):1002-9.
[44] Tao L, Wu J, Qian H, et al. Intense pulsed light, near infrared pulsed light, and fractional laser combination therapy for skin rejuvenation in Asian subjects: a prospective multi-center study in China. Lasers Med Sci 2015;30(7):1977-83.
[45] Choi YJ, Nam JH, Kim JY, et al. Efficacy and safety of a novel picosecond laser using combination of 1 064 and 595nm on patients with melasma: a prospective, randomized, multicenter, split-face, 2% hydroquinone cream-controlled clinical trial. Lasers Surg Med 2017;49(10):899-907.
[46] Zaleski L, Fabi S, Goldman MP. Treatment of melasma and the use of intense pulsed light: a review. J Drugs Dermatol 2012;11(11):1316-20.
[47] Park GH, Lee JH, Choi JR, Chang SE. The degree of erythema in melasma lesion is associated with the severity of disease and the response to the low-fluence Q-switched 1064-nm Nd:YAG laser treatment. J Dermatolog Treat 2013;24(4):297-9.
[48] Kong SH, Suh HS, Choi YS. Treatment of melasma with pulsed-dye laser and 1,064-nm Q-switched Nd:YAG laser: a split-face study. Ann Dermatol 2018;30(1):1-7.
[49] Yun WJ, Moon HR, Lee MW, Choi JH, Chang SE. Combination treatment of low-fluence 1,064-nm Q-switched Nd: YAG laser with novel intense pulse light in Korean melasma patients: a prospective, randomized, controlled trial. Dermatol Surg 2014;40(8):842-50.
[50] Vanaman Wilson MJ, Jones IT, Bolton J, Larsen L, Fabi SG. The safety and efficacy of treatment with a 1,927-nm diode laser with and without topical hydroquinone for facial hyperpigmentation and melasma in darker skin types. Dermatol Surg 2018;44(10):1304-10.
[51] Chen DL, Cohen JL. Treatment of periorbital veins with long-pulse Nd:YAG laser. J Drugs Dermatol 2015;14(11):1360-2.
[52] Iyer S, Fitzpatrick RE. Long-pulsed dye laser treatment for facial telangiectasias and erythema: evaluation of a single purpuric pass versus multiple subpurpuric passes. Dermatol Surg 2005; 31(8, Pt 1):898-903.
[53] Gao L, Gao N, Song W, et al. A retrospective study on efficacy of pulsed dye laser and intense pulsed light for the treatment of facial telangiectasia. J Drugs Dermatol 2017;16(11):1112-16.
[54] Alam M, Dover JS, Arndt KA. Treatment of facial telangiectasia with variable-pulse high-fluence pulsed-dye laser: comparison of efficacy with fluences immediately above and below the purpura threshold. Dermatol Surg 2003;29(7):681-4, discussion 685.
[55] Karsai S, Roos S, Raulin C. Treatment of facial telangiectasia using a dual-wavelength laser system (595 and 1,064 nm): a randomized controlled trial with blinded response evaluation. Dermatol Surg 2008;34(5):702-8.
[56] Alam M, Voravutinon N, Warycha M, et al. Comparative effectiveness of nonpurpuragenic 595-nm pulsed dye laser and microsecond 1064- nm neodymium:yttrium-aluminum-garnet laser for treatment of diffuse facial erythema: a double-blind randomized controlled trial. J Am Acad Dermatol 2013;69(3):438-43.
[57] Kim SJ, Lee Y, Seo YJ, Lee JH, Im M. Comparative efficacy of radiofrequency and pulsed dye laser in the treatment of rosacea. Dermatol Surg 2017;43(2):204-9.
[58] Ratner D, Viron A, Puvion-Dutilleul F, Puvion E. Pilot ultrastructural evaluation of human preauricular skin before and after high-energy pulsed carbon dioxide laser treatment. Arch Dermatol 1998;134(5):582-7.
[59] Laubach HJ, Tannous Z, Anderson RR, Manstein D. Skin responses to fractional photothermolysis. Lasers Surg Med 2006;38(2):142-9.
[60] Lupton JR, Williams CM, Alster TS. Nonablative laser skin resurfacing using a 1540nm erbium glass laser: a clinical and histologic analysis. Dermatol Surg 2002;28(9):833-5.
[61] Manstein D, Herron GS, Sink RK, Tanner H, Anderson RR. Fractional photothermolysis: a new concept for cutaneous remodeling using microscopic patterns of thermal injury. Lasers Surg Med 2004;34(5):426-38.
[62] Greene D, Egbert BM, Utley DS, Koch RJ. In vivo model of histologic changes after treatment with the superpulsed CO(2) laser, erbium:YAG laser, and blended lasers: a 4- to 6-month prospective histologic and clinical study. Lasers Surg Med 2000; 27(4):362-72.
[63] Goldman MP, Manuskiatti W. Combined laser resurfacing with the 950-microsec pulsed CO2 + Er:YAG lasers. Dermatol Surg 1999;25(3):160-3.
[64] McDaniel DH, Lord J, Ash K, Newman J. Combined CO2/erbium:YAG laser resurfacing of peri-oral rhytides and side-by-side comparison with carbon dioxide laser alone. Dermatol Surg 1999; 25(4):285-93.
[65] Goldman MP, Marchell NL. Laser resurfacing of the neck with the combined CO2/Er:YAG laser. Dermatol Surg 1999;25(12):923-5.
[66] Goldman MP, Marchell N, Fitzpatrick RE. Laser skin resurfacing of the face with a combined CO2/Er:YAG laser. Dermatol Surg 2000;26(2):102-4.
[67] Anayb Baleg SM, Bidin N, Suan LP, et al. Combination of Er:YAG laser and CO2 laser treatment on skin tissue. Photochem Photobiol. 2015;91(1):1348.
[68] Worley B, Cohen JL. Combination ablative approach to laser therapy in advanced aging of the face. J Drugs Dermatol 2018;17(7):796-9.
[69] Mittelman H, Furr M, Lay PC. Combined fractionated CO2 and lowpower erbium:YAG laser treatments. Facial Plast Surg Clin North Am 2012;20(2):135-43, v.
[70] Kotlus BS. Dual-depth fractional carbon dioxide laser resurfacing for periocular rhytidosis. Dermatol Surg 2010;36(5):623-8.
[71] Patel G, Armstrong AW, Eisen DB. Efficacy of photodynamic therapy vs other interventions in randomized clinical trials for the treatment of actinic keratoses: a systematic review and meta-analysis. JAMA Dermatol 2014;150(12):1281-8.
[72] Gupta AK, Paquet M, Villanueva E, Brintnell W. Interventions for actinic keratoses. Cochrane Database Syst Rev 2012;12:CD004415.
[73] Park MY, Sohn S, Lee ES, Kim YC. Photorejuvenation induced by 5- aminolevulinic acid photodynamic therapy in patients with actinic keratosis: a histologic analysis. J Am Acad Dermatol 2010;62(1):85-95.
[74] Issa MC, Piñeiro-Maceira J, Vieira MT, et al. Photorejuvenation with topical methyl aminolevulinate and red light: a randomized, prospective, clinical, histopathologic, and morphometric study. Dermatol Surg 2010;36(1):39-48.
[75] Sun Y, Chen L, Zhang Y, Gao X, Wu Y, Chen H. Topical photodynamic therapy with 5-aminolevulinic acid in Chinese patients with Rosacea. J Cosmet Laser Ther 2019;21(4):196-200.
[76] Gold MH, Bradshaw VL, Boring MM, Bridges TM, Biron JA, Lewis TL. Treatment of sebaceous gland hyperplasia by photodynamic therapy with 5-aminolevulinic acid and a blue light source or intense pulsed light source. J Drugs Dermatol 2004;3(6) Suppl:S6–S9.
[77] Itoh Y, Ninomiya Y, Tajima S, Ishibashi A. Photodynamic therapy of acne vulgaris with topical delta-aminolaevulinic acid and incoherent light in Japanese patients. Br J Dermatol 2001; 144(3):575-9.
[78] Osiecka BJ, Nockowski P, Szepietowski JC. Treatment of actinic keratosis with photodynamic therapy using red or green light: a comparative study. Acta Derm Venereol 2018;98(7):689-93.
[79] O'Gorman SM, Clowry J, Manley M, et al. Artificial white light vs daylight photodynamic therapy for actinic keratoses: a randomized clinical trial. JAMA Dermatol 2016;152(6):638-44.

[80] Rubel DM, Spelman L, Murrell DF, et al. Daylight photodynamic therapy with methyl aminolevulinate cream as a convenient, similarly effective, nearly painless alternative to conventional photodynamic therapy in actinic keratosis treatment: a randomized controlled trial. Br J Dermatol 2014;171(5):1164-71.
[81] Friedmann DP, Goldman MP, Fabi SG, Guiha I. The effect of multiple sequential light sources to activate aminolevulinic Acid in the treatment of actinic keratoses: a retrospective study. J Clin Aesthet Dermatol 2014;7(9):20-5.
[82] Yin R, Lin L, Xiao Y, Hao F, Hamblin MR. Combination ALA-PDT and ablative fractional Er:YAG laser (2,940 nm) on the treatment of severe acne. Lasers Surg Med 2014;46(3):165-72.
[83] Sadick N, Rothaus KO. Minimally invasive radiofrequency devices. Clin Plast Surg 2016; 43(3):567-75.
[84] Gentile RD, Kinney BM, Sadick NS. Radiofrequency technology in face and neck rejuvenation. Facial Plast Surg Clin North Am 2018;26(2):123-34.
[85] Gold MH, Biron JA, Sensing W. Facial skin rejuvenation by combination treatment of IPL followed by continuous and fractional radiofrequency. J Cosmet Laser Ther 2016;18(1):2-6.
[86] Gold AH, Pozner J, Weiss R. A fractional bipolar radiofrequency device combined with a bipolar radiofrequency and infrared light treatment for improvement in facial wrinkles and overall skin tone and texture. Aesthet Surg J 2016;36(9):1058-67.
[87] Cameli N, Mariano M, Serio M, Ardigò M. Preliminary comparison of fractional laser with fractional laser plus radiofrequency for the treatment of acne scars and photoaging. Dermatol Surg 2014;40(5):553-61.
[88] Doshi SN, Alster TS. Combination radiofrequency and diode laser for treatment of facial rhytides and skin laxity. J Cosmet Laser Ther 2005;7(1):11-15.
[89] Choi YJ, Lee JY, Ahn JY, Kim MN, Park MY. The safety and efficacy of a combined diode laser and bipolar radiofrequency compared with combined infrared light and bipolar radiofrequency for skin rejuvenation. Indian J Dermatol Venereol Leprol 2012;78(2):146-52.
[90] Bitter P, Jr, Stephen Mulholland R. Report of a new technique for enhanced non-invasive skin rejuvenation using a dual mode pulsed light and radio-frequency energy source: selective radio-thermolysis. J Cosmet Dermatol 2002;1(3):142-3.
[91] Alexiades-Armenakas M. Rhytides, laxity, and photoaging treated with a combination of radiofrequency, diode laser, and pulsed light and assessed with a comprehensive grading scale. J Drugs Dermatol 2006;5(8):731-8.
[92] Camirand A, Doucet J. Needle dermabrasion. Aesthetic Plast Surg. 1997;21(1):48-51.
[93] Fernandes D. Percutaneous collagen induction: an alternative to laser resurfacing. Aesthet Surg J 2002;22(3):307-9.
[94] Fernandes D. Minimally invasive percutaneous collagen induction. Oral Maxillofac Surg Clin North Am 2005;17(1):51-63, vi.
[95] Aust MC, Fernandes D, Kolokythas P, Kaplan HM, Vogt PM. Percutaneous collagen induction therapy: an alternative treatment for scars, wrinkles, and skin laxity. Plast Reconstr Surg 2008; 121(4):1421-9.
[96] Aust MC, Reimers K, Repenning C, et al. Percutaneous collagen induction: minimally invasive skin rejuvenation without risk of hyperpigmentation-fact or fiction? Plast Reconstr Surg. 2008;122(5): 1553-63.
[97] El-Domyati M, Abdel-Wahab H, Hossam A. Combining microneedling with other minimally invasive procedures for facial rejuvenation: a split-face comparative study. Int J Dermatol 2018; 57(11):1324-34.
[98] Lee GY, Kim HJ, Whang KK. The effect of combination treatment of the recalcitrant pigmentary disorders with pigmented laser and chemical peeling. Dermatol Surg 2002;28(12):1120-3, discussion 1123.
[99] White WM, Makin IR, Barthe PG, Slayton MH, Gliklich RE. Selective creation of thermal injury zones in the superficial musculoaponeurotic system using intense ultrasound therapy: a new target for noninvasive facial rejuvenation. Arch Facial Plast Surg 2007;9(1):22-9.
[100] Laubach HJ, Makin IR, Barthe PG, Slayton MH, Manstein D. Intense focused ultrasound: evaluation of a new treatment modality for precise microcoagulation within the skin. Dermatol Surg 2008;34(5):727-34.
[101] Alster TS, Tanzi EL. Noninvasive lifting of arm, thigh, and knee skin with transcutaneous intense focused ultrasound. Dermatol Surg. 2012; 38(5):754–759
[102] Whitney ZB, Zito PM. Anatomy, Skin, Superficial Musculoaponeurotic System (SMAS) Fascia. Treasure Island, FL: StatPearls Publishing; 2018.
[103] Fabi SG. Microfocused ultrasound with visualization for skin tightening and lifting: my experience and a review of the literature. Dermatol Surg 2014;40 Suppl 12:S164–S167.
[104] Woodward JA, Fabi SG, Alster T, Colón-Acevedo B. Safety and efficacy of combining microfocused ultrasound with fractional CO2 laser resurfacing for lifting and tightening the face and neck. Dermatol Surg 2014; 40 Suppl 12:S190–S193.
[105] Gregory A, Chunharas C, Ogilvie P, Humphrey S, Fabi SG. Single treatment versus combination treatment in patient retention. Annual Meeting of the American Society for Dermatologic Surgery, October, 2018, Chicago, IL.
[106] Guss L, Bolton JG, Fabi SG. Combination therapy in skin of color including injectables, laser, and light devices. Semin Cutan Med Surg 2016;35(4):211-17.
[107] Wu DC, Fitzpatrick RE. Facial rejuvenation via the sequential combined use of multiple laser modalities: safety and efficacy. Lasers Surg Med 2016;48(6):577-83.
[108] Shaw RB, Jr, Katzel EB, Koltz PF, et al. Aging of the facial skeleton: aesthetic implications and rejuvenation strategies. Plast Reconstr Surg 2011;127(1):374-83.
[109] Fezza JP, Massry G. Lower eyelid length. Plast Reconstr Surg 2015;136(2):152e–159e.
[110] Carruthers J, Burgess C, Day D, et al. Consensus recommendations for combined aesthetic interventions in the face using botulinum toxin, fillers, and energy-based devices. Dermatol Surg 2016;42(5):586-97.
[111] Langelier N, Beleznay K, Woodward J. Rejuvenation of the upper face and periocular region: combining neuromodulator, facial filler, laser, light, and energy-based therapies for optimal results. Dermatol Surg 2016; 42 Suppl 2:S77-S82.
[112] Friedmann DP, Goldman MP. Dark circles: etiology and management options. Clin Plast Surg 2015;42(1):33-50.
[113] Manuskiatti W, Fitzpatrick RE, Goldman MP. Treatment of facial skin using combinations of CO2, Q-switched alexandrite, flashlamppumped pulsed dye, and Er:YAG lasers in the same treatment session. Dermatol Surg 2000;26(2):114-20.
[114] Humphrey S, Beleznay K, Fitzgerald R. Combination therapy in midfacial rejuvenation. Dermatol Surg 2016;42 Suppl 2:S83–S88.
[115] Ponsky D, Guyuron B. Comprehensive surgical aesthetic enhancement and rejuvenation of the perioral region. Aesthet Surg J 2011;31(4):382-91.
[116] Carruthers A, Carruthers J, Monheit GD, Davis PG, Tardie G. Multicenter, randomized, parallel-group study of the safety and effectiveness of onabotulinum toxin A and hyaluronic acid dermal fillers (24-mg/ml smooth, cohesive gel) alone and in combination for lower facial rejuvenation. Dermatol Surg 2010;36 Suppl 4:2121-34.
[117] Ha RY, Nojima K, Adams WP, Jr, Brown SA. Analysis of facial skin thickness: defining the relative thickness index. Plast Reconstr Surg 2005;115(6):1769-73.
[118] Rezaee Khiabanloo S, Jebreili R, Aalipour E, Saljoughi N, Shahidi A. Outcomes in thread lift for face and neck: a study performed with silhouette soft and promo happy lift double needle, innovative and classic techniques. J Cosmet Dermatol 2019;18(1):84-93.
[119] Sarigul Guduk S, Karaca N. Safety and complications of absorbable threads made of poly-L-lactic acid and poly lactide/glycolide: experience with 148 consecutive patients. J Cosmet Dermatol 2018;17(6):1189-93.

[120] Alexiades-Armenakas M. Combination laser-assisted liposuction and minimally invasive skin tightening with temperature feedback for treatment of the submentum and neck. Dermatol Surg 2012;38(6):871-81.
[121] Wu WT. Botox facial slimming/facial sculpting: the role of botulinum toxin-A in the treatment of hypertrophic masseteric muscle and parotid enlargement to narrow the lower facial width. Facial Plast Surg Clin North Am 2010;18(1):133–40.
[122] Cardona I, Saint-Martin C, Daniel SJ. Effect of recurrent onabotulinum toxin A injection into the salivary glands: an ultrasound measurement. Laryngoscope 2015;125(10):E328–E332.
[123] Levy PM. The "Nefertiti lift": a new technique for specific recontouring of the jawline. J Cosmet Laser Ther 2007;9(4):249-52.
[124] Fabi SG, Burgess C, Carruthers A, et al. Consensus recommendations for combined aesthetic interventions using botulinum toxin, fillers, and microfocused ultrasound in the neck, décolletage, hands, and other areas of the body. Dermatol Surg 2016;42(10):1199-208.
[125] Fabi SG, Massaki A, Eimpunth S, Pogoda J, Goldman MP. Evaluation of microfocused ultrasound with visualization for lifting, tightening, and wrinkle reduction of the décolletage. J Am Acad Dermatol 2013;69(6):965-71.
[126] Fabi SG. Noninvasive skin tightening: focus on new ultrasound techniques. Clin Cosmet Investig Dermatol 2015;8:47-52.
[127] Fabi SG. A Prospective, Randomized, Single-Center, Evaluator-Blinded Clinical Trial Evaluating the Safety, Efficacy, and Patient Satisfaction of Injectable Calcium Hydroxylapatite (Radiesse®) in Combination with Micro-Focused Ultrasound for Rejuvenation of the Aging Chest. Vegas Cosmetic Surgery meeting, June, 2018, Las Vegas, NV.
[128] Butterwick K, Sadick N. Hand rejuvenation using a combination approach. Dermatol Surg 2016; 42 Suppl 2:S108-S118.
[129] Almutairi K, Gusenoff JA, Rubin JP. Body contouring. Plast Reconstr Surg 2016;137(3):586e-602e.
[130] American Society of Plastic Surgeons. 2017. Complete Plastic Surgery Statistics Report. Available at: https://www.plasticsurgery.org/ documents/News/Statistics/2017/plastic-surgery-statistics-fullreport- 2017.pdf. Accessed November 25, 2018.
[131] Goldberg DJ, Hornfeldt CS. Safety and efficacy of microfocused ultrasound to lift, tighten, and smooth the buttocks. Dermatol Surg 2014; 40(10):1113-17.
[132] Gold MH, Sensing W, Biron J. Use of micro-focused ultrasound with visualization to lift and tighten lax knee skin (1). J Cosmet Laser Ther 2014;16(5):225-9.
[133] Rokhsar C, Schnebelen W, West A, Hornfeldt C. Safety and efficacy of microfocused ultrasound in tightening of lax elbow skin. Dermatol Surg 2015;41(7):821-6.
[134] Torres O, Kirkland C, Rogachefsky A. Fractionated CO2 laser treatment for photoaging treatment of the arms and legs. Dermatologist 2013;21(7).
[135] Distante F, Pagani V, Bonfigli A. Stabilized hyaluronic acid of nonanimal origin for rejuvenating the skin of the upper arm. Dermatol Surg 2009;35 Suppl 1:389-393, discussion 394.
[136] Amselem M. Radiesse(®): a novel rejuvenation treatment for the upper arms. Clin Cosmet Investig Dermatol 2015;9:9-14.
[137] Cogorno Wasylkowski V. Body vectoring technique with Radiesse(®) for tightening of the abdomen, thighs, and brachial zone. Clin Cosmet Investig Dermatol 2015;8:267-73.
[138] Mazzuco R, Sadick NS. The use of poly-L-lactic acid in the gluteal area. Dermatol Surg 2016; 42(3):441-3.
[139] Ryu HW, Kim SA, Jung HR, Ryoo YW, Lee KS, Cho JW. Clinical improvement of striae distensae in Korean patients using a combination of fractionated microneedle radiofrequency and fractional carbon dioxide laser. Dermatol Surg 2013;39(10):1452-8.
[140] Coleman KM, Coleman WP, III, Benchetrit A. Non-invasive, external ultrasonic lipolysis. Semin Cutan Med Surg 2009;28(4):263-7.
[141] Green JB, Cohen JL. Cellfina observations: pearls and pitfalls. Semin Cutan Med Surg 2015; 34(3):144-6.

15 Neuromoduladores e Técnica de Injeção

Gee Young Bae

Resumo

O uso cosmético de neurotoxinas botulínicas (BoNTs) no campo da dermatologia cresceu além do tratamento de rugas e passou a incluir o contorno facial e corporal. O tratamento com BoNT ganhou popularidade devido a fatores como pouca lesão e privacidade, efeitos dramáticos, custo relativamente baixo e tempo de inatividade insignificante. Mudanças de paradigma, como modulação de baixa dose em vez de paralisia de alta dose, combinação frequente com preenchedores e injeção superficial em casos seletivos, ocorrem atualmente no tratamento com BoNT. No entanto, existe a necessidade de um tratamento sob medida para o paciente que produza um resultado mais satisfatório sem complicações. Isso requer um conhecimento aprofundado dos produtos usados, uma compreensão completa da anatomia individual, tanto estática quanto funcional, e a consideração da etnia, do gênero e da idade. Neste documento, apresentamos conhecimentos e técnicas atualizados sobre o tratamento com BoNT. Também apresentamos a toxicidade e a imunogenicidade da BoNT e uma discussão aprofundada sobre o tratamento com BoNT para linhas de expressão glabelares, linhas horizontais da testa, pés de galinha, linhas de coelho, ponta do nariz inclinada, alargamento nasal, sorriso gengival, lábio ou sorriso assimétrico, sulcos nasolabiais, dobras melancólicas (dobras de Marionete), rugas periorais, queixo de pedra, cantos da boca, bandas platismais, linhas horizontais do pescoço, contorno facial para tratamento de hipertrofia massetérica benigna e aumento das glândulas salivares, contorno corporal, hiperidrose, dor e prurido e cicatrização de feridas.

Palavras-chave: toxina botulínica, tratamento de rugas, deformidade do sorriso, contorno facial, hipertrofia massetérica, aumento das glândulas salivares, contorno corporal, novo uso da toxina botulínica

15.1 Introdução

15.1.1 Ciência Básica da Toxina Botulínica

As neurotoxinas botulínicas (BoNTs), produzidas por bactérias anaeróbicas formadoras de esporos do gênero *Clostridium*, são as toxinas mais potentes conhecidas pela humanidade; no entanto, elas têm sido usadas como agentes terapêuticos para uma ampla gama de indicações. Embora inicialmente se pensasse que inibiam a liberação de acetilcolina (ACh) apenas nas junções neuromusculares, hoje se reconhece que as BoNTs atuam em nervos colinérgicos parassimpáticos e neurônios nociceptivos.[1] Existem oito sorotipos de toxina botulínica (A, B, C1, D, E, F, G e X), cada um com propriedades farmacológicas diferentes, e apenas os sorotipos A e B estão atualmente disponíveis para uso clínico.[2] A BoNT-A é geralmente usada na prática clínica devido à sua maior eficácia e duração mais longa em comparação com a BoNT-B. A BoNT-B apresenta um início de ação mais rápido e maior eficácia autonômica do que a BoNT-A. Entretanto, devido à dor da injeção associada ao seu pH ácido (pH 5,6) e à maior taxa de anticorpos neutralizantes, a BoNT-B é geralmente usada para tratar pacientes que não respondem à BoNT-A.[3-5]

As BoNTs são grandes complexos proteicos compostos por uma subunidade de neurotoxina e várias proteínas não tóxicas. A neurotoxina central tem um peso molecular de 150 kDa e consiste em uma cadeia pesada (HC; 100 kDa) e um polipeptídeo de cadeia leve (LC; 50 kDa) ligados por uma ligação dissulfeto (▶ Fig. 15.1a). Essa neurotoxina central é cercada e protegida por proteínas complexantes ou proteínas acessórias não tóxicas (NAPs). A composição das proteínas complexantes varia entre os produtos com hemaglutinina (HA) ou não hemaglutinina não tóxica (NTNH).[6] Após a reconstituição, a neurotoxina dissocia-se rapidamente das proteínas complexantes. Na presença da neurotoxina, as proteínas complexantes parecem induzir respostas imunológicas e promover a formação de anticorpos.

As BoNTs inibem a liberação de ACh na junção neuromuscular por meio de um processo de quatro estágios: (1) ligação neuroespecífica da toxina mediada por HC, (2) endocitose do complexo receptor de BoNT, (3) acidificação da vesícula endocítica para permitir a translocação de LC através da membrana, e (4) catálise da ligação dissulfeto pela tiorredoxina (Trx) para a liberação de LC no citoplasma, onde é ativada como uma endoprotease dependente de zinco, clivando o complexo do receptor solúvel de ligação ao fator sensível à N-etilmaleimida (SNARE), que é essencial para a liberação do neurotransmissor. O complexo SNARE consiste em uma proteína de membrana associada à vesícula (VAMP) e duas proteínas-alvo: a proteína 25 associada à membrana plasmática sinaptossômica (SNAP-25) e a sintaxina. A BoNT-A remove os aminoácidos da SNAP-25, enquanto a BoNT-B atua clivando a VAMP. A clivagem de quaisquer proteínas SNARE do complexo SNARE inibe a fusão da membrana e a liberação de ACh, terminando a contração muscular[7] (▶ Fig. 15.1b).

A paresia muscular ocorre de 1 a 5 dias após a injeção e atinge seu ponto máximo em 2 semanas. Esse efeito dura de 2 a 3 meses antes de parar gradualmente; no entanto, isso pode durar 4 a 6 meses com base na área de tratamento, na dose e na formulação utilizada. Após injeções repetidas, a contratilidade muscular reduzida e o tônus de repouso proporcionam o efeito de prevenção de rugas, o que prolonga a duração do efeito. Além disso, a atrofia muscular e o número reduzido de alvos com mudanças no hábito muscular podem produzir um efeito prolongado.[8] Uma recuperação funcional inicial é mediada por novos brotos axonais, que são seguidos e completados pelo restabelecimento dos terminais originais.

15.1.2 Comparação de Produtos

O Quadro 15.1 contém informações importantes sobre os produtos BoNT disponíveis em todo o mundo. As diferentes

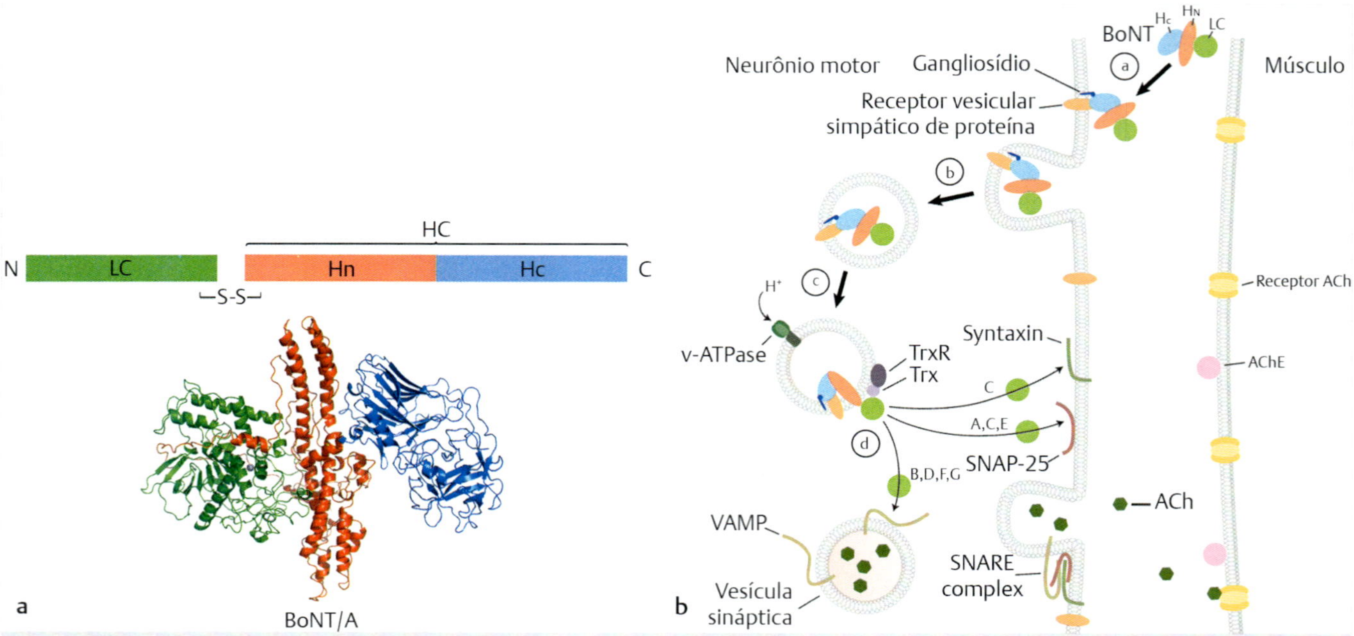

Fig. 15.1 (a) Esquema do domínio das neurotoxinas botulínicas (BoNT) e a estrutura da BoNT/A. (HC, cadeia pesada; Hn: domínio de translocação; Hc: domínio de ligação ao receptor; LC, cadeia leve). **(b)** Mecanismo de intoxicação por BoNT. A BoNT liga-se à membrana da célula neuronal por meio de um complexo de dois receptores. Endocitose do complexo BoNT-receptor. A acidificação da vesícula endocítica permite a translocação da LC através da membrana. A tiorredoxina (Trx) catalisa a ligação dissulfeto, liberando a LC no citoplasma, onde ela pode clivar seu substrato SNARE (*soluble N-ethylmaleimide-sensitive factor attachment protein receptor*). A clivagem de qualquer proteína SNARE do complexo SNARE inibe a fusão da membrana e a liberação de acetilcolina (ACh), interrompendo a contração muscular. (ACh, acetilcolina; AChE, acetilcolina esterase; TrxR, tiorredoxina redutase).

formulações de neurotoxinas são química e farmacologicamente únicas.

Suas doses não podem ser trocadas e suas curvas de dose-resposta não são paralelas.[9] Vários produtos disponíveis comercialmente diferem em termos de formulação, processo de purificação, peso molecular, tamanho da toxina, conteúdo da neurotoxina, proteínas complexas, estabilizador, atividade biológica e pH.[10,11]

Atualmente, as seis preparações de BoNT a seguir foram aprovadas pela U.S. Food and Drug Administration (FDA): um produto BoNT-B, rimabotulinumtoxinB (RIMA; Myobloc) e cinco produtos BoNT-A, onabotulinumtoxinA (ONA; Botox), abobotulinumtoxinA (ABO; Dysport), incobotulinumtoxinA (INCO; Xeomin), prabotulinumtoxinA-xvfs (PRA; Jeuveau, e daxibotulinumtoxinA (Daxxify, Revance). ONA, o primeiro produto BoNT, é o produto BoNT mais amplamente estudado, com os outros produtos pesando na intercambialidade com base na potência e na eficácia. Em muitos estudos clínicos, a INCO demonstrou ser tão eficaz quanto a ONA quando foi usada uma taxa de conversão clínica de 1:1, embora alguns especialistas tenham concluído que a taxa de conversão estimada da INCO e da ONA estava entre 1:0,75 e 1:0,5.[9,12] A INCO demonstrou um início de ação mais rápido do que a ONA e a ABO.[13] A taxa de conversão de ONA para ABO é de aproximadamente 1:2,5 em indicações estéticas.[14] A ONA e a INCO têm uma dispersão comparável, enquanto a ABO tem uma maior dispersão do que ONA/INCO com relação à anidrose.[15]

Uma das tendências no uso cosmético da BoNT é a administração de altas doses em várias áreas (p. ex., tratamento de todo o rosto ou contorno do corpo). Isso aumentou a necessidade de produtos com menor antigenicidade. INCO e Coretox são compostos apenas de proteínas neurotóxicas e não contêm proteínas complexantes, o que pode aumentar o risco de sensibilização e formação de anticorpos. Novos produtos, como Innotox, Coretox e Daxxify, não contêm albumina ou quaisquer proteínas de origem animal. Atualmente, a BoNT-A do tipo líquido, Innotox, está disponível, além da BoNT-B, Myobloc. Uma formulação líquida pronta para uso aumentou a segurança, com risco reduzido de contaminação e dosagem precisa (Innotox, 4 U/0,1 mL; Myobloc 500 U/0,1 mL).[16] Além disso, a mais nova adição, Daxxify, demonstrou em estudos clínicos ter uma duração média de 6 meses. Um produto tópico de BoNT que utiliza o sistema de entrega de nanopartículas está sendo avaliado como um possível tratamento para hiperidrose, acne e linhas de pés de galinha.[17,18]

15.1.3 Preparação para Uso

A reconstituição com um diluente é necessária para produtos de BoNT do tipo pó. A solução salina é mais comumente usada, e diluentes como acetato de Ringer, água destilada, albumina, epinefrina e ácido hialurônico não interferem na atividade da toxina. O uso de anestésicos locais para reconstituição não afeta a potência da toxina; no entanto, o risco de uma reação anafilática aumenta. Embora a BoNT não pareça tão frágil

Quadro 15.1 Comparação dos produtos BoNT

Nome do produto	Empresa	País	Primeira aprovação	Formulação	Unidade	Sorotipo/cepa	Tamanho do complexo	Excipiente	Armazenamento/ vida útil	Indicações cosméticas aprovadas
Botox®/Vistabel (onabotulinumtoxinA)	Allergan	Estados Unidos	1989	Pó seco a vácuo	50, 100	Hall A1-hyper	900 kDa	HSA, NaCl	2-8°C/36 meses	Linha glabelar (FDA, UE), hiper-hidrose axilar primária (FDA, UE), linha cantal lateral (FDA, UE)
Dysport/Azzalure (abobotulinumtoxinA)	Ipsen	Reino Unido	1990	Liofilizado - pó	300, 500	A1 ATCC3502	500-600 e 900 kDa	HSA, lactose	2-8°C/24 meses	Linha glabelar (FDA, UE)
BTXA	Lanzhou	China	1996	Liofilizado - pó	50, 100	Hall A1-hyper	900 kDa	Gelatina bovina - dextrana - sacarose	-20 a aproximadamente -5°C/36 meses	Nenhuma
Myobloc (rimabotuli-numtoxina B)	Solstice Neurosclerose	Estados Unidos	2000	Líquido	2.500, 5.000, 10.000	Bean B	700 kDa	HSA, succinato de sódio,	2-8°C/36-48 meses	Nenhuma
Xeomin/Bocouture (incobotulinumtoxinA)	Merz	Alemanha	2005	Liofilizado - pó	50, 100	A1 ATCC3502	150 kDa	HSA, sacarose	2-8°C ou temperatura ambiente de até 25°C/36 meses	Linha glabelar (FDA, UE), tratamento combinado das linhas faciais superiores (UE)
Meditoxin/Neuronox/ Botulift/Siax/Cunox	Medytox	Coreia	2006	Liofilizado - pó	50, 100, 150, 200	Hall A1-hyper	900 kDa	HSA, NaCl	2-8°C ou < -5°C/36 meses	Linha glabelar da testa (KFDA)
Botulax	Hugel	Coreia	2010	Liofilizado - pó	50, 100, 150, 200	A1 CBFC26	900 kDa	HSA, NaCl	2-8°C/36 meses	Linha glabelar da testa (KFDA)
Nabota (prabotulinumtoxinA)	Daewoong	Coreia	2013	Pó seco a vácuo	50, 100, 150, 200	A	900 kDa	HSA, NaCl	2-8°C/36 meses	Linha glabelar da testa, linha cantal lateral (KFDA)
Innotox	Medytox	Coreia	2013	Líquido	25, 50	Hall A1-hyper	900 kDa	Metionina, polissorbato	2-8°C/36 meses	Linha glabelar da testa (KFDA)
Relatox	NPO microgen	Rússia	2014	Liofilizado - pó	50, 100	A	900 kDa	Gelatina, maltose	2-8°C/36 meses	Rugas de expressão (FDA-Rússia)
Coretox	Medytox	Coreia	2016	Liofilizado - pó	100	Hall A1-hyper	150 kDa	Metionina, polissorbato, sacarose, NaCl	2-8°C/36 meses	Linha glabelar da testa (KFDA)
Jeuveau (prabotuli-numtoxinA-xvfs)	Evolus	Estados Unidos	2019	Pó seco a vácuo	100	A	900 kDa	HSA, NaCl	2-8°C/36 meses	Linha glabelar da testa (FDA)
Daxxify (daxibotuli-numtoxinA-lanm)	Revance	Estados Unidos	2022	Pó liofilizado	50, 100	A	150 kDa	RTP004	2-8°C	Linhas glabelares (FDA)

Abreviações: BoNT, neurotoxina botulínica; UE, União Europeia; FDA, Food and Drug Administration; HSA, albumina sérica humana; KFDA, Korean Food and Drug Administration
[a]Linhas de expressão glabelares, linhas periorbitais laterais e linhas horizontais da testa

Quadro 15.2 Reconstituição da toxina botulínica

Produto	Frasco de unidade	Volume do diluente (mL)	Concentração (U/0,1 mL)	Observações
Botox	100	5	2	Grande área, tratamento corporal
Botox	100	2,5	4	Concentração mais comumente usada
Botox	100	1,25	8	Pequena área, tratamento preciso
Botox	100	1	10	Pequena área, tratamento preciso
Xeomin	100	2,5	4	É necessária uma reconstituição completa para dissolver os produtos sob uma tampa
Dysport	300	1,5	20	Taxa de conversão de 1:2,5 com ONA
Dysport	300	2,5	12	Taxa de conversão de 1:2,5 com ONA
Dysport	300	3	10	Razão de conversão de 1:2,5 com ONA

Abreviação: ONA, onabotulinumtoxinA

quanto esperávamos, a reconstituição agressiva com agitação violenta pode diminuir a potência da toxina.[19]

Os volumes de reconstituição e suas concentrações de Botox, Dysport e Xeomin estão detalhados no ▶ Quadro 15.2. Na prática clínica, os volumes de reconstituição podem variar de acordo com a localização e a indicação. Volumes mais baixos são frequentemente usados em áreas em que é necessária uma difusão mínima para uma aplicação detalhada. Apesar da recomendação do fabricante de que um frasco seja usado apenas uma vez, alguns estudos sugerem que um frasco reconstituído e refrigerado pode ser usado por até seis semanas sem perda de eficácia.[21] Alguns relatos propõem que a BoNT pode ser congelada, descongelada e injetada sem perda de potência por até 6 meses.[22] Antes da injeção, pode-se aplicar anestesia tópica e/ou gelo para alívio da dor. As áreas de tratamento devem ser cuidadosamente limpas com antissépticos tópicos, como clorexidina a 4%.

15.1.4 Seleção e Consulta de Pacientes

Na primeira consulta, os médicos devem avaliar a extensão do fotodano e distinguir as rugas causadas pelo fotoenvelhecimento das rugas dinâmicas devido à tração muscular. Isso ajuda a prever a extensão da melhora esperada com o tratamento com BoNT e a planejar o tratamento cosmético futuro. É melhor propor a necessidade de outra modalidade de tratamento combinado antes do tratamento, se for o caso. O tratamento *off-label* deve ser claramente discutido e deve ser incluído no formulário de consentimento. Os médicos também devem avaliar o conceito subjetivo de beleza dos pacientes e as características objetivas, como idade, gênero, etnia, formato facial, padrão de envelhecimento, tipos de rugas, aspectos socioculturais e histórico anterior de tratamento com BoNT ou cirurgia cosmética, pois eles podem afetar a dose de tratamento e a técnica de injeção. É fundamental observar o rosto em repouso e em movimento e registrar o movimento muscular habitual ou assimetria. Fotografias antes e depois (às vezes vídeos) também são importantes para uma avaliação precisa e para o planejamento do tratamento.

As contraindicações para a BoNT incluem o seguinte:

- Hipersensibilidade a qualquer um dos ingredientes do produto botulínico.
- Infecção atual nos locais de injeção.
- Distúrbios preexistentes da junção neuromuscular (miastenia *gravis*, esclerose lateral amiotrófica e síndrome de Lambert-Eaton).

Devem ser tomadas precauções especiais ao tratar os seguintes pacientes:

- Pessoas com dificuldades preexistentes de deglutição ou respiração.
- Pessoas que estejam tomando altas doses de aminoglicosídeos, tetraciclinas ou outros medicamentos que interfiram na liberação neuromuscular de acetilcolina e potencializem o efeito da BoNT (ciclosporina, benzodiazepina, anticolinérgicos etc.).
- Mulheres grávidas e que estejam amamentando.

Os produtos BoNT são de categoria C para gestantes e, portanto, não são recomendados para uso durante a gravidez. Até o momento, 24 mulheres grávidas receberam até 250 U de injeções de BoNT-A de forma proposital ou acidental. Os bebês nasceram sem complicações, mas ocorreram dois abortos espontâneos; não está claro se a BoNT desempenhou um papel nos abortos espontâneos. Os riscos de transmissão materno-infantil da toxina botulínica em mulheres lactantes não são conhecidos e, portanto, o tratamento não é recomendado durante a lactação. Entretanto, os especialistas acreditam que a BoNT pode ser usada durante a gravidez e a amamentação em casos seletivos.[23]

15.1.5 Considerações Étnicas e de Gênero

O tratamento com BoNT deve ser modificado com base na etnia, no gênero e na idade. Em geral, os asiáticos tendem a ter uma menor massa muscular e menor atividade dinâmica do que os caucasianos. O músculo da expressão facial superior é usado pelos caucasianos até 30% mais do que pelos asiáticos.[24] Notavelmente, os asiáticos têm uma derme mais espessa, bem como uma gordura mais espessa e mais densa em comparação com os caucasianos. Esses fatores, portanto, levam a menos rugas e a menores exigências de dose para os asiáticos do que para os caucasianos. Os asiáticos preferem um rosto fino e em forma de V a um rosto quadrado; portanto, o contorno facial inferior usando BoNT vem ganhando popularidade. Vale ressaltar que o tratamento de abertura ocular infraorbital (injeção no músculo do tarso) não é realizado em asiáticos devido à sua preferência estética. Assim, embora o uso de BoNT para levantamento de sobrancelhas para criar uma sobrancelha arqueada alta seja popular no Ocidente, isso não é realizado com tanta frequência em asiáticos porque os asiáticos não preferem uma forma arqueada lateral alta; em vez disso, preferem uma forma plana, e essa também é a escolha dos homens (sobrancelhas mais retas).

Na maioria das áreas, os homens podem ser tratados com as mesmas técnicas que as mulheres; entretanto, devido ao aumento da massa muscular, são necessárias doses mais altas. Como alguns pacientes do sexo masculino têm um músculo corrugador mais largo, o que exige mais pontos de injeção laterais, as técnicas devem ser ajustadas de acordo com a anatomia individual.[25]

Quando um paciente recebe tratamento repetido por um longo período, a dose de BoNT deve ser reajustada de acordo com o *status* da atrofia muscular decorrente do envelhecimento ou da atrofia muscular induzida por BoNT.[26] Em geral, uma concentração mais alta é segura para pacientes mais velhos devido à frouxidão do tecido mole circundante.

15.1.6 Toxicidade e Imunogenicidade

Extrapolando a partir de experimentos com animais, a dose letal estimada (LD50) em um adulto de 70 kg seria de pelo menos 3.000 U, ou seja, 30 frascos de produtos BoNT-A de 100 U. Na maioria dos casos, a injeção de 200 U em uma sessão para fins cosméticos não é prejudicial; no entanto, casos de botulismo iatrogênico são raramente relatados devido à disseminação sistêmica da BoNT. Os sintomas incluem astenia, fraqueza muscular generalizada, diplopia, visão embaçada, ptose, disfagia, disfonia, disartria, incontinência urinária e dificuldades respiratórias; esses sintomas foram relatados horas a semanas após a injeção. Em caso de superdosagem acidental, a fraqueza muscular sistêmica, a paralisia dos músculos orofaríngeos, esofágicos ou respiratórios devem ser cuidadosamente monitorados. Se houver suspeita de botulismo iatrogênico, um antitóxico deve ser usado imediatamente.[27] No caso de botulismo grave, ventilação mecânica, alimentação por sonda e outros cuidados gerais de suporte são necessários até que o paciente se recupere totalmente. Os pacientes com doenças da junção neuromuscular, como a miastenia *gravis*, são particularmente suscetíveis à toxicidade.

Como a terapia com BoNT é frequentemente continuada por muitos anos, alguns pacientes podem desenvolver anticorpos detectáveis que podem ou não afetar sua atividade biológica. Somente os anticorpos neutralizantes podem inibir a atividade biológica da toxina e, potencialmente, levar ao fracasso do tratamento.

A frequência do desenvolvimento de anticorpos neutralizantes para diferentes formulações é de 0 a 3% e de 10 a 44% para os produtos BoNT-A e BoNT-B, respectivamente. A maioria dos casos de imunorresistência foi observada quando tratamentos terapêuticos de alta dose são administrados, mas isso raramente é observado em tratamentos cosméticos. Vários testes clínicos, incluindo o teste de anticorpos frontais e a injeção unilateral na sobrancelha, podem ser usados para avaliar a sensibilidade de um paciente à BoNT. Uma resposta reduzida pode sugerir a presença de anticorpos neutralizantes. Se houver suspeita clínica de imunorresistência, o soro do paciente é enviado a um laboratório para confirmação. As estratégias clínicas para reduzir os possíveis fatores de risco incluem a administração das menores doses eficazes no maior intervalo entre as injeções.[28] Nos casos de falha do tratamento induzida por anticorpos, o retratamento com um produto de BoNT de baixa antigenicidade após uma queda nos títulos de anticorpos não induziu a falha do tratamento induzida por anticorpos, oferecendo assim uma nova oportunidade de tratamento.[29] É importante distinguir entre imunorresistência e não resposta ao tratamento. A falta de um benefício clínico pode ser causada por questões técnicas, como dosagem inadequada, falha na identificação e injeção precisas nos músculos ou dificuldade em atingir o músculo desejado. Mudanças no estado do paciente ao longo do tempo e expectativas irrealistas do paciente podem afetar a percepção de sucesso de tratamentos repetidos.

15.1.7 Reações Adversas

Dor de Cabeça

A dor de cabeça é a complicação mais comumente encontrada após a injeção. Embora a BoNT seja usada para tratar e prevenir enxaquecas e dores de cabeça tensionais, ela pode desencadear dores de cabeça de forma paroxística. As dores de cabeça geralmente duram de 1 a 3 dias e requerem atenção e investigação se persistirem por mais de 1 semana.

Reação Alérgica

Foram relatadas reações de hipersensibilidade, como anafilaxia, urticária, erupção papular e dispneia, à neurotoxina ativa ou a qualquer excipiente (albumina humana, sacarose, lactose).[30,31]

Equimoses

"Se você os deixas roxos, você os perderá." Essa é uma rima famosa entre os injetores. Embora as equimoses sejam temporárias, elas anulam a vantagem de não haver tempo de inatividade com o tratamento com BoNT. As dicas para evitar equimoses durante o tratamento de rugas incluem injeções subdérmicas ou intradérmicas em vez de injeções subcutâneas ou intramusculares, uso de boa iluminação para evitar injeções em vasos grandes, pressão suave nas marcas da agulha por tempo suficiente e interrupção do uso de aspirina ou outros anticoagulantes por duas semanas antes do procedimento. O creme anestésico tópico tem efeitos vasoconstritores e o próprio alívio da dor evita a pressão arterial elevada, que também pode aumentar os hematomas.

Edema

Os pacientes podem apresentar edema nas pálpebras após o tratamento da testa ou da glabela, edema malar após o tratamento dos pés de galinha e edema facial total após o tratamento de toda a face. A gravidade do edema depende da dose e é acompanhada por uma ampla gama de diferenças pessoais. O mecanismo subjacente do edema pode ser a circulação linfática insuficiente no músculo paralisado. O edema linfático leve traz um efeito cosmético positivo, como uma textura de pele brilhante e macia.

Rosto em Forma de Máscara

A paralisia excessiva dos músculos da expressão facial pode causar uma face semelhante a uma máscara, o que não é natural e pode causar depressão. Ao tratar as rugas da face inteira, recomenda-se a redução da dose.

Difusão para Músculos Indesejados

Em 2014, foi realizada uma revisão sistemática de estudos clínicos para avaliar a segurança da toxina botulínica A em tratamentos estéticos entre 2000 e 2012, usando 35 artigos com um total de 8.787 indivíduos.[32] Os eventos adversos relacionados com o tratamento incluíram blefaroptose (2,5%), ptose de sobrancelha (3,1%), distúrbios sensoriais oculares (3%) na face superior e assimetrias labiais, e desequilíbrio na face inferior (6,9%); esses eventos se resolveram espontaneamente e foram atribuídos à difusão local da BoNT em áreas adjacentes. A difusão ou o tamanho do campo de denervação da BoNT é determinado pela dose e pelo volume da solução.[33] Deve-se evitar uma massagem imediatamente após a injeção para evitar a difusão indesejada, ao passo que se acredita que a contração dos músculos injetados por aproximadamente duas horas após a injeção aumenta a absorção do produto. Uma injeção lenta e suave com o menor volume eficaz e o isolamento do músculo-alvo do tecido circundante com a mão não injetora são importantes para evitar essa complicação embaraçosa.

15.1.8 Avaliação de Pré-Tratamento

A abordagem personalizada ao paciente está se tornando cada vez mais importante. Como uma avaliação pré-tratamento, a extensão, o volume, a ação e a contração dos músculos são cuidadosamente examinados pedindo-se ao paciente que contraia o grupo-alvo de músculos; o músculo, no entanto, é relaxado durante a injeção. Por exemplo, pede-se aos pacientes que fechem os olhos e apertem com força para ativar os músculos frontal, corrugador, prócero, nasal e orbicular. Os pontos de injeção são então determinados com base na extensão e na atividade do músculo, e a profundidade e a dose são determinadas de acordo com a massa muscular.[34] As rugas desenvolvem-se na pele onde a tensão muscular atua na maior parte ou na inserção cutânea de um músculo; portanto, uma ruga em si é um ponto muito bom de injeção. Entretanto, como grandes vasos podem correr sob as rugas estáticas profundas, a profundidade da injeção é importante. Além disso, no caso de rugas estáticas profundas, a necessidade de uma injeção de preenchimento, ou de outro tratamento combinado, deve ser considerada antes do tratamento. Injetores experientes sugerem a opção de tratamento concomitante dos músculos em contra-ação, pois eles podem ser fortalecidos ou ativados por meio da hiperatividade muscular compensatória. A quantidade de unidades discutida abaixo se refere a ONA e pode ser cuidadosamente extrapolada para outras formulações (▶ Quadro 15.3, ▶ Quadro 15.4).

15.2 Face Superior

15.2.1 Linhas de Expressão Glabelares

O tratamento das linhas de expressão glabelares com injeção de toxina botulínica é um dos procedimentos mais populares na medicina estética. Além disso, a melhora nos sintomas depressivos após o tratamento com a toxina glabelar sugere o novo paradigma de usar a BoNT para atingir os músculos faciais que afetam as emoções negativas e o humor;[35] a BoNT está atualmente na fase III de estudos clínicos para depressão.[36]

As linhas de expressão glabelares são produzidas pelo músculo corrugador do supercílio (CSM) e pelo músculo prócero. As fibras superomediais do *orbicularis oculi* que se interconectam com o frontal ou o prócero, denominadas músculo depressor do supercílio, também contribuem para as linhas de expressão. O CSM origina-se como três ou quatro grupos musculares finos, retangulares, semelhantes a painéis, a partir de uma ampla origem óssea ao longo do arco supraciliar medial. O CSM desloca-se lateralmente, com a maior parte do músculo passando pelas fibras do *orbicularis oculi* e do frontal. Uma inserção dérmica ou covinha do corrugador está localizada ao redor da porção central da sobrancelha.[37,38] Um total de 20 U (8-40 U) em três a sete pontos é injetado na glabela; 4 U são injetadas nas linhas horizontais no rádix para atingir o músculo prócero; 4 U são injetadas no ventre do corrugador próximo à sua origem (geralmente um platô ósseo no arco supraciliar medial); e uma injeção intradérmica de 0,5 a 2 U é adicionada à cauda e à covinha do músculo corrugador. (▶ Fig. 15.2a).

Os efeitos adversos comuns incluem cefaleia e dor de cabeça e mudança na expressão facial. A diminuição da acuidade visual pode ocorrer especialmente em pacientes idosos que precisam usar os músculos da testa para obter acuidade visual. A complicação mais grave, a ptose palpebral, pode ser causada pela paralisia do músculo elevador da pálpebra superior devido à difusão da BoNT através do septo orbital. Para evitar essa ocorrência, é necessária uma injeção lenta e suave do menor volume possível (maior concentração), com a agulha direcionada para longe da órbita e o bloqueio da órbita realizado com a mão que não está injetando. Se ocorrer ptose, ela pode durar de dois a três meses, e colírios agonistas alfa-adrenérgicos, como o colírio de apraclonidina a 0,5% (Iopidine, Alcon Labs), devem ser usados de três a quatro vezes ao dia. O colírio causa a contração do músculo de Müller e a elevação de 1 a 2 mm da pálpebra superior. A ptose de sobrancelha ou blefarocalásia deve ser diferenciada da ptose palpebral.

Quadro 15.3 Dose recomendada de BoNT para rosto e pescoço

Indicações	Músculos-alvo	Dose total	Nível de injeção
Linhas glabelares	CSM, DSC, prócero	8-40 U	IM
Levantamento de sobrancelhas	CSM, DSC, orbicular do olho lateral	8-16 U	IM e IC
Linha da testa	Frontal	4-20 U	IM ou IC
Linha cantal lateral	Orbicular do olho	6-10 U por lado	IC
Linha "de coelho"	Parte transversal do nariz, LLSAN	4 U por lado	IC
Alargamento nasal	Dilatador das narinas	4-8 U por lado	IM
	LLSAN	0,5-1 U por lado	IM
Elevação da ponta nasal, ponta caída	DSN	4-8 U	IM
Sorriso gengival	DSN	2-4 U	IM
	LLSAN, LLS, ZMi	0,5-2 U por lado	IM
Dobra nasolabial	Levantadores labiais	0,5-2 U por lado	IM e IC
Dobra de marionete	DAO	3-4 U por lado	IC
Rugas periorais	Orbicular da boca	4-8 U	IC
Queixo empedrado	Mentual	8-10 U	IM
Franzir a boca (elevação do canto da boca)	DAO	3-4 U por lado	IC
	Mentual	8-10 U	IM
Elevação de Nefertiti	Platisma	20 U por lado	IM ou IC
Bandas platismais	Platisma	10 U por banda	IC
Linha horizontal do pescoço	Platisma	10 U por linha	IC

Abreviações: BoNT, neurotoxina botulínica; CSM, músculo corrugador do supercílio; DAO, depressor do ângulo da boca; DSC, depressor do supercílio; DSN, depressor do septo nasal; IC, intracutâneo; IM, intramuscular; LLSAN, levantador do lábio superior e das asas nasais; ZMi, zigomático menor

Quadro 15.4 Dose recomendada de BoNT para contorno facial e corporal

Indicações	Músculos-alvo	Dose inicial por lado
Hipertrofia masseteriana benigna	Masseter	20-40 U
Aumento das glândulas salivares	Glândula parótida	20-60 U
	Glândula submandibular	20-40 U
Contorno da panturrilha	Gastrocnêmio e sóleo	50-100 U
Contorno das coxas	Quadríceps	100-150 U
Contorno do ombro	Trapézio	20-40 U
Contorno do braço superior	Deltoide	30-50 U

Abreviações: BoNT, neurotoxina botulínica

A ptose de sobrancelha geralmente afeta ambos os lados e é recuperada pela elevação manual das sobrancelhas; isso não se aplica à ptose palpebral. A ptose medial da sobrancelha pode ocorrer quando a toxina glabelar relaxa a porção inferomedial do músculo frontal mais do que o complexo glabelar por meio de fusão ascendente. Isso pode ser aliviado adotando-se uma técnica cuidadosa de elevação de sobrancelhas; a injeção de BoNT nos depressores da sobrancelha, incluindo o orbicular lateral, leva a 1 a 3 mm de elevação da sobrancelha[39] (▶ Fig. 15.2b). A aparência agressiva devido a alterações no formato das sobrancelhas, como "sobrancelha de Mephisto" ou "sobrancelha de Samurai", podem também se desenvolver por hipercontração compensatória da porção lateral do frontal induzida pelo relaxamento do frontal inferomedial durante o tratamento da glabela. Uma injeção de 0,5 U de BoNT no ponto mais hiperativo da parte lateral da testa pode tratar a sobrancelha de Mephisto[40] (▶ Fig. 15.2c).

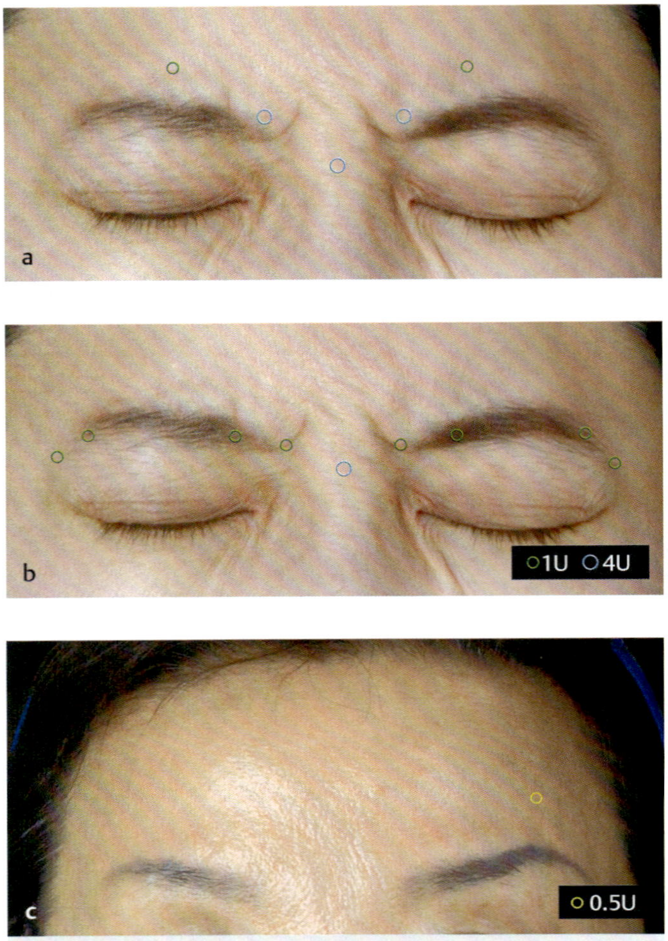

Fig. 15.2 (a) Ponto de injeção glabelar. **(b)** Técnica de elevação da sobrancelha. **(c)** Corrigindo a sobrancelha de Mephisto.

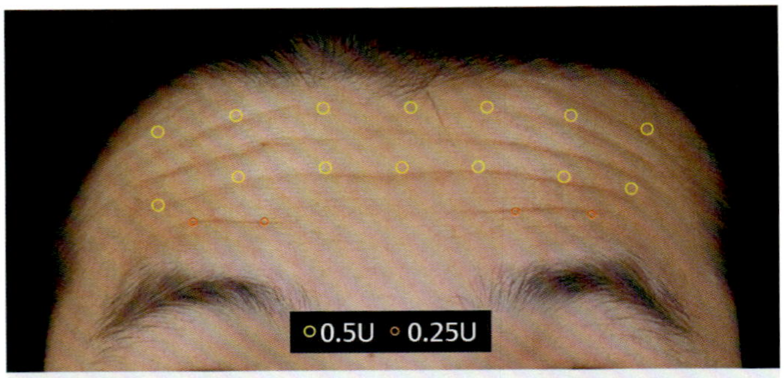

Fig. 15.3 Injeção de 8 U na linha da testa em homens. Injeção intradérmica de pequena dose perto das sobrancelhas.

15.2.2 Linhas Horizontais na Testa

As linhas horizontais da testa são causadas pela contração do frontal, que eleva as sobrancelhas e a pálpebra superior, enrugando a testa no processo. O músculo frontal, o único elevador da sobrancelha, origina-se da gálea aponeurótica perto da sutura coronal. Ele se insere na crista superciliar do osso frontal e interconecta-se com as fibras musculares dos depressores da sobrancelha, como os músculos prócero, corrugador do supercílio e orbicular. Os homens normalmente têm maior massa muscular e uma área de superfície da testa maior do que as mulheres; portanto, eles precisam de doses mais altas. As sobrancelhas são naturalmente posicionadas mais baixas nos homens, e o relaxamento excessivo do frontal inferior pode resultar em ptose da sobrancelha.[41] Os grupos com alto risco de ptose da sobrancelha durante o tratamento com BoNT para a testa são os seguintes: indivíduos com mais de 40 anos, indivíduos com blefarocalásia ou flacidez lateral, indivíduos com pálpebras grossas e edematosas e indivíduos que usam o frontal durante a abertura dos olhos. A dose total administrada é de 4 a 20 U, e os protocolos de injeção para o frontal variam entre os pacientes com base na anatomia muscular, no tamanho e no tônus;[42] uma a três linhas de injeção são planejadas com base no tamanho da testa (▶ Fig. 15.3). A dose de injeção geralmente começa com 8 U, mas, no grupo de alto risco, 4 U são injetadas inicialmente, com uma injeção adicional considerada no acompanhamento de duas semanas. Para injeção de baixa dose, uma grande diluição e injeção intradérmica são úteis para injeções uniformes. Além disso, uma injeção de dose mais baixa alcança um resultado mais natural com duração mais curta. O efeito antirrugas da BoNT não difere significativamente entre as injeções intramusculares e intradérmicas. No entanto, os efeitos colaterais, como ptose e sensação de peso nas sobrancelhas, são mais proeminentes após a injeção intramuscular e podem ser evitados por injeções intradérmicas na parte inferior da testa, perto das sobrancelhas.[43]

Como mencionado anteriormente, o tratamento com BoNT dos músculos glabelares e frontal tem impacto sobre a posição e a configuração da sobrancelha. Formas de sobrancelha como "sobrancelha de Mephisto" ou "sobrancelha de Samurai" podem-se desenvolver se a injeção for realizada de forma excessivamente central. A quantidade preexistente de fraqueza do frontal é importante para essa mudança na expressão da sobrancelha.

15.2.3 Linhas Cantais Laterais (Pés de Galinha)

As linhas cantais laterais ou pés de galinha são causados pela tração do músculo orbicular. O músculo orbicular do olho é composto de três porções: orbital, pré-septal e pré-tarsal. As fibras orbitais originam-se das bordas orbitais superior e inferior que se inserem nos ligamentos cantal medial e lateral e interconectam-se com os músculos frontal, corrugador e prócero. Como esse é um músculo circular e as rugas de expressão facial desenvolvem-se verticalmente em relação ao vetor de contração muscular, as rugas aparecem radialmente a partir da órbita e não são encontradas apenas nas áreas laterais. Um teste de pressão é útil para determinar se a pele da pálpebra é suficientemente elástica para a realização de injeções de BoNT. Quando o tempo de retração da pele é superior a 3 segundos, há um risco maior de edema palpebral e exposição escleral.

A dose média de injeção é de 6 a 10 U por lado, e a dose é inserida em cada ruga com base na gravidade (▶ Fig. 15.4). Normalmente, as injeções são aplicadas a 1,5 cm do canto lateral e a 1 cm lateral à borda orbital óssea.

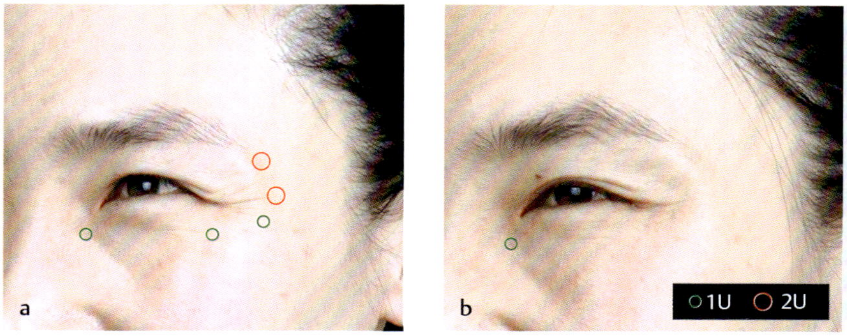

Fig. 15.4 Injeção intracutânea de pés de galinha dividida de acordo com a gravidade das rugas: antes (**a**) e 2 semanas depois (**b**). Injeção de retoque na ruga subcantal medial.

A agulha também é orientada para longe da órbita para evitar a difusão na órbita e a diplopia. As veias periorbitais e sentinelas são suscetíveis à ruptura; portanto, para evitar hematomas, recomenda-se que uma injeção intradérmica superficial seja administrada com boa iluminação. As rugas periorbitais inferolaterais são causadas pela tração não apenas do músculo orbicular do olho, mas também do músculo zigomático maior; portanto, o tratamento vigoroso dessa ruga inferolateral pode resultar na queda de um canto da boca, o que leva à dificuldade de sorrir ou a um sorriso assimétrico. Em pessoas idosas, pode ocorrer edema malar após a injeção de pés de galinha, que pode persistir por alguns meses. A xeroftalmia pode-se desenvolver ou piorar devido à redução do piscar de olhos ou à diminuição da secreção das glândulas lacrimais. Se apenas as linhas cantais laterais forem tratadas, as rugas subcantais mediais podem ser exageradas devido à contração compensatória; portanto, a injeção de 0,5 a 1 U também é necessária nos lados mediais. Pode ocorrer enfraquecimento do músculo orbicular do olho se uma quantidade excessiva for administrada perto da fissura palpebral, resultando no desaparecimento do rolo da pálpebra ou no aparecimento de mostra escleral e abaulamento da gordura infraorbital. Esses eventos adversos são mais comuns quando a BoNT é injetada na pálpebra inferior para ampliar a abertura ocular.[44]

15.3 Face Média e Face Inferior

Além do tratamento tradicional da face superior, muitas novas indicações estão sendo tratadas na face média e na face inferior, seja com BoNT isolada ou combinada com preenchedores. Nessas áreas, a seleção cuidadosa do paciente com a exploração completa dos riscos e benefícios, uma avaliação estética abrangente e uma compreensão da anatomia funcional de cada paciente são cruciais. Devido ao risco de comprometimento funcional e mudança de expressão, o princípio é começar com uma dose mínima, evitar o tratamento excessivo e reavaliar no acompanhamento de duas semanas. É importante uma colocação exata com uma concentração mais alta para minimizar a difusão.

15.3.1 Linhas de Coelho

As linhas de coelho (*bunny lines*) são linhas nasais oblíquas em ambos os lados do dorso do nariz que aparecem ao sorrir

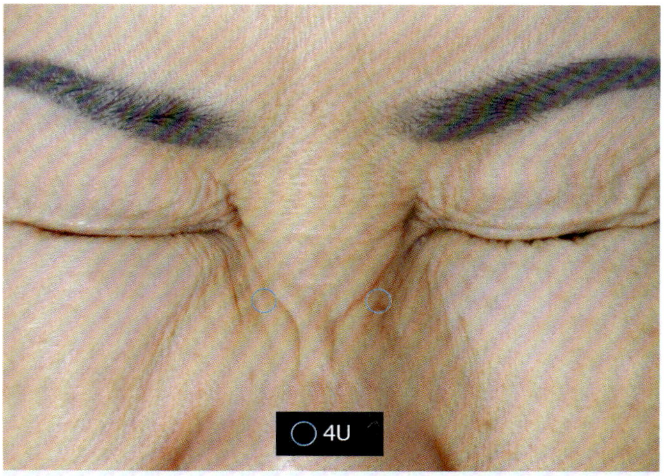

Fig. 15.5 Injeção para linha de coelho (*bunny line*).

e ao franzir a testa. Elas podem ocorrer após o tratamento das regiões glabelar ou orbital devido à ativação compensatória. As linhas de coelho são causadas pela parte transversal do nasal e pelo levantador do lábio superior e asa nasal (LLSAN). A injeção intracutânea de 4 U nas linhas de cada lado pode suavizar as rugas (► Fig. 15.5).

15.3.2 Alargamento Nasal

Alguns pacientes se incomodam com a dilatação das narinas ao falar. Normalmente, essa contração habitual do dilatador nasal se agrava com o tempo. Uma injeção de 4 a 8 U em cada dilatador nasal pode evitar essa ocorrência. Como a injeção na asa nasal é bastante dolorosa, recomenda-se um pequeno volume em uma alta concentração (8 U/0,1 mL) (► Fig. 15.6).

Os pacientes também tendem a se queixar de que a narina se alarga ao sorrir, o que é resultado da tração lateral e para cima do LLSAN. O LLSAN origina-se do processo frontal da maxila e do processo maxilar do osso frontal. Ele se insere na região centromediana da pele do orbicular e da asa nasal. Uma injeção de 0,5 a 1 U no LLSAN na abertura piriforme ou no triângulo apical do lábio superior pode reduzir ainda mais o alargamento da narina.

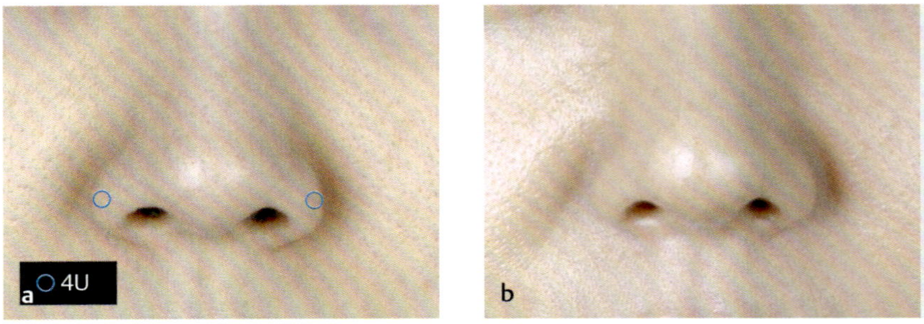

Fig. 15.6 Antes **(a)** e 2 semanas depois **(b)** de injeção na asa nasal.

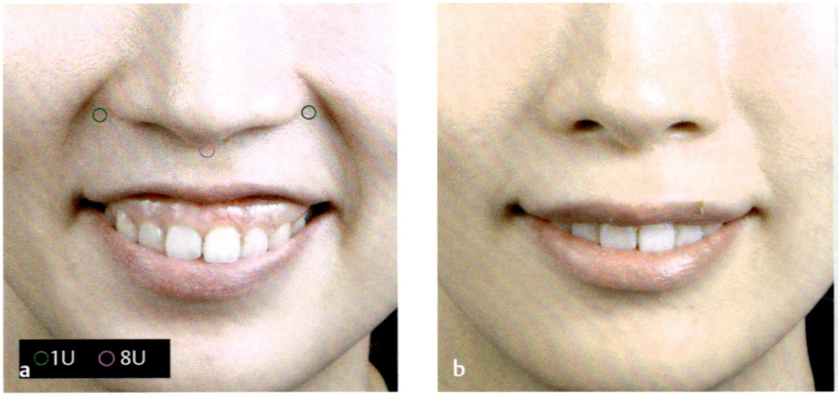

Fig. 15.7 (a, b) A injeção no depressor do septo nasal e no levantador do lábio superior e asa nasal (LLSAN) trata o sorriso gengival e a ponta caída.

15.3.3 Elevação da Ponta Nasal no Nariz com a Ponta Caída

Em alguns pacientes, a ação do músculo depressor do septo nasal (DSN) leva à queda da ponta nasal e ao encurtamento do lábio superior durante o sorriso e a fala. O depressor do septo é um músculo emparelhado na columela, que se origina da fossa incisiva da maxila e insere-se no septo nasal. O relaxamento do DSN por meio de uma injeção periosteal profunda de 4 a 8 U no subnasal permite que a ponta do nariz seja levantada e, muitas vezes, é auxiliar da rinoplastia de preenchimento.[45] O músculo DSN geralmente trabalha em conjunto com o LLSAN para alargar as narinas e criar um nariz em forma de seta (▶ Fig. 15.7).

15.3.4 Sorriso Gengival

A exibição gengival excessiva, conhecida como sorriso gengival, ocorre devido à hiperatividade dos elevadores dos lábios ao sorrir. O DSN, o LLSAN, o levantador dos lábios superior (LLS), o zigomático menor (ZMi) e, às vezes, o levantador angular (LAO) desempenham um papel na criação de um sorriso gengival.[46] Os três músculos elevadores do lábio – LLS, LLSAN e ZMi – convergem na área lateral da asa e uma única injeção de 0,5 a 2 U nesse ponto convergente reduz efetivamente a exibição gengival (▶ Fig. 15.7). Em alguns pacientes com as fibras do ZMi presas às asas nasais, essa injeção pode resultar em abaulamento na área paranasal. A injeção subcutânea de 0,5 U nessa área protuberante pode suavizar essa banda alar. A exibição gengival da parte medial requer uma injeção do DSN de 2 a 4 U. A exibição gengival lateral pela contração do LAO ou do zigomático maior requer uma injeção profunda de aproximadamente 1 U no local de inserção mais contraído. A paralisia excessiva dos elevadores labiais pode resultar em ptose do lábio superior e na formação de um olhar triste; portanto, a dose inicial deve ser conservadora.[47]

15.3.5 Lábio Assimétrico e Sorriso Assimétrico

A assimetria do lábio ou do sulco nasolabial e o sorriso assimétrico podem ser causados por hábito muscular ou por uma condição médica, como acidente vascular cerebral, paralisia do nervo facial ou paralisia do nervo mandibular marginal. A assimetria tende a piorar com o tempo, pois os músculos do lado normal tendem a se contrair excessivamente. Pequenas doses de BoNT, geralmente de 0,5 a 2 U, são injetadas por via subdérmica nos músculos hiperativos do lado normal para restaurar a simetria[48,49] (▶ Fig. 15.8).

15.3.6 Dobra Nasolabial e Dobra de Marionete

As dobras nasolabiais e as dobras de marionete são rugas estáticas com depleção do volume do tecido mole; alguns componentes dinâmicos também desempenham um papel nesse caso.[50] A combinação de BoNT pode ser útil em pacientes com fortes componentes dinâmicos, especialmente nos casos em que os preenchedores tendem a migrar ou a desaparecer facilmente com uma forte tração muscular. Para uma dobra nasolabial, 1 a 2 U são injetadas profundamente na extremidade superior da dobra nasolabial e 0,5 a 1 U são injetadas de forma subdérmica em alguns pontos ao longo da dobra nasolabial. Para cada dobra de Marionete, 3 a 4 U são injetadas no depressor do ângulo da boca (DAO), geralmente 1 cm lateral e 1 cm inferior ao canto da boca.[51] Para o DAO, a

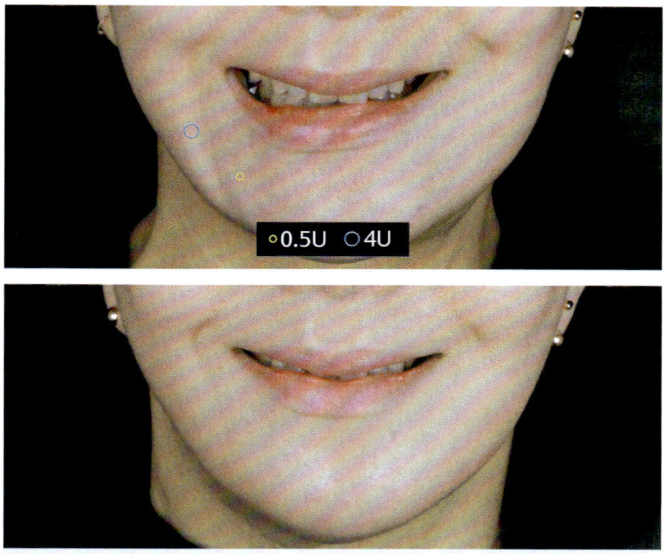

Fig. 15.8 Assimetria labial por paralisia do nervo mandibular marginal esquerdo por lipoaspiração a *laser* (superior). Simetria recuperada pela injeção de neurotoxina botulínica (BoNT) no depressor do ângulo da boca (DAO) e no depressor do lábio inferior (DLI) no lado direito normal.

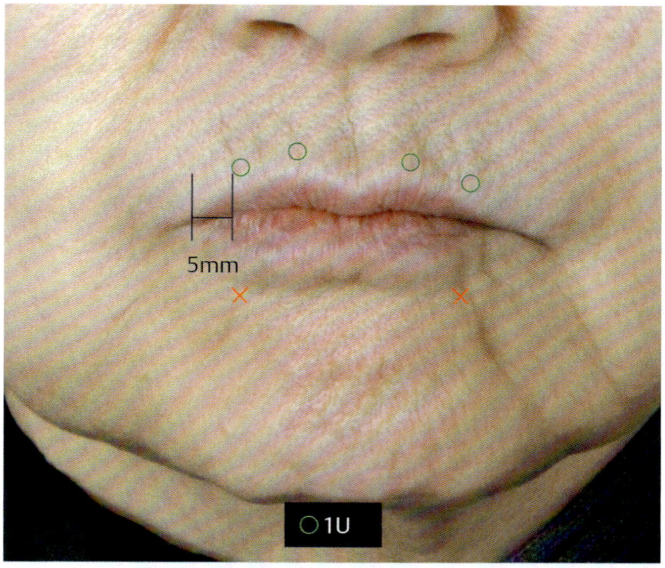

Fig. 15.9 Injeção para rugas periorais.

injeção superficial, intradérmica ou subdérmica e a simetria na dose, na profundidade e na direção da agulha, são importantes para evitar a difusão para o depressor do lábio inferior (DLI), que pode resultar em assimetria ou inversão do lábio inferior. Se ocorrer assimetria, 0,25 a 0,5 U para o DLI no local não afetado ajudará a restaurar a simetria.

15.3.7 Rugas Periorais (Linha do Fumante)

Em pacientes selecionados, a BoNT perioral pode melhorar as rugas periorais (rugas de fumante). As rugas periorais verticais aparecem com o envelhecimento e são acentuadas pela ação repetida do músculo orbicular da boca. Pacientes com rugas estáticas profundas causadas por fotodano e tabagismo requerem tratamentos adjuvantes, como preenchimentos, rejuvenescimento a *laser* ou *peeling* químico. Uma injeção de 4 a 8 U em quatro pontos na borda do vermelhão do lábio superior, poupando 5 mm das comissuras orais, é realizada (▶ Fig. 15.9). A injeção na proximidade da comissura pode comprometer a patência funcional e resultar em perda de saliva, enquanto injeções mediais às colunas filtrais podem causar apagamento do arco do cupido.[52]

A injeção superficial simétrica é importante para evitar o movimento assimétrico dos lábios. O tratamento com BoNT das rugas periorais radiais no lábio inferior não é recomendado devido ao alto risco de assimetria labial ou inversão labial (▶ Fig. 15.9). Outras complicações incluem a dificuldade de controlar o lábio, especialmente ao beber líquidos e pronunciar "p "s e "b "s. Os pacientes que exigem controle rígido dos lábios, como oradores públicos, cantores e músicos, não são considerados bons candidatos à terapia com BoNT. Além disso, a injeção perioral de BoNT pode induzir algum grau de eversão labial e é um bom complemento para o tratamento com preenchimento labial.

15.3.8 Queixo Empedrado

O queixo empedrado é causado por um músculo mental hiperativo. O mento hipertônico é comum em pacientes com queixo pequeno, má oclusão ou franzimento habitual da boca. O músculo mentoniano hipertônico exacerba a recessão do queixo com o tempo, o que, juntamente com a perda de volume no compartimento labial lateral, perturba a linha em V suave que representa a juventude e agrava a formação depapada. As fibras do músculo mental originam-se do osso alveolar da mandíbula inferior ao incisivo lateral. As fibras cruzam-se, inserem-se na pele e entrelaçam-se com o DLI e o orbicular da boca. Para relaxar o músculo mentoniano, são injetadas 4 a 5 U em cada protuberância em um queixo largo (▶ Fig. 15.10). Para um queixo pequeno, uma injeção periosteal profunda em um único ponto de 8 a 10 U na linha média é segura para evitar a difusão para o DLI e a assimetria resultante.

15.3.9 Elevação do Canto da Boca em Franzimento da Boca

Os músculos elevadores e depressores dos lábios formam um equilíbrio de força no modíolo. Portanto, se os depressores labiais forem relaxados com BoNT, a elevação dos cantos da boca pode ser obtida por meio de um reequilíbrio entre os elevadores e os depressores labiais.[53] Os músculos-alvo são o DAO e o mentoniano, que trabalham juntos para criar uma boca franzida. Em pacientes com mentoniano hipertônico, os cantos da boca são constantemente puxados para baixo, agravando as dobras de marionete e até mesmo as nasolabiais, dando a impressão de uma boca franzida. Uma injeção profunda de 8 a 10 U no mentoniano e uma injeção superficial de 3 a 4 U em cada DAO permitem a elevação dos cantos da boca e a suavização das dobras (▶ Fig. 15.11). Às vezes, a assimetria labial pode-se desenvolver após o tratamento e essa assimetria repentina pode ser muito angustiante, com duração de alguns meses. A recuperação da simetria deve ser obtida rapidamente com a adição de BoNT ao lado menos relaxado. Em alguns pacientes, o relaxamento do músculo platisma, outro forte depressor labial, permite a elevação adicional dos cantos da boca.

15.3.10 Nefertiti Lift, Bandas Platismais, Linhas Horizontais do Pescoço

O platisma atua como um grande depressor na parte inferior da face. Origina-se inferiormente do peitoral e da fáscia do deltoide e sobe para cima, inserindo-se parcialmente diretamente sob a mandíbula. As fibras restantes movem-se para cima, misturando-se ao modíolo, ao DLI, ao lábio inferior, ao DAO e, por fim, continuam subindo para se misturarem ao sistema musculoaponeurótico superfial (SMAS) e à pele das bochechas. Essas inserções permitem que o platisma puxe a pele da bochecha e os cantos da boca para baixo. A técnica de elevação Nefertiti é usada tendo como alvo o músculo platisma para redefinir a linha da mandíbula e elevar os cantos da boca. Em média, 20 U por lado são injetadas ao longo da borda mandibular e na metade superior da banda posterior do platisma.[54] A injeção mandibular deve ser lateral à margem medial do DAO para evitar a difusão para o DLI (▶ Fig. 15.12a). O candidato ideal para um Nefertiti Lift é um paciente cuja linha da mandíbula é obscurecida pela contração do platisma. Dizer "iii" enquanto aperta os dentes contrai efetivamente o platisma. O aumento do tônus em repouso e a hipertrofia com o envelhecimento tornam as bandas anterior e posterior do platisma visíveis mesmo em repouso, o que leva a uma aparência senescente. Levantando e pinçando as bandas, são realizadas de três a cinco injeções intradérmicas de 2 a 4 U em cada local de injeção em cada banda. As linhas horizontais do pescoço também podem ser suavizadas por injeções de BoNT ao longo das linhas do pescoço por meio de uma injeção intradérmica de aproximadamente 10 U em cada linha (▶ Fig. 15.12b). Embora menos eficaz do que quando usada para bandas, essa injeção serve como um bom complemento para preenchedores. Para evitar disfagia e disfonia, uma dose total de 50 U para a região do pescoço não deve ser excedida em uma única sessão.[52]

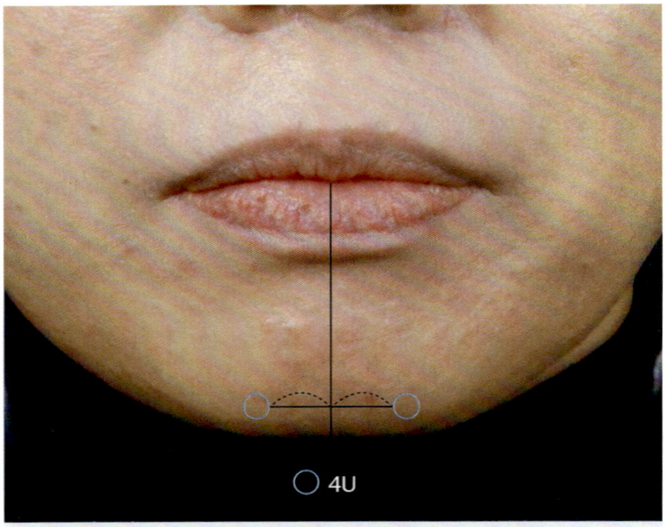

Fig. 15.10 Injeção para queixo empedrado.

15.4 Contorno Facial e Contorno Corporal

15.4.1 Hipertrofia Masseteriana Benigna

O adelgaçamento da mandíbula quadrada usando BoNT ganhou grande popularidade na Ásia, onde a hipertrofia massetérica é comum devido às características raciais e aos hábitos alimentares. O músculo masseter origina-se do arco zigomático, corre para baixo e insere-se no ângulo mandibular e no ramo. O músculo masseter consiste em três cabeças: superfi-

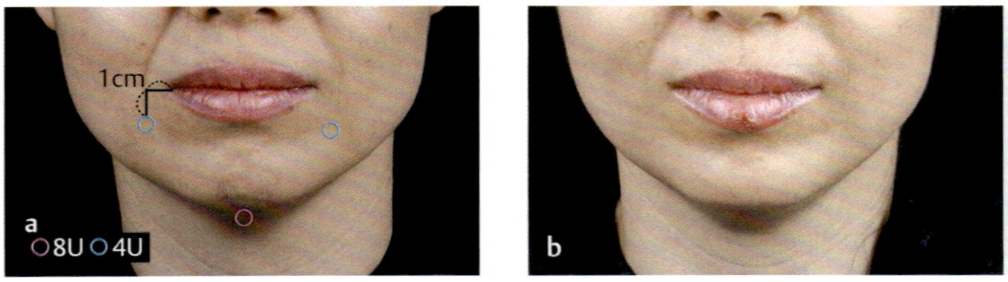

Fig. 15.11 Levantamento do canto da boca com neurotoxina botulínica (BoNT): antes **(a)** e 2 semanas depois **(b)**.

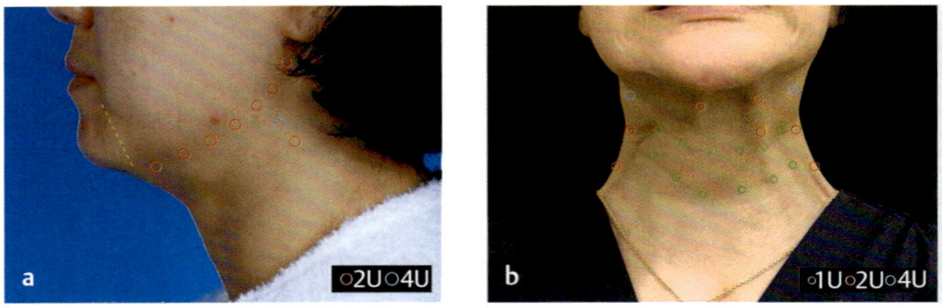

Fig. 15.12 (a) Elevação de Nefertiti. **(b)** Injeção para bandas platismais e linhas horizontais do pescoço.

cial, média e profunda. A metade inferior, onde as três cabeças se fundem, não é apenas a mais espessa, mas também o ponto de injeção ideal. A linha que liga o ângulo da boca e o trago divide aproximadamente o músculo masseter em metades e é a borda superior da injeção. As bordas anterior e posterior do masseter podem ser verificadas apertando os dentes; a borda mandibular define a borda inferior. A injeção deve ser confinada aos três quartos inferiores e posteriores desse retângulo e aplicada em cada masseter em quatro a cinco pontos usando uma agulha de meia polegada de comprimento (▶ Fig. 15.13). Em média, recomenda-se 20 U por lado para mulheres com uma largura muscular de 3 a 5 cm e 28 a 40 U para homens ou pacientes com uma largura muscular maior que 5 cm. A redução evidente no volume do masseter começa de 2 a 4 semanas após a aplicação do produto.

A redução de volume é mais rápida no início da injeção e atinge a redução máxima em 3 meses. Essa redução de volume progride muito mais rapidamente em um paciente previamente tratado. A duração do efeito é afetada por alguns fatores, como hábitos de mastigação, bruxismo e cerramento dos dentes. O volume muscular pode não se recuperar totalmente um ano após o tratamento, e a injeção repetida pode resultar em efeitos de longo prazo de atrofia muscular e fibrose.[55] A atrofia muscular induzida por BoNT também pode diminuir a tração no osso subjacente e prevenir a dilatação óssea subjacente após a anguloplastia.[56,57] Se houver, a dor e os sintomas de ranger e cerrar os dentes melhoram. O abaulamento paradoxal do masseter superficial na mastigação pode ocorrer 1 a 2 dias após a injeção, quando as partes superficiais não tratadas se contraem excessivamente em casos de hipertrofia grave. Essa complicação desconcertante pode desaparecer após algumas semanas, mas pode ser resolvida mais rapidamente com a injeção de 5 a 10 U adicionais na área do abaulamento. Outras complicações incluem bochechas encovadas em pacientes com gordura insuficiente nas bochechas, formação de papada e flacidez devido à rápida redução de volume na parte posterior da bochecha, perda do sorriso completo ou sorriso assimétrico devido à difusão no músculo risório e zigomático maior por injeção superficial e anterior.[58]

15.4.2 Aumento das Glândulas Salivares: Glândula Parótida e Glândula Submandibular

O aumento das glândulas salivares é comum entre os asiáticos, afetando o contorno da parte inferior da face. O aumento das glândulas salivares pode ser observado em pacientes com várias condições médicas, como distúrbios alimentares ou alcoolismo, e em pacientes positivos para o vírus da imunodeficiência humana (HIV +). O aumento da glândula parótida cria um segundo contorno facial em pacientes que obtiveram atrofia massetérica após o tratamento com BoNT. Como a BoNT bloqueia toda a transmissão colinérgica, inclusive a do sistema nervoso autônomo nas junções neuroglandulares, ela é cada vez mais usada para tratar a sialorreia. Além disso, bons resultados clínicos da BoNT foram relatados para o tratamento do aumento das glândulas salivares.[59] As glândulas parótidas aumentadas podem ser identificadas pela palpação de um inchaço redondo difuso que se estende além da região posterior da glândula parótida (▶ Fig. 15-14). O aumento da glândula submandibular é frequentemente confundido com acúmulo de gordura submental e pode ser revelada devido ao aumento da flacidez do pescoço após cirurgia óssea facial e lipoaspiração. Antes da injeção, devem ser realizados estudos de imagem e exames laboratoriais para identificar qualquer malignidade ou condição subjacente, como a síndrome de Sjögren. A dose da injeção é de 20 a 60 U por glândula parótida e 20 a 40 U por glândula submandibular. Uma injeção intraglandular que penetre na fáscia da glândula é importante para evitar a difusão para os músculos circundantes do pescoço, o que pode causar dificuldade ao engolir. Outras possíveis complicações incluem xerostomia transitória, infecção e hematoma. Uma diminuição evidente no volume da glândula começa 1 a 2 semanas após a injeção e atinge a redução máxima em 2 a 3 meses. O tratamento pode ser repetido até que o volume desejado seja adquirido, e a duração do efeito é de 6 meses ou mais.

15.4.3 Botox *Lifting* ou Mesobotox

O mesobotox tem sido amplamente realizado na Ásia, sob vários nomes, como botox para pele, microbotox, botox *lifting* ou dermotoxina. O mesobotox é um tratamento com BoNT em toda a face, usando principalmente injeções intradérmicas.

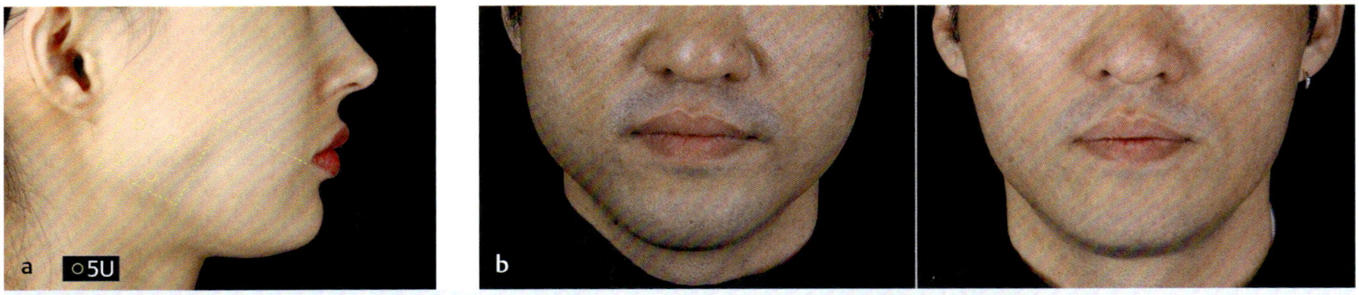

Fig. 15.13 (a) Injeção para hipertrofia massetérica. **(b)** Antes (esquerda) e 3 meses após a injeção de 30 U por masseter (direita).

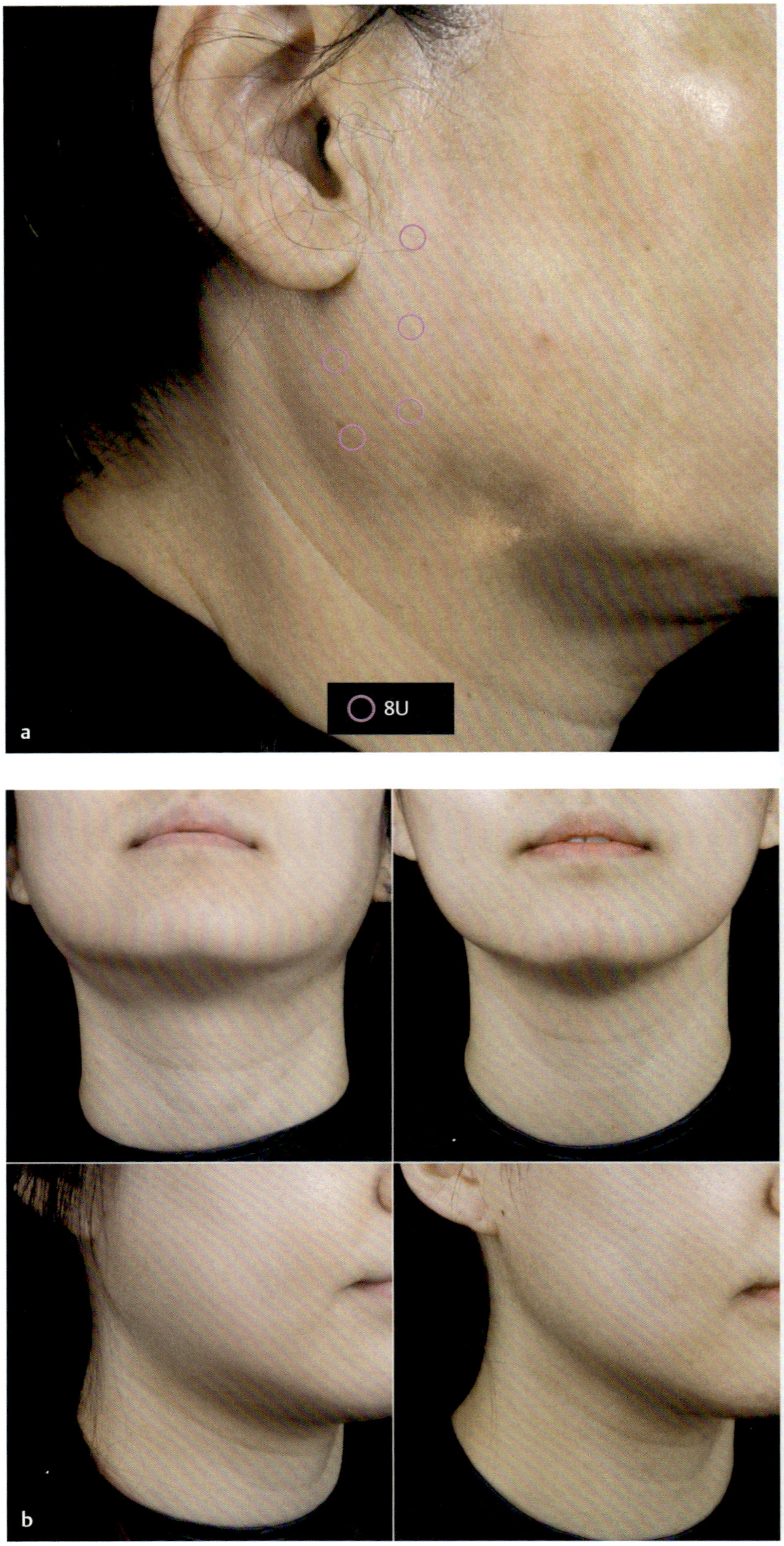

Fig. 15.14 (a) Injeção para aumento da glândula parótida. **(b)** Antes (esquerda) e 3 meses depois (direita) das injeções de neurotoxina botulínica (BoNT) na glândula parótida e na glândula submandibular aumentadas.

O objetivo desse tratamento é reduzir as rugas e criar um contorno facial de aparência levantada; observa-se uma melhora geral da qualidade da pele, como redução das rugas finas, fechamento dos poros e aparência brilhante da pele. O mecanismo dessa melhora parece resultar da insuficiência linfática, da diminuição da seborreia e do remodelamento dérmico.[60-62] A BoNT pode ter um efeito direto ou indireto na atividade dos fibroblastos, estimulando a produção de colágeno e a reorganização da rede de colágeno dentro da matriz extracelular.[63] A dose de injeção é de 40 a 80 U por sessão e a técnica abrange todas as áreas mencionadas anteriormente. Injeções profundas convencionais podem ser usadas para o corrugador, o mentoniano e o masseter ou a glândula parótida. Para outras áreas, é usada uma injeção intradérmica superficial de uma diluição maior com 1 a 2 U/0,1 mL. O resultado é mais natural e equilibrado, sem o efeito de paralisia completa, e dura aproximadamente 3 meses.

15.4.4 Contorno Corporal

A atrofia muscular induzida pela BoNT pode ser usada para contornar áreas do corpo como panturrilhas, coxas, ombros e braços. Ao controlar o local e a dose da injeção, é possível criar os contornos desejados. Ao injetar os grandes músculos do corpo, a regra é injetar, por via intramuscular, grandes volumes com concentrações mais baixas (1-2 U/0,1 mL) para obter uma difusão e um contorno suave. É conveniente desenhar o músculo e os pontos de injeção antes da injeção. Com base no tamanho do músculo, a dose total é determinada e dividida pelo número de pontos. Os pontos de gatilho ou as áreas mais hipertrofiadas requerem mais doses (▶ Quadro 15.4).

A hipertrofia do trapézio está aumentando devido à prolongada postura encurvada pelo uso excessivo de *smartphones* e computadores, levando ao encurtamento do pescoço e até mesmo à síndrome da dor miofascial.[64,65] A dose recomendada para hipertrofia do trapézio é de 20 a 40 U por lado. A injeção de BoNT na área mais afetada do trapézio superior cria uma linha de ombro mais bonita e reduz a dor no ombro. Deve-se tomar cuidado para evitar a injeção medial à linha do pescoço, pois isso evitará o enfraquecimento dos músculos do pescoço. Para os músculos da panturrilha, 50 a 100 U são injetadas no gastrocnêmio e no sóleo. A injeção na posição em pé pode levar à síncope vasovagal; portanto, recomenda-se a injeção na posição deitada. Uma injeção de reforço 3 meses após a primeira injeção, quando a atrofia é máxima e ocorre a regeneração muscular, pode resultar em resultados duradouros. Uma a duas semanas após a injeção, pode ocorrer comprometimento da rotação do pé e queda.[66] O quadríceps e o músculo deltoide hipertrofiados também podem ser tratados em casos selecionados. Vale ressaltar que a duração da atrofia muscular aumenta com os tratamentos subsequentes, e a força e o volume muscular podem não se recuperar totalmente.[67] A toxicidade e a paralisia à distância decorrentes do uso de altas doses devem ser monitoradas.

15.5 Outras indicações da Toxina Botulínica

Os receptores de BoNT e os alvos intracelulares não são exclusivos da neurotransmissão, pois foram encontrados em células neuronais e não neuronais. As células não neuronais que expressam as proteínas de ligação da BoNT-A e/ou o alvo de clivagem SNAP-25 incluem: queratócitos epidérmicos; células-tronco mesenquimais do tecido adiposo subcutâneo; células da mucosa nasal; neutrófilos; macrófagos, células uroteliais; células epiteliais intestinais, prostáticas e alveolares; e linhagens de células mamárias. O sorotipo BoNT-A pode provocar efeitos biológicos específicos em fibroblastos dérmicos, sebócitos e células endoteliais vasculares. As BoNTs têm uma gama muito mais ampla de aplicações do que o que foi originalmente entendido, e as respostas celulares individuais aos impactos colinérgicos das BoNTs podem fornecer bases férteis para estudos futuros.[68]

15.5.1 Hiperidrose

A hiperidrose focal primária é um distúrbio autonômico comum que afeta significativamente a qualidade de vida. Esse distúrbio é caracterizado por suor excessivo confinado a áreas circunscritas, como axilas, palmas das mãos, plantas dos pés e face. Tipos menos frequentes de hiperidrose focal que são secundários a causas subjacentes incluem sudorese gustativa na síndrome de Frey e após simpatectomia. A aprovação da BoNT para hiperidrose axilar grave em 2004 revolucionou o tratamento dessa indicação.[69] Para validar a área de injeção, pode ser usado o teste de amido-iodo. As doses recomendadas para hiperidrose incluem 100 U por palma, 150 U por sola, 50 U por axila, 20 U para a testa, 16 U para o nariz e 200 U para todo o couro cabeludo. A injeção é administrada por via intradérmica ou subdérmica e uma diluição de BoNT-A de 2 U/0,1 mL é comumente usada. A duração do efeito é geralmente de 6 meses e varia consideravelmente em diferentes locais. O tratamento da hiperidrose palmar e plantar requer o domínio do bloqueio nervoso. As complicações incluem fraqueza dos músculos subjacentes e destreza prejudicada da mão. A hiperidrose compensatória em outras áreas é possível, mas é muito mais branda do que na simpatectomia.

15.5.2 Dor e Prurido

Recentemente, a BoNT tem sido usada para tratar vários tipos de dor neuropática, como neuralgia do trigêmeo, neuralgia pós-herpética, neuropatia diabética e dor neuroléptica intratável, como dor pós-acidente vascular cerebral e lesão da medula espinhal.[70] A BoNT atua na dor neuropática inibindo a liberação de mediadores inflamatórios e neurotransmissores periféricos dos nervos sensoriais, como substância P, peptídeo relacionado com o gene da calcitonina (CGRP) e glutamato. Acredita-se que o transporte axonal retrógrado e a transcitose da BoNT do local de captação na terminação do nervo sensorial para o gânglio da raiz dorsal e a medula espinhal também desempenhe um papel na atividade da BoNT durante a dor.

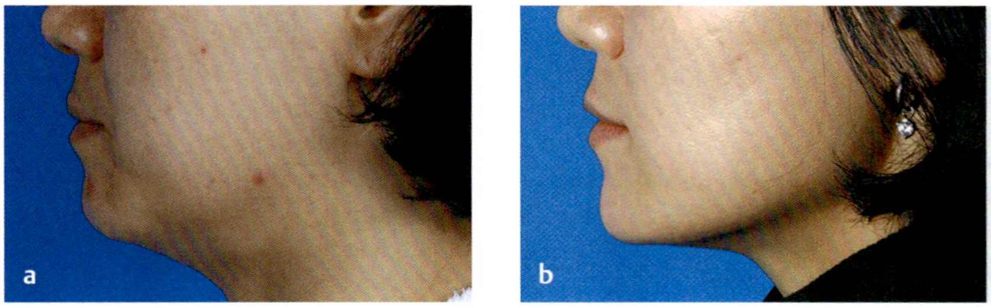

Fig. 15.15 Antes **(a)** e 2 semanas após o tratamento combinado de Nefertiti *lift* e IPL **(b)**.

De forma indireta, pode ocorrer uma alteração no córtex sensorial do cérebro após a redução periférica da entrada de impulsos aferentes. A capacidade da BoNT de atenuar a liberação de transmissores de terminais nervosos sensoriais diferentes tornou-a disponível para o tratamento de prurido recorrente localizado. A BoNT reduz a degranulação dos mastócitos e induz efeitos antipruriginosos de longa duração.[71]

15.5.3 Cicatriz

Os tratamentos com BoNT exercem um efeito positivo na cicatrização da ferida e na aparência da cicatriz. Isso é feito diminuindo a tensão dinâmica sobre a ferida por meio do enfraquecimento do músculo subjacente. O tempo de imobilização do músculo é um fator fundamental para a melhoria da cicatrização de feridas com base nessa técnica.[72] A BoNT injetada antes da cirurgia de revisão de cicatriz resultou na estabilização da ferida, melhor cicatrização e prevenção do alargamento da ferida durante a cicatrização.[73] A BoNT pode controlar a cicatriz hipertrófica inibindo a proliferação de fibroblastos queloidianos e reduzindo a expressão do fator de crescimento transformador $\beta1$ (TGF-$\beta1$).[74]

15.5.4 Outros Métodos de Administração e Usos da Toxina Botulínica

Recentemente, houve relatos de que a BoNT pode ser administrada com segurança e com o mínimo de dor usando vários dispositivos de administração de medicamentos, como nebulizador a jato, microagulhas, *laser* fracionado ablativo, nanoemulsão e peptídeo penetrante de células.[75,76] Por exemplo, a BoNT administrada por meio de nanomicroagulhas não apenas reduziu as rugas dinâmicas periorbitais, mas também tratou as rugas estáticas, aumentando a elasticidade da pele, o conteúdo de colágeno e a hidratação.[77] A combinação de várias ferramentas de administração transdérmica e novos medicamentos BoNT com baixa antigenicidade pode ampliar o escopo da terapêutica para muitas indicações. Foi demonstrado que a administração de BoNT reduz os sinais e sintomas de acne, eritema/rosácea, psoríase, intolerância ao frio localizada ou fenômeno de Raynaud devido ao comprometimento vascular subjacente, além de resultar em melhorias significativas em muitas doenças raras causadas ou exacerbadas pela hiperidrose.[78-81]

15.5.5 Uso da Toxina Botulínica como Adjuvante

BoNTs e preenchedores trabalham juntos como uma ótima dupla para combater o envelhecimento, causando relaxamento e reflação. Essa combinação demonstrou eficácia superior e melhorou a satisfação do paciente quando usada para tratar rugas estáticas profundas e criar o contorno facial. Quando administrada duas semanas antes do tratamento com preenchimento, a BoNT diminui o componente dinâmico das rugas visadas, levando a uma maior eficácia e longevidade do preenchimento. Essa combinação de BoNT é particularmente valiosa quando usada para tratar linhas de expressão glabelares, dobras nasolabiais, dobras de marionete e linhas horizontais do pescoço, e para contornar o nariz, o queixo ou a testa. A combinação de BoNT antes do *resurfacing* a *laser* contribui para melhorar os resultados estéticos e reduzir a recorrência de rugas.[82] O efeito de aumentar a firmeza da pele por ultrassom microfocado ou radiofrequência e o tratamento da pigmentação e da textura com luz intensa pulsada (LIP) são aprimorados por uma combinação com o tratamento com BoNT (▸ Fig. 15.15).

Referências

[1] Brin MF. Desenvolvimento de futuras indicações para o BOTOX. Toxicon 2009; 54(5):668-74.
[2] Zhang S, Masuyer G, Zhang J, et al. Identificação e caracterização de uma nova neurotoxina botulínica. Nat Commun 2017; 8:14130.
[3] Matarasso SL. Comparação da toxina botulínica tipos A e B: uma avaliação bilateral e duplo-cega randomizada no tratamento de rítides cantálicas. Dermatol Surg 2003; 29(1):7-13, discussão 13.
[4] Flynn TC, Clark RE, II. Botulinum toxin type B (MYOBLOC) *versus* botulinum toxin type A (BOTOX) frontalis study: rate of onset and radius of diffusion. Dermatol Surg 2003; 29(5):519-22, discussão 522.
[5] Dressler D, Bigalke H, Benecke R. Toxina botulínica tipo B na falha terapêutica da toxina botulínica tipo A induzida por anticorpos. J Neurol 2003; 250(8):967-99.
[6] Rasetti-Escargueil C, Lemichez E, Popoff MR. Variability of botulinum toxins: challenges and opportunities for the future (Variabilidade das toxinas botulínicas: desafios e oportunidades para o futuro). Toxins (Basel) 2018; 10(9):E374.
[7] Davies JR, Liu SM, Acharya KR. Variações no domínio de ligação da neurotoxina botulínica e o potencial para novas terapias. Toxins (Basiléia) 2018; 10(10):E421.
[8] Rogozhin AA, Pang KK, Bukharaeva E, Young C, Slater CR. Recovery of mouse neuromuscular junctions from single and

repeated injections of botulinum neurotoxin A. J Physiol 2008; 586(13):3163-82.
[9] Kutschenko A, Manig A, Reinert MC, Mönnich A, Liebetanz D. Comparação *in vivo* das potências neurotóxicas de incobotulinumtoxinA, onabotulinumtoxinA e abobotulinumtoxinA. Neurosci Lett 2016; 627:216-21.
[10] Frevert J. Content of botulinum neurotoxin in Botox□/Vistabel□, Dysport□/Azzalure□, and Xeomin®/Bocouture□. Drugs R D 2010; 10(2):67-73.
[11] Frevert J. Pharmaceutical, biological, and clinical properties of botulinum neurotoxin type A products (Propriedades farmacêuticas, biológicas e clínicas dos produtos de neurotoxina botulínica tipo A). Drugs R D 2015; 15(1):1-9.
[12] Kane MA, Gold MH, Coleman WP, III, et al. Um estudo randomizado, duplo-cego para investigar a equivalência de incobotulinumtoxinA e onabotulinumtoxinA para linhas de expressão glabelares. Dermatol Surg 2015; 41(11):1310-19.
[13] Rappl T, Parvizi D, Friedl H, et al. Onset and duration of effect of incobotulinumtoxinA, onabotulinumtoxinA, and abobotulinumtoxinA in the treatment of glabellar frown lines: um estudo randomizado e duplo-cego. Clin Cosmet Investig Dermatol 2013; 6:211-19.
[14] Kane MA, Monheit G. O uso prático da AbobotulinumtoxinA na estética. Aesthet Surg J. 2017; 37 suppl_1:S12-S19.
[15] Kerscher M, Roll S, Becker A, Wigger-Alberti W. Comparação da propagação de três preparações de toxina botulínica tipo A. Arch Dermatol Res 2012; 304(2):155-61.
[16] Seo K, Bae GY. Neuronox e Innotox. In: Carruthers A, Carruthers J, eds. Botulinum toxin: Procedures in cosmetic dermatology. 4th ed.. Toronto: Elsvier; 2018:57-63.
[17] Carruthers JD, Fagien S, Joseph JH, Humphrey SD, et al. DaxibotulinumtoxinA para injeção no tratamento de linhas glabelares: resultados de cada um de dois estudos multicêntricos, randomizados, duplo-cegos, controlados por placebo, fase 3 (SAKURA 1 e SAKURA 2). Plast Reconstr Surg 2020; 145(1):45-58.
[18] Hardas B, Brin MF. Topical botulinum toxin type A. In: Carruthers A, Carruthers J, eds. Botulinum toxin: Procedures in cosmetic dermatology. 4th ed. Toronto: Elsvier; 2018:81-4.
[19] Toth SI, Smith LA, Ahmed SA. Extrema sensibilidade dos domínios da neurotoxina botulínica em relação à agitação leve. J Pharm Sci 2009; 98(9):3302-11.
[20] Hsu TS, Dover JS, Arndt KA. Effect of volume and concentration on the diffusion of botulinum exotoxin A. Arch Dermatol 2004; 140(11):1351-4.
[21] Hexsel DM, De Almeida AT, Rutowitsch M, et al. Multicenter, double-blind study of the efficacy of injections with botulinum toxin type A reconstituted up to six consecutive weeks before application. Dermatol Surg 2003; 29(5):523-9, discussão 529.
[22] Parsa AA, Lye KD, Parsa FD. Neurotoxina botulínica tipo A reconstituída: eficácia clínica após congelamento prolongado antes do uso. Aesthetic Plast Surg 2007; 31(2):188-91, discussão 192-3.
[23] Aranda MA, Herranz A, del Val J, Bellido S, García-Ruiz P. Toxina botulínica A durante a gravidez, ainda um debate. Eur J Neurol 2012; 19(8):e81-e82.
[24] Tzou CH, Giovanoli P, Ploner M, Frey M. Are there ethnic differences of facial movements between Europeans and Asians? Br J Plast Surg 2005; 58(2):183-95.
[25] Carruthers A, Carruthers J. Estudo prospectivo, duplo-cego, randomizado, de grupos paralelos, de variação de dose de toxina botulínica tipo A em homens com rítides glabelares. Dermatol Surg 2005; 31(10):1297-303.
[26] Dailey RA, Philip A, Tardie G. Long-term treatment of glabellar rhytides using onabotulinumtoxinA. Dermatol Surg 2011; 37(7):918-28.
[27] Bai L, Peng X, Liu Y, et al. Análise clínica de 86 casos de botulismo causados por injeção cosmética de toxina botulínica (BoNT). Medicine (Baltimore) 2018; 97(34):e10659.
[28] Naumann M, Boo LM, Ackerman AH, Gallagher CJ. Immunogenicity of botulinum toxins (Imunogenicidade das toxinas botulínicas). J Neural Transm (Viena) 2013; 120(2):275-90.
[29] Dressler D, Pan L, Adib Saberi F. Antibody-induced failure of botulinum toxin therapy: re-start with low-antigenicity drugs offers a new treatment opportunity. J Neural Transm (Viena) 2018; 125(10):1481-6.
[30] Moon IJ, Chang SE, Kim SD. Primeiro caso de anafilaxia após injeção de toxina botulínica tipo A. Clin Exp Dermatol 2017; 42(7):760-2.
[31] Rosenfield LK, Kardassakis DG, Tsia KA, Stayner G. O primeiro relato de caso de uma alergia sistêmica à onabotulinumtoxinA (Botox) em um paciente saudável. Aesthet Surg J 2014; 34(5):766-8.
[32] Yiannakopoulou E. Serious and long-term adverse events associated with the therapeutic and cosmetic use of botulinum toxin. Pharmacology 2015; 95(1-2):65-9.
[33] Shaari CM, Sanders I. Quantificando como a localização e a dose das injeções de toxina botulínica afetam a paralisia muscular. Muscle Nerve 1993; 16(9):964-9.
[34] Shetty R. Relaxantes dinâmicos para o rosto. J Cutan Aesthet Surg. 2018; 11(2):47-50.
[35] Kruger TH, Wollmer MA. Depressão: uma indicação emergente para o tratamento com toxina botulínica. Toxicon 2015; 107 Pt A:154-7.
[36] Finzi E. Update: botulinum toxin for depression: more than skin deep. Dermatol Surg 2018; 44(10):1363-5.
[37] Isse NG, Elahi MM. O músculo corrugador do supercílio revisitado. Aesthet Surg J. 2001; 21(3):209-15.
[38] Park JI, Hoagland TM, Park MS. Anatomia do músculo corrugador do supercílio. Arch Facial Plast Surg 2003; 5(5):412-15.
[39] Huilgol SC, Carruthers A, Carruthers JD. Raising eyebrows with botulinum toxin. Dermatol Surg 1999; 25(5):373-5, discussão 376.
[40] Ascher B, Talarico S, Cassuto D, et al. Recomendações de consenso internacional sobre o uso estético da toxina botulínica tipo A (Speywood Unit): parte I - rugas faciais superiores. J Eur Acad Dermatol Venereol 2010; 24(11):1278-84.
[41] Keaney TC, Alster TS. Toxina botulínica em homens: revisão da anatomia relevante e dados de ensaios clínicos. Dermatol Surg 2013; 39(10):1434-43.
[42] Anido J, Arenas D, Arruabarrena C, et al. Tailored botulinum toxin type A injections in aesthetic medicine: consensus panel recommendations for treating the forehead based on individual facial anatomy and muscle tone. Clin Cosmet Investig Dermatol 2017; 10: 413-21.
[43] Jun JY, Park JH, Youn CS, Lee JH. Intradermal injection of botulinum toxin: a safer treatment modality for forehead wrinkles (Injeção intradérmica de toxina botulínica: uma modalidade de tratamento mais segura para rugas na testa). Ann Dermatol 2018; 30(4):458-61.
[44] Flynn TC, Carruthers JA, Carruthers JA. Botulinum-A toxin treatment of the lower eyelid improves infraorbital rhytides and widens the eye. Dermatol Surg 2001; 27(8):703-8.
[45] Redaelli A, Limardo P. Minimally invasive procedures for nasal aesthetics (Procedimentos minimamente invasivos para estética nasal). J Cutan Aesthet Surg 2012; 5(2):115-20.
[46] Hwang WS, Hur MS, Hu KS, et al. Anatomia da superfície dos músculos elevadores dos lábios para o tratamento do sorriso gengival usando toxina botulínica. Angle Orthod 2009; 79(1):70-7.
[47] Polo M. Botulinum toxin type A (Botox) for the neuromuscular correction of excessive gingival display on smiling (gummy smile). Am J Orthod Dentofacial Orthop 2008; 133(2):195-203.
[48] Sadiq SA, Khwaja S, Saeed SR. Toxina botulínica para melhorar a simetria facial inferior na paralisia do nervo facial. Eye (Lond). 2012; 26(11):1431- 1436
[49] Haykal S, Arad E, Bagher S, et al. O papel da toxina botulínica a no estabelecimento da simetria na paralisia pediátrica do lábio inferior. JAMA Facial Plast Surg 2015; 17(3):174-8.
[50] Snider CC, Amalfi AN, Hutchinson LE, Sommer NZ. Novas percepções sobre a anatomia da musculatura do terço médio

da face e suas implicações no sulco nasolabial. Cirurgia Plástica Estética 2017; 41(5):1083-90.
[51] Pessa JE, Garza PA, Love VM, Zadoo VP, Garza JR. The anatomy of the labiomandibular fold (A anatomia da prega labiomandibular). Plast Reconstr Surg. 1998; 101(2):482-6.
[52] Carruthers J, Carruthers A. Aesthetic botulinum A toxin in the mid and lower face and neck. Dermatol Surg 2003; 29(5):468-76.
[53] Goldman A, Wollina U. Elevação do canto da boca usando toxina botulínica tipo a. J Cutan Aesthet Surg 2010; 3(3):145-50.
[54] Levy PM. Neurotoxinas: conceitos atuais sobre o uso cosmético na face e no contorno da linha da mandíbula/platisma/linhas do pescoço. Plast Reconstr Surg 2015; 136(5) Suppl:80S-83S.
[55] Kim NH, Chung JH, Park RH, Park JB. The use of botulinum toxin type A in aesthetic mandibular contouring (O uso da toxina botulínica tipo A no contorno estético da mandíbula). Plast Reconstr Surg 2005; 115(3):919-30.
[56] Tsai CY, Shyr YM, Chiu WC, Lee CM. Alterações ósseas na mandíbula após injeções de neurotoxina botulínica. Eur J Orthod 2011; 33 2):132-8.
[57] Libouban H, Guintard C, Minier N, Aguado E, Chappard D. Avaliação quantitativa de longo prazo da perda de massa muscular e óssea induzida pela toxina botulínica em camundongos usando tomografia microcomputada. Calcif Tissue Int 2018; 102(6):695-704.
[58] Wu WT. Botox facial slimming/facial sculpting: o papel da toxina botulínica-A no tratamento do músculo massetérico hipertrófico e do aumento da parótida para diminuir a largura facial inferior. Facial Plast Surg Clin North Am 2010; 18(1):133-40.
[59] Bae GY, Yune YM, Seo K, Hwang SI. Botulinum toxin injection for salivary gland enlargement evaluated using computed tomographic volumetry (Injeção de toxina botulínica para aumento da glândula salivar avaliada por meio de volumetria tomográfica computadorizada). Dermatol Surg 2013; 39(9):1404-7.
[60] Dessy LA, Mazzocchi M, Rubino C, Mazzarello V, Spissu N, Scuderi N. An objective assessment of botulinum toxin A effect on superficial skin texture. Ann Plast Surg 2007; 58(5):469-73.
[61] Pessa JE, Nguyen H, John GB, Scherer PE. The anatomical basis for wrinkles (A base anatômica das rugas). Aesthet Surg J 2014; 34(2):227-34.
[62] Shah AR. Uso da toxina botulínica intradérmica para reduzir a produção de sebo e o tamanho dos poros faciais. J Drugs Dermatol 2008; 7(9): 847-50.
[63] Humphrey S, Jacky B, Gallagher CJ. Preventive, cumulative effects of botulinum toxin type A in facial aesthetics (Efeitos preventivos e cumulativos da toxina botulínica tipo A na estética facial). Dermatol Surg 2017; 43 Suppl 3:S244-S251.
[64] Zhou RR, Wu HL, Zhang XD, et al. Eficácia e segurança da injeção de toxina botulínica tipo A em pacientes com hipertrofia bilateral do trapézio. Aesthetic Plast Surg 2018; 42(6):1664-71.
[65] Kim DY, Kim JM. Segurança e eficácia da injeção de prabotulinumtoxinA (Nabota□) para a síndrome da dor miofascial na cervical e na cintura escapular: um estudo piloto. Toxins (Basel) 2018; 10(9):E355.
[66] Wanitphakdeedecha R, Ungaksornpairote C, Kaewkes A, Sathaworawong A, Vanadurongwan B, Lektrakul N. Um estudo piloto comparando a eficácia de duas formulações de toxina botulínica tipo A para o contorno de panturrilhas musculares. J Cosmet Dermatol 2018; 17(6):984-90.
[67] Durand PD, Couto RA, Isakov R, et al. Toxina botulínica e atrofia muscular: um efeito desejado ou indesejado. Aesthet Surg J 2016; 36(4):482-7.
[68] Grando SA, Zachary CB. The non-neuronal and nonmuscular effects of botulinum toxin: an opportunity for a deadly molecule to treat disease in the skin and beyond. Br J Dermatol 2018; 178(5):1011-19.
[69] Weinberg T, Solish N, Murray C. Botulinum neurotoxin treatment of palmar and plantar hyperhidrosis (Tratamento com neurotoxina botulínica da hiperidrose palmar e plantar). Dermatol Clin 2014; 32(4): 505-15.
[70] Park J, Park HJ. Botulinum toxin for the treatment of neuropathic pain (Toxina botulínica para o tratamento da dor neuropática). Toxins (Basel) 2017; 9(9):E260.
[71] Boozalis E, Sheu M, Selph J, Kwatra SG. Botulinum toxin type A for the treatment of localized recalcitrant chronic pruritus (Toxina botulínica tipo A para o tratamento de prurido crônico recalcitrante localizado). J Am Acad Dermatol 2018; 78(1):192-4.
[72] Dhawan A, Dhawan S, Vitarella D. The potential role of botulinum toxin in improving superficial cutaneous scarring: a review. J Drugs Dermatol 2018; 17(9):956-8.
[73] Shome D, Khare S, Kapoor R. An algorithm using botox injections for facial scar improvement in Fitzpatrick type IV-VI skin. Plast Reconstr Surg Glob Open 2018; 6(8):e1888.
[74] Hao R, Li Z, Chen X, Ye W. Efficacy and possible mechanisms of botulinum toxin type A on hypertrophic scarring. J Cosmet Dermatol 2018; 17(3):340-6.
[75] Iannitti T, Palmieri B, Aspiro A, Di Cerbo A. A preliminary study of painless and effective transdermal botulinum toxin A delivery by jet nebulization for treatment of primary hyperhidrosis. Drug Des Devel Ther 2014; 8:931-5.
[76] Kim WO. Tratamento da hiperidrose focal com injeções sem agulha de toxina botulínica em outros locais que não a axila, a palma da mão e a sola do pé. Dermatol Surg 2017; 43 Suppl 3:S367-S369.
[77] Cao Y, Yang JP, Zhu XG, et al. Um estudo comparativo *in vivo* sobre três abordagens de tratamento para aplicação de toxina botulínica tópica A para pés de galinha. BioMed Res Int 2018; 2018:6235742.
[78] Friedman O, Koren A, Niv R, Mehrabi JN, Artzi O. The toxic edge - a novel treatment for refractory erythema and flushing of rosacea. Lasers Surg Med 2019; 51(4):325-31.
[79] Schlessinger J, Gilbert E, Cohen JL, Kaufman J. Novos usos da abobotulinumtoxinA na estética. Aesthet Surg J 2017; 37 suppl_1:S45-S58.
[80] Kim MJ, Kim JH, Cheon HI, et al. Assessment of skin physiology change and safety after intradermal injections with botulinum toxin: a randomized, double-blind, placebo-controlled, split-face pilot study in rosacea patients with facial erythema. Dermatol Surg 2019; 45(9):1155-62.
[81] Boukovalas S, Mays AC, Selber JC. Botulinum toxin injection for lower face and oral cavity Raynaud phenomenon after mandibulectomy, free fibula reconstruction, and radiation therapy. Ann Plast Surg 2019; 82(1):53-4.
[82] Zimbler MS, Holds JB, Kokoska MS, et al. Effect of botulinum toxin pretreatment on laser resurfacing results: a prospective, randomized, blinded trial. Arch Facial Plast Surg 2001; 3(3):165-9.

16 Aumento de Tecidos Moles com Preenchimentos Dérmicos

Andreas Boker

Resumo
O aumento de tecidos moles com preenchimentos injetáveis é um procedimento sendo realizado com popularidade crescente. Conhecimento dos materiais disponíveis e suas propriedades, uma sólida compreensão da anatomia facial relevante, e técnica de injeção adequada são cruciais para garantir tratamentos seguros e otimizar os resultados dos pacientes.

Palavras-chave: aumento de tecidos moles, contorno facial, preenchimentos dérmicos, géis de ácido hialurônico, cálcio hidroxiapatita, ácido poli-L-láctico

16.1 Introdução

A conscientização do público e a procura de procedimentos estéticos minimamente invasivos, como o aumento dos tecidos moles com preenchimentos dérmicos tem crescido exponencialmente nos últimos 10 anos. Só em 2017, foram efetuados 2,6 milhões de tratamentos de preenchimento dérmico nos Estados Unidos, um aumento de 300% desde 2000.[1,2] Desde a introdução do colágeno bovino durante a década de 1980, a procura para o preenchimento dérmico ideal, principalmente, um produto seguro, biocompatível, não imunogénico, que produza resultados adequadamente duradouros tem sido contínua. Atualmente, nos Estados Unidos, os materiais de preenchimento mais utilizados são os géis não permanentes de ácido hialurônico (HA), seguidos da hidroxiapatita de cálcio (CaHA) e suspensão de ácido poli-L-lático (PLLA).

Nas últimas duas décadas, uma maior compreensão dos mecanismos responsáveis pelo envelhecimento da face humana levou a uma mudança na abordagem do rejuvenescimento facial. Com o conhecimento de que a perda de gordura subcutânea relacionada com a idade, o reposicionamento gravitacional do compartimento de gordura e a degradação do colágeno dérmico são os principais responsáveis pela senescência facial, a restituição do volume tornou-se um dos principais objetivos do rejuvenescimento facial estético e é atualmente preferida em relação à ressuspensão da pele redundante por meio de uma ritidectomia. De fato, mais de 80% dos procedimentos de *facelifting* atualmente realizados por cirurgiões plásticos nos Estados Unidos são executados em conjunto com procedimentos de volumização, como o enxerto de gordura e/ou aumento dos tecidos moles com géis de preenchimento.[3]

16.2 Dispositivos Disponíveis no Mercado

16.2.1 Géis de Ácido Hialurônico

Antecedentes e Química

O HA endógeno de ocorrência natural é um polissacárido de elevado peso molecular, que é um componente essencial da matriz extracelular. Encontra-se em abundância em todos os tecidos animais, incluindo a pele, as articulações, o humor vítreo, o tecido vascular e a cartilagem. Na pele, encontra-se predominantemente na derme papular e reticular, onde se organiza em redes supermoleculares capazes de distender e manter o espaço extracelular, bem como regular a hidratação dos tecidos.[4] Como tal, o HA dérmico desempenha um papel fundamental no equilíbrio hídrico cutâneo, na pressão osmótica e na regulação do fluxo de íons. Também se encontra na camada basal da epiderme, onde facilita as funções críticas de reparação epitelial. Com a idade, a síntese, a qualidade e o desempenho do HA dérmico diminui, principalmente como resultado da senescência dos fibroblastos, levando a uma matriz extracelular alterada.[5]

Como resultado, os géis sintéticos injetáveis de HA foram criados por bioengenharia para emular a hidratação crítica e as propriedades volumizadoras, com o objetivo de restaurar a atrofia do tecido dérmico e subcutâneo relacionada com a idade. Estes produtos são polímeros de glicosaminoglicanos compostos por ácido glicurónico reticulado e unidades de dissacarídeos de N-acetilglicosamina. A ligação cruzada das unidades de HA produz uma molécula estável e biocompatível com uma longevidade alargada na derme humana. Cada fabricante utiliza uma tecnologia de reticulação ou de ligação cruzada para produzir géis com diferentes propriedades físicas diferentes, utilizadas para uma variedade de indicações. Existem vários géis de HA injetáveis disponíveis no mercado atualmente aprovados para o aumento de tecidos moles pela Food and Drug Administration (FDA) dos EUA; ▶ Quadro 16.1).[6] Todos os produtos disponíveis no mercado dos EUA consistem na geração mais recente de àcidos hialurônicos estabilizados não animais (NASHA), que são produzidos por bioengenharia por meio de sistemas de expressão bacteriana (principalmente estreptocócica).

A maioria dos produtos contém lidocaína para aumentar o conforto do doente durante a injeção, mas todos os principais fabricantes têm opções sem lidocaína para os doentes

Quadro 16.1 Dispositivos implantáveis aprovados pela FDA[a]

Nome	Material	Produtora	Indicação FDA
Restylane Restylane-L	Ácido hialurônico, lidocaína	Galderma	Correção de rugas/dobras faciais moderadas a graves Aumento dos lábios
Restylane Silk	Ácido hialurônico, lidocaína	Galderma	Aumento dos lábios e implante dérmico para correção de rítides periorais

(Continua.)

Quadro 16.1 *(Cont.)* Dispositivos implantáveis aprovados pela FDA[a]

Nome	Material	Produtora	Indicação FDA
Restylane Lyft	Ácido hialurônico, lidocaína	Galderma	Correção de dobras e rugas faciais moderadas a graves, como os sulcos nasolabiais. Implante subcutâneo a supraperiosteal para aumento da bochecha e correção de deficiências do contorno do terço médio da face relacionadas com a idade Mão dorsal para corrigir o défice de volume
Restylane Refyne	Hialuronato sódico	Galderma	Correção de rugas e pregas faciais ligeiras a moderadas (como os sulcos nasolabiais)
Restylane Defyne	Hialuronato sódico	Galdermaw	Correção de rugas faciais moderadas a graves e profundas do rosto (como os sulcos nasolabiais)
Restylane Kysse	Ácido hialurônico, lidocaína	Galderma	Aumento dos lábios e correção das rítides periorais superiores
Juvèderm Ultra XC, Juvèderm Ultra Plus XC	Ácido hialurônico, lidocaína	Allergan	Correção de rugas e pregas faciais moderadas a graves (como os sulcos nasolabiais)
Juvèderm Voluma XC	Ácido hialurônico, lidocaína	Allergan	Injeção profunda (subcutânea e/ou supraperiosteal) para aumento das bochechas para corrigir o défice de volume relacionado com a idade no terço médio do rosto
Juvèderm Volbella XC	Ácido hialurônico, lidocaína	Allergan	Injeção nos lábios para aumento dos lábios e para correção das rítides periorais
Juvèderm Vollure XC	Ácido hialurônico	Allergan	Correção de rugas e pregas faciais moderadas a graves (como os sulcos nasolabiais)
Captique	Ácido hialurônico	Genzyme Biosurgery	Correção de rugas e pregas faciais moderadas a graves (como os sulcos nasolabiais)
Belotero Balance	Ácido hialurônico	Merz Pharmaceuticals	Injeção no tecido facial para suavizar rugas e dobras, especialmente à volta do nariz e da boca (sulcos nasolabiais)
Prevelle Silk	Ácido hialurônico, lidocaína	Genzyme Biosurgery	Correção de rugas e pregas faciais moderadas a graves (como os sulcos nasolabiais)
Radiesse	Hidroxiapatita	Bioform Medical, Inc.	Correção dos sinais de perda de gordura facial (lipoatrofia) em pessoas com VIH Correção de rugas e pregas faciais moderadas a graves (como os sulcos nasolabiais) Implante subdérmico para aumento da mão para corrigir perda de volume no dorso das mãos
Sculptra eSculptra Aesthetic	Ácido poli-L-lático (PLLA)	Sanofi Aventis U.S.	Lipoatrofia facial em pessoas com VIH Correção do sulco nasolabial superficial a profundo e de outras rugas faciais ou deficiências de contorno
Elevess	Ácido hialurônico, lidocaína	Anika Therapeutics	Correção de rugas e pregas faciais moderadas a graves (como os sulcos nasolabiais)
Teosyal RHA 1, 2, 3, e 4	Ácido hialurônico, lidocaína	Teoxane	Correção de rugas e pregas faciais dinâmicas moderadas a graves e dobras, como as dobras nasolabiais
Revanesse Versa	Ácido hialurônico, lidocaína	Prollenium Medical Technologies Inc.	Correção de rugas e dobras faciais moderadas a graves, como os sulcos nasolabiais
Bellafill (antigamente Artefill)	Pérolas de polimetilmetacrilato colágeno e lidocaína	Suniva Medical	Correção dos sulcos nasolabiais e das cicatrizes de acne moderadas a graves, cicatrizes de acne faciais atróficas e distensíveis nas bochechas

com uma hipersensibilidade à lidocaína. Os produtos mais antigos, que eram fabricados a partir de cristas de galo, foram descontinuados devido a preocupações de biossegurança.

Propriedades Mecânicas/Reologia

Os géis de HA produzidos por bioengenharia possuem diferentes características de fluxo com base na concentração de HA que contêm e grau e tipo de reticulação utilizados durante o seu processo de fabricação.[7] Ao considerar qual o material de enchimento para corrigir áreas específicas do rosto, a seleção do gel correto com as propriedades físicas ideais pode conduzir a resultados superiores e menos efeitos adversos. Por exemplo, quando o objetivo do tratamento é a volumização dos compartimentos de gordura profunda do terço médio do rosto, a escolha de um gel altamente reticulado, altamente coeso, mais elástico (alto G') e "mais duro" seria o mais adequado, uma vez que este material produziria uma projeção vertical ótima e ofereceria maior resistência à deformação por cisalhamento, mantendo forma e tamanho após a injeção. Por outro lado, quando se tenta corrigir rítides dérmicas finas e mais superficiais, um material elástico e pouco coesivo, um gel "mais macio," permitirá um fluxo e moldagem no tecido. Animação facial, exterior (i. e., compressão, alongamento) e gravidade são forças que afetam diretamente a longevidade e o desempenho. Da mesma forma, a profundidade de colocação do gel também determina o grau de projeção e contorno alcançado por *bolus* de injeção individuais. A matriz dérmica mais apertada impedirá que o *bolus* injetado se espalhe lateralmente, apesar da compressão vertical externa, enquanto a injeção do mesmo material no plano subcutâneo mais fraco permitirá que o gel se espalhe mais facilmente sob um *stress* mecânico semelhante. A concentração de HA também tem impacto no desempenho dos produtos individuais, com géis mais concentrados (ou seja, 20-24 mg/mL de HA) que induzem significativamente mais reidratação e, por conseguinte, volumização depois de serem implantados.

Segurança e Contraindicações

Os géis de enchimento de HA são quase universalmente bem tolerados e devido à ausência de especificidade de espécies ou tecidos são considerados imunologicamente inertes. As verdadeiras reações de hipersensibilidade são raras, mas foram publicados relatos de casos.[8-10]

Uma vez que os AH exógenos são principalmente derivados da bactéria *Streptococcus equi*, uma hipersensibilidade conhecida a bactérias estreptocócicas ou a bactérias gram-positivas deve impedir a utilização destes géis nesses doentes. Da mesma forma, uma hipersensibilidade conhecida à lidocaína pode ser uma contraindicação para a utilização de géis contendo lidocaína. A maioria dos produtos de marca, como o Restylane, estão disponíveis sem lidocaína. Além disso, impurezas no processo de fabricação e/ou manuseamento e injeções inadequadas ou demasiado frequentes podem potencialmente resultar em respostas inflamatórias adversas.

A segurança de todos os materiais injetáveis não foi estudada durante a gravidez ou o aleitamento, pelo que a sua utilização em ambas as situações não é, por conseguinte, recomendada.

16.2.2 Hidroxiapatita de Cálcio

O Radiesse é um implante injetável composto por microesferas lisas de CaHA (diâmetro de 25-45 μm) suspensas num suporte de gel de carboximetilcelulose de sódio. Após a implantação, o gel de suporte é reabsorvido ao longo de vários meses e é gradualmente substituído por um estroma fibrovascular infiltrante que induz gradualmente a produção de novo colágeno tipo I à volta das microesferas.[11] É assim considerado um implante semipermanente com uma longevidade estimada de 2 anos ou mais.[12]

Foi inicialmente aprovado pela FDA para a correção da lipoatrofia facial relacionada com o VIH, mas desde então também foi aprovado para a correção de rugas faciais ligeiras a moderadas e para corrigir a perda de volume no dorso das mãos. Trata-se de um gel branco opaco que pode tornar-se visível quando colocado demasiado superficialmente na derme; por isso, deve ser utilizado como um preenchimento dérmico mais profundo. Devido ao seu teor de cálcio, é radiopaco e pode aparecer como estrias lineares de alta atenuação ou focos hipermetabólicos na tomografia por emissão de pósitrons de fluorodesoxiglicose (FDG-PET).[13] Esta é uma consideração importante quando se coloca o material à volta de estruturas ósseas profundas da face e os doentes devem ser informados desta armadilha para que os futuros prestadores de serviços (ou seja, dentistas radiologistas) estejam cientes deste potencial artefato.

Reações inflamatórias e nodularidade persistente têm sido relatadas como potenciais complicações.[14]

16.2.3 Ácido Poli-L-lático

O Sculptra é um implante injetável que consiste em micropartículas de um polímero biocompatível, biodegradável e sintético da família dos alfa-hidroxiácidos. É fornecido como uma preparação liofilizada estéril contendo PLLA, carboximetilcelulose de sódio (USP), manitol não pirogênico (USP), que tem de ser reconstituído antes da utilização por meio da adição de água estéril para injeção (SWFI), USP para formar uma suspensão estéril e não pirogênica. Os padrões de diluição variam, mas a maioria dos médicos recomenda a adição de 8 mL de água estéril e 1 mL de lidocaína a cada frasco para injetáveis, pelo menos 2 a 24 horas antes da injeção para hidratação completa do produto. Após a injeção, as micropartículas de PLLA induzem uma reação inflamatória que resulta na formação de tecido conjuntivo fibroso e neocolagênese.[15]

As injeções são efetuadas com agulhas de maior calibre (25 a 26 gauge) para evitar o entupimento e agulhas mais longas (1,25 polegadas) para facilitar o alcance no plano subcutâneo profundo. No tratamento da região médio-facial, um método consiste em colocar primeiro um conjunto de solução de lidocaína intradérmica a 1% nas bochechas malares laterais e 1 cm lateral a cada comissura oral como pontos de entrada. Segue-se a inserção da agulha e a injeção retrógrada da suspensão num padrão em leque com base em cada um dos pontos de injeção, com o objetivo de depositar uma rede uniforme em toda a região de tratamento. A decisão de quantos frascos injetar depende do grau de atrofia dos tecidos moles subcutâneos e deve ser tomada em conjunto com cada paciente. Após a injeção, é feita uma massagem manual contra o osso para assegurar uma distribuição homogênea do produto. À medida que são injetados volumes significativos da suspensão, os pacientes notarão uma volumização dramática inicial ou "sobrecorreção" das áreas tratadas. É importante explicar aos doentes que a insuflação inicial é o resultado do líquido de reconstituição utilizado para hidratar o produto e que este será reabsorvido no prazo de 1 a 3 dias. Além disso, os doentes devem ser aconselhados sobre o "efeito de enchimento" retardado do produto e que sessões mensais de tratamento serão necessárias para alcançar o resultado total.[16]

16.2.4 Pérolas de Polimetilmetacrilato, Colágeno e Lidocaína

O Bellafill é um implante composto por microesferas não reabsorvíveis de polimetilmetacrilato (PMMA) não reabsorvíveis, com 30 a 50 μm de diâmetro, suspensas num gel transportador à base de água composto por 3,5% de colágeno bovino, 92,6% de água isotônica tamponada para injeção, 0,3% de cloridrato de lidocaína, 2,7% de tampão fosfato e 0,9% de cloreto de sódio. Após a implantação, a correção imediata é conseguida pelo colágeno no qual as microesferas estão suspensas. Com o início da reabsorção do colágeno, inicia-se uma reação inflamatória de corpo estranho composta por macrófagos, fibroblastos e capilares contra as microesferas, induzindo neocolagênese e preenchendo os espaços intersticiais entre as microesferas. Como as microesferas residuais de PMMA não são biodegradáveis, este dispositivo é considerado permanente com longevidade em tecido humano demonstrada até 20 anos.[17]

O PMMA está indicado para a correção de sulcos nasolabiais e cicatrizes de acne faciais atróficas e distensíveis moderadas a graves nas bochechas em pacientes com mais de 21 anos.[18] É contraindicado para doentes com história de alergia a quaisquer produtos de colágeno bovino, incluindo, entre outros, colágenos injetáveis, implantes de colágeno, esponjas hemostáticas e suturas à base de colágeno. Também é contraindicado para o aumento dos lábios.

As reações adversas incluem reações no local da injeção, eritema, nodularidade, reações de hipersensibilidade, edema persistente, edema e formação de granuloma.[19,20]

16.2.5 Silicone Líquido Injetável

A injeção de silicone de grau médico altamente purificado (polidimetilsiloxano) tem sido efetuada para o contorno corporal e aumento dos tecidos moles há décadas, mas a prática continua a ser controversa nos Estados Unidos. Apenas dois produtos (AdatoSil e Silikon1000) estão aprovados pela FDA para o tratamento do descolamento da retina e qualquer utilização para injeção intradérmica cosmética é considerada "*off-label*". O método de injeção mais aceitável é uma técnica de punção de microgotas em série, por meio da qual menos de 0,01 mL de silicone líquido é colocado no plano subdérmico em intervalos de 2 a 4 mm.[21] Apesar do seu carácter inerte, as impurezas nos vários produtos utilizados (alguns de grau não médico) e técnicas de injeção inadequadas têm sido implicadas numa variedade de reações inflamatórias adversas, incluindo eritema persistente, edema, formação de pápulas, nódulos, abcessos e granulomas.

16.3 Utilizações Clínicas e Técnica

16.3.1 Cuidados Pré-Operatórios

Obtenção de um historial médico completo, incluindo comorbilidades e medicamentos atuais, bem como um exame físico, deve fazer parte da avaliação pré-operatória de cada doente. Os doentes são aconselhados a evitar o consumo de álcool durante 24 horas antes do tratamento. Doentes com história de herpes labial simples que pretendam melhorar os seus lábios e/ou a região perioral devem receber tratamento antiviral profilático de acordo com os protocolos estabelecidos.

O consentimento informado por escrito e fotografias pré-operatórias padronizadas de alta qualidade devem ser obtidos antes do tratamento. O consentimento informado deve ser adaptado a cada paciente e destacar especificamente o uso pretendido do preenchedor e se a área a ser tratada é considerada uma indicação "*off-label*". Se os produtos utilizados forem diluídos com lidocaína para alterar as suas propriedades reológicas, isto também é considerada uma utilização "*off-label*".

Os riscos potenciais específicos da zona a ser injetada devem ser discutidos verbalmente com o doente.

A zona-alvo deve ser lavada com água e sabão suave para remover qualquer maquiagem ou produto cosmecêutico. A pele deve ser limpa com um toalhete com álcool e alguns injetores utilizam adicionalmente um agente antisséptico, como gluconato de clorexidina a 4% ou iodo para diminuir ainda mais o risco de inoculação bacteriana durante a injeção. Os doentes devem ser aconselhados a evitar submeter-se a procedimentos dentários ou cirurgia oral durante 2 semanas antes e depois do tratamento com *fillers*, dado o risco de bacteremia e o consequente potencial de infecção e/ou e/ou formação de biofilme. Os doentes devem ser injetados numa posição sentada direita com a cabeça apoiada e sob iluminação intensa.

16.3.2 Rejuvenescimento Médio-Facial

A fisiopatologia do envelhecimento da face é uma interação complexa de fatores intrínsecos/genéticos e extrínsecos/ambientais. Em primeiro lugar, o esqueleto facial sofre alterações cronológicas, principalmente devido à reabsorção óssea e ao *stress* muscular sobre as ligações osteotendinosas, que conduzem a uma mudança estrutural da forma e do ângulo dos ossos faciais. Em segundo lugar, o enfraquecimento e o adelgaçamento dos músculos faciais e dos ligamentos de suporte, como o SMAS ou o ligamento zigomático, resultam na perda de suporte e no deslocamento para baixo dos compartimentos de gordura subcutânea. Finalmente, perda de volume de gordura de estruturas importantes do tecido mole médio-facial, como a almofada de gordura *suborbicularis oculi* (SOOF), leva a uma aparência geral abatida e atrofiada do terço médio da face.[22]

O aumento dos tecidos moles com géis de preenchimento e/ou gordura tornou-se o método preferido para tratar a perda de volume do terço médio da face. O objetivo principal é a restauração da proeminência malar e da bochecha superior com uma convexidade natural que depois transita suavemente para baixo em direção à cavidade do meio da bochecha, sob a forma de uma curva de Ogee. A projeção alcançada na bochecha malar ajudará a reorientar os vetores de orientação inferior da face flácida, o que, por sua vez, resulta em "*lifting*" e sustentação do terço inferior da face. Como resultado, esta abordagem leva a uma suavização da aparência das dobras nasolabiais e dos sulcos pré-palpebrais e uma aparência global mais jovem[23] (▶ Fig. 16.1). Esta técnica tem sido descrita como parte do popularizado "*Y-lift*", com o objetivo de acentuar as proeminências malares laterais em conjunto com a redefinição do ângulo mandibular, linha da mandíbula e queixo.

O rejuvenescimento do terço médio da face deve começar com a injeção de cargas com maior rigidez (alto módulo de elasticidade, G') nos compartimentos profundos de gordura do terço médio da face. A injeção destes géis "mais duros" deve ser realizada como *boluses* únicos colocados supraperiostialmente e deve ser feita apenas após a retração do êmbolo para assegurar a colocação extravascular.

Alguns injetores preferem utilizar cânulas de ponta romba para fazer fluir o gel para os planos de tecido mais profundos e utilizar um único ponto de injeção posicionado lateralmente à proeminência malar ou na base da parte inferior das bochechas para espalhar o gel em diferentes direções radialmente.[24] Os preenchimentos habitualmente utilizados para este fim incluem Restylane Lyft, Restylane Defyne, Juvèderm Voluma, Juvèderm Ultra Plus e Radiesse.

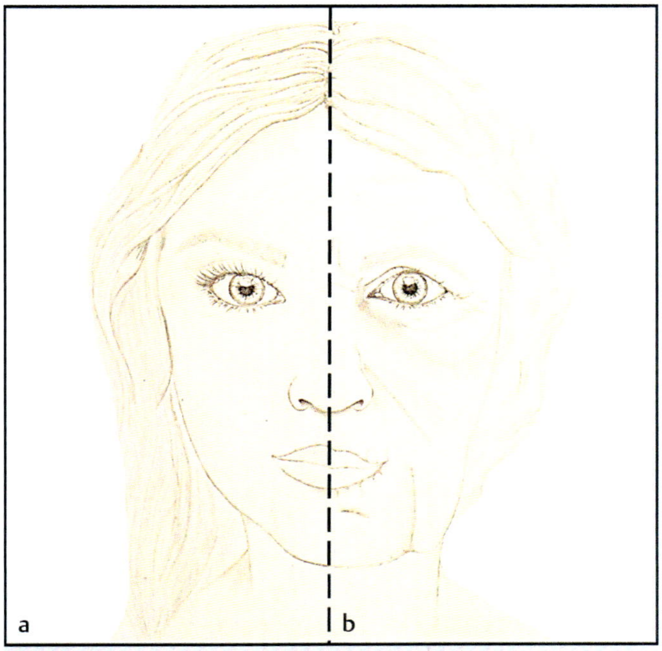

Fig. 16.1 Anatomia do envelhecimento facial. (Reproduzida de Cotofana S, Fratila AA, Schenck TL *et al.* The anatomy of the aging face: A review. Facial Plastic Surgery 2016; 32(03):253-60.)

Se necessário, após uma volumização mais profunda das bochechas, pode então ser injetado um gel menos viscoso mais superficialmente diretamente por baixo das pregas nasolabiais, quer por punções seriadas de pequeno *bolus* ou de técnicas de com uma agulha ou cânula. Certos produtos, como o Restylane Defyne e o Restylane Refyne, foram especificamente formulados para o tratamento de áreas em constante de estiramento e compressão muscular, sendo ideais para a correção dos sulcos nasolabiais e linhas de marionete. Foi demonstrado que se adaptam ao movimento facial, resultando numa correção natural sustentada durante a animação facial.[25] O Restylane Defyne é tipicamente indicado para sulcos mais profundos e o Restylane Refyne para linhas mais superficiais.

A quantidade de material de enchimento necessária para alcançar o resultado desejado depende do grau de distrofia do tecido mole subcutâneo e do volume perdido, da idade do paciente e características anatômicas individuais. Em doentes com atrofia médio-facial grave, como a observada na lipoatrofia associada ao VIH, a utilização de implantes semipermanentes, como o CaHA de cálcio ou injeções repetidas de PLLA a cada 4 a 6 meses, produz resultados estéticos excelentes e duradouros[26,27] (▶ Fig. 16.2).

16.3.3 Região Periorbital

A perda de gordura subcutânea ao longo do sulco nasojugal leva ao aparecimento de almofadas de gordura infraorbital, que também se projeta devido à gravidade e à falta de apoio dos ligamentos de retenção orbital. Além disso, a deslocação para baixo dos compartimentos de gordura infraorbitária sobre um septo orbital enfraquecido cria uma órbita mais profunda e mais larga e uma deformidade convexa dupla da pálpebra inferior.[28] O resultado é um curvilíneo que começa no canto medial estendendo-se lateralmente e paralelamente ao rebordo orbital inferior, dando aos pacientes uma aparência "cansada" e "vazia".

A correção desta deformidade com materiais de enchimento injetáveis muitas vezes requer o aumento concomitante da região malar da bochecha para misturar uniformemente ambas as subunidades anatômicas numa transição perfeita. As injeções devem ser colocadas supraperiostialmente em pequenos bolos individuais e após retração do êmbolo para assegurar a colocação extravascular. A utilização de uma cânula de ponta romba inserida na zona lateral malar ou na parte inferior da bochecha permite um acesso fácil ao espaço por baixo do músculo *orbicular oculi* e pode, assim, resultar em menos trauma tecidual e equimose. Em doentes com perda de volume grave e uma deformidade proeminente do canal lacrimal, injeção a vários níveis de profundidade e uma combinação de géis "mais duros" e "mais macios" para obter uma correção completa e uniforme de todas as subunidades anatômicas pode ser necessário.

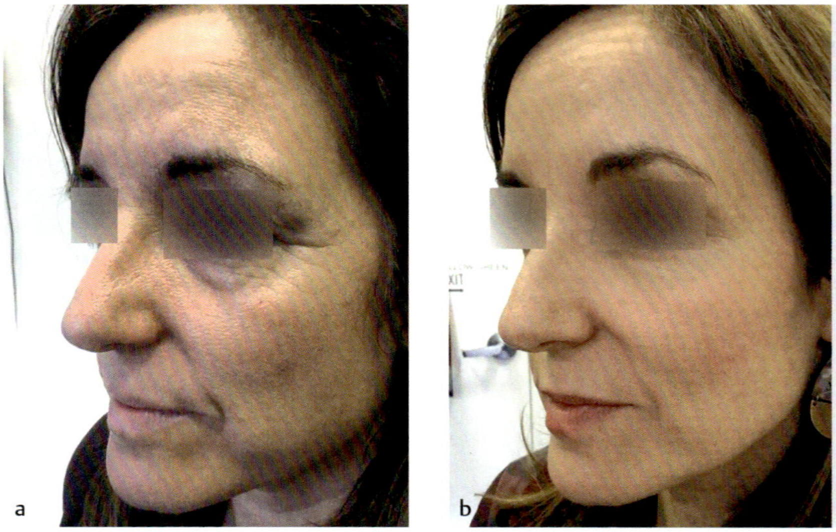

Fig. 16.2 Aumento médio-facial. **(a)** Antes. **(b)** Depois.

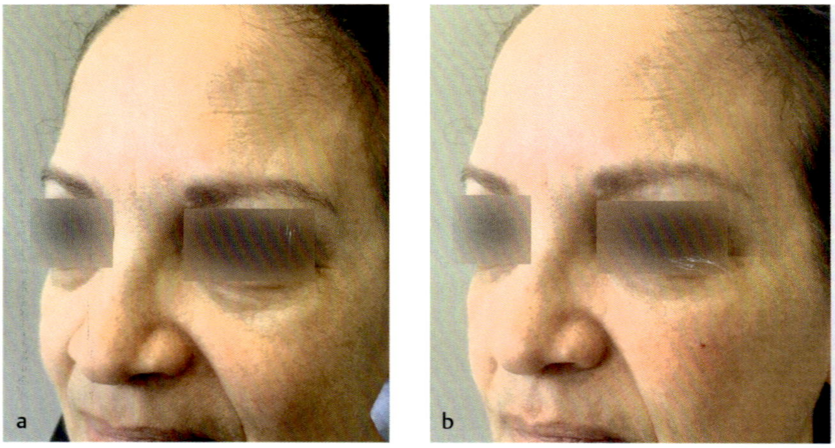

Fig. 16.3 Aumento periorbital. **(a)** Antes. **(b)** Depois.

As caudas laterais das sobrancelhas podem ser injetadas com pequenas quantidades de enchimento para aumentar a protrusão e o "*lifting*" das sobrancelhas. As injeções são colocadas supraperiostialmente e são necessários volumes muito pequenos para obter os resultados desejados (▶ Fig. 16.3).

16.3.4 Face Superior

Perda de gordura subcutânea na zona média e inferior da testa em pacientes que têm um osso frontal achatado ou ligeiramente côncavo pode levar à acentuação das cristas supraorbitais, dando aos pacientes uma aparência "esqueletizada". Esta região pode ser injetada com géis de preenchimento para restaurar um contorno mais convexo e suavizar a transição para a face média e a região ocular. As injeções são colocadas submuscularmente como pequenos bolos, uniformemente espaçados, utilizando uma técnica de punção em série numa linha horizontal ao longo da depressão ou utilizando uma cânula de ponta romba inserida no terço superior da testa. Segue-se uma massagem digital firme para distribuir uniformemente o material implantado.

Os sulcos glabelares são por vezes injetados para corrigir a depressão vertical entre as sobrancelhas mediais causada pelo envolvimento prolongado dos músculos prócero e corrugador. Esta região é considerada uma zona de "alto risco" para injeções de preenchimento devido à sua elevada vascularização, especificamente o posicionamento e a trajetória da artéria supratroclear e sua anastomose com a artéria oftálmica.[29] Assim, a correção de défices de volume nesta subunidade anatômica deve ser realizada apenas por injetores experientes.

O autor recomenda a utilização de um gel de baixa viscosidade, como Belotero Balance ou Restylane Silk, injetado muito lentamente e sob pressão extremamente baixa em alíquotas muito pequenas no plano dérmico profundo. A retração do êmbolo é sempre efetuada antes do avanço do gel para garantir a implantação extravascular. Recomenda-se também o tratamento prévio tratar primeiro as rítides dinâmicas com injeções de toxina botulínica nos grupos musculares corrugador e prócero, antes de considerar a correção dos sulcos residuais com um material de preenchimento.

Esta abordagem tem dois objetivos: em primeiro lugar, num acompanhamento, as rítides glabelares podem parecer mais rasas, exigindo menos volume de preenchimento para atingir a correção total e, segundo, a diminuição da ação muscular pode impedir a deslocação dinâmica do gel injetado, melhorando a sua longevidade.

A região temporal também está sujeita à perda de volume subcutâneo relacionada com a idade, incluindo a atrofia do músculo temporal, resultando num esvaziamento da fossa temporal. O processo zigomático circundante e o rebordo orbital lateral tornam-se mais pronunciados, conferindo um aspeto "angular" ou "agudo" à parte superior da face média. A injeção *off-label* de materiais de preenchimento nesta área restaura a convexidade natural da região e confere um contorno mais arredondado à testa lateral à medida que transita para as proeminências malares. Os géis HA de alto G' e o PLLA demonstraram bons resultados quando utilizados nesta região. As injeções podem ser colocadas com segurança em três níveis distintos: (1) o plano subcutâneo, onde frequentemente são preferidos os géis de baixo G', (2) profundamente à fáscia temporoparietal, e (3) profundamente abaixo do músculo temporal no periósteo. Neste último caso, a injeção lenta de um único depósito de um gel de maior G' leva a uma projeção uniforme de toda a fossa temporal.[30]

Os lóbulos das orelhas são por vezes injetados com preenchimentos dérmicos em mulheres idosas que perderam volume e desejam um rejuvenescimento para facilitar o uso de brincos. A gravidade, especialmente com o uso prolongado brincos pesados, resulta numa deformidade de estiramento e afinamento do lóbulo da orelha. A injeção *off-label* de géis de HA no plano subcutâneo é um excelente método para restaurar o volume perdido e remodelar os lóbulos das orelhas.

16.3.5 Face Inferior

Com o aumento da idade, a laxidão progressiva e a deiscência do septo mandibular, descida dos compartimentos de gordura malar e perioral e a reabsorção do osso alveolar levam à perda de definição da linha da mandíbula e à acentuação das linhas de marionete.[31]

As comissuras orais apontadas para baixo, muitas vezes referidas como "linhas de marionete" são uma preocupação comum para os pacientes, pois conferem um aspeto de "cara triste" aos lábios. Os casos ligeiros de papada podem ser melhorados apenas com o aumento de tecidos moles, mas deformidades mais graves com obliteração completa da linha da mandíbula são mais bem tratadas com uma ritidectomia cirúrgica e reposicionamento de gordura com ou sem lipoaspiração.[32] O uso de preenchedores de tecidos moles é uma excelente opção não invasiva, mas é considerada uma indicação *off-label* para todos os produtos comercialmente disponíveis.

Como mencionado anteriormente, a restauração do volume da face média (i. e., bochechas malares) irá "levantar" as bochechas inferiores e deve ser efetuada antes de tratar as rítides específicas da parte inferior do rosto. Ao fazê-lo, será provavelmente necessário um menor volume para corrigir totalmente as linhas de marionete e resultar numa aparência mais natural.

O queixo é um alvo comum para o aumento dos tecidos moles e/ou mentoplastia em pacientes com diferentes graus de retrusão do queixo. Embora as proporções estéticas ideais do queixo variem consoante o sexo e a etnia, um queixo esférico, mais estreito e ligeiramente mais saliente é geralmente considerado uma forma esteticamente mais agradável nas mulheres, enquanto um queixo mais retangular, mais largo e mais plano é considerado mais atrativo nos homens. Os géis de preenchimento podem ser empregados utilizando diferentes técnicas de injeção e profundidades para remodelar o contorno do mento.[33]

Além disso, a redefinição da linha da mandíbula por meio da injeção de depósitos seriais ou lineares ao longo do ângulo mandibular acentuará o seu comprimento e afiará o bordo inferior da face para uma aparência mais jovem.[34]

16.3.6 Lábios

A volumização dos lábios é uma indicação muito procurada, especialmente com o avançar da idade, uma vez que a mucosa labial desincha, a cutânea do lábio superior alonga-se e o vermelhão do lábio perde a sua forma.

Nas mulheres, em particular, a recuperação do bordo do vermelhão ligeiramente para cima, na junção do lábio cutâneo e da mucosa, e a reposição do volume perdido dos lábios mucosos superior e inferior conduzem a uma aparência mais jovem e atrativa.[35,36] A proporção "ideal" de volume do lábio superior para o inferior é objeto de interpretação individual e de preferência pessoal ou cultural. Alguns injetores defendem volumes ligeiramente superiores do lábio inferior em comparação com o superior e sugerem que se procure um rácio de volume de 1,6:1, respetivamente. Outros injetores expressam a sua preferência por rácios labiais mais equivalentes e os próprios doentes demonstraram que as suas preferências de volume variam frequentemente dependendo da sua idade.[37] Tal como acontece com outras subunidades do rosto, o rejuvenescimento dos lábios e da região perioral deve ser frequentemente acompanhado por uma restauração volumétrica do terço inferior da face para restaurar o suporte estrutural do queixo e da linha da mandíbula.

Os géis de HA de partículas pequenas e médias, como o Restylane ou o Juvèderm Volbella, podem ser utilizados com segurança para restaurar o volume nos lábios mucosos, enquanto os géis mais finos são frequentemente injetados para redefinir e afinar o bordo do vermelhão e as colunas do filtro.

Os lábios cutâneos superiores e inferiores também sofrem uma perda de volume dérmico e epidérmica devido ao envelhecimento intrínseco e extrínseco e desenvolvem rítides orientadas radialmente. Estas podem ser podem ser corrigidas por meio da injeção de pequenos bolos de géis de partículas de HA. Alguns injetores recomendam uma diluição adicional dos produtos de HA disponíveis no mercado com quantidades variáveis de lidocaína ou solução salina bacteriostática para diminuir a sua viscosidade e facilitar o fluxo para rítides menores e superficiais. Existem provas contraditórias sobre o benefício da diluição dos géis de HA, uma vez que a hidratação adicional irá invariavelmente afetar o G' e a sua capacidade inerente de "levantar"[38] (▶ Fig. 16.4).

16.3.7 Pescoço

Com o avançar da idade, a degradação acelerada do colágeno e o movimento constante dos músculos do pescoço resultam

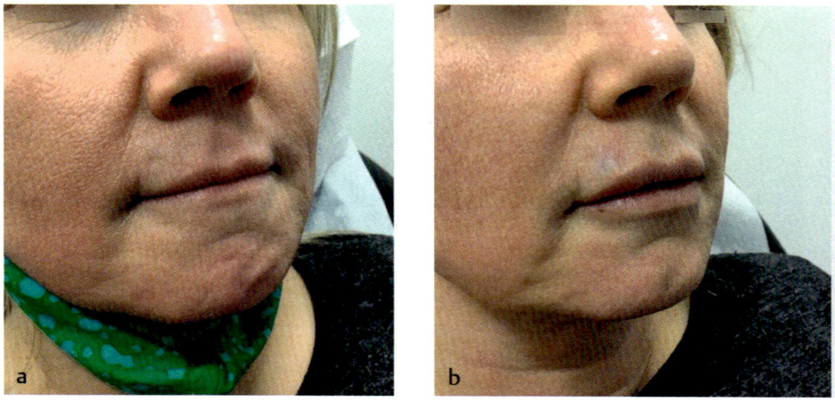

Fig. 16.4 (a, b) Antes e depois do aumento labial.

na flacidez da pele e no enrugamento horizontal da pele. Estas linhas superficiais podem ser traçadas pela injeção de um gel "mais suave" de baixo G, numa perfuração em série ou num traçado linear até se obter uma correção total.

16.3.8 Mãos

A perda de gordura subcutânea no dorso das mãos confere uma aparência "esqueletizada" às mãos envelhecidas, com proeminência dos tendões extensores digitais e das veias superficiais. Existem dois produtos aprovados pela FDA para injeção no dorso das mãos: Radiesse e Restylane Lyft. Ambos são injetados de forma retrógrada e linear, paralelamente aos tendões extensores digitais num plano subcutâneo. A injeção pode ser realizada com uma agulha ou uma cânula através de um único ou múltiplos pontos de injeção, normalmente localizados sobre a base das articulações metacarpofalângeas e apontando o dispositivo de injeção proximalmente.[39] Após a aplicação do material, é efetuada uma massagem manual firme perpendicular aos tendões extensores para assegurar um espalhamento. Dado o fino plano subcutâneo e dérmico, não é raro que as pápulas e os nódulos se tornem visíveis após o tratamento. Tal como acontece com outras regiões anatômicas altamente vasculares, recomenda-se a retração do êmbolo da seringa antes da injeção para assegurar a colocação extravascular do material. Para evitar complicações, incluindo nodularidade, dor, edema excessivo e dificuldade em formar um punho, recomenda-se um volume máximo de 1,6 mL para a injeção em cada mão.

16.3.9 Cicatrizes

As cicatrizes atróficas, especialmente as que resultam de lesões antigas de acne, são normalmente corrigidas com a injeção de dérmicos. As cicatrizes ligeiramente deprimidas, como as do tipo "rolante respondem muito bem a pequenos bolos de géis finos de HA injetados diretamente por baixo da depressão.[40] Cuidado para não injetar demasiado superficialmente para evitar pápulas azuladas visíveis devido ao efeito Tyndall. Como mencionado anteriormente, o gel de colágeno PMMA foi aprovado pela FDA para a correção semipermanente de cicatrizes de acne atróficas nas bochechas.[17]

16.3.10 Outras Utilizações Não Autorizadas

Devido à sua versatilidade, segurança e facilidade de utilização, os *fillers* estão sendo injetados num número crescente de áreas onde se pretende aumentar o volume. Aumento não cirúrgico da ponte nasal e definição do dorso nasal, especialmente em pacientes asiáticos que procuram melhorar o seu perfil lateral, é um procedimento popular. No entanto, devido a uma grande variação anatômica da artéria nasal dorsal, a injeção na sua vizinhança é considerada de "alto risco" de complicações vasculares, pelo que é melhor evitá-la.[41] O contorno corporal da região abdominal e glúteo também tem sido tentado utilizando-se PLLA, géis de HA, microesferas de PMMA e silicone líquido. Estes procedimentos são todos *off-label* e são frequentemente efetuados por médicos, bem como por prestadores e não licenciados que exercem a sua atividade fora dos Estados Unidos, principalmente na América do Sul. Devido aos grandes volumes de material necessário para obter um realce visível destas áreas, existe também uma taxa mais elevada de complicações associadas a estas injeções, incluindo celulite, biofilme e formação de abcessos, miosite, nódulos subcutâneos e/ou granulomas, necrose da pele, ulceração, formação de fístula, embolização e até mesmo a morte. A melhoria dos órgãos genitais externos masculinos e femininos com preenchimentos injetáveis também foi relatada.[42,43]

16.4 Armadilhas e Complicações

16.4.1 Cuidados Pós-Operatórios

Imediatamente após a injeção, a área de tratamento deve ser gelada e deve ser aplicada pressão para minimizar o risco de edema e equimose. Os doentes devem ser instruídos para evitar exercício extenuante e anti-inflamatórios não esteroides durante 2 a 3 dias após a aplicação das injeções de preenchimento para minimizar ainda mais o risco de hematomas. Se possível, instruir os doentes para dormirem numa posição supina com a cabeça ligeiramente elevada para minimizar o edema. Recomenda-se também que se evitem massagens faciais ou manipular a área tratada para evitar a deformação ou deslocação dos géis implantados. Para o controle da dor pós-injeção, recomenda-se aos doentes que tomem acetaminofeno conforme necessário e que continuem a aplicação de sacos de gelo durante 10 a 20 minutos, quatro a cinco vezes por dia, durante alguns dias. O uso de protetor solar, maquiagem e outros cosméticos é permitido no dia seguinte ao procedimento.

16.4.2 Edema

A injeção de qualquer material estranho no corpo humano provocará um certo grau de inflamação, resultando em inchaço, mas os implantes de enchimento mais utilizados atualmente são concebidos para serem bastante inertes. Os HAs, em particular, são extremamente hidrofílicos e causam naturalmente edema nos primeiros 1 a 2 dias após a injeção. É útil tranquilizar os doentes quanto a esta reação normal e transitória e explicar que se resolverá com elevação, aplicação de compressas frias e evitar o consumo de alimentos salgados durante os primeiros dias após a injeção. O edema grave é invulgar e tende a ocorrer mais frequentemente em áreas com planos dérmicos mais finos, como os lábios ou a região periorbital, ou quando são géis de HA mais concentrados. Para casos graves, pode ser necessário um curso de 1 a 3 dias de corticosteroides orais para ajudar o doente a se recuperar mais rapidamente.

16.4.3 Equimoses

As equimoses ligeiras e pontuais no local de inserção da agulha são normais e esperadas e, normalmente, desaparecem no prazo de 5 a 7 dias. Os doentes com uma diátese hemorrágica subjacente ou doentes que tomam habitualmente anticoagulantes, incluindo vitaminas e suplementos de ervas (vitamina E, ácidos graxos ômega-3, Ginkgo biloba, ginseng ou alho) ou aspirina diária profiláctica de baixa dose ou outros anti-inflamatórios não esteroides, podem ter equimoses mais pronunciadas após a injeção. O risco também se correlaciona com a vascularização e a anatomia dos locais tratados, o número de picadas de agulha efetuadas e a técnica de injeção. Sempre que possível, recomenda-se esticar a pele e utilizar uma iluminação adequada para ajudar a visualizar as estruturas vasculares antes da inserção da agulha. A compressão digital pós-tratamento e/ou a utilização de frio também ajudam a induzir a hemostasia e a prevenir equimoses. A decisão de recomendar ou não a interrupção de anticoagulantes antes do aumento de tecidos moles baseia-se na experiência e no nível de conforto do médico, mas também pode ser ditada pelo local visado. Por exemplo, o autor recomenda evitar anticoagulantes e suplementos orais com efeitos anticoagulantes conhecidos durante um período de 7 dias antes de tratar a área periorbital, se se possível, dada a anatomia altamente vascular do local, o plano dérmico fino e a localização superficial do músculo *orbicularis oculi*.

Alguns médicos recomendam a utilização de *Arnica montana* tópica ou oral após o tratamento para ajudar a minimizar as equimoses. Em casos mais graves, um *laser* de corante pulsado ou uma luz intensa pulsada podem ser utilizados para acelerar a resolução das equimoses.[44]

16.4.4 Oclusão Vascular

Com o rápido aumento do número de procedimentos de preenchimento que são efetuados todos os anos, o número de complicações vasculares também aumentou em paralelo. O comprometimento vascular pode resultar da injeção intravascular direta de um gel ou da compressão arterial externa por um *bolus* adjacente. As manifestações clínicas da oclusão vascular dependem do local injetado e do vaso sanguíneo comprometido. Quando um ramo arterial cutâneo sofre embolização, os doentes podem sentir um início imediato de dor e branqueamento da pele, que pode depois progredir para manchas reticulares eritematosas ou violáceas. Pode ocorrer necrose da pele com descamação ou ulceração que pode resultar em cicatrizes permanentes.

A complicação vascular mais temida das injeções de preenchimento é o comprometimento ocular que resulta em cegueira. Isto ocorre por causa da embolização retrógrada da artéria oftálmica devido à injeção de um dos seus ramos ou anastomoses. As artérias com maior risco de injeção incluem as artérias supratroclear, nasal dorsal, supraorbital e artérias angulares. Os doentes podem sentir dor ocular súbita, dores de cabeça, náuseas e alteração do estado mental. Até a data, 143 casos de complicações oftalmológicas foram relatados na literatura, sendo a maioria dos casos resultantes da injeção de gordura autóloga ou HA na região glabelar, na testa ou nas regiões nasais.[45,46]

É crucial reconhecer estas complicações potencialmente devastadoras e iniciar um tratamento imediato. As medidas gerais incluem parar imediatamente a injeção, massajar a zona, aplicar compressas quentes e pasta de nitroglicerina, injetar a área com hialuronidase (se foi usado gel de HA) e administrar aspirina diariamente durante 7 dias. As duas formulações comerciais mais utilizadas de hialuronidase em dermatologia incluem um agente recombinante humano (Hylenex, concentração de 150 U/1 mL) e uma hialuronidase testicular de ovino (Vitrase, concentração: 200 U/1 mL). A sua utilização para dissolver géis de HA injetado é considerada não indicada e existem várias propostas de protocolos de tratamento, incluindo injeções diárias *versus* injeções de hora a hora, dependendo da área de superfície e/ou tamanho do vaso que se suspeita estar comprometido. O objetivo é inundar todo o bloco de tecido com enzima suficiente para quebrar quaisquer partículas intravasculares de HA e aliviar a obstrução.[47] Dado o potencial de sensibilidade cruzada de hialuronidase presente no veneno de abelha, uma história cuidadosa deve identificar os doentes em risco de desenvolver uma reação de hipersensibilidade à hialuronidase terapêutica, e pode ser necessário efetuar testes cutâneos em indivíduos com reações anafiláticas anteriores a picadas de abelha. Em emergências e quando confrontados com um comprometimento vascular potencialmente catastrófico devido à injeção de HA, a decisão de utilizar a hialuronidase nesse doente dependerá de uma avaliação cuidadosa dos riscos e benefícios.[48]

Se se suspeitar de um evento isquêmico ocular, a transferência imediata para um ambiente de internamento e/ou consulta de oftalmologia urgente é crucial. Alguns autores

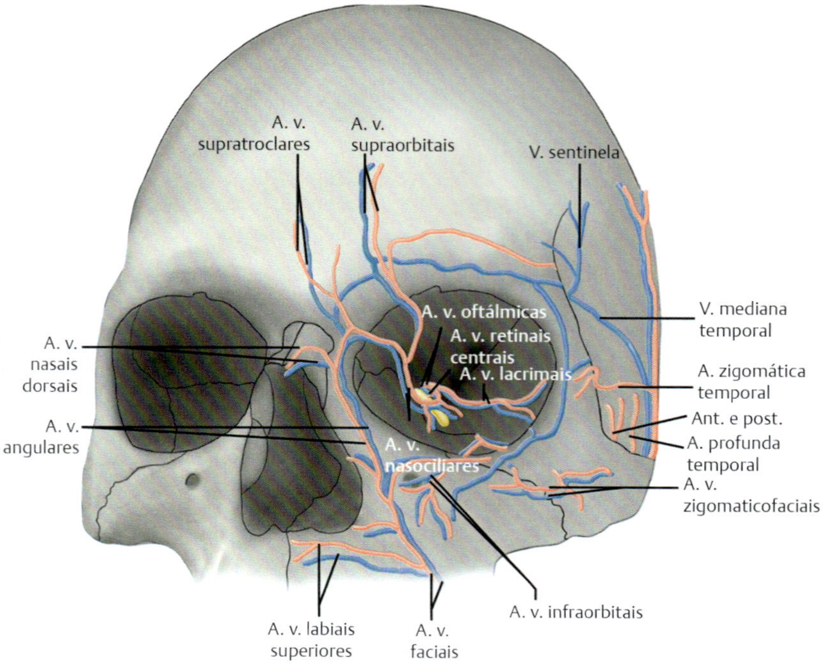

Fig. 16.5 Anatomia da área de alto risco.

defendem a injeção retrobulbar imediata de hialuronidase, numa tentativa de tentar inundar o feixe do nervo ótico/vascular e permitir que a hialuronidase se difunda na artéria central da retina ocluída.[49] Há evidências, no entanto, de que a hialuronidase não atravessa a dura-máter do nervo ótico, resultando numa falha em atingir a artéria central da retina.[50]

Como mencionado anteriormente, certas áreas altamente vasculares da face estão expostas a um risco acrescido de injeção intravascular e devem ser evitadas, se possível, ou abordadas com cuidado extremo (▶ Fig. 16.5). É fundamental os injetores terem um conhecimento profundo da anatomia vascular da face e praticarem técnicas de injeção conservadoras para evitar complicações. Por exemplo, recomenda-se evitar a injeção forçada ou rápida de grandes quantidades de material num único ponto de injeção estático, uma vez que pode aumentar o risco de compressão dos vasos sanguíneos externos adjacentes, especialmente em espaços apertados enquadrados por estruturas mais duras, como cartilagem ou osso. Recomenda-se também que, antes de cada injeção, proceda-se a uma ligeira retração ("teste de tração") do êmbolo da seringa após a inserção da agulha ou reposicionamento da ponta da agulha para assegurar a ausência de sangue no encaixe anterior da agulha. Esta técnica, contudo, não é garantia de injeção extravascular, uma vez que a reaspiração do sangue pode ser impedida pelo gel viscoso no lúmen da agulha.[51] A identificação e palpação de artérias conhecidas em risco de injeção é crucial antes do tratamento. Alguns autores recomendam a oclusão externa digital desses vasos como salvaguarda adicional para evitar o fluxo retrógrado de géis injetados. Um exemplo é manter um dedo sobre a artéria supratroclear antes e durante a injeção das pregas glabelares.[29] Outra abordagem consiste em manter a ponta da agulha ou cânula em micromovimento constante enquanto se injeta lentamente o gel com baixa pressão para evitar a deposição intraluminal.

16.4.5 Efeito Tyndall

Os géis translúcidos, como os HAs, podem causar uma descoloração azulada da pele sobrejacente quando injetados demasiado superficialmente no plano dérmico. Isto resulta da dispersão de comprimentos de onda mais curtos (azul e violeta) quando a luz visível passa através do conjunto de partículas de HA. Trata-se de um risco quando são injetados preenchimentos dérmicos com mais partículas e é frequentemente confundido com uma "nódoa negra". Dependendo da longevidade do gel de HA utilizado, a descoloração azulada pode ser duradoura e levar a uma ansiedade significativa e insatisfação com o tratamento.[52] Esta complicação pode ser evitada injetando o gel no plano subcutâneo mais profundo e injetando apenas pequenas alíquotas, especialmente em zonas de alto risco, como as regiões periorbital ou perioral. O tratamento inclui massagem firme, uma incisão de punhalada e drenagem do gel e, se necessário, a dissolução do gel com injeção de hialuronidase.

16.4.6 Nodularidade

A injeção de qualquer material de forma demasiadamente superficial ou em excessivas quantidades pode resultar em irregularidades de contorno visíveis. Isto é especialmente verdade quando são injetados géis mais duros (G' mais elevado), motivo pelo qual estes não devem ser utilizados para corrigir as rítides superficiais. Uma massagem manual suave pode ajudar a aplanar e a espalhar os nódulos visíveis, mas, no caso de lesões persistentes, uma incisão com extração ou injeção de hialuronidase, se aplicável, pode ser necessária. O risco de modularidade persistente é maior com a injeção de géis semipermanentes, como o CaHa de cálcio ou o PMMA. Um estudo recente em animais mostrou resultados promissores com a dissolução de partículas de CaHa utilizando a injeção intralesional de tiossulfato de sódio ou aplicação tópica de metabissulfito de sódio.[53] Reações granulomatosas que resultam em nódulos recalcitrantes crônicos são raras e têm sido relatadas principalmente após a injeção de silicone e PMMA.

16.4.7 Reações Inflamatórias e Biofilmes

As reações inflamatórias aos materiais de preenchimento injetados, especialmente géis à base de HA, são pouco frequentes. Quando ocorrem, podem representar reações imunitárias estéreis a antígenos inerentes ao material ou ser o resultado de infecções bacterianas. A inoculação da flora cutânea durante a injeção pode ser responsável pela maioria dos granulomas infecciosos; no entanto, podem também podem desenvolver-se devido à disseminação contígua de uma infecção próxima ou de disseminação hematogênica sistémica. A apresentação varia desde pápulas indolentes e assintomáticas ou nódulos a abcessos supurantes quentes e sensíveis.[54] As reações são mais frequentemente relatadas após a utilização de preenchedores permanentes, como PMMA, poliacrilamida ou polimetilsiloxano,[55] preenchedores semipermanentes, como CaHa[56] e PLLA,[57] e têm sido cada vez mais relatadas após a utilização de determinados géis de HA injectáveis.[58] Foi relatado que a formação de biofilmes bacterianos ocorre em resposta a todos os materiais de preenchimento injetados. A sua caraterística é a resistência aos antibióticos e as recorrências crônicas, tornando a gestão destes casos um desafio. O tratamento depende do tipo de material injetado, da gravidade da reação e dos resultados de análises laboratoriais, como como culturas bacterianas e/ou biopsias. Para casos ligeiros, a injeção intralesional de corticosteroides ou um curto período de prednisona 0,5 a 1 mg/kg/d × 7 a 14 dias pode resolver a inflamação. Se os géis de HA são os culpados, a injeção de hialuronidase recombinante pode ser eficaz e suficiente para a reversão de granulomas não infecciosos. Quando se suspeita de biofilmes infecciosos, é recomendada a instituição imediata de uma combinação de antibióticos orais de largo espetro, como uma fluoroquinolona, juntamente com uma tetraciclina ou macrólido, durante um período de 3 a 6 semanas,[59] com ou sem incisão e drenagem ou desbridamento cirúrgico para casos mais graves. Mais recentemente, a utilização de 5-fluorouracilo intralesional tem-se revelado eficaz nos nódulos crónicos e persistentes.[60]

16.5 Pérolas

Para melhor gerir as expectativas dos doentes e otimizar os resultados, uma conversa pré-operatória com o paciente deve enfatizar um plano de tratamento pormenorizado, incluindo o número de seringas que o injetor considera necessário para atingir os objetivos mutuamente acordados. Se um doente tiver um orçamento definido, é muitas vezes mais benéfico visar a correção total de uma área em particular, em vez de tentar o rejuvenescimento de todo o rosto. Os pacientes esperam resultados visíveis e ficarão satisfeitos se pelo menos uma das suas preocupações tiver sido totalmente tratada. Estes pacientes podem então receber um plano de tratamento pormenorizado e um orçamento detalhado, delineando as áreas a serem tratadas numa altura posterior. Os pacientes devem ser autorizados a expressar as suas áreas de preocupação ou correção desejada, e os médicos devem apontar-lhes e documentar quaisquer assimetrias preexistentes nas áreas-alvo para otimizar o resultado do tratamento e a e a satisfação do paciente.

Referências

[1] Hojjat H, Raad R, Lucas J et al. Public perception of facial fillers. Facial Plast Surg 2019; 35(2):204-9.

[2] American Society of Plastic Surgeons. Plastic Surgery Statistics Report. Arlinton Heights, IL: American Society of Plastic Surgeons National Clearinghouse; 2018.

[3] Sinno S, Mehta K, Reavey PL, Simmons C, Stuzin JM. Current trends in facial rejuvenation: an assessment of ASPS members' use of fat grafting during face lifting. Plast Reconstr Surg 2015; 136(1):20e-30e.

[4] Kablik J, Monheit GD, Yu L, Chang G, Gershkovich J. Comparative physical properties of hyaluronic acid dermal fillers. Dermatol Surg 2009; 35 Suppl 1:302-12.

[5] Tzellos TG, Klagas I, Vahtsevanos K et al. Extrinsic ageing in the human skin is associated with alterations in the expression of hyaluronic acid and its metabolizing enzymes. Exp Dermatol 2009; 18(12):1028-35.

[6] U.S. Food and Drug Administration. Dermal Fillers Approved by the Center for Devices and Radiological Health. 2018. Available at: https://www.fda.gov/MedicalDevices/ProductsandMedicalProcedures/CosmeticDevices/ucm619846.htm#approved

[7] Santoro S, Russo L, Argenzio V, Borzacchiello A. Rheological properties of cross-linked hyaluronic acid dermal fillers. J Appl Biomater Biomech 2011; 9(2):127-36.

[8] Lupton JR, Alster TS. Cutaneous hypersensitivity reaction to injectable hyaluronic acid gel. Dermatol Surg 2000; 26(2):135-7.

[9] Artzi O, Loizides C, Verner I, Landau M. Resistant and recurrent late reaction to hyaluronic acid-based gel. Dermatol Surg 2016; 42(1):31-7.

[10] Bhojani-Lynch T. Late-onset inflammatory response to hyaluronic acid dermal fillers. Plast Reconstr Surg Glob Open 2017; 5(12):e1532.

[11] Berlin AL, Hussain M, Goldberg DJ. Calcium hydroxylapatite filler for facial rejuvenation: a histologic and immunohistochemical analysis. Dermatol Surg 2008; 34 Suppl 1:S64–S67.

[12] Shumaker PR, Sakas EL, Swann MH, Greenway HT, Jr. Calcium hydroxylapatite tissue filler discovered 6 years after implantation into the nasolabial fold: case report and review. Dermatol Surg 2009; 35 Suppl 1:375-9.

[13] Feeney JN, Fox JJ, Akhurst T. Radiological impact of the use of calcium hydroxylapatite dermal fillers. Clin Radiol 2009; 64(9):897-902.

[14] Kadouch JA. Calcium hydroxylapatite: a review on safety and complications. J Cosmet Dermatol 2017; 16(2):152-61.

[15] Gogolewski S, Jovanovic M, Perren SM, Dillon JG, Hughes MK. Tissue response and *in vivo* degradation of selected polyhydroxyacids: polylactides (PLA), poly(3-hydroxybutyrate) (PHB), and poly(3- hydroxybutyrate-co-3-hydroxyvalerate) (PHB/VA). J Biomed Mater Res. 1993; 27(9):1135-48.

[16] Bartus C, William Hanke C, Daro-Kaftan E. A decade of experience with injectable poly-L-lactic acid: a focus on safety. Dermatol Surg 2013; 39(5):698-705.

[17] Lemperle G, Knapp TR, Sadick NS, Lemperle SM. ArteFill permanente injectable for soft tissue augmentation: I. Mechanism of action and injection techniques. Aesthetic Plast Surg 2010; 34(3):264-72.

[18] Joseph JH, Shamban A, Eaton L, et al. Polymethylmethacrylate collagen gel-injectable dermal filler for full face atrophic acne scar correction. Dermatol Surg 2019; 45(12):1558-66.

[19] Medeiros CC, Cherubini K, Salum FG, de Figueiredo MA. Complications after polymethylmethacrylate (PMMA) injections in the face: a literature review. Gerodontology 2014; 31(4):245-50.
[20] Woodward J, Khan T, Martin J. Facial filler complications. Facial Plast Surg Clin North Am. 2015; 23(4):447-58.
[21] Orentreich DS. Liquid injectable silicone: techniques for soft tissue augmentation. Clin Plast Surg. 2000; 27(4):595-612.
[22] Cotofana S, Fratila AA, Schenck TL, Redka-Swoboda W, Zilinsky I, Pavicic T. The anatomy of the aging face: a review. Facial Plast Surg 2016; 32(3):253-60.
[23] Glaser DA, Lambros V, Kolodziejczyk J, Magyar A, Dorries K, Gallagher CJ. Relationship between midface volume deficits and the appearance of tear troughs and nasolabial folds. Dermatol Surg 2018; 44(12): 1547-54.
[24] Hexsel D, Soirefmann M, Porto MD, Siega C, Schilling-Souza J, Brum C. Double-blind, randomized, controlled clinical trial to compare safety and efficacy of a metallic cannula with that of a standard needle for soft tissue augmentation of the nasolabial folds. Dermatol Surg 2012; 38(2):207-14.
[25] Percec I, Bertucci V, Solish N, Wagner T, Nogueira A, Mashburn J. An objective, quantitative, dynamic assessment of hyaluronic acid fillers that adapt to facial movement. Plast Reconstr Surg 2020; 145(2):295e–305e.
[26] Carruthers A, Carruthers J. Evaluation of injectable calcium hydroxylapatite for the treatment of facial lipoatrophy associated with human immunodeficiency virus. Dermatol Surg 2008; 34(11):1486-99.
[27] Bassichis B, Blick G, Conant M, et al. Injectable poly-L-lactic acid for human immunodeficiency virus-associated facial lipoatrophy: cumulative year 2 interim analysis of an open-label study (FACES). Dermatol Surg 2012; 38(7, Pt 2):119-05.
[28] Wong CH, Hsieh MKH, Mendelson B. The tear trough ligament: anatomical basis for the tear trough deformity. Plast Reconstr Surg 2012; 129(6):1392-402.
[29] Scheuer JF, III, Sieber DA, Pezeshk RA, Gassman AA, Campbell CF, Rohrich RJ. Facial danger zones: techniques to maximize safety during soft-tissue filler injections. Plast Reconstr Surg 2017; 139(5):110-8.
[30] Breithaupt AD, Jones DH, Braz A, Narins R, Weinkle S. Anatomical basis for safe and effective volumization of the temple. Dermatol Surg 2015; 41 Suppl 1:S278–S283.
[31] Reece EM, Pessa JE, Rohrich RJ. The mandibular septum: anatomical observations of the jowls in aging-implications for facial rejuvenation. Plast Reconstr Surg 2008; 121(4):14-20.
[32] Rohrich RJ, Rios JL, Smith PD, Gutowski KA. Neck rejuvenation revisited. Plast Reconstr Surg 2006; 118(5):125163.
[33] Vanaman Wilson MJ, Jones IT, Butterwick K, Fabi SG. Role of nonsurgical chin augmentation in full face rejuvenation: a review and our experience. Dermatol Surg 2018; 44(7):985-93.
[34] Juhász MLW, Marmur ES. Examining the efficacy of calcium hydroxylapatite filler with integral lidocaine in correcting volume loss of the jawline: a pilot study. Dermatol Surg 2018; 44(8):1084-93.
[35] Beer K, Glogau RG, Dover JS, et al. A randomized, evaluator-blinded, controlled study of effectiveness and safety of small particle hyaluronic acid plus lidocaine for lip augmentation and perioral rhytides. Dermatol Surg 2015; 41(Suppl 1):S127–S136.
[36] Klein AW. In search of the perfect lip: 2005. Dermatol Surg. 2005; 31 (11, Pt 2):1599-603.
[37] Heidekrueger PI, Juran S, Szpalski C, Larcher L, Ng R, Broer PN. The current preferred female lip ratio. J Craniomaxillofac Surg 2017; 45(5):655-60.
[38] Smith KJ. Should hyaluronic acid fillers be diluted? J Drugs Dermatol 2014; 13(12):1437-8.
[39] Goldman MP, Moradi A, Gold MH, et al. Calcium hydroxylapatite dermal filler for treatment of dorsal hand volume loss: results from a 12-month, multicenter, randomized, blinded trial. Dermatol Surg 2018; 44(1):75-83.
[40] Dierickx C, Larsson MK, Blomster S. Effectiveness and safety of acne scar treatment with nonanimal stabilized hyaluronic acid gel. Dermatol Surg 2018; 44 Suppl 1:S10–S18.
[41] Sito G, Marlino S, Santorelli A. Use of Macrolane VRF 30 in emicircumferential penis enlargement. Aesthet Surg J. 2013; 33 (2):258-64.
[42] Hexsel D, Dal'Forno T, Caspary P, Hexsel CL. Soft-tissue augmentation with hyaluronic acid filler for labia majora and mons pubis. Dermatol Surg 2016; 42(7):911-14
[43] Tansatit T, Apinuntrum P, Phetudom T. Facing the worst risk: confronting the dorsal nasal artery, implication for non-surgical procedures of nasal augmentation. Aesthetic Plast Surg 2017; 41(1):191-8.
[44] DeFatta RJ, Krishna S, Williams EF, III. Pulsed-dye laser for treating ecchymoses after facial cosmetic procedures. Arch Facial Plast Surg 2009; 11(2):99-103.
[45] Beleznay K, Carruthers JD, Humphrey S, Jones D. Avoiding and treating blindness from fillers: a review of the world literature. Dermatol Surg 2015; 41(10):1097-117.
[46] Beleznay K, Carruthers JDA, Humphrey S, Carruthers A, Jones D. Update on avoiding and treating blindness from fillers: a recent review of the world literature. Aesthet Surg J 2019; 39(6):662-74.
[47] DeLorenzi C. New high dose pulsed hyaluronidase protocol for hyaluronic acid filler vascular adverse events. Aesthet Surg J 2017; 37(7):814-25.
[48] Keller EC, Kaminer MS, Dover JS. Use of hyaluronidase in patients with bee allergy. Dermatol Surg 2014; 40(10):1145-7.
[49] Chesnut C. Restoration of visual loss with retrobulbar hyaluronidase injection after hyaluronic acid filler. Dermatol Surg 2018; 44(3):435-7.
[50] Paap MK, Milman T, Ugradar S, Silkiss RZ. Assessing retrobulbar hyaluronidase as a treatment for filler-induced blindness in a cadaver model. Plast Reconstr Surg 2019; 144(2):315-20.
[51] Carey W, Weinkle S. Retraction of the plunger on a syringe of hyaluronic acid before injection: are we safe? Dermatol Surg 2015; 41 Suppl 1:S340–S346.
[52] Douse-Dean T, Jacob CI. Fast and easy treatment for reduction of the Tyndall effect secondary to cosmetic use of hyaluronic acid. J Drugs Dermatol 2008; 7(3):281-3.
[53] Robinson DM. In vitro analysis of the degradation of calcium hydroxylapatite dermal filler: a proof-of-concept study. Dermatol Surg 2018; 44 Suppl 1:S5–S9.
[54] Ibrahim O, Overman J, Arndt KA, Dover JS. Filler nodules: inflammatory or infectious? A review of biofilms and their implications on clinical practice. Dermatol Surg 2018; 44(1):53-60.
[55] Kadouch JA, Kadouch DJ, Fortuin S, van Rozelaar L, Karim RB, Hoekzema R. Delayed-onset complications of facial soft tissue augmentation with permanent fillers in 85 patients. Dermatol Surg 2013; 39(10):1474-85.
[56] Goulart JM, High WA, Goldenberg G. Evidence of calcium hydroxylapatite migration: distant nodule formation in the setting of concurrent injection with nonanimal stabilized hyaluronic acid. J Am Acad Dermatol 2011; 65(2):e65–e66.
[57] Vleggaar D, Fitzgerald R, Lorenc ZP. Understanding, avoiding, and treating potential adverse events following the use of injectable poly- L-lactic acid for facial and nonfacial volumization. J Drugs Dermatol 2014; 13(4) Suppl:s35–s39.
[58] Sadeghpour M, Quatrano NA, Bonati LM, Arndt KA, Dover JS, Kaminer MS. Delayed-onset nodules to differentially crosslinked hyaluronic acids: comparative incidence and risk assessment. Dermatol Surg 2019; 45(8):1085-94.
[59] Artzi O, Cohen JL, Dover JS, et al. Delayed inflammatory reactions to hyaluronic acid fillers: a literature review and proposed treatment algorithm. Clin Cosmet Investig Dermatol 2020; 13:371-8.
[60] Aguilera SB, Aristizabal M, Reed A. Successful treatment of calcium hydroxylapatite nodules with intralesional 5-fluorouracil, dexamethasone, and triamcinolone. J Drugs Dermatol 2016; 15 (9):1142-3.

17 Procedimentos de Restauração Capilar: Plasma Rico em Plaquetas para Queda de Cabelo e Transplante de Cabelo

Benjamin Curman Paul

Resumo

Este capítulo analisa os procedimentos mais comuns realizados por médicos que tratam a queda de cabelo. Os procedimentos de restauração capilar incluem a injeção de plasma rico em plaquetas (PRP) para melhorar o crescimento e a saúde do cabelo e o transplante capilar. O PRP é um líquido autólogo derivado do sangue do paciente durante uma visita ao consultório. É rico em fatores de crescimento que são usados para estimular o crescimento e a saúde do couro cabeludo. As principais formas de transplante capilar descritas neste capítulo são os métodos de transferência de unidades foliculares (FUT, método de tira) e extração de unidades foliculares (FUE, excisão de pontos). Em cada método de transplante capilar, a unidade única de crescimento do cabelo, o folículo, é isolada e implantada para criar um resultado natural e duradouro. Em geral, os avanços tecnológicos estão agora totalmente disponíveis para os médicos e abriram um novo e empolgante capítulo na restauração capilar.

Palavras-chave: plasma rico em plaquetas, técnicas de restauração capilar, transplante capilar, extração de unidade folicular, transferência de unidade folicular

17.1 Introdução ao Procedimento Moderno de Restauração Capilar

A perda de cabelo é comum, sendo que até 80% dos homens e 40% das mulheres apresentam afinamento visível ao longo da vida. A perda de cabelo pode ter um impacto emocional prejudicial.[1] Felizmente, a restauração capilar percorreu um longo caminho nas últimas duas décadas. Os principais avanços na restauração capilar incluem melhorias na tecnologia, bem como um foco dedicado à restauração de cabelos em mulheres.

No passado recente, a causa mais comum de queda de cabelo hereditária era chamada de "alopecia androgênica", descrevendo o impacto da genética e dos andrógenos na queda de cabelo. O termo "alopecia androgênica" não é mais descrito universalmente para pacientes do sexo masculino e feminino que apresentam miniaturização e perda padronizada. Os termos "queda de cabelo de padrão masculino" (MPHL) e "queda de cabelo de padrão feminino" (FPHL) agora são usados para melhor compreender que a biologia subjacente à queda de cabelo com padrão é diferente entre os sexos e vai além da genética e dos andrógenos. Descobertas recentes nas vias moleculares do ciclo capilar identificaram a importância da microcirculação, da inflamação e de outros fatores externos na queda de cabelo com padrão, tanto em homens quanto em mulheres.[2] Esses alvos adicionais permitiram a exploração da colheita e da aplicação de fatores de crescimento para influenciar o cabelo com um tratamento conhecido como terapia com plasma rico em plaquetas (PRP).

Este capítulo se concentrará em dois tratamentos processuais, a terapia PRP e o transplante capilar, ambos usados no tratamento de MPHL e FPHL.

17.2 Plasma Rico em Plaquetas

17.2.1 Introdução

Em nosso sangue circulam plaquetas, células ricas em fatores de crescimento. A utilização dos fatores de crescimento do paciente para reduzir a inflamação e estimular a cicatrização e o reparo está sendo realizada em muitas áreas do corpo, como pele, olhos, articulações, coração e cabelo.[3] Devido à enorme quantidade de publicidade e ao potencial de tratamento, os pacientes agora estão perguntando com frequência sobre o PRP para queda de cabelo.

O PRP é um concentrado de plaquetas autógeno que é isolado após a centrifugação do sangue periférico do paciente. Como o PRP é autólogo, o risco de rejeição do fator de crescimento, transmissão viral e hipersensibilidade/alergia é praticamente zero. A partir das plaquetas, os fatores de crescimento são isolados e concentrados em um nível nunca visto pelo corpo. A solução de plaquetas pode ser ativada *in vitro* (transformando-se em um estado gelatinoso) ou injetada como um líquido para ativação *in vivo*.[3] A ativação leva à liberação de grânulos alfa contendo muitos fatores de crescimento, e tem havido muito interesse no uso desses fatores de crescimento para estimular o crescimento e o reparo do cabelo.[4] As plaquetas contêm várias proteínas quimiotáticas e mitogênicas que influenciam o folículo piloso, conforme listado no ▶ Quadro 17.1.

Em geral, esses fatores de crescimento podem influenciar o ciclo de crescimento do cabelo, estimulando a diferenciação, a proliferação e o crescimento do folículo piloso.

17.2.2 Indicações

Uma abordagem diagnóstica abrangente e uma avaliação da perda de cabelo devem ser concluídas antes da seleção de um plano de tratamento. A maioria das pesquisas realizadas até o momento avaliou a eficácia do PRP com o diagnóstico presuntivo de alopecia androgênica (MPHL e FPHL); no entanto, estudos adicionais estão sendo realizados em pacientes com *alopecia areata* e alopecias cicatriciais, como a alopecia fibrosante frontal. Em pacientes com MPHL e FPHL, as queixas mais comuns incluem descamação, miniaturização e crescimento deficiente com uma parte alargada. Embora os estudos tenham demonstrado tendências positivas, o uso do PRP é muitas vezes *off-label*, o que atrasou a realização de ensaios clínicos padronizados robustos.[3]

17.2.3 Seleção de Pacientes

A seleção de um paciente para PRP é baseada no critério do médico, pois não há diretrizes aceitas.

Quadro 17.1 Fatores de crescimento derivados do PRP

Fatores de crescimento	Papel dos fatores de crescimento no ciclo do cabelo no PRP
FGF	Indução e manutenção de anágeno a partir de telógeno[5]
TGF-β	Ajuda a desenvolver a arquitetura e a placoide folicular,[6] regula a quimiotaxia e a angiogênese no endotélio[7]
VEGF	Secretado pelas células da papila dérmica e acredita-se que promova a angiogênese,[7] essencial para a fase anágena do folículo
PDGF	Ajuda no desenvolvimento e na proliferação da papila dérmica a partir do endotélio[6]
IGF-1	Foi demonstrado que a DHT bloqueia o IGF-1, portanto a adição de IGF-1 pode sinalizar a jusante do bloqueio da DHT[4]

Abreviações: DHT, di-hidrotestosterona; FGF, fator de crescimento de fibroblastos; IGF-1, fator de crescimento semelhante à insulina 1; PRP, plasma rico em plaquetas; RDGF, fator de crescimento derivado de plaquetas; TGF-β, fator de crescimento transformador-β; VEGF, fator de crescimento endotelial vascular.

O médico deve pesar os riscos e os benefícios do tratamento para cada paciente. O paciente deve ter uma causa subjacente confiável para a queda de cabelo que possa responder ao tratamento. O paciente mais comum a ser submetido ao tratamento com PRP tem MPHL ou FPHL. Os objetivos mais comuns do tratamento são reduzir a queda, melhorar o crescimento do cabelo e tentar estimular um novo crescimento a partir de um folículo dormente. O paciente deve ser capaz de tolerar a flebotomia. Ele não deve ter nenhuma contraindicação ao PRP, conforme discutido na seção a seguir.

17.2.4 Contraindicações

O ▸ Quadro 17.2 descreve as contraindicações relativas ao PRP.

Quadro 17.2 Contraindicações relativas ao PRP para queda de cabelo

Preocupação	Observações
Preocupação hematológica	Coagulopatia, distúrbio/disfunção plaquetária, trombocitopenia, instabilidade hemodinâmica
Infecção	Infecção do couro cabeludo, foliculite, infecção local na área da coleta ou inserção dos enxertos
Doença autoimune	Evite a concentração de autoanticorpos em plasma que afetaria negativamente o cabelo
Gravidez	
Malignidade ativa	
Alopecia universal	Deve haver algum cabelo para realizar o PRP Uso pouco claro em um couro cabeludo careca
Preocupação com a cicatrização	Propensão à formação de queloide

Abreviações: PRP, plasma rico em plaquetas

17.2.5 Técnica

O tratamento com PRP para queda de cabelo é realizado durante uma visita ao consultório. Antes da chegada, os pacientes são orientados a evitar qualquer medicamento que possa influenciar a via de sinalização da ciclo-oxigenase, como esteroides, ibuprofeno ou aspirina, pois isso pode influenciar o resultado. Os pacientes não devem colocar pó ou produtos para o cabelo antes do procedimento. O paciente é incentivado a se alimentar antes da consulta.

Após o consentimento do paciente, a flebotomia é realizada. Deve-se tomar cuidado para usar uma agulha de grande calibre (maior ou igual a uma agulha borboleta de calibre 21) para evitar a hemólise acidental. A lesão acidental das plaquetas pode ativá-las prematuramente de forma não intencional.[8] O sangue do paciente é coletado em frascos, cujo volume varia muito, dependendo do sistema usado para auxiliar no isolamento do PRP.

O médico deve tomar uma decisão sobre o método de preparação do PRP. No momento, há uma falta de padronização do protocolo na literatura médica. Entre os consultórios, há variações no *kit* ou sistema usado para auxiliar na extração e, portanto, na composição e no volume do PRP produzido. As opções de sistemas de PRP incluem sistemas manuais com centrifugação única e ativação com cloreto de cálcio a 10%, centrifugações manuais em duas etapas para melhorar a produção de plaquetas e *kits* automatizados, que se tornaram cada vez mais populares desde 2009.[9] Há vários estudos que comparam os rendimentos bioativos e a composição dos fatores de crescimento isolados com cada *kit*, e o método de produção de PRP fica nas mãos do médico.[10]

Geralmente, após a flebotomia, é realizada uma centrifugação de baixa força. A duração da centrifugação é de, pelo menos, 6 minutos, embora varie muito entre os sistemas. Após a centrifugação, o tubo terá um sobrenadante de plasma pobre em plaquetas, uma camada central de revestimento brilhante, rica em plaquetas e glóbulos brancos, e uma camada mais baixa de glóbulos vermelhos. Em alguns protocolos, há uma segunda etapa de centrifugação para separar e eliminar ainda mais os glóbulos vermelhos e as camadas de revestimento de *buffy*. Sob alta força centrífuga, a camada rica em plaquetas e o sobrenadante de plasma podem ser separados ainda mais. Frasco de PRP de um paciente após a centrifugação é mostrado na ▸ Fig. 17.1. A suspensão final de plaquetas é de quatro a seis vezes mais concentrada do que o sangue, tendo, portanto, aproximadamente, 1 a 1,5 milhão de plaquetas para melhor induzir a proliferação de células-tronco mesenquimais.[11] Há preocupações de que concentrações acima de 1,5 milhão de plaquetas por microlitro possam ser prejudiciais à angiogênese.[12]

Depois de separado, o PRP concentrado pode ser ativado, geralmente com a adição de cloreto de cálcio ou citrato de cálcio para garantir a degranulação dos fatores de crescimento antes da injeção. Uma variável adicional na técnica é a adição de adjuvantes e enxertos ao PRP para melhorar a estabilidade das plaquetas e evitar a degranulação. As práticas tentaram adicionar anticoagulantes, matriz extracelular dobrada e técnicas de ultrafiltração para melhorar o resultado.[3] Em 2019, esses adjuvantes não tinham valor claro.

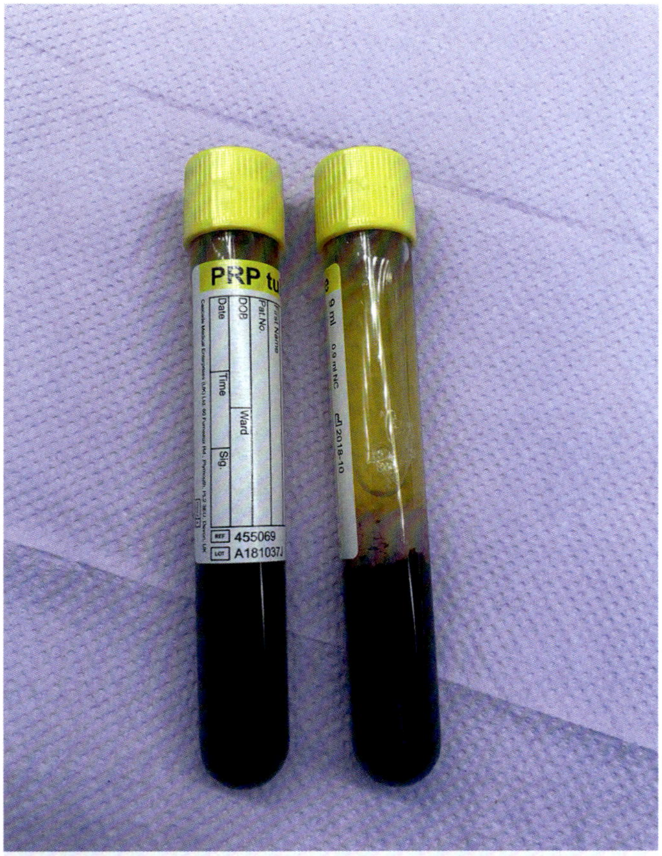

Fig. 17.1 Plasma rico em plaquetas (PRP) após a centrifugação. Observe que o PRP é o líquido amarelo na parte superior do frasco.

Depois de pronto, o líquido de PRP rico em fator de crescimento é injetado nas áreas de queda de cabelo. Antes da injeção, o couro cabeludo deve ser limpo com álcool. Muitos consultórios realizam um bloqueio em anel com anestesia local antes da injeção para reduzir o desconforto. O objetivo da injeção de PRP é banhar o folículo capilar nas regiões de queda de cabelo com fatores de crescimento. Uma agulha de calibre 30 é usada para injetar o PRP em um plano hipodérmico no nível do folículo piloso. O ponto final da injeção é determinado pelo médico. A quantidade média de PRP injetada varia de 6 a 8 mL. O objetivo do tratamento é distribuir o PRP em todas as áreas de necessidade.

17.2.6 Cuidados Pós-Operatórios

Ao término do PRP, o couro cabeludo é enxaguado com solução salina. Os pacientes são alertados de que ficarão com pequenas quantidades de PRP seco e sangue no cabelo, que são facilmente removidos com água. O paciente deve tomar banho, mas não usar xampu ou condicionador em casa após o procedimento. O paciente pode se exercitar no dia seguinte e aplicar qualquer produto capilar que desejar. Uma pequena dor de cabeça não é incomum, e os pacientes devem tomar Tylenol para a dor.

A longo prazo, os pacientes são informados de que 7 entre 10 pacientes relatam melhora na qualidade, espessura e aparência do cabelo. Muitas vezes, o primeiro achado físico que confirma a melhora é a redução da queda e consequente perda de cabelo. Pode haver um atraso de 2 a 4 meses antes da observação da melhora. Na análise microscópica, há uma melhora no diâmetro da haste capilar e, no teste de tração, há uma redução na queda de cabelo de 3 a 12 meses após o tratamento, com testes de tração negativos em cerca de 70% dos pacientes.[13]

O paciente descrito na ▸ Fig. 17.2 recebeu três tratamentos de PRP com o sistema Selphyl a cada dois meses. A foto do antes, à direita, mostra uma parte alargada. A foto do depois, à esquerda, foi tirada após 6 meses e mostra uma parte mais estreita.

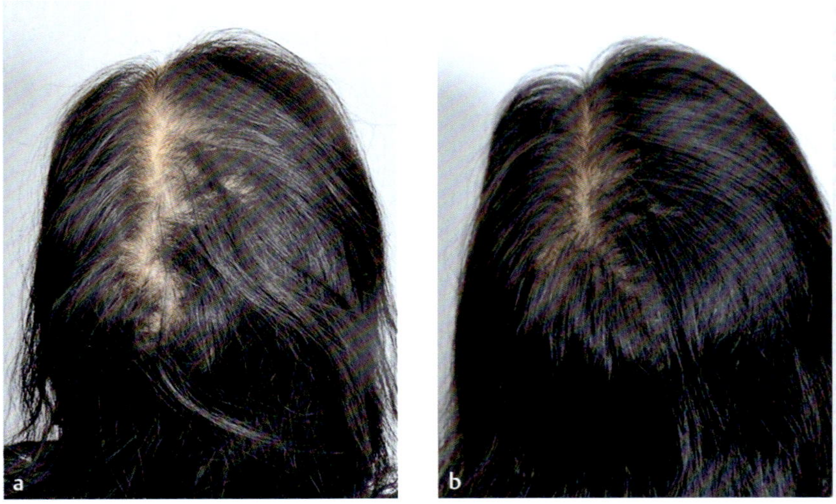

Fig. 17.2 Antes e 6 meses após três sessões de plasma rico em plaquetas (PRP). Observe que a repartição do cabelo não está mais alargada.

Tem havido um debate significativo sobre se o PRP deve ser repetido e, em caso afirmativo, em que intervalo de tempo. O interessante é que todos os estudos, com exceção de dois, mostraram que o PRP pode ser usado para ajudar na queda de cabelo. Os dois únicos estudos que não conseguiram demonstrar que o PRP funciona têm uma variável em comum: eles realizaram o PRP apenas uma vez.[14,15] Esses dois estudos negativos sugerem que são necessárias várias injeções para obter uma melhora mensurável na restauração capilar. A maior parte da literatura que demonstrou os efeitos positivos mais fortes utilizou uma série de, pelo menos, três tratamentos. Os tratamentos devem ser espaçados de 4 a 12 semanas nos três primeiros tratamentos, e o resultado é avaliado após 6 a 9 meses. Os respondedores ao PRP devem continuar com a manutenção de duas a três vezes por ano.[16-18]

Os pacientes são informados de que o PRP é um aspecto do tratamento para MPHL e FPHL. O PRP raramente é usado como terapia única, pois as vias inflamatórias que o PRP afeta mais diretamente são apenas um componente das vias biológicas envolvidas na queda de cabelo. Os resultados parecem ser sinergicamente aprimorados quando o PRP é combinado com um tratamento antiandrogênico, como o minoxidil e a finasterida.[18] Também há interesse na combinação de PRP e transplante capilar, e a literatura inicial sugere um benefício na combinação desses procedimentos.[19]

17.2.7 Complicações

Em geral, o PRP é muito bem tolerado. Os efeitos colaterais raros incluem eritema do couro cabeludo, dores de cabeça, dor leve e sensibilidade do couro cabeludo. O inchaço temporário do couro cabeludo e da testa é incomum. Mesmo que ocorra, ele geralmente se resolve em 24 horas. Raramente, o inchaço visível pode descer da testa para o rosto, seguindo a gravidade e os linfáticos. Esse inchaço pode levar até uma semana para desaparecer. Não houve relatos de infecção bacteriana, viral ou micobacteriana, ou foliculite. Não há relatos de perda de choque quando o PRP é injetado sem a adição de um adjuvante.[3]

17.2.8 Pérolas/Armadilhas

- A MPHL e a FPHL podem ser melhoradas com segurança com a injeção de fatores de crescimento autólogos derivados de plaquetas no plasma.
- O PRP para queda de cabelo tem muitos *kits* diferentes disponíveis. São necessárias mais pesquisas para elucidar melhor um protocolo de tratamento ideal. Em geral, os resultados parecem melhores quando a plaqueta é "ativada", permitindo a degranulação dos fatores de crescimento.
- Os pacientes com MPHL ou FPHL devem ser informados de que provavelmente serão necessários vários tratamentos para melhorar.
- O PRP funciona melhor em conjunto com outras opções de tratamento disponíveis para a queda de cabelo, como minoxidil, finasterida e transplante de cabelo.

17.3 Transplante de Cabelo

17.3.1 Introdução

Durante décadas, o padrão ouro da restauração capilar tem sido o transplante capilar. Desde o início relativamente rudimentar, os avanços na restauração capilar agora permitem que os pacientes recebam resultados naturais duradouros com uma recuperação muito mais confortável. O transplante capilar é um dos procedimentos cirúrgicos de crescimento mais rápido, com mais de 600.000 transplantes realizados somente em 2016.[20]

O transplante capilar agora é realizado movendo-se a unidade fundamental do crescimento capilar, conhecida como unidade folicular. A unidade folicular é uma organela e contém um, dois, três ou quatro fios de cabelo, conforme ilustrado na ► Fig. 17.3, bem como uma glândula sebácea e o músculo eretor do pelo. O formato da unidade folicular é cilíndrico e cada unidade pode ser colocada de forma que o cabelo saia do couro cabeludo em uma angulação específica. Uma única unidade folicular é denominada microenxerto quando tem de um a dois fios de cabelo e minienxerto quando tem de três a oito fios de cabelo. Microenxertos e minienxertos pequenos com até 4 fios são as unidades foliculares mais comumente utilizadas. Com a restauração capilar com unidades foliculares, o cirurgião tem controle total da densidade, direção, propriedade do folículo e angulação ao projetar o resultado, o que culmina em resultados muito mais naturais e bonitos.[21]

O transplante capilar é escolhido quando há áreas de perda de cabelo que o paciente deseja que sejam repostas com novos folículos capilares. A área de perda é chamada de zona receptora. Para que o afinamento se torne cosmeticamente perceptível,

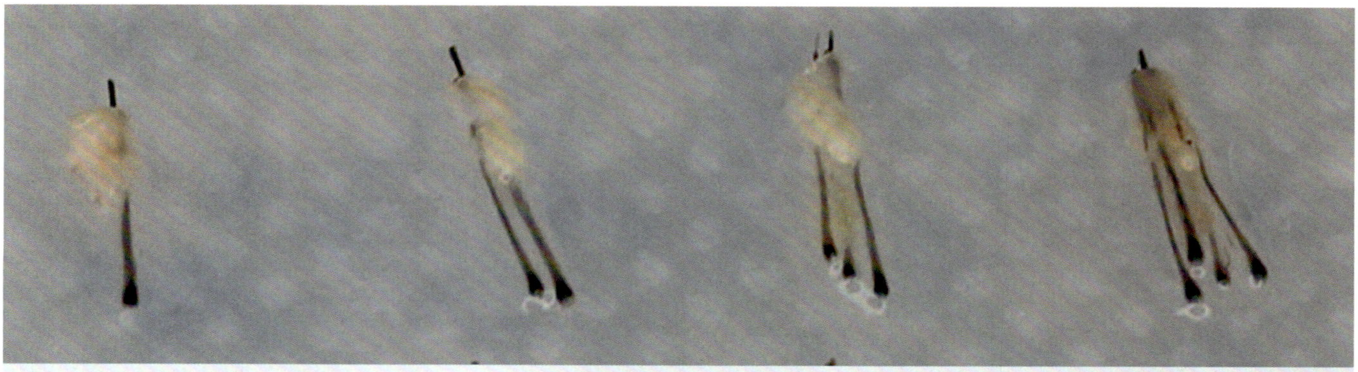

Fig. 17.3 Unidades foliculares, folículo piloso. Observe que alguns folículos têm um fio de cabelo e outros têm dois, três e quatro fios.

pelo menos 50% dos cabelos devem ter caído em uma determinada área. Na MPHL e na FPHL, as regiões receptoras comuns foram "zoneadas", conforme ilustrado na ▶ Fig. 17.4.

As unidades foliculares doadoras são, na maioria das vezes, colhidas do cabelo occipital, onde o cabelo é biologicamente distinto. Os cabelos occipitais geralmente são insensíveis aos andrógenos e têm a senescência retardada. Na maioria dos casos, o cabelo da área doadora cresce por toda a vida. Após a transferência, a genética do folículo transplantado permanece intacta, e o cabelo crescerá por toda a vida na zona receptora.

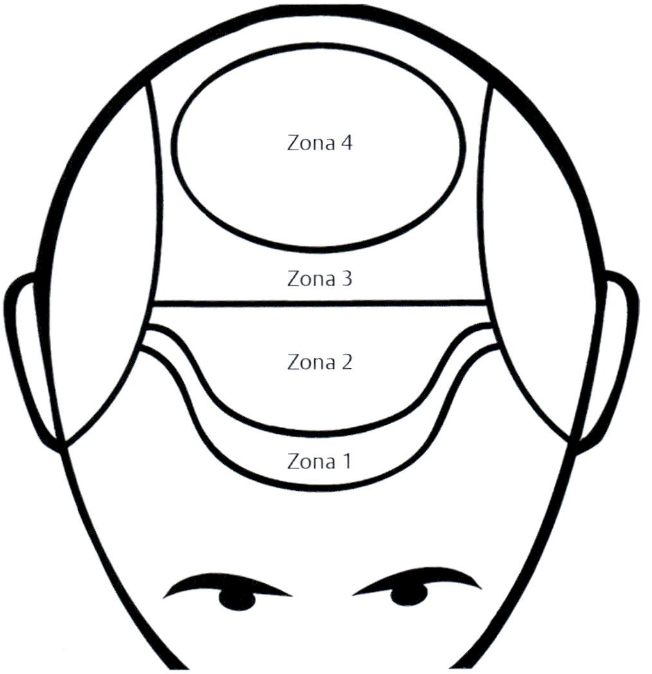

Fig. 17.4 Zonas para transplante de cabelo.

Nos homens, a escala de classificação de Norwood é usada para categorizar a progressão típica da queda de cabelo, conforme mostrado na ▶ Fig. 17.5. É útil entender a pequena zona doadora de Norwood 7 em comparação com Norwood 5. Nas mulheres, a escala de classificação de Ludwig mostra a perda de cabelo difusa na parte superior do couro cabeludo, enquanto a linha do cabelo é mantida, conforme ilustrado na ▶ Fig. 17.6.[22] Curiosamente, independente da classificação de Ludwig, a área doadora em mulheres é frequentemente similar à localização da zona doadora de um paciente masculino com classificação de Norwood 7, localizada na parte inferior do occipital, geralmente abaixo da crista nucal.[23]

O resultado é que o transplante capilar é uma forma confiável e sem manutenção de restauração capilar para homens e mulheres. Os transplantes capilares podem ser usados para reconstruir ou reforçar novamente a linha do cabelo e melhorar a densidade em zonas de perda de cabelo que não se limitam apenas ao couro cabeludo, mas também podem incluir as sobrancelhas, as costeletas, o cavanhaque ou o corpo.

17.3.2 Indicações

Os pacientes interessados no transplante de cabelo devem ter uma zona doadora adequada para a colheita, uma zona receptora que pode aceitar o transplante e expectativas realistas em relação ao resultado. As indicações estéticas para um transplante capilar incluem abaixar a linha do cabelo, reforçar

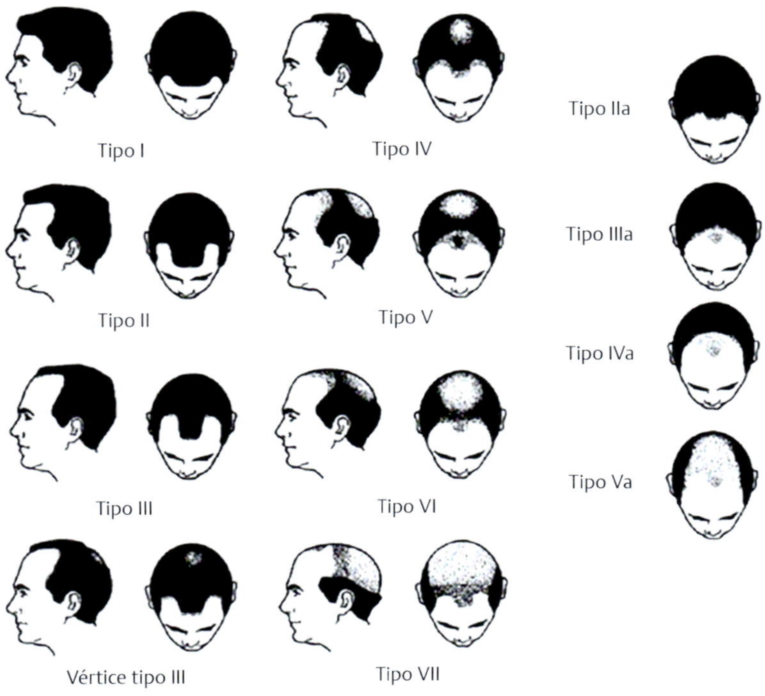

Fig. 17.5 Escala de Norwood. Essa escala é usada para classificar a queda de cabelo masculina. Observe que, mesmo nas formas mais avançadas de queda de cabelo, o cabelo occipital permanece.

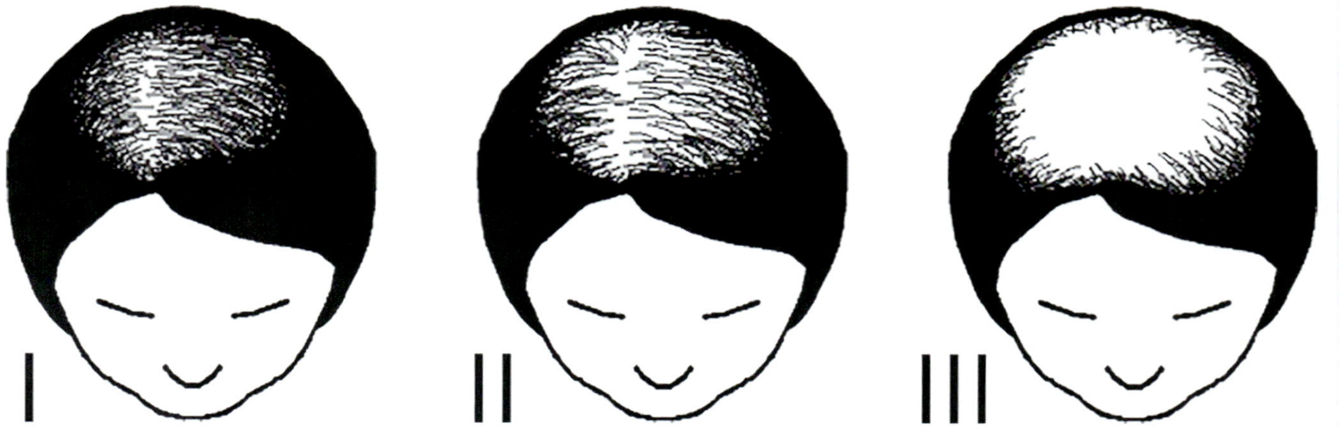

Fig. 17.6 Escala de Ludwig. Esta escala é utilizada para classificar a queda de cabelo feminina. Note que a linha do cabelo é mantida.

a linha do cabelo e melhorar a densidade no couro cabeludo, bem como nas sobrancelhas, cavanhaque, costeletas ou outras áreas de perda de cabelo.[24]

O diagnóstico subjacente mais comum para o qual o transplante capilar é realizado é a MPHL ou a FPHL, ambas anteriormente denominadas alopecia androgênica. Há outras formas de alopecia que podem se beneficiar do transplante, como cicatrizes pós-cirúrgicas ou traumáticas, alopecia por tração e cicatrizes após tricotilomania.

Os resultados do transplante capilar são geralmente mais dramáticos quando o procedimento é realizado em indivíduos com graus avançados de perda de cabelo. Em geral, a quantidade de cabelo transplantado é diretamente proporcional ao grau de perda, com mais enxertos transplantados em pacientes com maior perda e, portanto, maior necessidade.

17.3.3 Seleção de Pacientes

O transplante de cabelo é um procedimento eletivo e cosmético para restaurar o cabelo em regiões de perda. O procedimento raramente, ou nunca, é coberto pelo seguro ou plano de saúde. Como em todos os procedimentos estéticos, a motivação e as expectativas do paciente devem ser compreendidas e devem ser razoáveis. Deve-se traçar um plano de longo prazo que inclua o transplante capilar como parte de um plano de tratamento maior. Os pacientes devem entender que uma rara minoria de pacientes tem cabelo de doador suficiente para recobrir todo o couro cabeludo e, portanto, muitas vezes há um papel para a terapia médica concomitante para ajudar a manter e apoiar o cabelo original que permanece. O paciente deve ser informado de que a perda de cabelo é progressiva e que podem ser necessários vários transplantes de cabelo.[25] Os pacientes devem ser capazes de entender os riscos e participar da recuperação.

17.3.4 Seleção de Procedimentos

Uma decisão importante na restauração é o método de coleta. Atualmente, os dois métodos mais comuns são conhecidos como transferência de unidade folicular (FUT) e extração de unidade folicular (FUE). A partir de 2017, o termo FUE pode agora ser escrito como excisão da unidade folicular, embora represente a mesma técnica do FUE.

Tanto a FUE quanto a FUT resultam no isolamento das unidades foliculares, a organela fundamental a partir da qual o cabelo cresce. Há vantagens distintas tanto na FUT quanto na FUE, embora, no momento, a FUT seja considerada o padrão ouro de colheita, pois os folículos são dissecados manualmente sob visualização direta, praticamente eliminando o risco de transecção acidental dos folículos.

O ▶ Quadro 17.3 ajuda a explicar as diferenças na técnica de colheita entre FUT e FUE.

17.3.5 Contraindicações

Para realizar um transplante de cabelo, o paciente deve ter uma área doadora adequada. Pode haver uma área doadora inadequada quando não há folículos suficientes para a colheita, possivelmente devido à alopecia na área doadora ou ao esgotamento da área doadora por danos anteriores. Da mesma forma, se a área receptora não for capaz de aceitar o cabelo da área doadora, o transplante capilar não deve ser realizado. Pode haver falha no local receptor se houver psoríase ativa ou infecção. As contraindicações relativas incluem anticoagulação terapêutica, imunossupressão, cicatrizes, paciente que não quer ou não pode permanecer imóvel durante o procedimento, paciente que não quer cortar o cabelo para revelar o local doador para o procedimento e expectativas irrealistas. O paciente deve ser capaz de entender e aceitar os objetivos e os riscos do transplante, bem como o caráter progressivo da perda de cabelo. Todos os pacientes são informados de que metade dos pacientes de transplante capilar busca um segundo transplante e, portanto, há a possibilidade de um transplante adicional no futuro.

17.3.6 Técnica

Planejamento Pré-Operatório

Para otimizar a cirurgia, todos os pacientes recebem instruções antes do procedimento que descrevem os procedimentos

Table 17.3 Comparação entre FUT e FUE como técnicas de colheita para transplante capilar

	FUT	FUE
Técnica	É retirada uma tira de pele da zona doadora e as unidades foliculares são dissecadas sob ampliação	É utilizada uma microbroca para extrair unidades foliculares individuais. As unidades foliculares são então preparadas sob ampliação
Cicatrização	É utilizada uma sutura contínua para fechar uma linha de incisão linear. A sutura é removida após 1 semana	Sem sutura; pode cicatrizar com pontos brancos pontilhados do local onde os folículos foram extraídos
Evidências iniciais	O cabelo acima das zonas dadoras é mantido suficientemente longo para esconder a linha de incisão. Nenhuma evidência inicialda colheita do doador	O cabelo na zona doadora é cortado curto. Após 1 semana, há pouca evidência de cirurgia se o cabelo vizinho também estiver curto
Limite de FU	Limitada pela flacidez do couro cabeludo	Limitada pela área da zona segura do doador
Viabilidades	Excelente	Excelente, embora até 10% dos folículos possam ser transectados
Tempo	Rápida extração	Número pendente variável de FU necessárias
Limites pós-operatórios	Não fazer exercício intenso durante 1 mês	Regresso mais rápido ao exercício (sem suturas)
Custo	Mais barato	Mais caro; mais tempo e trabalho
Laxidão do couro cabeludo	Importante: só pode ser efetuada se houver laxidão	Sem importância: Pode ser efetuada mesmo depois de uma FUT (tira) anterior
Sobrancelhas, cavanhaque e barba	Admissível	Excelente: Pode selecionar manualmente os pelos mais adequados para a zona receptora
Se o doente tiver cabelo < 2mm	É possível ver a linha de incisão linear	Preferível
Cabelos encaracolados	Padrão ouro	Preocupação com a transecção do folículo
Cabelo branco	Padrão ouro	Preocupação com a transecção do folículo

Abreviaturas: FUE, extração de unidades foliculares; FUT, transferência de unidades foliculares. Fonte: Adaptado de www.haircaremd.com.

pré e pós-operatórios. Como em qualquer procedimento sob anestesia local, a maioria dos pacientes saudáveis não precisa de uma autorização médica específica. A autorização médica é reservada para aqueles submetidos à anestesia geral ou para aqueles com comorbidades médicas que possam exigir uma mudança no controle da medicação ou que possam interferir no procedimento. Pede-se aos pacientes que suspendam os agentes anticoagulantes duas semanas antes da cirurgia. Dependendo do método de coleta da área doadora, o corte de cabelo pode ser indicado ou restrito antes do procedimento. Os pacientes devem evitar tingir o cabelo e interromper o uso de modelador de cabelo 4 dias antes do transplante.

Dia do Procedimento

Antes da chegada, pede-se que o paciente tome o café da manhã se não estiver recebendo anestesia geral. Solicita-se que o paciente tome banho e enxágue o cabelo antes da chegada.

Antes do início da cirurgia, as metas estéticas são novamente delineadas e o plano é confirmado. O cabelo é lavado com álcool antes da aplicação das marcações no local receptor. O paciente deve confirmar as marcações. É importante que o paciente tenha uma opinião significativa sobre as marcações de outro membro da família presente para entender o plano.

Design da Zona Receptora

A zona receptora para o transplante de cabelo pode começar na linha do cabelo, embora possa se limitar a pequenas áreas de afinamento no couro cabeludo. Às vezes, a zona receptora pode envolver as sobrancelhas ou a barba/cavanhaque.

O desenho da perda de cabelo no couro cabeludo de homens e mulheres varia muito.[25] Ao criar a linha do cabelo, deve-se tomar cuidado para garantir que a linha do cabelo enquadre melhor o rosto, reconhecendo que é provável que haja mais perda de cabelo e que o transplante de cabelo provavelmente permanecerá.[26] Dessa forma, deve-se tomar cuidado para evitar o rebaixamento excessivo da linha do cabelo e a criação de uma linha não natural. Os resultados mais atraentes do ponto de vista estético são obtidos quando a linha do cabelo do próprio paciente é usada como guia. O resultado geralmente é uma linha de cabelo ondulada que é "irregularmente irregular" com macro e microirregularidades, conforme mostrado na ▶ Fig. 17.7.

O ponto mais baixo no centro do cabelo é chamado de pico da viúva e pode ser colocado de 8 a 10 cm acima do násio (raiz do nariz). Outro ponto de foco é conhecido como ângulo frontotemporal. O ângulo da linha do cabelo frontal e temporal deve ser colocado com cuidado e não deve ser exagerado ou totalmente apagado. Em resumo, ao desenhar a linha do cabelo, os erros mais comuns que podem levar a

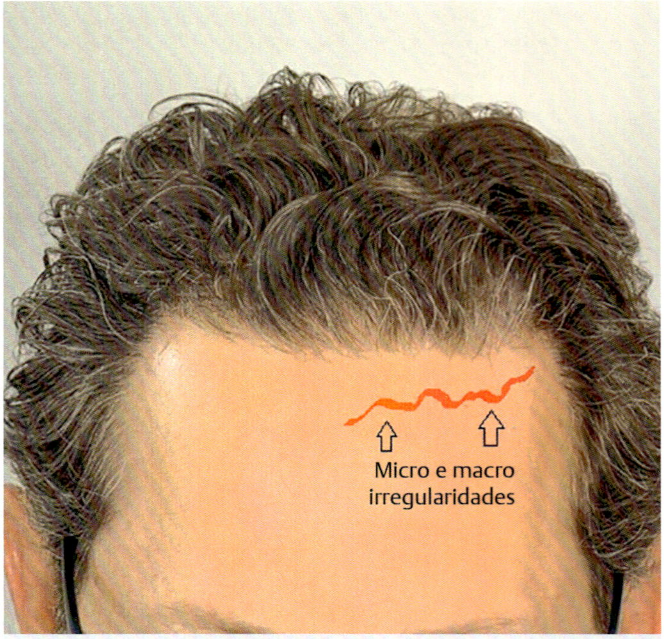

Fig. 17.7 Este paciente está 1 ano pós-transplantado pelo autor (BP). Observe que a linha do cabelo tem um desenho irregular. Existem micro e macroirregularidades para produzir a linha do cabelo o mais natural possível.

um resultado não natural incluem (1) uma linha muito reta, (2) simetria perfeita, (3) uma linha do cabelo muito baixa e (4) embotamento dos ângulos frontotemporais.

Ao transplantar a coroa e o vértice, a abordagem conservadora é a mais valiosa. Os cabelos transplantados podem permanecer no centro com uma borda de afinamento e, em seguida, uma borda de cabelo conhecida como deformidade em "olho de boi". Os pacientes devem ser avisados de que podem precisar de mais transplantes sempre que o vértice for transplantado. Em resumo, o objetivo no vértice geralmente é evitar um couro cabeludo brilhante, em vez de proporcionar uma cobertura densa.

Nas mulheres, a maioria dos transplantes se concentra em reforçar o terço anterior do couro cabeludo na região do núcleo frontal e do ângulo frontotemporal. À medida que a área de superfície do local receptor se expande, a densidade do transplante diminui. O objetivo é proporcionar o máximo de aprimoramento estético em cada procedimento.

Preparação da Área Doadora

A preparação da área doadora depende da escolha entre FUT (tira) ou FUE (pontos).

Para a FUT, a decisão mais importante é o tamanho da tira a ser colhida. As dimensões da faixa dependem da área da superfície do local receptor que se está tentando cobrir, a densidade dos folículos capilares e, por fim e mais importante, a frouxidão do couro cabeludo, que é o reagente limitante da colheita. A área doadora geralmente fica próxima à crista nucal (não no aspecto inferior da linha do cabelo). O objetivo é garantir que a colheita permaneça coberta por cabelo. A

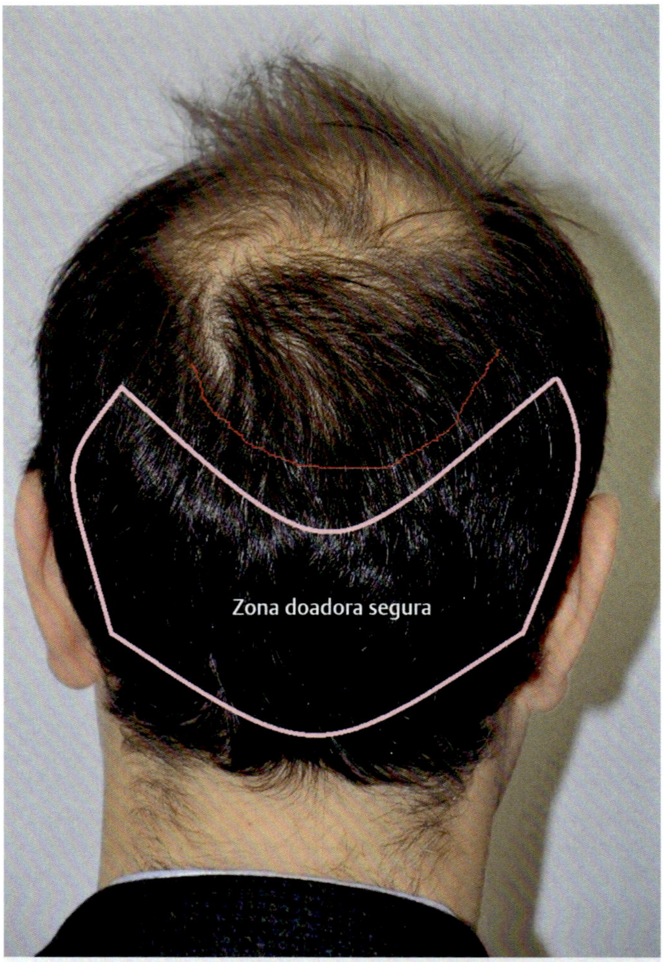

Fig. 17.8 A área delineada em rosa é a zona doadora segura. A linha vermelha representa a zona de transição prevista para a perda de cabelo.

colheita é, portanto, realizada dentro da zona doadora segura, onde o cabelo acima da linha não vai cair e, portanto, fornecerá uma camuflagem adequada para o resto da vida (▶ Fig. 17.8). Em geral, em uma FUT primária, até 2 cm de altura vertical podem ser retirados e fechados com segurança.

Quando menos altura vertical é retirada, há menos tensão e menor possibilidade de alargamento da cicatriz. A elipse da pele retirada deve permitir que um número adequado de folículos seja colhido. Um densiômetro pode ser usado para medir a quantidade de cabelos disponíveis. Como regra geral, cerca de 75 unidades foliculares estão presentes em um centímetro quadrado. Por exemplo, uma tira de 15 cm × 1 cm produzirá 15 × 1 × 75 = 1.125 enxertos. A área de coleta será aparada a 1 a 2 mm de comprimento com um barbeador elétrico sem proteção antes da incisão. A área acima e abaixo do tamanho da colheita não é cortada e será fechada para ocultar a área doadora.

Para a FUE, o objetivo da avaliação da área doadora é identificar a "zona segura" da colheita. A "zona segura" representa os cabelos que crescerão por toda a vida e estão localizados na parte inferior do couro cabeludo parietal e occipital. Em muitos casos, uma zona de 20 × 6 cm de cabelo occipital é raspada para permitir que a área de superfície seja suficiente para distribuir a colheita e evitar o desbaste excessivo. Em geral, 1,2 mm de comprimento folicular é o ideal para a coleta. Se o cabelo for muito longo, ele poderá se torcer ou emaranhar na microbroca. Se o cabelo for muito curto, pode ser difícil avaliar a angulação da saída e pode aumentar a taxa de transecção.

Medicamentos Orais

Para a maioria dos pacientes, é necessário um coquetel de medicamentos orais. Os medicamentos padrão usados incluem um ansiolítico, como o diazepam, um anti-inflamatório, como metilprednisolona ou prednisona 20 mg por via oral três vezes ao dia × 3 dias, profilaxia gastrointestinal com um inibidor da bomba de prótons e um antibiótico oral (éter doxiciclina ou uma cefalosporina de primeira geração). Durante a cirurgia, o diazepam oral é administrado novamente de acordo com a necessidade. Os pacientes geralmente recebem 500 mg de Tylenol para controle da dor e raramente recebem opioides. Advil e agentes para afinar o sangue são evitados. Para pacientes com ansiedade significativa, um anestesiologista pode acompanhar o procedimento e dosar os medicamentos de acordo com a necessidade para manter o cuidado anestésico monitorado. Se o paciente já estiver tomando propecia (finasterida), o tratamento será continuado durante o período do transplante. Para aqueles que estão usando Rogaine (minoxidil), esse tópico é suspenso no dia do procedimento e reiniciado duas semanas depois.

Anestesia Local

Antes da aplicação da anestesia local, a pele é limpa com álcool e betadine (a menos que seja alérgico). A anestesia local usada é a lidocaína a 2% com epinefrina 1:100.000 e é dosada com base no peso e na área de superfície. Deve-se tomar cuidado para evitar a toxicidade da anestesia local. A quantidade de lidocaína com epinefrina é limitada a 7 mg/kg com uma dose máxima de 500 mg. Se a epinefrina não for usada, a quantidade de lidocaína é reduzida para 4 mg/kg. Após 90 a 120 minutos, é interessante reforçar a lidocaína com bupivacaína a 0,5% de ação mais prolongada com epinefrina 1:100.000, limitando a dose a 3 mg/kg, com uma dose máxima de 200 mg. Muitas vezes, é vantajoso realizar um bloqueio occipital na área doadora, bem como um bloqueio V1 supraorbital e supratroclear, pois pode ser necessário menos anestésico local. Também é vantajosa a infiltração com um bloqueio em anel na linha do cabelo.[27]

Além disso, a solução salina a 0,9% com epinefrina 1:100.000 é mantida separadamente para ser usada como tumescente durante o procedimento em áreas que exigem mais turgor da pele ou hemostasia adicional. Essas zonas já estão anestesiadas e, portanto, não precisam de mais lidocaína.

Posicionamento

Os pacientes são colocados na posição sentada para o corte de cabelo inicial para expor a área doadora. Os cabelos acima e abaixo do local doador são presos com elásticos. Os limites da área doadora são marcados com uma caneta de marcação cirúrgica (elipse para FUT, um retângulo para FUE), conforme mostrado na ► Fig. 17.9. O paciente é então levado para uma sala de posição prona. Deve-se tomar cuidado para garantir que o paciente possa respirar confortavelmente e é bem acolchoado. Após a conclusão da coleta, o paciente é girado para a posição supina ou semirreclinada para o implante.

Detalhes Intraoperatórios: Área Doadora

Com o paciente em decúbito ventral, a pele é limpa com álcool e depois com betadine, e a anestesia local é injetada lentamente.

Para a FUT, aproximadamente 10 mL de solução tumescente adicional são adicionados no plano subcutâneo e supragaleal para distanciar o local doador para longe da gálea (e dos nervos profundos), melhorar a hemostasia e o turgor da pele. Uma lâmina nº 10 é usada para incisar a derme até a gordura subcutânea. A incisão é biselada para evitar a transecção do cabelo. Em seguida, a faixa é levantada em um plano subcutâneo. A dissecção deve permanecer profunda em relação aos folículos e superficial em relação à gálea. A hemostasia é realizada com cautério monopolar, com o cuidado de limitar

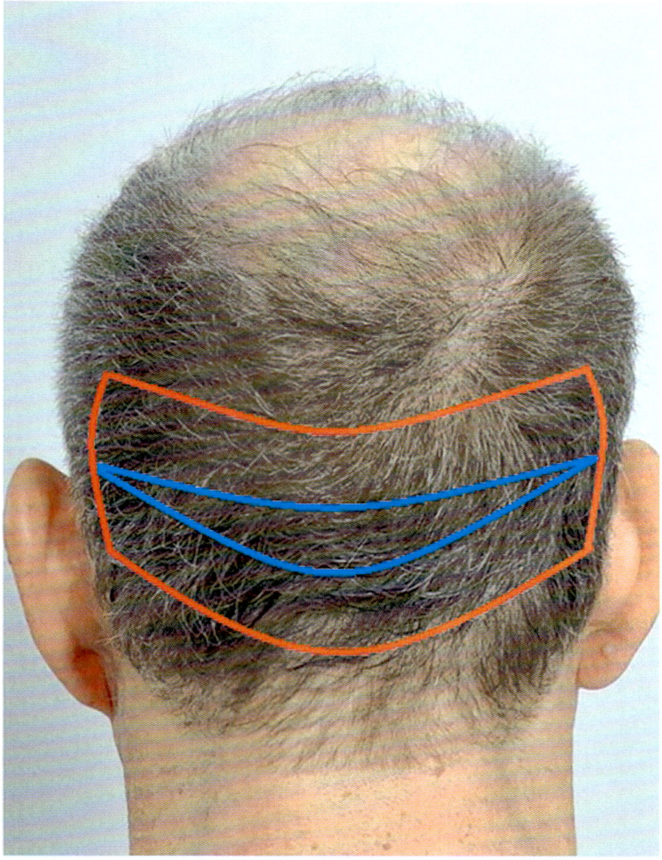

Fig. 17.9 Área doadora da transferência de unidades foliculares (FUT) *versus* extração de unidades foliculares (FUE). Na FUT, uma elipse de cabelo é removida, conforme mostrado em vermelho. Na FUE, a zona doadora é raspada amplamente, conforme mostrado em azul.

o cautério às bordas da pele e aos folículos pilosos. Nos casos em que a altura vertical da colheita é inferior a 1,1 cm, o local doador pode ser fechado sem suturas profundas com prolene 4-0 ou categute simples 4-0. Em colheitas maiores, podem ser colocadas suturas profundas 3-0 e 4-0 para reduzir a tensão e o alargamento resultante. A ▶ Fig. 17.10 mostra a progressão da marcação da sutura profunda e do fechamento.

No caso de FUT secundária com uma cicatriz anterior, o cirurgião deve decidir se inclui a cicatriz anterior ao tirar a próxima tira para deixar o paciente com uma única linha de incisão ou se cria uma segunda linha de incisão. Os principais pontos de reflexão incluem se a localização da primeira faixa foi adequada, qual é a frouxidão acima e abaixo da cicatriz anterior, qual é a largura da primeira cicatriz e se é necessária uma revisão da cicatriz. Em geral, é ideal extirpar a cicatriz antiga na segunda faixa para reduzir o número de cicatrizes.

Depois que a tira é removida, ela é "cortada" em fileiras de unidades foliculares. Esse processo é feito delicadamente sob magnificação para evitar a transecção das unidades foliculares. As lascas são então dissecadas manualmente com uma lâmina reta em unidades foliculares. Isso é feito em um bloco de Teflon colocado sobre uma fonte de luz LED. As unidades foliculares de 1, 2, 3 e 4 cabelos são separadas e armazenadas em solução salina sobre gelo. Ao "preparar" os folículos, toma-se o cuidado de remover a pele e a gordura desnecessárias para reduzir a demanda metabólica e melhorar a sobrevivência do enxerto.

Na FUE, o paciente é colocado em decúbito dorsal e a área doadora é visualizada com a ampliação da lupa. A tumescência é usada para proporcionar turgor à pele e a cabeça do paciente é colocada em uma leve flexão para melhor esticar a pele occipital. Um dispositivo de extração manual ou motorizado é usado para isolar e separar uma unidade folicular cilíndrica da pele ao redor. O cirurgião deve estimar o número de unidades de cabelo simples, duplas e triplas necessárias para a área receptora e planejar a colheita de cada uma delas de acordo. Durante a extração, um técnico de cabelo ajuda a separar e a contar as unidades foliculares. O cirurgião NÃO deve colher enxertos adjacentes, pois isso pode causar cicatrizes e uma mancha de alopecia. Até metade dos cabelos em uma determinada zona pode ser extraída antes que haja um afinamento visual. Na maioria dos casos, 20 a 25% dos cabelos em uma zona são extraídos durante uma sessão. A ▶ Fig. 17.11 mostra a aparência pós-operatória imediata do paciente após a FUE, bem como a aparência do paciente um ano depois, com uma evidência mínima de FUE, se houver.

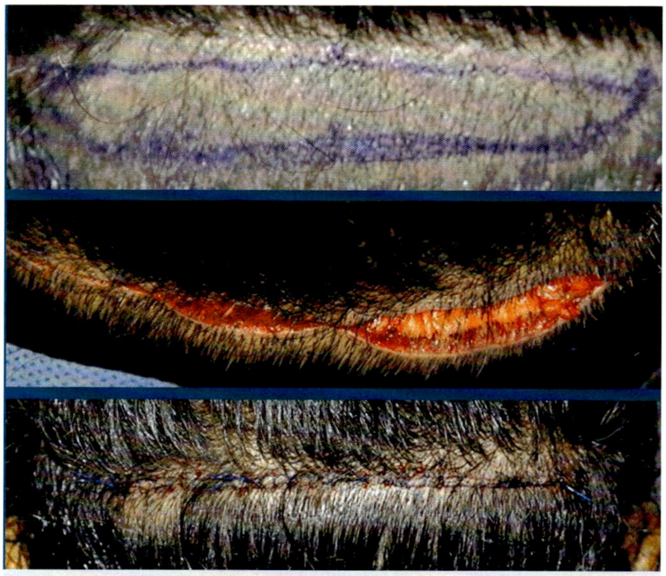

Fig. 17.10 Série de fechamento de transferência de unidade folicular (FUT). A foto superior mostra a elipse planejada. A foto do meio mostra o valor das suturas profundas para remover a tensão do fechamento. Observe que, como foi realizada uma incisão tricofítica, os folículos pilosos ao longo da incisão estão intactos. A foto inferior mostra o fechamento interrompido com prolene 4-0. Observe que o cabelo acima da incisão é mantido longo para ocultar a área doadora durante a cicatrização.

Há muitos detalhes e *nuances* relacionados com a técnica FUE que podem ser otimizados. A punção ideal é pequena o suficiente em diâmetro para evitar perfurações desnecessariamente grandes e, consequentemente, grandes cicatrizes de bolinhas. A punção não deve ser tão pequena que a taxa de transecção seja alta. Os tamanhos mais comuns de punções variam de 0,8 a 1,0 mm de diâmetro. Perfurações maiores são usadas quando as unidades foliculares são muito grandes, há pelos que se estendem amplamente, são curvos ou são muito delicados. A velocidade e o tempo de rotação da broca devem ser calibrados para cada caso, pois alguns pacientes têm pele muito grossa e precisam de um giro mais rápido. Geralmente, a broca é girada mais rapidamente à medida que o tempo avança, pois durante o caso é esperado que a broca fique levemente cega. Se a broca for considerada cega, ela será substituída. Deve-se tomar cuidado para não girar muito rapidamente, pois há um potencial maior de transecção do folículo, torção do folículo e criação de transferência térmica desnecessária que pode aumentar as cicatrizes ou reduzir a viabilidade folicular. Depois que a unidade folicular é separada da pele circundante, as pinças são usadas com mais frequência para extrair o folículo. Por fim, há muitos dispositivos que ajudam na extração, cada um com propriedades diferentes e alguns com automação avançada. Algumas das variáveis incluem uma peça de mão contra-ângulo, a adição de sucção para auxiliar na extração (Smartgraft, Neograft), punção totalmente robótica (Artas), modos que mudam da rotação da broca para oscilação e vibração em intervalos programados para evitar a torção do enxerto (Mamba) e sensores para autorrotar a microbroca sem a ativação do pedal ou do interruptor manual (Mamba).[28] As brocas em si são fornecidas em muitas variedades, sendo os *designs* rombos, hexagonais, afiados e com trombeta os mais comuns. Com o aumento da familiaridade e do avanço tecnológico, cada cirurgião desenvolve suas próprias preferências para a FUE.

Tanto na FUT quanto na FUE, o objetivo final do procedimento é colher folículos viáveis. Por isso, é necessário ter cuidado ao manusear e preparar os folículos para evitar danos. Em geral, um folículo viável deve ter uma pequena quantidade de pele, uma seção cilíndrica ou em forma de lágrima que

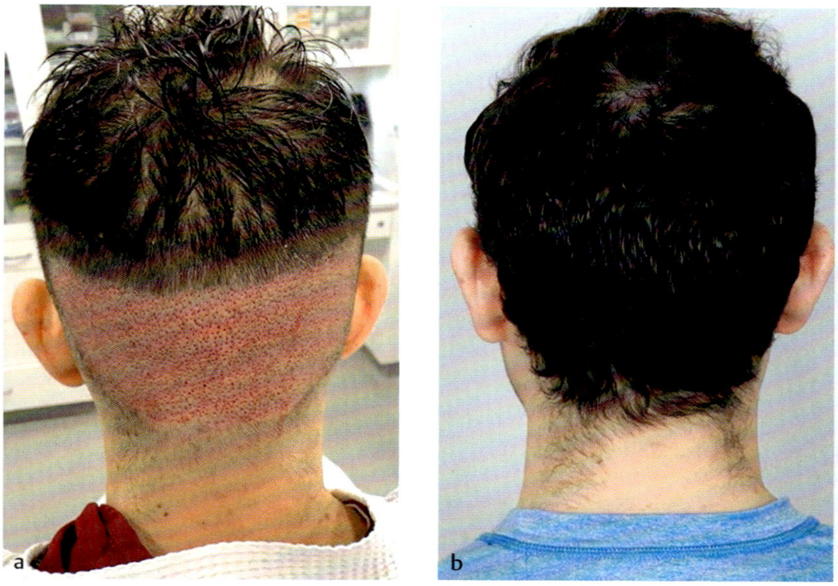

Fig. 17.11 Extração de unidade folicular (FUE) após a colheita **(a)** e um ano depois **(b)**. Na maioria dos casos, 20 a 25% dos cabelos em uma zona são extraídos durante uma sessão.

inclua tecido mole, um bulbo, continuidade da haste capilar e pode ter uma pequena quantidade de gordura subcutânea.[29]

Detalhes Intraoperatórios: Área Receptora

A área da superfície da zona receptora deve ser conhecida antes do início da operação. A localização da zona receptora determinará se serão necessárias muitas unidades de cabelo único ou nenhuma unidade de cabelo único. Tanto a FUE quanto a FUT criam unidades foliculares; no entanto, na FUE, há controle sobre o número de unidades de cabelo único colhidas. Na FUT, o número de enxertos de fio único depende do número dentro da tira. Independentemente da técnica de colheita, a criação da área receptora é a mesma.

O *design* do local receptor é totalmente individualizado. A linha do cabelo original do paciente deve ser considerada. As assimetrias e o formato podem ser usados para orientar o *design*. O objetivo de muitos pacientes é parecer natural, portanto, as macro e microirregularidades devem ser projetadas. Além da forma do *design*, é fundamental considerar a densidade e a angulação das saídas do enxerto. Os enxertos de fio único devem ser mais densamente inseridos (~30 enxertos/cm^2), enquanto os enxertos de várias unidades podem ser colocados mais afastados. A inserção excessivamente densa pode limitar o suprimento de sangue e causar falhas.[30] Existem guias escritos para ajudar a orientar a angulação em todo o couro cabeludo, mas, em quase todos os casos, os resultados mais naturais ocorrem quando o cirurgião consegue seguir a angulação do cabelo existente no paciente.[31] Nos casos em que há poucos cabelos-guia, é seguro angular o cabelo em direção ao pico da viúva na zona frontal, e o cabelo é mais angulado na saída do couro cabeludo próximo à linha do cabelo (movendo-se anteriormente). O cabelo na zona temporal tende a apontar anteroinferiormente. O vértice tende a girar no sentido anti-horário em uma espiral circular.

Há muitas clínicas em todo o mundo que exigem que os pacientes raspem a zona receptora antes do transplante. Isso ajuda na colocação, pois os cabelos longos não obstruem os locais receptores, embora não seja essencial. A preferência e a rotina do autor é nunca raspar a área receptora. Ao manter os cabelos longos, os pacientes podem camuflar melhor o local receptor durante a cicatrização, e a angulação dos cabelos originais é mais bem visualizada, permitindo o resultado mais natural possível.

Para preparar o local receptor, a pele é limpa com álcool e injetada com anestesia local. Deve-se tomar cuidado para evitar anestesiar as zonas doadora e receptora ao mesmo tempo no início do caso para deter a toxicidade da anestesia local. O local receptor deve ser totalmente anestesiado para que o paciente sinta pressão, mas não dor.

Quando o local receptor estiver pronto, é feita uma série de fendas que funcionam como uma bolsa na qual a unidade folicular cilíndrica é colocada. Deve-se tomar cuidado ao fazer as fendas para não danificar o cabelo existente, pois isso pode levar à telógena ou à perda do cabelo existente. Os locais receptores podem ser feitos com fendas pequenas (< 2,0 mm) ou como orifícios com uma agulha hipodérmica de calibre 18 ou 19. Com o uso de um acionador de agulha, a agulha hipodérmica pode ser dobrada para definir a profundidade da inserção, conforme ilustrado na ▶ Fig. 17.12. Comparando-se as fendas e os furos, parece que os furos evitam a compressão excessiva do enxertos de várias unidades e levam a um resultado mais natural. Além disso, há quem argumente que é possível criar mais densidade com orifícios. Alguns consideram vantajosa a combinação de fendas e orifícios.[30]

Ao criar a zona receptora, há duas abordagens básicas para o fluxo de trabalho. A primeira é conhecida como "*stick and place*", em que um enxerto é colocado assim que o local é criado. A outra opção é criar todos os locais primeiro e depois colocar todos os enxertos. Uma pinça de joalheiro é usada para manusear e colocar os enxertos.

Coloque os enxertos delicadamente. Deve-se tomar cuidado para agarrar apenas o tecido subcutâneo ao redor do enxerto e não perturbar a haste ou o bulbo capilar. Recentemente, foram desenvolvidos dispositivos de implantação mais automatizados para auxiliar na colocação, embora eles exijam manuseio e preparação significativos dos enxertos em

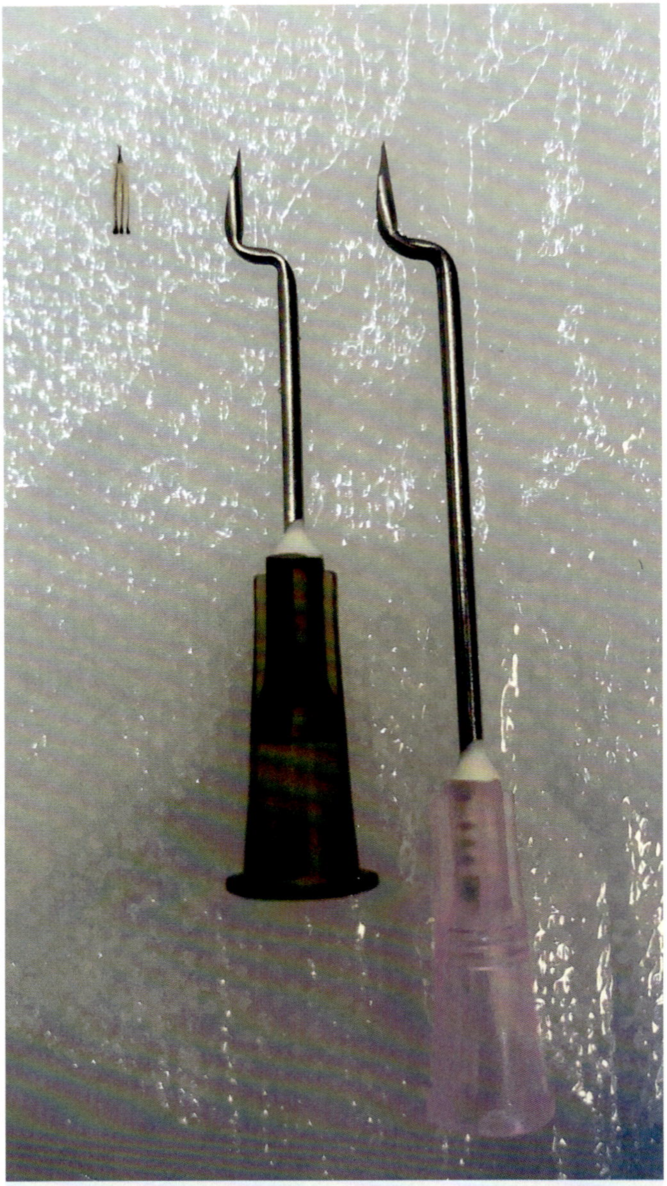

Fig. 17.12 Esta imagem mostra que as agulhas de calibre 18 (rosa) e 19 (marrom) podem ser dobradas para limitar a penetração ao criar locais para transplante. A curvatura é personalizada para corresponder ao comprimento da unidade folicular do paciente, que é mostrada ao lado das agulhas.

recipientes de carregamento e, portanto, não sejam necessariamente mais rápidos ou menos traumáticos no momento. Em geral, dois técnicos de cabelo podem colocar cabelos simultaneamente e o tempo necessário para a colocação depende do número de cabelos que precisam ser colocados e da facilidade de colocação.

Independentemente da técnica, os enxertos devem ser manuseados com delicadeza e cuidados com cautela. Quanto menos tempo o enxerto passar fora do corpo, melhor será a viabilidade. Durante o tempo que fica fora do corpo, o enxerto passa por uma hipóxia relativa e pode sofrer de esgotamento de trifosfato de adenosina (ATP) e nutrientes. Existem soluções ricas em nutrientes que contêm ATP e antioxidantes, e existem nutrientes estão sendo investigados como meios de armazenamento para os enxertos durante o período entre a doação e a colocação.

O transplante capilar médio de 1.500 a 2.000 enxertos leva de 6 a 8 horas para uma equipe especializada. Um transplante capilar menor, com poucos enxertos, pode levar apenas algumas horas. Em algumas clínicas, os locais receptores podem ser criados um dia antes do procedimento, permitindo que apenas a colheita e a colocação ocorram no segundo dia.

No final da cirurgia de transplante capilar, o paciente recebe bacitracina sobre o local doador. O paciente pode receber bacitracina e telfa com um envoltório de gaze Kerlix colocado sobre a cabeça ou a área receptora pode ser deixada sem nada. O paciente é levado para casa por um acompanhante.

17.3.7 Instruções Posteriores e Acompanhamento

O paciente pode voltar para casa após o transplante de cabelo. O envoltório de gaze, quando colocado, é removido na manhã seguinte. Pede-se ao paciente que aplique uma fina camada de bacitracina no local doador duas vezes por dia durante cinco dias após a retirada do envoltório. Os pacientes costumam tomar Tylenol para a dor, pois o desconforto é leve para a maioria, embora alguns deles recebam um opioide para dor intensa. A menos que seja contraindicado, os esteroides orais podem ser administrados por três dias para reduzir bastante o inchaço na testa. Os antibióticos orais são interrompidos após o 1º dia de pós-operatório. Pede-se aos pacientes que borrifem a zona receptora com soro fisiológico normal com um frasco de *spray* de hora em hora, enquanto estiverem acordados, por 5 dias. A solução salina ajuda a reduzir a formação de crostas e a coceira.

No dia seguinte ao transplante, o paciente pode tomar banho e lavar o corpo. O cabelo é lavado no dia seguinte com muito cuidado para evitar o jato direto do chuveiro sobre os enxertos. Um xampu suave é misturado em um copo com água e derramado sobre os enxertos. Em seguida, despeja-se água adicional com cuidado para evitar resíduos de xampu. Os pacientes são incentivados a lavar o cabelo diariamente durante pelo menos as duas primeiras semanas para reduzir as bactérias e soltar as crostas.

Os pacientes são vistos rotineiramente no 10º dia, quando as suturas são removidas. Nessa visita, os cabelos transplantados estão um pouco mais longos do que quando foram transplantados, indicando o crescimento e a saúde do folículo. A maioria das crostas já terão se soltado. É possível que haja um leve eritema no local receptor. O paciente é aconselhado a evitar queimaduras solares no couro cabeludo nas primeiras seis semanas. Pede-se aos pacientes que evitem suar na cabeça por 3 semanas e que evitem piscina e mar por 4 semanas, embora alguns médicos permitam o retorno mais cedo a essas atividades.

Espera-se que os cabelos transplantados apresentem telogênese após o transplante e comecem a cair a partir do 15º dia. Após a queda, o folículo piloso ficará em repouso por 3 a 4 meses. O resultado começa a aparecer 4 a 5 meses após o transplante e continua a melhorar nos próximos 1 a 2 anos. Há sugestões de que a adição de minoxidil e finasterida ajuda o cabelo a voltar mais rápido.[32] Para a maioria, depois de 9 a 12 meses, os resultados se tornam significativos, pois muitos dos cabelos estão crescendo. ▶ Fig. 17.13, ▶ Fig. 17.14 e ▶ Fig. 17.15 mostram um homem e duas pacientes do sexo feminino que foram submetidos a transplante capilar. Há uma melhora significativa no afinamento em um ano após o transplante.

A sobrevida geral de um transplante capilar depende do tipo de cirurgia (FUT *vs.* FUE) e de certas variáveis do paciente. Em geral, a FUT é considerada o padrão ouro de sobrevivência, com taxas superiores a 95% na maioria dos casos. A FUE pode ter uma sobrevida que varia de 80 a 90% em média, embora possa ser maior em mãos habilidosas e circunstâncias favoráveis. As variáveis do paciente que afetam mais diretamente a sobrevida incluem a natureza inerente do cabelo (cabelos brancos, finos e encaracolados têm taxas de sobrevida mais baixas) e as variáveis do local receptor (tecido cicatricial, suprimento insuficiente de sangue e tabagismo reduzem a sobrevida).

Em longo prazo, cerca de 50% dos pacientes são submetidos a um segundo transplante capilar em algum momento no futuro. As razões para um segundo transplante variam desde o desejo de aumentar a densidade até o desejo de obter mais cobertura. Conforme a perda de cabelo progride, transplantes adicionais podem ser indicados para preencher novas regiões de afinamento. O intervalo entre os procedimentos pode ser de anos ou até décadas.

17.3.8 Complicações

Um transplante capilar realizado adequadamente resulta em uma melhora estética confiável que é natural e duradoura. As complicações podem resultar de erros de planejamento, erros de execução e erros de cicatrização.[33]

Um resultado estético ruim pode ocorrer devido a vários fatores. Mais comumente, os erros ocorrem quando o desenho do transplante é muito reto, muito rebaixado ou quando grandes enxertos são colocados na linha do cabelo. Se o ângulo dos enxertos estiver incorreto, o resultado pode não ser natural, com cabelos inadequadamente angulados ou entrecruzados. Se todos os ângulos de saída do cabelo forem iguais, o resultado pode não ser natural, com uma aparência de cerca de estacas.

Os riscos perioperatórios do transplante capilar incluem e não se limitam a sangramento, reação à anestesia, infecção, pelo encravado, cisto, granuloma de sutura, cicatriz, queloide, alopecia, telógena, dor persistente, cicatriz no local receptor (muito reduzida com a técnica de microenxerto), hiperpigmentação, hipopigmentação ou ondulação/formação de sulcos/obstrução/erosões da pele.[34]

O crescimento insuficiente do cabelo pode ser devido à técnica inadequada de manuseio e preparação dos enxertos. A falta de crescimento é muito incomum, pois os cabelos da área doadora têm "domínio do doador" e tendem a sobreviver ao transplante. Às vezes, há atraso no crescimento, e o resultado pode levar até 18 meses para amadurecer.

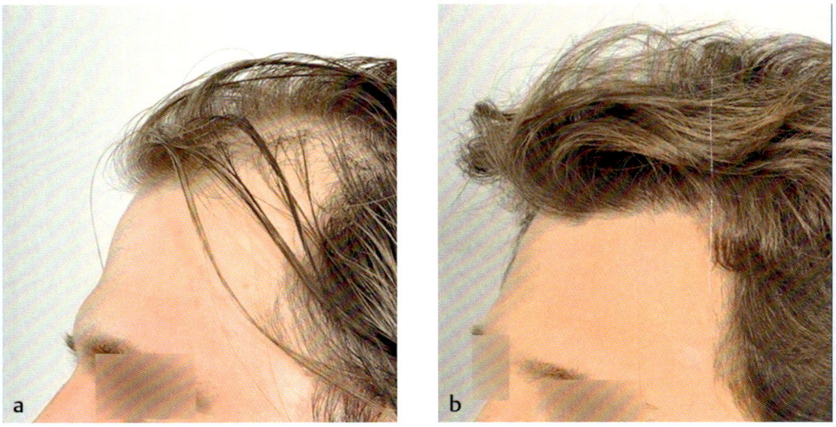

Fig. 17.13 (a, b) Paciente do sexo masculino antes e um ano após o transplante capilar. Esse transplante foi realizado para reforçar a linha do cabelo.

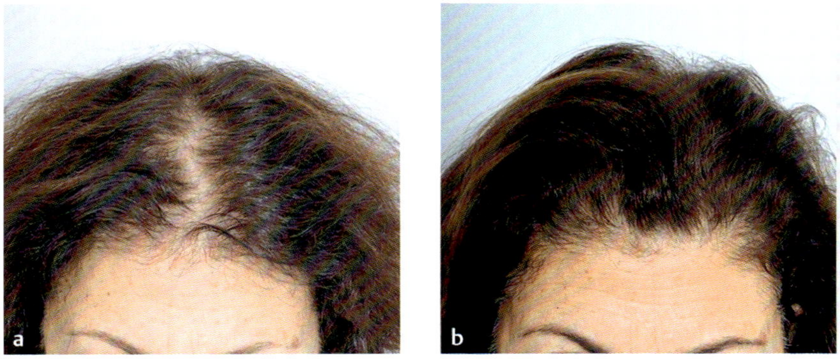

Fig. 17.14 (a, b) Paciente do sexo feminino antes e um ano após o transplante de cabelo. Esse transplante foi realizado para repor um núcleo frontal depletado e para estreitar uma repartição do cabelo alargada.

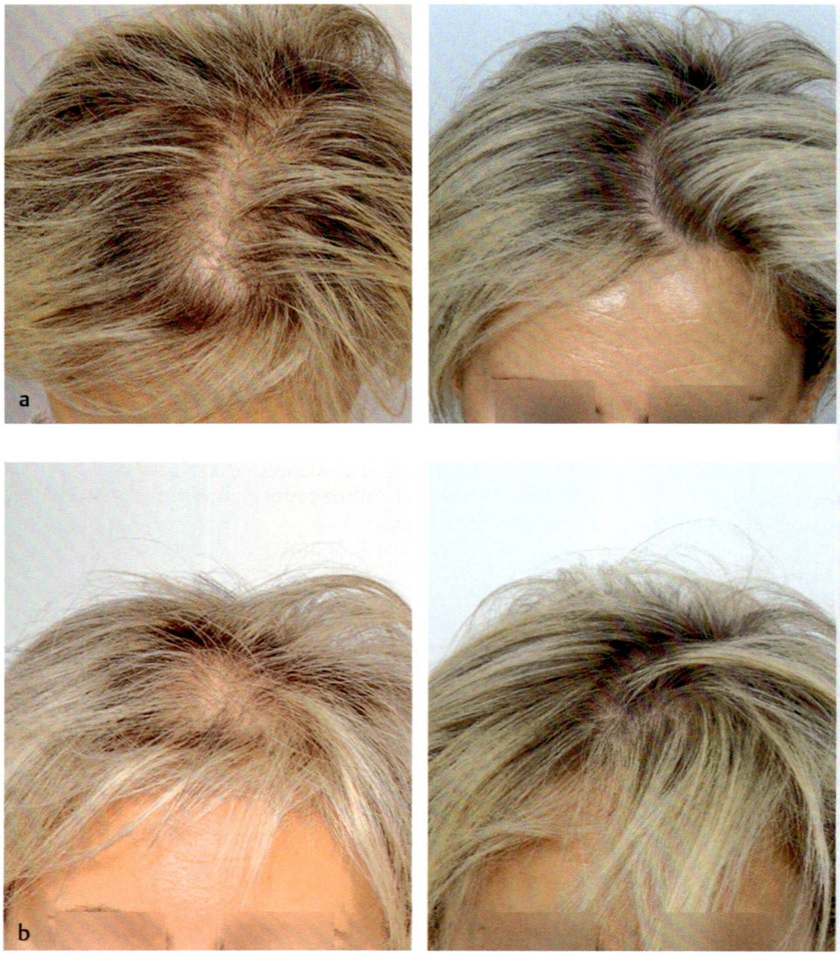

Fig. 17.15 (a, b) Essa paciente com alopecia androgênica (perda de cabelo de padrão feminino) foi submetida a um transplante de cabelo e começou a usar minoxidil. A foto posterior é de um ano depois e a paciente está entusiasmada com o fato de que sua repartição do cabelo está mais estreita, seu cabelo está mais espesso e o resultado tem uma aparência completamente natural.

Erros estéticos tardios podem ocorrer quando o planejamento para o futuro é negligenciado. Com o passar do tempo, a maioria dos pacientes com MPHL ou FPHL terá perda ou recessão progressiva. Nesses casos, o ideal é que haja uma reserva de cabelo do local doador a ser colhido para preencher as novas regiões de perda. Com o passar do tempo, as preocupações estéticas tardias mais comuns são a falta de continuidade dos picos temporais para os cabelos frontais, bem como um transplante para a coroa seguido de calvície circunferencial, levando a uma aparência de "olho de boi" com cabelo central, depois uma zona calva e, em seguida, mais cabelo.

Felizmente, muitos resultados indesejáveis do transplante capilar podem ser remediados por meio de técnicas reparadoras. Os exemplos de reparo são os seguintes: Os plugues de cabelo do passado podem ser redistribuídos por meio de técnicas modernas de FUE; as cicatrizes anteriores da cirurgia de redução da linha do cabelo podem ser sombreadas com a colocação de cabelos individuais dentro e na frente da cicatriz; e as descontinuidades entre o cabelo frontal e o cabelo temporal podem ser preenchidas.

17.3.9 Pérolas/Armadilhas

- Até o momento, o transplante capilar é a única forma de restauração capilar permanente e sem manutenção.
- Ao planejar um transplante capilar, é essencial compreender não apenas a perda atual, mas também a perda futura, para criar um resultado natural e de longo prazo.
- As principais formas de transplante capilar são FUT e FUE. Ambas as técnicas resultam no isolamento da unidade folicular, que é a unidade fundamental de crescimento do cabelo.
- A principal vantagem da FUT é que a cicatriz permite a colheita de cabelos delicados que podem ser transeccionados com a FUE, como cabelos grisalhos ou cacheados. O processo da FUT não requer a raspagem da cabeça e, portanto, o local doador fica bem escondido imediatamente.
- A principal vantagem do FUE é a ausência de bisturis, suturas e cicatrizes lineares. O cirurgião pode escolher exatamente o número de folículos de cabelo simples, duplo e triplo a serem colhidos. A cicatrização é rápida e com pouca dor. O FUE geralmente exige que uma grande área do local doador seja raspada, o que pode ser um problema para alguns pacientes.

- Um *design* natural é tanto uma arte quanto uma ciência. O cabelo do paciente é o melhor guia para criar um resultado natural tanto na distribuição quanto na angulação.
- Os pacientes devem ser orientados sobre o tempo de cicatrização antes da operação e devem esperar um período de telógeno pós-operatório sem resultado de 3 a 4 meses após o transplante capilar.

Referências

[1] Davis DS, Callender VD. Review of quality of life studies in women with alopecia. Int JWomens Dermatol. 2018; 4(1):18-22.
[2] Ioannides D, Lazaridou E. Female pattern hair loss. Curr Probl Dermatol. 2015; 47:45-54.
[3] Badran KW, Sand JP. Platelet-rich plasma for hair loss: review of methods and results. Facial Plast Surg Clin North Am. 2018; 26(4): 469-85.
[4] Gentile P, Garcovich S, Bielli A, Scioli MG, Orlandi A, Cervelli V. The effect of platelet-rich plasma in hair regrowth: a randomized placebocontrolled trial. Stem Cells TranslMed. 2015; 4(11):1317-23.
[5] Lin WH, Xiang LJ, Shi HX, et al. Fibroblast growth factors stimulate hair growth through β-catenin and Shh expression in C57BL/6 mice. BioMed Res Int. 2015; 2015:730139.
[6] McElwee K, Hoffmann R. Growth factors in early hair follicle morphogenesis. Eur J Dermatol. 2000; 10(5):341-50.
[7] Dhurat R, Sukesh M. Principles and methods of preparation of platelet-rich plasma: a review and author's perspective. J Cutan Aesthet Surg. 2014; 7(4):189-97.
[8] Dohan Ehrenfest DM, Pinto NR, Pereda A, et al. The impact of the centrifuge characteristics and centrifugation protocols on the cells, growth factors, and fibrin architecture of a leukocyte- and platelet-rich fibrin (L-PRF) clot and membrane. Platelets. 2018; 29 (2):171-84.
[9] Leitner GC, Gruber R, Neumüller J, et al. Platelet content and growth factor release in platelet-rich plasma: a comparison of four different systems. Vox Sang. 2006; 91(2):135-9.
[10] Dhillon RS, Schwarz EM, Maloney MD. Platelet-rich plasma therapy: future or trend? Arthritis Res Ther. 2012; 14(4):219.
[11] Marx RE. Platelet-rich plasma (PRP): what is PRP and what is not PRP? Implant Dent. 2001; 10(4):225–228
[12] Giusti I, Rughetti A, D'Ascenzo S, et al. Identification of an optimal concentration of platelet gel for promoting angiogenesis in human endothelial cells. Transfusion. 2009; 49(4):771-8.
[13] Bayat M, Yazdanpanah MJ, Hamidi Alamdari D, Banihashemi M, Salehi M. The effect of platelet-rich plasma injection in the treatment of androgenetic alopecia. J Cosmet Dermatol. 2019; 18(6):1624-8.
[14] Puig CJ, Reese R, Peters M. Double-blind, placebo-controlled pilot study on the use of platelet-rich plasma in women with female androgenetic alopecia. Dermatol Surg. 2016; 42(11):1243-7.
[15] Mapar MA, Shahriari S, Haghighizadeh MH. Efficacy of platelet-rich plasma in the treatment of androgenetic (male-patterned) alopecia: a pilot randomized controlled trial. J Cosmet Laser Ther. 2016; 18(8): 452-5.
[16] Gupta AK, Versteeg SG, Rapaport J, Hausauer AK, Shear NH, Piguet V. The efficacy of platelet-rich plasma in the field of hair restoration and facial aesthetics: a systematic review and meta-analysis. J Cutan Med Surg. 2019; 23(2):185-203.
[17] Stevens J, Khetarpal S. Platelet-rich plasma for androgenetic alopecia: a review of the literature and proposed treatment protocol. Int J Womens Dermatol. 2018; 5(1):46-51.
[18] Gupta AK, Cole J, Deutsch DP, et al. Platelet-rich plasma as a treatment for androgenetic alopecia. Dermatol Surg. 2019; 45(10):1262-73.
[19] Rose PT. Advances in hair restoration. Dermatol Clin. 2018; 36(1):57-62.
[20] Avram MR, Finney R, Rogers N. Hair transplantation controversies. Dermatol Surg. 2017; 43 Suppl 2:S158-S162.
[21] Joshi R, Shokri T, Baker A, et al. Alopecia and techniques in hair restoration: an overview for the cosmetic surgeon. Oral Maxillofac Surg. 2019; 23(2):123-31.
[22] Piraccini BM, Alessandrini A. Androgenetic alopecia. G Ital Dermatol Venereol. 2014; 149(1):15-24.
[23] Unger RH. Female hair restoration. Facial Plast Surg Clin North Am. 2013; 21(3):407-17.
[24] Umar S. Body hair transplant by follicular unit extraction: my experience with 122 patients. Aesthet Surg J. 2016; 36(10):1101-10.
[25] Rodman R, Sturm AK. hairline restoration: difference in men and woman-length and shape. Facial Plast Surg. 2018; 34(2):155-8.
[26] Sirinturk S, Bagheri H, Govsa F, Pinar Y, Ozer MA. Study of frontal hairline patterns for natural design and restoration. Surg Radiol Anat. 2017; 39(6):679-84.
[27] Lam SM. Hair transplant and local anesthetics. Clin Plast Surg. 2013; 40(4):615-25.
[28] Rose PT, Nusbaum B. Robotic hair restoration. Dermatol Clin. 2014; 32(1):97-107.
[29] Buchwach KA. Graft harvesting and management of the donor site. Facial Plast Surg Clin North Am. 2013; 21(3):363-74.
[30] Farjo B, Farjo N. Dense packing: surgical indications and technical considerations. Facial Plast Surg Clin North Am. 2013; 21(3):431-6.
[31] Rose PT. The latest innovations in hair transplantation. Facial Plast Surg. 2011; 27(4):366-77.
[32] Adil A, Godwin M. The effectiveness of treatments for androgenetic alopecia: a systematic review and meta-analysis. J Am Acad Dermatol. 2017; 77(1):136-141.e5.
[33] Lam SM. Complications in hair restoration. Facial Plast Surg Clin North Am. 2013; 21(4):675-80.
[34] Konior RJ. Complications in hair-restoration surgery. Facial Plast Surg Clin North Am. 2013; 21(3):505-20.

18 Blefaroplastia, *Lifting* Facial Inferior e *Lifting* de Sobrancelhas

Robert Blake Steele ▪ Rawn Bosley ▪ Cameron Chesnut

Resumo

O *lifting* facial, a blefaroplastia e o *browlift* são abordagens cirúrgicas minimamente invasivas para o rejuvenescimento facial. Este capítulo fornece o histórico, a anatomia e os métodos cirúrgicos detalhados para familiarizar os leitores com os procedimentos cosméticos faciais de última geração.

Palavras-chave: lifting facial, blefaroplastia, *lifting* de sobrancelha, rejuvenescimento facial

18.1 *Facelift*: Introdução e Modalidades

À medida que a popularidade do rejuvenescimento do rosto envelhecido aumenta, a evolução de uma de nossas ferramentas mais clássicas, a ritidectomia, acelera-se. Atualmente, as novas técnicas beneficiam-se de mais de 100 anos de experiência passada. Publicações que descrevem o *lifting* facial podem ser encontradas desde o início do século XX.[1] Em seus estágios iniciais, o procedimento consistia principalmente em excisões de pele interrompidas e suturas ao longo da linha do cabelo. Sem desconsiderar pequenas melhorias, como a adição de incisões contínuas na pele e o descolamento da pele, o procedimento focado na pele permaneceu relativamente inalterado até a década de 1970, quando surgiram as ritidectomias do tipo "Skoog". Essa nova geração de procedimentos de *lifting* facial foi estimulada por uma melhor compreensão da anatomia facial, particularmente do sistema musculoaponeurótico superficial (SMAS), a fáscia que separa as camadas adiposas superficial e profunda.

Os Drs. Vladimir Mitz e Martine Peyronie cunharam o termo SMAS em 1976, logo após sua descrição original e dissecção pelo médico sueco Dr. Torg Skoog. O SMAS é uma camada fascial inelástica e unificada que permite que os músculos da expressão facial funcionem juntos como uma unidade coesiva. Enquanto as ritidectomias anteriores somente de pele não podiam suportar a tensão ou o tempo, a dissecção do SMAS mais profundo permitiu maior durabilidade e uma aparência mais natural.

As ritidectomias do tipo "Skoog" ou de SMAS baixo tratam a parte inferior da face e o pescoço. Essas técnicas incluem a plicatura do SMAS, a imbricação do SMAS e a SMASectomia lateral. A plicatura do SMAS consiste em dobrar o SMAS sobre si mesmo e suturá-lo no lugar sem nenhum corte adicional ou descolamento do próprio SMAS. Ela é útil em *minilifting*, pois pode ser feita por meio de pequenas incisões e pode preservar e empilhar estrategicamente o volume. Um método semelhante, porém mais duradouro, a imbricação do SMAS envolve o descolamento do SMAS, seguido pela elevação e sobreposição do SMAS em uma direção diagonal, o que também pode empilhar estrategicamente o volume. Por fim, a SMASectomia lateral envolve a excisão de uma pequena quantidade de SMAS e sutura de suas bordas, neste caso ajudando a limitar a quantidade de volume suspenso. Embora significativamente melhor do que o *lifting* facial somente com pele, as ritidectomias com SMAS baixo não corrigem os sulcos nasolabiais e o terço médio da face. A incapacidade de tratar o terço médio da face pode resultar em uma "varredura lateral", em que uma bochecha envelhecida e não suspensa fica em cima e contrasta fortemente com a parte inferior da face corrigida pelo SMAS.

Na década de 1980, uma nova forma de ritidectomia, conhecida como ritidectomia do SMAS estendido, foi desenvolvida para tratar a face média. Popularizadas pelo Dr. Sam Hamra e pelo Dr. Fritz Barton, a ritidectomia de plano profundo e a ritidectomia com SMAS alto envolvem a liberação dos ligamentos de retenção zigomático e massetérico, permitindo a suspensão vertical da face média e a correção dos sulcos nasolabiais. As modificações das técnicas para tratar o SMAS estão em constante evolução, buscando abordagens menos invasivas com resultados duradouros e naturais.

Em contraste com as técnicas do SMAS estendido, outro subconjunto de modificações da ritidoplastia concentrou-se em abordagens minimamente invasivas por meio de incisões e dissecções limitadas. A cicatriz curta e os *minilifting*, como os nomes sugerem, empregam pontos de incisão menores e normalmente utilizam alguma forma combinada de manipulação mínima da pele e do SMAS. Os levantamentos de suspensão cranial de acesso mínimo (MACS) são caracterizados por pequenas incisões, um vetor vertical de tensão que tenta minimizar a tensão lateral. As suturas são colocadas no SMAS, o que resulta em mais longevidade do que os procedimentos somente com a pele, mas o SMAS não é dissecado. A elevação malar assistida com os dedos (FAME) é uma técnica de procedimento que envolve a elevação do SMAS utilizando dissecção digital e manipulação do músculo orbicular lateral do olho e do coxim adiposo malar, tentando abordar a face média.

Os procedimentos mencionados acima não fazem parte de uma lista completa; além disso, a maioria dos procedimentos pode ser realizada de inúmeras maneiras e com muitas modificações. Em última análise, o procedimento escolhido dependerá das necessidades do paciente. Como prática recomendada, o método escolhido deve ser adaptado e modificado de acordo com a anatomia, as necessidades e os desejos de cada paciente.

18.1.1 Anatomia e Indicações: *Facelift*

O termo "ritidectomia" etimologicamente se resume à remoção de rítides e remonta às raízes do procedimento focado na pele, mas as aplicações e os benefícios atuais do *lifting* facial vão muito além da remoção de rugas. Na verdade, os pacientes que se preocupam apenas com as rugas podem se beneficiar mais das técnicas não cirúrgicas de rejuvenescimento cutâneo. A escolha da modalidade correta depende de acordo com os objetivos e as expectativas do paciente, as necessidades anatômicas e o orçamento. Quase universalmente, os pacientes apresentam alguma combinação de alteração cutânea, perda de volume e redistribuição de tecidos moles, que se apresentam como uma descida gravitacional pendular devido à frouxidão dos tecidos moles e à remodelação óssea. A ritidoplastia pode oferecer melhorias limitadas aos aspectos focais da alteração cutânea e da perda de volume, mas seus benefícios são muito mais robustos na correção da flacidez facial e da descida pendular do tecido. A combinação de modalidades para abordar os aspectos gravitacionais, volumétricos e cutâneos do envelhecimento facial é comum e produz os resultados mais naturais e duradouros.

A compreensão da anatomia facial e de como a estrutura facial muda com o tempo permite que os cirurgiões ajustem adequadamente as alterações do envelhecimento e identifiquem corretamente os candidatos ao *lifting* facial. A anatomia facial é intrincada devido à sua complexa funcionalidade. O tecido mole da face é dinâmico; ele deve acomodar o movimento para cobrir os orifícios e criar expressões faciais e, ao mesmo tempo, manter a firmeza no estado de repouso. O rejuvenescimento cirúrgico da face requer conhecimento profundo da anatomia, que pode ser mais bem compreendida em termos de camadas interconectadas. Cada área da face tem uma finalidade única e as camadas faciais refletem essas diferenças. Da mesma forma, a variação anatômica funcional dessas camadas pode fornecer informações sobre o que causa as alterações do envelhecimento.

Da superficial para a profunda, a primeira camada é a pele, que cobre todo o rosto, mas é mais fina e, portanto, mais suscetível ao envelhecimento nas áreas mais móveis do rosto, como as pálpebras.[2] A próxima camada é a camada subcutânea, que é composta de gordura subcutânea e retináculo cutâneo em proporções variáveis, dependendo da área do rosto. Nas pálpebras e nos lábios, não há gordura presente, enquanto a região nasolabial tem um acúmulo de gordura subcutânea grande o suficiente para receber seu próprio nome, o coxim adiposo malar. O retináculo cutâneo é, na verdade, a porção subcutânea dos ligamentos que atravessam todas as camadas da face, incluindo a conexão do periósteo com a derme. O posicionamento do retináculo cutâneo no tecido subcutâneo depende das camadas abaixo. Se houver um espaço em uma camada abaixo, as fibras serão orientadas horizontalmente, pois não poderão se estender verticalmente do periósteo até a derme.[2]

A terceira camada é a camada musculoaponeurótica. Como o nome sugere, essa camada é composta de fáscia e músculo. A maioria dos músculos faciais está contida nessa camada. Dependendo da localização, o nome dessa terceira camada também é conhecido como gálea, fáscia temporoparietal, músculo/fáscia orbicular e SMAS. No couro cabeludo, as três camadas superiores são facilmente reconhecíveis, pois se dissecam do periósteo como uma unidade composta para formar facilmente retalhos de couro cabeludo.[2] A utilização dessas três camadas no couro cabeludo para manipular o tecido é análoga e a base para os procedimentos do SMAS na parte inferior da face.[2]

A quarta camada da face é predominantemente composta de ligamentos e espaços. A dissecção dessa camada deve ser feita com cautela, pois estruturas importantes, como os ramos temporal e mandibular do nervo facial e a veia sentinela, estão alojadas na porção ligamentar dessa camada, fora dos espaços. Os ligamentos formam os limites dos espaços adjacentes, e esses espaços não contêm estruturas importantes e, portanto, podem ser facilmente dissecados com um instrumento rombo.

Como os espaços contêm tecido mole, eles são mais suscetíveis aos efeitos gravitacionais do envelhecimento. À medida que os ligamentos que formam os limites da face se tornam frouxos, especialmente os ligamentos zigomático e massetérico, a distensão dos espaços faciais torna-se aparente. A plenitude na face superolateral perto do canto lateral lentamente se move inferomedialmente em um movimento pendular, revelando estigmas de envelhecimento, incluindo os seguintes: bolsas nas pálpebras inferiores do espaço pré-septal, montículos malares do espaço pré-zigomático, dobras nasolabiais do vestíbulo da cavidade oral, papadas do espaço pré-massetérico e dobras labiomandibulares do espaço mastigador.[2] As áreas perioral e periocular são notáveis, pois sofrem movimentos significativos com a abertura e o fechamento repetitivos da boca e dos olhos. Os efeitos aditivos do tempo, da gravidade e do movimento fazem com que o tecido mole da bochecha média e da parte inferior da face reúna-se em cavidades ósseas e em torno de ligamentos que não são aparentes em indivíduos mais jovens. À medida que o terço médio da face continua a ceder, os ligamentos e o tecido ósseo anteriormente ocultos tornam-se mais visíveis. Na face média, os sulcos palpebromalar, nasojugal e da bochecha média tornam-se mais proeminentes.

18.1.2 Camadas de Tração e Dissecção

O envelhecimento ocorre em uma taxa e distribuição variáveis em cada camada. A compreensão dessas camadas permite que os cirurgiões ajustem as manifestações do envelhecimento de forma mais direta e específica às necessidades do paciente. Para corrigir o movimento pendular dos tecidos em uma direção inferomedial, a tração deve ser aplicada ao tecido em um vetor principalmente vertical. A tração pode ser aplicada à pele, ao SMAS ou ao periósteo. A camada imediatamente inferior à camada de tração é a camada de dissecção, que fornece um plano pelo qual a camada de tração pode deslizar. Idealmente, a camada de tração deve ser aplicada imediatamente abaixo da camada de flacidez. A aplicação de tração na pele em indivíduos com significativa flacidez do tecido subcutâneo, a camada abaixo da pele, não aborda o problema diretamente e pode impor tensão excessiva na pele, resultando em resultados subótimos e não naturais a longo prazo. Os levantamentos somente da pele raramente são apropriados. A tração no periósteo pode ser usada para mover todas as camadas; no entanto, como uma grande parte da flacidez facial ocorre acima do SMAS, várias camadas acima do periósteo, os *liftings* periosteais requerem uma sobrecorreção para ter qualquer efeito apreciável como resultado do "*lift lag*". O uso do SMAS para tração permite que os cirurgiões corrijam mais diretamente a flacidez subcutânea de forma duradoura, pois o SMAS fica diretamente abaixo do tecido flácido.

A camada abaixo do SMAS deve ser dissecada para criar um plano de movimento para a camada do SMAS durante o *lifting* facial. Como mencionado anteriormente, a camada abaixo do SMAS é composta de espaços com limites de ligamentos que contêm estruturas importantes, como o nervo facial. Embora os limites desses espaços devam ser dissecados com cuidado, os próprios espaços fornecem áreas "pré-dissecadas" que permitem uma dissecção romba rápida e fácil, já que nenhuma estrutura importante se encontra nesses espaços.[2] Uma abordagem posterior e subcutânea até atingir a borda do espaço escolhido permite um ponto de entrada conveniente no espaço, onde a dissecção romba do espaço mais profundo subjacente pode continuar. Esses espaços podem ser usados para percorrer os planos mais profundos da face de maneira segura, sem interromper estruturas importantes.

18.1.3 Seleção Pré-Operatória/do Paciente

Não há dois pacientes que se apresentem de forma idêntica. É importante avaliar cada paciente caso a caso. É necessário um exame minucioso da anatomia, da pele, das alterações estruturais ósseas, do volume e da distribuição dos tecidos moles de cada paciente para determinar qual combinação de intervenções primárias e adjuvantes é mais apropriada. A ritidectomia ideal depende da natureza e da extensão do envelhecimento do paciente. Um paciente jovem com migração tecidual profunda mínima pode-se beneficiar de uma abordagem minimamente invasiva, enquanto um paciente mais velho com alteração tecidual significativa exigirá uma intervenção mais agressiva. O movimento do tecido cria naturalmente distorção e redundância, e essas alterações precisam ser planejadas e levadas em conta. Assim, quando grandes quantidades de tecido são mobilizadas, são necessários mais acessos e áreas para distribuir e descartar essa distorção e redundância.

A abordagem do SMAS e de suas variações serve como base para a ritidoplastia moderna e para a prática do autor sênior. A técnica do SMAS de plano profundo do autor sênior, principalmente vertical, tem como objetivo restaurar o contorno jovem sem qualquer tração ou alongamento, criar uma linha de mandíbula nítida, incluindo a resolução de papadas, reduzir o peso na região perioral, elevar as bochechas, apagar os sulcos nasolabiais, produzir transições naturais ao redor dos olhos e volumizar o ângulo mandibular e as bochechas. O reposicionamento do SMAS restaura o contorno da face média, elevando a bochecha para uma posição mais jovem, e da face inferior, restaurando a descida das papadas e a definição da linha da mandíbula. A seleção da técnica adequada do SMAS é fundamental para maximizar os resultados e a satisfação com o procedimento. Por exemplo, se um paciente precisar de uma melhora específica no terço médio da face, os princípios de um procedimento estendido, como o SMAS alto, podem ser utilizados para tratar o terço médio da face e evitar procedimentos adicionais ou de revisão. A decisão de buscar uma plicatura ou imbricação deve ser tomada no pré-operatório, com pontos e âncoras marcados adequadamente. Antes da primeira incisão, familiarize-se com as principais zonas anatômicas de perigo, como o ramo frontal do nervo facial e o grande auricular. As técnicas adequadas do SMAS evitarão essas estruturas, pois o plano de manipulação é superficial ao SMAS, onde nenhum vaso ou nervo nomeado será encontrado. A manobra de plano profundo expõe mais ramos do nervo facial, mas ainda é segura quando realizada adequadamente. A dissecção do pescoço pode ser superficial ao SMAS ou incluir o platisma como um plano profundo, o que também pode permitir que a ptose da glândula submandibular seja tratada. A platismaplastia na linha média, a ressecção da gordura subplatismal e a lipectomia direta ou por lipoaspiração podem ser realizadas como procedimentos auxiliares, se necessário, para bandas platismais redundantes ou excesso de adiposidade. Se o enxerto de gordura for realizado simultaneamente, ele deve ser feito antes da elevação; caso contrário, a gordura tende a gravitar nos planos pós-cirúrgicos.

Além disso, é importante obter um histórico completo dos procedimentos de *lifting* anteriores, pois outros tratamentos não cirúrgicos, como ácido poli-L-láctico, transferência de gordura e injeções de ácido desoxicólico, podem alterar o planejamento pré-operatório e a abordagem cirúrgica. Como em todos os procedimentos, é necessário obter o histórico cardiopulmonar, de sangramento e de medicamentos. Qualquer medicamento que interfira na hemostasia precisará ser descontinuado com antecedência suficiente para permitir a função normal de coagulação durante a cirurgia.

18.1.4 Considerações sobre a Incisão

Antes de incisar a pele, é necessário fazer uma avaliação e um planejamento completos. A marcação adequada deve ser feita antes da anestesia local, pois a injeção distorce volumetricamente a anatomia. Por esse motivo, desaconselhamos a revisão intraoperatória das marcações na pele.

Será necessário fazer várias incisões calculadas para obter acesso aos tecidos mais profundos e fornecer um ponto de ancoragem para suturar a pele eventualmente reposicionada ou o retalho do SMAS. O objetivo das incisões é fornecer acesso adequado ao tecido profundo com o mínimo de cicatrizes. Quando as incisões são feitas na linha do cabelo, deve-se tomar cuidado para minimizar a cicatrização e a alopecia. Evitar a cauterização, pois ela pode destruir os folículos capilares, e usar incisões serrilhadas ou biseladas para ocultar a cicatriz e dar mais comprimento à incisão para distribuir a distorção pode melhorar os resultados da incisão em longo prazo.

A incisão na frente da orelha pode ser feita como uma incisão retrotragal ou pré-tragal. As incisões retrotragais são vantajosas e mais comumente usadas porque a cicatriz subsequente fica oculta, mas só devem ser usadas em pacientes apropriados. Com as incisões retrotragais, a pele da bochecha acabará substituindo a pele do trago. Se a pele da bochecha for barbada ou consideravelmente diferente da pele tragal nativa, o resultado pode não ser ideal. Em geral, as incisões pré-tragais são mais adequadas para homens com pelos faciais grossos, mas o *laser* pode ser usado para remover os pelos tragais se for usada uma abordagem retrotragal. Deve-se tomar muito cuidado com uma incisão retrotragal para manter a definição do trago, mantendo a cartilagem fina e potencialmente afinando um retalho espesso colocado sobre essa cartilagem.

A incisão pré-tragal ou retrotragal fica oculta em dobras e sulcos pré-auriculares sempre que possível antes de se estender até a porção inferior do lóbulo. Deve-se tomar cuidado para manter uma aparência idêntica à adesão pré-operatória do lóbulo, evitando a deformidade reveladora da "orelha de fada". O acesso anterior é contínuo com a incisão posterior à orelha no sulco retroauricular que se estende superiormente até pelo menos o nível do canal auditivo externo. A partir daí, as incisões subsequentes dependerão da apresentação de cada paciente. Se o paciente tiver excesso de pele no pescoço, essa incisão poderá se estender até o couro cabeludo da região occipital para acomodar o excesso de tecido mole e evitar a formação de dobras, mantendo a linha posterior do cabelo intacta. O local exato dessa extensão pode variar desde a linha inferior do cabelo até uma série de outras incisões mais verticais. Notavelmente, em *facelifts* secundários ou de revisão, a linha posterior do cabelo está mais sujeita a distorção e um cuidado extra deve ser tomado (▶ Fig. 18.1).

A incisão temporal pode ser colocada na porção inferior do cabelo desta região, à frente da linha capilar temporal ou uma combinação das duas. A colocação dependerá da quantidade de remoção de tecido prevista e da posição do cabelo temporal de base do paciente. As incisões dentro do cabelo criam cicatrizes menos visíveis; entretanto, a flacidez excessiva da pele pode resultar em um deslocamento superior do cabelo temporal. A alteração da faixa de pele sem pelos entre o trago e a costeleta pode criar uma aparência não natural e é um sinal revelador de um *lifting* facial. As incisões abaixo do cabelo temporal não resultarão em deslocamentos laterais da costeleta; entretanto, isso pode fazer com que a cicatriz seja mais visível em comparação com as outras opções de posicionamento.

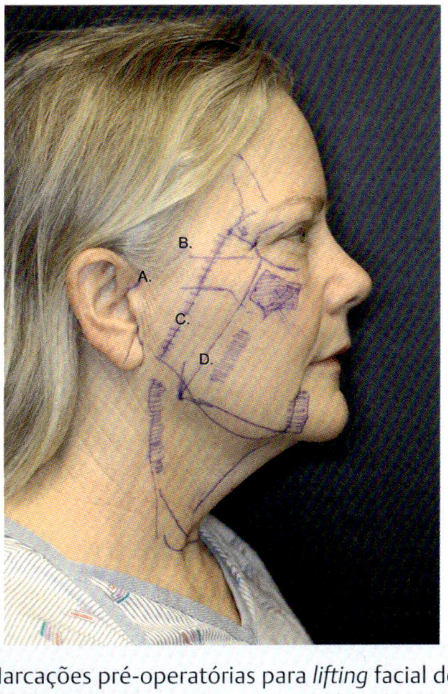

Fig. 18.1 Marcações pré-operatórias para *lifting* facial de plano profundo. A, marcação da incisão retrotragal; B, marcação da incisão dentro do cabelo temporal; C, linha de Pitanguy; D, ponto de entrada do plano profundo.

18.1.5 Técnica Cirúrgica do Autor Sênior em uma Paciente do Sexo Feminino

O autor sênior prefere usar uma técnica de SMAS de plano profundo com vetor principalmente vertical, como segue. Antes da cirurgia, um contorno sobre a bochecha e o pescoço da área a ser dissecada deve ser claramente demarcado. Essa área é baseada em necessidades individuais, e essas áreas pré-planejadas de dissecção não são alteradas depois que a anestesia é infiltrada. A linha de Pitanguy é marcada a partir da região infralobular até o ponto médio do arco zigomático, estendendo-se até um ponto 1,5 cm lateral à região da sobrancelha para delinear o trajeto do ramo temporal do nervo facial. O ponto de entrada do plano profundo é marcado traçando uma linha do canto lateral até o ângulo da mandíbula, aproximadamente a demarcação de onde a concavidade da face se transforma em uma convexidade. Em seguida, marcamos a incisão temporal. Espelhando o tufo de cabelos temporais, a linha de incisão deve ser encostada na área de pelos mais grossos e densos, e não onde há pequenos cabelos finos, pois a incisão será mais visível nessa área. A extensão da incisão dependerá da quantidade de redundância que temos quando tracionamos a pele verticalmente. Essa incisão continua até a orelha anterior, na junção da raiz helicoidal com a pele facial, onde geralmente há uma dobra e uma concavidade. A incisão é feita retrotragalmente, com muito cuidado com o contorno do trago no momento do reposicionamento da pele. Na porção inferior do lóbulo, 1 mm de pele pode ser mantido fora da dobra natural para evitar o embotamento do lóbulo da orelha durante a recobertura. A incisão continua atrás da orelha para se esconder na junção da concha e do pescoço, mas a incisão não deve se estender até a concha para evitar uma posição não natural da pele após a recolocação da pele. A linha de incisão então se curva para trás, geralmente ao longo da linha do cabelo, em vez de se curvar para dentro do cabelo, para manter o contorno da linha do cabelo perfeitamente. O ápice da incisão pós-auricular deve estar no nível da fossa triangular, de modo que fique alto o suficiente para ser escondido se a paciente usar o cabelo para cima (▶ Fig. 18.2).

Uma vez feito o planejamento da incisão, a injeção de anestesia local pode ser iniciada. O autor sênior prefere usar a anestesia local junto com a sedação, seja oral ou intravenosa (IV), dependendo das necessidades e da preferência do paciente. A lidocaína a 1% com epinefrina 1:100.000 e o bicarbonato de sódio 1:10 são usados para as linhas de incisão, enquanto a lidocaína a 0,2% com epinefrina 1:500.000 é usada em áreas planejadas de dissecção como anestesia tumescente. No pós-operatório, a bupivacaína lipossomal é utilizada ao longo das linhas de sutura, no músculo esternocleidomastóideo (ECM), sob o retalho, nos locais de drenagem e como bloqueios nervosos regionais no nervo infraorbital, totalizando não mais do que 20 mL em ambos os lados. Esse regime pós-operatório demonstrou uma forte redução até a eliminação do uso de narcóticos na prática do autor sênior.[3]

Após a anestesia adequada, é feita uma incisão de 2 a 3 cm na parte posterior do sulco submental com uma lâmina nº 15. Um retalho submental é levantado com uma tesoura própria para *facelift* realizando uma dissecção romba e divulsão. Deve-se tomar cuidado para deixar aproximadamente

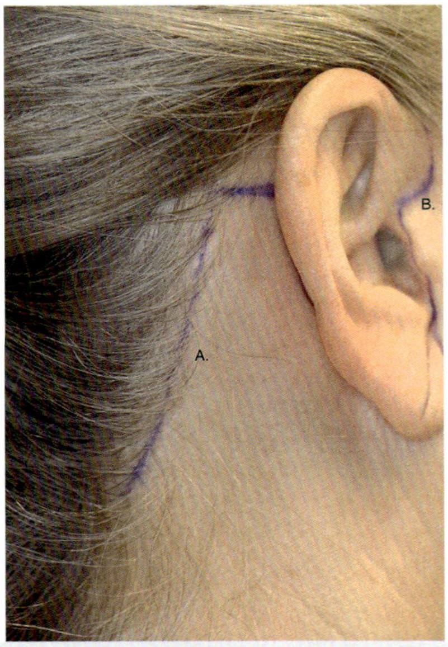

Fig. 18.2 Marcações pré-operatórias para *lifting* facial de plano profundo. A, marcação da incisão pós-auricular; B, marcação da incisão retrotragal.

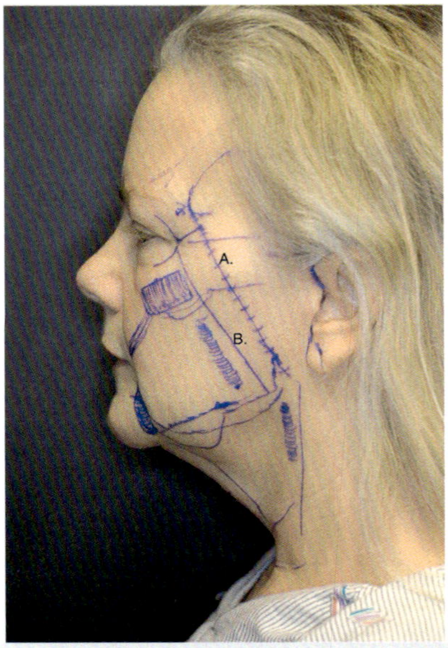

Fig. 18.3 Marcação de entrada no plano profundo. A, a linha de Pitanguy indica aproximadamente o curso do ramo frontal do nervo facial; B, ponto de entrada do plano profundo desenhado a partir da pele cantal lateral até o ângulo da mandíbula.

5 mm de gordura na superfície inferior profunda da pele. A dissecção geralmente é feita até o nível da cartilagem tireoide. Se for necessária uma lipectomia, ela deve ser feita na superfície mais profunda do platisma, em vez de na superfície profunda da pele, onde a gordura é deixada propositalmente para ocultar alterações profundas no contorno. O plano subplatismal pode ser acessado elevando-se as bordas mediais do platisma com uma tesoura, fazendo divulsão e levando a dissecção até o nível da cartilagem tireoide. Lateralmente, a dissecação deve expor a gordura subplatismal e os ventres anteriores dos músculos digástricos. A gordura subplatismal pode ser extirpada nesse ponto de forma muito conservadora e deve ser removida até a superfície caudal do músculo digástrico para evitar a formação de uma depressão submental ou deformidade "pescoço de cobra". Vários tipos de platismoplastia com espartilho podem ser realizados para deixar mais firme a decussação platismal na linha média e eliminar a banda platismal. O autor prefere usar PDS 3-0 de forma contínua da cartilagem tireoide até a prega submental, o que pode ser uma tarefa difícil com um ponto de acesso pequeno, exigindo o uso preciso da lâmpada de cabeça ou de um afastador de fibra óptica. É tentador apertar demais os retalhos platismais da linha média, mas o cirurgião deve estar ciente da redundância da pele submental que pode se formar, sendo necessária uma liberação total das ligaduras mandibulocutâneas para mobilizar e eliminar essa redundância. Antes de fechar a região submental, as porções laterais do *lifting* facial são realizadas para permitir pequenos ajustes na linha média antes do fechamento.

Em seguida, uma lâmina nº 10 ou 15 é usada para fazer incisões ao longo de todas as áreas pré-marcadas. As incisões são feitas paralelamente à direção dos folículos pilosos, em vez de contra eles, para maximizar o crescimento capilar e a camuflagem da incisão no pós-operatório. Um retalho subcutâneo espesso e amplo é levantado profundamente ao plexo subdérmico, estendendo-se até o nível do ponto de entrada do plano profundo, previamente marcado, a partir do canal lateral até o ângulo da mandíbula. A dissecção é realizada com uma tesoura de *lifting* facial de ponta espatulada e com uma lâmina nº 10, com o ventre voltado para cima na parte inferior do retalho para manter a espessura do retalho e o plano de dissecção. A dissecção pós-auricular eleva o retalho para fora do músculo ECM e estende-se anteriormente à área onde um retalho submental anterior foi criado. Os ligamentos mandibulocutâneos são liberados ao longo da borda inferior da mandíbula, se ainda não tiverem sido realizados por meio de uma incisão na linha média (▸ Fig. 18.3).

Uma vez que a dissecção do retalho para a entrada do plano profundo no músculo platisma é concluída, entra-se no plano profundo de forma cortante com a tesoura de *lifting* facial. Após a incisão no músculo platisma, o tecido brilhante da fáscia parotideomassetérica é encontrado imediatamente abaixo do músculo. Divulsão vertical é utilizada para abrir esse plano fascial, mantendo-se profundamente ao platisma e protegendo o ramo marginal mandibular do nervo facial. Desde que a dissecção ocorra sobre a fáscia parotideomassetérica, os ramos do nervo estarão seguros na profundidade do plano de dissecção. A dissecção é continuada superiormente até perto da região cantal lateral. A visualização do músculo orbicular sinalizará o início do ponto de entrada do plano profundo superiormente.

Em seguida, a dissecção continua inferiormente ao SMAS e ao platisma do ângulo da mandíbula até o queixo. Quando essa dissecção estiver concluída, um dedo indicador é usado para realizar uma elevação malar assistida por dedo (FAME). Para fazer isso, o dedo é inserido na área dissecada superiormente. O dedo deslizará anterior e inferiormente em direção ao sulco nasolabial no espaço pré-zigomático. Quando se aplica pressão para baixo com o dedo, os ligamentos zigomático-cutâneos impedem que o dedo se mova ainda mais para baixo. Nesse ponto, duas bolsas separadas pelos ligamentos zigomático-cutâneos são formadas: o espaço pré-zigomático superiormente e a bolsa subSMAS inferiormente.

Então, os ligamentos zigomático-cutâneos precisam ser dissecados. A dissecção dos ligamentos zigomático-cutâneos estende-se de cima para baixo usando uma dissecção romba, certificando-se de ficar em cima da musculatura zigomática. Nesse ponto, há uma liberação completa do terço médio da face. O plano profundo foi dissecado, estendendo-se até o sulco nasolabial sob o coxim adiposo malar. Assim, quando esse retalho é reposicionado, toda a massa da bochecha fica livre e pode ser reposicionada superiormente. É importante observar que os procedimentos de SMAS alto às vezes liberam apenas uma área focal do SMAS, mas a bochecha média descendente permanece fixada. Os ligamentos zigomático-cutâneos precisam ser liberados para abordar adequadamente a face média. Além disso, é importante observar que o ponto de entrada do plano profundo ao longo da mandíbula é onde a maioria dos procedimentos do SMAS termina; no entanto, os autores seniores estendem o plano profundo para abordar diretamente a região mais anterior da descida do terço médio da face (▶ Fig. 18.4).

Nas áreas do pescoço e pós-auricular, um retalho de platisma é criado para adicionar contorno ao pescoço. A dissecção romba é realizada profundamente ao platisma no início da borda do músculo esternocleidomastóideo para formar uma bolsa que tende a se aproximar da mandíbula. O ramo mandibular marginal do nervo facial está localizado na fáscia cervical superficial, de modo que o nervo permanecerá intacto ao ficar superficial a ela e diretamente sob o músculo platisma.

Com a dissecção concluída, agora é hora de suspender o retalho. O retalho é um composto com a pele e o tecido subcutâneo. O SMAS não é reposicionado como um tecido separado. O vetor geral de elevação da face é paralelo aos músculos zigomáticos obliquamente e mais verticalmente; o vetor posterior coloca tensão na pele e não dá volume à bochecha. A elevação mais vertical aumentará o volume da área da bochecha. Embora o músculo zigomático possa ser usado como uma diretriz, é preciso entender que os tecidos se acomodarão naturalmente no lugar. Em seguida, a suspensão do retalho ocorre no ponto de entrada do plano profundo, que se estende do canto lateral até o ângulo da mandíbula. Isso contrasta com a suspensão do SMAS a partir de uma posição mais lateral, como em um procedimento tradicional de SMAS alto. Toma-se o cuidado de aproveitar ao máximo a liberação do terço médio da face, com a capacidade de suspender o terço médio da face sobre o tecido mais profundo.

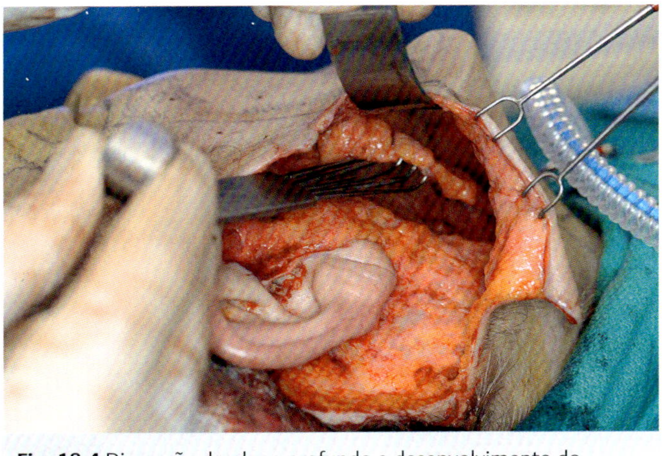

Fig. 18.4 Dissecção do plano profundo e desenvolvimento do retalho do plano profundo.

Para suspender o SMAS, uma sutura é colocada na parte inferior da mandíbula, através do retalho composto no ponto de entrada do plano profundo com sutura de colchoeiro horizontal. Várias suturas de suspensão são colocadas ao longo da linha de entrada do plano profundo através da fáscia fibrosa profunda na região pré-auricular, geralmente com um PDS 3-0 ou poliglactina 910. Felizmente, com a extensão superior da área de tecido profundo adjacente ao canto lateral, o procedimento também fornece suporte vertical para a margem inferior da pálpebra. A sutura mais superior é colocada na fáscia temporal profunda, mas não é necessário expor a fáscia antes da sutura. A suspensão da sutura do retalho mais superior é alta e lateral e deve estar cerca de 1,5 cm acima do arco zigomático. Embora a entrada para o plano profundo seja medial, a suspensão do retalho do plano profundo é alta e lateral para rejuvenescer dramaticamente a face média. Uma concepção errônea comum é que o SMAS lateral deve ser penetrado para ter um efeito lateral, mas isso é desnecessário com a liberação do terço médio da face. É interessante notar que essa suspensão é, na verdade, mais alta e mais lateral do que muitos *lifting* facial com SMAS alto ou lateral porque a liberação do terço médio da face permite mais mobilidade. Aproximadamente seis suturas são colocadas no total no terço médio da face. Como a face média é liberada, as suturas precisam apenas manter o retalho no lugar e, portanto, não precisam ser de alta tensão.

Em seguida, o retalho de platisma é apreendido com uma pinça e estendido em direção ao ângulo da mandíbula, permitindo que ele passe por baixo da linha da mandíbula. Usando uma sutura 3-0, o retalho é direcionado para a fáscia mastoide e suturado no lugar. O retalho de platisma transforma-se efetivamente em uma rede que suporta muscularmente a glândula submandibular e a mantém no lugar. Os autores geralmente preferem não remover a glândula submandibular ou tentar colocar uma sutura diretamente na cápsula da glândula. Entretanto, às vezes, é necessário esculpir a glândula submandibular para obter resultados ideais. O reposicionamento do retalho de plano profundo sobre o ângulo da mandíbula dá o contorno da mandíbula e cria uma concavidade submandibular (▶ Fig. 18.5).

Então, o excesso de pele do retalho precisa ser corrigido. O ápice da rotação, onde a hélice encontra a incisão temporal, é marcado. Se houver uma frouxidão contínua que se estenda superiormente, a incisão temporal pode precisar ser levemente estendida, o que não adiciona carga, pois a tensão está no plano profundo do retalho e não na pele. Uma pequena quantidade de pele é removida posteriormente para inserir o lóbulo da orelha, tomando cuidado para não puxar o lóbulo da orelha para frente. O retalho de pele do pescoço é colocado de

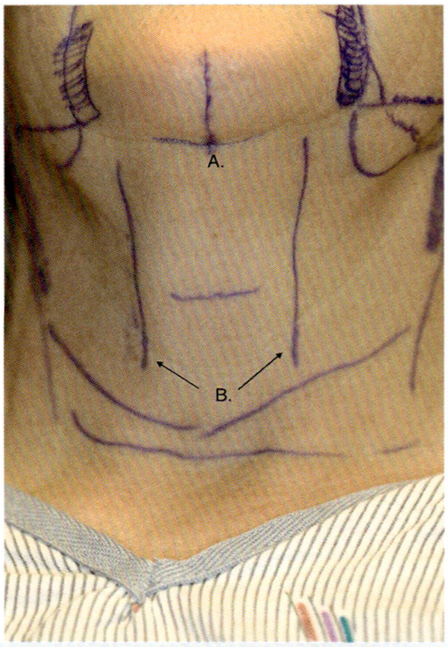

Fig. 18.5 Marcações pré-operatórias para *lifting* de pescoço em plano profundo. A, marcação da incisão submental; B, marcação da deiscência da banda platismal.

volta na área da fáscia para evitar qualquer adesão ou tração do lóbulo da orelha. Isso vai aliviar qualquer tensão no trago e minimizar o dobras de pele na área temporal, mantendo as incisões escondidas ao longo da linha do cabelo. O descolamento mais amplo superior ao ponto de incisão na região das têmporas permitirá que a pele seja reposicionada sem formar dobras ao usar um vetor mais vertical. É útil utilizar suturas cardinais na raiz helicoidal, no lóbulo inferior e no sulco pós-auricular. Como observação de detalhes finos, deve-se tomar cuidado para afinar adequadamente a nova porção tragal do retalho e garantir que a concavidade adequada seja criada antes do trago. O fechamento pós-auricular deve ser ancorado à fáscia mastoide para evitar o deslocamento e a migração do retalho. Suturas ou grampos podem ser usados nas áreas de pele com cabelo. Todas as linhas de sutura em pele glabra, inclusive a pequena incisão submental, são fechadas com poliglactina 910 5-0 e polipropileno 5-0.

18.1.6 Pós-Operatório

A bupivacaína lipossomal é aplicada na conclusão do procedimento, conforme descrito anteriormente. Se desejado, durante o fechamento, podem ser inseridos drenos. O autor sênior prefere drenos de janela passiva com cateteres IV de calibre 14. Outros drenos que podem ser usados são os drenos fenestrados JP ou Blake colocados sob sucção de pressão negativa de bulbo. Um envoltório compressivo leve é colocado para fornecer compressão e suporte, além de imobilizar o retalho recém-levantado. Deve-se tomar muito cuidado para garantir que a compressão não seja apertada o suficiente para limitar o fluxo vascular para as porções distais do retalho.

Os pacientes devem usar pomada oftálmica e lágrimas artificiais conforme necessário. As suturas devem ser removidas 5 a 7 dias após a cirurgia. Exercícios leves podem ser iniciados 2 a 3 semanas após a cirurgia, mas atividades extenuantes, incluindo levantamento de peso e exercícios aeróbicos intensos, devem ser evitados por pelo menos 1 mês.

18.1.7 Modalidades Adjuvantes

Os tecidos flácidos geralmente requerem intervenção cirúrgica para reposicionamento e excisão. Os *liftings* cirúrgicos têm a capacidade de restaurar o contorno facial, mas os pacientes que necessitam de ritidoplastia quase que universalmente também precisam de *resurfacing* e restauração de volume. O uso de técnicas de *resurfacing* e volume em conjunto com a ritidectomia proporciona uma abordagem multifacetada que pode tratar o rosto envelhecido de forma mais abrangente. É importante observar que as alterações na face média e inferior são mais frequentemente acompanhadas pelo envelhecimento concomitante da região periorbital e das sobrancelhas. É possível perturbar o equilíbrio facial com a correção excessiva de uma área. Portanto, pode ser do interesse do paciente considerar várias modalidades cirúrgicas, como a blefaroplastia e o *lifting* de sobrancelha, para obter o equilíbrio ideal no rejuvenescimento facial.

O enxerto de gordura pode ser feito para ajudar a mover o volume para o lado superior, criando um rosto em forma de coração sem aumentar demais o volume das bochechas. O próprio *lifting* facial pode eliminar a necessidade de enxerto de gordura no terço médio da face se o *lifting* facial corrigir a descida de um coxim de gordura malar com volume. A gordura pode ser enxertada na pálpebra superior, na calha lacrimal, nas têmporas, na testa, nos lóbulos das orelhas, no arco do cupido, nos lábios, na região mental e nas colunas filtrais. O enxerto de gordura também pode ser aplicado na borda orbital, no sulco nasojugal e na junção da bochecha com a pálpebra, onde os ligamentos de retenção orbitomalares causam depressão. O enxerto de gordura temporal é uma opção para suavizar a transição da testa para o zigoma, onde uma concavidade é formada como parte natural do envelhecimento. O enxerto de gordura temporal é colocado com uma cânula sob a fáscia temporal profunda e a área é massageada após a colocação da gordura para evitar a irregularidade do contorno. Coloque a gordura sobre o periósteo perpendicularmente à área que necessita de volumização para evitar a formação de cordões ou bolhas de gordura devido à colocação superficial. É importante não enxertar gordura em excesso e fazer uma correção exagerada, pois é mais difícil remover a gordura do que adicioná-la. O enxerto de gordura deve ocorrer antes do *lifting* facial para evitar a migração da gordura.

O *lifting* labial pode ser feito ao mesmo tempo que o *lifting* facial. Um lábio superior longo pode fazer com que o paciente pareça continuamente envelhecido, apesar do *lifting* facial; portanto, o lifting labial pode ser um excelente procedimento concomitante.

18.1.8 Complicações

Hematomas podem ocorrer durante a cirurgia e são mais bem evitados com a interrupção da anticoagulação, dissecção e hemostasia cuidadosas. As infecções são um risco em qualquer cirurgia, mas são bastante reduzidas com a excelente vascularização do tecido facial. A necrose do retalho é uma complicação temida que pode resultar de uma variedade de causas, incluindo a dissecção incorreta do retalho, tensão excessiva durante o fechamento da ferida ou ligadura e cauterização inadequadas. A hemorragia excessiva e expansiva que leva a um hematoma maligno também pode comprometer a vascularização e é uma verdadeira emergência cirúrgica. Outras complicações são aquelas inerentes à cirurgia, mas podem ser exacerbadas por uma técnica inadequada, incluindo cicatrizes expostas e linhas de cabelo deslocadas. Uma aparência de vento ou varredura lateral pode-se formar com a correção da face inferior quando a face média não é tratada. Isso pode ser corrigido por procedimentos concomitantes no terço médio da face ou abordagens com SMAS estendido. A complicação mais temida de qualquer ritidoplastia é a lesão do nervo motor, que afeta mais comumente os ramos frontal ou marginal mandibular do nervo facial. O envolvimento desses nervos geralmente resulta em neuropraxia temporária e os déficits de longo prazo são raros. O grande auricular é o nervo mais comumente lesado na ritidectomia, e essa lesão é de natureza exclusivamente sensorial.

18.1.9 Pérolas e Armadilhas

O rosto envelhece de várias maneiras, como uma única unidade. O rejuvenescimento da face envelhecida deve levar em conta essa harmonia para manter o equilíbrio facial. Muitas vezes, são necessárias várias modalidades para obter os melhores resultados.

Pérolas: O envelhecimento facial ocorre de forma diferente para cada indivíduo, mas afeta consistentemente todas as áreas do rosto de alguma forma. Os pacientes submetidos à ritidectomia provavelmente precisarão de intervenção em outros aspectos do envelhecimento facial que a ritidectomia não aborda, como olhos, sobrancelhas, pescoço e envelhecimento cutâneo. Essas deficiências devem ser tratadas em conjunto com a ritidectomia usando adjuvantes cirúrgicos, *resurfacing* da pele e/ou reposição de volume. Cabe ao cirurgião determinar as intervenções mais adequadas.

Armadilha: Deixar de abordar os diversos fatores que contribuem para a ocorrência de problemas.

A abordagem ao envelhecimento pode deixar os pacientes com resultados menos do que desejáveis. Concentrar-se em áreas individuais em vez de unidades cosméticas emparelhadas pode revelar que uma cirurgia cosmética foi realizada. Por exemplo, deixar de tratar as sobrancelhas ptóticas durante um *lifting* facial pode resultar em uma óbvia demarcação das áreas tratadas justaposta à flacidez na junção da têmpora com a bochecha.

18.2 Introdução à Blefaroplastia e ao *Lifting* de Sobrancelhas

A percepção da beleza facial desempenha um papel fundamental nas interações sociais. As investigações sobre os atributos que compõem a beleza facial e o impacto social que esses fatores têm na evolução de nossa espécie têm-se concentrado historicamente em traços holísticos, como a simetria facial.[4] No entanto, mais recentemente, pesquisas indicaram que certas características faciais isoladas também podem desempenhar papéis mais significativos na percepção da beleza facial.[5] Embora homens e mulheres processem as características faciais de forma diferente para determinar a beleza, há um ponto em comum: tanto homens quanto mulheres veem os olhos como uma das características faciais mais atraentes.[5] Está bem descrito que os olhos são fundamentais para o reconhecimento facial e emocional e para a percepção da beleza. Portanto, o reconhecimento de mudanças periorbitais é algo inato nos seres humanos. Talvez essa hiperconsciência inata da aparência dos olhos possa explicar parcialmente o desejo crescente de manter uma região periorbital jovem. As sobrancelhas e as pálpebras são uma unidade intimamente relacionada, e ambas contribuem para a aparência periorbital.

Com o passar do tempo, os efeitos cumulativos da exposição ao sol, da gravidade, do uso dos músculos faciais, da espessura inerente da pele e da qualidade do tecido periorbital contribuem para o envelhecimento acelerado dos tecidos periorbitais, caracterizado pelo alongamento vertical de uma órbita jovem.[6,7] Os tecidos moles deterioram-se, perdem elasticidade e ficam frouxos. Isso leva ao movimento descendente de várias estruturas, incluindo a sobrancelha, especialmente lateralmente, onde há menos aderências fibrosas e fixação limitada do músculo temporal; a junção entre a pálpebra e a bochecha, que leva a um tecido ósseo mais proeminente e tanto a pálpebra superior quanto a inferior.[8-10] A gordura na face é mantida no lugar por limites ligamentares, mas, com o tempo, esses limites se tornam frouxos e permitem a migração da gordura. O ligamento de retenção orbicular e o septo orbital enfraquecem, resultando em herniação ou pseudo-herniação da gordura periorbital, causando as infames "bolsas" sob os olhos.[11,12] O coxim de gordura malar desce e o sulco nasolabial aprofunda-se, formando uma calha lacrimal ou sulco nasojugal e sulco orbitomalar.[10] O *lifting* de sobrancelha e a blefaroplastia têm como objetivo restaurar a aparência jovem da região periorbital, melhorando a estética da pálpebra superior e criando uma transição perfeita da pálpebra para a bochecha, respectivamente. Esses procedimentos geralmente são realizados simultaneamente e, portanto, serão discutidos em conjunto. Além do *lifting* de sobrancelha e da blefaroplastia, que serão discutidos detalhadamente, os procedimentos auxiliares que são benéficos incluem a transposição e o reposicionamento do coxim adiposo medial da pálpebra superior para deformidades ocas de estrutura A, suspensão do coxim adiposo lateral da sobrancelha com sutura de sutiã, reposicionamento da glândula lacrimal ptótica, reposicionamento do coxim adiposo inferior, remoção da pele da pálpebra inferior e procedimentos de tensão cantal lateral, incluindo cantopexia e cantoplastia.

18.2.1 Modalidades de *Lifting* de Sobrancelha

Muitas abordagens para o procedimento de elevação da sobrancelha foram descritas e o método apropriado, em última análise, resume-se às necessidades e aos objetivos individuais do paciente. A intervenção cirúrgica na região periorbital deve ser feita de forma individualizada; esse ponto não pode ser superestimado. A posição adequada da sobrancelha varia de acordo com o gênero, portanto, uma abordagem padronizada para o *lifting* de sobrancelha é inadequada. A incisão de acesso para a sobrancelha pode ser realizada em vários locais, cada um oferecendo vantagens e desvantagens distintas. Os métodos de elevação da sobrancelha incluem as pexias direta, frontal, temporal, pré-capilar, coronal, endoscópica e transblefaroplastia. A inovação no levantamento de sobrancelhas busca proporcionar resultados duradouros da maneira menos invasiva possível. Em geral, os locais de incisão mais distantes da sobrancelha não conseguem levantar-se de forma tão duradoura, especialmente na área mais lateral da sobrancelha, mas oferecem cicatrizes menos visíveis. Por outro lado, o método direto proporciona a elevação mais duradoura, mas é acompanhado pela cicatriz mais visível. O foco desta seção será a abordagem temporal e a abordagem de sobrancelha transblefaroplastia – dois métodos que comprovadamente oferecem resultados duradouros e invasão mínima.

18.2.2 Indicações/Seleção de Pacientes

A posição ideal da sobrancelha depende de vários fatores, incluindo preferência, gênero, etnia e proporções faciais. Além disso, a percepção do posicionamento ideal da sobrancelha evoluiu com o tempo. Por exemplo, a sinofris, ou união das sobrancelhas na linha média, já foi considerada atraente. Atualmente, a posição ideal é inseparavelmente dependente de uma infinidade de fatores inter-relacionados que dependem da singularidade de cada indivíduo. Métricas avançadas têm sido usadas para determinar o posicionamento ideal das sobrancelhas. Em geral, tanto homens quanto mulheres preferem o ponto mais alto da sobrancelha logo medialmente ao canto lateral, mas um arco geral mais plano da sobrancelha é uma forma mais masculina.[13] A estratégia do autor sênior é prestar atenção cuidadosa à forma ideal e individual do paciente, que tem precedência no planejamento cirúrgico em relação à altura pura da sobrancelha (▶ Fig. 18.6).

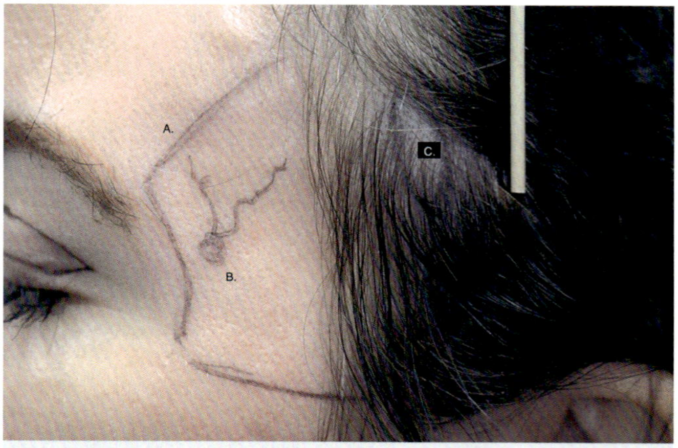

Fig. 18.6 Marcações pré-operatórias do *lifting* de sobrancelha no plano temporal profundo. A, limites da fossa temporal superior (linhas temporais superiores e borda superior do arco zigomático); B, veia zigomático-temporal (sentinela); C, marcação para incisão posterior à linha do cabelo temporal.

18.2.3 Técnica para o *Lifting* de Sobrancelha Temporal de Plano Profundo

A marcação da anatomia da superfície principal deve ocorrer antes da infiltração de lidocaína, na posição vertical. As estruturas importantes a serem marcadas incluem a linha temporal de fusão ou o tendão conjunto, a veia zigomático-temporal (sentinela) e os vetores de elevação desejados. A veia zigomático-temporal é um excelente marcador para os ramos sobrepostos do ramo temporal superficial do nervo facial, que permanecem intocados no plano profundo. O ramo profundo do nervo supraorbital corre entre 0,5 e 1,5 cm medialmente à linha temporal de fusão. O ponto planejado de incisão e acesso ocorre pelo menos 1 cm atrás da linha do cabelo e tem até 6 cm de comprimento. Após a conclusão da marcação, a lidocaína tumescente com solução de epinefrina é usada para infiltrar a área planejada para a dissecção e deixar agir por pelo menos 10 minutos para que a vasoconstrição tenha efeito. As alterações de marcação intraoperatória não devem ser feitas nesse momento, pois a infiltração da anestesia local distorcerá a anatomia do paciente. A incisão é feita em uma área pré-marcada, posterior à linha do cabelo, os cabelos desta área devem ter sido presos previamente com fita adesiva ou outro tipo de retração. A incisão é realizada através da gordura subcutânea até o nível da fáscia temporal superficial. Depois que a hemostasia é obtida, a fáscia temporal superficial é removida como uma elipse com uma agulha de microdissecção Colorado. Um plano é identificado e desenvolvido entre a fáscia temporal superficial e o folheto superficial da fáscia temporal profunda. Com uma tesoura de *lifting* facial, até a fáscia temporal profunda branca e aderente, a dissecção romba é realizada inferiormente em um plano entre a fáscia temporal superficial e a fáscia temporal profunda na têmpora até além do arco zigomático, liberando o septo temporal inferior; prossegue-se medialmente, liberando o septo temporal superior em um plano acima do periósteo. Deve-se tomar cuidado para evitar o nervo supraorbital marcado e seu ramo neurovascular profundo, juntamente com o ramo temporal do nervo facial próximo à veia sentinela. O tendão conjunto é totalmente liberado, assim como o *arcus marginalis* na borda orbital lateral. O periósteo que recobre o osso frontal é então raspado com um elevador periosteal. Após a liberação total, dentro dos pontos da incisão temporal, a fáscia temporal superficial é então ancorada à fáscia temporal profunda na direção do vetor de elevação desejado com sutura absorvível 3-0 em forma de colchoeiro. Na experiência do autor, o PDS 3-0 é o preferido. O restante da incisão é fechado com Vicryl 4-0 ou outra sutura absorvível por meio de suturas em colchoeiro verticais enterradas, seguidas de prolene 5-0 ou sutura de náilon, sob tensão mínima.

O bloqueio nervoso regional do entalhe supraorbital é realizado com o uso de bupivacaína lipossomal para o nervo supraorbital. Essa etapa também pode ser realizada no pré-operatório, dependendo da preferência do cirurgião, para limitar a dor operatória.

Aplique um curativo leve após o procedimento. Os narcóticos pós-operatórios geralmente são evitados para controlar a dor pós-operatória.

18.3 Blefaroplastia

O rejuvenescimento das pálpebras pode ser obtido por meios não cirúrgicos ou cirúrgicos. Para aqueles que não são candidatos à cirurgia ou que não desejam cirurgia, o preenchimento com ácido hialurônico pode ser injetado nas depressões da pálpebra inferior para suavizar a junção entre a pálpebra e a bochecha. Nas mãos de um especialista, ele também pode ser usado para preencher as cavidades acima dos olhos. Isso pode ser feito com uma agulha ou com uma microcânula. A última tende a reduzir os hematomas e o inchaço em comparação com a agulha. Os preenchedores não corrigem o mau posicionamento do coxim adiposo, o verdadeiro problema anatômico subjacente à maioria das bolsas nos olhos, e, portanto, podem ser subótimos mesmo em mãos habilidosas e exigem a repetição do tratamento para obter resultados sustentáveis. O *resurfacing* a *laser* também pode ser utilizado para tratar a pele envelhecida nas pálpebras superiores e inferiores, com aumento da firmeza e mudanças na pele apreciáveis de forma variável. No entanto, alterações teciduais mais profundas e causais não são tão bem tratadas com uma modalidade superficial.

18.3.1 Técnica: Blefaroplastia Superior

Atualmente, a modalidade mais comumente usada para tratar a pálpebra superior é a cirurgia da pálpebra superior com transferência e reposicionamento do coxim adiposo. Primeiro, as incisões da blefaroplastia da pálpebra superior são cuidadosamente marcadas. As marcações iniciais são feitas com o paciente em uma posição ereta. O sulco da pálpebra superior é marcado no sulco tarsal preexistente, com uma série de pontos. Nas mulheres, esse sulco fica aproximadamente 8 a 10 mm acima da linha dos cílios e, nos homens, 6 a 8 mm acima da linha dos cílios. Quando o paciente estiver em posição supina, o aspecto superior da incisão é desenhado aproximadamente 10 a 15 mm abaixo da pele glabra nas mulheres e, nos homens, 10 mm abaixo da pele glabra.

O teste de pinçamento da ressecção planejada com uma pinça não dentada ajuda a garantir um plano cirúrgico adequado, deixando pele suficiente para permitir o fechamento completo da pálpebra. A quantidade de pele removida deve ser personalizada para cada paciente e deve ser feita de forma conservadora para evitar o lagoftalmo. Pelo menos 20 mm de pele devem ser deixados no local para evitar o lagoftalmo (▶ Fig. 18.7).

O sulco da pálpebra superior está aproximadamente 8 a 10 mm acima da linha dos cílios em mulheres e, em homens, 6 a 8 mm acima da linha dos cílios. A pinça é usada para pinçar o excesso de pele ao longo das marcações cirúrgicas para avaliar a possibilidade de lagoftalmo.

18.3.2 Reposicionamento do Coxim Adiposo Medial

É feita uma incisão ao longo das linhas pré-marcadas com uma lâmina nº 15 ou uma agulha de microdissecção Colorado, e a pele é removida com uma tesoura de blefaroplastia curva e uma agulha de microdissecção fina. Deve-se tomar cuidado para deixar o músculo *orbicularis oculi* intacto durante a

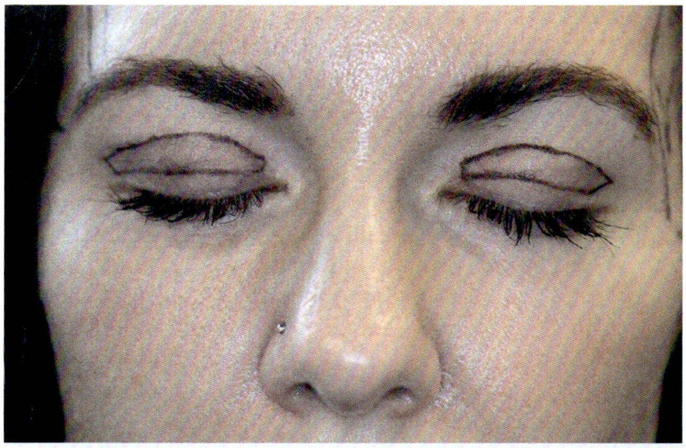

Fig. 18.7 Marcações pré-operatórias para blefaroplastia superior.

excisão da pele. Em seguida, é realizada a dissecção através do orbicular para acessar os coxins adiposos medial e central. Para aumentar a cavidade da pálpebra superior, o coxim adiposo medial como pedículo vascular é isolado e transposto sobre o coxim adiposo central pré-aponeurótico. O coxim adiposo medial reposicionado é fixado à borda orbital com uma sutura de poliglactina 910 6-0 ou similar, geralmente em vários pontos.

18.3.3 Pexia Interna da Sobrancelha

O aspecto lateral do *orbicularis oculi* é incisado logo abaixo da borda orbital lateral. A dissecção é realizada superiormente sob o *orbicularis oculi* para acessar a gordura *retro orbicularis oculi* ou ROOF. Em seguida, o arco marginal é liberado na borda orbital para continuar a dissecção no plano subgaleal lateral ao feixe neurovascular supraorbital. A área desejada de fixação é marcada percutaneamente no nível da sobrancelha com uma agulha 32 G. A parte inferior do músculo orbicular do olho e a o ROOF são agarrados com uma sutura de prolene 5-0 e fixadas ao periósteo do osso frontal.

Em seguida, o coxim adiposo lateral da sobrancelha e o músculo orbicular são reaproximados com poliglactina 910 6-0 usando uma técnica de fixação vertical de colchoeiro enterrada ou uma sutura de "sutiã" passada através do periósteo da borda orbital. Por fim, a incisão na pele é fechada com Prolene 6-0 de forma contínua. É sempre uma boa ideia garantir a posição adequada das pálpebras superior e inferior no final do caso, pois os ajustes se tornam mais difíceis com o tempo.

18.3.4 Modalidades: Blefaroplastia Inferior

Embora seja um procedimento comum, uma abordagem padrão para a blefaroplastia da pálpebra inferior permanece discutível; de fato, a evolução do procedimento continua até hoje. O retalho transcutâneo pele-músculo efetivo era comumente empregada da década de 1970 até a década de 1990. Durante a década de 1990, a abordagem transconjuntival com ressecção de gordura e *laser* CO_2 pós-operatório ganhou popularidade por sua capacidade de evitar certas deficiências do retalho cutâneo-muscular, como a atrofia da denervação e o mau posicionamento da pálpebra.[14] No entanto, assim como no caso do retalho cutâneo-muscular, as abordagens transconjuntivais iniciais com remoção excessiva de gordura geralmente resultavam em uma aparência vazia no pós-operatório.[15] A inovação atual da blefaroplastia é impulsionada por uma melhor compreensão de longo prazo do envelhecimento facial e tem como objetivo rejuvenescer o rosto por meio da preservação da gordura e do reposicionamento dos tecidos moles em vez da simples remoção de pele e gordura. As abordagens transcutânea e transconjuntival são as duas abordagens comumente utilizadas, mas são bastante diferentes.

A abordagem transcutânea exige a incisão da pele, do músculo e do septo orbital, o que pode levar ao mau posicionamento da pálpebra inferior, à atrofia da denervação orbicular e ao ectrópio franco.[16-18] Em pacientes com excesso de pele acentuado ou indivíduos com frouxidão da pálpebra inferior, a abordagem transcutânea ainda é desejável. Nas últimas duas décadas, a abordagem transconjuntival ganhou preferência em relação ao método transcutâneo, em parte, por sua natureza menos invasiva. O método transcutâneo era desejável anteriormente pelo acesso cirúrgico que oferecia para procedimentos simultâneos de elevação do terço médio da face; entretanto, muitos desses procedimentos agora podem ser realizados por meio da abordagem transconjuntival. A abordagem transconjuntival foi inicialmente utilizada para pacientes com pseudo-herniação de gordura e sem excesso de pele. Sua preferência em uma variedade de circunstâncias está crescendo entre os cirurgiões, especialmente com o aumento do uso de modalidades adjuvantes, como o *resurfacing* a *laser* simultâneo. O autor prefere a abordagem transconjuntival com o uso liberal de procedimentos adjuvantes sempre que possível.

18.3.5 Blefaroplastia Transconjuntival com Reposicionamento de Gordura e Transferência de Gordura Direcionada

Métodos aprimorados para a blefaroplastia transconjuntival da pálpebra inferior estão sendo desenvolvidos continuamente. Embora existam muitos métodos em uso, certas abordagens dinâmicas produzem resultados superiores. O autor sênior prefere a abordagem retrosseptal à abordagem pré-septal porque ela evita o rompimento do septo próximo à placa tarsal. A entrada para o espaço pré-maxilar através do músculo orbicular é evitada com a abordagem retrosseptal, que é uma das áreas de risco para lesão do nervo motor. Assim, o risco de sangramento e lesão nervosa é atenuado. Um plano submuscular é o mais seguro e é mais facilmente ordenado pela abordagem retrosseptal.[19] O autor sênior prefere a abordagem pré-periosteal à abordagem subperiosteal devido ao menor tempo de inatividade, edema e risco de ptose.[20]

Essa técnica tem o objetivo de criar um procedimento mais seguro para os pacientes e melhorar a recuperação cirúrgica e os resultados. Isso pode ser realizado utilizando exclusivamente anestesia local, evitando as complicações associadas à anestesia geral. A infiltração local em cada coxim adiposo ajuda a melhorar o conforto do paciente, pois a manipulação dos pedículos do coxim adiposo pode causar algum desconforto. O autor sênior prefere a transposição do coxim adiposo isoladamente ou em combinação com enxerto de gordura em vez da ressecção do coxim adiposo e do enxerto de gordura puro isoladamente, quando possível, pois o suprimento de sangue não é interrompido para o pedículo de gordura em comparação com os enxertos de gordura livre. Isso aumenta a sobrevida do coxim adiposo, é mais previsível e pode evitar a formação de lipogranuloma.[21]

A técnica padrão envolve a transposição dos coxins adiposos medial e médio. O coxim adiposo lateral é normalmente aparado ou não é abordado.[22] Embora tecnicamente difícil devido à localização e ao aumento dos septos dentro do próprio coxim adiposo, a redistribuição ou transposição do coxim adiposo lateral é superior à lipectomia de redução de volume nas mãos do autor sênior. A perda de volume inferior à herniação da gordura orbital contribui quase universalmente para a estética do envelhecimento da pálpebra inferior. O autor sênior usa a analogia de uma montanha ao lado de um vale, fazendo com que cada um pareça mais proeminente. Com essa técnica, usamos metaforicamente o topo da montanha para preencher o vale. Muitos cirurgiões evitam o reposicionamento do coxim adiposo lateral por causa das possíveis armadilhas cirúrgicas, incluindo sangramento significativo devido ao rompimento do feixe neurovascular zigomático-facial e queda facial permanente secundária ao dano ao nervo facial e ao rompimento do ligamento de retenção zigomático, todos os quais podem ser evitados com a liberação meticulosa das estruturas da borda orbital inferior.

18.3.6 No Pré-Operatório

A avaliação inicial dos candidatos à cirurgia inclui um exame completo. Os pacientes devem ser informados sobre as possíveis complicações. Os olhos devem ser examinados quanto à acuidade visual de base, incluindo os campos visuais, pois qualquer alteração no pós-operatório precisará ser tratada precocemente. Avalie o paciente quanto à secura ocular, que pode piorar transitoriamente após a cirurgia, fenômeno de Bell, frouxidão palpebral, ptose ou lagoftalmo preexistentes e uso de lentes de contato. Os medicamentos que interferem na coagulação sanguínea devem ser descontinuados conforme apropriado. Da mesma forma, a pressão arterial deve ser controlada adequadamente antes da cirurgia. É importante examinar os tecidos periorbitais e estar intimamente familiarizado com a anatomia circundante. Preste atenção à cavidade da pálpebra superior no pré-operatório; ela pode ser mascarada pelo excesso de pele, cuja correção pode revelar a cavidade oculta, resultando automaticamente em um resultado ruim.

A blefaroplastia transconjuntival da pálpebra inferior é indicada para tratamento da hérnia de gordura orbital, que se manifesta como plenitude da pálpebra inferior. O envelhecimento segue a tendência geral de alongamento vertical; no entanto, as alterações específicas relacionadas com a idade variam de pessoa para pessoa e uma abordagem individual é necessária. Muitas vezes, até mesmo um único paciente apresentará variações em seus dois olhos.

18.3.7 Técnica Cirúrgica que Expõe os Coxins de Gordura

Com uma placa de pálpebra de Jaeger protegendo o globo e fornecendo tração inferior no fórnice conjuntival, a incisão transconjuntival é feita com uma ponta de agulha em um cautério cortante, começando inferiormente à placa tarsal e à arcada vascular, cerca de 7 mm inferior à margem da pálpebra, estendendo-se do *punctum* medialmente ao canto lateral. Em seguida, são colocadas de uma a três suturas de tração através da borda livre inferior da conjuntiva e dos retratores da pálpebra inferior, fixadas superiormente com uma pinça hemostática em uma compressa cirúrgica. Essa conjuntiva atua como um escudo ocular, utilizando efetivamente a conjuntiva para cobrir todo o globo exposto e, ao mesmo tempo, fornecer tração para aumentar o espaço de trabalho funcional para dissecção e manipulação do coxim adiposo.

Uma vez atravessada a conjuntiva e a fáscia capsulopalpebral subjacente e aderente, uma combinação de cautério e dissecção romba com pontas de algodão é utilizada para dissecar inferiormente e anteriormente em direção à borda orbital, expondo os coxins adiposos medial, médio e lateral. Para aumentar a exposição do coxim adiposo, um assistente aplica tração inferiormente na pálpebra com os dedos, um gancho de pele duplo ou um afastador isolado. Com todos os três coxins adiposos inferiores visíveis e separados, eles são cuidadosamente dissecados dos retratores da pálpebra inferior e do músculo oblíquo inferior, que separa os coxins adiposos medial e médio. O coxim adiposo lateral, mais septado, é abordado especificamente em um nível determinado no pré-operatório para evitar o problema comum de uma protuberância pós-operatória perceptível no aspecto lateral da pálpebra inferior (▸ Fig. 18.8).

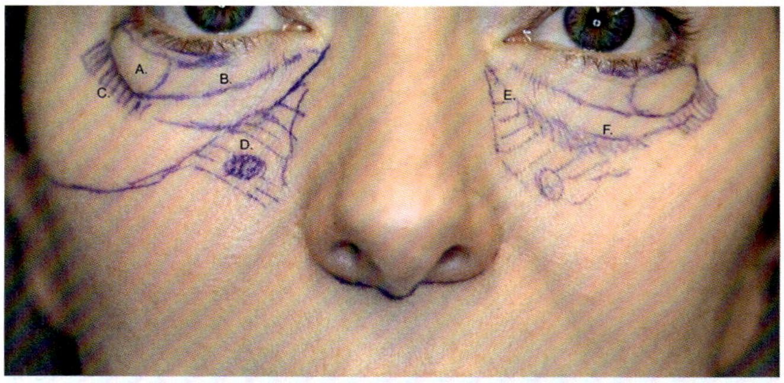

Fig. 18.8 Marcação pré-operatória para blefaroplastia inferior. A, coxim adiposo orbital lateral; B, coxins adiposos orbitais central e medial; C, sulco palpebromalar; D, déficit de volume na bochecha medial profunda; E, ligamento da calha lacrimal; F, ligamento de retenção orbital.

Criação da Bolsa Pré-Maxilar para Pedículos

Com os coxins de gordura expostos e separados, um elevador de periósteo Freer ou uma tesoura de blefaroplastia curva com ponta espatulada é usado para dissecar e obter acesso ao espaço pré-periosteal da bochecha média. Em seguida, estendendo-se da crista lacrimal medial até a borda orbital lateral, o ligamento da calha lacrimal, também conhecido como ligamento de retenção orbital, é liberado de sua conexão pré-periosteal, que fica de 3 a 4 mm diretamente inferior ao *arcus marginalis*. A liberação completa dessas estruturas permite a transposição total dos pedículos do coxim adiposo e libera as conexões periosteais de ligação e formação de sulcos da calha lacrimal e da pele malar. Ocasionalmente, pode ocorrer sangramento nesse estágio devido à proximidade do *orbicularis* com o *arcus marginalis* e à inserção do levantador do lábio superior na margem infraorbital medial. Deve-se tomar muito cuidado para evitar o feixe neurovascular infraorbital medialmente, o feixe neurovascular zigomático-facial lateralmente e as origens dos elevadores labiais inferiormente e posteriormente. Após essa etapa fundamental de liberação, existe uma bolsa contínua no espaço pré-maxilar que está disponível para reposicionamento e reaproveitamento da gordura.

Preparação do Pedículo

O planejamento pré-operatório inclui a avaliação das quantidades de excesso de gordura na pálpebra e a quantidade necessária para cobrir a borda orbital. Antes de qualquer manipulação do coxim, os coxins de gordura são reanestesiados diretamente com lidocaína e epinefrina para aumentar a hemostasia e o conforto. Os coxins de gordura são completamente liberados da fáscia circundante para garantir uma transposição fácil e sem tensão. Raramente, a escultura do coxim adiposo é empregada, com o cuidado de deixar comprimento e volume suficientes no pedículo para atingir essas necessidades predeterminadas, sem deixar nenhum excesso de volume ou bolsa na pálpebra. Toda a gordura excisada e esculpida é colocada em solução salina normal resfriada para possível uso como enxertos livres.

Transposição e Fixação do Pedículo

Depois que os três coxins adiposos são totalmente dissecados e modelados, eles são transformados em pedículos de gordura transponíveis que serão usados como "aventais" para serem colocados sobre a borda orbital na cavidade do espaço pré-maxilar. A extremidade mais distal desse primeiro avental é fixada com uma sutura em oito pontos usando poliglactina 910 4-0 em uma agulha PS-2 ou sutura de DOP Quill 2-0 em uma agulha SKI 23. O elevador periosteal Freer é então colocado a partir da incisão conjuntival no ponto mais inferior da bolsa criada no espaço pré-maxilar, com sua ponta distal marcando o ponto inferior desejado da transposição de gordura. Ela é direcionada para a parte específica da bolsa desejada, dependendo do coxim adiposo que está sendo transposto. Notavelmente, nesse ponto, se o pedículo não tiver o comprimento adequado para alcançar a região distal ou desejada da bolsa, as porções de gordura esculpida que foram salvas em solução salina podem ser moldadas em enxertos de gordura livre de 2 a 3 mm que podem ser amarrados ao longo da sutura para alcançar essas regiões distais, o que chamamos de "*shish-ka-bleph*".

Os enxertos de gordura também podem ser colocados livremente sob visualização direta na bolsa, mas os autores observam mais movimento e extrusão de gordura em estágios posteriores do procedimento do que com a colocação dos enxertos em cordões de *shish-ka-bleph*.

Com a ponta do elevador na bolsa distal retraindo a pálpebra inferior e o meio da bochecha anteriormente, a ponta da agulha PS-2 SKI 23 pode deslizar pela parte posterior da espátula plana do retrator e penetrar com precisão do espaço pré-maxilar anteriormente à superfície da pele. Depois que a agulha é agarrada na superfície da pele, a sutura pode ser fixada com fitas esterilizadas ou, se for realizado um procedimento a *laser* concomitante, os nós podem ser amarrados sobre pequenos quadrados de almofada não aderentes a cerca de 1 cm da superfície da pele para permitir que qualquer inchaço pós-operatório se expanda colocando apenas uma leve tensão nas suturas. Se for usada uma sutura em espiral, não há necessidade de usar uma almofada não aderente ou amarrar o nó, pois a espiral pode ser simplesmente cortada na superfície da pele, permitindo que não haja sutura visível. O processo é repetido mais cinco vezes para garantir a colocação de todas as três bolsas de gordura em cada lado. É importante verificar visualmente se o oblíquo inferior não está encarcerado entre as bolsas medial e média, o que pode levar à diplopia pós-operatória. Deve-se tomar cuidado com a colocação dessas suturas para garantir que as seis estejam simetricamente espaçadas na face ao redor dos pontos de referência pré-marcados, como o nervo infraorbital. Uma parte desse espaçamento simétrico é simplesmente para a percepção do paciente durante o período de recuperação. Esse método permite o posicionamento exato da extensão inferior do pedículo no espaço dissecado.

As bordas livres da conjuntiva são liberadas das suturas de tração, sendo aproximadas com pinça; nenhuma sutura é necessária para fechar a conjuntiva, mas elas podem ser realizadas com fios de rápida absorção de forma interrompida e enterrada se a conjuntiva não estiver se alinhando como desejado.[23]

A presença de aventais transpostos após a transposição da gordura impede a readerência do tecido ao longo da borda orbital.[24] Embora o dano não controlado ao ligamento de retenção orbicular possa resultar em ectrópio ou inchaço prolongado e quemose,[25] a liberação controlada do ligamento da calha lacrimal, que corre em continuidade com o ligamento de retenção orbicular,[26] pode ser um dos aspectos mais importantes do procedimento para melhorar a deformidade do canal lacrimal e o sulco palpebromalar.

Procedimentos Adjuvantes

A blefaroplastia isolada pode tratar de forma insuficiente certas deficiências, incluindo, entre outras, excesso, flacidez e má qualidade da pele da pálpebra inferior e um vetor maxilar negativo. Nessas circunstâncias, intervenções adicionais podem ser necessárias para obter resultados esteticamente agradáveis.

Se houver excesso de pele na pálpebra inferior, ele precisa ser planejado no pré-operatório, geralmente com um pinçamento de pele ou *laser*. Uma técnica de pinçamento de pele subciliar seguida de ressecção direta pode retirar de 2 a 3 mm de excesso de pele, deixando o *orbicularis oculi* completamente intacto.

O *resurfacing* a *laser* ablativo fracionado pode ser usado para enrijecer a pele da pálpebra inferior e, ao mesmo tempo, melhorar a qualidade da pele, sendo, portanto, a modalidade adjuvante preferida. O *laser* também pode ser usado simultaneamente com o procedimento de blefaroplastia para o tratamento de fotodanos em toda a face, a fim de reduzir o tempo de inatividade do paciente.

A frouxidão da pálpebra inferior, predeterminada por sintomas ou por testes objetivos de pressão e distração, pode ser tratada simultaneamente com cantoplastia ou cantopexia. A cantopexia é mais comumente usada em casos cosméticos devido ao viés de seleção de pacientes e à utilização da abordagem transconjuntival, que exerce uma força significativamente menor sobre a pálpebra inferior em comparação com as abordagens transcutâneas.[27]

Para pacientes com vetor maxilar negativo ou neutro que precisam de suporte maxilar, pode ser necessário enxerto de gordura estrutural ou suporte de preenchimento da estrutura óssea da face média para garantir a função e a estética adequadas da pálpebra inferior.[27] Em casos graves ou de revisão de cirurgia prévia da pálpebra inferior, pode ser necessário o *lifting* transconjuntival do terço médio da face ou enxertos mucosos na lamela posterior para suporte.[27] Se partes do terço médio da bochecha ou da *tear trough* precisarem de aumento de volume adicional não abordado por um pedículo, outros preenchimentos ou enxertos de gordura livre podem ser colocados no momento da cirurgia nesses locais específicos.[22,27]

Por fim, acompanhando a evolução da prática do autor sênior, a utilização do plasma rico em plaquetas intradérmico expandiu-se para incluir quase todos os pacientes, especialmente quando o *laser* ou o enxerto de gordura é utilizado como adjuvante da blefaroplastia da pálpebra inferior.

18.3.8 Pós-Operatório

O ideal é que esse procedimento seja realizado principalmente sob anestesia local, com a adição de um sedativo oral ou intravenoso leve, se necessário. É importante testar os movimentos oculares para garantir que não haja compressão do nervo e para verificar a função visual normal. É imperativo informar ao paciente que ele deve esperar inchaço e hematomas no período pós-operatório. Compressas frias e elevação da cabeça podem ser usadas para minimizar o inchaço. Se o paciente estiver sentindo desconforto, a dor pode ser controlada com analgésicos leves. O paciente deve entrar em contato com o médico na presença de dor significativa, pois isso é anormal. Pode-se usar colírio ou pomada oftálmica se o paciente relatar olhos secos. A proteção solar adequada é sempre importante e, se o *resurfacing* a *laser* foi realizado, a necessidade de evitar o sol é ampliada. Atividades vigorosas são evitadas por várias semanas e as suturas são removidas entre o 5º e o 7º dia.

18.3.9 Complicações

As complicações do *lifting* de sobrancelha são incomuns com a avaliação pré-operatória adequada, mas podem ocorrer. O dano ao ramo frontal do nervo facial é uma complicação comum, mas que pode ser evitada com o entendimento adequado da anatomia. Também pode ocorrer hematoma. Esvaziamento da parte superior da pálpebra, como mencionado anteriormente, também é comum e problemático.

Quando realizada corretamente, a blefaroplastia transconjuntival é um procedimento seguro; entretanto, há armadilhas a serem evitadas. O hematoma retrobulbar é a complicação mais temida, que se acredita ser causada pela tração e ruptura de vasos dentro da gordura orbital posterior durante a escultura e a remoção da gordura orbital anterior.[28] Essa complicação pode ser prevenida evitando-se a tração excessiva ou a manipulação agressiva da gordura orbital anterior. No caso de um hematoma retrobulbar, é necessário realizar uma cantotomia lateral e uma cantólise.

A quemose, ou edema transudativo da conjuntiva bulbar e fórnice, é uma complicação comum dos procedimentos de blefaroplastia e tem várias causas, que incluem irritação e diminuição da drenagem de fluidos.[29] Isso pode ser evitado, em parte, minimizando a dissecção total e mantendo a cabeça do paciente elevada durante e após o procedimento.[29]

O mau posicionamento da pálpebra inferior é um problema que pode ser evitado por meio de uma compreensão adequada da anatomia de cada paciente e de uma avaliação pré-operatória sistemática. A recomendação de Tepper *et al.* de uma avaliação pré-operatória inclui uma lista de verificação de sete achados anatômicos importantes: análise vetorial, integridade tarsoligamentar, exposição escleral, inclinação cantal, distância entre o canto lateral e a borda orbital dos tecidos moles, posição do terço médio da face e restrição vertical.[30] O mau posicionamento da pálpebra inferior pode ser corrigido com cantopexia. Bolsas residuais ocorrem em procedimentos de blefaroplastia da pálpebra inferior quando não se abordam adequadamente os coxins de gordura, geralmente o coxim lateral, a frouxidão da pele ou a hipertrofia e frouxidão do músculo orbicular.[31]

A diplopia durante o período pós-operatório inicial pode ser causada pelo anestésico local, mas a diplopia persistente pode indicar aprisionamento do oblíquo inferior. Isso é evitado após a transposição e fixação do coxim adiposo com a confirmação de que o oblíquo inferior está livre de aprisionamento.[32]

Danos ao reto inferior podem ocorrer com um vetor de dissecção excessivamente posterior.[33] Danos aos elevadores labiais e aos feixes neurovasculares durante a criação de bolsas pré-maxilares para a colocação do pedículo podem ser evitados por meio de uma dissecção meticulosa, porém delicada.[34] O coxim adiposo lateral está próximo ao feixe neurovascular zigomaticofacial, cuja ruptura pode levar a um sangramento significativo. A visualização direta do feixe neurovascular zigomaticofacial e do coxim adiposo lateral ajuda a reduzir o risco de sangramento. A infiltração do coxim adiposo com anestésico local ajuda a diferenciar o coxim adiposo lateral do tecido conjuntivo circundante.

Deve-se evitar danos aos ligamentos de retenção do terço médio da face, como, por exemplo, o ligamento de retenção zigomático. O ligamento de retenção zigomático, comumente chamado de ligamento de McGregor, está centrado na sutura zigomático-temporal na extremidade anterior do arco zigomático, onde apoia os tecidos da região lateral superior da bochecha.[35,36] A ruptura desse tecido pode levar à queda facial permanente devido ao dano direto ao ligamento ou à ruptura do nervo facial, que é particularmente vulnerável devido à sua proximidade com o ligamento de McGregor. Uma compreensão completa da anatomia facial com dissecção cuidadosa pode evitar essas complicações.

18.3.10 Pérolas e Armadilhas

Os primeiros métodos de blefaroplastia geralmente envolviam a transecção da gordura dos coxins adiposos, mas agora sabemos que é melhor transpor a gordura sempre que possível. Na maioria dos casos, o rejuvenescimento facial envolve a restauração do volume. De fato, o esvaziamento da face, que pode ser inadvertidamente causado pela transecção de gordura, é uma indicação para o rejuvenescimento facial. Muitas vezes, a revolumização adequada pode ser obtida com a transposição de todos os três coxins de gordura orbitais. Quando corretamente reposicionado, o coxim adiposo lateral, muitas vezes ignorado, pode proporcionar um aprimoramento sutil, porém importante, da região cantal lateral, incluindo a volumização do sulco palpebromalar. O *resurfacing* a *laser* concomitante com a blefaroplastia pode melhorar os resultados estéticos gerais, enrijecendo a pele da pálpebra inferior e melhorando o tom e a qualidade da pele.

A remoção de gordura em excesso terá um resultado contraproducente com relação ao rejuvenescimento facial, pois, com o passar do tempo, pode resultar em uma cavidade periorbital. Embora os avanços na cirurgia cosmética tenham sido notáveis nos últimos anos, ainda é imperativo que os cirurgiões instiguem expectativas realistas em seus pacientes antes da cirurgia. Todos os pacientes têm limitações anatômicas e relacionadas com a idade que devem ser discutidas antes da cirurgia. Intervenções cirúrgicas excessivamente agressivas geralmente resultam em resultados inferiores que podem ser percebidos até mesmo por olhos inexperientes.

Referências

[1] Rousso DE, Brys AK. Minimal incision face-lifting. Facial Plast Surg. 2012; 28(1):76–88.
[2] Mendelson BC. Facelift anatomy, SMAS, retaining ligaments and facial spaces. In: Aston SJ, Steinbrech DS, Walden JL, eds. Aesthetic Plastic Surgery. Philadelphia, PA: Saunders Elsevier: 2009:53–72.
[3] Chen P, Smith H, Vinciullo C. Bupivacaine as an adjunct to lidocaine in mohs micrographic surgery: a prospective randomized controlled trial. Dermatol Surg. 2018; 44(5):607–10.
[4] Gangestad SW, Thornhill R, Yeo RA. Facial attractiveness, developmental stability, and fluctuating asymmetry. Ethol Sociobiol. 1994; 15:73–85.
[5] Gill D. Women and men integrate facial information differently in appraising the beauty of a face. Evol Hum Behav. 2017; 38(6):756–60.
[6] Rohrich RJ, Coberly DM, Fagien S, Stuzin JM. Current concepts in aesthetic upper blepharoplasty. Plast Reconstr Surg. 2004; 113(3): 32e–42e.
[7] Hester TR, Jr, Codner MA, McCord CD, Nahai F, Giannopoulos A. Evolution of technique of the direct transblepharoplasty approach for the correction of lower lid and midfacial aging: maximizing results and minimizing complications in a 5-year experience. Plast Reconstr Surg. 2000; 105(1):393–406, discussion 407–8.

[8] Hamra ST. Arcus marginalis release and orbital fat preservation in midface rejuvenation. Plast Reconstr Surg. 1995; 96(2):354–62.
[9] Baker SR. Orbital fat preservation in lower-lid blepharoplasty. Arch Facial Plast Surg. 1999; 1(1):33–7.
[10] Hester TR, Jr, McCord CD, Nahai F, Sassoon EM, Codner MA. Expanded applications for transconjunctival lower lid blepharoplasty. Plast Reconstr Surg. 2001; 108(1):271–2.
[11] Rohrich RJ, Arbique GM, Wong C, Brown S, Pessa JE. The anatomy of suborbicularis fat: implications for periorbital rejuvenation. Plast Reconstr Surg. 2009; 124(3):946–51.
[12] Rohrich RJ, Pessa JE. The fat compartments of the face: anatomy and clinical implications for cosmetic surgery. Plast Reconstr Surg. 2007; 119(7):2219–27, discussion 2228–2231.
[13] Sclafani AP, Jung M. Desired position, shape, and dynamic range of the normal adult eyebrow. Arch Facial Plast Surg. 2010; 12(2):123–7.
[14] Roberts TL, III. Laser blepharoplasty and laser resurfacing of the periorbital area. Clin Plast Surg. 1998; 25(1):95–108.
[15] Hidalgo DA. An integrated approach to lower blepharoplasty. Plast Reconstr Surg. 2011; 127(1):386–95.
[16] Baylis HI, Long JA, Groth MJ. Transconjunctival lower eyelid blepharoplasty. Technique and complications. Ophthalmology. 1989; 96(7):1027–32.
[17] McGraw BL, Adamson PA. Postblepharoplasty ectropion. Prevention and management. Arch Otolaryngol Head Neck Surg. 1991; 117(8):852–6.
[18] McCord CD, Jr, Ellis DS. The correction of lower lid malposition following lower lid blepharoplasty. Plast Reconstr Surg. 1993; 92(6):1068–72.
[19] Korchia D, Braccini F, Paris J, Thomassin J. Transconjunctival approach in lower eyelid blepharoplasty. Can J Plast Surg. 2003; 11 (3):166–70.
[20] Marshak H, Morrow DM, Dresner SC. Small incision preperiosteal midface lift for correction of lower eyelid retraction. Ophthal Plast Reconstr Surg. 2010; 26(3):176–81.
[21] Goldberg RA. Transconjunctival orbital fat repositioning: transposition of orbital fat pedicles into a subperiosteal pocket. Plast Reconstr Surg. 2000; 105(2):743–8, discussion 749–51.
[22] Miranda SG, Codner MA. Micro free orbital fat grafts to the tear trough deformity during lower blepharoplasty. Plast Reconstr Surg. 2017; 139(6):1335–43.
[23] Goldberg RA, Lessner AM, Shorr N, Baylis HI. The transconjunctival approach to the orbital floor and orbital fat. A prospective study. Ophthal Plast Reconstr Surg. 1990; 6(4):241–6.
[24] Marten TJ. Closed, nonendoscopic, small-incision forehead lift. Clin Plast Surg. 2008; 35(3):363–78, discussion 361.
[25] Chan NJ, et al. Orbicularis retaining ligament release in lower blepharoplasty: assessing efficacy and complications. Ophthal Plast Reconstr Surg. 2018; 34(2):155–61.
[26] Wong C-H, Hsieh MKH, Mendelson B. The tear trough ligament: anatomical basis for the tear trough deformity. Plast Reconstr Surg. 2012; 129(6):1392–402.
[27] Wong C-H, Mendelson B. Extended transconjunctival lower eyelid blepharoplasty with release of the tear trough ligament and fat redistribution. Plast Reconstr Surg. 2017; 140(2):273–82.
[28] Wolfort FG, Vaughan TE, Wolfort SF, Nevarre DR. Retrobulbar hematoma and blepharoplasty. Plast Reconstr Surg. 1999; 104(7):2154–62.
[29] Weinfeld AB, Burke R, Codner MA. The comprehensive management of chemosis following cosmetic lower blepharoplasty. Plast Reconstr Surg. 2008; 122(2):579–86.
[30] Tepper OM, Steinbrech D, Howell MH, Jelks EB, Jelks GW. A retrospective review of patients undergoing lateral canthoplasty techniques to manage existing or potential lower eyelid malposition: identification of seven key preoperative findings. Plast Reconstr Surg. 2015; 136(1):40–9.
[31] Warren RJ. International Textbook of Aesthetic Surgery. 2017:NP129–NP130.
[32] Ghabrial R, Lisman RD, Kane MA, Milite J, Richards R. Diplopia following transconjunctival blepharoplasty. Plast Reconstr Surg. 1998; 102(4):1219–25.
[33] Sniegowski M, Davies B, Hink E, Durairaj VD. Complications following blepharoplasty. Expert Rev Ophthalmol. 2014; 9(4):341–9.
[34] Yoo DB, Peng GL, Massry GG. Transconjunctival lower blepharoplasty with fat repositioning: a retrospective comparison of transposing fat to the subperiosteal vs supraperiosteal planes. JAMA Facial Plast Surg. 2013; 15(3):176–81.
[35] Tyers AG, John ROC. Colour atlas of Ophthalmic Plastic Surgery. Philadelphia, PA: Elsevier Health Sciences; 2008.
[36] Furnas DW. The retaining ligaments of the cheek. Plast Reconstr Surg. 1989; 83(1):11–16.

19 Dispositivos e Opções de Tratamento para Hiperidrose Axilar

Cameron Rokhsar ▪ Austin Lee

Resumo

A hiperidrose primária, ou sudorese incontrolável, é uma condição que afeta o bem-estar social e psicológico de milhões de pessoas em todo o mundo. Ela pode se apresentar em várias áreas focais com alta densidade de glândulas écrinas, sendo a axila uma das mais comuns. Após o diagnóstico e a avaliação da gravidade, os pacientes podem escolher entre várias opções de tratamento para a hiperidrose axilar. Entre elas estão os tratamentos farmacológicos tópicos, injetáveis e sistêmicos, além de dispositivos como *lasers* e sistemas de fornecimento de energia por micro-ondas. Explicamos aqui a eficácia e as técnicas envolvidas nessas opções de tratamento, os cuidados pós-operatórios e o gerenciamento de possíveis complicações.

Palavras-chave: hiperidrose primária, axila, tratamento farmacológico, tópico, injetável, sistêmico, dispositivos, *lasers*, micro-ondas

19.1 Introdução

O suor é um mecanismo importante para regular a temperatura corporal. Entretanto, uma condição chamada *hiperidrose* é caracterizada por suor excessivo e incontrolável e é classificada como primária ou secundária. A hiperidrose primária é a mais comum e geralmente se apresenta em uma área focal, com alta densidade de glândulas écrinas, como axilas, palmas das mãos, plantas dos pés e/ou região craniofacial.

A hiperidrose secundária geralmente é causada por uma condição ou medicamento subjacente e, mais frequentemente, tem uma distribuição unilateral, assimétrica e generalizada. Este capítulo se concentrará na hiperidrose focal primária; no entanto, a importância de diferenciar e identificar a condição justifica uma discussão sobre a hiperidrose secundária primeiro.[1]

Há várias causas de hiperidrose secundária. A hiperidrose está associada a vários distúrbios metabólicos e endócrinos, como diabetes melito, hipertireoidismo, hiperpituitarismo e feocromocitoma. Também pode ser causada pela estimulação do hipotálamo em resposta a elevações de temperatura, que são comuns em doenças febris (ou seja, infecções e linfoma). Os medicamentos também podem causar hiperidrose, como agentes colinomiméticos, inibidores da colinesterase, agentes adrenomiméticos, agentes hipoglicêmicos, estimulantes do sistema nervoso central (SNC), antidepressivos, opioides e outros. A hiperidrose gustativa pode ocorrer normalmente durante a ingestão de alimentos ou bebidas, geralmente afetando as bochechas ou o lábio superior. Também pode ocorrer em resposta a lesões nervosas, como na síndrome de Frey, que geralmente se desenvolve após uma cirurgia em pacientes com lesões na glândula parótida e danos ao nervo facial. A sudorese gustatória também pode ser hereditária ou compensatória em pacientes diabéticos. As genodermatoses, ou distúrbios genéticos da pele, podem causar hiperidrose nas regiões palmo-plantares, bem como neuropatias autonômicas, danos aos nervos que controlam as funções cotidianas, como a transpiração. A hiperidrose em uma região pode resultar da diminuição da transpiração, ou hipoidrose, em outra região. A hiperidrose secundária também pode resultar de condições não neurais, como a menopausa, ou por meio da estimulação direta e localizada das glândulas écrinas.[1-4]

É importante distinguir entre hiperidrose primária e secundária porque o tratamento da hiperidrose secundária é possível por meio da supressão da causa. Além disso, a identificação de causas associadas em pacientes com hiperidrose secundária pode apontar para uma condição subjacente, como uma doença sistêmica.

O restante deste capítulo se concentrará na hiperidrose focal primária.

19.2 Prevalência

As medidas atuais de prevalência dessa doença variam muito. Em uma pesquisa com famílias americanas, foi encontrada uma estimativa de 2,8%.[5] Uma segunda pesquisa estimou a prevalência nos EUA em 1,0 e 1,6% no Reino Unido, com uma variação consistente de 0,1 a 0,3% durante o estudo.[6] A hiperidrose também foi estimada em 4,6% na Alemanha,[7] 5,5% na Suécia, 12,3% em Vancouver,[8] 12,8% no Japão[9] e 14,5% em Xangai.[8] Apesar da variação nas estimativas de prevalência, que pode ser atribuída a critérios diferentes e à avaliação subjetiva, está claro que a hiperidrose primária é um problema clínico significativo.

19.3 Avaliação e Diagnóstico

19.3.1 Critérios de Diagnóstico

É necessário um diagnóstico correto antes de considerar o tratamento. A hiperidrose primária pode ser diagnosticada em pacientes com uma duração de sudorese excessiva de ≥ 6 meses e quatro ou mais dos seguintes itens[1]:

- Área bilateral e simétrica afetada.
- Ausência noturna.
- Episódios pelo menos semanais.
- Início aos 25 anos de idade ou antes.
- Histórico familiar positivo.
- Prejuízo das atividades diárias.

19.3.2 Avaliação da Gravidade e da Resposta ao Tratamento

Vários critérios podem ser usados para medir a extensão do distúrbio e a resposta ao tratamento. Um deles, a escala de gravidade da doença de hiperidrose (HDSS) é uma escala de quatro perguntas na qual os pacientes avaliam a tolerabilidade

Quadro 19.1 Escala de gravidade da doença de hiperidrose

Pontuação	Resposta do paciente
1	Meu suor axilar nunca é perceptível e nunca interferiu em minhas atividades diárias
2	Meu suor axilar é tolerável, mas às vezes interfere em minhas atividades diárias
3	Minha sudorese axilar é pouco tolerável e frequentemente interfere em minhas atividades diárias
4	Meu suor axilar é insuportável e sempre interfere em minhas atividades diárias

Quadro 19.2 Diário de suor axilar (ASDD)

ASDD	
Item 1 (controle de acesso)	Durante as últimas 24 horas, você teve alguma sudorese nas axilas? *Sim/Não* (Quando o item 1 é respondido "não", o item 2 é ignorado e recebe pontuação zero)
Item 2	Durante as últimas 24 horas, como você classificaria o suor nas axilas em sua pior fase? *0 (nenhuma transpiração) a 10 (pior transpiração possível)*
Item 3	Durante as últimas 24 horas, até que ponto o suor nas axilas afetou suas atividades? *0 (nem um pouco), 1 (um pouco), 2 (uma quantidade moderada), 3 (muito), 4 (uma quantidade extrema)*
Item 4	Durante as últimas 24 horas, qual foi seu grau de incômodo com o suor nas axilas? *0 (nem um pouco incomodado), 1 (um pouco incomodado), 2 (moderadamente incomodado), 3 (muito incomodado), 4 (extremamente incomodado)*
Diário de Sudorese Axilar - Crianças (ASDD-C)	
Item 1 (controle de acesso)	Pensando na noite passada e hoje, você teve alguma sudorese nas axilas? *Sim/Não* (Quando o item 1 é respondido "não", o item 2 é ignorado e recebe pontuação zero)
Item 2	Pensando na noite passada e hoje, qual era a intensidade da sua transpiração nas axilas? *0 (nenhuma transpiração) a 10 (pior transpiração possível)*

e o grau em que a hiperidrose atrapalha suas atividades diárias[10] (consulte o ► Quadro 19.1). No teste de amido-iodo ou teste menor, o iodo é aplicado na superfície da área afetada e é deixado secar. O amido de milho é então aplicado e, quando o suor é detectado, aparece uma cor azul escura. Embora o teste seja qualitativo, escalas semiquantitativas podem ser usadas para medir a área total afetada. A gravimetria é a avaliação mais quantitativa, na qual almofadas ou pedaços de papel de filtro pré-pesados são colocados nas áreas afetadas e depois pesados novamente após um período.[11] Outras escalas numéricas subjetivas também são usadas, como o Dermatology Life Quality Index (DLQI).

19.4 Tratamento da Hiperidrose

19.4.1 Medicamentos

Agentes tópicos, injetáveis e sistêmicos são opções de tratamento farmacológico.

Cloreto de Alumínio

Os sais de alumínio são considerados um tratamento de primeira linha para a hiperidrose devido ao seu baixo custo e rápida eficácia. O cloreto de alumínio é usado em antitranspirantes cosméticos e é a forma parcialmente neutralizada, enquanto o cloreto de alumínio hexa-hidratado é usado em tratamentos com prescrição médica, geralmente usado como solução a 20% em casos mais graves. Os antitranspirantes de cloreto de alumínio de venda livre podem ser eficazes em casos menos graves de hiperidrose.[12] Acredita-se que os sais funcionem formando um tampão no ducto sudoríparo distal por meio da interação entre os íons metálicos e os mucopolissacarídeos. Hölzle e Braun-Falco também encontraram necrose das células epidérmicas que revestem os ductos dentro do acrossiríngio das glândulas écrinas. Outras alterações relatadas após o tratamento com cloreto de alumínio aquoso incluíram vacuolização intra e intercelular das células secretoras, dilatação conspícua da porção secretora, aparência irregular dos ácinos acompanhada de perda de integridade estrutural e alargamento dos lúmens dos ácinos écrinos e dos ductos dérmicos. Alguns dos ácinos alargados foram preenchidos com ácido periódico de Schiff (PAS) positivo, resistente à diástase e material amorfo. O tratamento de longo prazo também levou à atrofia das células secretoras. A perda de suor correlacionou-se com essas alterações na maioria dos pacientes. O estudo concluiu que o tratamento poderia levar à degeneração dos ácinos écrinos por meio da formação de bloqueios no acrossiríngeo distal.[13] Acredita-se que outros sais metálicos, como zircônio, vanádio e índio, funcionem por meio de um mecanismo semelhante, embora o cloreto de alumínio continue sendo mais comum devido à sua disponibilidade, baixo custo e não toxicidade.

A irritação da pele é um possível efeito adverso ao usar tratamentos com cloreto de alumínio. Para evitar esse efeito e obter melhor eficácia, os antitranspirantes devem ser aplicados na pele seca à noite, logo antes de dormir, e devem permanecer na pele por 6 a 8 horas. A aplicação durante a noite é recomendada devido à falta de suor ativo durante o sono, o que pode impedir a difusão dos íons na glândula sudorípara.[12,14]

Tosilato de Glicopirrônio

Recentemente, um agente anticolinérgico tópico chamado tosilato de glicopirrônio (GT) foi aprovado pela Agência de Alimentos e Medicamentos dos EU para o tratamento da hiperidrose axilar em pacientes com idade ≥ 9 anos. O GT é aplicado nas axilas uma vez ao dia usando uma toalha pré-umedecida. O tecido de glicopirrônio 2,4% foi testado em dois estudos replicados, fase 3, randomizados, duplo-cegos, controlados por veículo, em grupos paralelos, com duração de 4 semanas, por Glaser *et al.*[15] Trezentos e trinta pacientes com hiperidrose axilar primária, medida por pelo menos um 3 ou 4 no HDSS e 50 mg de suor em 5 minutos, foram randomizados em uma proporção de 2:1 para os grupos de tratamento ou veículo. Os pacientes aplicaram o produto uma vez por dia na pele limpa e seca de ambas as axilas durante 4 semanas e não puderam lavar a área por 4 horas após a aplicação. A resposta foi medida pelo Axillary Sweating Daily Diary (ASDD), um diário de sudorese axilar de quatro itens:

A medida de resultado relatado (PRO) a ser preenchida diariamente por pacientes com idade ≥ 16 anos (▶ Quadro 19.2), o item 2 do ASDD-C, os dois primeiros itens de uma escala de classificação numérica de 11 pontos de gravidade da sudorese para indivíduos com mais de 9 anos, mas com menos de 16 anos (▶ Quadro 19.2), e pela mudança absoluta média da linha de base (CfB) na produção de suor em ambas as axilas.

Uma resposta positiva foi definida como pelo menos uma média ≥ 4 nas respostas médias semanais em relação à linha de base. Em cada estudo, as taxas de resposta do item 2 do ASDD/ASDD-C foram significativamente maiores para o GT em comparação com o veículo na semana 4, com 52,8 *versus* 28,3% no estudo 1 e 66,1 *versus* 26,9% no estudo 2 ($p < 0{,}001$ para ambos). Também foram observadas diferenças estatisticamente significativas a favor do grupo GT para a BCF na semana 4 em ambos os estudos, após a exclusão de um caso extremo no estudo 1. Foram observadas diferenças favoráveis ao grupo GT tanto no item 2 do ASDD/ASDD-C quanto no CfB já na semana 1. As respostas secundárias de eficácia, uma melhora no escore HDSS de ≥ 2 e uma redução na taxa de produção de suor de ≥ 50% em relação à linha de base também foram significativamente maiores no grupo GT do que no grupo veículo na semana 4 ($p < 0{,}001$ em ambos os ensaios).

A aplicação tópica de GT pode minimizar, mas não eliminar completamente, seus efeitos colaterais anticolinérgicos, como visão embaçada, dificuldade para urinar e boca seca. A maioria dos efeitos adversos emergentes do tratamento citados nos estudos foi transitória e reversível, e controlável pela modificação da frequência do agente. O estudo observou que os pacientes que não lavaram cuidadosamente as mãos após a aplicação poderiam ter transferido o agente para outras áreas do corpo, como os olhos, causando visão embaçada e midríase. Outros efeitos adversos, como dificuldade para urinar e boca seca, provavelmente se deveram à exposição sistêmica devido à absorção prolongada do medicamento.

Toxina Botulínica Tipo A

A toxina botulínica tipo A (onabotulinumtoxina A) é uma neurotoxina segura e eficaz produzida pela bactéria anaeróbica *Clostridium botulinum* para o tratamento da hiperidrose axilar primária. Ela funciona inibindo temporariamente a liberação de acetilcolina nos neurônios, impedindo a estimulação da glândula écrina. Os tratamentos devem ser realizados por um médico. São feitas pequenas injeções no subcutâneo da axila. Os experimentos demonstraram uma eficácia média de 6 a 9 meses, dependendo da gravidade e da localização da condição. O tratamento é aprovado pela FDA para hiperidrose axilar em pacientes com idade ≥ 18 anos, mas é considerado *off-label* para o tratamento da hiperidrose craniofacial e palmoplantar. O tratamento da hiperidrose palmoplantar pode exigir anestesia local devido à alta densidade de terminações nervosas. Um bloqueio regional (p. ex., o bloqueio de Bier) pode minimizar a dor de forma eficaz, mas é possível haver danos aos nervos, e nem todos os médicos podem realizar esse procedimento de forma confiável. A colocação de bolsas de gelo na área tratada por 15 minutos antes é um método suficiente para muitos pacientes. A vibração com um massageador portátil ou outro dispositivo, bem como o creme de lidocaína, podem ser aplicados, se necessário.[16] A toxina botulínica enfraquece os músculos, e a fraqueza na aderência é um possível efeito colateral do tratamento palmar com o qual os pacientes devem ser advertidos. A fraqueza é temporária e geralmente dura algumas semanas após o tratamento. Normalmente, são injetadas 50 U de toxina botulínica por axila, 150 U por sola e 50 a 100 U em cada palma, em uma densidade de 1 injeção/m^2.

Dois estudos randomizados, multicêntricos, duplo-cegos e controlados por placebo são citados na embalagem do produto para descrever a segurança e a eficácia. Em um estudo, 50 U, 75 U ou placebo foram administrados em uma proporção de 1:1:1 na axila de 322 indivíduos com hiperidrose axilar. Cinquenta e cinco por cento dos que receberam 50 U e 49% dos que receberam 75 U apresentaram uma melhora de pelo menos dois escores HDSS. Apenas 6% do grupo placebo responderam a esse critério. Oitenta e um por cento do grupo de 50 U, 86% do grupo de 75 U e 41% do grupo placebo apresentaram redução gravimétrica de pelo menos 50% na sudorese 4 semanas após o tratamento. A duração mediana da resposta (o número de dias entre a injeção e a primeira consulta em que os pacientes voltam a ter 3 ou 4 na HDSS) foi de 197, 205 e 96 dias no grupo 75-U, no grupo 50-U e no grupo placebo, respectivamente.[17]

No segundo estudo,[18] 320 adultos foram randomizados para receber 50 U de toxina botulínica ou placebo. Noventa e um por cento do grupo de tratamento e 36% do grupo placebo apresentaram uma redução de, pelo menos, 50% na sudorese axilar, quatro semanas após a injeção, medida por gravimetria ($p < 0{,}001$).

Vários estudos demonstraram a eficácia de todos os produtos de toxina botulínica tipo A disponíveis comercialmente no tratamento da hiperidrose, como a abobotulinumtoxina, a onabotulinumtoxina e a incobotulinumtoxina.

Tratamentos Sistêmicos

Os medicamentos orais podem ser benéficos quando as terapias de primeira linha com alvo focal são ineficazes ou não estão disponíveis, ou quando várias áreas do corpo são afetadas. A categoria mais comum de agentes sistêmicos usados para hiperidrose é a dos anticolinérgicos. Os agentes anticolinérgicos atuam por meio da inibição competitiva da acetilcolina, o principal neurotransmissor dos nervos nas glândulas sudoríparas, no receptor muscarínico. Os efeitos colaterais podem ser agravados quando os pacientes usam outros medicamentos anticolinérgicos ao mesmo tempo. A terapia anticolinérgica pode ser contraindicada em pacientes com glaucoma, uropatia obstrutiva, doença obstrutiva do trato gastrointestinal (GI), íleo paralítico, colite ulcerativa grave e miastenia *gravis*. O glicopirrolato, que vem na forma oral e tópica, é preferido em relação a outros anticolinérgicos porque não atravessa o SNC através da barreira hematoencefálica, o que causa menos efeitos colaterais sistêmicos. O glicopirrolato é geralmente tomado em doses de 1 a 2 mg uma ou duas vezes ao dia, e os pacientes são solicitados a aumentar a dosagem em 1 mg/d em intervalos de duas semanas, dependendo da resposta e dos efeitos colaterais.

Em um estudo realizado por Walling,[19] um total de 71 pacientes (59 dos quais concluíram o estudo com pelo menos 2 meses de dados de acompanhamento) receberam prescrição de agentes sistêmicos. Antes de iniciar os medicamentos prescritos no estudo, a maioria dos pacientes já havia falhado em outros tratamentos, incluindo cloreto de alumínio tópico, iontoforese e outros medicamentos orais. A hiperidrose palmoplantar e/ou axilar foi a mais comum (71%), seguida pela hiperidrose generalizada (15%) e craniofacial (14%). Desses, 45 pacientes receberam glicopirrolato, com uma taxa de resposta de 67% (30/45). Cerca de um quarto dos pacientes que receberam glicopirrolato o utilizaram como único tratamento, enquanto três quartos tomaram glicopirrolato em combinação com outra forma de terapia, incluindo cloreto de alumínio tópico, toxina botulínica e iontoforese. Quatorze dos 30 indicaram um grau de melhora: 6 de 14 (42%) afirmaram que a melhora foi "grande", "excelente" ou " > 75%"; 8 de 14 (59%) observaram "alguma" melhora, "moderada" ou "> 50%". A oxibutinina, outro medicamento anticolinérgico, é uma amina terciária usada para tratar a hiperidrose. Devido à sua estrutura, ela pode penetrar na barreira hematoencefálica mais do que o glicopirrolato, mas ainda assim tem sido usada com sucesso. Para administração oral, uma dose típica é de 5 a 10 mg por dia, mas podem ser necessárias doses de até 15 a 20 mg.

Outros medicamentos incluem betabloqueadores e agonistas alfa-adrenérgicos. Tradicionalmente, os betabloqueadores têm sido usados para suprimir sintomas relacionados com fobias sociais e ansiedade de desempenho, que às vezes produzem suor. O uso de betabloqueadores, como o propranolol, pode tratar a hiperidrose em doses baixas e pouco frequentes. Uma dose típica de propranolol seria de 10 a 20 mg/h antes de um "desempenho" indutor de ansiedade, como uma reunião ou um discurso. Doses menores, como 5 mg, podem ser usadas inicialmente em pacientes com pressão arterial baixa, frequência cardíaca basal mais lenta ou índice corporal menor. Devido às inúmeras restrições, é necessário um histórico completo do paciente antes da prescrição, incluindo a pressão arterial e a frequência cardíaca em repouso.[20] A clonidina é um agonista alfa-adrenérgico tradicionalmente usado para tratar hipertensão e alguns transtornos de ansiedade que também tem sido usado como tratamento para hiperidrose. O estudo de Walling[19] prescreveu 0,1 mg de clonidina duas vezes ao dia a 13 pacientes, com uma taxa de resposta de 46%. Há relatos de casos de outros tratamentos sistêmicos, mas esses estão além do escopo deste capítulo.[20]

19.4.2 Dispositivos

Destruição das Glândulas Sudoríparas por Micro-Ondas

O tratamento da hiperidrose axilar à base de micro-ondas foi aprovado pela FDA em 2011. Após a aplicação do anestésico local, a energia de 5,8 GHz é fornecida à pele. As diferenças nas propriedades entre o tecido dérmico e o tecido adiposo subjacente levam a uma grande reflexão da energia na interface dérmica-hipodérmica, perto de onde estão localizadas as glândulas écrinas e apócrinas. A antena do dispositivo utiliza a energia refletida para criar um padrão de interferência ideal, levando a uma interferência construtiva perto da interface dermo-hipodérmica e a uma interferência destrutiva na epiderme. A maior condutividade de micro-ondas no tecido dérmico o torna mais absorvente do que a camada adiposa. Essa absorção causa aquecimento dielétrico e destruição do tecido dérmico. A epiderme é protegida devido à interferência destrutiva e à aplicação de um sistema de resfriamento de contato que consiste em uma camada circulante de água e uma placa de resfriamento de cerâmica.[21]

Glaser *et al.*[22] realizaram um estudo multicêntrico, randomizado e controlado por simulação com 120 adultos afetados por hiperidrose axilar primária. Os participantes deveriam ter uma pontuação HDSS de 3 ou 4 e produção de suor basal superior a 50 mg/5 min, conforme medido por gravimetria. O protocolo planejava duas sessões de tratamento com intervalo de duas semanas, mas os participantes podiam optar por não participar se apenas uma sessão fosse eficaz ou se o tratamento adicional fosse recusado. Os participantes foram randomizados em uma proporção de 2 para 1 para a primeira sessão em um grupo de tratamento ($n = 81$) e um grupo simulado ($n = 39$). Em 30 dias, 89% do grupo ativo e 54% do grupo simulado registraram uma pontuação HDSS de 1 ou 2 ($p < 0,001$). Em 6 meses, essas pontuações foram alcançadas por 69% do grupo ativo e 44% do grupo simulado ($p = 0,02$). A eficácia foi estatisticamente maior para o grupo de tratamento do que para o grupo simulado, em todos os pontos de tempo, com dados de ambos os grupos medidos pela HDSS. A gravimetria revelou uma redução de ≥ 50% no suor na visita de acompanhamento de 30 dias em 80% do grupo de tratamento e 67% do grupo simulado ($p = 0,07$). Nenhuma outra diferença em pontos de tempo posteriores chegou perto da significância estatística, embora tenha havido uma redução maior no grupo de tratamento. Os efeitos colaterais no grupo de tratamento incluíram dor e inchaço persistentes, pústulas e/ou bolhas, resultando em sete indivíduos que receberam apenas um tratamento. A frequência dessas complicações diminuiu como resultado de melhorias no protocolo, principalmente o uso de anestesia tumescente antes do tratamento. A anestesia é particularmente útil porque o fluido protege os nervos subjacentes que se encontram sob o espaço subcutâneo do calor das micro-ondas. Como resultado, a incidência de complicações dos nervos sensoriais e motores diminuiu substancialmente.

De acordo com a experiência do autor, enquanto alguns pacientes obtêm resultados satisfatórios após uma sessão de tratamento, a maioria requer duas sessões com intervalo de três meses para uma redução de longo prazo. Cinco por cento requerem três sessões e, normalmente, são pacientes cuja condição é mais grave e não responde a outras opções de tratamento. Geralmente, é relatada uma melhora de 50% a 60% após uma sessão de tratamento e de 70% a 90% após duas sessões. A taxa de não resposta é muito baixa, estimada em menos de 1%. A anestesia tumescente permite a aplicação do tratamento com micro-ondas nas configurações de energia mais altas, melhorando a eficácia e minimizando o desconforto e os efeitos colaterais documentados anteriormente. Os pacientes podem apresentar efeitos colaterais temporários, incluindo edema, que geralmente desaparece em uma semana, e nódulos duros que desaparecem após algumas semanas ou até três meses. A dormência nas axilas e na parte interna dos braços é um efeito colateral alarmante para os pacientes, que deve ser discutido antes do procedimento. Isso geralmente se resolve em alguns meses. Na opinião dos autores, a tecnologia de micro-ondas revolucionou o tratamento da hiperidrose axilar e deve ser considerada o padrão ouro.

Os pacientes são orientados a depilar a axila de 2 a 3 dias antes do tratamento, pois a depilação muito cedo antes do tratamento pode aumentar a incidência de infecção. A área é marcada com uma grade e, em seguida, anestesiada com 120 a 240 mL de fluido tumescente contendo solução salina, epinefrina, bicarbonato de sódio e lidocaína. O aplicador é usado para tratar a axila subjacente, e o tratamento normalmente leva de 30 a 45 minutos. Embora a máquina normalmente comece com a configuração de energia mais baixa e aumente gradualmente a energia ao longo do tratamento, os autores recomendam começar com a energia mais alta, nível 5, para obter resultados mais fortes. Entretanto, recomenda-se que os pacientes com menos gordura subcutânea comecem com configurações de energia mais baixas para evitar complicações. Após o tratamento, os pacientes são aconselhados a aplicar gelo nas axilas pelo resto do dia, mas não por mais tempo, devido à possibilidade de redução da cicatrização. Os pacientes são também instruídos a tomar anti-inflamatórios não esteroides (AINEs) com alimentos (▸ Fig. 19.1, ▸ Fig. 19.2, ▸ Fig. 19.3).

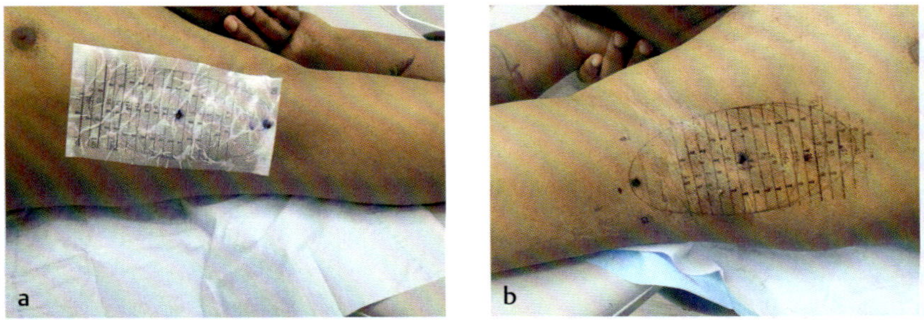

Fig. 19.1 (a, b) As axilas são primeiramente marcadas com uma grade para fornecer um contorno das zonas de tratamento.

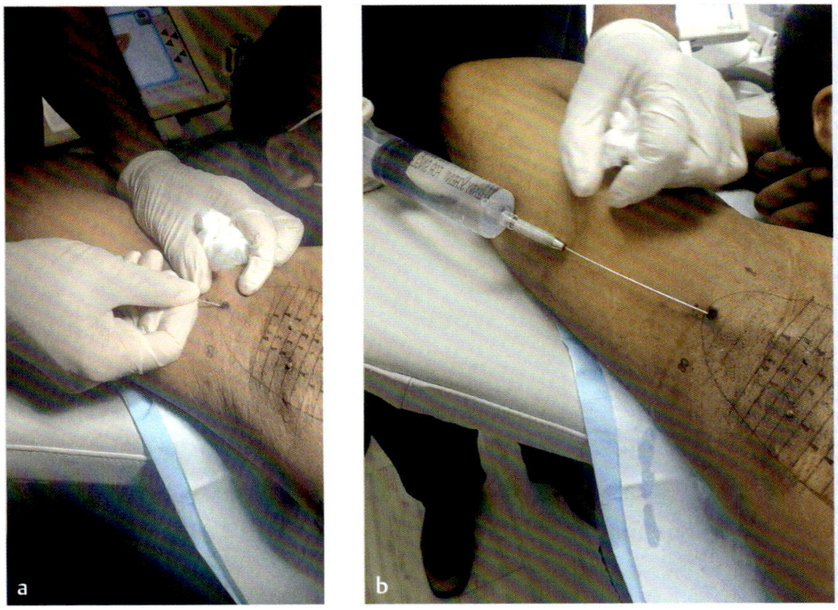

Fig. 19.2 (a, b) Uma agulha Nokor é usada para fornecer um ponto de entrada para a cânula através da qual o fluido tumescente é injetado na área de tratamento.

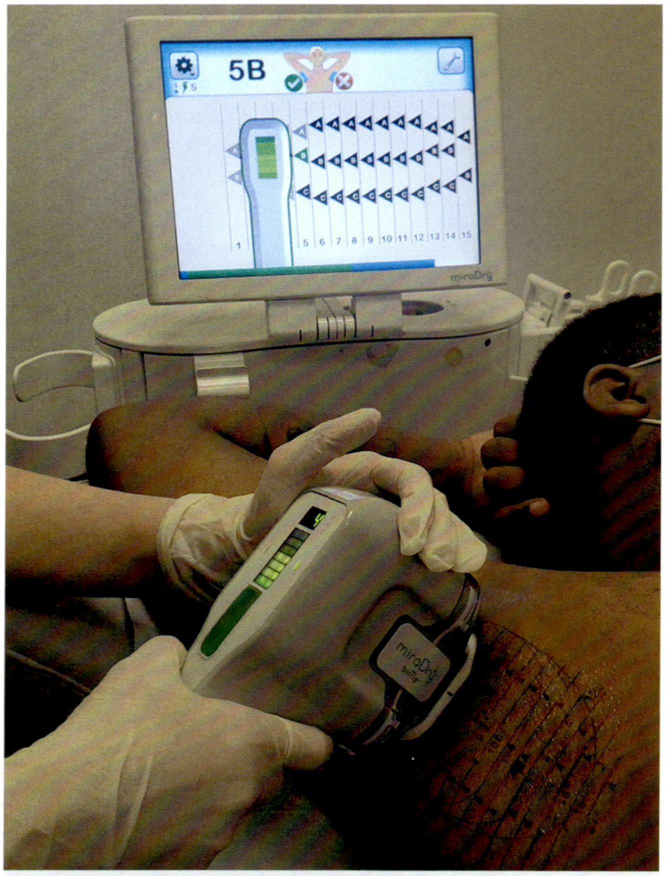

Fig. 19.3 O operador aplica a energia de micro-ondas, posicionando o aplicador do dispositivo nas zonas de tratamento indicadas pela grade. O processo completo leva de 30 a 45 minutos por axila.

Ultrassom Microfocado

Um dispositivo de ultrassom microfocado de alta intensidade com visualização (MFU-V) comumente usado para enrijecimento da pele do rosto e do pescoço foi testado em dois estudos-piloto randomizados, duplo-cegos e controlados por simulação, conduzidos por Nestor e Park.[23] O dispositivo produz pequenas lesões térmicas (~1 mm^3) ou pontos de coagulação dentro da derme n a s profundidades das glândulas sudoríparas, até 4,5 mm, destruindo-as efetivamente. O ultrassom concentra a entrega de energia em tecidos moles específicos dentro das camadas subcutâneas atrás da derme superficial, enquanto o componente de visualização garante a entrega consistente de energia e evita outras estruturas anatômicas, como o osso. No primeiro estudo, cada indivíduo recebeu dois tratamentos com MFU-V em uma axila com 30 dias de intervalo e dois tratamentos simulados na outra axila com 30 dias de intervalo. Cada tratamento consistiu em duas passagens definidas com a energia máxima permitida para o transdutor em questão, uma usando 4 MHz em uma profundidade de 4,5 mm, seguida pela outra passagem de 7 MHz com uma profundidade de 3 mm. A energia foi definida como 0 J no lado falso. A resposta positiva foi definida como uma redução espontânea do suor axilar superior a 50% na axila tratada 90 dias após o segundo tratamento (dia 120 do estudo em geral) conforme medido por gravimetria. Quatorze pacientes concluíram esse estudo, sendo que mais de 50% relataram uma resposta positiva.

O segundo estudo randomizou 20 indivíduos para 2 tratamentos de ultrassom MFU bilaterais (n = 12) ou 2 tratamentos simulados bilaterais (n = 8), com 30 dias de intervalo. A resposta positiva ao tratamento foi definida como uma redução no escore HDSS de 3 ou 4 para 1 ou 2, 30 dias após o segundo tratamento (dia 60 do estudo). As respostas positivas secundárias incluíram alterações nos escores da HDSS e redução gravimétrica de pelo menos 50% em cada visita de acompanhamento, além de alterações nos escores do teste de amido-iodo e do questionário de satisfação do paciente (PSG). Nos dias 7, 14 e 30 após o primeiro tratamento, a eficácia foi avaliada por meio dos testes da HDSS, gravimétrico e de amido-iodo. As avaliações de eficácia foram feitas nos dias 37, 44, 60, 90, 120 e 365 após o segundo tratamento. Os pacientes também preencheram um PSQ nos dias 60, 90, 120 e 365 após o segundo tratamento. Em 30 dias após o segundo tratamento (dia 60), uma taxa de resposta HDSS positiva de 67% foi obtida pelo grupo MFU-V (p = 0,005), com taxas de resposta positiva acima de 50% em todos os momentos. Zero por cento foi registrado no grupo Sham em 30 dias (p = 0,005) e em todos os outros momentos. A gravimetria revelou uma redução na produção de suor da linha de base em ≥ 50% em todos os momentos no grupo MFU-V, mas não no grupo simulado. Todas as reduções percentuais da linha de base foram significativamente maiores no grupo MFU-V do que no grupo simulado, independentemente da visita de estudo (p > 0,0001). Dez dos 12 (83%) pacientes do grupo MFU-V (nenhum do grupo simulado) apresentaram uma redução média ≥ 50% do suor em relação à linha de base em todos os pontos de tempo após o segundo tratamento. De acordo com as respostas do PSQ em todos os momentos, a maioria dos pacientes do grupo MFU-V relatou satisfação ou alta satisfação, enquanto todos os pacientes do grupo Sham relataram insatisfação ou alta insatisfação com os resultados do tratamento (p = 0,0001 para a comparação no dia 60). Um acompanhamento de 12 meses foi fornecido para alguns dos subprojetos. Cinco dos seis pacientes do grupo MFU-V continuaram a relatar melhora clínica perceptível e permaneceram satisfeitos com o tratamento, enquanto cinco mantiveram uma resposta positiva com base na medição gravimétrica.

Tratamento a *Laser*

Laser minimamente Invasivo

Leclère *et al.*[24] realizaram um estudo prospectivo randomizado controlado com um *laser* experimental em 100 pacientes com hiperidrose axilar divididos em quatro grupos com diferentes condições aplicadas por cerca de 40 minutos, incluindo anestesia: *laser* isolado em 975 nm (grupo 1), *laser* isolado em 924/975 nm simultaneamente (grupo 2), curetagem isolada (grupo 3) e *laser* em 924/975 nm seguido de curetagem (grupo 4). A curetagem foi aplicada no nível da gordura subcutânea e da derme profunda, onde se encontram as glândulas sudoríparas. O sistema de *laser* de diodo testado consistia

Quadro 19.3 Resultados do estudo sobre cirurgia minimamente invasiva

Grupo	Média HDSS (desvio-padrão) em: Linha de base 1 mês 12 meses	Média amido-iodo (desvio-padrão) em: Linha de base 1 mês 12 meses	Média GAIS (desvio-padrão) em: 1 mês 12 meses
975 nm	3,88 (±0,33) 3,40 (±0,50) 3,44 (±0,51)	2,60 (±0,48) 2,48 (±0,51) 2,76 (±0,44)	1,04 (±0,35) 0,92 (±0,28)
975 e 924 nm	3,84 (±0.37) 1,96 (±0.68) 1,96 (±0.61)	2,60 (±0,60) 1,36 (±0,49) 1,48 (±0,51)	2,36 (±0,49) 2,72 (±0,46)
Curetagem	3,85 (±0,37) 2,20 (±0,41) 2,32 (±0,48)	2,58 (±0,48) 1,56 (±0,51) 1,76 (±0,60)	2,28 (±0,46) 2,64 (±0,49)
975 e 924 nm, Curettage	3,88 (±0,33) 1,24 (±0,44) 0,48 (±0,51)	2,64 (±0,49) 0,40 (±0,50) 0,44 (±0,51)	3,72 (±0,54) 3,76 (±0,44)

Abreviações: GAIS, Global Aesthetic Improvement Scale; HDSS, escala de gravidade da doença de hiperidrose

em dois *lasers*, um emitindo a 924 nm e o outro em 975 nm, incorporado ao mesmo dispositivo. Os parâmetros do *laser* utilizados foram uma cânula de 1,5 mm de diâmetro/27 cm e potência de emissão de 20 W, e o tratamento foi aplicado em um movimento para frente e para trás no espaço subdérmico. As avaliações foram realizadas um mês e um ano após o tratamento usando a HDSS, o teste de amido-iodo e a Global Aesthetic Improvement Scale (GAIS), e uma escala semiquantitativa de quatro pontos foi usada para medir a melhora no teste de amido-iodo. Foi relatada uma melhora mínima no grupo 1 (*laser* de 975 nm isolado), mas a melhora foi notável nos grupos 2 e 3. O *laser* 924/975 nm seguido de curetagem foi considerado o tratamento ideal, com a maior melhora relatada no grupo 4. Os escores quantitativos foram relatados, mas não incluíram valores de significância (consulte ▶ Quadro 19.3).

Goldman e Wollina[25] estudaram o tratamento com um *laser* Nd:YAG (neodímio:ítrio alumínio granada) subdérmico de 1.064 nm em 17 pacientes com hiperidrose axilar. A energia do *laser* foi direcionada para o tecido subcutâneo por meio de uma fibra óptica de 300 mm fornecida por uma agulha epidural descartável Tuohy de calibre 18.

Um *laser* pulsado de 100 ms com 40 Hz de frequência e 15 mJ de energia (funcionando a 6 W) foi usado em todos os pacientes após anestesia tumescente. A agulha e a fibra foram movidas para frente e para trás ao redor do nível da junção dérmica/subdérmica. Doze dos 17 pacientes relataram "resultados excelentes", 3 relataram "bons" e 2 relataram "regulares" usando a avaliação global do paciente. A avaliação global do médico em fotografias pré e pós-cirúrgicas com base na estimativa de porcentagem de redução na área de hiperidrose foi excelente em 10, boa em 4 e regular em 3 pacientes.

Laser Não Invasivo

Em um estudo com 21 indivíduos (19 dos quais concluíram) realizado por Bechara *et al.*,[26] um *laser* de diodo de 800 nm de pulso longo a 50 J/cm² foi usado para um total de cinco tratamentos em uma axila por 30 ms, enquanto a outra serviu como controle. As taxas de suor foram medidas e comparadas antes da terapia e quatro semanas após o último tratamento usando gravimetria. Os participantes usaram escalas visuais analógicas (VAS) quatro semanas e 12 meses após o último tratamento a *laser* para estimar a diminuição da transpiração e avaliar sua satisfação. A taxa de suor medida no lado tratado foi significativamente reduzida após o tratamento, com uma diminuição de uma mediana de 89 mg/min (intervalo: 42-208) para uma mediana de 48 mg/min (intervalo: 17-119; $p < 0,001$). No entanto, também foi observada uma redução no lado do controle, de uma mediana de 78 mg/min (25-220) para uma mediana de 65 mg/min (intervalo: 24-399 mg/min; $p = 0,04$). A diferença na redução da taxa de suor entre a axila de tratamento e a de controle não foi estatisticamente significativa ($p = 0,10$). A satisfação do paciente foi classificada como 5,9 em 4 semanas e 4,1 em 12 meses após o último tratamento. Entretanto, a aparência das glândulas apócrinas e écrinas não se alterou significativamente, conforme demonstrado pelas biópsias de pele antes e depois do tratamento. Os autores concluíram que a redução na hiperidrose não poderia ser atribuída ao tratamento, possivelmente resultante de um poder estatístico inadequado.

Aydin *et al.*[27] pesquisaram a remoção de pelos axilares usando um *laser* Nd:YAG de 1.064 nm em um estudo com 38 pacientes. Os pacientes receberam um total de tratamentos de 6 a 10 meses em ambas as axilas até que os resultados desejáveis de remoção de pelos fossem alcançados, com fluências e durações de pulso adequadas ao tipo de pele. A temperatura ambiente e a hora do dia foram controladas no estudo. Os resultados foram medidos usando o teste de iodo-amido antes do tratamento, bem como um mês e um ano após o tratamento final. A área total com sudorese ativa foi registrada como o número de *pixels* ativos em fotos analisadas por computador. Além disso, uma VAS de 10 pontos foi usada para avaliar a intensidade da produção de suor do paciente. Em comparação com os valores pré-tratamento, foi encontrado um aumento significativo na área de suor, um e 12 meses após o tratamento final, em ambas as axilas. Na axila direita, a área envolvida *aumentou* de 579,5 ± 1.582,5 antes do tratamento para 8.822,5 ± 16.761,8 em 1 mês e 7.001,961 ± 12.688,3 em 12 meses após o tratamento final. Os valores da axila esquerda foram 593,5 ± 1.140,4, 7.748,5 ± 1.4051,8 e 6.864,7 ± 11.056,9, respectivamente. Os escores da VAS também aumentaram de 4,55 ± 1,05 a 6,15 ± 1,66 em um mês e 5,81 ± 1,37 em 12 meses.

A redução de pelos com o uso de um *laser* Nd:YAG de 1.064 nm também foi investigada por Letada *et al.*[28] em seis adultos com hiperidrose grave que não podia ser controlada com tratamentos padrão. Uma axila foi tratada, enquanto a outra serviu como controle. O *laser* foi preparado com um tamanho de ponto de 12 mm e duração do pulso de 20 ms, e as fluências variaram de 24 a 56 J/cm², dependendo do tipo de pele Fitzpatrick. Foram realizados cinco ou seis tratamentos para cada indivíduo. O Global Assessment Questionnaire (GAQ) foi usado para avaliar a eficácia em uma escala de 0 a 3 com base no nível de melhoria, bem como o teste de amido-iodo. A melhora subjetiva após cada tratamento e a melhora subjetiva de boa a excelente um mês após o tratamento final foram relatadas. A análise histológica pré e pós-tratamento não revelou alterações significativas na densidade ou morfologia das glândulas sudoríparas.

Radiofrequência com Microagulhas Fracionadas

Os dispositivos de radiofrequência fracionada com microagulhas (FMR), tradicionalmente usados para reduzir rugas, cicatrizes de acne e poros, utilizam microagulhas isoladas para fornecer energia à derme profunda, onde estão localizadas as glândulas sudoríparas, sem destruir a epiderme. Em um estudo realizado por Kim *et al.*,[29] 20 indivíduos com hiperidrose axilar primária foram tratados com duas sessões de tratamento com FMR em intervalos de quatro semanas. As áreas foram tratadas com seis passagens em cada sessão, com as agulhas colocadas de 0,5 a 3,5 mm abaixo da superfície da pele. A HDSS e o teste de amido-iodo foram usados para medir qualitativamente a gravidade, enquanto a perda transepidérmica de água (TEWL) foi usada para medir a quantidade de suor. Os escores médios da HDSS foram de 3,5, 1,5, 1,8 e 2,3 na linha de base, quatro semanas após o primeiro tratamento, quatro semanas após o segundo tratamento e oito semanas após o segundo tratamento, respectivamente ($p < 0{,}05$ após análise de variância de medidas repetidas [ANOVA]). Também foi observada uma redução na TEWL após a primeira sessão, mas um aumento após a segunda e na visita de acompanhamento de dois meses. Os autores atribuíram esse fato às variações ambientais e aos danos à barreira epidérmica como resultado do dispositivo. A análise histológica das amostras após a primeira sessão de tratamento demonstrou atrofia e necrose das glândulas em alta ampliação. Um mês após a primeira sessão, também foi observada uma diminuição na densidade e no tamanho das glândulas apócrinas e écrinas em comparação com a linha de base. Os autores concluíram que a FMR causa danos diretos pelo calor para destruir as glândulas sudoríparas, reduzindo efetivamente a hiperidrose.

Fatemi Naeini *et al.*[30] testaram a FMR em 25 pacientes com hiperidrose axilar primária grave em um estudo comparativo simples-cego e controlado por simulação. Os pacientes passaram por três sessões de FMR em intervalos de três semanas a uma profundidade de 2 a 3 mm abaixo da pele, com uma axila servindo como lado de tratamento e a outra como controle simulado. Os pacientes foram avaliados na linha de base e após o tratamento, com 3, 6 e 9 semanas e 3 meses, usando a HDSS, uma VAS de intensidade de suor de 10 pontos (sendo 0 sem suor e 10 o pior) e uma medida de satisfação do paciente de 6 pontos. A avaliação de acompanhamento revelou que 79% dos pacientes apresentaram uma redução de 1 ou 2 escores na HDSS. No total, 80% dos pacientes relataram mais de 50% de satisfação no final do estudo. A pontuação da intensidade do suor na VAS também diminuiu no lado do tratamento em 21 semanas em relação ao controle, com uma pontuação média de $3{,}92 \pm 1{,}31$ *vs.* $8{,}44 \pm 1{,}55$ ($p < 0{,}001$). As análises histopatológicas 30 dias após o último tratamento corroboraram as de Kim *et al.*, demonstrando atrofia e diminuição do número de glândulas sudoríparas, mas o estudo não forneceu informações quantitativas. Um estudo de acompanhamento de longo prazo, um ano após o tratamento,[31] demonstrou uma diferença significativa na pontuação da HDSS no lado tratado em relação ao controle (pontuação média de 2,50 *vs.* 3,38; $p < 0{,}001$). Dez pacientes não apresentaram recidiva após 1 ano (41,6%), enquanto 11 pacientes apresentaram recidiva e 3 pacientes não responderam. Um paciente não concluiu o acompanhamento de longo prazo.

Schick *et al.*[32] trataram 30 pacientes adultos com hiperidrose axilar pronunciada usando um sistema de RF fracionado com microagulhas para três tratamentos, com 6 semanas de intervalo. Após anestesia local subcutânea, as axilas foram tratadas a uma profundidade de 3 mm em duas passagens consecutivas, seguidas de uma única passagem a 2 mm de profundidade usando uma matriz de 5 × 5 microagulhas não isoladas. A resposta foi medida usando a HDSS, o DLQI e a gravimetria. A pontuação média da HDSS diminuiu de 3,5 antes do tratamento para 2,1 seis meses após a terceira sessão ($p < 0{,}05$). A pontuação do DLQI melhorou de um nível basal médio de 16 para um nível final de 7 ($p < 0{,}05$). A gravimetria mostrou uma redução de 221 mg/min na linha de base para um nível final de 33 mg/min ($p < 0{,}05$).

19.5 Conclusão

A hiperidrose focal primária afeta a qualidade de vida de milhões de pessoas. Entretanto, existe uma variedade de tratamentos farmacológicos e com base em dispositivos para responder a essa condição difícil. Embora a hiperidrose axilar seja a mais frequentemente estudada, muitas opções (que podem ser *off-label*) são promissoras para tratar a hiperidrose palmoplantar. A adesão do paciente, o custo dos materiais e dispositivos e a cobertura do seguro podem ser problemas significativos, embora não insuperáveis. Os pacientes devem ser informados de que as opções de tratamento incluem medicamentos tópicos e orais, tratamento com dispositivos e injeções. Nenhum caso de sudorese compensatória foi relatado no estudo dos tratamentos mencionados (▶ Quadro 19.4). O tratamento fundamentado em energia ultrassônica continua sendo o único tratamento com base em dispositivo aprovado pela FDA para hiperidrose axilar com a maior experiência entre os médicos e deve ser considerado o padrão ouro entre os tratamentos fundamentados em dispositivos.

19.6 Pérolas e Armadilhas

- A modalidade adequada de tratamento, bem como as expectativas, deve ser discutida para garantir resultados mais bem-sucedidos e satisfatórios.
- Devido à sua eficácia na redução da hiperidrose axilar, o uso da termólise por micro-ondas das glândulas sudoríparas em outras áreas foi investigado. O tratamento da região da virilha pode ser bem-sucedido na forma de um tratamento *off-label* desse procedimento.

Quadro 19.4 Resumo dos estudos

Estudo	Dispositivo testado	Desenho do estudo	Número de indivíduos	Medida(s) de resultado primário	Resultado
Nestor e Park[23]	Ultrassom microfocado com visualização	Dois tratamentos em uma axila *vs.* tratamentos simulados na outra axila	14	Redução ≥ 50% na produção de suor axilar espontâneo na linha de base, medida gravimetricamente no dia 120	> 50% dos indivíduos atingiram a medida de resultado primário
Nestor e Park[23]	Ultrassom microfocado com visualização	Dois tratamentos em ambas as axilas *vs.* dois tratamentos simulados em ambas as axilas	20 (12 receberam tratamento e 8 receberam placebo Sham)	Redução da pontuação da HDSS em 2 pontos no dia 60	67% de resposta no grupo de tratamento e 0% no grupo Sham
Leclère *et al.*[24]	*Laser* minimamente invasivo (cânula introduzida no espaço subdérmico)	*Tratamento único* Quatro grupos: 975 nm isoladamente 975/924 nm curetagem isoladamente 975/924 nm + curetagem	102 25 no grupo 1, 26 no grupo 2, 26 no grupo 3 e 25 no grupo 4	HDSS, teste de amido-iodo (escala semiquantitativa de 4 pontos), GAIS (Global Aesthetic Improvement Scale)	Resumido no ▶ Quadro 19.3
Goldman e Wollina[25]	*Laser* minimamente invasivo (fibra óptica de 300 μm inserida no espaço subdérmico)	Tratamento único em axilas bilaterais	17	Avaliação global do paciente e avaliação global do médico	Avaliação global do paciente: 12 pacientes: "excelente" 3 pacientes: "bom" 2 pacientes: "razoável" Avaliação global do médico: 10 pacientes: "excelente" 4 pacientes: "bom" 3 pacientes: "razoável"
Bechara *et al.*[26]	*Laser* de diodo de 800 nm	5 tratamentos em uma axila *vs.* controle contralateral não tratado	19	Gravimetria em 4 semanas, avaliação do paciente sobre a redução do suor em 4 semanas e 12 meses (VAS) e satisfação do paciente em 4 semanas e 12 meses (VAS)	**Gravimetria:** *Lado tratado:* 89 mg/min (variação: 42-208) > 48 mg/min (17-119) em 4 semanas *Lado não tratado:* 78 mg/min (variação: 25- 220) > 65 mg/min (variação: 24-399) em 4 semanas *Percepção subjetiva da redução da hiperidrose:* 32,4% em 4 semanas, 25% em 12 meses *Satisfação do paciente:* 5,9 em 4 semanas, 4,1 em 12 meses
Letada *et al.*[28]	*Laser* de 1.064 nm	5-6 tratamentos em uma axila *vs.* controle contralateral não tratado	6	Questionário de avaliação global (eficácia classificada de 0 a 3 para "ruim", "regular", "bom" e "excelente")	Todos os pacientes relataram alguma melhora após cada tratamento, e todos relataram melhora boa a excelente um mês após o tratamento final
Aydin *et al.*[27]	*Laser* de 1.064 nm	6 a 10 tratamentos em ambas as axilas	38	Teste de amido-iodo e pontuação do paciente usando VAS. Medido na linha de base e em 1 e 12 meses após o tratamento	Aumento significativo da sudorese em 1 e 12 meses, tanto para o teste de amido-iodo quanto para a pontuação do paciente

(Continua.)

Quadro 19.4 (Continuação) Resumo dos estudos

Estudo	Dispositivo testado	Desenho do estudo	Número de indivíduos	Medida(s) de resultado primário	Resultado
Kim *et al.*[29]	Microagulhamento com radiofrequência fracionada	Dois tratamentos separados por 4 semanas	20	HDSS e TEWL (perda de água transepidérmica) na linha de base, 4 semanas após o primeiro tratamento, 4 semanas após o segundo tratamento e 8 semanas após segundo tratamento	*HDSS* 3,5 (linha de base) > 1,5 (4 semanas após o primeiro tratamento) > 1,8 (4 semanas após segundo tratamento) > 2,3 (8 semanas após o segundo tratamento) *TEWL* Diminuição significativa em 4 semanas, mas com aumento constante depois disso
Fatemi Naeini *et al.*[30]	Microagulhamento com radiofrequência fracionada	Três tratamentos em intervalos de 3 semanas em uma axila *vs.* tratamento simulado em controle contralateral	25	HDSS na linha de base, 3 semanas, 6 semanas, 9 semanas e 3 meses. Resposta definida como redução de 2 pontos em HDSS	*HDSS* Redução significativa em tratamento *vs.* controle a partir do segundo tratamento
Schick *et al.*[32]	Microagulhamento com radiofrequência fracionada	Três sessões de tratamento com 6 semanas de intervalo	30	HDSS, DLQI, gravimetria-teste na linha de base e 6 meses após o terceiro tratamento	HDSS: 3,5 > 2,1 DLQI: 16 > 7 Gravimetria: 221 mg/min > 33 mg/min Todos $p < 0{,}05$

Abreviações: DLQI, Dermatology Life Quality Index; HDSS, escala de gravidade da doença de hiperidrose; VAS, escala visual analógica

- O tratamento de mãos e pés com termólise por micro-ondas deve ser evitado. As injeções de toxina botulínica continuam sendo o tratamento de escolha para essa área.
- A anestesia tumescente adequada da área de tratamento torna o procedimento de termólise por micro-ondas praticamente indolor e, ao mesmo tempo, protege o plexo axilar subjacente, aumentando a margem de segurança.
- Um histórico completo do paciente, bem como uma compreensão clara das instruções da medicação, é essencial para evitar efeitos adversos dos tratamentos farmacológicos.
- A cirurgia pode ser considerada como um recurso final se outras opções de tratamento não tiverem sido bem-sucedidas. Isso inclui a remoção cirúrgica das glândulas sudoríparas e a simpatectomia, que é a interrupção dos sinais transmitidos às glândulas sudoríparas por meio do corte ou da destruição de determinados nervos. Entretanto, todas as cirurgias envolvem algum risco e podem causar efeitos colaterais permanentes.

Referências

[1] Walling HW. Diferenciação clínica entre hiperidrose primária e secundária. J Am Acad Dermatol. 2011; 64(4):690-5.

[2] Schlereth T, Dieterich M, Birklein F. Hyperhidrosis: causes and treatment of enhanced sweating. Dtsch Arztebl Int. 2009; 106(3):32-7.

[3] Miller JL. Diseases of the eccrine and apocrine sweat glands (Doenças das glândulas sudoríparas apócrinas e écrinas). In: Bolognia JL, Jorizzo JL, Schaffer JV, eds. Dermatology. 3rd ed.. Philadelphia, PA: Elsevier; 2012.

[4] Hornberger J, Grimes K, Naumann M *et al.* Multi-Specialty Working Group on the Recognition, Diagnosis, and Treatment of Primary Focal Hyperhidrosis (Grupo de trabalho multiespecializado sobre reconhecimento, diagnóstico e tratamento da hiperidrose focal primária). Recognition, diagnosis, and treatment of primary focal hyperhidrosis (Reconhecimento, diagnóstico e tratamento da hiperidrose focal primária). J Am Acad Dermatol. 2004; 51(2): 274-86.

[5] Strutton DR, Kowalski JW, Glaser DA, Stang PE. Prevalência de hiperidrose nos EUA e impacto sobre indivíduos com hiperidrose axilar: resultados de uma pesquisa nacional. J Am Acad Dermatol. 2004; 51(2):241-8.

[6] Ricchetti-Masterson K, Symons JM, Aldridge M et al. Epidemiology of hyperhidrosis in 2 population-based health care databases. J Am Acad Dermatol. 2018; 78(2):358-62.

[7] Augustin M, Radtke MA, Herberger K, Kornek T, Heigel H, Schaefer I. Prevalência e carga de doença da hiperidrose na população adulta. Dermatology. 2013; 227(1):10-13.

[8] Liu Y, Bahar R, Kalia S *et al.* Hyperhidrosis prevalence and demographical characteristics in dermatology outpatients in Shanghai and Vancouver (Prevalência de hiperidrose e características demográficas em pacientes ambulatoriais de dermatologia em Xangai e Vancouver). PLoS One. 2016; 11(4):e0153719.

[9] Fujimoto T, Kawahara K, Yokozeki H. Estudo epidemiológico e considerações sobre a hiperidrose focal primária no Japão: a partir da análise de questionários. J Dermatol. 2013; 40(11):886-90.

[10] Kowalski JW, Eadie N, Dagget S, Lai P. Validity and reliability of the Hyperhidrosis Disease Severity Scale (HDSS). J Am Acad Dermatol. 2004; 50(3):51.

[11] Stefaniak TJ, Proczko M. Gravimetry in sweating assessment in primary hyperhidrosis and healthy individuals (Gravimetria na avaliação do suor na hiperidrose primária e em indivíduos saudáveis). Clin Auton Res. 2013; 23(4):197-200.

[12] Pariser DM, Ballard A. Topical therapies in hyperhidrosis care (Terapias tópicas no tratamento da hiperidrose). Dermatol Clin. 2014; 32(4):485-90.

[13] Hölzle E, Braun-Falco O. Structural changes in axillary eccrine glands following long-term treatment with aluminium chloride hexahydrate solution (Alterações estruturais nas glândulas écrinas axilares após tratamento prolongado com solução de cloreto de alumínio hexahidratado). Br J Dermatol. 1984; 110(4):399-403.

[14] Hölzle E. Tratamento farmacológico tópico. Curr Probl Dermatol. 2002; 30:30-43
[15] Glaser DA, Hebert AA, Nast A et al. Tosilato de glicopirrônio tópico para o tratamento da hiperidrose axilar primária: resultados dos estudos controlados randomizados ATMOS-1 e ATMOS-2 fase 3. J Am Acad Dermatol. 2019; 80(1):128-138.e2.
[16] Doft MA, Hardy KL, Ascherman JA. Treatment of hyperhidrosis with botulinum toxin. Aesthet Surg J. 2012; 32(2):238-244
[17] Lowe NJ, Glaser DA, Eadie N, Daggett S, Kowalski JW, Lai PY, North American Botox in Primary Axillary Hyperhidrosis Clinical Study Group. Botulinum toxin type A in the treatment of primary axillary hyperhidrosis: a 52-week multicenter double-blind, randomized, placebo-controlled study of efficacy and safety. J Am Acad Dermatol. 2007; 56(4):604-11.
[18] Naumann M, Lowe NJ. Botulinum toxin type A in treatment of bilateral primary axillary hyperhidrosis: randomised, parallel group, double blind, placebo controlled trial. BMJ. 2001; 323(7313):596-9.
[19] Walling HW. Terapia sistêmica para hiperidrose primária: um estudo retrospectivo de 59 pacientes tratados com glicopirrolato ou clonidina. J Am Acad Dermatol. 2012; 66(3):387-92.
[20] Glaser DA. Medicamentos orais. Dermatol Clin. 2014; 32(4):527-32.
[21] Johnson JE, O'Shaughnessy KF, Kim S. Microwave thermolysis of sweat glands (Termólise por micro-ondas das glândulas sudoríparas). Lasers Surg Med. 2012; 44(1):20-5.
[22] Glaser DA, Coleman WP, III, Fan LK et al. Uma avaliação clínica randomizada e cega de um novo dispositivo de micro-ondas para o tratamento da hiperidrose axilar: o estudo de redução dermatológica da transpiração nas axilas. Dermatol Surg. 2012; 38(2):185-91.
[23] Nestor MS, Park H. Safety and efficacy of microfocused ultrasound plus visualization for the treatment of axillary hyperhidrosis. J Clin Aesthet Dermatol. 2014; 7(4):14-21.
[24] Leclère FM, Moreno-Moraga J, Alcolea JM et al. Efficacy and safety of laser therapy on axillary hyperhidrosis after one year follow-up: a randomized blinded controlled trial. Lasers Surg Med. 2015; 47(2): 173-9.
[25] Goldman A, Wollina U. Subdermal Nd-YAG laser for axillary hyperhidrosis. Dermatol Surg. 2008; 34(6):756-62.
[26] Bechara FG, Georgas D, Sand M et al. Effects of a long-pulsed 800-nm diode laser on axillary hyperhidrosis: a randomized controlled half- side comparison study. Dermatol Surg. 2012; 38(5):736-40.
[27] Aydin F, Pancar GS, Senturk N *et al.* Axillary hair removal with 1064- nm Nd:YAG laser increases sweat production. Clin Exp Dermatol. 2010; 35(6):588-92.
[28] Letada PR, Landers JT, Uebelhoer NS, Shumaker PR. Treatment of focal axillary hyperhidrosis using a long-pulsed Nd:YAG 1064 nm laser at hair reduction settings. J Drugs Dermatol. 2012; 11(1):59-63.
[29] Kim M, Shin JY, Lee J, Kim JY, Oh SH. Efficacy of fractional microneedle radiofrequency device in the treatment of primary axillary hyperhidrosis: a pilot study (Efficácia do dispositivo de radiofrequência com microagulhas fracionadas no tratamento da hiperidrose axilar primária: um estudo piloto). Dermatology. 2013; 227(3):243-9.
[30] Fatemi Naeini F, Abtahi-Naeini B, Pourazizi M, Nilforoushzadeh MA, Mirmohammadkhani M. Radiofrequência com microagulhas fracionadas para o tratamento da hiperidrose axilar primária: um estudo de controle simulado. Australas J Dermatol. 2015; 56(4):279-84.
[31] Abtahi-Naeini B, Naeini FF, Saffaei A et al. Treatment of primary axillary hyperhidrosis by fractional microneedle radiofrequency: is it still effective after long-term follow-up? Indian J Dermatol. 2016; 61(2):234.
[32] Schick CH, Grallath T, Schick KS, Hashmonai M. Radiofrequency thermotherapy for treating axillary hyperhidrosis (Termoterapia por radiofrequência para o tratamento da hiperidrose axilar). Dermatol Surg. 2016; 42(5):624-30.

20 Elevadores de Linha

David J. Goldberg ▪ Lindsey Yeh

Resumo

O *lifting* com fio tem sido usado para proporcionar um *lifting* facial minimamente invasivo há muitos anos. A eficácia, a satisfação do paciente e o perfil de efeitos colaterais melhoraram com a introdução de suturas absorvíveis. Analisamos os resultados de longo prazo, a eficácia e os benefícios dos levantamentos com fios e discutimos a identificação dos melhores candidatos e as técnicas cirúrgicas para levantamentos com fios.

Palavras-chave: suturas farpadas, *lifting* facial, *lifting* com fio, antienvelhecimento, rugas/rítides, ritidectomia, papada, linhas de marionete, *lifting* com sutura absorvível, *lifting* não invasivo.

20.1 Introdução

Os sinais de envelhecimento são o resultado de várias mudanças naturais e exposições ambientais que ocorrem ao longo do tempo. Os primeiros sinais de envelhecimento são devidos à perda de elasticidade e colágeno, embora a exposição à luz ultravioleta (UV) leve à descoloração e à diminuição da qualidade da pele ao longo do tempo. O afinamento da gordura subcutânea, o deslocamento dos coxins adiposos e a perda óssea, que se manifestam como flacidez da pele, levam ao aparecimento de flacidez da pele, resultando em ptose da sobrancelha, aprofundamento dos sulcos nasolabiais e formação de jowls. Atualmente, o padrão ouro para o tratamento da flacidez da pele ainda é a ritidoplastia; no entanto, o número de *lifting* facial realizado a cada ano tem diminuído constantemente. Entre 2016 e 2017, o número de *lifting* facial diminuiu 4% e 6% desde 2000, enquanto o número de procedimentos não invasivos aumentou drasticamente.[1] Isso reflete o aumento da demanda e da disponibilidade de procedimentos cosméticos minimamente invasivos, como preenchimento, fios de sustentação e dispositivos baseados em energia. Os pacientes preferem procedimentos que sejam mais acessíveis, com o mínimo de dor, riscos, recuperação e tempo de inatividade. Para um rejuvenescimento facial abrangente, geralmente é necessária uma abordagem multifacetada. Fios de sustentação se tornaram uma opção viável para melhorar com segurança a aparência da pele ptótica com tempo mínimo de recuperação e são seguros para uso em conjunto com outros tratamentos cosméticos.

O Dr. Gregory Ruff e o Dr. Marlen Sulamanidze introduziram pela primeira vez o uso de levantamento com fios para suspensão separadamente no final da década de 1990.[2] O conceito de suturas farpadas foi criado pela primeira vez por Alcamo, em 1964, para fechar feridas sem a necessidade de dar nós. Em 1997, Sulamanidze criou um fio de polipropileno com farpas projetado para evitar a flacidez do tecido e batizou-o apropriadamente de APTOS, de *antiptosis threads* (fios antiptose).[2] Em 1999, Ruff cortou farpas em fios de polidioxanona (PDO) (Ethicon Inc., Somerville, Jersey, Estados Unidos), Somerville, Nova Jersey, Estados Unidos) e as utilizou para levantar sobrancelhas, rostos e pescoços para fins cosméticos.[2] Ele patenteou um dispositivo canulado para inserção unidirecional e, posteriormente, bidirecional, em 1994 e 2001, respectivamente.[3,4] Posteriormente, Wu e Isse efetuaram alterações e criaram novos modelos de fios, aumentando o número de farpas e a direção em que as farpas apontavam.[2] Em 2004, a Food and Drug Administration (FDA) dos EUA aprovou suturas com farpas para fins estéticos.[2] A aprovação da FDA foi rapidamente retirada, em 2007, devido a complicações e insatisfação dos pacientes. Apesar da perda da autorização da FDA, os levantamentos com fio continuaram a crescer em popularidade entre pacientes e profissionais. O uso de *lifting* com fio mudou com a introdução de suportes reabsorvíveis e, mais especificamente, do Silhouette Soft. Esse produto foi introduzido na Europa, em 2013, o que guiou o sinal para o agora popular Silhouette Instalift (Londres, Reino Unido), que foi aprovado para suspensão do terço médio da face, em 2015.[5]

20.2 Modalidades/Opções de Tratamento Disponíveis

Uma variedade de materiais absorvíveis e não absorvíveis tem sido empregada ao projetar levantamentos com fios de sustentação. Os materiais comumente usados para fios incluem ouro, ácido polilático, caprolactona, polipropileno e PDO. As farpas são cortadas nos fios em padrões unidirecionais e bidirecionais. Algumas são projetadas com cones absorvíveis, que proporcionam a capacidade de aderir ao tecido em todas as direções. As farpas são caracterizadas pela profundidade e pelo ângulo das farpas. A diminuição do grau do ângulo aumenta a resistência à tração e à retenção. As suturas bidirecionais têm farpas em ambas as direções e são autoancoradas. Isso elimina a necessidade de prender um nó, enquanto as suturas unidirecionais precisam ser ataladas e fixadas.. O Silhouette InstaLift usa uma sutura exclusiva com cones orientados em um padrão bidirecional (► Fig. 20.1a, b).

Nas últimas três décadas, os fios de sustentação passaram por várias evoluções e várias técnicas foram descritas. No entanto,

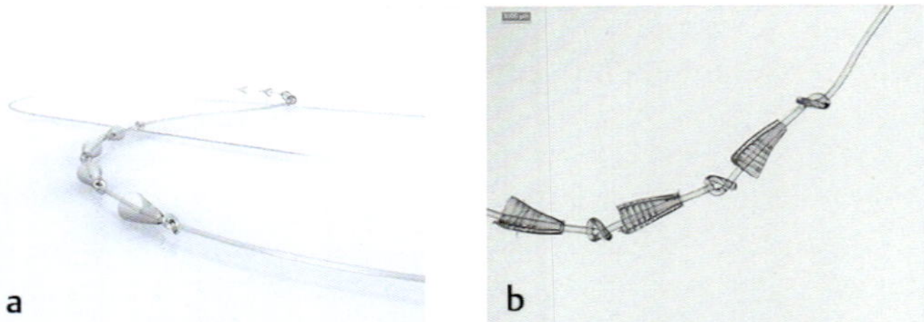

Fig. 20.1 (a) A sutura absorvível Silhouette InstaLift e os cones compostos de 18% de ácido polilático-co-glicólico (PLGA) e 82% de ácido poli-L-láctico (PLLA). **(b)** Vista em close do fio absorvível e dos cones do Silhouette InstaLift.

Quadro 20.1 Tipos de fios de sustentação

Fio	Tipo de fio de sutura	Absorvível ou não absorvível	*Design* do fio
Linha Aptos	Polipropileno Ácido polilático Caprolactona	Não absorvível Absorvível Absorvível	Variável, dependendo da área de tratamento
Contour Thread Lift System	2-0 polipropileno	Não absorvível	Comprimento de 25 cm, segmento central de 10 cm com 50 farpas unidirecionais de configuração helicoidal
Promo Italia Happy Lift	Caprolactona polilática	Absorvível	Farpado bidirecional
Isse Endo Progressive Face Lift	2-0 polipropileno	Não absorvível	25 cm de comprimento, com 10 cm distais contendo 50 farpas unidirecionais
NovaThreads	Polidioxanona	Absorvível	Fios lisos, torcidos e farpados
Silhouette InstaLift	82% de ácido poli-L-láctico (PLLA), 18% de ácido poli-lático-coglicólico absorvível (PLGA)	Absorvível	26,8 a 30 cm de comprimento com agulha de calibre 34 de 12 cm em cada extremidade, cones orientados bidirecionalmente com um espaço de 2 cm no meio, suturas de 8 e 12 cones disponíveis

não há um consenso claro sobre o tipo de sutura que proporciona a melhor tração e os melhores resultados em longo prazo.[6] Os levantamentos com fio atualmente disponíveis estão listados no ▶ Quadro 20.1. O Quadro não é abrangente e está mudando, à medida que surgem novos desenvolvimentos.

O *lifting* com fio oferece uma elevação de tecido segura e minimamente invasiva para reposicionar e contornar o rosto e o pescoço. Ele melhora efetivamente a textura irregular da pele, a flacidez no terço médio da face e o jowl mínimo a moderado. Pode ser usado com segurança em combinação com outras modalidades de tratamento cosmético, como neuromoduladores, preenchimentos, microagulhamento e dispositivos baseados em energia. Os usos *off-label* incluem o uso na face e no pescoço, como também abdome, joelhos e nádegas. Ele serve como uma opção de tratamento para aqueles que não desejam se submeter a um *lifting* facial ou de pescoço. Entretanto, não substitui a ritidectomia. As expectativas do paciente devem ser moderadas, e deve ficar claro que os benefícios do *lifting* desse procedimento são temporários e que serão necessários procedimentos adicionais no futuro, sejam retoques ou outro procedimento cirúrgico. Os pacientes ficarão desapontados se esperarem que o resultado de um *lifting* com fio seja comparável a um *lifting* facial cirúrgico tradicional.

20.3 Resultados Clínicos

O número de estudos que descrevem os benefícios e os resultados dos levantamentos com fio é um pouco limitado; no entanto, os estudos disponíveis apoiam a eficácia e os benefícios dos levantamentos com fio, ao mesmo tempo em que demonstram um bom perfil de segurança. Lycka *et al.* acompanharam 350 pacientes do sexo feminino tratadas com polipropileno monofilamentar farpado produzido pela Aptos em tamanhos de sutura 3-0 e 2-0 de vários comprimentos. Das 350 participantes, 198 (57%) relataram 80% a 100% de redução da ptose, enquanto 97 pacientes (28%) tiveram uma redução de 60% a 80% na ptose, e 47 pacientes tiveram uma correção de 40% a 60%. Cento e dezessete dos pacientes foram acompanhados por 12 a 24 meses.[7] Setenta por cento mantiveram a correção inicial, conforme determinado por avaliação fotográfica cega.[7]

Noventa e seis participantes foram acompanhados por 3 anos e mantiveram 60% de sua correção inicial.[7]

Uma revisão inicial das suturas farpadas, em 2008, analisou principalmente os fios Aptos, Isse Endo Progressive Face Lift Sutures e os fios de contorno. A revisão concluiu que as suturas farpadas eram uma técnica promissora e minimamente invasiva, mas ainda eram necessárias mais pesquisas para esclarecer os benefícios e os resultados de longo prazo.[8] Gulbitti *et al.* consideraram que não havia mudado muita coisa 11 anos depois, ainda citando que havia pouca ou nenhuma evidência substancial que sustentasse a eficácia das suturas de *lifting* com fio ao longo dos anos.[9] O interesse em *lifting* com fio ainda permanece alto, especialmente devido à mudança de foco do uso de fios não absorvíveis para o design de *lifting* com fio com suturas absorvíveis. Essa mudança ocorreu em grande parte devido ao número de eventos adversos e porque as pessoas não se conformavam com a ideia de ter um corpo estranho permanente no rosto. Estudos recentes sobre fios absorvíveis têm sido promissores, demonstrando eficácia na melhoria da flacidez, alta satisfação do paciente e bom perfil de segurança.

Um estudo com dois tipos diferentes de fios absorvíveis (caprolactona polilática e ácido polilático) foi usado para tratar a linha da mandíbula, o terço médio da face, as sobrancelhas e o pescoço.[10] Dois cirurgiões avaliaram os resultados e os pacientes com base na pontuação da escala de melhoria estética global (GAIS) em uma semana, um mês, três meses e seis meses.[10] O nível de satisfação do paciente foi mais alto aos 6 meses após a cirurgia, com 99% dos pacientes relatando satisfação alta ou boa.[10] Os cirurgiões que avaliaram os escores GAIS também relataram melhora crescente da semana 1 ao mês 6.[10] Não houve acompanhamento além do período de 6 meses para esse estudo específico. Um estudo separado que avaliou os resultados do Silhouette Instalift relatou redução da elevação em 12 meses.[11] No entanto, os pacientes continuaram a relatar um benefício distinto da elevação.

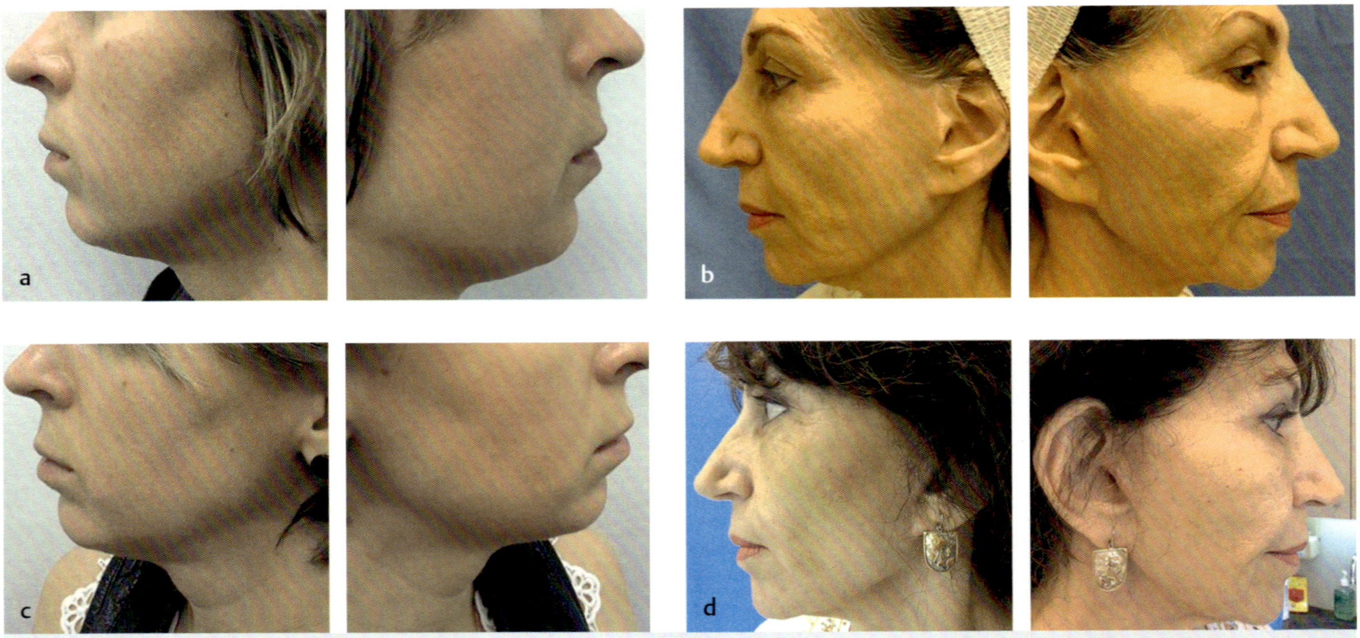

Fig. 20.2 (a-d) Pré e pós-tratamento com o Silhouette InstaLift. (Essas imagens foram fornecidas por cortesia do Dr. Ron Shelton.)

O ácido poli-L-láctico (PLLA) induz uma resposta de corpo estranho e promove a síntese de colágeno. À medida que a capacidade de elevação física da própria sutura diminui, o novo colágeno proporciona a revolumização. Os participantes descreveram as mudanças contínuas como "recontorno" e também notaram mudanças marcantes na qualidade da pele por 18 a 24 meses após a colocação dos fios[11] (▶ Fig. 20.2a, b). A melhora foi refletida tanto pelo pesquisador quanto pelo paciente em suas pontuações GAIS e FACE-Q. Aos 12 meses, houve uma melhora contínua na satisfação do paciente e, em geral, os pacientes não precisaram de retratamento por 12 a 18 meses.[11]

Em um estudo prospectivo de 100 pacientes submetidos a tratamento de flacidez na face e no pescoço apenas com suturas absorvíveis, 62% dos pacientes tiveram 8 fios cônicos colocados no terço médio da face, 54% dos pacientes tiveram 8 fios cônicos colocados ao longo da linha da mandíbula, e 33% dos pacientes tiveram 12 fios cônicos colocados no pescoço.[12] Os pacientes responderam a pesquisas sobre sua experiência geral com o procedimento, e as fotografias foram avaliadas antes e depois do procedimento, tanto em 2 semanas quanto no acompanhamento de 3 e 6 meses.[12] A escala Allergan Photometric Midface Volume Deficit Scale foi usada para avaliar a melhora antes e depois do procedimento. Em média, os déficits de volume facial melhoraram em 1 grau na escala. Sessenta e quatro pacientes (70,3%) apresentaram 1 grau de melhora, 12 pacientes (13,2%) apresentaram 2 graus de melhora, e nenhum paciente apresentou mais de 2 graus de melhora. Os pacientes relataram uma taxa de satisfação geral com a suspensão com fio absorvível de 79%, sendo que 83% relataram melhorias nas alterações relacionadas à idade e 82% estavam dispostos a recomendar o procedimento.[12]

O *lifting* com fio é eficaz como tratamento primário para a flacidez da pele, mas foram encontrados resultados superiores de *lifting* e satisfação do paciente quando o *lifting* com fio foi usado em combinação com preenchimento e neurotoxina. Abraham *et al.* realizaram uma revisão retrospectiva de pacientes que se submeteram a um procedimento de levantamento com fios com o sistema Contour Thread lift isoladamente ou em combinação com procedimentos que incluíam lipotransferência, *peelings* químicos e/ou ritidectomias.[13] As pontuações de melhoria estética foram determinadas por quatro cirurgiões plásticos faciais independentes, cegos e certificados pelo conselho. A melhora estética foi considerada significativamente melhor quando os levantamentos com fios foram combinados com outros procedimentos do que quando usados isoladamente.[13]

Os tratamentos combinados (preenchimento/plasma rico em plaquetas [PRP]/onabotulinumtoxina A) com suturas absorvíveis de PDO também foram classificados como os mais altos em termos de resultados e satisfação do paciente quando comparados ao *thread lift* isolado ou ao preenchimento/PRP/onabotulinumtoxina A apenas.[14] O grupo de combinação apresentou o maior grau de elevação imediatamente e até 24 meses após o tratamento.[14] Imediatamente após o tratamento completo, 100% dos pacientes relataram uma elevação de 6 a 10 mm.[14] Em 24 meses, a elevação da maioria dos pacientes havia diminuído para elevações de 3 a 6 mm, mas ainda assim houve mudanças.[14] O escore de elevação nesse grupo atingiu o pico aos 3 meses, quando 76% dos pacientes tiveram elevações maiores que 6 a 10 mm.[14] As elevações com fio sozinhas ainda foram superiores ao grupo somente com preenchimento/PRP/neurotoxina.[14] O grupo que não foi tratado com nenhuma elevação com fio não apresentou elevação mensurável da pele após apenas 6 meses.[14] Mesmo imediatamente após os procedimentos, os pacientes relataram apenas uma elevação de 1 a 2 mm.[14] Imediatamente após as elevações com fio, apenas 81% tiveram uma elevação maior que 6 a 10 mm. Essa pontuação aumentou para 100% nos acompanhamentos de 3 e 6 meses.[14] Após 2 anos, 33,3% dos pacientes tiveram uma elevação de 3 a 6 mm, mas a maioria (57%) apresentou apenas uma elevação de 1 a 2 mm.[14] Os levantamentos de linha usados simultaneamente com outros tratamentos tiveram os melhores resultados em curto e longo prazos quando comparados aos levantamentos de linha isolados, sem aumento de eventos adversos.[14]

20.4 Achados Histopatológicos

Conforme demonstrado pelos estudos, o *lifting* com fio absorvível mostra uma melhora de longo prazo na flacidez da pele, mas ela diminui com o tempo. O procedimento em si resulta em um alto índice de satisfação do paciente.[15] A avaliação da melhora feita pelo paciente foi maior do que a dos médicos. Mesmo depois que os benefícios do *lifting* com fios diminuem, há uma melhora contínua na textura e na qualidade da pele excessiva.[15,16] Isso é apoiado por evidências histopatológicas que sugerem que os fios estimulam a formação de colágeno e fibrose.[17] Uma casca fibrosa espessa foi observada ao redor dos fios permanentes quando Sulamanidze tratou seus pacientes com ritidoplastia 1 a 1,5 anos após a colocação inicial dos fios Aptos.[18] Os fios permaneceram situados nas áreas em que foram inicialmente colocados sem nenhuma alteração na estrutura do próprio fio, sugerindo que o PLLA induz uma resposta de corpo estranho que promove a síntese de colágeno.[18]

Modelos animais tratados com fios sintéticos absorvíveis apresentaram bainhas fibrosas 1 e 3 meses após o implante.[19] A cápsula consiste em fibroblastos, colágeno extracelular, células inflamatórias e neovascularização.[20,21] Após 7 meses, a bainha fibrosa foi substituída por tecido conjuntivo, e o tecido continuou a produzir colágeno mesmo após a absorção.[19,21] As camadas dérmicas diretamente acima dos fios tinham componentes de colágeno denso e aumento do colágeno tipo I e do fator de crescimento transformador-β1 (TGF-β1).[19] Os fios de PDO e PLA produziram colágeno (Col1α1, Col1α3) duas semanas após a inserção. Os fios de PDO produziram mais Col1α3 em 2 semanas do que os fios de PLA. Múltiplos filamentos de PDO produziram mais colágeno do que o PDO tipo mola.[19] Em um estudo recente, biópsias de pacientes tratados com fios de suspensão absorvíveis de PLLA/PGLA foram feitas em 1, 90 e 180 dias. As biópsias mostraram aumento progressivo da expressão de colágeno tipos I e III[16] (▶ Fig. 20.3a, b).

20.5 Eventos Adversos

O inchaço e o eritema são os efeitos colaterais mais comuns dos procedimentos de *lifting* com fio. O estudo de Lycka *et al.* demonstrou um *lifting* eficaz com suturas de polipropileno Aptos e descobriu que 42,9% e 13,7% dos pacientes relataram edema e eritema, respectivamente.[7] Todos os casos foram resolvidos sem intervenção adicional. Cinquenta pacientes relataram um leve desconforto que foi resolvido com medicamentos anti-inflamatórios não esteroides (AINEs). Cinquenta e dois procedimentos (15%) exigiram retoques com fios adicionais ou remoção, mas os autores descobriram que a necessidade de correção diminuiu drasticamente com a experiência.[7] Dois dos 350 pacientes solicitaram remoção por não terem gostado do resultado.[7]

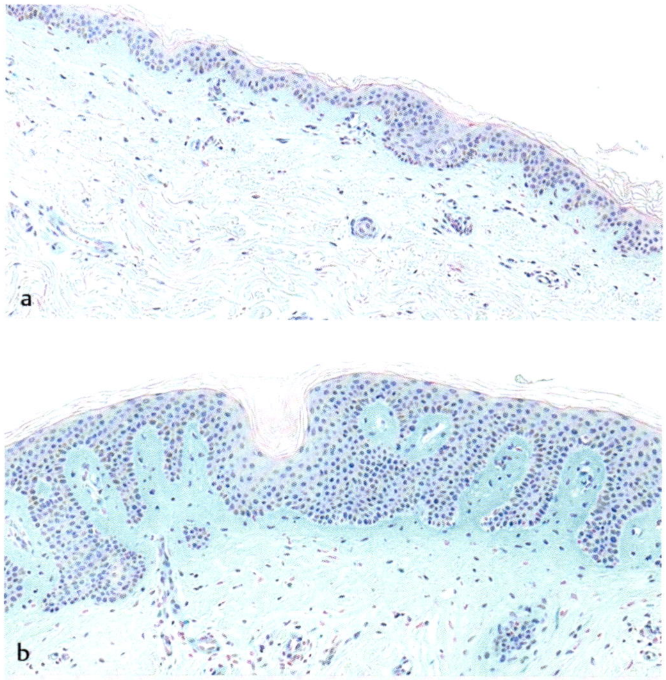

Fig. 20.3 (a) Derme humana antes da colocação do Silhouette InstaLift. **(b)** É possível observar o aumento de colágeno na derme 6 meses após a colocação do Silhouette Instalift.

Complicações mais problemáticas, como fios visíveis, escurecimento e assimetria, também foram relatadas.[7] Aproximadamente 3% dos pacientes precisaram inserir fios adicionais para tratar a assimetria.[7] A frequência de escurecimento variou de 3,5% a 27,5%,[7,22,23] e 5% a 34% relataram fios palpáveis.[22,23] Rachel *et al.* relataram três casos de parestesias, enquanto outros estudos não relataram nenhum caso.[22] Embora tenha sido demonstrado que tanto os fios absorvíveis quanto os não absorvíveis são seguros, o número de eventos adversos menores foi um fator de desestímulo para os profissionais e consumidores, o que motivou parcialmente a perda da autorização da FDA, em 2007, e a mudança para o uso de fios absorvíveis. Hematomas e tumefação ainda são os principais resultados adversos com fios absorvíveis. A frequência de edema periprocedimento variou de 43,3% a 100%.[12,15,19] Depois que 100 pacientes foram tratados com o Silhouette Instalift, não houve sinais de covinhas, excesso de pele ou qualquer queixa de palpabilidade de cones uma semana após o procedimento.[12] Vinte desses pacientes não ficaram satisfeitos com a melhora que observaram após o procedimento.[12] Todas as respostas inadequadas foram devidas a preocupações com o pescoço, e 16 foram submetidos a duas colocações de sutura adicionais.[12] O pescoço parece ser uma área difícil de ser tratada com *lifting* de fios, e vários estudos descobriram que o pescoço exige a maioria dos procedimentos de retoque.[10,12] Rezaee Khiabanloo *et al.* descobriram que a dor foi relatada por 5,9% dos pacientes e mais comumente no pescoço em comparação à linha da mandíbula, o terço médio da face e a sobrancelha.[10] O aparecimento de covinhas foi relatado em 32,4% dos pacientes, mas com menor frequência no pescoço. A frequência de assimetria variou de 0,6% a 6,5%.[10,24] De modo geral, os resultados da pesquisa com pacientes indicam que a suspensão de sutura absorvível foi relatada como tolerável em 96% dos pacientes e gerenciável em 89%, com dor leve que foi gerenciável com acetaminofeno.[12] Os problemas de parestesia e extrusão de fios observados com suturas não absorvíveis não são comuns com suturas absorvíveis. Embora exista o risco teórico de resultados adversos mais graves com o *lifting* com fio, eles não são comumente relatados na literatura.

20.6 Seleção de Pacientes

20.6.1 Bons Candidatos

Como em qualquer procedimento, a seleção do paciente adequado e a definição de suas expectativas são cruciais para obter o melhor resultado e o mais alto grau de satisfação do paciente. O candidato ideal para o *lifting* com fios de sustentação é um paciente que não tem rugas significativas ou muita pele redundante, mas tem flacidez da pele, como linhas de marionete visíveis, dobras nasolabiais, *jowl* e/ou perda de definição ao longo da borda mandibular. A flacidez exige o reposicionamento do tecido além do que pode ser obtido apenas com a revolumização. Os pacientes com flacidez excessiva ou pele redundante seriam mais bem atendidos com uma ritidoplastia, mas os pacientes geralmente desejam adiar ou não estão dispostos a se submeter a procedimentos invasivos. Os pacientes que já se submeteram a ritidectomias são bons candidatos, e o *lifting* com fio pode servir como um tratamento de retoque ou manutenção fácil. São necessárias estruturas ósseas subjacentes fortes para suportar o tecido elevado. A qualidade da pele sobreposta também é crucial para bons resultados. A boa qualidade da pele e a espessura adequada são necessárias para evitar a palpabilidade das suturas e dos implantes visíveis.

20.6.2 Candidatos Ruins

Pacientes muito magros e sem gordura subjacente ou com flacidez excessiva e/ou tecido subcutâneo não são bons candidatos para o *lifting* com fio. A pele que é muito fina, muito espessa ou imóvel não se beneficia do *lifting* com fio. Essas qualidades limitam a capacidade das suturas de levantar a pele adequadamente. O *lifting* com fio não é indicado para o tratamento de fotoenvelhecimento significativo ou rugas muito proeminentes. Para pacientes que possam ter flacidez excessiva que exija um *lifting* facial, se o paciente preferir não se submeter a procedimentos invasivos, o lifting com fios de sustentação ainda pode ser realizado, mas com expectativas realistas da melhora que pode ser obtida.

20.6.3 Definição de Expectativas

Diferentes fabricantes de fios alegam diferentes durações de resultados. O Silhouette Instalift afirma que os resultados de longo prazo duram até 2 anos. A Novathreads afirma que a simulação da síntese de colágeno e as estruturas de pele criadas serão mantidas por 12 a 15 meses. Alguns fabricantes afirmam que a duração dos resultados é de até 5 anos. Na prática clínica, uma estimativa de elevação contínua de cerca de 1 a 2 anos, com melhora adicional da qualidade da pele, é uma expectativa realista a ser dada ao paciente. A duração e os resultados do tratamento variam de acordo com o grau de flacidez do paciente antes do tratamento, o número e o tipo de fios usados, bem como o local em que os fios são colocados. Os pacientes também devem ser informados de que a melhoria é uma elevação natural e, às vezes, sutil, e não se destina a substituir os resultados que poderiam ser obtidos com um procedimento cirúrgico.

20.7 Contraindicações

Há relativamente poucas contraindicações para o *lifting* de fios. O procedimento não deve ser realizado quando houver uma infecção ativa ou em pacientes grávidas ou lactantes. É contraindicado em pessoas com alergia conhecida ao material de sutura, hemofilia, doenças autoimunes e doenças oncológicas. Deve-se ter cautela em pessoas com alto risco de desenvolver queloides.

20.7.1 Instruções Pré-Operatórias

Quando o paciente for considerado um bom candidato para o *lifting* com fio de sustentação ele deve ser aconselhado a agendar o procedimento pelo menos duas semanas antes de qualquer evento importante. O procedimento em si é um procedimento em consultório que leva menos de uma hora. Os pacientes podem retomar as atividades diárias normais, mas terão inchaço e equimoses que podem levar até uma semana para desaparecer. Para minimizar o risco de hematomas, todos os medicamentos ou suplementos desnecessários que aumentam o risco de equimoses e sangramento (ou seja, ibuprofeno, aspirina, vitamina E, óleo de peixe, ginkgo, erva de São João etc.) devem ser interrompidos pelo menos uma semana antes. Não é necessário interromper nenhum medicamento que seja necessário do ponto de vista médico.

Se o paciente tiver histórico de herpes labial, o valaciclovir profilático deve ser iniciado no dia anterior ao procedimento e mantido por 5 a 10 dias. Os procedimentos odontológicos devem ser evitados duas semanas antes e depois da elevação do fio de sustentação. Para aliviar a ansiedade no dia do procedimento, ansiolíticos podem ser prescritos e tomados 30 a 60 minutos antes do procedimento, mas normalmente não são necessários. Se os ansiolíticos forem prescritos e tomados, o transporte após o procedimento deverá ser providenciado com antecedência.

20.8 Técnica

A marcação e a medição da área de tratamento desejada devem ser concluídas, enquanto o paciente estiver em uma posição totalmente ereta. O procedimento em si é mais facilmente realizado quando o paciente está sentado em um ângulo de

45 graus. Depois que a mobilidade da pele for avaliada, os pontos de inserção e saída do fio devem ser marcados em um vetor de linha reta e colocados perpendicularmente ao plano que se pretende elevar. O caminho que ofia deve seguir não precisa ser marcado. Normalmente, o ponto de saída deve ser colocado 1,5 cm após o ponto que se deseja levantar. Cada sutura tem um local de entrada no meio do vetor e dois locais de saída em cada extremidade distal.

Várias técnicas para ancorar os fios foram descritas, dependendo do tipo de fio e do local que está sendo tratado. Foi descrito o uso de vetores lineares, horizontais e até mesmo em forma de U e V, mas descobriu-se que o planejamento vetorial linear (SLVP) oferece a máxima capacidade de elevação e longevidade em comparação aos outros métodos. A colocação de suturas curvas prejudica o design do dispositivo e limita a capacidade de elevação das suturas, levando a resultados ruins. A colocação da sutura deve ser perpendicular ao plano que está sendo elevado.

Embora o tratamento deva ser individualizado para cada paciente, recomenda-se um mínimo de três a quatro suturas por lado do terço médio da face para flacidez moderada à grave e de duas a três suturas para flacidez leve à moderada. Suturas adicionais podem ser colocadas ao longo da linha da mandíbula para tratar os jowls. Um número adequado de suturas é fundamental para proporcionar bons resultados e suporte suficiente para avançar o tecido e estimular a síntese de colágeno.

A pele deve ser cuidadosamente limpa, removendo-se toda a maquiagem, seguida de *hibiclens* e álcool ou ácido hipocloroso. A anestesia local (lidocaína 1%-2% com epinefrina) é administrada por via intradérmica nos pontos de entrada e saída. Não é necessária anestesia em nenhuma outra área. As agulhas e o fio vêm com duas agulhas-guia conectadasno centro pela sutura. Uma agulha de calibre 18 é inserida em um ponto de entrada para fornecer uma abertura para a inserção da agulha presa às suturas. A agulha é inserida perpendicularmente no ponto de entrada a uma profundidade de 5 mm. Há uma marcação na ponta da agulha para indicar a profundidade correta em que a agulha deve entrar na pele para atingir o plano ideal. Quando a profundidade desejada é atingida, a agulha é girada em um ângulo de 90 graus e avançada no plano subcutâneo acima do sistema musculoaponeurótico superficial (SMAS), seguida pelo fio. Não deve haver resistência significativa, e os pacientes não devem sentir dor. Qualquer dor ou desconforto durante o procedimento é um sinal de que a agulha está no plano errado e pode ser ajustada recuando lentamente a agulha até que ela esteja no plano adequado. Continue a avançar a agulha até atingir o ponto de saída. Uma tampa de agulha pode ser mantida acima do ponto de saída marcado para capturar a agulha e minimizar o risco de acidentes de agulha. O fio é tracionado pelo ponto de saída, e a contração é feita a partir do ponto de entrada. As mesmas etapas são repetidas na direção oposta pelo mesmo ponto de entrada. Não deve haver ondulações se as suturas estiverem no plano correto. Depois que a sutura estiver no lugar, aplique tensão na parte inferior da sutura e avance o tecido sobre os cones na direção desejada. Massageie o tecido sobre os cones superiores para elevar totalmente o tecido.

Ajuste lentamente o tecido sobre as suturas, conforme necessário. Qualquer enrugamento ou acúmulo de tecido deve desaparecer dentro de 2 a 3 dias. O fio exteriorizado deve ser cortado com uma tesoura de sutura rente à pele.

20.9 Instruções Pós-Operatórias

Aplique gelo nas áreas tratadas por 30 minutos após o procedimento e por 15 minutos três a quatro vezes por dia durante 48 horas após o tratamento para minimizar o edema e a dor. Deve-se ter cuidado para aplicar o gelo com cuidado. Os pacientes geralmente aplicam pressão excessiva ao aplicar o gelo e rompem a sutura. Pomadas à base de petróleo ou géis de silicone podem ser aplicados nos locais de punção. Os pacientes podem lavar o rosto com cuidado ou aplicar maquiagem 24 horas após o tratamento. Ao sair do consultório, os pacientes apresentarão inchaço e eritema leves.

20.10 Complicações em Potencial e como Lidar com Elas

Os pacientes podem apresentar algum grau de dor, inchaço, assimetria temporária, covinhas transitórias, ondulações, hematomas e inflamação. Todos esses sintomas desaparecerão com o tempo. Embora o procedimento geral seja menos invasivo do que um *lifting* facial, o tempo de inatividade pode ser mais longo do que o previsto, pois pode levar até duas semanas para que as covinhas desapareçam.

A maioria dos pacientes apresenta inchaço, eritema e hematomas. Os hematomas e o inchaço podem ser facilmente controlados com gelo e são autolimitados. Menos da metade dos pacientes apresenta eritema, que normalmente é resolvido em uma semana.[7,15] Outros efeitos colaterais incluem dor leve e aquimoses na pele. Estudos demonstraram que até um terço dos pacientes apresenta covinhas e dor. Qualquer desconforto geralmente é aliviado com AINEs orais ou acetaminofeno. Normalmente, não são necessários narcóticos. As covinhas na pele se resolvem em 1 a 2 semanas; se isso não acontecer, pode ser necessário fazer massagem nos tecidos moles, subcisão, injeção de hidroxiapatita de cálcio, lipoenxertia ou remoção da sutura. Foi relatada uma leve assimetria em 6% dos casos, que foi autolimitada ou facilmente corrigida.[15,25] A taxa de complicações foi semelhante com o uso de suturas absorvíveis e não absorvíveis.[10] Curiosamente, as mulheres foram significativamente mais propensas a desenvolver equimose e covinhas do que as mulheres, mas não houve correlação com o local do levantamento.[10]

A ruptura da sutura é incomum, mas, se isso ocorrer, a sutura pode ser deixada no lugar e substituída. Embora reações alérgicas, lesões sensoriais/nervosas, dor crônica e infecções sejam complicações em potencial, não há muitos relatos desses eventos adversos. Houve relatos de extrusão parcial de um fio de polipropileno após o rejuvenescimento facial com elevação de sutura farpada por Rachel *et al.*[22] Os fios podem ser retirados com cuidado se uma extremidade do fio estiver visível. Se o fio não estiver visível, o uso de ultrassonografia ou de uma luz intensa pode ajudar a localizar o fio, e uma pequena excisão com punção ou lâmina sobre o tecido revela o fio, permitindo uma remoção mais fácil.

A probabilidade de efeitos colaterais aumentou com o número de suturas que foram colocadas. Os especialistas também descobriram que o número de eventos adversos diminuiu com a experiência. Aplicar gelo nas áreas tratadas e dormir com dois travesseiros à noite por uma semana pode ajudar a minimizar o inchaço. O uso de analgésicos orais e prednisona pode ajudar com dores leves e inchaço, mas não são necessários regularmente. Foram registradas incidências de quebra de fios devido à pressão e ao impacto no rosto. Os pacientes devem ser orientados a evitar a aplicação rigorosa de maquiagem, limpeza, mastigação e distorção de expressões faciais, como caretas ou bocejos, por uma semana após o procedimento. Os pacientes devem dormir de costas por uma semana e evitar massagens com o rosto para baixo, procedimentos odontológicos e exercícios de alto impacto por duas semanas.

20.11 Terapia Combinada

O tratamento com uma abordagem multifacetada é o que melhor ajusta a flacidez que a maioria dos pacientes que procuram ou que são candidatos a *lifting* com fios de sustentação tem. Isso resultará em resultados mais dramáticos e de aparência natural. A flacidez da pele é devida a uma combinação de perda de colágeno e elasticidade na pele, bem como perda de volume. Para resolver a questão do volume, os tratamentos com preenchimentos dérmicos ou transferências de gordura também proporcionarão uma elevação sutil adicional ao tecido, além de elevações com fios de sustentação, bem como a restauração de contornos mais jovens. Os preenchedores podem ser colocados no mesmo dia que os levantamentos com fios de sustentação. Sugere-se que o preenchimento seja feito primeiro, pois o possível inchaço causado pelo *lifting* com fios de sustentação pode prejudicar a avaliação do rosto antes do tratamento com preenchimento.

As neurotoxinas podem ser injetadas em áreas que não estão sendo tratadas com fios no mesmo dia. O problema é a difusão da neurotoxina em áreas indesejadas, levando a efeitos indesejados. Para tratar ainda mais a flacidez, há outros tratamentos não invasivos que utilizam a radiofrequência ou a energia de ultrassom da pele para estimular a produção e a contração do colágeno. Esses tratamentos não devem ser realizados imediatamente após o *lifting* com fios de sustentação, pois a anestesia local pode interferir no tratamento.

20.12 Pérolas e Armadilhas

A seleção de um bom candidato e a definição das expectativas do paciente são cruciais para um resultado positivo tanto para o profissional quanto para o paciente. É fundamental avaliar a área de tratamento e colocar o número adequado de suturas em cada lado da área para levantar e apoiar totalmente a pele frouxa. Encontrar a profundidade adequada para colocar a sutura permitirá a colocação perfeita dos fios. Conforme comprovado por estudos, o uso de *lifting* com fios em conjunto com outros tratamentos de rejuvenescimento melhora significativamente a satisfação do paciente. Tratamentos de retoque podem ser necessários logo após o procedimento ou anos após o procedimento inicial.

20.13 Conclusão

A tecnologia e o *design* dos levantamentos com fios de sustentação têm evoluído e melhorado desde sua introdução há 30 anos. Os levantamentos com fios de sustentação foram criticados anteriormente pela escassez de estudos verazes que avaliassem a eficácia e os resultados de longo prazo dos levantamentos com fios de sustentação. Isso mudou mais recentemente com as avaliações mais controladas e mensuradas dos fios absorvíveis. Os eventos adversos são pequenos, principalmente inchaço e eritema com alguma assimetria que é autolimitada ou pode ser facilmente corrigida com a colocação de fios adicionais. Fora isso, os riscos são baixos e demonstraram alta satisfação do paciente e melhora da qualidade da pele em longo prazo.

Referências

[1] Sociedade Americana de Cirurgiões Plásticos. Relatório de estatísticas de cirurgia plástica de 2017. 2017. Disponível em: https://www.plasticsurgery.org/documents/News/Statistics/2017/plastic-surgery-statistics-report-2017.pdf. Acessado em 5 de novembro de 2018.

[2] Ruff GL. Dispositivo de inserção para um conector de tecido farpado. Patente dos EUA 5.342.376. 30 de agosto de 1994.

[3] Ruff GL. Conector de tecido corporal farpado. Patente dos EUA 6.241.747 B1. 5 de junho de 2001.

[4] Ruff GL. A história das suturas farpadas. Aesthet Surg J. 2013; 33(3)Suplemento:12S-16S.

[5] Administração de Alimentos e Medicamentos. FORMULÁRIO FDA 3881. Disponível em: https://www.accessdata.fda.gov/cdrh_docs/pdf14/K142061.pdf. Acessado em 15 de novembro de 2018.

[6] Park TH, Seo SW, Whang KW. Rejuvenescimento facial com fios de cano fino: o Miz lift simples. Aesthetic Plast Surg. 2014; 38(1):69-74.

[7] Lycka B, Bazan C, Poletti E, Treen B. A técnica emergente do fio de suspensão subdérmica antiptose. Dermatol Surg. 2004; 30(1): 41-44, discussão 44.

[8] Villa MT, White LE, Alam M, Yoo SS, Walton RL. Barbed sutures: a review of the literature (Suturas farpadas: uma revisão da literatura). Plast Reconstr Surg. 2008; 121(3):102e-108e.

[9] Gulbitti HA, Colebunders B, Pirayesh A, Bertossi D, van der Lei B. Suturas para lifting com fio: ainda estão em alta? Uma revisão sistemática da literatura. Plast Reconstr Surg. 2018; 141(3):341e-347e.

[10] Rezaee Khiabanloo S, Jebreili R, Aalipour E, et al. Resultados do thread lift para face e pescoço: um estudo realizado com agulha dupla Silhouette Soft e Promo Happy Lift, técnicas inovadoras e clássicas. J Cosmet Dermatol. 2019; 18(1):84-93.

[11] Mark Nestor MD. PhD; Comunicação pessoal

[12] Ogilvie MP, Few JWJr, Tomur SS, et al. Rejuvenescendo o rosto: uma análise de 100 pacientes com suspensão de sutura absorvível. Aesthet Surg J. 2018; 38(6):654-63.

[13] Abraham RF, DeFatta RJ, Williams EF III. Thread-lift para rejuvenescimento facial: avaliação dos resultados em longo prazo. Arch Facial Plast Surg. 2009; 11(3):178-83.

[14] Ali YH. Resultado de dois anos de lifting com fios de DOP absorvíveis e farpados: Pontuação inovadora para avaliação objetiva e subjetiva. J Cosmet Laser Ther. 2018; 20(1):41-9.

[15] Suh DH, Jang HW, Lee SJ, Lee WS, Ryu HJ. Outcomes of polydioxanone knotless thread lifting for facial rejuvenation (Resultados do lifting com fio sem nó de polidioxanona para rejuvenescimento facial). Dermatol Surg. 2015; 41(6):720-5.

[16] Goldberg JD, comunicação pessoal
[17] Shimizu Y, Terase K. Thread lift with absorbable monofilament threads. J Japan Soc Aesthetic Plast Surg. 2013; 35(2):1-12.
[18] Sulamanidze MA, Fournier PF, Paikidze TG, Sulamanidze GM. Remoção da ptose do tecido mole facial com fios especiais. Dermatol Surg. 2002; 28(5):367-71.
[19] Kim J, Zheng Z, Kim H, Nam KA, Chung KY. Investigação sobre a alteração cutânea induzida pelo fio de polidioxanona farpado monodirecional para lifting facial. Dermatol Surg. 2017; 43(1):74-80.
[20] Kurita M, Matsumoto D, Kato H, et al. Tissue reactions to cog structure and pure gold in lifting threads: a histological study in rats. Aesthet Surg J. 2011; 31(3):347-51.
[21] Jang HJ, Lee WS, Hwang K, Park JH, Kim DJ. Effect of cog threads under rat skin. Dermatol Surg. 2005; 31(12):1639-43, discussão 1644.
[22] Rachel JD, Lack EB, Larson B. Incidência de complicações e recorrência precoce em 29 pacientes após rejuvenescimento facial com lifting de sutura farpada. Dermatol Surg. 2010; 36(3):348-54.
[23] Wu WT. Suturas farpadas no rejuvenescimento facial. Aesthet Surg J. 2004; 24(6):582-7.
[24] de Benito J, Pizzamiglio R, Theodorou D, Arvas L. Rejuvenescimento facial e melhora da projeção malar usando suturas com cones absorvíveis: técnica cirúrgica e série de casos. Aesthetic Plast Surg. 2011; 35(2):248-53.
[25] Savoia A, Accardo C, Vannini F, Di Pasquale B, Baldi A. Resultados em thread lift para rejuvenescimento facial: um estudo realizado com o happy lift™ revitalizing. Dermatol Ther (Heidelb). 2014; 4(1):103-14.

21 Cosmecêuticos

Emily C. Murphy ■ *Adam Friedman*

Resumo

Este capítulo discute o mecanismo, a estabilidade, a penetração tópica e a evidência clínica de apoio de ingredientes cosmecêuticos comuns. Os dados de estabilidade e penetração desses ingredientes foram coletados em condições laboratoriais controladas. Como esses produtos serão expostos ao oxigênio durante a aplicação e podem ser armazenados em condições não ideais, o prazo de validade provavelmente será menor do que o anunciado. O uso de niacina, do peptídeo palmitoil-lisina-treonina-treonina-lisina-serina (Pal-KTTKS) e de alguns fatores de crescimento em estudos clínicos produziu apenas pequenas melhorias nas rugas, portanto, seus custos podem superar os benefícios. O colágeno oral pode melhorar as rugas com base em evidências preliminares, mas os produtos de venda livre são diversos e podem não ter a quantidade adequada de peptídeos ativos de colágeno. Dois derivados de retinoides, o retinaldeído e o retinol, demonstraram efeitos antirrugas mais substanciais, mas sua eficácia ainda pode ser menor do que a dos retinoides prescritos. Por outro lado, os ésteres retinoides não foram eficazes na redução de rugas, mas podem se concentrar na epiderme, oferecendo proteção contra danos causados ao ácido desoxirribonucleico (DNA) induzido por raios ultravioleta (UV). Outros agentes que foram eficazes na redução do fotodano incluem as enzimas de reparo do DNA e os antioxidantes, vitamina C, vitamina E e ácido ferúlico, em combinação. Esses agentes que protegem a pele dos danos ao DNA podem ser adições úteis aos hidratantes e protetores solares para reduzir o risco de fotoenvelhecimento. O ácido azelaico e a hidroquinona reduzem a hiperpigmentação em estudos randomizados e controlados e são recomendados como terapias de primeira linha. Entretanto, a hidroquinona pode ser mais benéfica em formulações com prescrição médica do que em produtos de venda livre. Em geral, alguns cosmecêuticos têm evidências que comprovam suas alegações, mas muitas outras alegações de produtos são infundadas. Os pacientes podem-se beneficiar ao consultar seus dermatologistas para obter orientação sobre a melhor forma de tratar suas necessidades cosméticas, em vez de gastar tempo e dinheiro para determinar quais cosmecêuticos são eficazes.

Palavras-chave: cosmecêutico, penetração tópica, retinoides, hidroquinona, ácido kójico, ácido tranexâmico, enzimas de reparo do DNA, colágeno oral, ácido azelaico, curcumina.

21.1 Introdução

Os cosmecêuticos são produtos sem prescrição médica com ingredientes ativos que beneficiam a aparência ou a função da pele.1,2 Muitos pacientes recorreram aos cosmecêuticos para evitar procedimentos invasivos ou prescrições que exigem consultas médicas e obstáculos de cobertura de seguro, e, por sua vez, as empresas responderam a esse interesse, oferecendo uma variedade de produtos. Entretanto, apesar das alegações feitas por esses produtos, muitos oferecem pouco ou nenhum benefício. Para que um produto seja eficaz, o ingrediente ativo deve permanecer estável no armazenamento, penetrar no estrato córneo (SC) e atingir concentrações adequadas na pele para produzir o efeito pretendido. Neste capítulo, discutiremos a estabilidade e a penetração tópica de ingredientes cosmecêuticos comuns e apresentaremos ensaios clínicos e estudos em animais de alto nível que examinam a eficácia desses ingredientes. Todos os resultados relatados como estatisticamente significativos têm um valor de $p \leq 0{,}05$ em comparação ao controle. Muitos ingredientes comumente usados, como resveratrol, floretina e mel, foram excluídos devido à falta de artigos publicados e revisados por pares sobre esses ingredientes. Em vez disso, este capítulo se concentrará apenas nos ingredientes com informações baseadas em evidências publicadas. Além disso, os agentes de *peeling*, como o ácido glicólico, e os agentes de preenchimento, como o ácido hialurônico, estão fora do escopo desta revisão.

21.2 Retinoides

A vitamina A e seus derivados sintéticos e naturais são conhecidos como retinoides. Os derivados naturais de venda livre (OTC) incluem retinol (ROL), retinaldeído (RAL) e ésteres de retinila (RE, incluindo palmitato de retinila [RPa], acetato de retinila [RAc] e propionato de retinila [RPr]).[3] Todos os retinoides são convertidos em ácido retinoico (AR) biologicamente ativo na pele (▶ Fig. 21.1), mas a eficácia de cada derivado varia, sendo que os retinoides de venda livre têm menor do que as formas prescritas.[2,4,5] Os retinoides lipofílicos atravessam as membranas celulares e entram no núcleo, onde se ligam aos receptores de AR e alteram a expressão gênica, levando a mudanças na proliferação, diferenciação e renovação das células epiteliais.[2,3,6] Os retinoides também podem aumentar a síntese de colágeno, possivelmente levando à diminuição das rugas.[2] Por fim, os retinoides podem diminuir a hiperpigmentação ao estimular a renovação dos queratinócitos e inibir a transferência de melanossomas.[7,8] Limitando sua utilidade clínica estão os efeitos adversos estabelecidos do uso tópico de retinoides, incluindo fotossensibilidade[9] e reações locais como ardência, eritema e descamação.[9] A irritação pode ser minimizada com a redução da frequência de aplicação ou com a tentativa de usar um retinoide diferente, especialmente os derivados de venda livre, que podem ser menos irritantes.[10-12] Embora efeitos sistêmicos, como teratogenicidade, sejam possíveis, a absorção sistêmica mínima torna-os improváveis.[13] Apesar de relatos de casos de suspeita de embriotoxicidade por retinoides tópicos, três estudos prospectivos não conseguiram demonstrar esse risco.[13-16]

21.2.1 Estabilidade e Penetração Tópica

Os retinoides são difíceis de formular devido à sua instabilidade quando expostos à luz e ao oxigênio.[1,17] Essa sensibili-

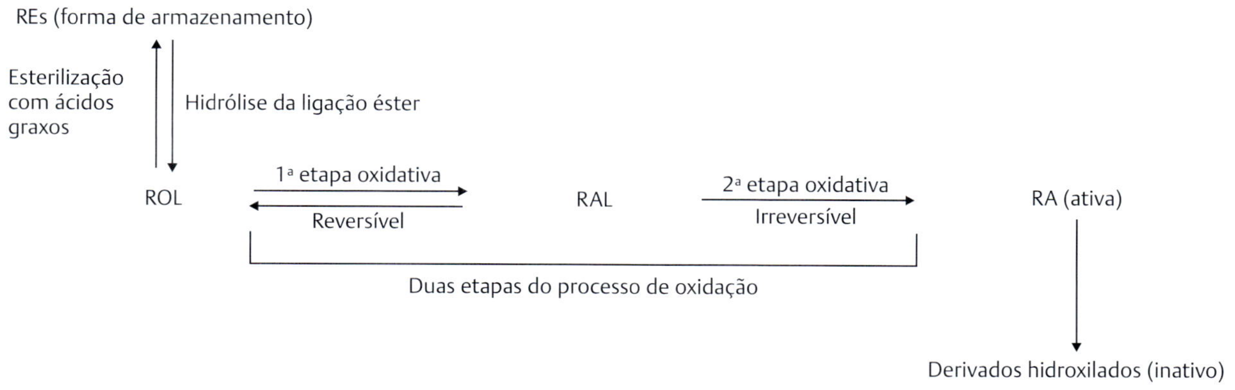

Fig. 21.1 A formação do ácido retinoico (AR) ativo ocorre por meio de um processo de oxidação em duas etapas. Os ésteres de retinila (RE) podem sofrer hidrólise para formar retinol (ROL), que então sofre oxidação para AR; essa reação pode ser revertida para armazenar vitamina A. O AR pode ser inativado por meio da conversão em derivados hidroxilados. RAL, retinaldeído.

dade também reduz a quantidade de agente ativo presente nos produtos OTC, especialmente para o ROL, o menos estável dos retinoides OTC.[17,18] Os retinoides são capazes de penetrar na epiderme, mas, após a penetração, sua atividade depende da eficiência de conversão em AR ativo.[2] A quantidade de AR na pele é controlada pela 4-hidroxilase do AR (RA 4-OHase); portanto, a atividade dos retinoides pode ser avaliada pela medição dessa enzima.[19] Usando esse princípio, Duell *et al.* aplicaram soluções de retinoides em pacientes por 4 dias e, em seguida, fizeram biópsia da pele para medir a quantidade de AR 4-OHase usando cromatografia líquida de alto desempenho (HPLC).[19] Em comparação ao AR, foram necessárias concentrações mais altas de ROL (25 vezes), RAL (10 vezes) e RPa (600 vezes) para induzir significativamente a AR 4-OHase.[19] Portanto, embora o RPa penetre na pele, apenas uma pequena quantidade é convertida em AR, limitando seu valor clínico.

21.2.2 Evidência de Retinaldeído

O RAL é um metabólito intermediário formado durante a conversão do ROL em AR.[7,20] Para avaliar a eficácia antirrugas em um estudo randomizado e duplo-cego, 125 pacientes aplicaram creme de RAL a 0,05%, creme de AR a 0,05% ou veículo todas as noites durante 44 semanas.[10] Réplicas de silicone dos cantos laterais dos pacientes foram tiradas e analisadas com perfilometria óptica. Nas semanas 18 e 44, o RAL e o RA reduziram significativamente as rugas em comparação à linha de base, mas o veículo não produziu alterações significativas. Entretanto, não houve diferenças significativas no enrugamento entre o RAL e o veículo, nem entre o RAL e o AR. O RAL foi mais bem tolerado do que o AR, possivelmente porque o AR "sobrecarrega" sua via biológica. Como precursor, o RAL pode evitar essa sobrecarga, permitindo uma versão mais lenta e controlada do AR.[10,20]

21.2.3 Evidência para Ésteres de Retinila

Os ER contêm grupos acil graxos esterificados ao terminal hidroxila do ROL e existem como a forma de armazenamento de retinoides do corpo.[21] Embora os ER sejam estáveis[22] e tenham baixo potencial de irritação,[11] eles são considerados o retinoide menos eficaz.[22] Suas ligações de éster devem ser clivadas para obter o ROL, que então deve ser convertido em AR por meio de um processo oxidativo de duas etapas (▸ Fig. 21.1).[22] Esses processos são limitados na pele, diminuindo a eficácia das ER.[22] No entanto, a busca por retinoides menos irritantes e eficazes motivou o estudo dos ER. Um estudo duplo-cego e randomizado explorou os efeitos de fotoenvelhecimento do RPr.[11] Os pacientes aplicaram cremes de RPr a 0,15% ou placebo em seus rostos, antebraços e mãos diariamente por até 48 semanas (n = 75 por 24 semanas; n = 59 por 48 semanas). As avaliações do envelhecimento geral da pele, das rugas e de outros sintomas, como aspereza e pigmentação manchada, foram feitas por dois clínicos. A autoavaliação do paciente sobre o envelhecimento geral da pele também foi feita. Os escores de envelhecimento geral e de sintomas avaliados pelo médico, bem como os escores de autoavaliação, não diferiram entre os grupos de RPr e controle.[11]

O RPa também tem sido explorado por suas propriedades antienvelhecimento. O envelhecimento está associado a alterações dérmicas, incluindo redução de colágeno, elastina e microfibrilas (incluindo fibrilas-1), bem como aumento das metaloproteinases de matriz (MMPs).[23] Um estudo usou esses fatores como marcadores de reparo dérmico para comparar três hidratantes: básico, 2% de complexo ativo total (TAC; lipopentapeptídeo, peptídeos de tremoço branco, antioxidantes) e 6% de TAC (os mesmos ingredientes do TAC a 2% com < 0,02% de RPa; Boots, Nottingham, Reino Unido) com AR (0,025% de Retin-A).02% RPa; Boots, Nottingham, Reino Unido), ao AR (0,025% Retin-A).[23] Os pacientes (n = 9) aplicaram os hidratantes em seus antebraços sob oclusão de adesivo por 12 dias, reaplicando nos dias 4 e 8. O AR foi aplicado somente no dia 8, devido ao seu potencial de irritação. Foram feitas biópsias, e a imuno-histoquímica (IHC) foi usada para avaliar os níveis de fibrilina-1, pró-colágeno I e MMP-1. Embora o hidratante com 2% de TAC não tenha alterado esses níveis em comparação ao hidratante básico, o hidratante com 6% de TAC com aumento de AR aumentou apenas a fibrilina-1 em comparação ao hidratante básico, possivelmente porque foi aplicado por um período mais curto do que o TAC 6% (12 *vs.* 4 dias). Essa combinação de peptídeos e RPa induziu mudanças dérmicas indicativas de reparo da pele, mas não se sabe se alterou a aparência da pele.[23]

Como os ER podem se concentrar na epiderme e absorver a radiação ultravioleta (UV), o RPa também tem sido usado como filtro UV para proteção contra fotodanos.[24] Dois por cento de RPa, protetor solar com fator de proteção solar 20 (SPF20) e veículo foram aplicados em áreas separadas de seis participantes do sexo masculino sob oclusão por 3 a 4 horas e por 30 minutos 24 horas depois.[24] Em seguida, os pacientes foram expostos a 2 a 4 doses mínimas de eritema (MED) de radiação UVB, e biópsias foram feitas 30 minutos depois. O DNA foi extraído,e o nível de dímeros de timina (que se formam quando a radiação UVB é absorvida pelo DNA) foi quantificado com *imunoblots*. O eritema também foi quantificado 24 horas após a irradiação usando um cromatômetro. O RPa e o protetor solar reduziram de forma semelhante os dímeros de timina e o eritema em comparação ao veículo. Portanto, embora os ER possam não ter a mesma eficácia antienvelhecimento que outros retinoides, sua capacidade de se concentrar na epiderme pode permitir que os *ER* protejam a pele dos danos causados pelos raios UV e possivelmente do fotodano resultante.[24]

21.2.4 Evidências Sobre o Retinol

Para examinar a eficácia antienvelhecimento do ROL 0,4% em comparação ao veículo, Kafi *et al.* realizaram um estudo randomizado e duplo-cego com 36 pacientes idosos.[25] O ROL ou o veículo foi aplicado em um braço até três vezes por semana durante 24 semanas (média de 1,6 vez/semana). O tratamento era interrompido por uma ou mais sessões se os pacientes apresentassem irritação. Dois dermatologistas cegos avaliaram a aspereza da pele, as rugas e o envelhecimento geral, e foram feitas biópsias na linha de base e em 24 semanas para realizar a IHC. Apenas 23 pacientes concluíram o estudo; esses pacientes apresentaram redução estatisticamente significativa das rugas com o ROL em comparação ao veículo. A última observação realizada para a análise mostrou reduções estatisticamente significativas nas rugas, na rugosidade e no envelhecimento geral com o ROL em comparação ao veículo. Além disso, o ROL aumentou os níveis de glicosaminoglicanos e pró-colágeno em comparação ao veículo. A maioria dos pacientes sofreu apenas uma leve irritação com o ROL, mas três pacientes apresentaram reações graves, que levaram a retirada do estudo. Embora uma grande taxa de desistência possa ter introduzido um viés, este estudo mostra que o ROL pode reduzir a atrofia e a fragilidade da pele e oferecer benefícios antirrugas em populações idosas.[25]

21.2.5 Evidência para Produtos Combinados

Um estudo randomizado, duplo-cego, que incluiu 38 pacientes do sexo feminino com fotodano, comparou o trirretinol a 1,1% com o trirretinol a 1,1%. Os produtos foram aplicados por 3 meses (2 vezes/semana na primeira semana, 3 vezes/semana na segunda semana e depois diariamente). As avaliações clínicas mostraram que tanto o trirretinol quanto a tretinoína melhoraram significativamente os sinais de fotodano (rugas, firmeza, tônus, pigmentação, aspereza) em comparação à linha de base. Foram observadas apenas reações adversas leves, mas houve um aumento pequeno e significativo de eritema e queimação com o trirretinol em comparação à tretinoína.[26] Portanto, embora os retinoides de venda livre possam oferecer efeitos colaterais reduzidos em comparação à tretinoína quando usados isoladamente, a combinação de retinoides pode, na verdade, aumentar a irritação em comparação à tretinoína. Produtos combinados também têm sido usados para reduzir a hiperpigmentação. A tretinoína é usada com mais frequência para tratar a hiperpigmentação, mais eficazmente em combinação com hidroquinona (HQ) e um esteroide tópico (combinação tripla).[8] Conforme revisado por Sheth e Pandya, uma combinação de HQ e ROL mostrou eficácia moderada, mas os autores ainda recomendam a terapia de combinação tripla como primeira linha.[8]

De modo geral, a eficácia dos retinoides de venda livre é variável. Embora haja alguma evidência da eficácia antienvelhecimento do RAL e do ROL, o RPr não reduziu as rugas, e o RPa induziu alterações dérmicas indicativas de reparo da pele, mas seu efeito sobre a aparência da pele é desconhecido. Assim, os ER podem ser mais bem utilizados para prevenir o fotodano, devido à sua capacidade de se concentrar na epiderme. Os retinoides de prescrição oferecem uma alternativa para aqueles que não estão satisfeitos com as formulações de venda livre.

21.3 Inibidores da Tirosinase: Hidroquinona (HQ) e Ácido Kójico

A HQ é um composto fenólico considerado o tratamento padrão para hiperpigmentação.[27] Ao se ligar à tirosinase e inibi-la, a HQ impede a produção de melanina.[28] As formulações de venda livre têm de 1,5% a 2% de HQ, enquanto as prescrições contêm de 3% a 4% de HQ.[28] Recomenda-se a aplicação duas vezes ao dia, e a melhora pode levar até 6 meses.[29] A HQ causa uma leve irritação na pele[29,30] e está associada à ocronose, mas isso é raro nos Estados Unidos, com apenas 22 casos relatados em 23 anos de uso.[31,32] Também foram levantadas preocupações sobre o potencial de malignidade da HQ com base no risco de adenomas renais ou hepatocelulares e leucemia em modelos murinos.[33] No entanto, devido às diferenças fisiológicas entre humanos e roedores, esse risco não se aplica a humanos e, consequentemente, não foram relatados casos de malignidade em mais de 50 anos de uso da HQ.[31,33] Outro inibidor da tirosinase que é usado menos comumente do que a HQ como agente clareador da pele é o ácido kójico; ele é produzido pelo fungo *Aspergillus oryzae* e usado em concentrações de 1% a 4%.[34,35] O ácido kójico é considerado mais estável do que a HQ, mas também é mais caro, tem menos evidências e é mais irritante em comparação à HQ.[34]

21.3.1 Estabilidade e Penetração Tópica

Os pacientes aplicaram HQ a 2% na testa ($n = 6$) ou no antebraço ($n = 4$) por 24 horas. Sua urina foi coletada por 96 horas para avaliar a penetração da HQ: foram detectados 45,3% da dose na testa e 24% da dose no antebraço.[36] A difusão através de amostras de pele humana também foi avaliada usando lâminas de penetração de vidro. Dois por cento de HQ foi aplicado por 24 horas, e a quantidade de HQ foi quantificada usando cromatografia de camada fina. Trinta e quatro por cento da amostra penetrou através da pele até o compartimento receptor, e 9,3% permaneceram na pele.[36] De modo geral, a HQ pode penetrar efetivamente na pele; entretanto, sua estabilidade é problemática, pois a HQ é rapidamente oxidada, levando à descoloração amarela/marrom e à diminuição da atividade biológica.[27] Portanto, a HQ deve ser embalada em recipientes opacos e herméticos.[27,30] Ao contrário, o ácido kójico é considerado mais estável e menos propenso a oxidar durante o armazenamento do que a HQ; no entanto, existem poucos dados que comprovem essa afirmação.[34] Como uma molécula hidrofílica com baixa permeabilidade e meia-vida curta no sistema circulatório, o ácido kójico pode ter uma atividade inibidora inadequada da tirosinase. Kim *et al.* demonstraram que um tripeptídeo de ácido kójico preparado a partir do ácido kójico era 15 vezes mais estável e apresentava atividade inibidora da tirosinase 100 vezes maior em comparação ao ácido kójico,[37] portanto, é provável que haja problemas com a estabilidade e a eficácia do ácido kójico em produtos OTC. A absorção dessa molécula hidrofílica poderia ser melhorada com vários transportadores; por exemplo, a absorção cutânea do ácido kójico foi melhorada com a criação de nanopartículas lipídicas sólidas de ácido kójico.[35]

21.3.2 Evidências para a Hidroquinona

De acordo com uma atualização abrangente feita por Sheth e Pandya, uma extensa pesquisa mostra que a HQ é eficaz no tratamento de distúrbios de hiperpigmentação.[8] Um desses estudos utilizou resultados de vários ensaios, incluindo 300 pacientes hispânicos com melasma, nos quais 2% a 5% de HQ com ou sem 0,05 a 0,1% de AR foi aplicado duas vezes ao dia durante 3 meses.[38] As formulações com 2% de HQ e 0,05 a 0,1% de AR foram as mais eficazes. A HQ a 2% sozinha não foi irritante, mas produziu bons resultados em apenas 18% dos participantes.[38] Existem inúmeros produtos que contêm HQ, tanto de venda livre quanto por prescrição médica, conforme resumido em uma tabela por Gupta *et al.*[29] Embora haja evidências para formulações de prescrição médica, muitos produtos de venda livre não foram testados; portanto, embora os pacientes possam experimentar esses produtos com segurança, pode ser necessária a prescrição de HQ para reduzir seus sintomas.[8,27]

21.3.3 Evidências do Ácido Kójico

Dois estudos compararam a capacidade de clareamento da pele do ácido kójico com a HQ. Garcia e Fulton compararam o ácido kójico a 2% e o HQ a 2% em um estudo de face dividida com 39 participantes com hiperpigmentação facial; ácido glicólico a 5% também foi adicionado a cada formulação para diminuir a função de barreira do SC e aumentar a penetração dos ingredientes ativos.[34] As formulações foram aplicadas duas vezes ao dia durante 3 meses.

Com base na avaliação de um pesquisador, não houve diferença significativa entre o ácido kójico e a HQ: 51% dos participantes responderam igualmente, 28% tiveram uma resposta mais dramática ao ácido kójico, e 21% tiveram uma resposta mais dramática à HQ. Embora o ácido kójico tenha demonstrado eficácia semelhante à da HQ para o tratamento da hiperpigmentação, o ácido kójico foi mais irritante, de acordo com os participantes.[34] Por outro lado, um estudo de Monteiro *et al.* comparou a aplicação diária de ácido kójico a 0,75%/2,5% de creme de vitamina C e 4% de creme de HQ em 60 pacientes com melasma facial por 12 semanas e encontrou resultados conflitantes.[39] A eficácia foi avaliada usando o MASI (*Melasma Area and Severity Index*). Ambos os cremes de ácido kójico/vitamina C e HQ resultaram em reduções significativas nos escores do MASI em relação à linha de base, mas a HQ teve um desempenho significativamente melhor em comparação ao ácido kójico/vitamina C (alteração no escore do MASI de 11,4 HQ *vs.* 2,4 ácido kójico/vitamina C). Os efeitos colaterais foram semelhantes em ambos os grupos de estudo e incluíram apenas eritema e uma leve sensação de queimação.[39] Esses estudos são difíceis de comparar devido aos diferentes aditivos e concentrações de ácido kójico usados. Com base nos resultados, o ácido kójico pode ter um desempenho semelhante ao da HQ de venda livre (1,5%-2%), mas inferior ao da HQ de prescrição (3%-4%), e o ácido glicólico pode ser um aditivo superior à vitamina C. São necessários mais estudos para avaliar o uso do ácido kójico em comparação ao inibidor de tirosinase padrão, a HQ.

21.4 Ácido Azelaico

O ácido azelaico (Az) é um ácido dicarboxílico de nove carbonos obtido do *Pityrosporum ovale*. Ao inibir a tirosinase, o Az é usado duas vezes ao dia por 2 a 3 meses para tratar a hiperpigmentação.[8,40] O Az também pode ser citotóxico para os melanócitos[41] e pode diminuir as espécies reativas de oxigênio (ROS) geradas pelos neutrófilos.[42] O Az é seguro em geral, mas pode causar prurido, queimação e formigamento em 1% a 5% dos pacientes; reações menos comuns incluem eritema, descamação, ressecamento e dermatite de contato.[8,40]

21.4.1 Estabilidade e Penetração Tópica

O Az tem baixa estabilidade e solubilidade em água, o que torna difícil sua incorporação em produtos cosméticos.[43] Em um estudo, apenas 23% do Az permaneceu em suspensão após 8 semanas de armazenamento.[43] Mesmo dentro de etopossomas (vesículas de fosfolipídios com etanol), apenas 62% a 69% do Az permaneceu após 8 semanas.[43] A absorção tópica do Az também é limitada. A penetração do Az a 20% foi avaliada em seis voluntários do sexo masculino por meio da coleta de sua urina durante 4 dias após a aplicação para medir a quantidade de Az usando HPLC – apenas 2,2% da dose foi extraída.[44] A incorporação do Az em vários transportadores, incluindo lipossomos e microemulsões, aumentou essa penetração limitada.[45,46]

21.4.2 Evidências

Uma análise de Gupta *et al.* resumiu quatro estudos de 24 semanas, randomizados, duplo-cegos e controlados (comparados a veículo ou HQ de 2%-4%) com 20% de Az para melasma ou outra hiperpigmentação facial.[40] No geral, o Az melhorou o melasma, sendo que o Az a 20% foi mais eficaz do que a HQ a 2% e teve eficácia semelhante à HQ 4%.[40] Portanto, uma atualização abrangente feita por Sheth e Pandya recomendou o Az como um agente alternativo de primeira linha para o melasma, com um nível A. Força-Tarefa de Serviços Preventivos dos EUA, indicando que boas evidências apoiam seu uso.[8]

21.5 Ácido Tranexâmico

O ácido tranexâmico (AT) inibe os locais de ligação do plasminogênio, impedindo a conversão do plasminogênio em plasmina; o AT oral está disponível sob prescrição médica para evitar a fibrinólise e, assim, reduzir o risco de sangramento. Formulações orais (250 mg duas vezes ao dia) e tópicas (2%-5%) de AT também são usadas em cosméticos como tratamento para o melasma.[47,48] Acredita-se que o mecanismo do AT para tratar a hiperpigmentação esteja relacionado à sua inibição da plasmina.[47] A radiação UV induz a atividade da plasmina nos queratinócitos, o que aumenta os níveis de ácido araquidônico e do hormônio estimulador de alfa-melanócitos. Essas duas substâncias, por sua vez, podem ativar a síntese de melanina.[47] Além disso, o AT tem uma estrutura semelhante à tirosina e, portanto, pode inibir a atividade da tirosinase.[47] Como o AT reduz o risco de sangramento, os eventos tromboembólicos são um efeito colateral em potencial. No entanto, não foram relatados eventos tromboembólicos nas doses usadas para melasma.[48,49] Independentemente disso, os pacientes devem ser examinados quanto aos fatores de risco que aumentam ainda mais o risco de tromboembolismo. Como o AT oral está disponível apenas com prescrição médica, este capítulo se concentrará no AT tópico.

21.5.1 Estabilidade e Penetração Tópica

Existem poucos estudos sobre a estabilidade e a penetração cutânea do AT tópico. Em um estudo, Donnelly examinou a estabilidade do AT em enxágue bucal.[50] Após o armazenamento em temperatura ambiente (23°C) por 31 dias, 97,2% da concentração inicial de AT permaneceu (medida usando HPLC).[50] Quanto à penetração na pele, Vijayakumar *et al.* observaram que, por ser uma molécula hidrofílica, a permeação do AT é limitada.[51] Para remediar isso, os autores criaram uma formulação de grânulos de AT. A permeação através da pele de murinos foi 1,92 vez maior para os grânulos de AT em comparação a um creme comercial de AT.[51]

21.5.2 Evidências

Taraz *et al.* revisaram estudos clínicos que usaram o AT tópico para tratar melasma.[47] Foram realizados três estudos pequenos, controlados e com a face dividida, nos quais os participantes aplicaram o AT tópico duas vezes ao dia durante 12 semanas, e a eficácia foi avaliada usando os escores MASI.[52,53,54] Em um estudo que comparou AT a 5% e veículo, 18 dos 23 participantes tiveram reduções nos escores do MASI, mas não houve diferenças significativas entre os dois grupos.[52] Os outros estudos encontraram reduções semelhantes nos escores do MASI em comparação à HQ.[53,54] Ebrahimi e Naeini compararam AT a 3% e HQ/0,01% de dexametasona a 3% ($n = 39$); os escores do MASI diminuíram significativamente em relação à linha de base em ambos os grupos, mas os escores não variaram entre os grupos AT (diferença de 21 pontos) e HQ/dexametasona (diferença de 18 pontos).[53] No entanto, houve diferenças significativas nos efeitos colaterais, com HQ/dexametasona resultando em significativamente mais efeitos colaterais do que AT, incluindo eritema, irritação, xerose e hipertricose.[53] Da mesma forma, no terceiro estudo, o AT lipossomal a 5% foi comparado ao creme HQ a 4%; os escores MASI foram significativamente reduzidos em ambos os grupos, mas as diferenças entre os dois grupos não foram significativamente diferentes (diferença de 8 pontos para o AT e 7 pontos para a HQ).[54] No geral, há alguma evidência de que o AT pode tratar o melasma em um grau semelhante ao da HQ; no entanto, isso foi demonstrado apenas em pequenos estudos,[53,54] e um estudo não demonstrou resposta com o AT tópico.[52]

Embora o AT oral só esteja disponível mediante prescrição médica, um estudo recente deve ser discutido brevemente. Del Rosario *et al.* compararam a eficácia do AT oral (250 mg duas vezes ao dia) e das cápsulas de placebo para melasma usando os escores MASI modificados ($n = 39$).[48] Após 3 meses, o tratamento com AT levou a uma redução de 49% no escore MASI modificado contra uma redução de 18% nos escores do placebo. Três meses após o término do tratamento, a diferença entre os dois grupos diminuiu (redução de 26% no grupo do AT em comparação a 19% no grupo do placebo).[48] Embora o AT oral tenha levado a uma grande melhora no melasma, os resultados não persistiram após a interrupção do tratamento; o AT tópico poderia ser uma opção de tratamento de longo prazo para manter as respostas ao tratamento.

21.6 Vitamina B3 (Niacina)

Duas formas de niacina são usadas em cosmecêuticos: a niacinamida/nicotinamida (NIC) e o ácido nicotínico. Como o ácido nicotínico causa rubor facial, esta revisão se concentrará na NIC, mais comumente usada.[2] A NIC é um precursor do cofator de fosfato de nicotinamida adenina dinucleotídeo (NADPH), que atua nas reações de redução-oxidação. Assim, a NIC pode aumentar a capacidade antioxidante da pele ao aumentar a produção de NADPH. A NIC também pode aumentar a síntese de ceramida e colágeno, melhorando a barreira da pele e reduzindo as rugas.[2,55] Os mecanismos desses efeitos não estão totalmente elucidados, mas provavelmente envolvem o NADPH.[2] Por fim, um estudo *in vitro* usando uma cocultura de queratinócitos e melanócitos mostrou que a NIC reduziu a transferência de melanossomas, indicando que ela pode ser capaz de reduzir a hiperpigmentação.[56] A NIC tópica pode causar ardência ou picadas, mas é bem tolerada.[57,58]

21.6.1 Estabilidade e Penetração Tópica

A NIC é fácil de formular devido à sua estabilidade com a exposição à luz e ao oxigênio. No entanto, uma microemulsão de NIC muda de cor a 45°C, portanto, recomenda-se o armazenamento em geladeira ou em temperatura ambiente.[59] A penetração foi avaliada com a aplicação de NIC marcada com traçador de carbono nos antebraços de sete pacientes por 24 horas, e sua urina foi coletada por 5 dias. É provável que a NIC penetre adequadamente na pele para exercer seus efeitos biológicos, pois 11,08% da dose de NIC aplicada foi detectada em comparação a apenas 0,34% do ácido nicotínico.[60]

21.6.2 Evidência

Bissett *et al.* realizaram um estudo duplo-cego e randomizado com 49 pacientes, no qual o hidratante NIC a 5% foi aplicado em metade do rosto, e o hidratante placebo na outra metade, duas vezes ao dia, durante 12 semanas.[57] Com base em análises computadorizadas, a mancha, o amarelado e a hiperpigmentação aumentaram com ambos os produtos (o que era esperado com base na mudança de estação), mas a NIC impediu de forma estatisticamente significativa esses aumentos em comparação ao hidratante placebo. Além disso, o hidratante com NIC reduziu significativamente as rugas em comparação ao placebo, mas a redução geral foi pequena (5,5% de redução).[57] Para examinar o efeito da NIC na barreira epidérmica, Tanno *et al.* realizaram um estudo com 12 homens que aplicaram uma solução de NIC a 2% duas vezes ao dia em uma canela e uma solução de veículo na outra canela durante 4 semanas.[55] A NIC diminuiu a perda de água transepidérmica em 27% em comparação ao veículo e aumentou a ceramida (quantificada após a extração de amostras de pele) em 34% em comparação ao veículo.[55] Portanto, a NIC pode aumentar a síntese de ceramida, melhorando a barreira epidérmica. A NIC também foi avaliada para tratar melasma em comparação a placebo e HQ. Navarrete-Solís *et al.* realizaram um estudo de face dividida com 27 pacientes com melasma, comparando o uso diário do creme de NIC a 4% com o creme de HQ a 4% por 8 semanas, juntamente com protetor solar.[61] Usando o MASI, a NIC resultou em uma redução de 62% na gravidade do melasma em comparação a uma redução de 70% para HQ (► Fig. 21.2). A colorimetria também foi usada para avaliar a eficácia clareadora desses produtos; após 8 semanas, os resultados não diferiram significativamente entre os dois produtos.

Um segundo estudo realizado por Hakozaki *et al.* comparou o hidratante com NIC a 5% com o veículo em pacientes com hiperpigmentação facial (lentigos, melasma ou sardas).[56] Após a aplicação dos hidratantes duas vezes ao dia durante 8 semanas, usando análise computadorizada e avaliação visual de imagens, a NIC resultou em uma redução estatisticamente significativa da hiperpigmentação em comparação ao veículo ($n = 18$). Com base nesses dois estudos, a NIC pode reduzir o melasma e outras formas de hiperpigmentação, mas estudos maiores devem ser realizados para explorar melhor o impacto da NIC.

21.7 Vitamina C (Ácido Ascórbico) e Vitamina E (Alfa-tocoferol)

A forma ativa da vitamina C, LAA, e a vitamina E ou alfa-TOC são dois antioxidantes comumente usados em produtos cosméticos. Essas vitaminas podem evitar a geração de radicais livres que induzem o fotodano e o fotoenvelhecimento.[62] Enquanto os protetores solares bloqueiam a radiação UV na parte superior da pele, os antioxidantes só funcionam dentro da pele, mas podem oferecer proteção por dias.[63,64] O AA também aumenta a expressão de colágeno tipos I e III em fibroblastos humanos em cultura, o que significa que pode ter efeitos antirrugas.[65,66] Essas vitaminas trabalham juntas para proteger a pele: o TOC é hidrofóbico, protegendo as estruturas lipídicas, inclusive as membranas celulares, e o AA é hidrofílico, protegendo o ambiente aquoso.[62] Além disso, o AA reduz a quantidade de TOC que é oxidada pelos radicais livres,[67] por isso essas vitaminas são frequentemente usadas em conjunto. Em geral, o AA e o TOC são seguros, embora as preparações de AA com pH baixo possam ser irritantes,[68] e o TOC possa causar dermatite de contato e prurido.[69]

O AA e o TOC também costumam ser combinados com o ácido ferúlico (FA), um fitoquímico fenólico encontrado em plantas.[70] Como antioxidante, o FA elimina os radicais livres e inibe a formação de ROS.[70] Com essas propriedades, o FA estabiliza o AA e o TOC, limitando sua oxidação e, ao mesmo tempo, atuando como um ingrediente ativo, oferecendo mais fotoproteção.[70]

21.7.1 Estabilidade e Penetração Tópica

A estabilidade do AA é afetada pela exposição ao oxigênio, pH alto e mudanças de temperatura.[71,72] A degradação pode começar em dias ou semanas, levando à descoloração marrom. Várias técnicas têm sido empregadas para aumentar a estabilidade do AA, como a exclusão do oxigênio durante a formulação e o encapsulamento.[72,73] Um estudo criou uma emulsão de óleo/água com 3% de AA na fase oleosa; 85% a 95% do AA permaneceu em um recipiente hermético por 6 meses, embora, durante o uso na vida real, os produtos comerciais sejam abertos diariamente e expostos ao oxigênio durante a aplicação.[71] Derivados de éster mais estáveis do AA, como o ascorbil fosfato de magnésio, foram criados, mas são caros, têm menor eficácia, pois precisam ser convertidos em AA na pele e podem não penetrar na epiderme.[63,71,74] De modo geral, a estabilidade do AA varia de acordo com a formulação, a embalagem e as condições de armazenamento. Da mesma forma, o TOC pode ser oxidado quando exposto ao ar.[75] Formas esterificadas mais estáveis de TOC também foram desenvolvidas, mas elas podem não ser metabolizadas em TOC quando aplicadas topicamente.[76] As estabilidades do AA e do TOC são aprimoradas quando esses vitamínicos são usados juntos[62] e pela adição de FA.[77]

Quanto à penetração, apesar de ser hidrofílico, dados humanos *ex vivo* demonstraram que o AA pode penetrar na pele, sendo que a penetração ideal ocorre quando o pH do veículo está abaixo do pKa do AA (4,2), reduzindo sua densidade de carga.[63,72] Em um estudo, os autores aplicaram soluções tópicas de AA em vários pHs em porcos por 24 horas. Em seguida, foram feitas biópsias, e a quantidade de AA foi quantificada por meio de HPLC.[63] Eles descobriram que a formulação deve ter um pH inferior a 3,5 para entrar na pele do porco, e que os níveis teciduais aumentaram com o aumento das concentrações de AA em até 20%.[63] De modo geral, para exercer efeitos biológicos, o AA deve ser usado em uma concentração de pelo menos 10% em veículos ácidos.[78] Ao contrário, com base em um modelo murino, a natureza lipofílica do TOC permite a absorção em poucos minutos após a aplicação. Portanto, o TOC é usado em concentrações baixas de 1% a 5%.[78,79]

21.7.2 Evidências

Lin *et al.* aplicaram uma solução de 15% de AA/1% de TOC na pele de porcos diariamente por 4 dias e compararam a foto-

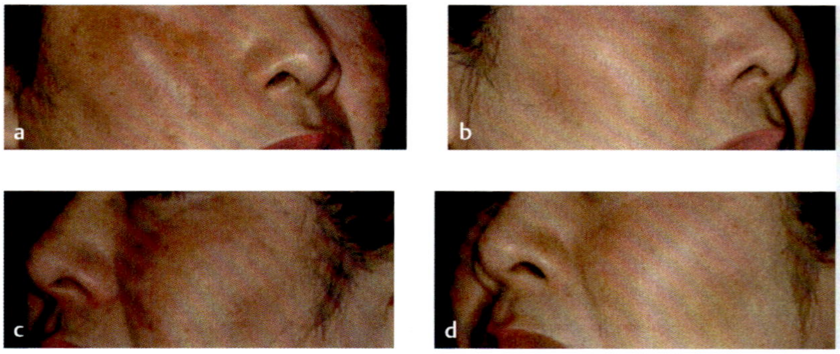

Fig. 21.2 *Linha superior*: Tratamento do lado direito com nicotinamida (NIC). **(a)** Início. **(b)** Oito semanas depois. *Linha inferior*: Tratamento do lado esquerdo com hidroquinona (HQ). **(c)** Início. **(d)** Oito semanas depois. (Copyright © 2011 Josefina Navarrete-Solís *et al.*)

proteção oferecida por essa combinação com a de AA ou TOC isoladamente.[62] No quarto dia, os porcos foram irradiados com 1 a 5 MED. A solução combinada ofereceu quatro vezes mais proteção contra o eritema medido com um cromatômetro em comparação a duas vezes mais proteção com AA ou TOC isoladamente. Em comparação aos controles, a coloração de hematoxilina e eosina das biópsias mostrou um aumento das células de queimadura solar (queratinócitos com núcleos picnóticos e citoplasma eosinofílico) para todos os tratamentos em 1 a 2 MED e apenas para o tratamento combinado em 3 a 4 MED. Usando a IHC, a solução combinada também foi protetora contra a formação de dímeros de timina.[62] No mesmo modelo, a adição de 0,5% de FA dobrou a fotoproteção oferecida pela solução combinada.[77] Com base nesses resultados, Murray *et al.* examinaram a capacidade de uma solução de 15% de AA/1% de TOC/0,05% de FA (SkinCeuticals) para proteger contra a radiação UV em um estudo clínico.[64] Foram usados métodos quase idênticos aos de Lin *et al.*[62], exceto pelo fato de que nove pacientes foram tratados, as doses de radiação variaram de 2 a 10 MED e a ativação do p53, que é induzida em resposta ao dano ao DNA, também foi medida com IHC. Em comparação ao veículo, a formulação ativa protegeu de forma estatisticamente significativa contra o eritema, a ativação do p53 e a formação de dímeros de timina e células de queimadura solar.[64] Portanto, a inclusão de todos os três antioxidantes, AA, TOC e FA, provavelmente é útil para maximizar a proteção contra danos induzidos por UV em comparação a produtos com apenas um ou dois desses antioxidantes.

Para explorar a capacidade dessas vitaminas de reduzir o fotodano existente, um estudo duplo-cego comparou o gel de 10% de AA/7% de ascorbato de tetra-hexildecila (um análogo lipídico de AA) com o gel do veículo.[68] Os pacientes (n = 12) aplicaram o produto ativo em uma metade do rosto e o veículo na outra metade diariamente por 12 semanas. Com base em avaliações clínicas comparadas à linha de base, o agente ativo reduziu significativamente as rugas das bochechas e da região perioral, mas o veículo não (redução de 13 *vs.* 4% para as bochechas e 15 *vs.* 2,5% para a pele perioral). Ambas as formulações melhoraram significativamente as rugas periorbitais (redução de 18,6% para o ativo e 14,5% para o veículo), enquanto nenhuma melhorou as rugas da testa. Foram feitas biópsias de quatro pacientes no final do estudo (coloração da linha de base não avaliada) para hibridização *in situ*; a sondagem para mRNA de colágeno tipo I mostrou maior coloração para o agente ativo do que para o veículo (+4 *vs.* +3 em 3/4 dos pacientes). Embora o AA tenha reduzido as rugas em comparação à linha de base em outras áreas da pele além da testa, os resultados não foram comparados ao grupo de controle, portanto, não está claro se esses resultados foram estatisticamente significativos em comparação ao veículo.[68] Outro estudo usou o AA sozinho para tratar fotodano em um estudo duplo-cego e randomizado.[80] Um creme com 5% de AA (Active C, La Roche-Posay) ou um creme com veículo foi aplicado na parte superior do tórax e nos antebraços de 19 pacientes do sexo feminino diariamente por 6 meses. A avaliação clínica demonstrou melhora estatisticamente significativa nos escores globais (incluindo hidratação, aspereza, flacidez, rugas e elasticidade) para o creme de AA em comparação ao veículo (6,7 a 4,4 para AA *vs.* 6,7 a 5,3 para veículo). Réplicas de borracha de cone de sílica da pele tratada também foram tiradas na linha de base e em 6 meses; um aumento estatisticamente significativo na densidade de microrrelevo da pele (profundidade da ruga de 0 a 10 μm) e uma diminuição na densidade de sulco profundo (profundidade da ruga > 20 μm) foram observados para o creme AA em comparação ao veículo.[80] Embora o desempenho do AA tenha sido superior ao do controle, as pontuações globais de fotoenvelhecimento entre esses dois grupos não foram muito diferentes, portanto, os resultados podem não ser clinicamente significativos.[68,80] Assim, os produtos AA/TOC/FA podem ser mais capazes de proteger contra o fotodano em vez de reduzir o fotodano existente.

21.8 Curcumina

A curcumina, o agente ativo da especiaria açafrão-da-terra, tem atividades anti-inflamatórias, antioxidantes, cicatrizantes e antimicrobianas por meio da modulação direta e indireta de várias moléculas de sinalização.[81] Na pele, a curcumina inibe a fosforilase quinase, resultando na regulação negativa de duas vias envolvidas fotodano (▶ Fig. 21.3).[81,82] A curcumina pode também regular o crescimento e a perda de cabelo (▶Fig. 21.4). Um ensaio de fase 1 mostrou que a curcumina oral não é tóxica até 8.000 mg por dia (n = 25).[83] A curcumina tópica também foi bem tolerada em ensaios clínicos, embora possa causar dermatite de contato, e a sua cor amarela possa manchar a pele.[84,85,86]

21.8.1 Estabilidade e Penetração Tópica

A estabilidade da curcumina é reduzida pela alta temperatura e pelo pH alcalino. Ela também tem solubilidade aquosa limitada, especialmente em pHs ácidos e neutros.[91] A escolha

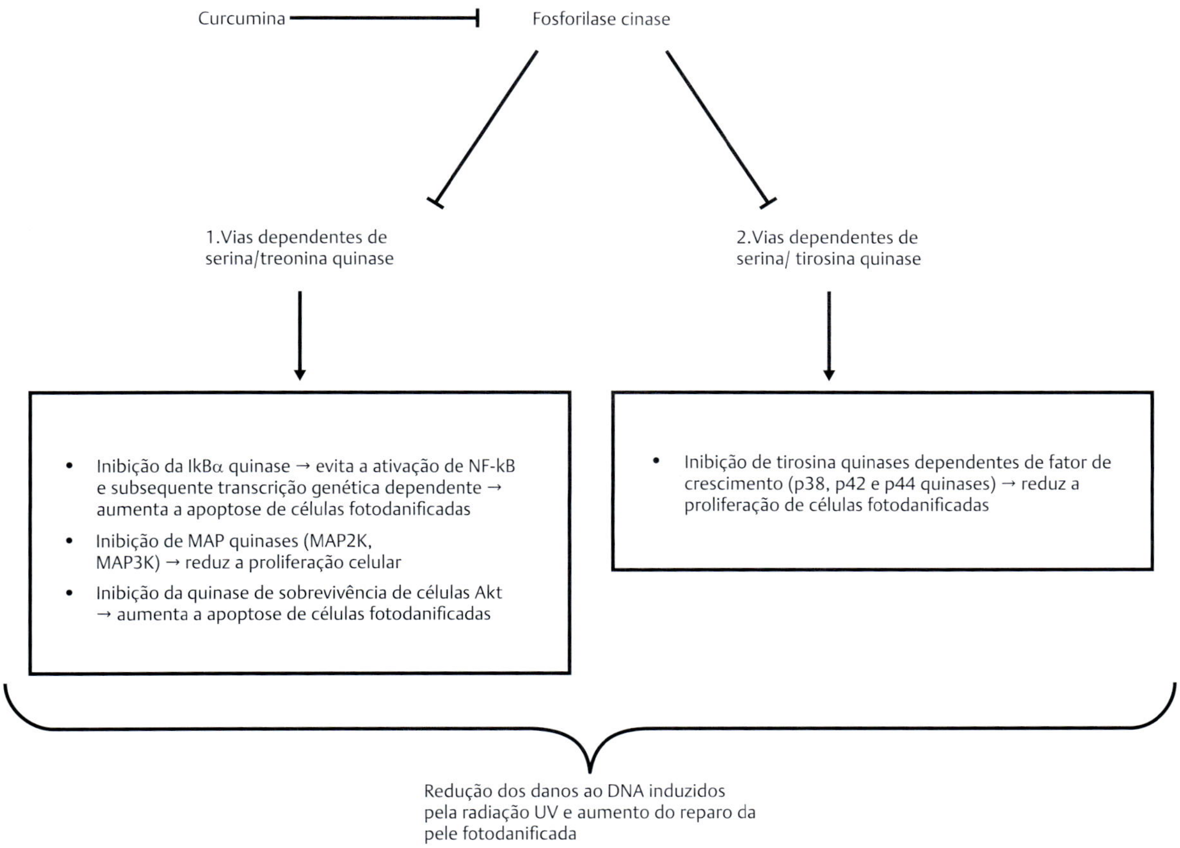
Curcumina
Fosforilase cinase
1.Vias dependentes de serina/treonina quinase
2.Vias dependentes de serina/ tirosina quinase
• Inibição da IkBα quinase → evita a ativação de NF-kB e subsequente transcrição genética dependente → aumenta a apoptose de células fotodanificadas
• Inibição de MAP quinases (MAP2K, MAP3K) → reduz a proliferação celular
• Inibição da quinase de sobrevivência de células Akt → aumenta a apoptose de células fotodanificadas
• Inibição de tirosina quinases dependentes de fator de crescimento (p38, p42 e p44 quinases) → reduz a proliferação de células fotodanificadas
Redução dos danos ao DNA induzidos pela radiação UV e aumento do reparo da pele fotodanificada

Fig. 21.3 A curcumina inibe a fosforilase quinase, levando à inibição de duas vias de quinase, que afetam várias moléculas de sinalização envolvidas no fotoenvelhecimento. (Resumido por Heng[82] e Gupta *et al.*[81].)

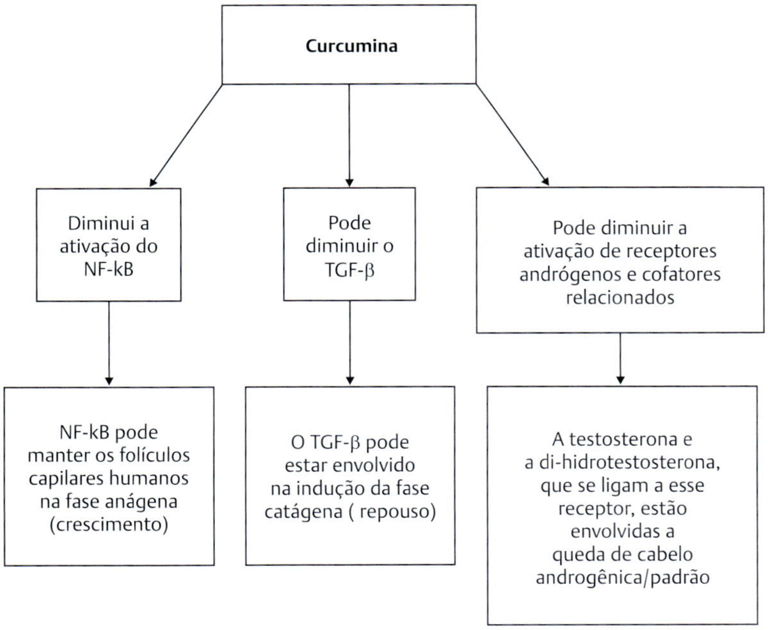
Curcumina
Diminui a ativação do NF-kB
Pode diminuir o TGF-β
Pode diminuir a ativação de receptores andrógenos e cofatores relacionados
NF-kB pode manter os folículos capilares humanos na fase anágena (crescimento)
O TGF-β pode estar envolvido na indução da fase catágena (repouso)
A testosterona e a di-hidrotestosterona, que se ligam a esse receptor, estão envolvidas a queda de cabelo androgênica/padrão

Fig. 21.4 A curcumina pode reduzir a queda de cabelo ao alterar a expressão de moléculas envolvidas no ciclo de crescimento do cabelo ou na queda de cabelo de padrão androgênica: 1. Neurofibromatose-κB (NF-κB; revisado por Gupta et al[81] e Heng[82]) podem influenciar a fase anágena do ciclo capilar.[87] 2. O fator de crescimento transformador-β (TGF-β; estudo de amostras de tecido da mucosa oral humana[88]) podem induzir a fase catágena do ciclo capilar.[89]
3. Receptor de andrógeno (revisão da próstata dados da linha celular de câncer[90]) liga hormônios envolvido na queda de cabelo de padrão androgênica.

do veículo afeta ainda mais a estabilidade da curcumina, conforme demonstrado por Wang *et al.* que incubaram a curcumina com vários veículos por 8 horas e depois mediram sua concentração com HPLC. Em meio com bucha de fosfato e sem soro, 90% da curcumina se decompôs em 30 minutos. A curcumina foi mais estável em meio com soro e sangue humano, com 50% remanescente após 8 horas.[92] Devido à sua baixa absorção pelo intestino, bem como ao rápido metabolismo e eliminação, a curcumina também tem baixa biodisponibilidade oral.[86] O pico médio de concentração sérica após o consumo de 8.000 mg de curcumina por via oral foi de 1,8 mM (medido por HPLC), e a excreção urinária foi indetectável.[83] Várias estratégias de administração, incluindo o uso de lipossomos, microssomos, nanopartículas e micelas de polímero, são promissoras para aumentar a biodisponibilidade da curcumina.[93] A combinação da curcumina com um inibidor da glucuronidase intestinal/hepática, a piperina (extrato de pimenta-do-reino) também aumentou sua biodisponibilidade em 2.000% em um modelo murino.[94] Apesar de sua baixa biodisponibilidade, a curcumina exerce inúmeros efeitos além do intestino.[95] Esse paradoxo ainda não pode ser explicado, mas uma teoria é que os produtos de degradação da curcumina, vanilina, FA e feruloilmetano podem contribuir para sua atividade.[91] Para explorar a penetração tópica da curcumina, foi aplicado gel de curcumina a 1% em 10 pacientes com psoríase. A curcumina reduziu significativamente a atividade da fosforilase quinase em comparação ao gel de controle, indicando que a curcumina penetrou suficientemente na pele para inibir essa enzima.[96]

21.8.2 Evidências

Em um estudo randomizado e duplo-cego, o gel Tricutan (Dermyn: 0,1% de curcumina, 0,3% de alecrim, 1% de gotu kola) foi aplicado em um lado do rosto e o gel placebo no outro por 28 mulheres (incluindo 3 desistentes por dermatite de contato) duas vezes ao dia durante 4 semanas.[84] O gel Tricutan reduziu significativamente a velocidade de propagação de ondas ultrassônicas através da pele, indicando maior firmeza, em comparação ao gel placebo (184-164 para Tricutan *vs.* 183-210 para placebo). Além disso, em comparação ao gel placebo, a pele tratada com Tricutan gel teve pontuações significativamente mais altas para a aparência geral da pele com base em autoavaliações (4 *vs.* 2,7) e avaliações clínicas por um dermatologista (3,2 *vs.* 2).[84] Mais estudos são necessários devido a esses resultados positivos; no entanto, a alta taxa de dermatite de contato (3/28 pacientes) é problemática.

Outro produto combinado com curcumina foi estudado por sua capacidade de reduzir a queda de cabelo. O Nutrafol é um suplemento oral com curcumina, *ashwagandha*, *saw palmetto*, tocotrienol, piperina e capsaicina entre outros ingredientes, que alega ter propriedades anti-inflamatórias, antioxidantes e inibidoras de DHT.[85] Um estudo randomizado e duplo-cego foi realizado com mulheres que tomaram quatro Nutrafol (n = 26) ou cápsulas de placebo (n = 14) diariamente por 6 meses. Usando fototricogramas, os cabelos terminais e *vellus* foram contados em uma área de 1 cm² no triângulo anterolateral do couro cabeludo. O uso do Nutrafol aumentou significativamente o número de cabelos terminais (142-156 Nutrafol *vs.* 137-141 placebo) e velos (13-15 Nutrafol *vs.* 13-13 placebo) em comparação ao grupo de controle. Os pesquisadores também concluíram o *Blinded Investigators Global Hair Assessments*, que mostrou melhorias significativas no crescimento e na qualidade do cabelo com o Nutrafol em comparação ao grupo de controle.[85] Embora apresente resultados promissores, o alto custo desse produto pode ser uma preocupação para alguns pacientes. Além disso, os efeitos da curcumina isoladamente não podem ser deduzidos, mas os resultados motivam o estudo adicional da curcumina para a queda de cabelo.

21.9 Enzimas de Reparo do DNA

A exposição à radiação UV produz lesões no DNA, como os dímeros de pirimidina cibutano (CPD)[97], que podem induzir o fotoenvelhecimento e a mutagênese.[98] A pele tem mecanismos intrínsecos de reparo do DNA, mas esses mecanismos não são totalmente eficientes, de modo que as enzimas de reparo do DNA aplicadas topicamente podem servir como suplemento.[98] Uma das enzimas, a T4 endonuclease V (T4N5), foi originalmente isolada de *Escherichia coli*[99] infectada com *bacteriófagos* T4, e outra, a fotoliase, é derivada da cianobactéria *Anacystis nidulans*.[100] Não foram relatados efeitos adversos significativos com a T4N599,[101] ou com a fotoliase[100]; no entanto, não foi feita uma revisão completa das possíveis reações.

21.9.1 Estabilidade e Penetração Tópica

As enzimas de reparo de DNA são incluídas nos lipossomos para aumentar sua absorção percutânea; no entanto, apenas a T4N5 foi estudada. A penetração da loção de lipossomas T4N5 com membranas e enzimas de lipossomos marcadas com fluorescência foi explorada em um modelo murino.[102] Após a exposição à radiação UVB, a loção foi aplicada por uma hora. A microscopia fluorescente mostrou que os lipossomos penetraram no SC e se localizaram na epiderme e ao redor dos folículos pilosos. Os lipossomos permaneceram ali por até 18 horas, com pouca penetração dérmica. Usando a microscopia eletrônica de transmissão, os lipossomos e o T4N5 também foram vistos no citoplasma e nos núcleos dos queratinócitos.[102]

21.9.2 Evidências

Para examinar a capacidade do T4N5 de reparar danos ao DNA, Yarosh *et al.* aplicaram uma loção de lipossomos de T4N5 ou uma loção de lipossomos de placebo no tecido mamário pós-mastectomia.[97] Foi observada uma perda aumentada de CPD, medida com um ensaio de gel de agarose alcalina, com doses crescentes até 60% do controle.[97] Com base nesses resultados, 30 pacientes com xeroderma pigmentosa (XP) aplicaram uma loção de lipossomos de T4N5 ou uma loção de lipossoma placebo diariamente por 1 ano em um estudo duplo cego e randomizado.[101] As de novas queratoses actínicas (QA) e carcinomas basocelulares (CBC) foram reduzidas de forma estatisticamente significativa com a loção de lipossomos T4N5 em comparação ao placebo (redução de 68% para QAs e 30% para CBC). Uma revisão de outros estudos clínicos e *in vitro* concluiu que a loção de lipossomos T4N5 pode reparar danos ao DNA e reduzir as QA e os CBC.[99]

Berardesca *et al.* adicionaram lipossomos de fotoliase ao protetor solar SPF50 e examinaram a formação de CPD e a apoptose usando o ensaio de imunoabsorção enzimática (ELISA) após três vezes MED de radiação UV por 4 dias (n = 10 pacientes).[100] As formulações de teste (veículo, protetor solar, lipossomos de fotoliase/protetor solar) foram aplicadas em três locais 30 minutos antes da exposição à UV, e um quarto local não foi tratado. Com base em biópsias 3 dias após a irradiação, lipossomos de fotoliase/protetor solar impediram 93% da formação de CPD, o que foi significativamente mais do que o protetor solar sozinho (62% de prevenção). Os lipossomos de fotoliase/protetor solar também reduziram a apoptose significativamente mais do que o protetor solar isolado (82 *vs.* 40% de prevenção).[100] Embora as eficácias antienvelhecimento do T4N5 e da fotoliase não tenham sido examinadas, os danos ao DNA contribuem para o fotoenvelhecimento, portanto, essas enzimas também podem prevenir os sinais de fotodano.[98] São necessários estudos adicionais para comparar a eficácia da fotoliase e do T4N5 e para examinar a estabilidade dessas enzimas em formulações comerciais.

21.10 Peptídeos e Proteínas

Os peptídeos são cadeias de aminoácidos adicionados a produtos cosméticos para várias indicações, embora seus altos custos exijam o uso de níveis baixos.[1] Existem três tipos: peptídeos transportadores, que facilitam o transporte de outro agente (glicil-L-histidil-L-lisina-Cu2+ [GHK-Cu]); peptídeos sinalizadores, que são projetados para aumentar o colágeno (palmitoil-lisina-treonina-treonina-lisina-serina [pal-KTTKS]); e peptídeos neurotransmissores (NT), que teoricamente inibem a liberação de acetilcolina na junção neuromuscular (NMJ), diminuindo o movimento muscular que aumenta as rugas. No entanto, não se sabe se os peptídeos NT chegam à NMJ *in vivo*.[1,73] Esta seção se concentrará nos peptídeos transportadores e de sinalização mais bem caracterizados. O Pal-KTTKS é um fragmento de pró-colágeno I que demonstrou estimular a produção de colágenos tipos I e III em fibroblastos cultivados e, portanto, é usado como terapia antirrugas.[73,103,104] O Pal-KTTS foi bem tolerado pelos participantes do estudo, não produzindo irritação na pele.[73,103] O GHK-Cu é um complexo de tripeptídeos de cobre que inclui GHK para facilitar o transporte de cobre; esse complexo não causou efeitos adversos em estudos clínicos.[105,106] Estudos *in vitro* e modelos animais resumidos por Miller *et al.* mostraram que o GHK-Cu estimula a síntese de colágeno e a angiogênese.[107] O gel de GHK-Cu também aumentou o fechamento de úlceras plantares em comparação ao grupo de controle em um estudo randomizado.[105] Consequentemente, o GHK-Cu é usado para reduzir as rugas e melhorar a cicatrização após procedimentos cosméticos.

Grandes proteínas também são usadas em cosmecêuticos, incluindo hormônios de crescimento e citocinas. Os produtos geralmente são comercializados para o "rejuvenescimento da pele" e incluem um único fator de crescimento ou uma combinação de vários fatores de crescimento e citocinas.[108] Essas proteínas foram estudadas pela primeira vez na cicatrização de feridas; seu papel no reparo e remodelamento dérmico levou ao seu uso em cosméticos. Propõe-se que os fatores de crescimento e as citocinas penetrem na pele e interajam com as células da epiderme, como os queratinócitos, fazendo com que essas células produzam citocinas que afetam as células mais profundas da derme, como os fibroblastos, aumentando o crescimento desses tipos de células ou levando à produção de proteínas, como o colágeno, que diminuem na pele envelhecida.[108,109] Os estudos clínicos que utilizam uma variedade de fatores de crescimento demonstraram que esses produtos são bem tolerados, com exceção de uma pequena irritação ocular, dermatite seborreica ou uma possível infecção viral cutânea relacionada ao estudo.[109-111]

21.10.1 Estabilidade e Penetração Tópica

Choi *et al.* avaliaram a estabilidade e a penetração do pal-KTTKS usando um modelo murino.[112] O palmitato é um ácido graxo incluído para aumentar a lipofilicidade e a penetração do KTTKS. Os extratos de pele foram incubados com os peptídeos por até 120 minutos, e a quantidade de proteína restante foi quantificada usando cromatografia líquida com espectrometria de massa em *tandem* (LC-MS/MS). Tanto o KTTKS quanto o pal-KTTKS foram rapidamente degradados, mas o pal-KTTKS foi mais estável, com 11,2% restantes após 120 minutos, em comparação a apenas 1,5% do KTTKS após 60 minutos. A estabilidade de ambos os peptídeos melhorou com a inclusão do inibidor de protease. Para avaliar a penetração, amostras de pele de camundongo foram montadas em células de fusão de Franz. Após 24 horas de aplicação, os peptídeos não foram encontrados no compartimento receptor, o que significa que eles não permearam toda a amostra de pele. O KTTKS não foi detectado na pele, mas o pal-KTTKS foi detectado em todas as camadas da pele (8,3% na SC, 5,6% na epiderme e 0,6% na derme).[112] Semelhante ao pal-KTTKS, há evidências de que o GHK-CU penetra na pele. Usando HPLC e espectrometria de massa para identificar produtos de degradação, o GHK-Cu era estável em água por pelo menos duas semanas, mas era suscetível à clivagem hidrolítica em pHs altos e baixos.[106] A penetração do GHK-Cu também foi estudada usando células de difusão de fluxo. A solução de GHK-Cu foi aplicada à pele de cadáveres humanos (SC, epiderme ou espessura dividida: epiderme com derme) por 48 horas.[113] Usando espectrometria de massa, o cobre foi detectado no fluido receptor e nas amostras de pele (438 vezes a linha de base para SC, 165 vezes a linha de base para epiderme e 31 vezes a linha de base para espessura dividida).[113]

Em ambientes não fisiológicos, os fatores de crescimento e as citocinas podem não permanecer estáveis. Mehta *et al.* examinaram a estabilidade de um produto com mais de 110 fatores de crescimento, citocinas e proteínas solúveis da matriz (TNS Recovery Complex, SkinMedica, Irvine, Califórnia, Estados Unidos).[110] Os autores extraíram três proteínas do produto, mediram suas concentrações após o armazenamento em temperatura ambiente com análise de matriz de anticorpos de citocinas e descobriram que as proteínas permaneceram em níveis altos.[110] Entretanto, as proteínas dos produtos comerciais variam muito, e o uso no mundo real incluiria a abertura do produto e temperaturas flutuantes. Ao contrário dos peptídeos menores, a capacidade das proteínas maiores de penetrar no SC é questionável. Os fatores de crescimento e as citocinas podem ter mais de 15.000 Da de peso molecular, e as moléculas com mais de 500 Da têm penetração limitada.[108] Embora ainda não existam evidências disponíveis para comprovar essa afirmação, é provável que os fatores de crescimento e as citocinas penetrem na pele por meio dos folículos pilosos, das glândulas sudoríparas ou das micropartículas.[108] Mesmo que apenas uma pequena quantidade de citocina consiga se infiltrar na pele, ela pode interagir com outras células, levando a um efeito em cascata, em que essas células produzem outras citocinas que podem se aprofundar na derme e interagir com outras células dérmicas.[108]

21.10.2 Evidência para GHK-Cu

Em um estudo randomizado e cego para o investigador após o *resurfacing* com *laser* de dióxido de carbono circunferencial ($n = 13$), um grupo usou um produto à base de petróleo com GHK-Cu até a reepitelização, seguido de hidratantes com GHK-Cu diariamente por 12 semanas (da ProCyte Corp).[107] Outro grupo seguiu um regime semelhante, mas usou produtos sem peptídeos (da La Roche-Posay). O eritema foi avaliado por *software* e por avaliadores clínicos. Os avaliadores também avaliaram as rugas e a melhoria geral da pele. Não houve diferenças significativas nesses fatores entre os grupos. A satisfação do paciente foi significativamente maior com os produtos GHK-Cu, embora os participantes não tenham sido cegados para o grupo de tratamento.[107]

21.10.3 Evidências para Pal-KTTKS

Robinson *et al.* realizaram um estudo randomizado, duplo-cego, examinando a eficácia antirrugas do pal-KTTKS.[103] O hidratante de controle foi aplicado em um lado do rosto, e o hidratante com 3 ppm de pal-KTTKS no outro lado, duas vezes ao dia, durante 12 semanas, por 93 mulheres. As rugas foram avaliadas por análise computadorizada e classificação de especialistas, que mostraram uma redução pequena, mas significativa, nas rugas com pal-KTTKS em comparação ao controle (embora tenha sido usado $p < 0{,}10$). Com base em autoavaliações, não houve diferença nas rugas entre os grupos. Os autores teorizaram que o uso de mais pal-KTTKS aumentaria os benefícios, mas isso não é possível devido ao seu custo.[103] Da mesma forma, Fu *et al.* compararam a eficácia antirrugas de um regime de hidratação com NIC, Pal-KT, Pal-KTTKS e RPr a 0,3% (NPP) com um regime de prescrição com tretinoína a 0,02% (Rx) em um estudo randomizado e cego pelo investigador de 8 semanas ($n = 196$).[114] Adicionalmente aos hidratantes diários, a formulação NPP foi aplicada duas vezes ao dia nas áreas de preocupação e, para o regime Rx, a tretinoína foi aplicada em todo o rosto em dias alternados por duas semanas e depois diariamente. Com base na análise do avaliador especialista, ambos os regimes reduziram as rugas, mas o NPP reduziu significativamente mais. Resultados semelhantes foram obtidos por meio de análise computadorizada; no entanto, a diferença entre os regimes foi ligeiramente acima da significância (17% de melhora do NPP vs. 11% do Rx; $p = 0{,}06$). Com base nas autoavaliações, o regime NPP aumentou a aparência geral da pele mais do que o regime Rx. Em comparação à linha de base, o eritema aumentou significativamente em ambos os regimes em 2 semanas; esse efeito colateral desapareceu no regime NPP após 2 semanas, mas continuou no regime Rx. Assim, os produtos combinados podem ser úteis para reduzir os custos em comparação aos produtos que contêm apenas peptídeos.[114]

21.10.4 Evidência de Fatores de Crescimento e Citocinas

As propriedades antienvelhecimento e a eficácia do tratamento do melasma de produtos à base de fatores de crescimento serão analisadas. Mehta *et al.* examinaram a capacidade de um produto com mais de 110 fatores de crescimento, citocinas e proteínas de matriz solúvel criadas por fibroblastos dérmicos humanos neonatais em cultura (TNS Recovery Complex, SkinMedica) para tratar danos físicos faciais.[110] Os participantes ($n = 60$) aplicaram o gel ativo ou o gel veículo em seus rostos duas vezes ao dia durante 6 meses. Com base na profilometria óptica usando impressões de silicone dos cantos laterais dos participantes, o gel ativo levou a uma melhora significativa nas linhas finas e sombras de textura em comparação ao veículo aos 3 meses, mas não aos 6 meses; as linhas finas maiores não variaram significativamente entre os grupos em nenhum dos momentos. Além disso, a revisão das fotografias por três dermatologistas cegos não mostrou nenhuma diferença significativa nas pontuações de fotodano entre os géis ativo e veículo.[110] Em um segundo estudo antienvelhecimento, Gold *et al.* estudaram um creme que incluía uma mistura de fatores de crescimento e citocinas cultivadas a partir de células fetais da pele (PSP, Neocutis, Inc., São Francisco, Califórnia, Estados Unidos).[109] Vinte voluntários com rugas no canto lateral aplicaram o creme de fator de crescimento ou o creme placebo por dois meses. A avaliação clínica das rugas por dois investigadores independentes não mostrou diferença significativa entre os grupos no final do estudo. A topografia da pele também foi avaliada por meio de imagens ópticas tridimensionais (dispositivo Phase- shift Rapid in vivo Measurement of Skin). Vários parâmetros de rugosidade, incluindo a profundidade máxima de rugosidade, foram significativamente melhorados para o creme ativo em comparação ao placebo; entretanto, não houve diferenças significativas entre os grupos para a rugosidade média e a profundidade média de rugosidade. Embora Gold *et al.* tenham encontrado algumas melhorias nas rugas usando imagens ópticas, essas diferenças não foram apreciadas pelos pesquisadores e, portanto, podem não ser clinicamente significativas.[109]

Em contraste com os produtos anteriores que incluíam proteínas numerosas, Lyons *et al.* realizaram um estudo de face dividida para examinar a eficácia de um soro com fator de crescimento epidérmico (EGF) para o tratamento do melasma.[111] O EGF promove o crescimento e tem sido usado em cosméticos como agente clareador, hidratante e para ajudar na cicatrização de feridas. Mulheres ($n = 15$) aplicaram soro de EGF ou soro placebo no lado designado de seus rostos duas vezes ao dia durante 8 semanas. A melhora do melasma foi avaliada por dois dermatologistas usando a Physician Global Aesthetic Improvement Scale. A pontuação mostrou que o melasma melhorou em 73% dos indivíduos que usaram o soro EGF, em comparação a apenas 13% dos que usaram o soro placebo (*valores de p* não informados). Esse pequeno estudo piloto mostrou resultados promissores quanto à capacidade do EGF de tratar o melasma, e mais testes devem ser feitos.

Embora haja alguma evidência de que os cosmecêuticos com fatores de crescimento possam diminuir minimamente as rugas da pele e tratar o melasma, os produtos de crescimento de venda livre variam muito em seus ingredientes e, portanto, provavelmente em sua eficácia. Dado o alto preço desses cosmecêuticos, os consumidores podem ficar mais satisfeitos com produtos mais acessíveis e mais bem estudados.

21.11 Colágeno Oral

Como o componente mais abundante da matriz extracelular, os suplementos orais de colágeno são comercializados como tendo propriedades antienvelhecimento. O colágeno é extraído de várias fontes, incluindo colágenos suíno, bovino ou marinho.[115] A gelatina é formada quando o colágeno é desnaturado; a hidrólise enzimática da gelatina forma hidrolisados de colágeno (CH).[115] Esses CH podem ser degradados em peptídeos bioativos de colágeno, incluindo dipeptídeos de colágeno (CDP), como prolina-hidroxiprolina e hidroxiprolina-glicina, bem como tripeptídeos de colágeno (CTP), como prolina-hidroxiprolina-glicina.[115] Dada a forma como o colágeno é processado em vários hidrolisados e peptídeos, os produtos de colágeno de venda livre são muito diversos; muitos produtos também incluem outros ingredientes, como vitaminas e minerais.[115] Os pacientes precisam examinar a concentração e a composição dos peptídeos ativos de colágeno em um produto de venda livre e ser informados de que a pureza dos ingredientes ativos é desconhecida, dada a falta de regulamentação cosmecêutica.[115] Apesar da diversidade de ingredientes ativos e inativos, uma revisão sistemática que incluiu mais de 805 pacientes não observou efeitos adversos do consumo de colágeno durante 69,2 dias, em média.[115]

21.11.1 Estabilidade e Absorção Sistêmica

Choi *et al.* revisaram pesquisas sobre a biodisponibilidade humana de CDP e CTP; três estudos mostraram que os peptídeos de colágeno podem ser detectados na corrente sanguínea após o consumo oral de CH.[115] Depois de entrar na corrente sanguínea, os peptídeos de colágeno precisam viajar até a pele. Usando um modelo de camundongo, Kawaguchi *et al.* mostraram que o CH marcado radioativamente apareceu na pele 30 minutos após o consumo oral.[116] O colágeno também foi detectado em brotos dérmicos usando cromatografia de camada fina.[116]

21.11.2 Evidências

Choi *et al.* realizaram uma revisão sistemática de 11 estudos controlados randomizados (n = 805 no total) que avaliaram os benefícios dermatológicos do colágeno oral.[115] Oito estudos usaram uma média de 10 g de CH, um estudo usou 5 g de CDP, e dois estudos usaram 3 g de CTP em média. No entanto, apenas três desses estudos examinaram os efeitos antienvelhecimento do colágeno oral. Os outros estudos avaliaram os efeitos do colágeno em vários parâmetros da pele, incluindo a hidratação da pele, a elasticidade da pele e a densidade do colágeno. Proksch *et al.* realizaram um estudo de 8 semanas em que 114 mulheres consumiram 2,5 g de CH diariamente (peptídeo de colágeno bioativo, VERISOL, Gelita AG, Eberbach, Alemanha).[117] O volume das rugas no canto lateral foi medido usando um instrumento óptico tridimensional. O consumo de colágeno levou a uma redução de 20,1% no volume das rugas oculares em comparação ao grupo placebo (p < 0,01).[117] Em um segundo estudo, Schunck *et al.* usaram o mesmo produto de colágeno (VERISOL) para examinar o efeito do colágeno na morfologia da celulite da coxa em 105 mulheres durante 6 meses.[118] A morfologia da celulite foi avaliada por meio do teste de pinça, em que a pele da parte externa da coxa do sujeito é pinçada, e a ondulação da pele é classificada de 0 (sem celulite) a 4 (superfície com ondulações graves ao se deitar e ficar em pé). Após 6 meses, o consumo diário de colágeno levou a uma redução de 9% nos escores médios de celulite em comparação ao grupo placebo.[118] O terceiro estudo antienvelhecimento utilizou CDP; Inoue *et al.* realizaram um estudo de 8 semanas que incluiu 85 participantes do sexo feminino que consumiram um produto de CH de peixe de 5 g com uma alta proporção de CDP (prolina-hidroxiprolina, hidroxiprolina-glicina; 2 g/kg) ou baixa proporção de CDP (0,1 g/kg).[119] As rugas foram avaliadas da bochecha ao canto lateral usando um dispositivo de análise visual. Após 8 semanas, o produto com alto teor de CDP levou a uma redução estatisticamente significativa no número de rugas, na profundidade das rugas e na aspereza em comparação ao placebo; não houve diferença entre os grupos para a área das rugas. O produto com baixo teor de CDP só melhorou significativamente a aspereza da pele.[119] Em geral, os resultados preliminares mostram que o consumo oral de colágeno pode ter efeitos benéficos sobre as rugas da pele e a celulite. Mas os estudos examinaram apenas resultados de curto prazo e incluíram apenas um pequeno número de mulheres saudáveis; portanto, são necessários estudos maiores com participantes mais diversificados.

21.12 Conclusão

Este capítulo discutiu a estabilidade, a penetração tópica e a evidência de apoio de ingredientes cosmecêuticos comuns. Independentemente dos resultados, os dados de estabilidade e penetração são baseados em condições controladas em um laboratório. Assim, o prazo de validade dos produtos cosmecêuticos provavelmente é menor do que o indicado, uma vez que eles serão expostos ao oxigênio com a aplicação e podem ser armazenados em temperaturas flutuantes não recomendadas. Embora seguros, muitos desses ingredientes podem causar irritação na pele, especialmente a curcumina tópica, que causou dermatite de contato em 10% dos pacientes.[84] A eficácia desses ingredientes é variável. A niacina, o pal-KTTKS e os produtos de hormônio de crescimento/citocina reduziram as rugas, mas apenas marginalmente, portanto, esses ingredientes podem não valer o alto preço. O colágeno oral pode melhorar as rugas e reduzir a celulite da pele com base em evidências preliminares, mas os produtos OTC são diários e podem não ser hidrolisados ou peptídeos de colágeno ativos suficientes para produzir os efeitos desejados. Os retinoides de venda livre, excluindo os RE, têm um impacto maior sobre as rugas, mas os pacientes podem ter mais sucesso com os retinoides de prescrição. Os RE não reduzem as rugas, mas podem se concentrar na epiderme, oferecendo fotoproteção. As enzimas de reparo do DNA e os produtos AA/TOC/FA também previnem o fotodano; portanto, esses ingredientes podem ser úteis como complementos aos protetores solares e hidratantes para prevenir o fotoenvelhecimento. Para reduzir a hiperpigmentação, Az, HQ, ácido kójico, NIC e TA demonstraram eficácia em estudos clínicos. Entretanto, assim como os retinoides, as prescrições que incluem concentrações mais altas de HQ são mais eficazes. O uso de EGF mostrou melhora no melasma em um pequeno estudo piloto, mas, devido ao seu alto custo, essa proteína precisa de mais estudos antes de ser adicionada ao nosso arsenal de tratamentos de hiperpigmentação. Em geral, embora alguns ingredientes sejam eficazes, os pacientes devem estar cientes de que muitas alegações de produtos não são comprovadas. Considerando o mercado lotado de cosmecêuticos e o alto número de produtos não baseados em evidências, os pacientes podem ser mais bem atendidos se pedirem orientação a seus dermatologistas em vez de gastar tempo e dinheiro para determinar quais cosmecêuticos oferecem benefícios.

Referências

[1] Draelos ZD. Cosmecêuticos: o que é real, o que não é. Dermatol Clin. 2019; 37(1):107-115.

[2] Levin J, Momin SB. O que realmente sabemos sobre nossos ingredientes cosmecêuticos favoritos? J Clin Aesthet Dermatol. 2010; 3(2):22-41.

[3] Babamiri K, Nassab R. Cosmecêuticos: a evidência por trás dos retinoides. Aesthet Surg J. 2010; 30(1):74-7.

[4] Kedishvili NY. Retinoic acid synthesis and degradation (Síntese e degradação do ácido retinoico). Subcell Biochem. 2016; 81:127-61.

[5] Sorg O, Antille C, Kaya G, Saurat J-H. Retinoides em cosmecêuticos. Dermatol Ther. 2006; 19(5):289-96.

[6] Lee C-M. Cinquenta anos de pesquisa e desenvolvimento de cosmecêuticos: uma revisão contemporânea. J Cosmet Dermatol. 2016; 15(4):527-39.

[7] Ortonne J-P. Retinoid therapy of pigmentary disorders (Terapia retinoide de distúrbios pigmentares). Dermatol Ther. 2006; 19(5):280-88.

[8] Sheth VM, Pandya AG. Melasma: uma atualização abrangente: parte II. J Am Acad Dermatol. 2011; 65(4):699-714.

[9] Stratigos AJ, Katsambas AD. O papel dos retinoides tópicos no tratamento do fotoenvelhecimento. Drugs. 2005; 65(8):1061-72.

[10] Creidi P, Vienne MP, Ochonisky S, et al. Avaliação profilométrica do fotodano após tratamento tópico com retinaldeído e ácido retinóico. J Am Acad Dermatol. 1998; 39(6):960-5.

[11] Green C, Orchard G, Cerio R, Hawk JL. Um estudo clinicopatológico dos efeitos do creme tópico de propionato de retinila no fotoenvelhecimento da pele. Clin Exp Dermatol. 1998; 23(4):162-7.

[12] Kang S, Duell EA, Fisher GJ, et al. Application of retinol to human skin in vivo induces epidermal hyperplasia and cellular retinoid binding proteins characteristic of retinoic acid but without measurable retinoic acid levels or irritation. J Invest Dermatol. 1995; 105(4):549- 56.

[13] Veraldi S, Rossi LC, Barbareschi M. Os retinoides tópicos são teratogênicos? G Ital Dermatol Venereol. 2016; 151(6):700-5.

[14] Shapiro L, Pastuszak A, Curto G, Koren G. Safety of first-trimester exposure to topical tretinoin: prospective cohort study (Segurança da exposição à tretinoína tópica no primeiro trimestre: estudo de coorte prospectivo). Lancet. 1997; 350(9085):1143-4.

[15] Loureiro KD, Kao KK, Jones KL, et al. Malformações menores características da embriopatia do ácido retinóico e outros resultados de nascimento em filhos de mulheres expostas à tretinoína tópica durante o início da gravidez. Am J Med Genet A. 2005; 136(2):117-21.

[16] Jick SS, Terris BZ, Jick H. First trimester topical tretinoin and congenital disorders (Tretinoína tópica no primeiro trimestre e distúrbios congênitos). Lancet. 1993; 341(8854):1181-2.

[17] Fu PP, Cheng S-H, Coop L, et al. Photoreaction, phototoxicity, and photocarcinogenicity of retinoids. J Environ Sci Health Part C Environ Carcinog Ecotoxicol Rev. 2003; 21(2):165-97.

[18] Higgins S, Wesley NO. Retinoides tópicos e cosmecêuticos: onde estão as evidências científicas para recomendar produtos aos pacientes? Curr Dermatol Rep. 2015; 4(2):56-62.

[19] Duell EA, Kang S, Voorhees JJ. O retinol não incluído penetra na pele humana in vivo de forma mais eficaz do que o palmitato de retinila ou o ácido retinóico não incluídos. J Invest Dermatol. 1997; 109(3):301-5.

[20] Saurat JH, Didierjean L, Masgrau E, et al. Retinaldeído tópico na pele humana: efeitos biológicos e tolerância. J Invest Dermatol. 1994; 103(6):770-4.

[21] O'Byrne SM, Blaner WS. Retinol and retinyl esters: biochemistry and physiology (Retinol e ésteres de retinil: bioquímica e fisiologia). J Lipid Res. 2013; 54(7):1731-43.

[22] Lupo MP. Antioxidantes e vitaminas em cosméticos. Clin Dermatol. 2001; 19(4):467-73.

[23] Watson REB, Long SP, Bowden JJ, Bastrilles JY, Barton SP, Griffiths CEM. Reparo da matriz dérmica fotoenvelhecida pela aplicação tópica de um produto cosmético "antienvelhecimento". Br J Dermatol. 2008; 158(3):472-7.

[24] Antille C, Tran C, Sorg O, Carraux P, Didierjean L, Saurat J-H. A vitamina A exerce uma ação fotoprotetora na pele ao absorver a radiação ultravioleta B. J Invest Dermatol. 2003; 121(5):1163-7.

[25] Kafi R, Kwak HS, Schumacher WE, et al. Melhoria da pele naturalmente envelhecida com vitamina A (retinol). Arch Dermatol. 2007; 143(5):606- 12.

[26] Ho ET, Trookman NS, Sperber BR, et al. A randomized, double-blind, controlled comparative trial of the anti-aging properties of non- prescription tri-retinol 1.1% vs. prescription tretinoin 0.025%. J Drugs Dermatol. 2012; 11(1):64-9.

[27] Draelos ZD. Preparações para clareamento da pele e a controvérsia sobre a hidroquinona. Dermatol Ther. 2007; 20(5):308-13.

[28] Halder RM, Richards GM. Gerenciamento de discromias em pele étnica. Dermatol Ther. 2004; 17(2):151-7.

[29] Gupta AK, Gover MD, Nouri K, Taylor S. The treatment of melasma: a review of clinical trials. J Am Acad Dermatol. 2006; 55(6):1048-65.

[30] Gao X-H, Zhang L, Wei H, Chen H-D. Efficacy and safety of innovative cosmeceuticals (Eficácia e segurança de cosmecêuticos inovadores). Clin Dermatol. 2008; 26(4):367-74.

[31] Levitt J. The safety of hydroquinone: a dermatologist's response to the 2006 Federal Register (A segurança da hidroquinona: a resposta de um dermatologista ao Registro Federal de 2006). J Am Acad Dermatol. 2007; 57(5):854-72.

[32] Levin CY, Maibach H. Exogenous ochronosis. Uma atualização sobre características clínicas, agentes causadores e opções de tratamento. Am J Clin Dermatol. 2001; 2(4):213-17.

[33] DeCaprio AP. A toxicologia da hidroquinona - relevância para a exposição ocupacional e ambiental. Crit Rev Toxicol. 1999; 29 (3):283-330.

[34] Garcia A, Fulton JE, Jr. A combinação de ácido glicólico e hidroquinona ou ácido kójico para o tratamento de melasma e condições relacionadas. Dermatol Surg. 1996; 22(5):443-7.

[35] Khezri K, Saeedi M, Morteza-Semnani K, Akbari J, Rostamkalaei SS. Uma tecnologia emergente na pesquisa de lipídios para o direcionamento de medicamentos para a pele no tratamento de distúrbios de hiperpigmentação: nanopartículas lipídicas sólidas de ácido kójico. Artif Cells Nanomed Biotechnol. 2020; 48(1):841-53.

[36] Wester RC, Melendres J, Hui X, et al. Human in vivo and in vitro hydroquinone topical bioavailability, metabolism, and disposition. J Toxicol Environ Health A. 1998; 54(4):301-17.

[37] Kim H, Choi J, Cho JK, Kim SY, Lee YS. Síntese em fase sólida de tripeptídeos de ácido kójico e sua atividade inibidora da tirosinase, estabilidade de armazenamento e toxicidade. Bioorg Med Chem Lett. 2004; 14(11):2843- 6.

[38] Yoshimura K, Sato K, Aiba-Kojima E, et al. Repeated treatment protocols for melasma and acquired dermal melanocytosis (Protocolos de tratamento repetidos para melasma e melanocitose dérmica adquirida). Dermatol Surg. 2006; 32(3):365-71.

[39] Monteiro RC, Kishore BN, Bhat RM, Sukumar D, Martis J, Ganesh HK. A comparative study of the efficacy of 4% hydroquinone vs 0.75% kojic acid cream in the treatment of facial melasma. Indian J Dermatol. 2013; 58(2):157.

[40] Gupta AK, Gover MD, Nouri K, Taylor S. The treatment of melasma: a review of clinical trials. J Am Acad Dermatol. 2006; 55(6):1048-1065
[41] Fitton A, Goa KL. Azelaic acid. Uma revisão de suas propriedades farmacológicas e eficácia terapêutica na acne e em distúrbios hiperpigmentares da pele. Drugs. 1991; 41(5):780-98.
[42] Akamatsu H, Komura J, Asada Y, Miyachi Y, Niwa Y. Efeito inibitório do ácido azelaico sobre as funções dos neutrófilos: uma possível causa para sua eficácia no tratamento de doenças não relacionadas à patogênese. Arch Dermatol Res. 1991; 283(3):162-6.
[43] Nugrahani HN, Iskandarsyah, Harmita. Estudo de estabilidade de proetossomos de ácido azelaico com lioprotetor como estabilizador. J Adv Pharm Technol Res. 2018; 9(2):61-4.
[44] Täuber U, Weiss C, Matthes H. Absorção percutânea de ácido azelaico em humanos. Exp Dermatol. 1992; 1(4):176-9.
[45] Gasco MR, Gallarate M, Pattarino F. Permeação in vitro do ácido azelaico a partir de microemulsões viscosizadas. Int J Pharm. 1991; 69(3):193-6.
[46] Burchacka E, Potaczek P, Paduszyński P, Karłowicz-Bodalska K, Han T, Han S. Nova formulação eficaz de gel lipossômico de ácido azelaico com biodisponibilidade farmacêutica aprimorada. Biomed Pharmacother. 2016; 83:771-5.
[47] Taraz M, Niknam S, Ehsani AH. Ácido tranexâmico no tratamento do melasma: uma revisão abrangente de estudos clínicos. Dermatol Ther (Heidelb). 2017; 30(3):e12465.
[48] Del Rosario E, Florez-Pollack S, Zapata L, Jr, et al. Estudo randomizado, controlado por placebo e duplo-cego do ácido tranexâmico oral no tratamento de melasma moderado a grave. J Am Acad Dermatol. 2018; 78(2):363-9.
[49] Bala HR, Lee S, Wong C, Pandya AG, Rodrigues M. Ácido tranexâmico oral para o tratamento do melasma: uma revisão. Dermatol Surg. 2018; 44 (6):814-25.
[50] Donnelly RF. Estabilidade do enxaguatório bucal de ácido tranexâmico. Int J Pharm Compd. 2018; 22(5):412-16.
[51] Vijayakumar A, Baskaran R, Yoo BK. Skin permeation and retention of topical bead formulation containing tranexamic acid. J Cosmet Laser Ther. 2017; 19(1):68-74.
[52] Kanechorn Na Ayuthaya P, Niumphradit N, Manosroi A, Nakakes A. Topical 5% tranexamic acid for the treatment of melasma in Asians: a double-blind randomized controlled clinical trial. J Cosmet Laser Ther. 2012; 14(3):150-4.
[53] Ebrahimi B, Naeini FF. O ácido tranexâmico tópico como um tratamento promissor para o melasma. J Res Med Sci. 2014; 19(8):753-7.
[54] Banihashemi M, Zabolinejad N, Jaafari MR, Salehi M, Jabari A. Comparação dos efeitos terapêuticos do ácido tranexâmico lipossômico e da hidroquinona convencional no melasma. J Cosmet Dermatol. 2015; 14(3):174-7.
[55] Tanno O, Ota Y, Kitamura N, Katsube T, Inoue S. Nicotinamide increases biosynthesis of ceramides as well as other stratum corneum lipids to improve the epidermal permeability barrier. Br J Dermatol. 2000; 143(3):524-31.
[56] Hakozaki T, Minwalla L, Zhuang J, et al. The effect of niacinamide on reducing cutaneous pigmentation and suppression of melanosome transfer. Br J Dermatol. 2002; 147(1):20-31.
[57] Bissett DL, Miyamoto K, Sun P, Li J, Berge CA. A niacinamida tópica reduz o amarelamento, as rugas, as manchas vermelhas e as manchas hiperpigmentadas na pele facial envelhecida. Int J Cosmet Sci. 2004; 26(5):231-8.
[58] Otte N, Borelli C, Korting HC. Nicotinamida: ações biológicas de um ingrediente cosmético emergente. Int J Cosmet Sci. 2005; 27(5):255-61.
[59] Boonme P, Boonthongchuay C, Wongpoowarak W, Amnuaikit T. Avaliação da microemulsão de nicotinamida no aumento da penetração na pele. Pharm Dev Technol. 2016; 21(1):116-20.
[60] Feldmann RJ, Maibach HI. Absorção de alguns compostos orgânicos através da pele no homem. J Invest Dermatol. 1970; 54(5):399-404.
[61] Navarrete-Solís J, Castanedo-Cázares JP, Torres-Álvarez B, et al. A double-blind, randomized clinical trial of niacinamide 4% versus hydroquinone 4% in the treatment of melasma. Dermatol Res Pract. 2011; 2011:379173.
[62] Lin JY, Selim MA, Shea CR, et al. UV photoprotection by combination topical antioxidants vitamin C and vitamin E. J Am Acad Dermatol. 2003; 48(6):866-74.
[63] Pinnell SR, Yang H, Omar M, et al. Topical L-ascorbic acid: percutaneous absorption studies (Ácido L-ascórbico tópico: estudos de absorção percutânea). Dermatol Surg. 2001; 27(2):137- 42.
[64] Murray JC, Burch JA, Streilein RD, Iannacchione MA, Hall RP, Pinnell SR. Uma solução antioxidante tópica contendo vitaminas C e E estabilizadas pelo ácido ferúlico oferece proteção à pele humana contra danos causados pela irradiação ultravioleta. J Am Acad Dermatol. 2008; 59(3):418-25.
[65] Geesin JC, Darr D, Kaufman R, Murad S, Pinnell SR. Ascorbic acid specifically increases type I and type III procollagen messenger RNA levels in human skin fibroblast. J Invest Dermatol. 1988; 90(4):420- 4.
[66] Tajima S, Pinnell SR. O ácido ascórbico aumenta preferencialmente a transcrição do gene do colágeno tipo I e III em fibroblastos de pele humana. J Dermatol Sci. 1996; 11(3):250-3.
[67] Chan AC. Partners in defense, vitamin E and vitamin C. Can J Physiol Pharmacol. 1993; 71(9):725-31.
[68] Fitzpatrick RE, Rostan EF. Estudo duplo-cego, semiaberto, comparando vitamina C tópica e veículo para rejuvenescimento de fotodano. Dermatol Surg. 2002; 28(3):231-6.
[69] Tanaydin V, Conings J, Malyar M, van der Hulst R, van der Lei B. O papel da vitamina E tópica no tratamento de cicatrizes: uma revisão sistemática. Aesthet Surg J. 2016; 36(8):959-65.
[70] Zduńska K, Dana A, Kolodziejczak A, Rotsztejn H. Antioxidant properties of ferulic acid and its possible application (Propriedades antioxidantes do ácido ferúlico e sua possível aplicação). Skin Pharmacol Physiol. 2018; 31(6):332-6.
[71] Raschke T, Koop U, Düsing H-J, et al. Topical activity of ascorbic acid: from in vitro optimization to in vivo efficacy (Atividade tópica do ácido ascórbico: da otimização in vitro à eficácia in vivo). Skin Pharmacol Physiol. 2004; 17(4):200-6.
[72] Stamford NPJ. Estabilidade, penetração transdérmica e efeitos cutâneos do ácido ascórbico e seus derivados. J Cosmet Dermatol. 2012; 11(4):310-17.
[73] Bissett DL. Cosmecêuticos comuns. Clin Dermatol. 2009; 27(5):435-45.
[74] Austria R, Semenzato A, Bettero A. Stability of vitamin C derivatives in solution and topical formulations (Estabilidade de derivados de vitamina C em solução e formulações tópicas). J Pharm Biomed Anal. 1997; 15 (6):795-801.
[75] Keen MA, Hassan I. Vitamina E em dermatologia. Indian Dermatol Online J. 2016; 7(4):311-15.
[76] Alberts DS, Goldman R, Xu MJ, et al. Disposição e metabolismo do acetato de alfa-tocoferol administrado topicamente: um ingrediente comum de protetores solares e cosméticos comercialmente disponíveis. Nutr Cancer. 1996; 26(2):193-201.
[77] Lin FH, Lin JY, Gupta RD, et al. Ferulic acid stabilizes a solution of vitamins C and E and doubles its photoprotection of skin. J Invest Dermatol. 2005; 125(4):826-32.
[78] Burke KE. Interação das vitaminas C e E como melhores cosmecêuticos. Dermatol Ther. 2007; 20(5):314-321
[79] Steenvoorden DPT, Beijersbergen van Henegouwen G. Protection against UV-induced systemic immunosuppression in mice by a single topical application of the antioxidant vitamins C and E. Int J Radiat Biol. 1999; 75(6):747-55.
[80] Humbert PG, Haftek M, Creidi P, et al. Ácido ascórbico tópico na pele fotoenvelhecida. Avaliação clínica, topográfica e ultraestrutural: estudo duplo-cego vs. placebo. Exp Dermatol. 2003; 12 (3):237-44.
[81] Gupta SC, Prasad S, Kim JH, et al. Multitargeting by curcumin as revealed by molecular interaction studies. Nat Prod Rep. 2011; 28 (12):1937-55.
[82] Heng MCY. Vias de sinalização direcionadas à curcumina: base para terapia antienvelhecimento e anticarcinogênica. Int J Dermatol. 2010; 49 (6):608-22.
[83] Cheng AL, Hsu CH, Lin JK, et al. Phase I clinical trial of curcumin, a chemopreventive agent, in patients with high-risk or pre-malignant lesions (Ensaio clínico de fase I de curcumina, um agente quimiopreventivo, em pacientes com lesões de alto risco ou pré-malignas). Anticancer Res. 2001; 21 4B:2895-2900.

[84] Sommerfeld B. Estudo randomizado, controlado por placebo, duplo-cego, de face dividida sobre a eficácia clínica do Tricutan na firmeza da pele. Phytomedicine. 2007; 14(11):711-15.

[85] Ablon G, Kogan S. Um estudo de seis meses, randomizado, duplo-cego, controlado por placebo, avaliando a segurança e a eficácia de um suplemento nutracêutico para promover o crescimento capilar em mulheres com queda de cabelo auto-percebida. J Drugs Dermatol. 2018; 17(5):558-65.

[86] Vaughn AR, Branum A, Sivamani RK. Efeitos do açafrão-da-terra (Curcuma longa) na saúde da pele: uma revisão sistemática das evidências clínicas. Phytother Res. 2016; 30(8):1243-64.

[87] Kloepper JE, Ernst N, Krieger K, et al. A atividade do NF-κB é necessária para a manutenção da fase anágena em folículos capilares humanos in vitro. J Invest Dermatol. 2014; 134(7):2036-8.

[88] Gupta S, Ghosh S, Gupta S, Sakhuja P. Efeito da curcumina na expressão de p53, fator de crescimento transformador-β e óxido nítrico sintase induzível na fibrose submucosa oral: um estudo piloto. J Investig Clin Dent. 2017; 8(4).

[89] Seiberg M, Marthinuss J, Stenn KS. Changes in expression of apoptosis-associated genes in skin mark early catagen. J Invest Dermatol. 1995; 104(1):78-82.

[90] Shishodia S. Molecular mechanisms of curcumin action: gene expression (Mecanismos moleculares da ação da curcumina: expressão gênica). Biofactors. 2013; 39(1):37-55.

[91] Salem M, Rohani S, Gillies ER. Curcumin, a promising anti-cancer therapeutic: a review of its chemical properties, bioactivity and approaches to cancer cell delivery. RSC Advances. 2014; 4(21): 10815-29.

[92] Wang Y-J, Pan M-H, Cheng A-L, et al. Stability of curcumin in buffer solutions and characterization of its degradation products (Estabilidade da curcumina em soluções de cerveja e caracterização de seus produtos de degradação). J Pharm Biomed Anal. 1997; 15(12):1867-76.

[93] Liu W, Zhai Y, Heng X, et al. Oral bioavailability of curcumin: problems and advancements (Biodisponibilidade oral da curcumina: problemas e avanços). J Drug Target. 2016; 24(8):694-702.

[94] Shoba G, Joy D, Joseph T, Majeed M, Rajendran R, Srinivas PS. Influence of piperine on the pharmacokinetics of curcumin in animals and human volunteers (Influência da piperina na farmacocinética da curcumina em animais e voluntários humanos). Planta Med. 1998; 64(4):353-6.

[95] Hatcher H, Planalp R, Cho J, Torti FM, Torti SV. Curcumin: from ancient medicine to current clinical trials (Curcumina: da medicina antiga aos ensaios clínicos atuais). Cell Mol Life Sci. 2008; 65 (11):1631-52.

[96] Heng MC, Song MK, Harker J, Heng MK. Drug-induced suppression of phosphorylase kinase activity correlates with resolution of psoriasis as assessed by clinical, histological and immunohistochemical parameters. Br J Dermatol. 2000; 143(5):937-49.

[97] Yarosh D, Alas LG, Yee V, et al. Pyrimidine dimer removal enhanced by DNA repair liposomes reduces the incidence of UV skin cancer in mice. Cancer Res. 1992; 52(15):4227-31.

[98] Kabir Y, Seidel R, Mcknight B, Moy R. DNA repair enzymes: an important role in skin cancer prevention and reversal of photodamage - a review of the literature. J Drugs Dermatol. 2015; 14 (3):297-303.

[99] Cafardi JA, Elmets CA. T4 endonuclease V: revisão e aplicação à dermatologia. Expert Opin Biol Ther. 2008; 8(6):829-38.

[100] Berardesca E, Bertona M, Altabas K, Altabas V, Emanuele E. Redução dos danos ao DNA induzidos por radiação ultravioleta e da apoptose na pele humana com a aplicação tópica de uma enzima de reparo de DNA contendo fotolase creme: pistas para a prevenção do câncer de pele. Mol Med Rep. 2012; 5(2): 570-4.

[101] Yarosh D, Klein J, O'Connor A, Hawk J, Rafal E, Wolf P, Xeroderma Pigmentosum Study Group. Efeito da endonuclease T4 aplicada topicamente V em lipossomas no câncer de pele em xeroderma pigmentosum: um estudo randomizado. Lancet. 2001; 357(9260):926-9.

[102] Yarosh D, Bucana C, Cox P, Alas L, Kibitel J, Kripke M. Localization of liposomes containing a DNA repair enzyme in murine skin. J Invest Dermatol. 1994; 103(4):461-8.

[103] Robinson LR, Fitzgerald NC, Doughty DG, Dawes NC, Berge CA, Bissett DL. O palmitoyl pentapeptide tópico proporciona melhora na pele facial humana fotoenvelhecida. Int J Cosmet Sci. 2005; 27(3):155-60.

[104] Katayama K, Armendariz-Borunda J, Raghow R, Kang AH, Seyer JM. A pentapeptide from type I procollagen promotes extracellular matrix production (Um pentapeptídeo do pró-colágeno tipo I promove a produção de matriz extracelular). J Biol Chem. 1993; 268(14):9941-4.

[105] Mulder GD, Patt LM, Sanders L, et al. Melhoria da cicatrização de úlceras em pacientes com diabetes por meio de tratamento tópico com glycyl-l-histidyl-l- lysine copper. Wound Repair Regen. 1994; 2(4):259-69.

[106] Badenhorst T, Svirskis D, Wu Z. Caracterização físico-química do tripeptídeo nativo de glicil-l-histidil-l-lisina para cicatrização de feridas e antienvelhecimento: um estudo de pré-formulação para aplicação dérmica. Pharm Dev Technol. 2016; 21(2):152-60.

[107] Miller TR, Wagner JD, Baack BR, Eisbach KJ. Efeitos do complexo tópico de tripeptídeo de cobre na pele tratada com laser de CO_2. Arch Facial Plast Surg. 2006; 8(4):252-9.

[108] Mehta RC, Fitzpatrick RE. Fatores de crescimento endógenos como cosmecêuticos. Dermatol Ther. 2007; 20(5):350-9.

[109] Gold MH, Goldman MP, Biron J. Creme cutâneo com fator de crescimento humano e citocina para rejuvenescimento da pele facial, conforme avaliado por imagem óptica da pele 3D in vivo. J Drugs Dermatol. 2007; 6(10):1018-23.

[110] Mehta RC, Smith SR, Grove GL, et al. Redução do fotodano facial por um produto tópico com fator de crescimento. J Drugs Dermatol. 2008; 7(9):864-71.

[111] Lyons A, Stoll J, Moy R. Um estudo randomizado, duplo-cego, controlado por placebo, split-face da eficácia do fator de crescimento epidérmico tópico para o tratamento do melasma. J Drugs Dermatol. 2018; 17(9):970-3.

[112] Choi YL, Park EJ, Kim E, Na DH, Shin Y-H. Estabilidade dérmica e permeação cutânea in vitro de pentapeptídeos de colágeno (KTTKS e palmitoil-KTTKS). Biomol Ther (Seul). 2014; 22(4):321-7.

[113] Hostynek JJ, Dreher F, Maibach HI. Retenção e penetração na pele humana de um tripeptídeo de cobre in vitro como função da camada de pele em relação à terapia anti-inflamatória. Inflamm Res. 2010; 59(11): 983-8.

[114] Fu JJJ, Hillebrand GG, Raleigh P, et al. Um estudo comparativo randomizado e controlado dos benefícios da redução de rugas de um regime de produto cosmético de niacinamida/peptídeo/retinil propionato versus um regime de produto de tretinoína a 0,02% com prescrição médica. Br J Dermatol. 2010; 162(3):647-54.

[115] Choi FD, Sung CT, Juhasz MLW, Mesinkovsk NA. Suplementação oral de colágeno: uma revisão sistemática das aplicações dermatológicas. J Drugs Dermatol. 2019; 18(1):9-16.

[116] Kawaguchi T, Nanbu PN, Kurokawa M. Distribution of prolylhydroxyproline and its metabolites after oral administration in rats. Biol Pharm Bull. 2012; 35(3):422-7.

[117] Proksch E, Schunck M, Zague V, Segger D, Degwert J, Oesser S. A ingestão oral de peptídeos bioativos específicos de colágeno reduz as rugas da pele e aumenta a síntese da matriz dérmica. Skin Pharmacol Physiol. 2014; 27(3):113-19.

[118] Schunck M, Zague V, Oesser S, Proksch E. A suplementação dietética com peptídeos de colágeno específicos tem um efeito benéfico dependente do índice de massa corporal na morfologia da celulite. J Med Food. 2015; 18(12): 1340-8.

[119] Inoue N, Sugihara F, Wang X. A ingestão de hidrolisados de colágeno bioativo melhora a umidade e a elasticidade da pele facial e reduz os sinais de envelhecimento facial em um estudo clínico randomizado, duplo-cego e controlado por placebo. J Sci Food Agric. 2016; 96(12):4077-81.

22 Usos do *Off-Label* de Kybella/Ácido Desoxicólico

Sachin M. Shridharani ▪ Teri N. Moak ▪ Trina G. Ebersole ▪ Grace M. Tisch

Resumo

A redução de gordura para os contornos facial e corporal continua sendo um dos procedimentos estéticos mais procurados. Continua havendo um grande interesse na redução permanente da deposição de adipócitos por métodos menos invasivos. A introdução do ácido desoxicólico injetável teve um impacto profundo nos contornos estéticos facial e corporal, oferecendo aos médicos e aos pacientes uma opção aprovada pela FDA para reduzir a aparência da gordura indesejada. Este capítulo serve como uma visão geral para auxiliar o clínico interessado em incorporar esse tratamento em sua prática e como um resumo das alternativas.

Palavras-chave: Kybella, ácido desoxicólico, DCA, kythera, redução de gordura, contorno facial estético, lipoaspiração.

22.1 Introdução

A prática da cirurgia estética busca proporcionar aos pacientes uma aparência jovem e saudável por meio do contorno de diversas áreas do rosto e do corpo. Embora as estruturas ósseas possam ser alvos de melhorias estéticas, essa subespecialidade da cirurgia plástica se concentra principalmente na manipulação de tecidos moles para obter uma beleza jovem. O tecido adiposo, em particular, tem sido há muito tempo um alvo *e* um veículo para a obtenção de uma aparência esteticamente melhorada em várias áreas do corpo. Especificamente, a remoção de gordura indesejada tem sido historicamente um meio de criar um contorno elegante e saudável em áreas, como coxas, abdome e braços. Em anos mais recentes, a injeção de gordura foi reconhecida como um meio igualmente viável de rejuvenescimento em áreas, como o rosto e os seios. Dessa forma, a evolução da adaptação da adiposidade desempenha um papel fundamental na estética moderna.

A remoção da gordura indesejada em várias áreas do corpo foi um dos primeiros alvos das intervenções estéticas. Essa técnica é conhecida hoje como lipoaspiração e se tornou o padrão ouro para a remoção de gordura e o procedimento mais popular em todo o mundo desde sua introdução na segunda metade do século XX.[1] A primeira tentativa conhecida de remoção de gordura indesejada para fins estéticos foi realizada pelo cirurgião francês, Dr. Charles Dujarier, em 1921. Sua técnica envolvia a excisão do excesso de pele e tecido subcutâneo, infelizmente resultando em necrose e amputação do tecido devido à remoção excessivamente agressiva da pele e ao comprometimento do suprimento sanguíneo.[2,3] Várias nuances na técnica foram desenvolvidas e modificadas, embora complicações significativas tenham atormentado a excisão direta do tecido adiposo.[3] Na década de 1970, o médico alemão, Dr. Josef Schrudde, introduziu a primeira aparência de lipoaspiração como a conhecemos hoje, empregando uma cureta uterina afiada para a remoção de gordura para extirpar o tecido adiposo subcutâneo. Mais tarde, ele começou a usar um "movimento de limpador de para-brisa" com essa cureta afiada nas camadas subcutâneas de gordura para melhorar a uniformidade da ressecção de gordura.[3] O Dr. Bahman Teimourian, um cirurgião americano, implementou uma técnica de tunelização na mesma época que Schrudde com objetivos semelhantes.[2] Infelizmente, essas técnicas ainda eram complicadas pelo excesso de sangramento e equimoses, irregularidades no contorno, seroma, pele solta e flácida após o procedimento e até mesmo necrose da pele devido à ressecção excessivamente agressiva da gordura, que comprometia o suprimento de sangue para as camadas superficiais do tecido.[2,3] Em 1977, os Drs. Arpad e George Fisher descreveram o uso de sucção para auxiliar a remoção de gordura, embora isso ainda fosse realizado com uma cureta afiada, e as altas taxas de complicações persistiam.[2] Foi somente com a introdução de avanços tecnológicos pelo cirurgião francês, Dr. Yves-Gerard Illouz, que a lipoaspiração moderna começou a tomar forma. Illouz foi o primeiro a realizar a lipoaspiração com uma cânula de ponta romba e assistência de sucção por meio de pequenas incisões de acesso com o uso de tubos transparentes para visualizar a remoção de gordura e avaliar a quantidade e a presença de sangue no aspirado.[2,3]

A evolução da lipoaspiração continuou, resultando em várias metodologias em uso atualmente, cada uma com suas vantagens e desvantagens distintas. Embora uma comparação exaustiva esteja além do escopo deste texto, é fornecida uma breve sinopse das principais técnicas de lipoaspiração mais comumente usadas.

22.1.1 Lipoaspiração Assistida por Ultrassom

A lipoaspiração assistida por ultrassom (UAL), inicialmente descrita por Zocchi, emprega energia ultrassônica para permitir uma lipólise mais seletiva. A energia do ultrassom é usada para criar uma ruptura celular em larga escala dos adipócitos e é removida em um segundo estágio com o uso da lipectomia assistida por sucção (SAL). Esse método resulta em menor perda de sangue e melhor contorno, especialmente em áreas com tecido fibroso abundante, como o dorso e o tórax. As desvantagens dessa técnica envolvem aumento do custo, incisões de acesso maiores e maior risco de lesão térmica.[2,4,5]

22.1.2 Lipoaspiração Assistida por Energia

A lipoaspiração assistida por energia (PAL) utiliza uma cânula de vibração rápida para quebrar a gordura fibrosa em um procedimento menos trabalhoso e com menor tempo de operação. As desvantagens dessa técnica envolvem o aumento do custo em comparação à SAL e uma curva de aprendizado acentuada do operador.[2]

22.1.3 Lipoaspiração Assistida por *Laser*

A lipoaspiração assistida por *laser* (LAL) foi descrita pela primeira vez por Apfelberg, em 1994, e explora os princípios da lipoaspiração seletiva.

A fototermólise a *laser* lesiona preferencialmente os adipócitos sem *afetar* os tecidos circundantes. Vários *lasers* foram estudados para a lipólise a *laser*, sendo que cada *laser* tem suas próprias vantagens exclusivas. No entanto, como um todo, o LAL apresenta um tratamento superior de áreas com grandes depósitos de gordura, com menos sangramento e melhor elasticidade da pele após o procedimento. O potencial de lesão térmica, o tempo prolongado do procedimento e o alto custo do equipamento são as desvantagens mais significativas dessa técnica.[2,3,5]

22.1.4 Lipoaspiração Assistida por Radiofrequência

A lipoaspiração assistida por radiofrequência (RFAL) foi desenvolvida para combater a complicação da pele solta e flácida após várias técnicas de redução de gordura. A radiofrequência não apenas dissolve os adipócitos, mas também contrai a rede fibrosseptal, resultando no enrijecimento da pele por meio da contração do colágeno dérmico, da remodelação subdérmica e da formação de neocolágeno. Teoricamente, com a RFAL, há um risco de lesão térmica, embora poucos casos tenham sido registrados. No entanto, essa continua sendo uma tecnologia relativamente nova, sendo necessária uma coleta de dados de longo prazo para avaliar a verdadeira incidência dessa complicação.[2]

22.1.5 Plasma de Hélio

O plasma de hélio, desenvolvido pela Apyx Medical como Renuvion/J-plasma, surgiu da cirurgia hepatobiliar durante seu uso para coagulação, quando se observou que a alteração nas configurações dessa tecnologia resultava no encurtamento das redes fibrosseptal da derme para a fáscia muscular, enrijecendo a pele. Diferentemente das tecnologias anteriores no mercado, o plasma de hélio não apresenta risco de lesão térmica aos tecidos adjacentes.

Infelizmente, todos os métodos listados anteriormente para gerenciar o excesso de gordura corporal envolvem um procedimento cirúrgico invasivo. Além disso, a maioria dessas técnicas tem como objetivo tratar a gordura indesejada em grandes quantidades em áreas maiores da superfície corporal. Dessa forma, essas técnicas têm limitações em sua capacidade de tratar a gordura indesejada em áreas pequenas ou finitas, como o rosto e o pescoço. Até recentemente, nenhuma intervenção não cirúrgica eficaz estava disponível para pacientes que não queriam correr o risco ou o tempo de inatividade da cirurgia ou que não eram bons candidatos à cirurgia por vários motivos.

No final da década de 1990 e no início dos anos 2000, a mesoterapia, desenvolvida pelo francês, Dr. Michel Pistor, surgiu como um dos primeiros meios não cirúrgicos de tratar a gordura indesejada.[6] A mesoterapia é uma técnica que envolve microinjeções de combinações farmacêuticas e homeopáticas de compostos químicos, extratos de plantas, vitaminas e outros ingredientes em áreas de gordura indesejada para induzir a lipólise e a morte celular.[6] Infelizmente, a mesoterapia nunca foi aprovada pela Food and Drug Administration (FDA) devido à falta de dados revisados por pares para apoiar resultados reprodutíveis, confiáveis e seguros. Embora a mesoterapia não seja usada nos Estados Unidos, ela ainda está amplamente disponível na Europa e na África do Sul.[6]

Outros avanços na redução de gordura não cirúrgica foram desenvolvidos com base nos princípios da lipoaspiração cirúrgica. Por exemplo, embora a LAL utilize a termólise térmica para tratar o tecido adiposo, a criolipólise ou CoolSculpting envolve o uso de resfriamento do tecido a uma temperatura que induz a quebra do tecido adiposo sem afetar o tecido circundante. O Body FX foi desenvolvido com base na tecnologia RFAL, fornecendo energia de radiofrequência de forma não invasiva para atingir a gordura subdérmica e enrijecer a pele sobrejacente. O Liposonix emprega tecnologia dos EUA semelhante à UAL para reduzir de forma não invasiva a gordura em áreas indesejadas. Embora essas metodologias tenham aliviado o componente cirúrgico *versus* não cirúrgico da escolha de um tratamento adequado, elas permanecem limitadas em sua capacidade de tratar a gordura em áreas pequenas e específicas.

O interesse contínuo na redução de gordura em pequenas áreas não passíveis de intervenção cirúrgica resultou no interesse em criar uma molécula injetável para tratar essas áreas problemáticas. Esse interesse levou ao reconhecimento do ácido desoxicólico (DCA). O fato de o DCA poder estimular com segurança a adipocitólise fez com que esse tratamento fosse o padrão ouro atual para a redução não cirúrgica de gordura em pequenas bolsas.

22.2 Modalidades/Opções de Tratamento Disponíveis

Existem várias modalidades para o tratamento da gordura indesejada em várias áreas do corpo. Em geral, o processo de tomada de decisão deve incluir as seguintes considerações: abordagem cirúrgica *versus* não cirúrgica, redução de grande volume *versus* pequeno volume de gordura e grande *versus* pequena área de superfície corporal envolvida. Um resumo de muitas tecnologias atuais é discutido na seção anterior. No entanto, o foco deste capítulo é a redução de gordura sob medida em áreas de pequeno volume e pequena superfície corporal. Especificamente, este capítulo tem o objetivo de fornecer uma compreensão completa do DCA, seus usos, técnicas de injeção e cuidados com o paciente, incluindo a seleção do paciente antes do procedimento e os cuidados após o procedimento.

O DCA é um ácido biliar secundário produzido endogenamente no trato gastrointestinal (GI) humano. Esse ácido biliar tem a função de emulsificar e solubilizar as gorduras da dieta à medida que são submetidas à digestão e à conversão em fontes de energia utilizáveis.[7-9] O conhecimento do DCA e de suas propriedades químicas levou à adaptação dessa molécula para uso estético na forma de ATX-101 (Kybella, Estados Unidos; Belkyra, Canadá; Kythera Biopharmaceuticals Inc., subsidiária da Allergan Inc., Westlake Village, Califórnia, Estados Unidos).[7-9] O ATX-101 é um ácido biliar secundário produzido endogenamente no trato gastrointestinal humano, Kythera Biopharmaceuticals Inc., subsidiária da Allergan Inc., Westlake Village, Califórnia, Estados Unidos).[7-9] O ATX-101 é um DCA sintético e estéril com estrutura química idêntica ao ácido biliar endógeno do trato gastrointestinal humano.

Antes de seu uso na estética, o ATX-101 já havia sido usado no tratamento de lipomas e em associação a outras substâncias, como vacinas contra a gripe.[10-14] Quando injetada em tecidos subcutâneos, o ATX-101 causa lise dos adipócitos por meio da desestabilização da membrana com uma redução subsequente do volume de gordura. A natureza injetável desse composto químico o torna um tratamento ideal para a redução de gordura em áreas muito pequenas que não podem ser tratadas com cânulas ou aplicadores grandes. Além disso, sua previsibilidade de dispersão, meia-vida e resultados o tornam o tratamento preferido para áreas sensíveis que exigem tratamento personalizado. Em 2015, o ATX-101 foi aprovado pela FDA como o primeiro medicamento injetável indicado para a redução da gordura submental (SMF) nos Estados Unidos e no Canadá e, desde então, tornou-se o padrão ouro para a redução não cirúrgica de pequenos volumes de gordura.[8,9]

22.3 Indicações

Mais de US$ 1,6 bilhão foi gasto em injetáveis, de acordo com os dados mais recentes da American Society for Aesthetic Plastic Surgery (ASAPS) de 2019.[15] A redução não cirúrgica de gordura, em particular, estava entre os quatro procedimentos não cirúrgicos mais comuns realizados, em 2019.[15] Como as técnicas não cirúrgicas de contorno facial e corporal continuam a crescer em popularidade, os profissionais devem ter um conhecimento abrangente do ATX-101 como uma possível opção de tratamento.

A indicação do rótulo para a injeção de ATX-101 é para a melhora da convexidade moderada à grave associada à gordura submental (SMF). A convexidade ou plenitude submentoniana é uma área comum de preocupação estética tanto para homens, quanto para mulheres e pode ser resistente à redução por meio de dieta e exercícios padrão, pois há correlações entre a plenitude submentoniana e a predisposição genética.[25] Além disso, o acúmulo de SMF está associado a percepções sociais e psicológicas negativas de si mesmo, tanto pelo paciente, quanto pelos outros.[17-23,38] Descobriu-se que os homens, em particular, consideram a plenitude submental uma preocupação estética significativa à medida que envelhecem.[17,24] Com uma seleção criteriosa de pacientes e uma técnica adequada, as injeções de ATX-101 podem ser usadas para reduzir a SMF, aumentar a definição da mandíbula e melhorar o ângulo cervicomental.

O uso *off-label* de injeções de ATX-101 para tratar o tecido adiposo em regiões não submentais é comum na prática clínica[29-36] e será discutido em mais detalhes em uma seção posterior (consulte a seção "Off-Label ATX-1").

22.4 Seleção de Pacientes

Antes de administrar o ATX-101, deve-se proceder a uma análise detalhada da área que está sendo avaliada. Em geral, o local deve ter boa qualidade de pele e gordura superficial palpável.

22.4.1 Considerações Pré-Operatórias

Com relação ao uso do ATX-101 no rótulo, deve ser realizada uma análise completa da região submental. A gordura pré-platismal deve ser isolada no exame, fazendo com que o paciente flexione o platisma, que funciona para separar a gordura pré e pós-platismal. Isso também identifica bandas platismais, que devem ser discutidas com o paciente antes da administração do tratamento com ATX-101. As bandas platismais podem-se tornar mais proeminentes após a redução da SMF. Os pacientes também devem ser informados sobre glândulas submandibulares proeminentes que podem estar contribuindo para a plenitude submental e que não podem ser alteradas com o ATX-101. A avaliação da posição do hioide também é fundamental para a obtenção de resultados ideais. Um hioide baixo e anterior permanecerá no lugar, apesar do tratamento da gordura pré-platismal, e esse marcador anatômico deve ser apontado para opaciente. Alguns pacientes também têm um músculo digástrico volumoso, que é mais bem visto na vista lateral, quando o paciente empurra a língua para o teto da boca, criando uma plenitude submental que não pode ser alterada. Os pacientes com essas características anatômicas ainda podem apresentar melhora estética; no entanto, é importante ter uma discussão completa sobre a anatomia exclusiva de cada paciente e os fatores individuais que contribuem para a plenitude submental antes do tratamento. É importante ressaltar que o ATX-101 é seguro para uso em todos os tipos de pele quando administrado adequadamente.

Aplicações *off-label* de ATX-101 foram descritas em várias regiões anatômicas, desde a gordura periaxilar até a parte posterior do tronco superior e as extremidades inferiores. Ao considerar o uso de ATX-101 em regiões não submentais, é imprescindível um amplo conhecimento da área anatômica, incluindo as estruturas neurovasculares subjacentes e adjacentes, para garantir a segurança do paciente. Um teste de pinçamento pode ser usado para verificar se a área de tratamento pretendida consiste em um compartimento de gordura superficial.

22.4.2 Contraindicações

A única contraindicação absoluta ao uso do ATX-101 é uma área com infecção ativa. As contraindicações relativas em que os profissionais devem proceder com cautela são: (1) regiões com flacidez moderada à grave da pele, (2) áreas de redundância de pele, (3) regiões com tecido adiposo mínimo e (4) áreas com qualidade de pele comprometida e/ou afinamento dérmico (p. ex., estrias distensas). Pacientes com grande perda de peso devem ser examinados quanto à desnutrição antes do tratamento, pois as deficiências de vitaminas podem levar a interrupções na síntese de colágeno. Como o resultado da injeção de ATX-101 depende das vias relacionadas ao espessamento dérmico e à neocolagênese, os imunossupressores (como esteroides ou imunoterapia) devem ser descontinuados, se possível, pois esses medicamentos afetam a via de cicatrização de feridas e podem afetar os resultados do ATX-101. Além disso, os pacientes com distúrbios vasculares do colágeno terão deficiências na via de síntese do colágeno, o que pode levar a resultados abaixo do ideal.

22.5 Técnica *On-Label*

A maioria das marcações padrão para injeções submentais de ATX-101 limita o tratamento a uma pequena região cen-

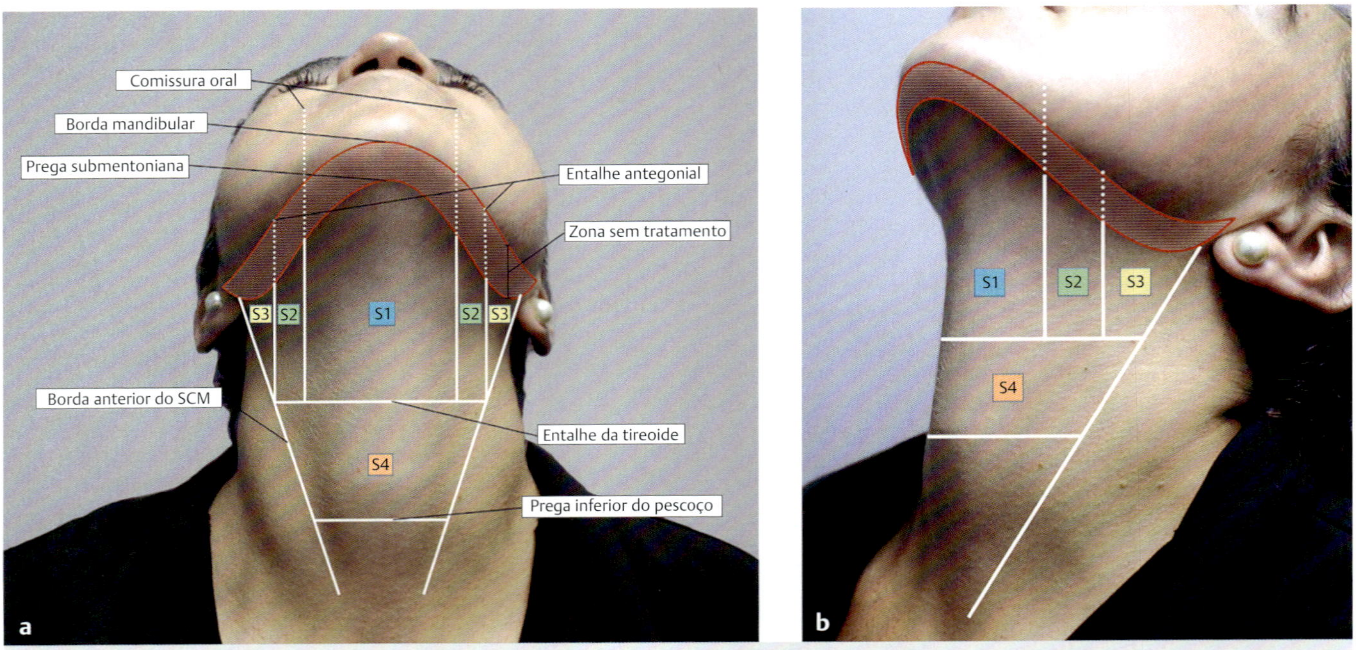

Fig. 22.1 (a) Vistas anterior e **(b)** oblíqua do pescoço ilustrando os principais pontos anatômicos externos, marcações de pré-tratamento e zonas seguras para injeções submentais de ATX-101. As zonas de tratamento em potencial (zonas seguras 1-4) são marcadas como S1, S2, S3 e S4. As bordas da zona são definidas pela dobra submental, entalhe da tireoide, dobra inferior do pescoço, continuação caudal das comissuras orais, continuação caudal do entalhe antegonial, borda anterior do músculo esternocleidomastóideo (ECM) e borda inferior da zona sem tratamento (NTZ). A região sombreada em *vermelho* representa a NTZ, correspondendo à localização do nervo mandibular marginal.

tral do submento. Essa abordagem geralmente subtrata os pacientes com deposição de adiposidade além da área submental central. Com base em percepções de estudos de corantes cadavéricos dos compartimentos da SMF, o autor principal desenvolveu um método para expandir com segurança a área de tratamento centralizada padrão. A técnica da zona segura expandida (ESZ) descreve marcos topográficos que se correlacionam com compartimentos de gordura discretos dentro da gordura pré-platismal e facilita o tratamento individualizado ajustado à anatomia exclusiva de cada paciente.[39] Ao usar o ATX-101 para tratar a região submental, os autores recomendam aderir ao protocolo descrito na seção a seguir.

22.5.1 Etapa 1: Marcações de Pré-Tratamento

- Com o paciente em uma posição sentada e ereta, marque a região submental de acordo com os seguintes limites anatômicos (▶ Fig. 22.1a, b):
  - ***Zona sem tratamento (NTZ):*** para evitar o nervo mandibular (MMN), marque a região 4,5 cm anterior ao gônio e 2 cm inferior à borda inferior da mandíbula.[40,41] Nenhuma injeção deve ser administrada nessa região (▶ Fig. 22.1a, b).
  - ***Zona de segurança 1 (S1):*** S1 é delimitada pela região submental (borda superior), o entalhe da tireoide (borda inferior) e a continuação caudal das comissuras orais bilaterais (bordas laterais; ▶ Fig. 22.1a, b).
  - ***Zona de segurança 2 (S2; bilateral):*** a S2 é delimitada pela borda inferior da NTZ (borda superior), a extensão lateral do entalhe da tireoide (borda inferior), a continuação caudal da comissura oral (borda medial), e o entalhe antegonial (borda lateral). Após marcar um lado do pescoço, marque o lado contralateral (▶ Fig. 22.1a, b).
  - ***Zona de segurança 3 (S3; bilateral):*** a S3 é delimitada pela borda inferior da NTZ (borda superior), a extensão lateral do entalhe da tireoide (borda inferior), a continuação caudal do entalhe antegonial (borda medial) e a borda anterior do músculo esternocleidomastóideo unilateral (borda lateral). Após marcar um lado do pescoço, marque o lado contralateral (▶ Fig. 22.1a, b).
  - ***Zona de segurança 4 (S4):*** a S4 é delimitada pelo entalhe da tireoide (borda superior), a dobra do pescoço (borda inferior) e a borda anterior dos músculos esternocleidomastóideos bilaterais (bordas laterais; ▶ Fig. 22.1a, b).

22.5.2 Etapa 2: Identificação da Zona de Tratamento

- Após marcar o paciente, avalie todas as seis regiões delineadas (S1, S2 [bilateral], S3 [bilateral] e S4) para determinar a extensão da deposição de gordura. Palpe a área de tratamento pretendida para garantir a presença de gordura subcutânea suficiente. Deve haver um mínimo de 1,5 cm de gordura subcutânea comprimível na área de tratamento.
- Vale ressaltar que nem todos os pacientes precisarão de injeções em todas as seis regiões do sistema ESZ. Alguns pacientes, por exemplo, podem ter excesso de gordura apenas em S1, S2 e S3; nesse caso, as áreas de tratamento incluiriam S1, S2 e S3, mas não S4.
- Contorne a área de tratamento confirmada com uma caneta cirúrgica. Certifique-se de evitar a NTZ.

22.5.3 Etapa 3: Padrão de Injeção

- Preparar a área de tratamento com ácido hipocloroso.
- Aplique a grade de injeção de 1 cm em toda a área de tratamento para marcar os locais de injeção.

22.5.4 Etapa 4: Administração do Anestésico Local

- Para aumentar o conforto do paciente, injete a área de tratamento com lidocaína (1% ou 2%) com epinefrina 1:100.000. O volume da injeção de anestésico local varia de 3 a 6 mL, dependendo da sensibilidade do paciente e da área de superfície a ser tratada.
- Aplique compressas de gelo na área de tratamento e aguarde 10 minutos para que o anestésico local faça efeito.

22.5.5 Etapa 5: Administração do ATX-101

- Coloque 1 mL de ATX-101 (solução de 10 mg/mL) em uma seringa estéril de 1 mL.
- Usando uma agulha de calibre 32 de 0,5 polegada, injete 0,2 mL de ATX-101 na gordura pré-platismal imediatamente adjacente a cada marca de grade de 1 cm (dose ajustada por área: 2 mg/cm^2).
- A dosagem deve ser consistente em toda a área de tratamento; não diminua a dosagem lateralmente.
- As injeções são administradas perpendicularmente à superfície da pele com a agulha avançada até a metade da gordura pré-platismal.
- Não retire a agulha durante a injeção, pois as injeções superficiais (intradérmicas) podem resultar em necrose dérmica.
- A resistência da agulha indica possível contato com tecido não adiposo, e a agulha deve ser reposicionada em uma profundidade adequada antes da injeção.
- Para evitar lesões no MMN, não injete na região 4,5 cm anterior ao gônio e 2 cm abaixo da borda mandibular.[40,41]
- Um máximo de 50 injeções (até 10 mL de ATX-101) pode ser injetado em um único tratamento.[42]

22.5.6 Etapa 6: Gelo Pós-Injeção

- Imediatamente após o tratamento, aplique compressas de gelo na área injetada.

22.5.7 Etapa 7: Sessões de Tratamento Subsequentes

- A maioria dos pacientes precisará de dois a quatro tratamentos (em intervalos de 6 semanas) para obter os melhores resultados.
- Um máximo de seis tratamentos únicos pode ser administrado (em intervalos não inferiores a 4 semanas) com um máximo de 10 mL por sessão de tratamento único.[42] O número de injeções por tratamento e o número de sessões de tratamento dependem da distribuição de gordura, da anatomia e dos objetivos do tratamento de cada paciente.
- Vale ressaltar que os pacientes não precisarão necessariamente de injeções de ATX-101 em todas as seis zonas do sistema ESZ em cada sessão. Em vez disso, as injeções de ATX-101 devem ser administradas somente em zonas com excesso de SMF com o objetivo de tratar até o ponto final. Muitas vezes, as regiões laterais da SMF (p. ex., S2, S3) têm uma densidade de gordura menor e são as primeiras a serem resolvidas; assim, os tratamentos subsequentes se concentrariam em S1 (▶ Fig. 22.2).

22.6 Uso *Off-Label* do ATX-101

Embora o ATX-101 seja atualmente aprovado pela FDA para a redução do excesso de SMF, aplicações não submentais da injeção de ATX-101 foram descritas na literatura científica e são comumente realizadas na prática clínica. A revisão sistemática de estudos sobre o uso *off-label* do ATX-101 demonstra que as aplicações não submentais têm um perfil de segurança, eficácia e satisfação geral do paciente semelhantes em comparação ao uso aprovado pela FDA para SMF persistente.[43] Além disso, os resultados dos estudos clínicos realizados pelo nosso autor principal demonstram que as injeções de ATX-101 são eficazes e não são acompanhadas de eventos adversos (EA) significativos quando usadas para tratar o excesso de gordura subcutânea em regiões não submentais. As áreas anatômicas que foram tratadas com sucesso com o ATX-101 incluem os *jowls*, os braços, a região periaxilar anterior, o abdome, as coxas e os joelhos. Desde que haja um entendimento completo da anatomia pertinente, isolamento preciso da área de tratamento e técnica de injeção adequada, as áreas não submentais podem ser tratadas com segurança e eficácia com a injeção de ATX-101. É importante observar que, embora a evidência atual seja promissora, são necessários mais ensaios clínicos e estudos com amostras grandes para estabelecer padrões de prática e determinar indicações explícitas (p. ex., dosagem anatômica específica, toxicidade, espaçamento do local de injeção e segurança) para aplicações não submentais de ATX-101.

A técnica de injeção para ATX-101 sem rótulo está alinhada com o protocolo passo a passo descrito anteriormente (consulte a Seção 24.5) e deve incluir marcações pré-tratamento, identificação da zona de tratamento, aplicação da grade de injeção, administração de anestésico local, administração de ATX-101 e gelo pós-injeção. Nesta seção, discutiremos considerações suplementares para maximizar a segurança do paciente e a eficácia do tratamento ao usar o *off-label* com o ATX-101. Além disso, descreveremos considerações técnicas para o tratamento da gordura do *jowl* e da gordura periaxilar anterior (APAF).

22.6.1 Considerações Suplementares sobre o Uso *Off-Label* do ATX-101

Considerações Pré-Tratamento

Antes de administrar o tratamento, deve ser realizada uma avaliação completa da região de tratamento pretendida para avaliar a extensão da deposição de gordura e identificar a área-alvo do tratamento. Os médicos devem obter um histórico médico detalhado e devem ter cuidado com pacientes com procedimentos cirúrgicos ou cosméticos anteriores na área de

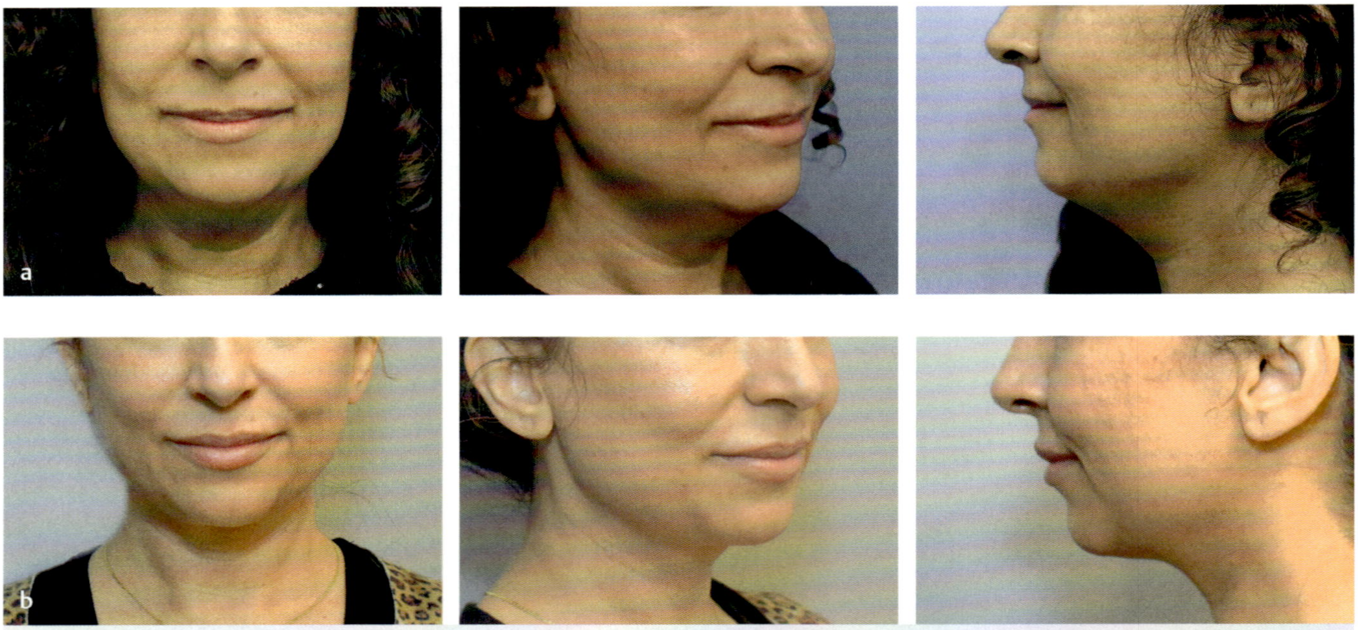

Fig. 22.2 (a, b) Uma paciente de 39 anos de idade foi submetida a duas sessões de tratamento com ATX-101 (2 mg/cm²) para a redução da plenitude submental. A região submental foi tratada com 8,0 e 5,0 mL de ATX-101 nas sessões de tratamento 1 e 2, respectivamente. A paciente é mostrada antes do tratamento (linha de base) e 12 meses após seu segundo tratamento.

tratamento, pois as alterações anatômicas ou o tecido cicatricial podem afetar a administração segura do ATX-101. Além disso, os clínicos devem considerar a etiologia da plenitude na área de tratamento pretendida e verificar possíveis causas que não sejam o excesso de tecido adiposo (p. ex., malignidade, linfadenopatia, tecido mamário acessório, hipertrofia muscular). Assim como no tratamento *on-label*, as pacientes devem ser orientadas sobre a probabilidade de precisar de duas a quatro sessões de tratamento (em intervalos de 6 semanas) para obter os melhores resultados.

Identificação da Zona de Tratamento

A área de tratamento planejada deve ser delineada com uma caneta cirúrgica, evitando especialmente zonas de perigo ou estruturas anatômicas subjacentes, como nervos ou vasos sanguíneos principais. Apalpe a área de tratamento planejada para garantir a presença de gordura subcutânea suficiente; deve haver um mínimo de 1,5 cm de gordura subcutânea comprimível dentro da zona de tratamento. Antes de aplicar a grade de injeção de 1 cm, a grade pode ser cortada para corresponder ao tamanho e ao formato da área de tratamento. Se o tratamento for feito em uma grande área da superfície, podem ser necessárias várias grades de injeção.

Dosagem do ATX-101

Assim como no tratamento *on-label*, as aplicações *off-label* da injeção de ATX-101 devem usar uma dose ajustada à área de 2 mg/cm². A dosagem deve ser consistente em toda a área de tratamento e não deve ser reduzida lateralmente ou ajustada em toda a área de tratamento. Ao tratar uma grande área de superfície, como o abdome, é importante não exceder um máximo de 50 injeções (com 0,2 mL de ATX-101 por injeção).[42] Não mais do que 10 mL de ATX-101 podem ser administrados em um único tratamento, independentemente da área a ser tratada.

Custo do Tratamento

O uso do ATX-101 para o contorno corporal é, sem dúvida, limitado pelo custo, especialmente em pacientes que buscam tratamento para o excesso de gordura em grandes regiões do corpo, como o abdome ou as coxas. Para atingir efetivamente a gordura em uma grande área de superfície, é necessário um volume substancialmente maior de produto do que no tratamento de áreas relativamente pequenas, como a região submental. Dessa forma, considerando o custo atual do produto, as aplicações favoráveis para injeções de ATX-101 não submentais envolvem depósitos pequenos e localizados de tecido adiposo (p. ex., gordura da papada, gordura periaxilar).

22.6.2 Considerações Técnicas para o Uso *Off-Label* do ATX-101: *Jowls* e APAF

Gordura nos *Jowls*

A perda da definição da linha da mandíbula é uma característica do rosto envelhecido.[44] O excesso de gordura no *jowl* pode contribuir para a redução da definição da linha da mandíbula e é um componente importante a ser abordado em pacientes que buscam rejuvenescimento facial.

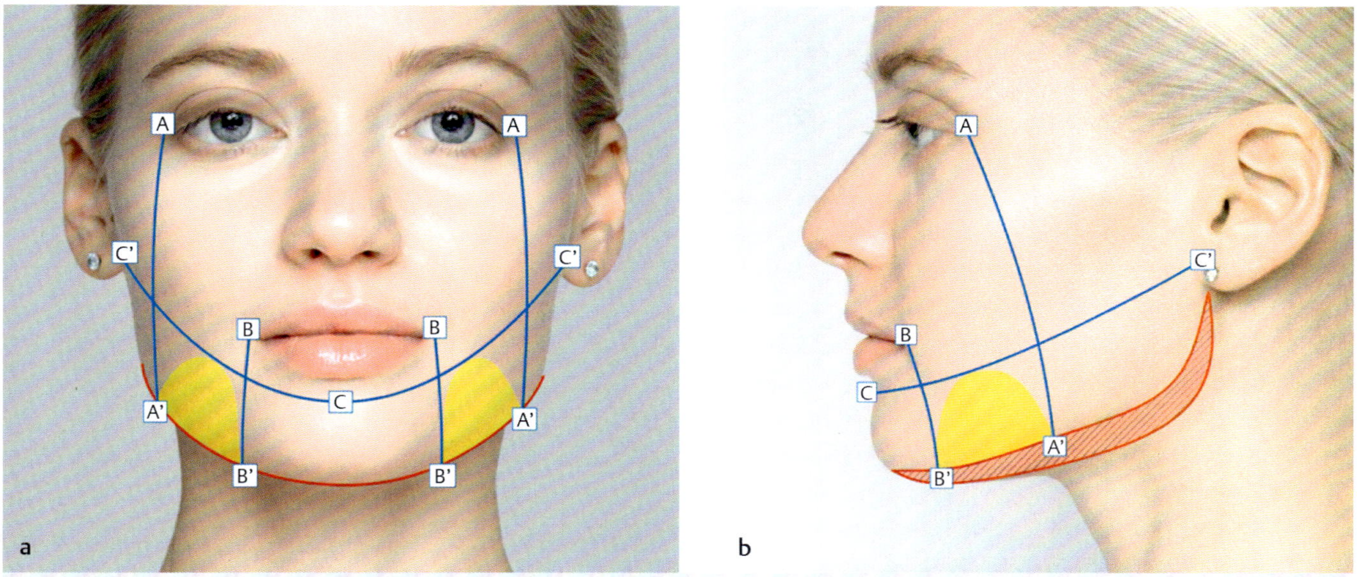

Fig. 22.3 (a, b) Marcações faciais usadas para isolar a área de tratamento dos *jowls*. A, canto lateral; A', entalhe antegonial; B, comissura oral; B', sulco *pré-jowl*; C, sulco labiomental da linha média; C', lóbulo da orelha. A área sombreada em *amarelo* é o coxim adiposo da parte inferior dos *jowls*. A região sombreada em *vermelho* representa a zona de inervação do nervo mandibular marginal na borda inferior da mandíbula.

Seleção de Pacientes

Embora as injeções de ATX-101 possam ser um tratamento adequado para alguns pacientes que apresentam gordura nos *jowls*, a avaliação cuidadosa do mecanismo do *jowl* é fundamental para determinar o curso adequado do tratamento. Há três mecanismos principais pelos quais os *jowls* ocorrem (1) ptose causada pelo deslocamento do compartimento, (2) atrofia do tecido subcutâneo e (3) deiscência do septo mandibular, permitindo que a gordura flua sobre a mandíbula.[44] Somente os pacientes com *jowling* resultante do fluxo de gordura sobre a mandíbula devem ser considerados para tratamento com ATX-101. Por outro lado, os pacientes com *jowls* devido à ptose do compartimento superior ou atrofia do tecido subcutâneo não são candidatos apropriados para a injeção de ATX-101. Além disso, os pacientes elegíveis devem ter uma flacidez de pele relativamente mínima, pois a flacidez moderada à grave da pele dos *jowls* é uma contraindicação relativa ao tratamento com ATX-101.[44]

Marcações de Pré-Tratamento

Com o paciente em uma posição sentada e ereta, as marcações faciais devem ser feitas para identificar a área de tratamento dos *jowls*. A gordura da papada pode ser isolada de forma consistente desenhando-se quatro linhas que se cruzam (▶ Fig. 22.3):

- A linha 1 se estende do canto lateral até o entalhe antegonial e forma a borda posterior da área de tratamento do *jowl* (▶ Fig. 22.3).
- A linha 2 se estende da comissura oral até o sulco pré-*jowl* e forma a borda anterior da área de tratamento do *jowl* (▶ Fig. 22.3).
- A linha 3 se estende do sulco labiomental até o lóbulo da orelha e forma a borda superior da área de tratamento do *jowl* (▶ Fig. 22.3).
- A linha 4 se estende ao longo da borda inferior da mandíbula, do sulco pre-*jowl* até o lóbulo da orelha, e forma a borda inferior da área de tratamento do *jowl* (▶ Fig. 22.3).

Técnica de Injeção

- Para otimizar o ângulo de injeção e minimizar os riscos, a gordura e a pele do *jowl* devem ser pinçadas e afastadas das estruturas subjacentes com a mão que não está injetando. O pinçamento e a retração do tecido reduzem o risco de paresia do MMN, pois os ramos terminais do MMN que ocorrem na região do *jowl* são profundos na gordura subcutânea.[44]
- Administre as injeções perpendicularmente à superfície da pele e na metade da gordura subcutânea (a uma profundidade de 6 a 10 mm) (▶ Fig. 22.4a,b).[44]

Gordura Periaxilar Anterior

A presença de APAF proeminente ou em excesso é uma área de preocupação para muitos pacientes. O excesso de APAF é uma coleção focal de gordura que geralmente não tem relação com o índice de massa corporal (IMC) do paciente e normalmente é resistente à dieta e aos exercícios.[45] Tradicionalmente, as opções de tratamento para reduzir a APAF envolvem abordagens cirúrgicas (p. ex., excisão, lipoaspiração); no entanto, as injeções de ATX-101 podem ser uma alternativa minimamente invasiva eficaz para reduzir a APAF.

Seleção de Pacientes

Uma história médica detalhada deve ser obtida para todas as pacientes que estejam considerando o tratamento com ATX-

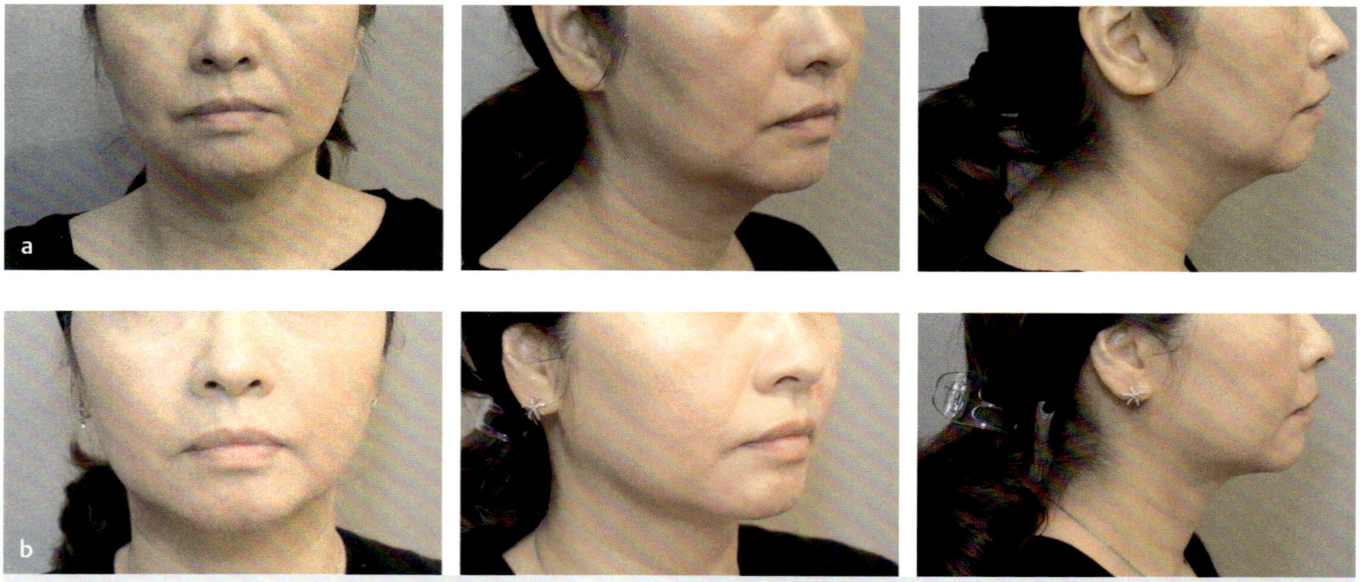

Fig. 22.4 (a, b) Uma mulher de 47 anos de idade foi submetida a três sessões de tratamento com ATX-101 (2 mg/cm²) para a redução da plenitude submental e da gordura do *jowl*. A região submental foi tratada com 5, 4,8 e 1,6 mL de ATX-101 nas sessões de tratamento 1, 2 e 3, respectivamente; o *jowl* foi tratado igualmente e bilateralmente com 0,8, 0,6 e 1,2 mL nas três sessões de tratamento. A paciente é mostrada antes do tratamento (linha de base) e 6 meses após seu terceiro tratamento.

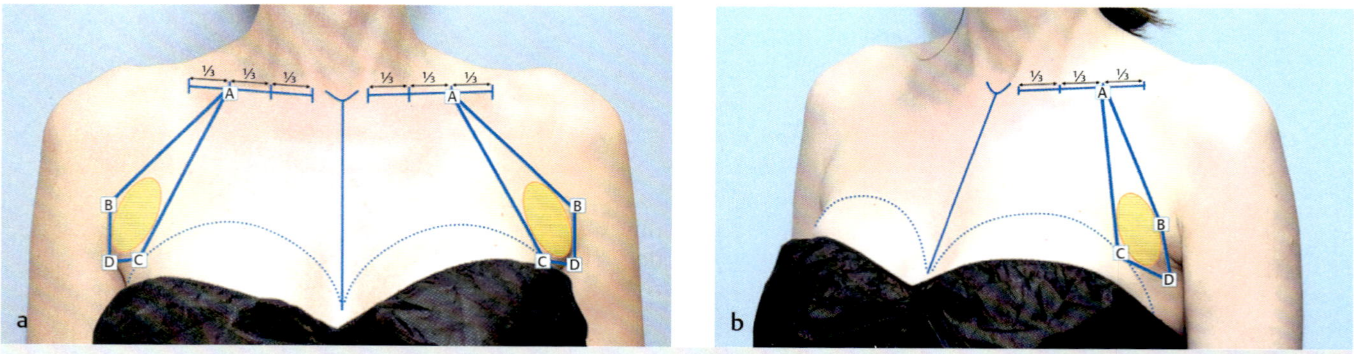

Fig. 22.5 (a, b) Diagrama das marcações usadas para identificar a área de tratamento da gordura periaxilar anterior (APAF). *A*, extremidade interna do terço lateral da clavícula ; *B*, início da dobra axilar anterior; *C*, junção palpável do quadrante superior externo da mama e da pele axilar; *D*, linha axilar média. As *elipses amarelas* representam as áreas de tratamento da APAF.

101 para reduzir a APAF. Além disso, o médico deve considerar a etiologia do excesso de volume e descartar malignidades e tecido mamário acessório. O relato pelas pacientes de dor no passado ou atual e/ou inchaço na região periaxilar anterior durante o ciclo menstrual, é sugestivo de presença de tecido mamário acessório e elas não devem ser tratadas.[45] Um exame físico da área periaxilar anterior deve ser realizado em todas as pacientes. Para garantir que a plenitude periaxilar não seja secundária à hipertrofia do músculo peitoral maior ou dos tendões, as pacientes devem abduzir os braços para ativar o músculo peitoral maior.[45] Um teste de pinça pode confirmar ainda mais a presença de gordura subcutânea. Testes complementares de diagnóstico de triagem, especificamente mamografia ou ultrassonografia de mama, devem ser realizados em todas as pacientes que sejam candidatas adequadas devido a fatores de risco e/ou idade.

Marcação de Pré-Tratamento

A área de tratamento da APAF fica dentro de uma elipse na região periaxilar anterior direita e esquerda.[45] Com a paciente em uma posição ereta, as marcações devem ser feitas para identificar a área de tratamento apropriada. Para isolar a área de tratamento e evitar lesões na mama, delineie as bordas lateral e medial de cada área de tratamento de acordo com o protocolo a seguir (▶ Fig. 22.5):

- Marque o entalhe jugular, a clavícula e a linha média do tórax (▶ Fig. 22.5).
- Demarque a seção superior de cada mama com uma linha pontilhada (▶ Fig. 22.5). Marque a linha ao longo da clavícula em terços. A extremidade interna do terço lateral da clavícula é designada como ponto A (▶ Fig. 22.5).

- Marque o início da dobra axilar anterior como ponto B (▶ Fig. 22.5).
- Desenhe uma linha conectando os pontos A e B (▶ Fig. 22.5).
- Marque a junção palpável do quadrante superior externo da mama e da pele axilar como ponto C (▶ Fig. 22.5).
- Desenhe uma linha conectando os pontos A e C (▶ Fig. 22.5).
- Marque a linha axilar média como ponto D (▶ Fig. 22.5).
- Desenhe uma linha conectando os pontos B e D e uma linha do ponto C ao ponto D (▶ Fig. 22.5).
- Preencha a área de tratamento com linhas diagonais (▶ Fig. 22.5).

Técnica de Injeção

- Em contraste com o tratamento com ATX-101, no qual o MMN apresenta uma "NTZ", não há nervos ou vasos sanguíneos importantes presentes na região periaxilar anterior.[45]
- Após marcar a área de tratamento, coloque o paciente em uma posição relaxada, semirreclinada, e aplique a grade de injeção de 1 cm. Apare a grade conforme necessário para caber na zona de tratamento.
- Administre as injeções perpendicularmente à superfície da pele e na metade da gordura subcutânea (a uma profundidade de 8 a 10 mm).
- Comece as injeções na região lateral superior da área de tratamento e prossiga verticalmente para baixo em colunas ao longo da área.
- Deve-se tomar cuidado para evitar qualquer estria distensiva visível.

22.7 Instruções Pós-Tratamento

Analgésicos orais (p. ex., acetaminofeno) podem ser tomados conforme necessário após o tratamento para evitar desconforto. Os pacientes devem ser instruídos a evitar deitar-se por um período mínimo de 4 a 5 horas após o tratamento. Nas primeiras 24 horas, compressas frias devem ser aplicadas intermitentemente na área de tratamento. Exercícios, atividades extenuantes, álcool e alimentos salgados devem ser evitados por 48 horas. Os pacientes devem descansar com a cabeça elevada por 48 horas. Durante 1 a 2 semanas após o procedimento, os pacientes devem evitar exposição desnecessária ao calor, ao frio excessivo e ao sol excessivo.

22.8 Complicações Potenciais e Gerenciamento

A segurança das injeções submentais de ATX-101 foi demonstrada em quatro ensaios clínicos randomizados (ECR) de fase 3.[40,46-49] A maioria dos EA associados ao tratamento com ATX-101 é transitória, localizada na área tratada e de gravidade leve ou moderada. Os EA comuns no local da injeção, como sensibilidade, edema local, a dor, a dormência e as equimoses podem ser gerenciados de forma eficaz na prática clínica com várias medidas básicas. Para reduzir a dor e os hematomas, analgésicos orais (p. ex., acetaminofeno) podem ser administrados uma hora antes do tratamento, e lidocaína com epinefrina pode ser injetada 10 minutos antes do tratamento. Além disso, a aplicação de gelo na área de tratamento antes e imediatamente após o tratamento pode ajudar a reduzir a dor e o inchaço. Para controlar ainda mais o inchaço, os pacientes devem manter a cabeça elevada, evitar exercícios e minimizar a ingestão de sal e álcool por 48 horas após o tratamento. Quando possível, os pacientes devem interromper os medicamentos e suplementos que causam aumento da atividade anticoagulante ou antiplaquetária 7 a 10 dias antes do tratamento com ATX-101 para reduzir o risco de equimoses. Os pacientes submetidos ao tratamento com ATX-101 devem esperar que a sensibilidade, o edema local e a dormência durem aproximadamente 3 a 4 dias, 7 a 10 dias e aproximadamente 4 semanas, respectivamente. Notavelmente, em pacientes submetidos a múltiplos tratamentos com ATX-101, a duração dos EA relacionados à injeção tende a diminuir com as sessões de tratamento subsequentes.

Outros EA associados à injeção de ATX-101 incluem alopecia transitória no local da injeção, paresia do MMN e ulceração dérmica. A alopecia transitória leve à moderada no local da injeção foi relatada em até 7% dos pacientes do sexo masculino submetidos a injeções submentais de ATX-101 e normalmente se resolve espontaneamente dentro de quatro meses após a última sessão de tratamento.[39,50] Existe a hipótese de que a alopecia localizada temporária pode ser uma alopecia por choque secundária à injeção superficial ou dano direto ao bulbo capilar.[51] Os pacientes do sexo masculino, em particular, devem ser informados de que pode ocorrer alopecia temporária no local da injeção após o tratamento.

A paresia do MMN foi relatada em aproximadamente 2% a 4% dos. A incidência de paresia de MMN em pacientes em ECR[40,47,48,52] e estudos clínicos realizados por nosso autor sênior demonstram uma incidência semelhante. Embora todos os eventos de paresia do MMN descritos na literatura tenham se resolvido sem sequelas, a lesão do MMN resulta em deformidade cosmética significativa. O ramo mandibular marginal do nervo facial supre os músculos do lábio inferior, e a lesão resulta em expressões faciais distorcidas, especialmente ao abrir a boca, sorrir e fazer caretas. Um possível mecanismo de paresia do MMN após o tratamento com ATX-101 é o dano à bainha de mielina, que leva à desmielinização temporária e a um período de inflamação do nervo.[50] Também foi proposto que o sorriso assimétrico pode ser resultado do dano ao ramo cervical do nervo facial secundário à injeção de ATX-101 muito profunda, que entra em contato com a superfície platismal.[44] Para evitar lesões no MMN, não injete na região 4,5 cm anterior ao gônio e aproximadamente 2 cm abaixo da borda inferior da mandíbula.[40,41] Para evitar lesões musculares e disfunções, certifique-se de que as injeções de ATX-101 estejam dentro da gordura subcutânea.

A ulceração dérmica após o tratamento com ATX-101 é um EA que resulta de uma técnica de injeção inadequada.

Embora o ATX-101 seja um agente citolítico não seletivo, sua atividade citolítica é menor no tecido proteico em comparação ao tecido adiposo. Assim, o tecido adiposo subcutâneo é mais suscetível à lise pelo ATX-101 do que os tecidos ricos em proteínas, como a pele e o músculo.[52] A ulceração da pele pode ser evitada colocando-se as injeções de ATX-101 no meio da gordura subcutânea, evitando a derme. A agulha não deve ser retirada durante a injeção, pois a injeção superficial aumenta o risco de ulceração dérmica.

22.9 Pérolas e Armadilhas

22.9.1 Pérolas

- Para obter a máxima eficácia, uma dose ajustada por área de 2 deve ser usada de forma consistente em toda a área de tratamento. A dosagem não deve ser reduzida ou modificada, independentemente da área a ser tratada.
- Trate toda a área da superfície dentro da região de interesse.
- Empregue cinco medidas para minimizar os EA: aplique gelo de forma agressiva, eleve a área tratada e evite alimentos salgados, exercícios e álcool nas primeiras 48 horas.
- O uso de compressão após o tratamento é desnecessário.
- O uso de esteroides locais ou sistêmicos com o objetivo de minimizar o inchaço deve ser evitado. Sabe-se que os esteroides impedem a formação de colágeno, e seu uso pode inibir a retração da pele e a cicatrização de feridas.
- Os resultados podem continuar a melhorar por 2 a 3 meses após o tratamento com ATX-101.

22.9.2 Armadilhas

- *Seleção inadequada de pacientes*: os resultados estéticos ruins geralmente são resultado de uma seleção inadequada de pacientes. Ao tratar o excesso de SMF, os pacientes devem ser examinados quanto a outras possíveis causas de plenitude submentoniana (p. ex., posição baixa do hioide, glândulas submandibulares aumentadas ou ptóticas, tireomegalia e/ou linfadenopatia cervical). Pacientes com flacidez excessiva da pele e/ou bandas platismais proeminentes provavelmente ficarão insatisfeitos com o tratamento com ATX-101.
- *Calcular mal ou enganar o paciente, fazendo-o pensar que precisará de apenas um tratamento*: a maioria dos pacientes precisará de várias sessões de tratamento, e os pacientes devem ser orientados sobre a probabilidade de precisar de dois a quatro tratamentos para obter resultados ideais.
- *Menosprezar a gravidade do edema*: os pacientes apresentarão um inchaço significativo em resposta ao ATX-101 como resultado da adipocitólise e da indução da resposta inflamatória local. Os pacientes devem ser incentivados a aceitar o inchaço como uma indicação de quebra de adipócitos.
- *Uma observação sobre custo e preço*: uma concepção errônea comum é que o tratamento com ATX-101 é análogo ao da toxina botulínica ou da injeção de preenchimento. Embora essas modalidades tenham algumas semelhanças, como o *status* de procedimento em consultório, o fato de evitarem procedimentos demorados e um período de recuperação mais rápido, os autores recomendam considerar o valor e custo do ATX-101 como comparável ao de um procedimento cirúrgico devido às diferenças inerentes destes procedimentos. Embora o ATX-101, a toxina botulínica e os preenchedores sejam intervenções injetáveis, os tratamentos com toxina botulínica e preenchedores devem ser repetidos periodicamente para a manutenção dos resultados, e os resultados do ATX-101 são permanentes, semelhantes aos de uma intervenção cirúrgica. Em vez de precificar o ATX-101 por unidade (como geralmente é feito com a toxina botulínica e os preenchedores), os autores recomendam precificar o tratamento com ATX-101 de forma mais semelhante à cirurgia. Por exemplo, a adição de lipoaspiração a um procedimento de abdominoplastia é cotada como menor do que a lipoaspiração isolada, já que a lipoaspiração não implica em tempo significativo para a sala de cirurgia ou para o cirurgião quando adicionada como um complemento ao procedimento primário de abdominoplastia. Da mesma forma, quando se está tratando a região da SMF com ATX-101, a adição da região da pré-*jowl* lateral do ESZ não implica em tempo significativo. Dessa forma, recomendamos que os frascos adicionais de ATX-101 para tratar a região expandida da *pré-jowl* não sejam cobrados na base de um custo:1 unidade, mas sim como adjuvantes de um procedimento primário da região da SMF.

Referências

[1] Chia CT, Neinstein RM, Theodorou SJ. Evidence-based medicine: liposuction. Plast Reconstr Surg. 2017; 139(1):267e–274e.

[2] Shridharani SM, Broyles JM, Matarasso A. Liposuction devices: technology update. Med Devices (Auckl). 2014; 7:241–51.

[3] Bellini E, Grieco MP, Raposio E. A journey through liposuction and liposculture: Review. Ann Med Surg (Lond). 2017; 24:53–60.

[4] Zocchi M. Ultrasonic liposculpturing. Aesthetic Plast Surg. 1992; 16 (4):287–98.

[5] Apfelberg D. Laser-assisted liposuction may benefit surgeons, patients. Clin Laser Mon. 1992; 10(12):193–4.

[6] Lee JC, Daniels MA, Roth MZ. Mesotherapy, microneedling, and chemical peels. Clin Plast Surg. 2016; 43(3):583–95.

[7] FDA. Prescribing information. KYBELLA injection. Available from: http://www.accessdata.fda.gov/drugsatfda_docs/label/2015/206333Orig1s000lbl.pdf. Accessed November 16, 2017.

[8] KYTHERA Biopharmaceuticals, Inc. KYTHERA Biopharmaceuticals Announces Health Canada Authorization of BELKYRA(TM), a Submental Contouring Injectable Drug(i). Available from: http://www.kythera.com/kythera-biopharmaceuticals-announces-healthcanada- authorization-of-belkyra-a-submental-contouringinjectable- drug/. Accessed

[9] FDA. FDA Approves Treatment for Fat below the Chin. Available from: http://wayback.archive-it.org/7993/20171115021407/https:// www.fda.gov/NewsEvents/Newsroom/PressAnnouncements/ ucm444978.htm

[10] Cardis MA, DeKlotz CMC. Intralesional deoxycholic acid treatment for fibrofatty residua of involuted infantile hemangiomas: a novel therapeutic approach. JAMA Dermatol. 2018; 154(6):735–7.

[11] Dubin DP, Farberg AS, Lin MJ, Khorasani H. Intralesional deoxycholic acid as neoadjuvant treatment of a large lipoma. Dermatol Surg. 2020; 46(5):715–17.

[12] Fredriksen JH, Rosenqvist E, Wedege E, et al. Production, characterization and control of MenB-vaccine "Folkehelsa": an outer membrane vesicle vaccine against group B meningococcal disease. NIPH Ann. 1991; 14(2):67–79, discussion 79–80.

[13] Yang J, Li ZH, Zhou JJ, et al. Preparation and antitumor effects of nanovaccines with MAGE-3 peptides in transplanted gastric cancer in mice. Chin J Cancer. 2010; 29(4):359–64.

[14] Yuba E, Sakaguchi N, Kanda Y, Miyazaki M, Koiwai K. pH-responsive micelle-based cytoplasmic delivery system for induction of cellular immunity. Vaccines (Basel). 2017; 5(4):E41.

[15] American Society for Aesthetic Plastic Surgery (ASAPS). Aesthetic Plastic Surgery National Data Bank Statistics. Available from: https:// www.surgery.org/sites/default/files/Aesthetic- Society_Stats2019Book_FINAL.pdf Accessed June 25, 2020.

[16] Center for Drug Evaluation and Research. Kybella Medical Review. Application number: 206333Orig1s000. Available from https:// www.accessdata.fda.gov/drugsatfda_docs/nda/2015/206333Orig1s000MedR.pdf. Accessed June 25, 2020.

[17] Shridharani SM, Behr KL. ATX-101 (deoxycholic acid injection) treatment in men: insights from our clinical experience. Dermatol Surg. 2017; 43 Suppl 2:S225–S230.
[18] Ascher B, Hoffmann K, Walker P, Lippert S, Wollina U, Havlickova B. Efficacy, patient-reported outcomes and safety profile of ATX-101 (deoxycholic acid), an injectable drug for the reduction of unwanted submental fat: results from a phase III, randomized, placebo-controlled study. J Eur Acad Dermatol Venereol. 2014; 28(12):1707–15.
[19] Humphrey S, Sykes J, Kantor J, et al. ATX-101 for reduction of submental fat: a phase III randomized controlled trial. J Am Acad Dermatol. 2016; 75(4):788–797.e7.
[20] Jones DH, Carruthers J, Joseph JH, et al. REFINE-1, a multicenter, randomized, double-blind, placebo-controlled, phase 3 trial with ATX-101, an injectable drug for submental fat reduction. Dermatol Surg. 2016; 42(1):38–49.
[21] Rzany B, Griffiths T, Walker P, Lippert S, McDiarmid J, Havlickova B. Reduction of unwanted submental fat with ATX-101 (deoxycholic acid), an adipocytolytic injectable treatment: results from a phase III, randomized, placebo-controlled study. Br J Dermatol. 2014; 170(2): 445–53.
[22] Humphrey S, Dayan SH, Shridharani SM, et al. Personal and Social Impacts of Submental Fat in the US Population. Presented at Fall Clinical Dermatology Conference on Las Vegas, NV, October 20–23, 2016.
[23] Humphrey S, Dayan SH, Shridharani SM, et al. Social Perceptions before and after Treatment with ATX-101 (Deoxycholic Acid Injection) for Reduction of Submental Fat. Presented at the American Academy of Dermatology AnnualMeeting on Orlando, FL, March 3–7, 2017.
[24] Jagdeo J, Keaney T, Narurkar V, Kolodziejczyk J, Gallagher CJ. Facial treatment preferences among aesthetically oriented men. Dermatol Surg. 2016; 42(10):1155–63.
[25] Raveendran SS, Anthony DJ, Ion L. An anatomic basis for volumetric evaluation of the neck. Aesthet Surg J. 2012; 32(6):685–91.
[26] Hatef DA, Koshy JC, Sandoval SE, Echo AP, Izaddoost SA, Hollier LH. The submental fat compartment of the neck. Semin Plast Surg. 2009; 23(4):288–291
[27] Shridharani SM. Early experience in 100 consecutive patients with injection adipocytolysis for neck contouring with ATX-101 (deoxycholic acid). Dermatol Surg. 2017; 43(7):950–8.
[28] Beer K, Donofrio L, Gross TM, Beddingfield FC III. Clinically Meaningful Reduction in Submental Fat during and after Treatment with ATX-101 in the US/CAN Phase 3 Trials, REFINE-1 and REFINE-2. Presented at American Academy of Dermatology Annual Meeting on San Francisco, CA, March 20–24, 2015.
[29] Shridharani SM, Chandawarkar AA. Novel expanded safe zone for reduction of submental fullness with ATX-101 injection. Plast Reconstr Surg. 2019; 144(6):995e–1001e.
[30] Shridharani SM. Injection of an adipocytolytic agent for reduction of excess periaxillary fat. Aesthet Surg J. 2019; 39(12):NP495–NP503.
[31] Sykes JM, Allak A, Klink B. Future applications of deoxycholic acid in body contouring. J Drugs Dermatol. 2017; 16(1):43–6.
[32] Verma KD, Somenek MT. Deoxycholic acid injection as an effective treatment for reduction of posterior upper torso brassiere strap adiposity. Plast Reconstr Surg. 2018; 141(1):200e–202e.
[33] Jegasothy SM. Deoxycholic acid injections for bra-line lipolysis. Dermatol Surg. 2018; 44(5):757–60.
[34] Asaadi M. Etiology and treatment of congenital festoons. Aesthetic Plast Surg. 2018; 42(4):1024–32.
[35] Newberry CI, Mccrary H, Thomas JR, Cerrati EW. updated management of malar edema, mounds, and festoons: a systematic review. Aesthet Surg J. 2020; 40(3):246–58.
[36] Ascha M, Swanson MA, Massie JP, et al. Nonsurgical management of facial masculinization and feminization. Aesthet Surg J. 2019; 39(5): NP123–NP137.
[37] Dover JS, Shridharani SM, Bloom JD, Somogyi C, Gallagher CJ. Reduction of submental fat continues beyond 28 days after ATX-101 treatment: results from a post hoc analysis. Dermatol Surg. 2018; 44 (11):1477–9.
[38] Baumann L, Shridharani SM, Humphrey S, Gallagher CJ. Personal (self) perceptions of submental fat among adults in the United States. Dermatol Surg. 2019; 45(1):124–30.
[39] Shridharani SM, Chandawarkar AA. Novel expanded safe zone for reduction of submental fullness with ATX-101 injection. Plast Reconstr Surg. 2019; 144(6):995e–1001e.
[40] Jones DH, Carruthers J, Joseph JH, et al. REFINE-1, a multicenter, randomized, double-blind, placebo-controlled, phase 3 trial with ATX-101, an injectable drug for submental fat reduction. Dermatol Surg. 2016; 42(1):38–49.
[41] Yang H-M, Kim HJ, Park HW, et al. Revisiting the topographic anatomy of the marginal mandibular branch of facial nerve relating to the surgical approach. Aesthet Surg J. 2016; 36(9):977–82.
[42] Kythera Biopharmaceuticals, Inc. KYBELLA (deoxycholic acid) injection [prescribing information]. Available from: https:// www.allergan.com/assets/pdf/kybella_pi. Accessed July 8, 2020.
[43] Sung CT, Lee A, Choi F, Juhasz M, Mesinkovska NA. Non-submental applications of injectable deoxycholic acid: a systematic review. J Drugs Dermatol. 2019; 18(7):675–80.
[44] Shridharani SM. Improvement in *jowl* fat following ATX-101 treatment: results from a single-site study. Plast Reconstr Surg. 2020; 145(4):929–35.
[45] Shridharani SM. Injection of an adipocytolytic agent for reduction of excess periaxillary fat. Aesthet Surg J. 2019; 39(12):NP495–NP503.
[46] Rzany B, Griffiths T, Walker P, Lippert S, McDiarmid J, Havlickova B. Reduction of unwanted submental fat with ATX-101 (deoxycholic acid), an adipocytolytic injectable treatment: results from a phase III, randomized, placebo-controlled study. Br J Dermatol. 2014; 170(2): 445–53.
[47] Ascher B, Hoffmann K, Walker P, Lippert S, Wollina U, Havlickova B. Efficacy, patient-reported outcomes and safety profile of ATX-101 (deoxycholic acid), an injectable drug for the reduction of unwanted submental fat: results from a phase III, randomized, placebo-controlled study. J Eur Acad Dermatol Venereol. 2014; 28 (12):1707–15.
[48] McDiarmid J, Ruiz JB, Lee D, Lippert S, Hartisch C, Havlickova B. Results from a pooled analysis of two European, randomized, placebo-controlled, phase 3 studies of ATX-101 for the pharmacologic reduction of excess submental fat. Aesthetic Plast Surg. 2014; 38(5):849–60.
[49] Dayan S, Jones DH, Carruthers J, et al. A pooled analysis of the safety and efficacy results of the multicenter, double-blind, randomized, placebo-controlled phase 3 REFINE-1 and REFINE-2 trials of ATX-101, a submental contouring injectable drug for the reduction of submental fat. Plast Reconstr Surg. 2014; 134:123.
[50] Shridharani SM, Behr KL. ATX-101 (deoxycholic acid injection) treatment in men: insights from our clinical experience. Dermatol Surg. 2017; 43 Suppl 2:S225–S230.
[51] Grady B, Porphirio F, Rokhsar C. Submental alopecia at deoxycholic acid injection site. Dermatol Surg. 2017; 43(8):1105–8.
[52] Shridharani SM. Early experience in 100 consecutive patients with injection adipocytolysis for neck contouring with ATX-101 (deoxycholic acid). Dermatol Surg. 2017; 43(7):950–58.

23 Contorno Corporal de Alta Definição: Avançando a Lipoaspiração Tradicional por Meio da Experiência

Jason Emer ▪ Michael B. Lipp

Resumo

O desejo de melhorar a forma do corpo aumentou muito nos últimos anos. Isso se deve principalmente às melhorias significativas nas técnicas cirúrgicas, à redução do tempo de inatividade e aos avanços nas abordagens não cirúrgicas que não apenas reduzem a gordura corporal, mas também enrijecem a pele e melhoram a celulite. A demanda por um corpo "esculpido" e definido, em vez de um corpo apenas plano ou melhorado, exigiu que os cirurgiões fizessem avanços nas técnicas e abordagens de modelagem corporal cirúrgica que não apenas removem grandes volumes de gordura em vários locais de uma só vez, mas também usam essa gordura para definir os músculos e rejuvenescer o corpo, ao mesmo tempo em que atendem ao desejo de enrijecimento da pele e redução da celulite. Novas modalidades adjuvantes baseadas em energia, como *lasers*, ultrassom, radiofrequência (RF) e plasma de hélio, permitem que os cirurgiões não apenas abordem as camadas subcutâneas profundas para remover o volume de gordura, mas também trabalhem nas camadas superficiais para obter mais firmeza, definição e tônus, o que há muito tempo era evitado devido ao aumento das complicações e do risco de irregularidades. Para uma transformação de corpo inteiro, procedimentos mais agressivos de contorno corporal de alta definição (HDBC) podem ser combinados com implantes cirúrgicos e/ou remoção de pele em uma série de procedimentos para obter uma transformação definitiva. Os cuidados pós-operatórios, como massagem linfática, radiofrequência e ultrassom superficiais, terapias de vibração/choque e acompanhamento rigoroso, são essenciais para garantir que as complicações de longo prazo sejam mínimas e que os resultados mudem sua vida. São necessários estudos futuros para analisar a importância dos dispositivos não invasivos na fase de cicatrização pós-operatória e como melhorar ainda mais os resultados de *contorno*, celulite e enrijecimento da pele em conjunto com as técnicas cirúrgicas de HDBC. Neste documento, descrevemos técnicas para procedimentos avançados de contorno corporal e demonstramos os resultados desses procedimentos.

Palavras-chave: contorno corporal, modelagem corporal, celulite, enrijecimento da pele, lipoaspiração, modelagem corporal, contorno corporal de alta definição, ultrassom, *laser*, radiofrequência, plasma de hélio, enxerto de gordura, VASER, Thermitight, Bodytite, Renuvion.

23.1 Histórico e Abordagens Baseadas em Evidências

Nas últimas décadas, os procedimentos de remoção de gordura se tornaram cada vez mais populares, correlacionando-se com o aumento do desejo de ter um corpo mais liso, com contornos, elevado e sem celulite. O aumento da conscientização social sobre estilos de vida "saudáveis" e "orgânicos", com a importância da saúde e a beleza, popularizou os procedimentos cirúrgicos e não cirúrgicos de contorno corporal. Em 2018, a lipoaspiração foi o segundo procedimento cirúrgico plástico mais comum realizado.[1]

Há uma década, a lipoaspiração era a única opção para a remoção e/ou redução de gordura e, mais ainda, a única opção para o contorno corporal além de uma cirurgia de remoção de pele realmente invasiva.[2,3] Atualmente, os resultados obtidos com os métodos tradicionais de lipoaspiração cirúrgica são quase iguais aos das opções não cirúrgicas atuais. Por exemplo, a redução não cirúrgica de gordura (p. ex., Coolsculpting) por "congelamento da gordura" tornou-se um nome conhecido devido ao aumento da publicidade para os consumidores (reconhecimento da marca). Atualmente, há várias tecnologias não cirúrgicas que prometem uma série de opções para combater a gordura indesejada e a celulite, bem como para enrijecer a pele, como o trusculpt, Cutera (▶ Quadro 23.1).

Muitas dessas tecnologias combinadas em uma série de tratamentos podem obter resultados muito próximos aos da lipoaspiração tradicional (tumescente) (▶ Fig. 23.1). As expectativas dos pacientes estão muito maiores que antes esperam-se resultados cada vez mais fantásticos no ambiente estético competitivo e voltado para o consumidor, que glorificou os procedimentos nos últimos anos. Os pacientes não apenas solicitam melhorias na remoção de gordura, mas também esperam a modelagem e o contorno do corpo, o enrijecimento e o levantamento da pele, a redução da celulite, bem como melhorias na qualidade da pele, como textura e tom. Agora, mais do que nunca, elas estão exigindo um corpo visivelmente atlético e tonificado, esculpido e contornado, em vez de um corpo apenas mais plano. Essas expectativas preconcebidas exigem que o cirurgião de contorno corporal não seja apenas tecnicamente hábil e meticuloso, mas também artístico. Isso não quer dizer que os métodos tradicionais de lipoaspiração com uma abordagem tumescente padrão não produzam bons resultados; o que acontece é que os resultados obtidos são normalmente mais unidimensionais em comparação ao HDBC multidimensional, que aborda a remoção de gordura, o enrijecimento da pele e a modelagem de forma mais eficaz.

A lipoaspiração convencional pode remover a gordura, enrijecer levemente a pele e melhorar a forma do corpo, mas não pode oferecer o grau de melhoria que o HDBC pode oferecer, em que várias etapas são usadas para remover a gordura, enrijecer a pele, melhorar a celulite e criar definição e contorno com linhas marcadas Alfredo Hoyos foi o cirurgião pioneiro que inicialmente definiu e aperfeiçoou essa técnica, na qual foram tratadas as camadas profundas e superficiais do tecido adiposo. A técnica avançou em um processo de eliminação de gordura, criando definição, aprimorando as linhas naturais do corpo e usando a gordura colhida para remodelar a musculatura. O cirurgião de HDBC atual deve combinar ciência

Quadro 23.1 Dispositivos não invasivos de contorno corporal

Criolipólise não invasiva

- Coolsculpting (ZELTIQ Aesthetics, Inc., uma afiliada da Allergan. Allergan)
- Z Lipo (Zimmer Aesthetics)

Lipólise a *laser* não invasiva

- SculpSure (Cynosure, LLC., Hologic, Inc.)[a]
- Venus Bliss (Venus Concepts)b

Radiofrequência não invasiva

- BTL Vanquish ME (BTL Industries Inc.)
- Venus Legacy (Venus Concepts)[c]
- Exilis Ultra 360 (BTL Industries Inc.)[d]
- Forma Plus (Inmode)
- trusculpt ID (Cutera)
- Trusculpt 3D (Cutera)
- Thermage FLX (Solta Medical)

Ultrassom não invasivo

- Ultrashape (Candela Corporation)
- Ultherapy (Merz Aesthetics)

Terapia de vibração/pressão/ondas de choque para redução da celulite

- eVive (Eclipse)
- Z Wave (Zimmer Aesthetics)
- Cellutone (BTL Industries Inc.)
- EMTone (BTL Industries Inc.)[e]

[a]um comprimento de onda de 1.060 nm
[b]Comprimento de onda de 1.064 nm
[c]Tecnologia proprietária (MP)2 (uma combinação de radiofrequência multipolar e campos eletromagnéticos pulsados)
[d]Radiofrequência e ultrassom combinados
[e]Radiofrequência monopolar combinada e energia mecânica de pressão direcionada

com arte para obter um resultado esteticamente agradável, o que torna esse procedimento extremamente mais desafiador, mas a única opção para os pacientes que desejam algo transformador (▶ Fig. 23.2, ▶ Fig. 23.3). Na opinião do autor (JE), até mesmo as abordagens tradicionais atuais de lipoaspiração combinadas com as tecnologias de redução não invasiva de gordura e enrijecimento não invasivo da pele não são capazes de proporcionar esses tipos de transformações corporais que mudam a vida da pessoa. (▶ Fig. 23.4).

Vários avanços na lipoaspiração foram desenvolvidos para auxiliar o atual cirurgião de HDBC desde que a adoção da lipoaspiração assistida por sucção (SAL) foi inicialmente introduzida por Illouz no início da década de 1980.[4]

Essas tecnologias incluem a lipoaspiração assistida por água (WAL), a lipoaspiração assistida por ultrassom (UAL), a lipoaspiração assistida por energia (PAL), a lipoaspiração assistida por *laser* (LAL) e a lipoaspiração assistida por radiofrequência (RFAL). Na opinião do autor (JE), a combinação de várias dessas tecnologias em um procedimento proporciona resultados superiores e é necessário para o consumidor atual, que tem conhecimento social e consciência esportiva. WAL by body-jet (Human Med AG) é uma tecnologia que infiltra a gordura subcutânea com jatos finos, direcionados e em forma de leque de fluido tumescente antes da aspiração da lipoaspiração. Ele solta as células de gordura durante a aspiração, minimizando os danos colaterais ao tecido circundante e permitindo uma coleta mais limpa e "pura" de adipócitos para enxertos de gordura e terapias com células-tronco.

A UAL transforma a energia elétrica em energia mecânica por meio de uma sonda ultrassônica que vibra em frequências superiores a 16 kHz. As ondas sonoras oscilantes produzem pressões fortes o suficiente para superar as forças moleculares seletivamente dentro dos tecidos adiposos, causando cavitação dentro do fluido tumescente e fragmentação celular que pode ser usada para enxerto de gordura de forma mais eficaz.[5] O VASERlipo (Solta Medical) é a tecnologia UAL "padrão ouro" que permite uma maior fragmentação dos adipócitos em configurações de energia mais baixas, utilizando uma energia pulsada em vez de contínua.[6]

O interesse crescente em combinar a lipoaspiração com o enrijecimento da pele levou ao desenvolvimento da RFAL.

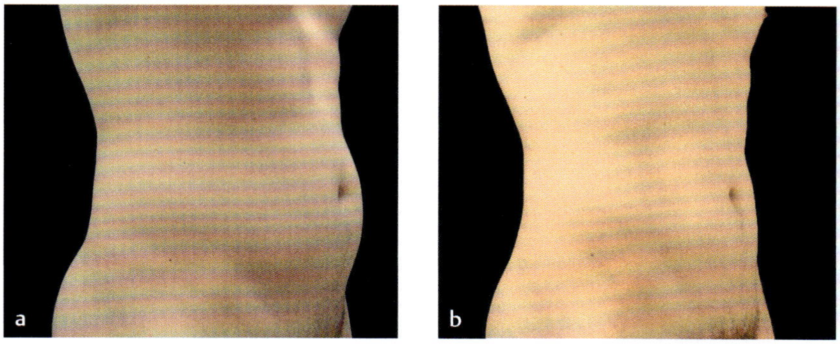

Fig. 23.1 Contorno corporal não invasivo com dispositivos combinados. **(a)** Paciente masculino antes do tratamento com Sculpsure e Vanquish. **(b)** Seis meses após o tratamento com Sculpsure e Vanquish.

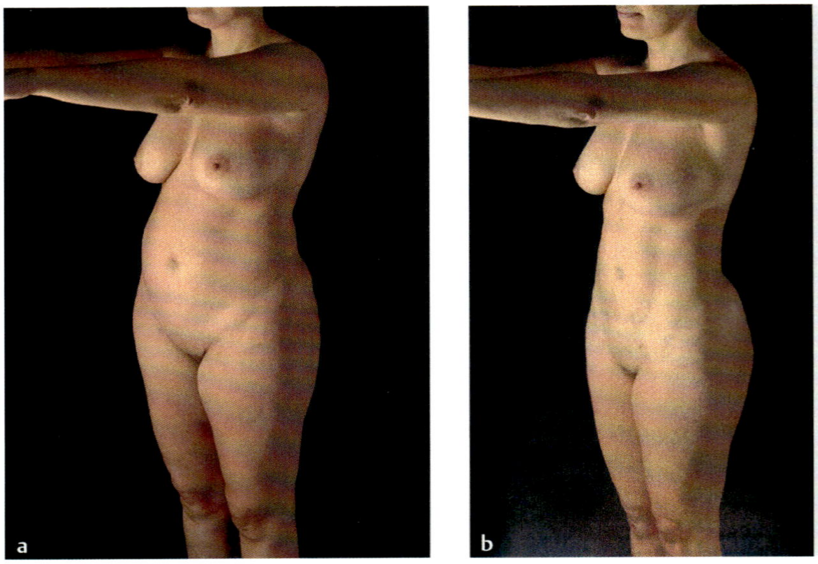

Fig. 23.2 Contorno corporal feminino de alta definição (HDBC). **(a)** Antes. **(b)** Depois (6 meses de pós-operatório).

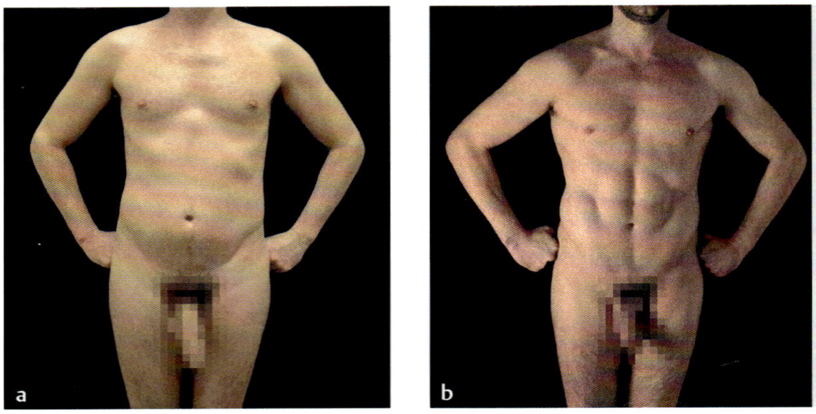

Fig. 23.3 Contorno corporal masculino de alta definição (HDBC). **(a)** Antes. **(b)** Depois (6 meses de pós-operatório).

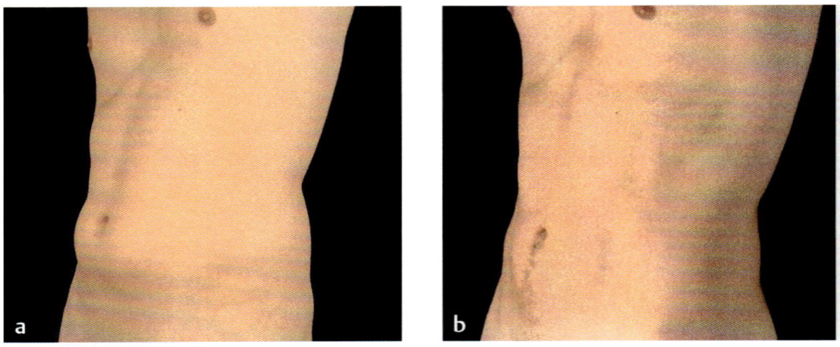

Fig. 23.4 Lipoaspiração tradicional e contorno corporal não invasivo. **(a)** Antes. **(b)** Após a lipoaspiração assistida por sucção (SAL) seguida pelo Vanquish.

A energia de RF utiliza correntes elétricas oscilantes de alta frequência para criar um efeito térmico nos tecidos circundantes. Temperaturas de 60 a 65°C causam encolhimento, desnaturação das fibras de colágeno assim como neocolagenese.

Um dos primeiros dispositivos desenvolvidos para enrijecimento interno da pele que pode ser usado sozinho ou com lipoaspiração tumescente foi o ThermiTight (ThermiGen, em associação à ARVATI).

A sonda de RF controlada por termistor fornece energia térmica controlada precisa que é inserida nos planos dérmico e subdérmico profundos. Uma câmera infravermelha externa monitora a temperatura da superfície da pele para não queimar as camadas epidérmicas. Ao manter uma temperatura de 60 a 65°C pela sonda e manter a temperatura da superfície da pele abaixo de 43°C, os efeitos clínicos de enrijecimento e elevação da pele são obtidos.

No entanto, esse dispositivo (e todos os dispositivos de aquecimento interno ou por radiofrequência) exige uma observação meticulosa do operador para não superaquecer a pele superficial.

O Bodytite (InMode) é outro dispositivo da RFAL que fornece energia de RF bipolar a partir da ponta de uma sonda revestida de silicone inserida abaixo da pele. A corrente de RF é monitorada por um eletrodo externo que desliza ao longo da superfície da pele em conjunto com o eletrodo interno, fechando a corrente. O eletrodo externo também tem um sensor térmico com temperatura definida (35-42°C) que mede a temperatura da superfície da pele em tempo real, permitindo o aquecimento uniforme da rede fibrosseptal de maneira mais eficiente e segura. A Bodytite recebeu sua aprovação da Food and Drug Administration (FDA), em 2016, para eletrocoagulação de tecidos moles. A energia de RF emitida entre os dois eletrodos coagula a gordura, causa a contração da rede fibrosseptal e provoca a neocolagênese em longo prazo.[8,9] Em um estudo, a Bodytite em combinação com a lipoaspiração por sucção relatou uma redução de 34,5% na redução da área de superfície da pele em comparação a uma redução de 8,4% apenas com a SAL após 1 ano.[10]

Um dispositivo de enrijecimento interno mais recente é o Renuvion (Apyx Medical), que funciona por contração interna por meio de condução em vez de aquecimento em massa. Esse dispositivo cria um microplasma atmosférico frio (CAP) de hélio alimentado por RF. O plasma pode ser criado quando o gás é ionizado. A sonda do dispositivo Renuvion é introduzida pelo plano subdérmico, fornecendo 85°C de calor por aproximadamente 0,040 a 0,080 segundos, causando coagulação dos tecidos moles e contração instantânea. Com outros dispositivos, que tratam até o ponto final de 65°C, o tecido que está sendo tratado deve ser mantido nessa temperatura por mais de 120 segundos (ou mais, na maioria dos casos) para que ocorra a contração máxima.[11] À medida que novas estruturas são introduzidas na ponta da sonda, a energia do plasma encontra constantemente um novo caminho preferencial, alterando rapidamente entre o tratamento de diferentes tecidos dentro da rede fibrosseptal que circunda a ponta do dispositivo. Isso permite que o tecido ao redor do local de tratamento permaneça em temperaturas muito mais baixas.

23.2 Critérios Cirúrgicos

Nem todos os pacientes são candidatos ao HDBC. De fato, a maioria não é uma boa candidata e precisa ser orientada a seguir o plano de tratamento adequado com alternativas. Aqueles com pele significativamente solta ou frouxa, estrias significativas, alto índice de massa corporal (IMC) > 30 ou 4,5 Kg acima do peso esperado, musculatura subjacente mal definida ou tonificada, celulite extrema ou estrias não são os melhores candidatos. Esses pacientes devem ser orientados a perder peso, melhorar o tônus muscular e considerar a remodelação da pele e a cirurgia de elevação com HDBC no futuro. Mesmo com a modificação completa do estilo de vida, em alguns casos os resultados podem ser melhorados, mas não uma transformação completa do corpo.

Por outro lado, um candidato que já tenha um IMC baixo, bom tônus muscular e pele firme com pouca ou nenhuma celulite ou estrias pode esperar um resultado esculpido e bem definido de seu HDBC. As expectativas devem ser discutidas com absoluta honestidade em relação aos resultados esperados antes de qualquer intervenção cirúrgica, a fim de limitar resultados ruins ou pacientes insatisfeitos. Além disso, deve ser explicado que manutenção desses resultados ao longo da vida exigirá modificação do estilo de vida com exercícios, alimentação saudável e procedimentos externos de enrijecimento da pele por radiofrequência e/ou ultrassom, no mínimo.

23.3 Contorno Corporal de Alta Definição

23.3.1 Anatomia: Importância das Camadas Adiposas

Um cirurgião de HDBC deve ter um conhecimento especializado de anatomia, proporções corporais e características que definem a beleza atlética em homens e mulheres. Sem uma compreensão profunda das estruturas musculares que criam linhas e curvas anatômicas, é impossível criar forma ou contorno.

O tecido subcutâneo é dividido em três camadas: a camada adiposa superficial, a camada membranosa intermediária (ou seja, a fáscia superficial) e a camada adiposa profunda.[4,12] Durante a lipoaspiração convencional, a gordura é removida apenas da camada adiposa profunda para desbastar a área do corpo. A maioria das pessoas aprende que a remoção da camada adiposa superficial é proibida, pois há um risco maior de irregularidades pós-operatórias, seromas e piora da celulite; portanto, a maioria dos cirurgiões evita tratar essa camada, que é responsável pelas linhas musculares visíveis e pelas formas corporais criadas durante o HDBC. Para tratar a camada superficial, o autor (JE) usa WAL com *body-jet*, UAL com VASER (sondas) e PAL com PowerX (parte do sistema VASER-Lipo, Solta Medical) ou MicroAire (cânulas).

A tumescência assistida por água protege a vasculatura superficial da pele ao pressurizar a epinefrina no fluido. Isso permite que a epinefrina aja rapidamente e com maior longevidade e força para limitar o sangramento e a possibilidade de manchas na pele após um tratamento agressivo. A hidrodissecção do dispositivo assistido por água cria um plano mais definido e uniforme para o trabalho. Ele também hidrata o tecido adiposo com menos uso de fluido total em comparação à infiltração tradicional (p. ex., Klein), portanto, mais áreas do corpo podem ser tratadas em um determinado momento com menos inchaço no pós-operatório.

A tecnologia VASER é essencial para "amolecer" (emulsificar) a camada gordurosa antes da extração, criando um calor de vapor que enrijece a pele mais do que os dispositivos assistidos por energia e *laser* ou a extração manual isolada, além de preparar a gordura para ser transferida para áreas que dão contorno ao corpo, como nádegas, peito, ombros ou panturrilhas.[13] Com as sondas com múltiplas ranhuras, as camadas superficiais podem ser tratadas de maneira uniforme e suave, com muito menos risco de irregularidade nas mãos certas.

O VASER produz ressonância sonora em frequências que vibram as células de gordura, fazendo com que elas se emulsifiquem, enquanto as outras células do tecido permanecem intactas. A energia elétrica no gerador do VASER é convertida em energia mecânica vibratória nas sondas ultrassônicas. As bolhas de ar microscópicas em expansão no fluido tumescente implodem, liberando energia que quebra a estrutura do tecido adiposo sem danificar sua estrutura, garantindo que a gordura ainda seja adequada para o enxerto.[14] O sangramento é minimizado, e o tempo de inatividade é melhorado devido ao menor trauma do tecido circundante.

Por fim, os dispositivos tradicionais assistidos por energia (p. ex., Micro Aire, MicroAire Surgical Instruments) vibram para frente e para trás (ou seja, mecânica semelhante a uma britadeira) e extraem a gordura criando túneis. Isso aumenta o risco de irregularidades e *step-offs* se forem usadas cânulas maiores e se o operador for "desleixado" ou pouco meticuloso. Os dispositivos rotativos assistidos por energia (p. ex., PowerX) vibram de um lado para o outro em um modo rotacional, cortando fisicamente o tecido, permitindo que o cirurgião reduza fisicamente a espessura da gordura camada por camada sem túneis. A melhor comparação entre esses dispositivos é criar uma aparência de "queijo suíço" nas camadas de gordura com o MicroAire em vez de "ralar um bloco de queijo" com o PowerX.

A lipoescultura da camada superficial é direcionada para revelar a musculatura subjacente, para criar as linhas e para enrijecer ainda mais a pele em áreas específicas. Esse é um componente essencial do HDBC que o diferencia da lipoaspiração tradicional.

23.4 Etapas Principais do HDBC

Para realizaro HDBC, há várias etapas importantes que são necessárias para obter melhoria e contorno simétricos (▶ Vídeo 23.1). Uma parte importante da cirurgia é a abordagem da da camada superficial de gordura após a remoção das camadas mais profundas. Também é fundamental ter um entendimento completo da musculatura subjacente para produzir contorno, definição e linhas de contorno.

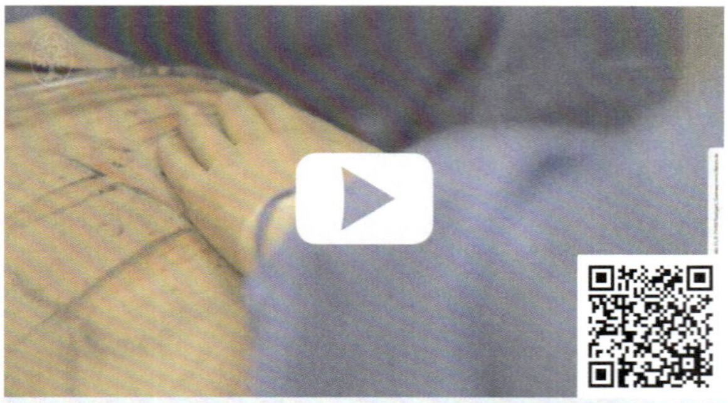

Vídeo 23.1 Cirurgia de transformação do corpo masculino.

23.4.1 Etapa 1: Marcação e Colocação de Locais de Porta/Entrada

As abordagens tradicionais de redução de gordura envolviam a marcação de uma grande área problemática de gordura com círculos concêntricos, identificando especificamente a área de redução mais desejada. Esse tipo de abordagem, embora lógico para a redução padrão de gordura em uma área localizada, dificulta o contorno e a remodelagem das áreas circundantes, pois a anatomia subjacente não é levada em consideração (ou seja, linhas musculares e pontos de referência ósseos). Com a lipoaspiração tradicional, os locais de entrada são colocados em áreas ao redor da gordura volumosa identificada circularmente para permitir que o cirurgião aborde a área em um padrão cruzado. Acredita-se que esse método diminua a chance de irregularidades. Com as cânulas manuais ou até mesmo com a PAL tradicional, a natureza de extração para frente e para trás pode deixar linhas de camadas de gordura se não forem abordadas uniformemente.

No HDBC, as marcações detalhadas das estruturas anatômicas subjacentes (ou seja, linhas musculares e pontos de referência ósseos) são mapeadas no pré-operatório para servir como um guia preciso na sala de cirurgia. Além disso, por se tratar de um procedimento em todo o tronco e, às vezes, em todo o corpo, a maioria dos locais de acesso à porta é colocada dentro das dobras do corpo, de modo que as cicatrizes fiquem ocultas ou limitadas em áreas discretas que não atrapalhem o uso de maiô/biquíni ou roupa íntima. Usando uma abordagem combinada de WAL, UAL, PAL e enrijecimento interno com RFAL ou plasma de hélio, é possível obter resultados transformadores, que são mais bem vistos em uma iluminação que não seja de estúdio (ou seja, "selfies" ou luz sombreada para apreciar as linhas, a definição, a modelagem e o contorno); ▶ Fig. 23.5, ▶ Fig. 23.6).

23.4.2 Etapa 2: Anestesia Tumescente

Nas abordagens tradicionais de lipoaspiração, o verdadeiro fluido tumescente (ou seja, a fórmula de Klein) é infiltrado usando uma bomba peristáltica para inundar as camadas de gordura e prepará-las para a extração. A fórmula tumescente de Klein original era de 1.000 mL de solução salina normal (NaCl a 0,9%), 50 mL de lidocaína a 1%, 1 mL de epinefrina 1:1.000, 12,5 mL de bicarbonato de sódio a 8,4%.

Essa técnica também não requer anestesia geral. Com o HDBC, a tumescente é usada de forma a hidrodissecar o tecido e fornecer uma quantidade significativa de vasoconstrição

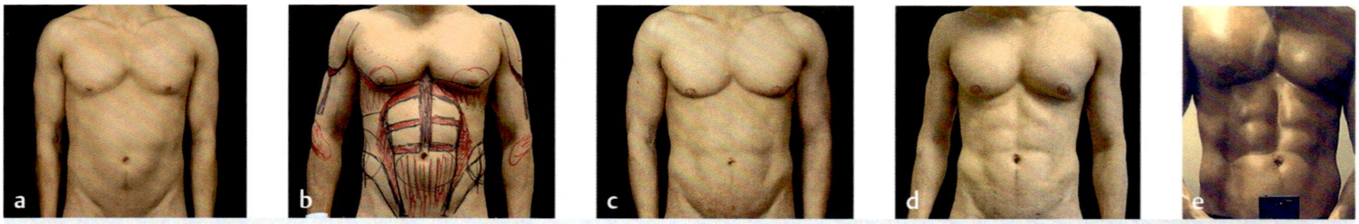

Fig. 23.5 Linha do tempo sequencial para o contorno corporal de alta definição (HDBC) em um homem. **(a)** Antes do HDBC. **(b)** Marcações pré-operatórias. **(c)** Três dias de pós-operatório. **(d)** Um mês de pós-operatório. **(e)** "Selfie" com 6 meses de pós-operatório mostrando a transformação de seu corpo com maior definição muscular no peito e no abdome.

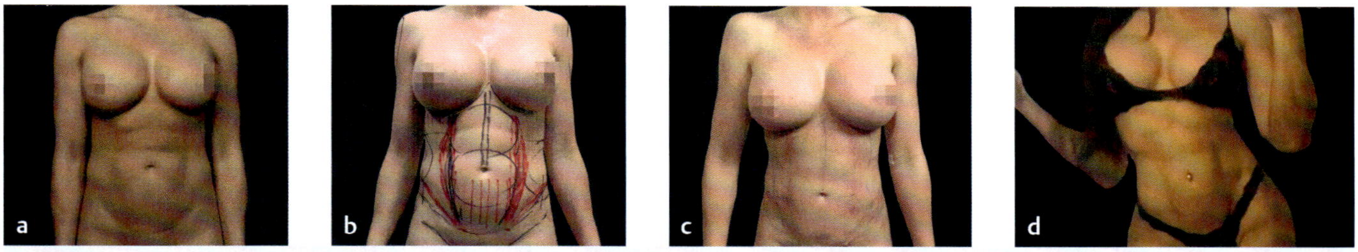

Fig. 23.6 Linha do tempo sequencial para o contorno corporal de alta definição (HDBC) em uma mulher. **(a)** Antes do HDBC. **(b)** Marcações pré-operatórias. **(c)** Um dia de pós-operatório. **(d)** Foto "Selfie" com 6 meses de pós-operatório mostrando a transformação de seu corpo com musculatura definida, contornos aprimorados e pele firme.

muito rapidamente. O fluido é usado não apenas para a redução em massa da gordura, mas também para elevar o tecido, as irregularidades e a celulite para longe das inserções musculares e tendíneas, de modo que a lipoescultura superficial possa ser realizada após a extração profunda da gordura sem risco de danos ao plexo vascular e irregularidades. Isso também prepara o tecido para o condicionamento superficial, o que não é possível quando as inserções musculares e as aderências ainda estão presentes. Como o HDBC é um procedimento mais invasivo, a anestesia geral também é usada para manter o paciente confortável e para monitoramento na maioria dos casos, sendo preferida pelo autor principal.

23.4.3 Etapa 3: Tratamento da Gordura com Base em Energia

Conforme descrito anteriormente, o VASER é essencial para o HDBC. A tecnologia de ultrassom rompe o tecido cicatricial e as aderências e reduz a gordura sem esforço significativo, de modo que a extração da gordura é mais simples. Além disso, o calor do vapor gerado por essa tecnologia proporciona um enrijecimento significativo da pele. A gordura que é reduzida com essa tecnologia pode ser usada com segurança para a coleta de gordura, que é um componente essencial para o resultado final do HDBC. Normalmente, usa-se uma sonda de dois ou três anéis, 1 minuto para cada 100 mL de anestesia tumescente; no entanto, deve-se usar mais tempo (ou seja, 2 a 2,5 vezes o normal) para áreas de gordura significativamente maiores ou se for desejado um maior desgaste na área tratada. O risco de lesão do plexo vascular e formação de seroma é uma preocupação real com tempos de tratamento mais longos e amplitudes/ressonâncias vibracionais mais altas; portanto, o cuidado pós-operatório é essencial (veja mais adiante). Para o tratamento superficial, o autor prefere uma sonda de cinco anéis. Para celulite, fibrose e camadas grossas de gordura, é preferível uma sonda de dois anéis. A ressonância é normalmente ajustada em 50% a 70%, mas se for desejado enxerto de gordura, não se deve usar nada acima de 60%.

Por fim, para aumentar a firmeza da pele nas áreas problemáticas, como braços, pescoço, parte interna das coxas, nádegas ou abdome inferior/monte pubiano, o enrijecimento interno da pele com Bodytite (▶ Vídeo 23.2) ou Renuvion (▶ Vídeo 23.3) pode ser usado para aquecer a derme e melhorar os resultados do VASER.

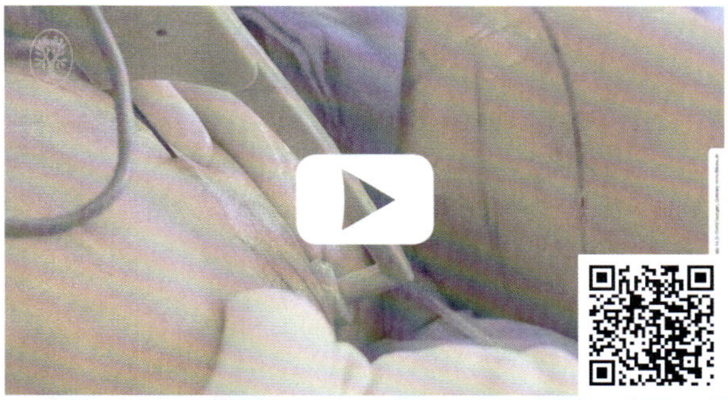

Vídeo 23.2 Demonstração do BodyTite.

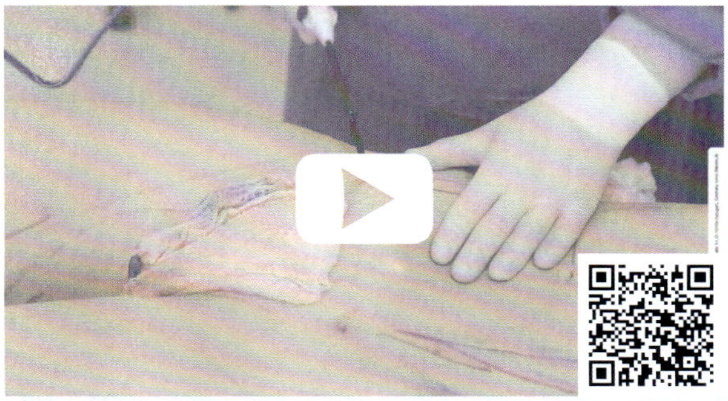

Vídeo 23.3 Demonstração da Renuvion.

23.4.4 Etapa 4: Extração e Coleta de Gordura

A extração de gordura pode ser obtida por meio da SAL tradicional ou, mais recentemente, da PAL, que demonstrou reduzir o tempo de operação.[15] Muitos cirurgiões preferem a PAL em vez da SAL tradicional, pois é menos trabalhosa, e o risco de irregularidades é significativamente menor. No HDBC, a redução de volume é normalmente realizada com um de dois sistemas. A PAL com o sistema MicroAire (MicroAire Surgical Instruments) usa um movimento automático, recíproco, de 2 mm para trás e para frente da cânula para ajudar na penetração nos tecidos. O outro sistema é o PowerX, parte do sistema VASERlipo, que usa ação rotativa que pode ser ajustada de 90 a 720 graus para lipoaspiração profunda e superficial. A redução superficial e o condicionamento com dispositivo PowerX são descritos na seção de condicionamento e definição muscular

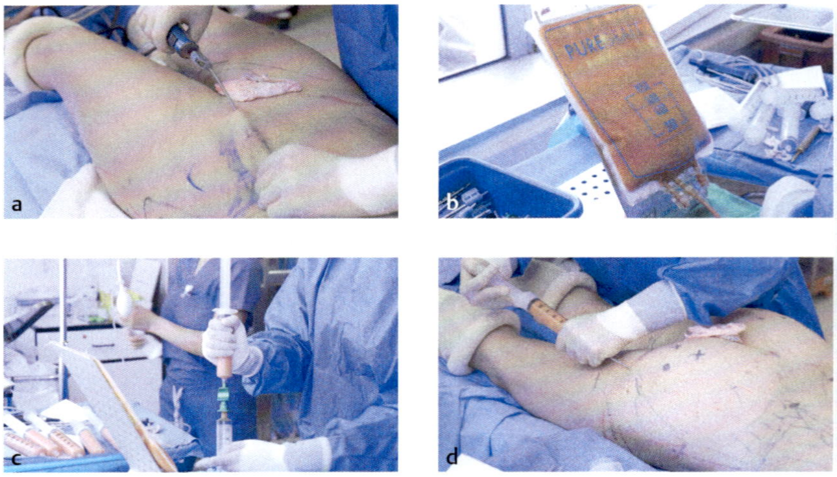

Fig. 23.7 Procedimento de enxerto de gordura. **(a)** Extração de gordura usando a lipoaspiração assistida por energia (PAL) com MicroAire. **(b)** A gordura colhida é transferida para o sistema Puregraft e antes é lavada com Ringer lactato para um enxerto de gordura mais purificado. A gordura antes da lavagem está cheia de contaminantes sanguíneos e óleos de lipídios livres. **(c)** Gordura purificada transferida para seringas para enxerto de gordura. Observe a mudança significativa na cor (*amarelo dourado*) da gordura após o processo de purificação. **(d)** Aumento das nádegas com enxerto de gordura.

superficial. A realização do condicionamento requer uma habilidade meticulosa para evitar seromas e irregularidades graves que são extremamente difíceis de reparar. A gordura extraída é usada para enxerto para completar o HDBC e é um componente final essencial. A gordura é enxertada em áreas que exigem mais definição muscular, como o tórax masculino (p. ex., músculos peitorais maiores), ombros (p. ex., músculos deltoides) e abdome (p. ex., músculos retos abdominais) ou áreas que aumentam de tamanho e projeção, como as nádegas e os seios femininos.

Na prática do autor (JE), a gordura é colhida no sistema de filtragem Puregraft (Suneva Medical), que remove detritos, como óleo, tecido conjuntivo e sangue para obter a gordura mais pura para a colheita em um sistema fechado, deixando a gordura com uma cor amarela dourada, teoricamente aumentando a retenção em longo prazo e uma melhor viabilidade inicial. Com o sistema de filtragem Puregraft, a maioria dos contaminantes é removida, tornando a gordura muito mais pura para reinjeção. Os métodos tradicionais de decantação e centrifugação mostram níveis mais altos de contaminantes (ou seja, aumentando o risco de inflamação e fibrose), e a aparência microscópica da gordura é menos purificada e menos concentrada em adipócitos viáveis. Com o sistema Puregraft, a gordura é injetada de forma fácil e suave nos locais de enxerto escolhidos, com menos risco de necrose da gordura, cistos de gordura, inflamação e calcificação (▶ Fig. 23.7). O plasma rico em plaquetas (PRP) também é adicionado à gordura em uma proporção de 2 a 4:1 para ajudar na sobrevivência e na longevidade. A adição de PRP às células adiposas pode aumentar a longevidade, mas são necessários estudos para determinar as proporções adequadas.

23.4.5 Etapa 5: Gravura e Definição Muscular Superficial

Depois que a redução do volume de gordura é obtida por meio de uma combinação de WAL, UAL e PAL, a cirurgia de HDBC prossegue com a identificação de marcos anatômicos importantes ao serem tratados por meio de contorno superficial para criar sombras e linhas. No estágio de marcação, determinados locais, como as paredes torácicas inferior e lateral, as inserções tendíneas horizontais e verticais dos músculos retos abdominais, a inserção deltoide do ombro, as inserções do tríceps e a parte inferior do abdome em "V" nos homens, e as inserções tendíneas verticais laterais e da linha média dos músculos retos, a espinha ilíaca anterossuperior do quadril, as covinhas de Vênus (sacrais) na parte inferior das costas e a inserção do deltoide nos ombros em mulheres são áreas importantes a serem abordadas.

Essas áreas exigem uma escultura muito meticulosa por meio de dispositivos rotativos assistidos por energia que raspam a derme e causam uma retração significativa da pele das áreas pré-marcadas para linhas gravadas e definição (▶ Fig. 23.8). Essencialmente, a remoção completa da gordura é realizada intencionalmente nessas áreas.

O resultado final são linhas ou formas permanentes que dão definição e sombreamento para fazer com que o corpo pareça mais atlético.

23.4.6 Etapa 6: Enxerto de Gordura

Nas mulheres, as áreas comuns de tratamento incluem os seios e as nádegas, enquanto nos homens, as áreas comuns são o peito, os ombros/braços, as nádegas e as panturrilhas. Pode parecer contraditório remover a gordura para redução e, em seguida, reinserir a gordura em uma área semelhante, como é feito na definição do tórax. No entanto, para obter a definição e a remodelagem permanente de uma determinada área, como o tórax em um homem, é necessário remover completamente toda a gordura junto com as glândulas mamárias para que a área fique completamente regular e plana e, em seguida, reconstruir a estrutura "quadrada" desejada com gordura para o músculo (▶ Fig. 23.9). Da mesma forma, em mulheres, ao realizar o aumento dos glúteos, você pode lipoaspirar parte da região lombar, lateral das coxas e glúteos para reduzir o volume de gordura, mas depois reimplantar a gordura nos polos superior, médio e lateral dos glúteos para dar projeção e criar uma forma mais "curva em S" dos quadris/coxas (▶ Fig. 23.10). Essas mudanças na forma do corpo não podem ser feitas sem seguir essa abordagem passo a passo e incorporar o enxerto de gordura.

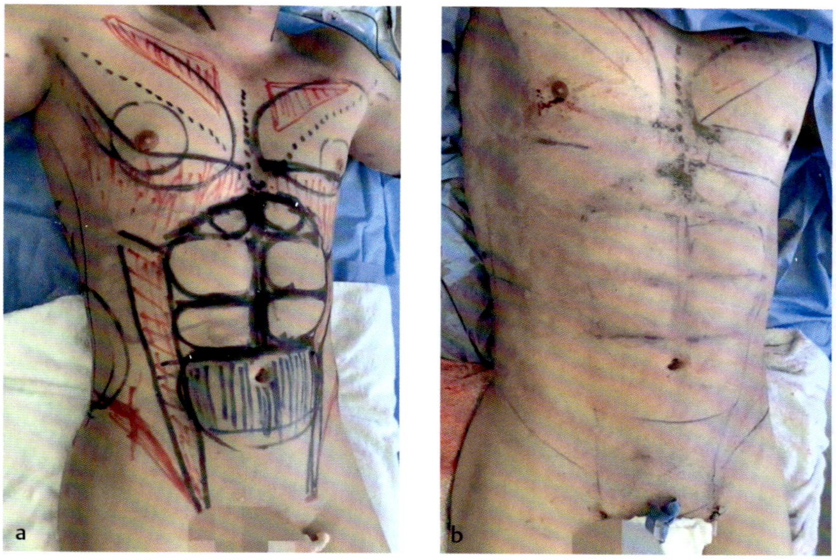

Fig. 23.8 Marcações pré-operatórias e gravação superficial. **(a)** Paciente masculino pré-marcado com atenção especial às marcas anatômicas, como os músculos retos abdominais para criar o "abdome tanquinho", o oblíquo externo e a espinha ilíaca anterossuperior para criar um "V" e o músculo serrátil anterior para criar um tórax masculino definido e "quadrado". **(b)** Pós-operatório imediato do contorno corporal de alta definição (HDBC). As áreas de eritema podem ser vistas onde o condicionamento superficial e a radiofrequência interna foram realizados para ajudar a contrastar e enfatizar as características masculinas.

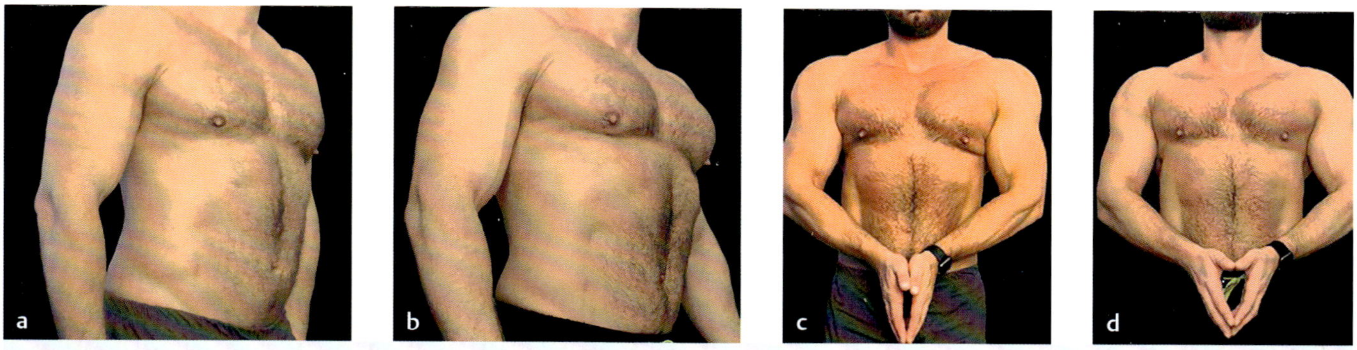

Fig. 23.9 Aumento do tórax masculino com contorno corporal de alta definição (HDBC). **(a)** Antes. **(b)** Após o HDBC no tórax. O aquecimento interno das bordas inferior e lateral do tórax foi realizado com Renuvion. A gordura foi coletada e injetada no polo superior do tórax, proporcionando elevação e adicionando volume ao músculo peitoral. A injeção atrás do mamilo também proporciona maior projeção. **(c)** Vista frontal flexionando o tórax (antes). **(d)** Vista frontal flexionando o tórax (depois).

23.5 Anatomia: Feminino e Masculino

23.5.1 Físico Feminino

O que define um corpo feminino bonito sempre foi motivo de muito debate, e a percepção da forma corporal ideal mudou ao longo do tempo e ainda difere entre as culturas.[16] Atualmente, um corpo feminino bonito tem várias curvas e linhas principais que o definem. A linha anterior principal se estende do entalhe supraesternal ao longo da linha média da linha alba até o umbigo, enquanto a linha posterior principal está na linha média das costas entre os eretores da espinha.[17] Além disso, nas mulheres que realmente desejam uma aparência mais atlética, a definição do reto lateral, o contorno do quadril da espinha ilíaca anterossuperior e as covinhas da região sacral inferior podem ser criados ou aprimorados com o uso de técnicas de lipoaspiração. Não é comum que as mulheres tenham linhas horizontais nas inserções tendíneas do músculo reto abdominal ("six-pack"), pois essa é uma característica mais masculina e deve ser evitada, a menos que a mulher seja realmente uma candidata a esse tipo de gravação e deseje uma aparência mais body-builder.

A gordura das coxas em mulheres pode-se apresentar como uma grande área problemática e uma área de extrema desproporção em algumas mulheres. A lipoaspiração excessiva das partes interna e externa das coxas pode dar uma aparência menor, mas também pode deixar a coxa muito plana ou reta e resultar em uma aparência mais masculina ou pouco atraente. Essa área precisa ser tratada em 360 graus, mantendo as curvas laterais e alguma espessura nas partes anterior e interna das coxas, de modo a manter o formato proporcional das pernas.

Os glúteos e as laterais das coxas são áreas frequentes que precisam ser aprimoradas ou contornadas com transferência de gordura para criar uma transição suave entre o quadril e a perna. Isso é obtido com a remoção da gordura da parte superior dos glúteos/lombar e da parte interna das coxas e com a adição de volume de gordura para a lateral da nádega e da coxa. Essa técnica dá aos glúteos uma aparência mais arredondada e aprimora ainda mais a "curva em S" que é criada

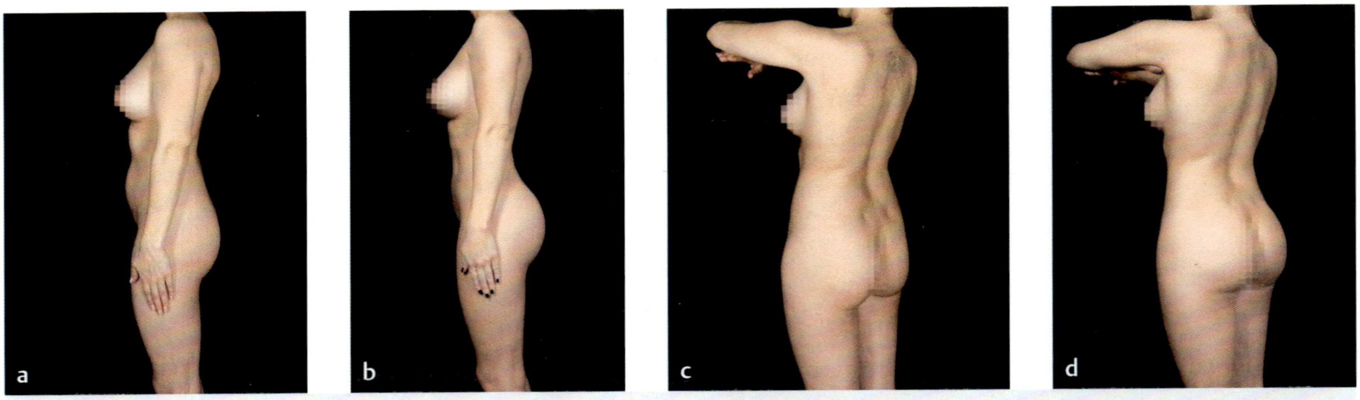

Fig. 23.10 Aumento das nádegas femininas com contorno corporal de alta definição (HDBC). **(a)** Perfil lateral antes do enxerto de gordura nas nádegas. **(b)** Após o enxerto de gordura nas nádegas. **(c)** Ângulo oblíquo antes do enxerto de gordura nas nádegas. **(d)** Após o enxerto de gordura nas nádegas.

ao esculpir o abdome, os flancos/laterais e a região lombar. Mesmo sem o contorno das pernas, os glúteos e os quadris parecerão mais bem torneados com a redução de gordura e o enrijecimento da pele da região lombar e dos flancos/laterais. É importante reconhecer as diferenças entre culturas e etnias ao realizar um HDBC. Os pacientes caucasianos e asiáticos geralmente desejam uma coxa menos definida e curvilínea com nádegas muito menos projetadas lateralmente, enquanto os pacientes latinos/hispânicos e afro-americanos desejam coxas laterais muito mais proeminentes, nádegas maiores e cinturas muito finas, muitas vezes dando uma aparência menos proporcional ou "arrebatada".

Outras considerações incluem o tratamento da celulite com abordagens combinadas, como subcisão motorizada com Cellfina (Merz Aesthetics), enrijecimento interno da pele com RF (p. ex., Bodytite ou ThermiTight) ou plasma de hélio (p. ex., Renuvion). Os tratamentos de manutenção podem ser mantidos com dispositivos de aquecimento externo (p. ex., Exilis Ultra 360, Venus Legacy ou Forma Plus). A estimulação de colágeno injetável com o Sculptra aesthetic (Galderma), cujo ingrediente ativo é o ácido poli-L-láctico (PLLA), pode ser usada para aqueles que não têm reservas de gordura suficientes para o enxerto de gordura. Outra opção é o procedimento "bellalift", que é uma combinação do Sculptra aesthetic com o Bellafill (Suneva Medical), ingrediente ativo polimetilmetacrilato (PMMA), para criar colágeno de forma sinérgica e proporcionar elevação imediata. Isso é obtido dividindo as nádegas em quatro quadrantes e injetando uma mistura hiperdiluída dos dois produtos juntos (20%-50% PMMA:PLLA) em cada quadrante para dar um formato mais cheio e arredondado às nádegas. São necessários vários frascos em cada sessão e podem ser necessárias várias sessões para obter o efeito desejado.

23.5.2 Físico Masculino

Em contraste com o corpo feminino liso, macio e curvo, o corpo masculino é mais quadrado, firme e definido pelos músculos subjacentes à pele. Quase universalmente para todas as culturas, uma parte superior do corpo mais larga e mais ampla em comparação à parte inferior do abdome, com músculos definidos e o mínimo de gordura, são desejadas e consideradas uniformemente atraentes. O HDBC é bem-sucedido após a remoção completa da gordura na camada adiposa profunda (*debulking*), seguida de uma remoção muito meticulosa nas camadas superficiais sobre as inserções tendíneas dos músculos abaixo.

Diminuir a gordura de forma linear e uniforme é extremamente importante para que a retração da pele seja simétrica em relação ao músculo subjacente e exiba uma aparência verdadeiramente gravada. Cirurgiões inexperientes e nervosos para reduzir totalmente as camadas superficiais podem acabar fazendo isso apenas parcialmente, deixando uma aparência irregular e que mostra uma melhora inicial, mas que não é mantida em longo prazo. Em outro cenário, uma pessoa nervosa ou menos experiente em trabalhar com as camadas superficiais pode causar fibrose/cicatrização descontrolada (em comparação à cicatrização controlada para definição muscular) que leva a faixas fibrosas, irregularidades, compressão incompleta e danos à vascularização superficial, levando à descoloração da pele. Para uma mudança corporal permanente com linhas definidas, as aderências fasciais devem ser criadas pela remoção agressiva da gordura superficial. O melhor resultado estético é obtido com uma compreensão completa da anatomia, de modo que as marcações cirúrgicas das camadas de gordura, a musculatura subjacente e as zonas de adesão (ou seja, as linhas definidas propostas) sejam delineadas e tratadas durante a cirurgia.

O condicionamento abdominal inclui a remoção agressiva das camadas profundas de gordura do tronco, o condicionamento superficial da linha alba (ou seja, a dobra vertical acima do umbigo), a linha semilunar (ou seja, a borda lateral ou externa do músculo reto), as linhas horizontais ao longo das inserções tendíneas do músculo reto abdominal para obter um "tanquinho" e a escultura do quadril da espinha ilíaca anterossuperior (ou seja, "V"). Pequenas irregularidades precisam ser integradas em um padrão definido para garantir uma aparência natural do abdome após a gravação. É imperativo não esquecer a lipoaspiração do púbis.

As áreas do tórax e da parede torácica, parte superior das costas, sacro e braço/ombro precisam ser tratadas para completar a transformação do corpo. A maioria dos cirurgiões renunciará a essas áreas, devido ao aumento do tempo cirúrgico e de recuperação, bem como à inexperiência na criação de definição dessas áreas. Nos homens, é essencial criar uma forma mais atlética usando a gordura colhida para definir a musculatura do tórax e dos ombros/braços para dar uma aparência ampla à parte superior do corpo.[18] A gordura colhida é infundida com PRP, conforme descrito anteriormente, em uma proporção de 2 a 4:1 para ajudar na sobrevivência e na longevidade. Por fim, as glândulas mamárias masculinas (ginecomastia) devem ser removidas se estiverem evidentes após o lipocontorno da mama e a injeção de gordura no músculo.[19]

Caso 1: Planejamento Inadequado e Consideração Anatômica em um Abdome Masculino com HDBC

Para criar um "tanquinho" de seis gomos ou "V-taper" em um homem que deseja um estômago mais contornado, é essencial identificar todas as inserções tendíneas dos músculos retos e definir agressivamente essas áreas, mas deixando uma pequena quantidade de gordura sobre o próprio ventre muscular. O posicionamento inadequado das marcações pré-cirúrgicas pode levar a um abdome incompleto, e a ressecção irregular da camada adiposa superficial pode levar a bandas fibróticas no local errado, causando irregularidades superficiais, muitas vezes mais bem observadas durante a flexão/extensão (▸ Fig. 23.11).

Caso 2: Planejamento e Considerações Anatômicas em uma Cirurgia de Revisão do Tórax Masculino

O tórax masculino requer pelo menos cinco etapas para obter o melhor contorno: (1) UAL com VASERlipo, (2) Stand PAL com Microaire e Rotary PAL com PowerX, (3) aquecimento interno das paredes torácicas inferior e lateral, (4) remoção da glândula mamária masculina, (5) enxerto de gordura com PRP injetado na musculatura torácica. Os pacientes que fazem apenas a lipoaspiração tradicional do tórax com ressecção excessiva da glândula mamária masculina podem ter uma aparência "plana" sem contorno (▸ Fig. 23.12). Às vezes, é necessária uma sexta etapa para aqueles que têm a pele mais solta, que é um *lift* do mamilo e ajuda a elevar o tórax sem cicatrizes externas, pois todas as cicatrizes estão contidas ao redor da aréola (mastopexia periareolar; ▸ Fig. 23.13).

Para reparar isso, o HDBC do tórax e da parede torácica pode ser realizado na camada superficial para definir uma nova borda inferior e lateral do tórax. A gordura colhida e injetada no polo superior do tórax proporciona elevação e volume ao músculo peitoral. A injeção atrás do mamilo dá mais projeção. A gordura também foi injetada nos ombros para dar à parte superior do corpo uma aparência mais ampla.

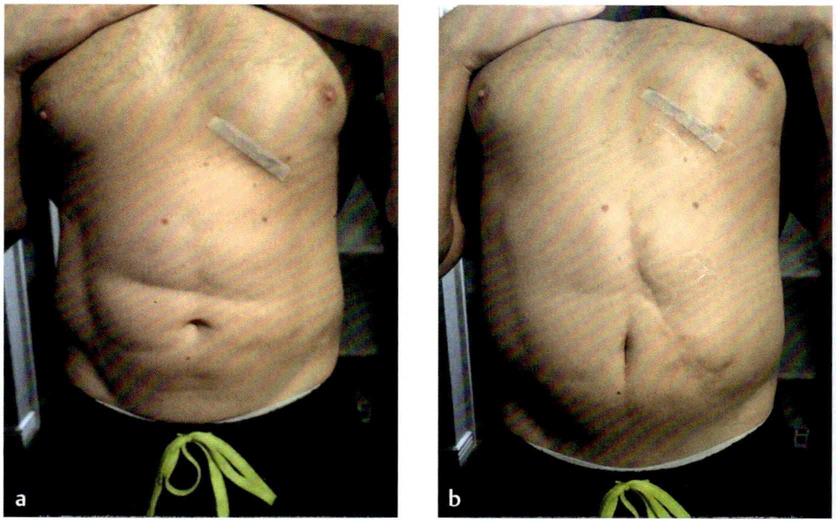

Fig. 23.11 Resultado ruim do contorno corporal de alta definição (HDBC). **(a)** Posição de repouso. A colocação incorreta das marcações pré-cirúrgicas pode resultar em um abdome incompleto, irregularidades e reentrâncias. **(b)** Posição de extensão. A ressecção irregular da camada adiposa superficial pode levar a bandas fibróticas no local errado, causando irregularidades superficiais e perda da verdadeira modelagem muscular anatômica.

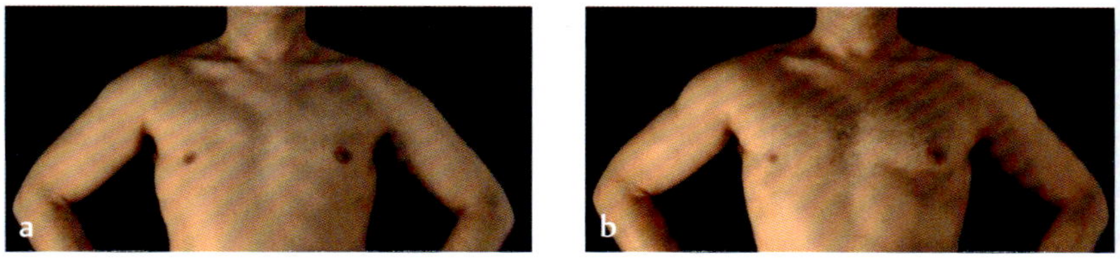

Fig. 23.12 Revisão da lipoaspiração do tórax masculino. **(a)** Lipoaspiração assistida por sucção (SAL) excessiva realizada no tecido mamário masculino, deixando para trás uma aparência desinflada sem contorno. **(b)** Revisão do tórax masculino com contorno corporal de alta definição (HDBC) definindo as bordas inferiores e laterais. Enxerto de gordura nos músculos peitorais e abaixo do mamilo para proporcionar volume e mais tônus muscular ao tórax.

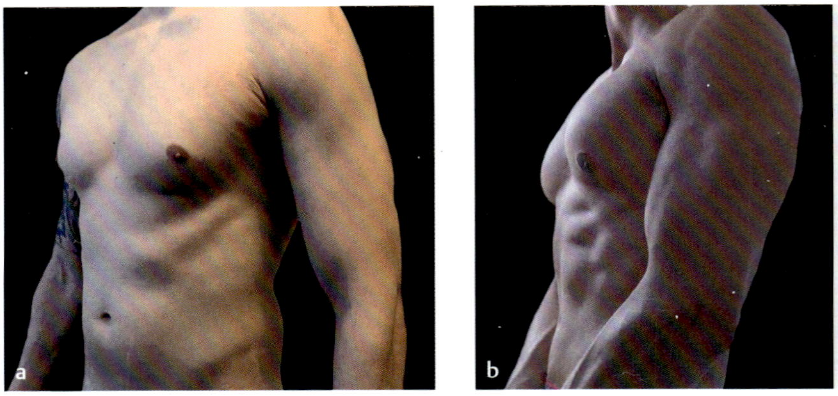

Fig. 23.13 Mastopexia periareolar masculina. **(a)** A lipoaspiração e a remoção da glândula mamária na área do tórax dessa paciente deixariam uma pele solta excessiva que não poderia ser corrigida apenas com o aquecimento interno. **(b)** Mastopexia periareolar com 6 meses de pós-operatório.

Quadro 23.2 Fluido tumescente para contorno corporal de alta definição (HDBC)

1 L de solução salina normal ou solução de Ringer lactato
10 mL de cloridrato de lidocaína a 2% (20 mg/mL)[a]
2 ampolas de epinefrina 1:1.000 (1 mg/mL)
1 mL (10 mg) de acetonido de triancinolona (Kenalog 10)
12,5 mL de bicarbonato de sódio a 8,4% (1 mEq/mL)

[a]Para casos de tumescência local que não sejam HDBC, a dose aumenta para 50 mL/1 L de fluido.

23.6 Planejamento Cirúrgico e Estadiamento de Procedimentos

A modelagem de todo o corpo requer um tempo de inatividade significativo e um planejamento cirúrgico discreto. Se várias áreas do corpo tiverem de ser reduzidas em tamanho e contornadas, por motivos de segurança, as cirurgias precisam ser escalonadas. Em alguns casos, são necessários cortes cirúrgicos/remoção de pele e/ou implantes permanentes para obter o melhor resultado, e é necessário um tempo de recuperação entre os procedimentos.

Tanto em homens quanto em mulheres, os procedimentos são escalonados para manter cada procedimento com menos de 5 L de remoção de gordura. Esses procedimentos são realizados sob anestesia geral. As abordagens com anestesia local tornam quase impossível a remoção de uma quantidade adequada de gordura e a criação de contornos corporais sem dor significativa. Além disso, as limitações na quantidade de anestésico "caine" exigem que os pacientes sejam submetidos à anestesia geral com uma variação do fluido tumescente tradicional para limitar a toxicidade (▶ Quadro 23.2).[20]

23.6.1 Estágio Típico de um Procedimento de Contorno de Corpo Inteiro Feminino (sem Corte de Pele)

- Procedimento 1: panturrilha/tornozelo e antebraço.
- Procedimento 2: circunferência do tronco, parte superior do braço e nádegas (pelo menos 3 dias após o primeiro).
- Procedimento 3: circunferência da coxa (pelo menos 7 dias após o segundo procedimento).

Em qualquer um desses procedimentos, o cirurgião pode adicionar lipoaspiração do pescoço e do rosto, transferência de gordura, liberação de celulite (ou seja, Cellfina) e/ou enrijecimento da pele (ou seja, Facetite para o rosto e Bodytite e/ou Renuvion para o corpo). Os implantes e a cirurgia de remoção de pele são melhores durante o último procedimento para facilitar a cicatrização e simplificar a recuperação pós-operatória. Entretanto, os procedimentos são adaptados a cada paciente. Aqueles com lipedema (ou seja, grandes quantidades de gordura desproporcional) podem precisar de mais de uma quarta cirurgia que aborde seções do bumbum ou da coxa que não puderam ser abordadas nos procedimentos anteriores e/ou retoque de outras áreas para obter mais remoção de gordura.

Em alguns pacientes, é possível tratar o corpo inteiro em uma cirurgia mais longa, sem aumentar o risco e enquadrando-se nas diretrizes de quantidades seguras aceitáveis de remoção de gordura, se o paciente for mais atlético e precisar de mais contorno e modelagem do que a remoção de grandes volumes de gordura. A transferência de gordura é típica nos seios, nádegas e coxas para proporcionar uma curva em "S" mais acentuada e nádegas e quadris projetados para as mulheres. Uma expectativa típica de melhoria na mama é de 0,5 a 1,5 cup-size do sutiã. Entretanto, para manter a viabilidade da gordura nessa área, pode ser necessária uma série de procedimentos futuros de retoque com injeção de gordura. Oaumento facial com qualquer gordura adicional pode proporcionar uma grande melhora nos contornos faciais.[21]

23.6.2 Estágio Típico de um Procedimento de Contorno de Corpo Inteiro Masculino (sem Remoção de Pele)

- Procedimento 1: circunferência do tronco, tórax e braços com remoção da glândula mamária masculina (ginecomastia), transferência de gordura ± elevação do mamilo.
- Procedimento 2: circunferência das coxas e panturrilhas parciais.

No paciente atlético masculino, a maior parte de todo o trabalho desejado pode ser feita em um único procedimento (até mesmo seções da coxa e das panturrilhas). A duração do procedimento é estendida se o paciente precisar de uma remoção significativa de pele. Se o paciente for maior e for necessária uma redução significativa da gordura, isso deve ser feito em um processo como mostrado anteriormente na seção feminina. Deve-se esperar de três a seis meses até que o HDBC (ou seja, condicionamento, escultura, transferência de gordura) seja realizado.

Em qualquer um dos procedimentos de lipoaspiração de pescoço, face e panturrilha, a transferência de gordura e o enrijecimento da pele (ou seja, Facetite para a face e Renuvion e/ou Bodytite para o corpo) podem ser realizados ao mesmo tempo. O rosto e o pescoço devem ser o último procedimento. Se for necessária uma quantidade significativa de remoção de pele para o *lifting* de corpo inteiro, os procedimentos são escalonados, mas a lipoaspiração é realizada ao mesmo tempo, imediatamente antes da remoção de pele, para "despoluir" a área e, posteriormente, para dar contorno e forma. As injeções de gordura são concluídas no final, e os locais típicos incluem nádegas, tórax, ombros/braços e panturrilhas. Os implantes no tórax, nádegas, ombros ou panturrilhas são colocados simultaneamente ao procedimento de lipoaspiração, mas em etapas para que o tempo de cicatrização seja adequado. Por exemplo, um HDBC total em um homem que deseja "abdome de tanquinho" com contorno peito e nádegas, mas que precisa de implantes para obter um melhor resultado, teria uma lipoaspiração completa da parte superior do corpo com coleta de gordura e injeção peitoral e nas nádegas, e apenas o implante no peito seria colocado. Seria permitido um tempo de cicatrização de 4 a 12 semanas antes de abordar outros implantes, como os das nádegas, para permitir uma recuperação pós-operatória mais fácil e menos estresse corporal.

Quadro 23.3 Complicações do contorno corporal de alta definição (HDBC)

Curto prazo esperado	Curto prazo inesperado	Longo prazo esperado
Dor	Seroma	Depressões ou assimetria permanentes
Inchaço	Hematoma	Piora da celulite
Equimoses	Infecção	Necrose
Sangramento	Reação alérgica (ou seja, fita adesiva ou bandagem de compressão)	Calcificação de gordura
Dormência	Reação inflamatória (ou seja, área de injeção de gordura)	Necrose e cicatrização da pele
	Irregularidade do contorno (i.e., bandas fibrosas)	Descoloração da pele (ou seja, eritema ou lipoaspiração)
	Queimaduras	
	Embolia pulmonar ou embolia gordurosa	

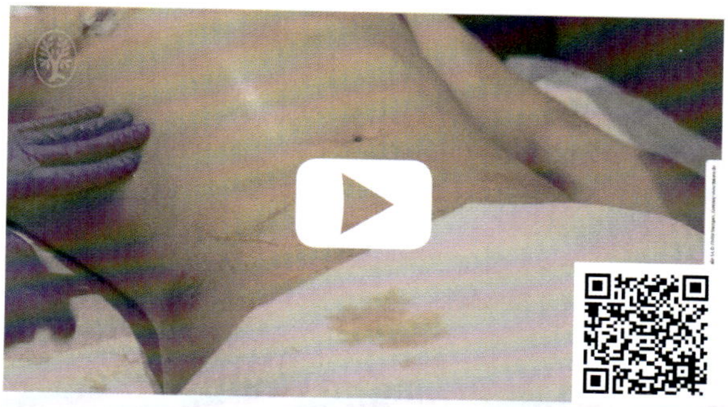

Vídeo 23.4 Demonstração da técnica de massagem linfática.

23.7 Cuidados Pós-Operatórios e Acompanhamento

No HDBC, os cuidados de acompanhamento e a cicatrização pós-operatória são essenciais para evitar complicações (▶ Quadro 23.3).[22-24] Os procedimentos de alta definição são muito mais agressivos do que as abordagens tumescentes tradicionais devido ao aumento do número de áreas tratadas em um único procedimento, uma quantidade maior de remoção total de gordura em comparação aos casos padrão de pequeno volume, bem como a natureza superficial da gravação. Isso pode levar a uma desidratação mais significativa, exigindo a reposição de fluidos intravenosos a partir de 12 a 24 horas após o procedimento, ao desenvolvimento de anemia pós-operatória que exige oxigenoterapia hiperbárica (HBO) e a um risco maior de infecção devido à inserção de tubos de drenagem que exigem antibióticos para cobrir espécies de estafilococos e estreptococos. Há um risco maior de formação de seroma, mesmo com a compressão dupla adequada, massagens linfática e facial, bem como o desenvolvimento de bandas fibróticas que requerem manipulação de RF e/ou ultrassom do tecido imediatamente após o procedimento e em longo prazo, por 3 a 6 meses.

É essencial que, na avaliação pré-operatória e no processo de consentimento, haja uma discussão completa sobre o processo de cicatrização pós-procedimento com HDBC, pois é extremamente diferente (ou seja, muito mais longo e difícil) do que uma lipoaspiração tradicional e requer um número significativo de etapas posteriores para garantir a cicatrização adequada e um resultado final permanente.

23.7.1 Massagem Linfática

Também chamada de drenagem linfática ou drenagem linfática manual, a massagem linfática é uma técnica desenvolvida para o tratamento do linfedema, um acúmulo de líquido que pode ocorrer após uma cirurgia. A estagnação do fluxo linfático pode causar aumento do inchaço e inflamação crônica, bem como aumento de seromas e tecido fibrótico após cirurgias agressivas. A terapia deve ser iniciada no máximo 24 horas após o procedimento para facilitar a cicatrização do tecido e uma recuperação mais rápida (▶ Vídeo 23.4).

Quadro 24.3 Técnicas de processamento de gordura

Processamento com gaze de algodão

Filtragem

Centrifugação

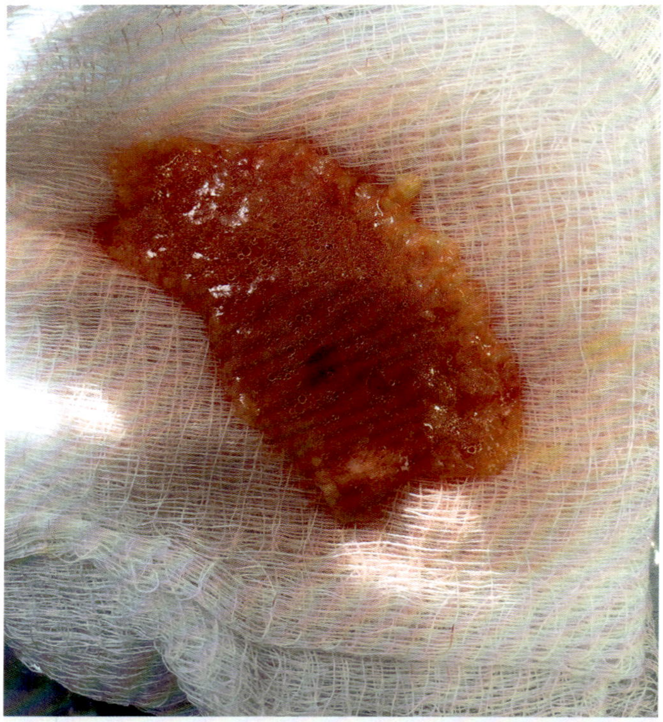

Fig. 24.2 Aparência de gordura aspirada que foi colocada gaze de algodão para permitir a absorção do componente líquido do aspirar. A gordura é frequentemente lavada com soro fisiológico ou Ringer lactato para remover ainda mais componentes indesejáveis do aspirado.

maximizem a sobrevivência do enxerto (► Quadro 24.3). O processamento da gaze de algodão envolve a colocação da gordura colhida em uma gaze de algodão e permitindo que o óleo e a fração aquosa se desprendam por ação capilar. A gordura retida é então lavada com Ringer lactato ou solução salina normal antes da reinjeção (► Fig. 24.2). A centrifugação expõe o enxerto a forças centrífugas, que separam a amostra na fração injetável e na fração que é descartada (► Fig. 24.3).[15] As camadas de óleo e tumescente são descartadas, enquanto as camadas de gordura de baixa e alta densidades são retidas. A camada de alta densidade produz a gordura com a maior densidade de células viáveis. Histologicamente, a camada de alta densidade também continha a maior proporção de células endoteliais e fatores angiogênicos associados.[16] Não foi demonstrado de forma conclusiva que a variação nas velocidades de centrifugação afeta a viabilidade das células; no entanto, existem algumas evidências de que forças superiores a 3.000 rpm podem causar maior dano celular.[17] A separação por gravidade geralmente é realizada em temperatura ambiente

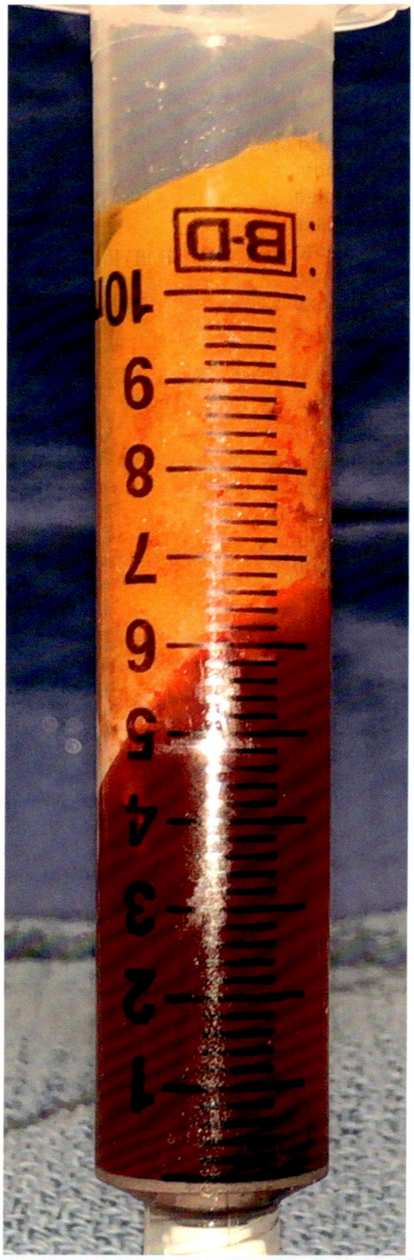

Fig. 24.3 Aparência do aspirado após 3 minutos de centrifugação. A gordura é retida para injeção.

por até 20 minutos. Após a separação, o componente oleoso é removido, e o componente aquoso é drenado. A filtragem e a lavagem da gordura colhida podem ser realizadas com uma peneira ou em um sistema fechado.

Há uma variedade de sistemas fechados de filtragem e lavagem disponíveis comercialmente. Não há evidências conclusivas de que uma técnica seja superior a outra.

24.3.5 Injeção

A injeção do enxerto de gordura deve ser realizada de forma cuidadosa e metódica. Normalmente, utiliza-se uma cânula de calibre 14 a 21 G para injeção da gordura. (▶ Fig. 24.1). As cânulas são geralmente de ponta romba para minimizar o trauma no local receptor. A gordura é injetada cuidadosa e lentamente, à medida que a cânula é retirada. O cirurgião deve estar constantemente ciente da localização da abertura distal da cânula. Os enxertos de gordura devem ser colocados em áreas que terão sobrevivência máxima e, portanto, garantirão a integração no leito do paciente. O uso de seringas menores (▶ Fig. 24.4) leva a uma maior precisão de colocação. Volumes inferiores a 0,5 mL por passagem da seringa resultam em finas "cordas" de gordura, sendo colocadas em uma área de maior sobrevivência.

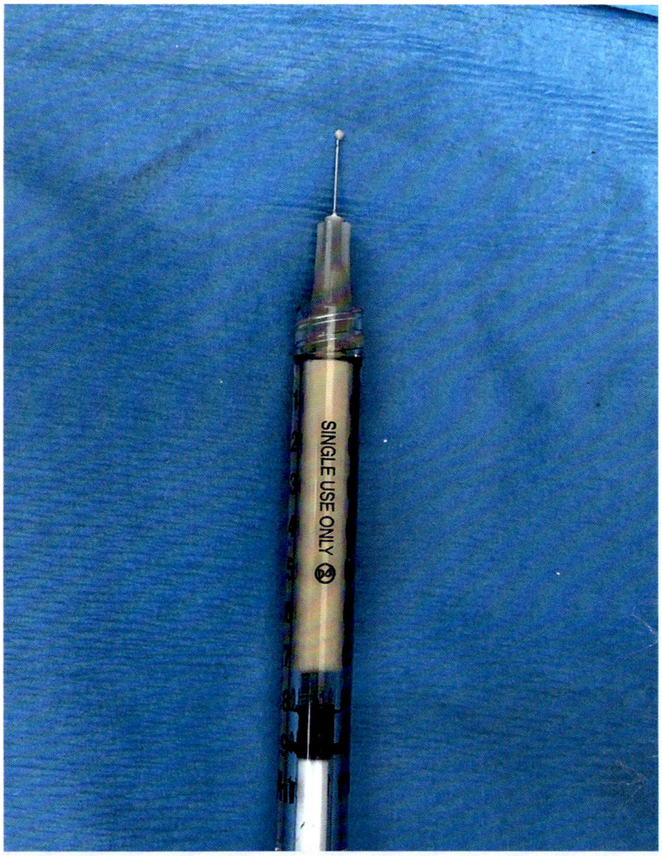

Fig. 24.4 Aparência da gordura filtrada antes da injeção.

A gordura deve ser injetada em um formato tridimensional, minimizando a repetição de injeções no mesmo local. Muitas vezes, é benéfico inserir a cânula de injeção por meio de duas ou mais incisões em facadas para que a gordura enxertada crie uma matriz tridimensional na área receptora. Depois de injetadas, somente as gotículas de gordura menores que 1,6 mm serão revascularizadas de forma confiável. Abaixo da zona superficial de 1,6 mm está a zona regenerativa, onde as células-tronco sobrevivem. Essas células-tronco regeneram uma nova população de adipócitos. O ideal é que essa zona tenha 3 mm de largura. As gotículas ou fitas com diâmetros superiores a 3 mm inevitavelmente desenvolverão uma área central de necrose.[18] Portanto, deve-se prestar muita atenção para não permitir a coalescência de enxertos de fitas ou gotículas.

A técnica de colocação de "cordões" de gordura na área a ser aumentada é semelhante às técnicas usadas para preenchedores sintéticos; no entanto, o preenchimento é obtido com a colocação de camadas de cordões de gordura, muitas vezes se aproximando da área receptora a partir de ângulos diferentes para obter a suavidade da pele sobreposta.

24.3.6 Local Receptor

Não há evidências conclusivas de que as variáveis no local receptor influenciem o sucesso do enxerto (▶ Fig. 24.5, ▶ Fig. 24.6, ▶ Fig. 24.7, ▶ Fig. 24.8, ▶ Fig. 24.9, ▶ Fig. 24.10, ▶ Quadro 24.4). Aumento da vascularização do local receptor pode ser benéfico tal como é observado nos músculos; no entanto, tecidos que têm mais mobilidade podem afetar negativamente a revascularização do tecido enxertado. Avanço da idade, presença de tecido cicatricial, e o grande tamanho do defeito demonstrou diminuir o sucesso do enxerto (▶ Tabela 24.1).

24.3.7 Considerações Adicionais

Foi demonstrado que a suplementação de enxertos de gordura com fração vascular estromal suplementar e células-tronco derivadas do tecido adiposo aumenta o sucesso do enxerto. Isso tem sido atribuído ao aumento da capacidade angiogênica e de cicatrização de feridas do enxerto.[19,20] O aumento da sobrevivência do enxerto em áreas com muitas cicatrizes ou queimaduras é observado quando são realizados enxertos em série.

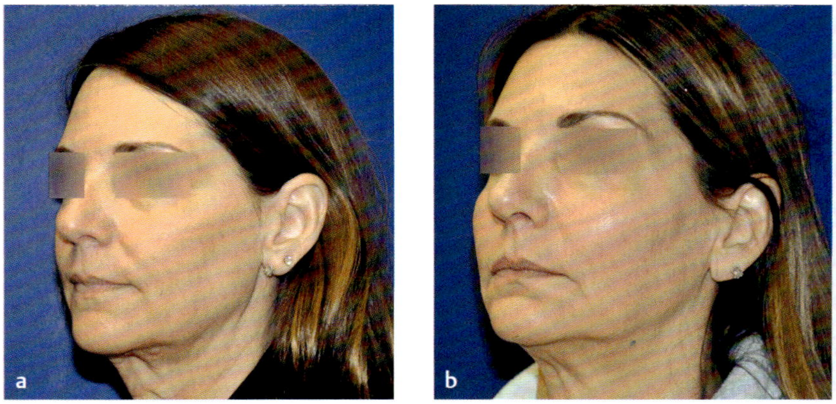

Fig. 24.5 Injeção de gordura nas regiões malares da face. Oito milímetros foram injetados superficialmente ao processo zigomático por lado.

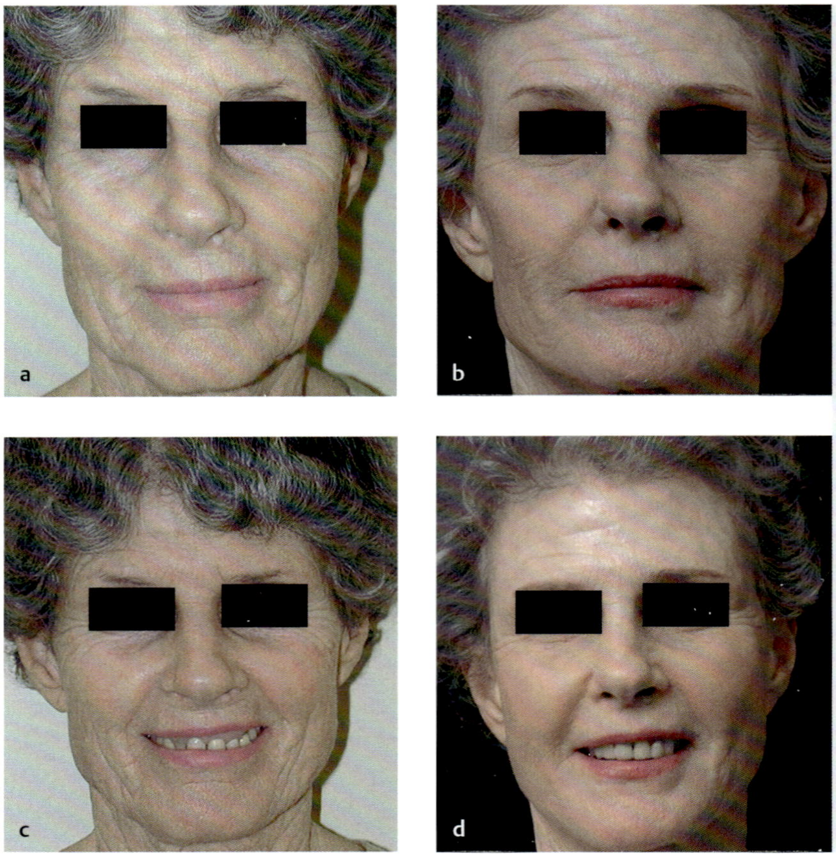

Fig. 24.6 (a-d) Enxerto de gordura no terço médio da face: foto pós-operatória tirada um ano após a injeção.

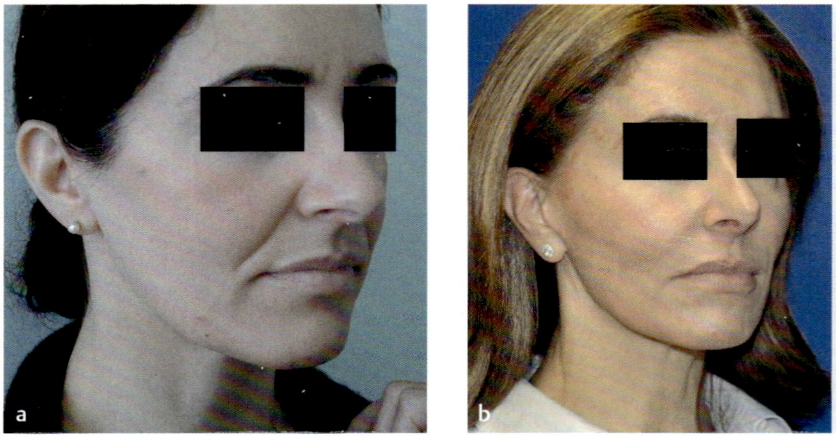

Fig. 24.7 (a, b) Dez milímetros de gordura foram injetados por lado no terço médio da face, resultando em um aumento significativo do volume.

24.4 Considerações Individuais

24.4.1 História Médica

Um histórico médico completo e minucioso é importante em todos os pacientes que estão sendo considerados para enxerto de gordura. Muitos suplementos dietéticos e vitaminas de venda livre estão associados a um risco maior de sangramento.[21] Medicamentos que interferem nas vias normais de coagulação ou na função plaquetária, como aspirina e medicamentos não esteroides, podem causar sangramento. Os medicamentos anti-inflamatórios devem ser descontinuados antes da cirurgia. Distúrbios de coagulação congênitos ou adquiridos também aumentam o risco de sangramento pós-operatório e podem precisar ser tratados antes da cirurgia. Qualquer infecção ativa, local ou distante, deve ser tratada e totalmente resolvida antes de prosseguir. Outras contraindicações incluem distúrbios do metabolismo lipídico, doenças crônicas graves e falência aguda de órgãos. A falta de um local doador para a coleta de gordura em pacientes magros pode resultar em quantidades inadequadas de coleta de gordura e também causa um problema de contorno na área de coleta.

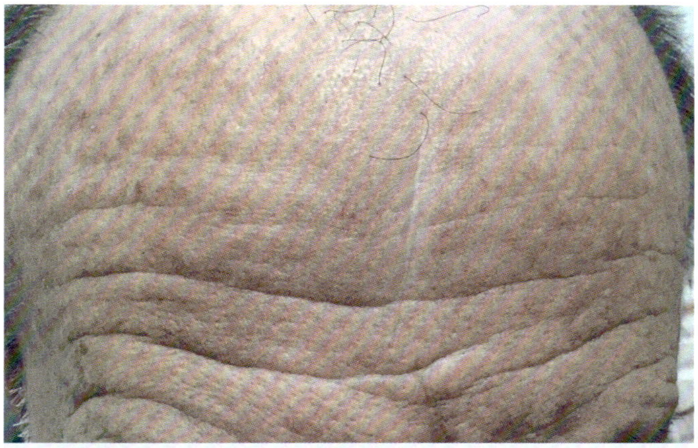

Fig. 24.8 Cicatriz na testa antes da injeção dérmica profunda e subcutânea de gordura.

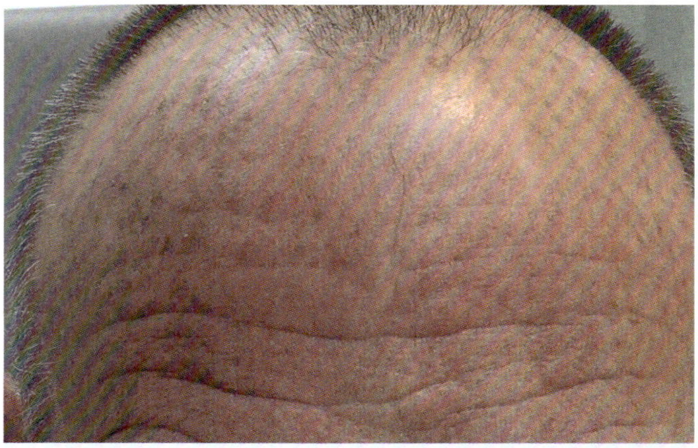

Fig. 24.10 Aparência da cicatriz 6 meses após a injeção de gordura.

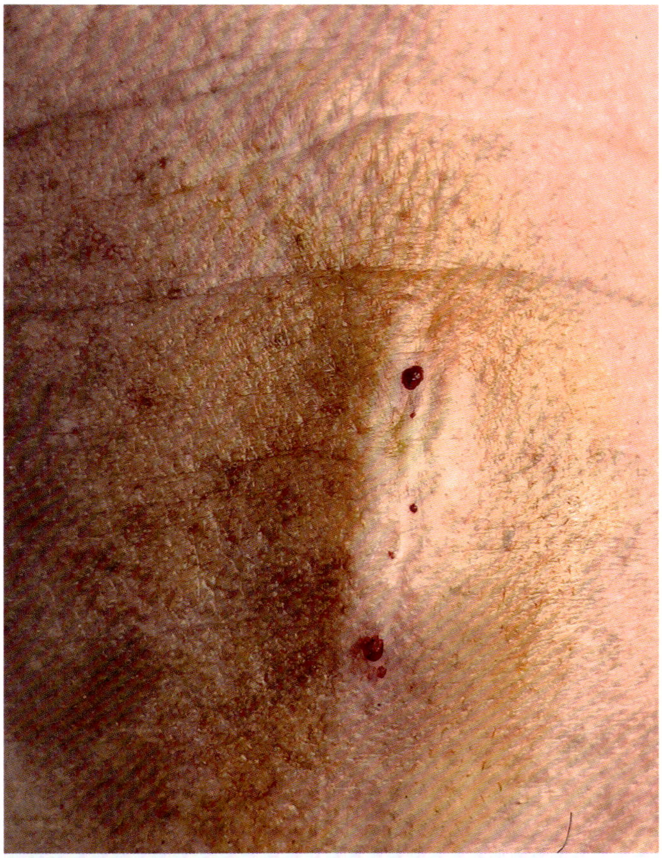

Fig. 24.9 Aparência da cicatriz imediatamente após a injeção de gordura.

Quadro 24.4 Variáveis do local receptor que afetam o sucesso do enxerto

Melhoria do sucesso	Diminuição do sucesso
Aumento da vascularização, como o músculo	Diminuição da vascularização, como cicatriz, tecido fibrótico
Defeito menor	Defeito estrutural significativo
Tecido fixo, como a região malar e a lateral da bochecha	Tecidos móveis, como lábios e glabela
Paciente mais jovem	Idade avançada
Local receptor preparado ou pré-condicionado, como pele da mama pré-expandida realizada por 3 semanas antes do enxerto	Trauma na pele sobrejacente ou queimaduras graves

Como a lidocaína é metabolizada no fígado, deve-se ter cautela em pacientes com doença hepática subjacente. Foi demonstrado que a interrupção do tabagismo por pelo menos 4 semanas antes do procedimento diminui o risco de complicações na cicatrização da ferida.[22] Foi demonstrado um comprometimento significativo na revascularização da gordura enxertada em pacientes que estão fumando ativamente no momento do procedimento. Foi demonstrado que níveis de glicose bem controlados em pacientes com diabetes melito diminuem o risco de infecção da ferida.[23,24]

24.4.2 Exame Físico

Um exame físico completo deve ser realizado em todos os pacientes. Deve-se dar atenção especial às áreas potenciais para a coleta de gordura, bem como ao exame da área receptora em tendência. A presença de hérnias na área troncular deve ser observada para minimizar o risco de lesão intestinal. Em geral, as áreas visadas para a doação de gordura são aquelas em que o excesso é percebido pelo paciente e pelo cirurgião. Deve-se realizar uma consulta detalhada com o paciente sobre a adequação de várias áreas doadoras. As áreas comumente utilizadas são o abdome, os flancos e as coxas. Atualmente, não parece haver nenhuma diferença na viabilidade dos adipócitos ou na retenção de volume entre diferentes locais doadores.[25-28]

24.4.3 Consentimento Informado

O aconselhamento do paciente antes do procedimento é extremamente importante. O paciente deve ser totalmente informado sobre os riscos tanto da coleta da gordura, quanto da injeção do enxerto. Os possíveis riscos e complicações devem ser discutidos em detalhes (veja a seguir). Os pacientes devem estar cientes de que a gordura enxertada consiste em células viáveis, que podem mudar de volume da mesma forma que a gordura normal. As alterações no volume podem ocorrer em resposta ao aumento da ingestão calórica, exercícios e alterações no meio hormonal.

Opções alternativas de tratamento, como preenchimentos sintéticos, devem ser discutidas. Os pacientes devem ter tempo suficiente para analisar os formulários de consentimento, bem como para responder a quaisquer perguntas ou preocupações. A técnica de extração de gordura, inclusive a área prevista de onde a gordura será retirada, a técnica de processamento e o local das injeções devem ser discutidos em detalhes. É difícil quantificar com precisão a porcentagem de enxerto que é mantida em longo prazo; no entanto, os resultados geralmente são relatados como excelentes ou bons. A sobrecorreção inicial é geralmente utilizada para compensar a reabsorção inicial ou a necrose.[29]

24.4.4 Fotografia

A documentação fotográfica precisa pré e pós-operatória é essencial em todos os pacientes. Tanto a área doadora quanto a área receptora devem ser fotografadas. É essencial que a iluminação e a posição do paciente sejam comparáveis.

24.5 Aplicações Clínicas

O volume de gordura colhido para enxerto é ditado pelo volume previsto que será necessário para a injeção. Volumes menores, como 1 a 2 mL, são necessários para preenchimentos menores, enquanto volumes maiores, geralmente superiores a 500 mL, são injetados quando são necessários volumes maiores.

24.5.1 Aumento/Preenchimento de Tecido

Mama

O enxerto de gordura como um meio de corrigir deformidades congênitas e desejadas da mama é uma técnica de rotina utilizada por cirurgiões reconstrutivos e estéticos. As preocupações iniciais com relação às dificuldades em diferenciar áreas de microcalcificações associadas a enxertos de gordura e alterações pré-malignas ou malignas potencialmente suspeitas foram amplamente descartadas. Áreas de necrose de gordura podem imitar tumores; portanto, qualquer nova massa mamária deve sempre ser avaliada. As condições congênitas que foram tratadas com sucesso com enxertos de gordura incluem a síndrome de Poland, a micromastia e a deformidade tuberosa da mama. As deformidades adquiridas da mama, como defeitos após lumpectomia ou mastectomia parcial, geralmente são ideais para o aumento de volume com enxertos de gordura.

O aumento da mama com enxertos de gordura em pacientes com obesidade pode ser realizado como o único procedimento de aumento, ou a gordura pode ser colocada seletivamente em áreas deficientes em conjunto com um implante protético.

Região Glútea

O aumento da região glútea ganhou popularidade nos últimos anos. Enxertos de gordura de grande volume são injetados nos tecidos subcutâneos. Os enxertos de gordura oferecem um meio preciso de aumentar a região dos glúteos, além de proporcionar uma recuperação mais rápida do que os implantes. Há um risco considerável associado a injeções mais profundas de gordura nessa região, sendo a embolia gordurosa a complicação mais grave observada. Portanto, deve-se prestar muita atenção à localização da ponta da cânula, que deve permanecer superficial o tempo todo.

Rosto

Estética

A restauração do volume é considerada um dos pilares do rejuvenescimento facial (▶ Fig. 24.5, ▶ Fig. 24.6, ▶ Fig. 24.7). À medida que a face envelhece, os tecidos moles subjacentes se atrofiam, e as estruturas esqueléticas mudam. A perda da dentição em pacientes idosos leva a alterações esqueléticas profundas nas partes média e inferior da face. O acréscimo de gordura em áreas críticas da face restaura a perda de volume, levando a uma aparência mais jovem. Compartimentos específicos de gordura profunda e superficial foram identificados na face. Foi sugerido que a colocação específica de enxertos de gordura nesses compartimentos leva a uma aparência rejuvenescida mais natural.[30]

Reconstrutiva

O enxerto de gordura na face também tem sido usado com sucesso para uma variedade de propósitos reconstrutivos, incluindo cirurgia craniofacial, doença de Romberg e atrofia facial relacionada ao HIV.

Mão

As mãos geralmente são as primeiras áreas a mostrar sinais de envelhecimento, o que leva muitos pacientes a buscar o rejuvenescimento do dorso. O objetivo do enxerto de gordura no dorso da mão é criar uma leve plenitude subcutânea com visibilidade reduzida, mas não obliterada, das veias e dos tendões. A colocação de pequenas alíquotas de gordura no plano subcutâneo minimiza o risco de lesão de estruturas mais profundas.

Genital

Nas mulheres, os enxertos de gordura podem ser usados para aumentar o volume dos grandes lábios ou das áreas vulvares. Além disso, cicatrizes de cirurgias anteriores podem ser melhoradas com enxertos de gordura. O rico suprimento de sangue para essa área resulta em uma taxa de sucesso favorável.

Deformidades Iatrogênicas após Lipoaspiração

As deformidades após a lipoaspiração, como as depressões de contorno, são uma queixa comum dos pacientes após os procedimentos de lipoaspiração. O uso de enxertos de gordura é ideal para corrigir essas deformidades. Muitas vezes, são encontradas cicatrizes associadas ao procedimento inicial, que requerem liberação antes do enxerto. Pequenas alíquotas de gordura são então colocadas em uma forma tridimensional dentro e ao redor das áreas de depressão.

Tratamento de Fibrose e Cicatriz

As células estromais são abundantes no tecido adiposo. Quando a gordura é transferida, essas células e as citocinas associadas a elas interagem com os tecidos nativos, resultando em um efeito de rejuvenescimento e regeneração (▶ Fig. 24.8, ▶ Fig. 24.9, ▶ Fig. 24.10). O tecido adiposo tem a maior porcentagem de células-tronco encontradas em todo o corpo.[31] O tratamento de células danificadas tecido com gordura e mais especificamente com tecido adiposo células estromais é muito promissor.[32] Células estromais adiposas demonstraram secretar fatores angiogênicos que promover a neovascularização em tecidos isquêmicos.[33]
Feridas e cicatrizes difíceis, como as observadas após lesões térmicas ou radioterapia, têm apresentado melhora consistente após a injeção de gordura nelas. Muitas vezes, é necessário fazer enxertos de gordura em série para obter o resultado desejado, devido ao tênue suprimento de sangue observado nessas cicatrizes.

24.5.2 Riscos e Complicações do Enxerto de Gordura

A aceitação generalizada e o amplo uso do enxerto de gordura como uma técnica cirúrgica padrão atestam a segurança do procedimento. Os riscos comuns a todos os procedimentos cirúrgicos podem ocorrer com o enxerto de gordura, que incluem sangramento, infecção e lesão de estruturas adjacentes. Os riscos exclusivos do enxerto de gordura são a formação de cistos de óleo, calcificação, necrose de gordura e embolia gordurosa. Como mencionado anteriormente, a embolia gordurosa é potencialmente a complicação mais catastrófica. A embolia arterial, principalmente na face, pode levar à cegueira, acidente vascular cerebral e necrose da pele. As embolias venosas, que são mais comumente observadas após a injeção profunda de enxertos de gordura na região glútea, podem ser fatais. Durante esse procedimento, a gordura pode entrar inadvertidamente nas veias glúteas e, em seguida, embolizar para o coração e os pulmões. As taxas estimadas de fatalidade após o enxerto de gordura glútea são de 1 em 3.000, mais altas do que em qualquer outro procedimento cosmético. Somente cirurgiões que tenham um conhecimento profundo da anatomia relevante e sejam bem versados nesse procedimento devem realizá-lo.

Riscos teóricos, como enxertos de gordura na mama que causam microcalcificações, que causariam achados mamográficos ambíguos, não foram demonstrados válidos. Além disso, não há evidências que sugiram que a gordura enxertada tenha um potencial oncogênico.

24.6 Futuro

As aplicações de gordura enxertada continuam a crescer, não apenas quando se deseja um volume adicional de tecido mole, mas também no reparo de tecidos. O fato de a gordura ter a maior proporção de células-tronco mesenquimais adultas e células-tronco derivadas do tecido adiposo apresenta perspectivas interessantes para seu uso, quando é necessária a diferenciação em outros tipos de tecido. A fração vascular estromal do lipoaspirado é rica em fatores regenerativos. Essas duas descobertas geraram um interesse crescente na versatilidade do enxerto de gordura.

24.7 Pérolas e Armadilhas

24.7.1 Pérolas

- O paciente deve estar ciente de que pode ocorrer um resultado menor do que o esperado.
- Certifique-se sempre de que a área de onde a gordura será retirada pouco perceptível e que não haja formação de depressões ou cicatrizes.
- Trate a gordura com cuidado. Não aspire de forma muito agressiva.
- Ao processar a gordura, certifique-se de que o máximo de sangue e óleo seja removido e lavado da gordura.
- Use uma cânula de injeção de gordura com ponta romba ao injetar.
- Coloque a gordura em "cordões", injetando-a lentamente, enquanto a agulha é retirada.
- A gordura deve ser colocada em um padrão em forma de grade para criar um contorno o mais suave possível.
  - Preencher 30 a 35% a mais do que o necessário as áreas que requerem aumento. Nem todos os adipócitos sobreviverão.
- Pode ser necessário repetir os procedimentos para obter o aumento de volume desejado.
- A gordura deve ser injetada o mais breve possível após a colheita para maximizar a viabilidade celular.
- Injete a gordura o mais profundamente possível para minimizar o risco de problemas de contorno.

24.7.2 Armadilhas

- É difícil prever com precisão a quantidade de gordura que sobreviverá. A maioria dos injetores estima que 70% da gordura sobreviverá em longo prazo.
- Não coloque glóbulos de gordura nas áreas que estão sendo preenchidas – eles geralmente não sobrevivem.
- Não coloque os pontos de entrada da agulha em áreas visíveis; use linhas de dobras naturais para ocultá-las.
- Os fumantes têm uma taxa mais alta de reabsorção do enxerto, que pode ser imprevisível. Portanto, incentive-os fortemente a parar de fumar por pelo menos quatro semanas antes do procedimento.
- Os pacientes mais velhos não se saem tão bem quanto os mais jovens.

Referências

[1] Gir P, Brown SA, Oni G, Kashefi N, Mojallal A, Rohrich RJ. Fat grafting: revisão baseada em evidências sobre coleta, processamento, reinjeção e armazenamento de gordura autóloga. Plast Reconstr Surg. 2012; 130 (1):249-58.
[2] Neuber GA. Fettransplantation. Chir Kongr Verhandl Deutsche Gesellschaft fur Chirurgie. 1893; 22:66
[3] Hollander E. Die kosmetische Chirurgie (S.669-712, 45 Abb). In: Joseph M (Ed.). Handbuch der kosmetik. Leipzig: Verlagvan Veit; 1912:690-1.
[4] Czerny V. Plastischer Ersatz der Brustdruse durch ein Lipom. Zentralbl Chir. 1895; 27:72.
[5] Bucky LP, Kanchwala SK. The role of autologous fat and alternative fillers in the aging face (O papel da gordura autóloga e dos preenchedores alternativos no rosto envelhecido). Plast Reconstr Surg. 2007; 120(6) Suppl: 89S-97S.
[6] Sociedade Americana de Cirurgiões Plásticos. Pesquisa sobre procedimentos de cirurgia plástica realizados em 2017. Disponível em: https://www. plasticsurgery.org/documents/News/Statistics/2017/plastic-surgery- statistics-full-report-2017.pdf
[7] Yoshimura K. Cell-assisted lipotransfer for breast augmentation: grafting of progenitor-enriched fat tissue. Em: Shiffman M, ed. Autologous Fat Transfer (Transferência de gordura autóloga). Heidelberg: Springer; 2010.
[8] Rubina K, Kalinina N, Efimenko A, et al. Adipose stromal cells stimulate angiogenesis via promoting progenitor cell differentiation, secretion of angiogenic factors, and enhancing vessel maturation. Tissue Eng Part A. 2009; 15(8):2039-50
[9] Walocko FM, Khouri RK, Jr., Urbanchek MG, Levi B, Cederna PS. The potential roles for adipose tissue in peripheral nerve regeneration (As funções potenciais do tecido adiposo na regeneração do nervo periférico). Microsurgery. 2016; 36(1):81-8.
[10] Charles-de-Sá L, Gontijo-de-Amorim NF, Maeda Takiya C, et al. Antiaging treatment of the facial skin by fat graft and adipose-derived stem cells. Plast Reconstr Surg. 2015; 135(4):999-1009.
[11] Klein JA. A técnica tumescente para cirurgia de lipoaspiração. Am J Cosmet Surg. 1987; 4:1124-32.
[12] Klein JA. A técnica tumescente para anestesia local melhora a segurança na lipoaspiração de grande volume. Plast Reconstr Surg. 1993; 92(6):1085-1098, discussão 1099-100.
[13] Kaufman MR, Bradley JP, Dickinson B, et al. Autologous fat transfer national consensus survey: trends in techniques for harvest, preparation, and application, and perception of short- and long-term results. Plast Reconstr Surg. 2007; 119(1):323-31.
[14] Matsumoto D, Shigeura T, Sato K, et al. Influências da preservação em várias temperaturas em aspirados de lipoaspiração. Plast Reconstr Surg. 2007; 120(6):1510-17.
[15] Allen RJ, Jr, Canizares O, Jr, Scharf C, et al. Classificação do lipoaspirado: existe uma densidade ideal para o enxerto de gordura? Plast Reconstr Surg. 2013; 131(1):38-45.
[16] Butala P, Hazen A, Szpalski C, Sultan SM, Coleman SR, Warren SM. Endogenous stem cell therapy enhances fat graft survival (Terapia com células-tronco endógenas aumenta a sobrevivência do enxerto de gordura). Plast Reconstr Surg. 2012; 130(2):293-306.
[17] Kurita M, Matsumoto D, Shigeura T, et al. Influências da centrifugação em células e tecidos em aspirados de lipoaspiração: centrifugação otimizada para lipotransferência e isolamento de células. Plast Reconstr Surg. 2008; 121(3): 1033-1041, discussão 1042-3.
[18] Eto H, Kato H, Suga H, et al. The fate of adipocytes after nonvascularized fat grafting: evidence of early death and replacement of adipocytes. Plast Reconstr Surg. 2012; 129(5):1081-92.
[19] Khouri RK, Eisenmann-Klein M, Cardoso E, et al. Brava and autologous fat transfer is a safe and effective breast augmentation alternative: results of a 6-year, 81-patient, prospective multicenter study. Plast Reconstr Surg. 2012; 129(5):1173-87.
[20] Gentile P, De Angelis B, Pasin M, et al. Adipose-derived stromal vascular fraction cells and platelet-rich plasma: basic and clinical evaluation for cell-based therapies in patients with scars on the face. J Craniofac Surg. 2014; 25(1):267-72.
[21] Broughton G, II, Crosby MA, Coleman J, Rohrich RJ. Use of herbal supplements and vitamins in plastic surgery: a practical review (Uso de suplementos de ervas e vitaminas em cirurgia plástica: uma revisão prática). Plast Reconstr Surg. 2007; 119(3):48e-66e.
[22] Rinker B. The evils of nicotine: an evidence-based guide to smoking and plastic surgery (Os males da nicotina: um guia baseado em evidências sobre tabagismo e cirurgia plástica). Ann Plast Surg. 2013; 70(5):599-605.
[23] Van den Berghe G, Wilmer A, Milants I, et al. Intensive insulin therapy in mixed medical/surgical intensive care units: benefit versus harm. Diabetes. 2006; 55(11):3151-9.
[24] Liu J, Ludwig T, Ebraheim NA. Efeito do nível de HbA1c no sangue sobre os resultados do tratamento cirúrgico de diabéticos com fraturas de tornozelo. Orthop Surg. 2013; 5(3):203-8.
[25] Rohrich RJ, Sorokin ES, Brown SA. In search of improved fat transfer viability: a quantitative analysis of the role of centrifugation and harvest site (Em busca de uma melhor viabilidade da transferência de gordura: uma análise quantitativa do papel da centrifugação e do local de coleta). Plast Reconstr Surg. 2004; 113(1):391-395, discussão 396-7.
[26] Ullmann Y, Shoshani O, Fodor A, et al. Searching for the favorable donor site for fat injection: in vivo study using the nude mice model. Dermatol Surg. 2005; 31(10):1304-7.
[27] Li K, Gao J, Zhang Z, et al. Selection of donor site for fat grafting and cell isolation (Seleção do local doador para enxerto de gordura e isolamento de células). Aesthetic Plast Surg. 2013; 37(1):153-8.
[28] Small K, Choi M, Petruolo O, Lee C, Karp N. Existe um local doador ideal de gordura para a reconstrução secundária da mama? Aesthet Surg J. 2014; 34 (4):545-50.
[29] Gutowski KA, Força-Tarefa de Enxerto de Gordura da ASPS. Current applications and safety of autologous fat grafts: a report of the ASPS fat graft task force (Aplicações atuais e segurança de enxertos de gordura autóloga: um relatório da força-tarefa de enxertos de gordura da ASPS). Plast Reconstr Surg. 2009; 124(1):272-80.
[30] Rohrich RJ, Afrooz PN. Finesse in face lifting: the role of facial fat compartment augmentation in facial rejuvenvenation. Plast Reconstr Surg. 2019; 143(1):98-101.
[31] Strem BM, Hicok KC, Zhu M, et al. Multipotential differentiation of adipose tissue-derived stem cells. Keio J Med. 2005; 54(3): 132-41.
[32] Klinger M, Lisa A, Klinger F, et al. Regenerative approach to scars, ulcers and related problems with fat grafting (Abordagem regenerativa para cicatrizes, úlceras e problemas relacionados com enxerto de gordura). Clin Plast Surg. 2015; 42(3):345-52, viii.
[33] Rehman J, Traktuev D, Li J, et al. Secretion of angiogenic and antiapoptotic factors by human adipose stromal cells. Circulation. 2004; 109(10):1292-8.

Índice Remissivo

Entradas acompanhadas por um f em itálico ou um ***q*** *em negrito indicam figuras e quadros, respectivamente.*

A

B

C

D